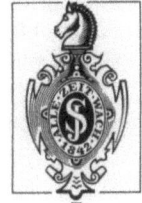

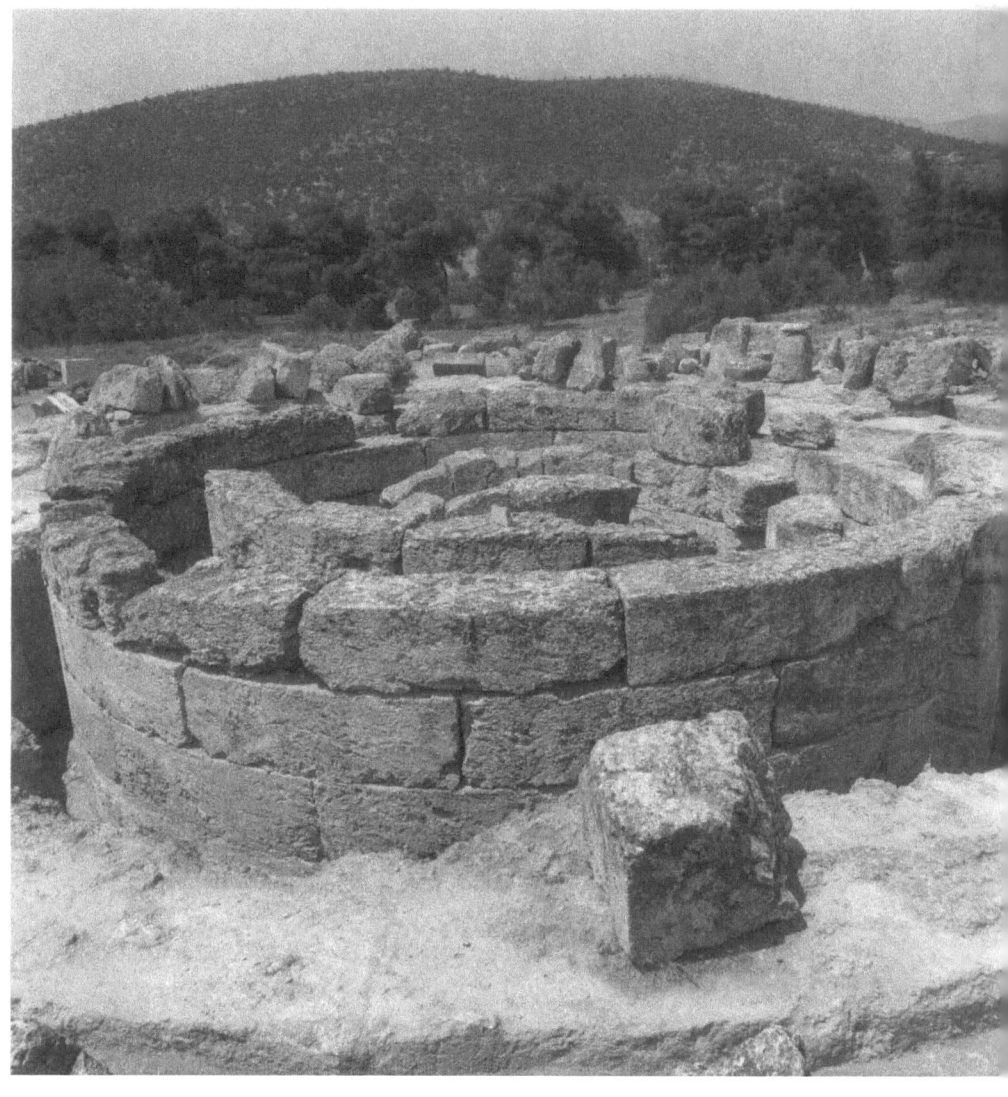

Asklepieion in Epidauros/Griechenland: Überreste des Tholos (um 350 v. Chr.), in welchem seinerzeit heilige Schlangen des Heilgottes Asklepios gehalten wurden.

Wesentliche Teile dieses Buches entstanden in der Nähe jenes eindrucksvollen Denkmals der antiken Medizin. Auf einer Tafel schreibt ein Patient, dem Asklepios im Traum erschienen war:
„... kam ich schwächlich, an Verdauungsstörungen leidend nach Epidauros ... Der Gott verordnete mir, solange es regnete den Kopf bedeckt zu halten. Essen sollte ich nur Brot, Käse, Sellerie und grünen Salat. Ich mußte Einzelbäder nehmen, Gymnastik treiben, laufen, Zitronensaft trinken..., mich mit Lehm einreiben, warm baden, hinterher mich mit Wein abgießen und dem Badediener eine attische Drachme zahlen... ich schied aus dem Heiligtum, gesund und voll Dankbarkeit gegen den Gott..."

Werner E. Hansen

Internistische Gastroenterologie

Ein Lehrbuch

Mit einem Geleitwort von
M. Classen

Mit 174 Abbildungen

Springer-Verlag
Berlin Heidelberg GmbH

Professor Dr. WERNER E. HANSEN
II. Medizinische Klinik und Poliklinik rechts der Isar
der Technischen Universität München
Ismaninger Str. 22, D-8000 München 80

ISBN 978-3-642-71870-0   ISBN 978-3-642-71869-4 (eBook)
DOI 10.1007/978-3-642-71869-4

CIP-Kurztitelaufnahme der Deutschen Bibliothek:
Hansen, Werner E.
Internistische Gastroenterologie : e. Lehrbuch / Werner E. Hansen. Mit e. Geleitw. von Meinhard Classen. –
Berlin ; Heidelberg ; New York ; London ; Paris ; Tokyo : Springer, 1987.
   ISBN 978-3-642-71870-0

Dieses Werk ist urheberrechtlich geschützt. Die dadurch begründeten Rechte, insbesondere die der Übersetzung, des Nachdrucks, des Vortrags, der Entnahme von Abbildungen und Tabellen, der Funksendung, der Mikroverfilmung oder der Vervielfältigung auf anderen Wegen und der Speicherung in Datenverarbeitungsanlagen, bleiben, auch bei nur auszugsweiser Verwertung, vorbehalten. Eine Vervielfältigung dieses Werkes oder von Teilen dieses Werkes ist auch im Einzelfall nur in den Grenzen der gesetzlichen Bestimmungen des Urheberrechtsgesetzes der Bundesrepublik Deutschland vom 9. September 1965 in der Fassung vom 24. Juni 1985 zulässig. Sie ist grundsätzlich vergütungspflichtig. Zuwiderhandlungen unterliegen den Strafbestimmungen des Urheberrechtsgesetzes.

© Springer-Verlag Berlin Heidelberg 1987

Die Wiedergabe von Gebrauchsnamen, Handelsnamen, Warenbezeichnungen usw. in diesem Werk berechtigt auch ohne besondere Kennzeichnung nicht zu der Annahme, daß solche Namen im Sinne der Warenzeichen- und Markenschutz-Gesetzgebung als frei zu betrachten wären und daher von jedermann benutzt werden dürften.

Produkthaftung: Für Angaben über Dosierungsanweisungen und Applikationsformen kann vom Verlag keine Gewähr übernommen werden. Derartige Angaben müssen vom jeweiligen Anwender im Einzelfall anhand anderer Literaturstellen auf ihre Richtigkeit überprüft werden.

2121/3130-543210

Für Professor Dr. G. A. Martini in Verehrung

Geleitwort

Lehrbücher werden für Studenten geschrieben. Sie müssen daher nicht nur hohen Ansprüchen an den Inhalt, sondern auch in puncto didaktischer Qualität genügen. Kann ein auch noch so kenntnisreicher Autor diese beiden Forderungen erfüllen? Kann er, wohl ausgestattet mit den theoretischen Kenntnissen des Forschers an der Universitätsklinik und den praktischen Erfahrungen einer mehrjährigen Tätigkeit, einen Lehrbuchtext über so unterschiedliche Gegenstände, wie das peptische Ulkus, die infektiöse Enterokolitis und den Morbus Wilson auf einem konstant hohen Niveau halten? Hält das vorgelegte Werk den Vergleich mit sogenannten Vielmännerbüchern aus? Diese und andere Fragen bewegen den Leser, wenn er die ersten Seiten aufschlägt.

Man findet ein gut organisiertes Werk mit klarer Gliederung vor. Moderne diagnostische Methoden und therapeutische Maßnahmen werden lückenlos dargestellt und den entsprechenden Krankheitsbildern zugeordnet. Der Inhalt wirkt sehr konzentriert, Wiederholungen und Überschneidungen fehlen. Die Grundlagen der Physiologie, Biochemie, Pathologie werden sorgfältig dargestellt, soweit sie zur Lösung eines klinischen Problems benötigt werden. Besonders wohltuend ist die ausführliche Würdigung des ärztlichen Gesprächs und die Einordnung technischer Methoden an adäquater Stelle. Der Patient *und* seine Krankheit finden Berücksichtigung. Wenngleich das Buch in erster Linie für Studenten geschrieben wurde, werden es doch auch Ärzte in der Weiterbildung oder Kollegen außerhalb des Teilgebiets Gastroenterologie gern in die Hand nehmen.

Die Antwort auf die eingangs gestellten Fragen lautet ja. Das Buch kann sich mit historischen Vorbildern messen. Man denke an das frühere Standardwerk „Der Magen" von Ismar Boas mit mehr als 20 Auflagen, an H. N. Spiros und E. Hafters gastroenterologische Lehrbücher, allesamt Monographien. Der Autor des Buchs und der Verfasser des Geleitwortes wünschen diesem Werk einen ähnlichen Erfolg bei den Lesern.

München, April 1987　　　　　　　　　　　　　　　MEINHARD CLASSEN

Vorwort

Das vorliegende Buch will Studenten und praktizierenden Ärzten das für die Beurteilung und Behandlung gastroenterologischer Patienten notwendige Wissen vermitteln. Angesichts der Fülle verfügbarer Informationen muß es sich bei jedem derartigen Vorhaben um eine Auswahl handeln. Hier werden folgende Gesichtspunkte besonders beachtet: Zur besseren Verständlichkeit der Phänomene sind die Grundlagenwissenschaften − Embryologie, Anatomie, Physiologie − jeweils mit eigenen Kapiteln berücksichtigt. Die klinischen Darstellungen besitzen eine übersichtliche Gliederung nach Pathophysiologie/pathologische Anatomie, Klinik, Diagnostik, Differentialdiagnose, Therapie; seltenere Erkrankungen werden bei den Differentialdiagnosen abgehandelt. Besondere Aufmerksamkeit erhalten die neuen bildgebenden Untersuchungsverfahren. Sie werden in der Einführung ausführlicher beschrieben; darüber hinaus wird in den klinischen Kapiteln ihr diagnostischer Wert eingeschätzt. Im Hinblick auf die Verwendbarkeit in der Praxis haben die großen Kapitel einen Anhang, in dem die jeweilige diagnostische Strategie erörtert wird. Der Text ist kurz und präzise gefaßt. Weiterführende Veröffentlichungen werden im Literaturverzeichnis erwähnt.

Dieses Buch wurde zwar von einem Autor allein konzipiert und geschrieben; andererseits wäre seine Entstehung ohne die Mitwirkung vieler Kollegen nicht möglich gewesen. Unterstützung erfuhr ich von den Direktoren der II. Medizinischen Klinik und Poliklinik (Prof. Dr. M. Classen), der Dermatologischen Klinik und Poliklinik (Prof. Dr. S. Borelli), des Instituts für Röntgendiagnostik (Prof. Dr. H. Anacker; Prof. Dr. A. Breit) und des Instituts für Allgemeine Pathologie und Pathologische Anatomie (Prof. Dr. W. Gössner) der Technischen Universität München. Bildmaterial wurde mir freundlicherweise von den folgenden Ärzten (Namen in alphabetischer Reihenfolge, Ort wenn nicht anders vermerkt München) zur Verfügung gestellt: Prof. Dr. S. Borelli; Prof. Dr. G. Buttermann; Dr. N. Christen; Prof. Dr. H. v. Denffer; Prof. Dr. S. Derlath; Prof. Dr. R. Disko; Prof. Dr. K. Ewe (Mainz); Priv.-Doz. Dr. S. Feuerbach; Dr. F. Frühwald (Wien); Priv.-Doz. Dr. F. Hagenmüller; Dr. C. Hannig; Prof. Dr. G. Korb (Weiden); Dr. G. Miller (Solothurn); Prof. Dr. P. Otto (Großburgwedel); Prof. Dr. R. Pfister (Freiburg); Priv.-Doz. Dr. M. Reiser (Münster); Prof. Dr. U. Ritter (Lübeck); Priv.- Doz. Dr. K. Rückert (Mainz); Dr. G. Steuer; Prof. Dr. G. E. Vogel; Priv.-Doz. Dr. H. J. Vogt; Prof. Dr. M. Wienbeck (Düsseldorf); Dr. F. Zilz. Weitere Angaben stehen beim Bildnachweis. Prof. Dr. J. Ch. Bode stellte Übersichtstabellen mit leberschädigenden Arzneimitteln zur Verfügung. Loris Larcher zeichnete Abbildungen. Allen sei hiermit sehr herzlich gedankt. Dank gilt auch Prof. Dr. H. Goebell (Essen) für anregende Diskussionen und – schließlich – meiner Frau, welche auf viele Weisen das Entstehen dieses Buches ermöglicht hat. Der Springer-Verlag unterstützte aufs Beste das Zustandekommen des Werkes.

München, April 1987 WERNER E. HANSEN

Inhaltsverzeichnis

1	**Einführung**	
1.1	Anamnese, Leitsymptome	1
1.2	Körperliche Untersuchung	8
1.3	Laboruntersuchungen	15
1.4	Sonographie	17
1.5	Endoskopie	28
1.5.1	Ösophagogastroduodenoskopie (ÖGD)	30
1.5.2	Endoskopie des Dickdarms	32
1.5.3	Endoskopisch-retrograde Cholangiopankreatographie (ERCP)	37
1.5.4	Laparoskopie	38
1.5.5	Endoskopische Operationen	41
1.6	Röntgendiagnostik	43
1.6.1	Leeraufnahmen des Bauches	43
1.6.2	Untersuchungen mit Kontrastmitteln	44
1.6.2.1	Speiseröhre	46
1.6.2.2	Magen und Duodenum	46
1.6.2.3	Dünndarm	48
1.6.2.4	Dickdarm	50
1.6.2.5	Gallenblase, Gallenwege	51
1.6.2.6	Angiographie	54
1.6.3	Computertomographie	54
1.7	Nuklearmedizinische Diagnostik	56
1.7.1	Leber und Gallenwege	56
1.7.2	Gastrointestinale Blutung	58
1.7.3	Darstellung von orthotoper und dystoper Magenschleimhaut	58
1.8	Neue Entwicklungen: Kernspintomographie, endoskopische Sonographie	59
	Literatur	59
2	**Speiseröhre**	
2.1	Embryologie, Mißbildungen	61
2.2	Anatomie	61
2.3	Physiologie	64
2.4	Funktionsstörungen	68
2.4.1	Achalasie	68
2.4.2	Ösophagusspasmus	71

2.4.3	Sekundäre Störungen der Ösophagusmotilität	72
2.5	Speiseröhrenentzündungen	73
2.5.1	Refluxkrankheit	73
2.5.2	Infektionen	79
2.5.3	Verätzungen	80
2.6	Divertikel	82
2.6.1	Halsdivertikel (Zenker-Divertikel)	82
2.6.2	Thorakale Divertikel	83
2.7	Membranen, Ringe	84
2.8	Fremdkörper	84
2.9	Verletzungen	84
2.10	Hiatushernien	85
2.11	Varizen	88
2.12	Geschwülste	89
2.12.1	Ösophaguskarzinom	89
2.12.2	Gutartige Neubildungen	92
2.13	Diagnostik bei Verdacht auf Speiseröhrenerkrankung	92
	Literatur	97

3 Magen

3.1	Embryologie, Mißbildungen	99
3.2	Anatomie	100
3.3	Physiologie	102
3.4	Magensekretionstests	107
3.5	Gastritis	109
3.5.1	Akute Gastritis	109
3.5.2	Chronische Gastritis	113
3.6	Chronisches Geschwür des Magens und Zwölffingerdarms	114
3.7	Magengeschwülste	126
3.7.1	Bösartige Geschwülste	126
3.7.2	Gutartige Geschwülste	133
3.8	Folgezustände nach Magenoperationen	135
3.8.1	Vagotomie	136
3.8.2	Partielle Magenresektion	138
3.8.3	Totale Magenresektion	141
3.9	Diagnostik bei Verdacht auf eine Magenerkrankung	141
	Literatur	143

4 Dünndarm

4.1	Embryologie, Mißbildungen	145
4.2	Anatomie	146
4.3	Physiologie	150
4.3.1	Bewegungen	150
4.3.2	Assimilation	151
4.4	Untersuchungsverfahren	156

4.5	Einheimische Sprue	160
4.6	Morbus Whipple	163
4.7	Bakterielle Fehlbesiedelung	164
4.8	Immunologische Erkrankungen	166
4.8.1	Immunmangelsyndrome	168
4.8.2	Intestinales Lymphom	168
4.8.3	Amyloidose	169
4.8.4	Nahrungsmittelallergie	170
4.8.5	Eosinophile Gastroenteritis	171
4.9	Exsudative Gastroenteropathie	171
4.10	Disaccharidmalabsorption	174
4.11	Dünndarmgeschwülste	176
4.12	Folgen nach Dünndarmresektion (Short-bowel-Syndrom, Kurzdarmsyndrom)	179
4.13	Diagnostik bei Verdacht auf eine Dünndarmerkrankung	183
	Literatur	187

5 Dickdarm

5.1	Embryologie, Mißbildungen	189
5.2	Anatomie	189
5.3	Physiologie	193
5.3.1	Dickdarmbewegungen	193
5.3.2	Absorption und Sekretion	196
5.4	Funktionsstörungen	199
5.4.1	Reizdarm	199
5.4.2	Chronische Verstopfung	201
5.5	Divertikelkrankheit	206
5.6	Appendizitis	211
5.7	Infektionen des Gastrointestinaltrakts	214
5.7.1	Bakterielle Infektionen	215
5.7.1.1	Salmonellosen	215
5.7.1.2	Cholera und Infektion durch enterotoxigene Kolibakterien	218
5.7.1.3	Bakterielle Ruhr	219
5.7.1.4	Staphylokokkenenteritis	223
5.7.1.5	Antibiotikaassoziierte Kolitis	224
5.7.1.6	Tuberkulose	225
5.7.2	Virusinfektionen	225
5.7.3	Pilzinfektionen	226
5.7.4	Parasitosen	226
5.7.4.1	Lambliasis	226
5.7.4.2	Amöbenruhr	228
5.7.4.3	Kryptosporidienenteritis	230
5.7.4.4	Wurmerkrankungen	231
5.7.5	Praktisches Vorgehen bei Infektionsverdacht	236
5.8	Durchblutungsstörungen des Intestinaltrakts	240

5.8.1	Akute Ischämie	241
5.8.2	Chronische Durchblutungsstörungen	244
5.9	Strahlenschäden am Intestinaltrakt	245
5.10	Pneumatosis cystoides intestinalis	247
5.11	Chronisch entzündliche Darmerkrankungen: Colitis ulcerosa und Morbus Crohn	248
5.11.1	Ätiologie und Pathogenese	249
5.11.2	Colitis ulcerosa: Klinik, Diagnostik, Therapie	251
5.11.3	Morbus Crohn: Klinik, Diagnostik, Therapie	259
5.11.4	Extraintestinale Begleiterkrankungen	267
5.12	Geschwülste des Dickdarms	271
5.12.1	Gutartige Geschwülste	271
5.12.2	Bösartige Geschwülste	277
5.13	Analerkrankungen	282
5.13.1	Hämorrhoiden	283
5.13.2	Analfissur	286
5.13.3	Perianalthrombose	286
5.13.4	Geschwülste	287
5.14	Ileus, Pseudoobstruktion	289
5.15	Diagnostik bei Verdacht auf eine Dickdarmerkrankung	293
	Literatur	299

6 Leber

6.1	Embryologie, Mißbildungen	301
6.2	Anatomie	304
6.3	Physiologie	306
6.4	Klinisch-chemische Untersuchungsverfahren	312
6.5	Akute Virushepatitis	318
6.6	Chronische Hepatitis	329
6.7	Toxische Leberschäden	338
6.8	Alkoholschäden an der Leber	344
6.9	Fettleber	349
6.10	Leberzirrhose	354
6.11	Pfortaderhochdruck	361
6.12	Hepatische Enzephalopathie	370
6.13	Aszites, Elektrolytentgleisungen, Nierenfunktionsstörungen	377
6.13.1	Aszites	377
6.13.2	Abweichungen der Serumelektrolytspiegel	384
6.13.3	Nierenfunktionsstörungen	385
6.14	Granulomatose der Leber	386
6.15	Primär biliäre Zirrhose	389
6.16	Funktionelle Hyperbilirubinämien	393
6.17	Hämochromatose	398
6.18	Morbus Wilson	402
6.19	Sonstige Stoffwechselerkrankungen	405

6.19.1 Glykogenspeicherkrankheiten 405
6.19.2 Hereditäre Fruktoseintoleranz 406
6.19.3 Lipidosen 407
6.19.4 Hepatische Porphyrien 408
6.19.5 Alpha-1-Antitrypsinmangel 414
6.20 Zystische Lebererkrankungen 414
6.20.1 Leberabszesse 415
6.20.2 Echinokokkosen 416
6.21 Geschwülste der Leber 418
6.21.1 Gutartige Geschwülste 418
6.21.2 Bösartige Geschwülste 421
6.22 Diagnostik bei Verdacht auf eine Lebererkrankung . . 425
       Literatur 427

7 Extrahepatische Gallenwege, Gallenblase

7.1 Embryologie, Mißbildungen 429
7.2 Anatomie 431
7.3 Physiologie 432
7.4 Gallensteine 434
7.4.1 Entstehung der Gallensteine 435
7.4.2 Gallenblasensteine, Gallenblasenentzündungen 436
7.4.3 Gallengangsteine, Gallenwegverschluß, Cholangitis . . 444
7.5 Geschwülste der Gallenblase, der extrahepatischen
       Gallenwege sowie der Papilla Vateri 450
7.5.1 Geschwülste der Gallenblase 450
7.5.2 Geschwülste der extrahepatischen Gallenwege 451
7.5.3 Geschwülste der Papilla Vateri 453
7.6 Postcholezystektomiesyndrom 455
7.7 Diagnostik bei Verdacht auf eine Erkrankung der extra-
       hepatischen Gallenwege und der Gallenblase 457
       Literatur 458

8 Bauchspeicheldrüse

8.1 Embryologie, Mißbildungen 459
8.2 Anatomie 461
8.3 Physiologie 463
8.4 Klinisch-chemische Diagnostik einschließlich
       Funktionstests 466
8.4.1 Aktivitätsbestimmung von Pankreasenzymen in Blut,
       Urin und Ergüssen 466
8.4.2 Funktionstests des exokrinen Pankreas 469
8.5 Akute Pankreatitis 471
8.6 Chronische Pankreatitis 482
8.7 Geschwülste der Bauchspeicheldrüse 491
8.7.1 Bauchspeicheldrüsenkarzinom 491
8.7.2 Hormonbildende Geschwülste 496

8.8	Diagnostik bei Verdacht auf eine Bauchspeichel-drüsenerkrankung	500
	Literatur	501
9	**Patienten mit Beschwerden ohne erfaßbare Organ-veränderungen. Über den Umgang mit gastroentero-logischen Patienten**	503

Bildnachweis 507

Sachverzeichnis 509

1 Einführung

Das Arbeitsfeld des Gastroenterologen ist breit gesteckt: Einerseits müssen die Krankheiten der Verdauungsorgane erkannt und behandelt werden, zum anderen geht es um die Patienten, die über Beschwerden klagen, ohne daß eine Organveränderung existiert. In den letzten Jahren sind neue Werkzeuge in die Praxis eingeführt worden, z. B. flexible Endoskope mit Fiberglas, Ultraschallgeräte, Computertomographen. Sie haben die diagnostischen und therapeutischen Möglichkeiten verbessert; einen grundlegenden Wandel haben sie jedoch nicht herbeigeführt: *Die Angaben des Patienten und die bei der körperlichen Untersuchung feststellbaren Befunde führen, die technischen Untersuchungen dienen.* Besondere Kennzeichen dieser traditionellen Auffassung sind ein umfangreiches Wissen und eine Zuwendung zum Patienten, bei welcher das Augenmerk nicht nur dem erkrankten Organ, sondern dem gesamten Organismus und dem Menschen in seiner Lebenssituation gilt. In diesem Sinn will auch der Titel dieses Buches – „*Internistische Gastroenterologie*" – verstanden werden.

Als eine Einführung in die praktische Arbeit auf dem gastroenterologischen Feld sollen im folgenden wichtige Merkmale bei der Anamnese, bei der körperlichen Untersuchung sowie den technischen Methoden dargestellt werden. Weitere Angaben finden sich im Zusammenhang mit den Krankheitsbeschreibungen in den anschließenden Kapiteln.

1.1 Anamnese, Leitsymptome

Das Beschwerdebild der gastroenterologischen Patienten ist merkwürdig vielgestaltig. Man ist immer wieder überrascht, wie bei gleicher Erkrankung einmal schwerste Symptome bestehen, dann aber auch keine oder nur diskrete Zeichen vorkommen. Ein Grund ist darin zu sehen, daß die Eingeweide ungenau im Körperschema erlebt werden.

Die wichtigsten gastrointestinalen Symptome sind: Schmerzen, Erbrechen, Durchfall, Verstopfung, Blutung, Schluckbeschwerden, Meteorismus, Aszites und Gelbsucht. Ihre Analyse kann wertvolle Informationen über den Sitz und die Art der Erkrankung liefern: Sie bilden gleichsam eine Leitschiene zur Krankheit [2].

Bei der Beurteilung der verschiedenen Symptome sind eine Reihe von Gesichtspunkten von Interesse [1]:

Zeitliche Faktoren: Die Dauer einer Beschwerde dient allgemein der Einschätzung eines Leidens: Eine akute, wenige Tage bestehende Symptomatik ist anders zu bewerten als eine chronische Klage. Von besonderem Interesse ist stets die *Initialphase*. Sie erlaubt vielfach die genauesten Schlüsse, da in späteren Stadien durch Zunahme der Krankheitszeichen bzw. Auftreten weiterer Symptome das Bild eventuell verwischt wird. Beachtet werden sollte darüber hinaus eine *plötzliche Änderung der Beschwerden*, sei es eine scheinbare Besserung oder Verschlimmerung bei unveränderter Erkrankung. Oft zeigt sich auf diese Weise eine Komplikation. Der zeitliche Zusammenhang mit Nahrungsaufnahme bzw. Defäkation, Miktion, Menstruation etc. ermöglicht weitere Rückschlüsse.

Bedingungen. Stets sollte nach Faktoren gefragt werden, welche möglicherweise Einfluß auf die Krankheit haben. Hierzu zählen Umgebungserkrankungen (Infektionen, Intoxikationen), der Zusammenhang mit dem Essen bzw. bestimmten Nahrungsmitteln und Medikamente. Die Aufmerksamkeit gilt weiter Maßnahmen, die zu einer Besserung bzw. Verschlimmerung der Krankheitssymptome führen. So weist eine Abhängigkeit von der Körperlage auf eine mechanische Irritation hin.

Begleiterscheinungen. In der Regel treten Symptome nicht isoliert auf; vielmehr finden sie sich kombiniert, evtl. auch zunehmend bei Progredienz des Leidens. Eine Gewichtsabnahme kann die Folge einer Malassimilation oder eines Neoplasmas sein. Fieber findet sich bei Infektionen oder Neoplasmen. Ein wichtiger Gesichtspunkt bei unklaren Baucherkrankungen sind endokrine Störungen, beispielsweise eine Schilddrüsenüberfunktion, welche mit Wärmeintoleranz, Gewichtsabnahme, Dyspnoe und Schwäche einhergehen kann. Überhaupt gibt es zahlreiche körperliche Erkrankungen, welche sich u. a. an den gastrointestinalen Organen manifestieren. Grundsätzlich sollte deshalb der Patient nicht nur im Hinblick auf seine Bauchbeschwerden befragt werden.

Psychische Faktoren. Bei der Hälfte der gastroenterologischen Patienten finden sich als Ursache der Bauchsymptome psychische Faktoren. Entsprechend sollte der Patient über seine Lebensgeschichte, besondere Lebensumstände oder Belastungen befragt werden. Oft ist dies erst möglich, wenn sich ein besonderes Vertrauensverhältnis entwickelt hat, beispielsweise am Ende eines Gesprächs oder bei der wiederholten Vorstellung. Kennzeichnend ist eine stärker wechselnde Symptomatik ohne eindeutige Alarmzeichen wie Blutung oder Gewichtsabnahme, wobei der Patient seine Schilderung gern lebendig ausgestaltet und weitschweifig vorträgt. Psychogene Oberbauchbeschwerden werden bisweilen auf den Arzt übertragen.

Wichtige Leitsymptome

Leibschmerzen

Schmerzen gelten als das wichtigste Zeichen. Man unterscheidet Spontanschmerzen, welche vom Patienten bei der Anamneseerhebung angegeben werden, und Druckschmerzen, über die bei der palpatorischen Untersuchung geklagt werden (s. 1.2). Schmerzerregungen können grundsätzlich von allen Eingeweiden ausgehen. Die häufigsten *Ursachen* sind Dehnung oder Zerrung. Bei den Hohlorganen – Gastrointestinaltrakt, Gallenblase, Harnblase – spricht man gegebenenfalls von einer Kolik. Dehnungsschmerzen können auch von den parenchymatösen Organen, wie z. B. der Leber, der Milz sowie den Nieren, kommen. Auslösend ist hier eine rasche Parenchymschwellung, während langsame Vergrößerungen, beispielsweise infolge malignem Wachstum, keine Schmerzempfindungen erzeugen. Schmerzen aus entzündlicher Ursache werden auf die Einwirkung von Gewebshormonen (Serotonin, Histamin, Prostaglandine usw.) zurückgeführt. Wichtig ist die gleichzeitige Senkung der Schmerzschwelle (s. 1.2). Bei Schmerzen infolge von Durchblutungsstörungen gilt als Ursache die Anhäufung von Stoffwechselmetaboliten an den Nervenendungen. Tumorschmerzen werden mit einer direkten Schädigung der sensorischen Nerven durch das maligne Wachstum erklärt. Im Gegensatz zur Körperoberfläche erfolgen von Eingeweiden bei Berührung, leichter Zerrung oder Verletzung keine Schmerzempfindungen. Dies erklärt auch, warum z. B. im Rahmen der Endoskopie durchgeführte Schleimhautbiopsien nicht wahrgenommen werden.

Lokalisation der Schmerzen. Grob vereinfacht werden bei Baucherkrankungen die Schmerzen etwa in der Gegend des betroffenen Organs empfunden. Bei leichter Irritation spricht man von *viszeralem Schmerz,* der etwa in der Gegend der ventralen Mittellinie lokalisiert wird (Abb. 1.1). In der Regel wird er ungenau, krampfartig, bohrend und dumpf wahrgenommen. Der Zusammenhang zwischen dem Irritations- und dem Präsentationsort wurde an Versuchspersonen ermittelt, welche einen gezielt aufblasbaren Ballon durch ihren Magen-Darm-Trakt passieren ließen: Die Irritation der unteren Speiseröhre und des Mageneingangs wurde im Rippenwinkel empfunden; lag der Ballon im Magen und Duodenum, fanden sich Schmerzen in der Oberbauchmitte; im Dünndarm bzw. oberen Kolon wurde die Nabelregion als Schmerzort angegeben; Reize vom Kolon wurden vergleichsweise unsystematisch wahrgenommen, wobei die Unterbauchmitte aber auch das Kolon selbst im Bereich der Irritationsstelle bevorzugt waren. Für die Untersuchung des Pankreas wurden leicht narkotisierte Patienten elektrischen Reizen in verschiedenen Abschnitten der Drüse ausgesetzt: Schmerzen wurden in der Oberbauchmitte angegeben; lagen die Elektroden im Pankreaskopf, existierten Schmerzen auch im rechten Oberbauch; Reizung des Pankreaskorpus und -schwanzes führte dagegen zu Schmerzempfin-

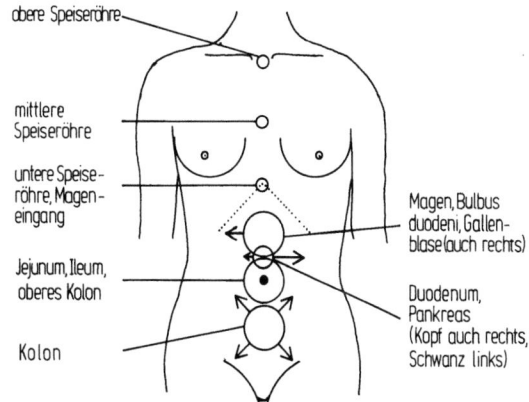

Abb. 1.1. Die Lokalisation viszeraler Leibschmerzen. Kennzeichnend ist die Anordnung nahe der ventralen Mittellinie. Die *Pfeile* beschreiben die bevorzugte Ausbreitungsrichtung. In einzelnen Fällen gibt es erhebliche Abweichungen von diesem Schema. Dickdarmschmerzen können auch in dem Organ selbst empfunden werden

dungen im linken Oberbauch, evtl. auch im linken Unterbauch. Dehnungsreize der Gallenblase lokalisierten leicht narkotisierte Patienten in den Oberbauch (Mitte, rechts). Häufige *Begleiterscheinungen* bei viszeralem Schmerz sind vegetative Symptome wie Übelkeit, Brechreiz, Erbrechen, Durchfall, Blässe, Schweißausbruch, Tränenfluß.

Bei Irritation des Peritoneum parietale spricht man auch von einem *parietalen Schmerz*. Er wird heller und genauer empfunden. Wichtig ist die evtl. reflektorisch erfolgende Erhöhung der *Bauchdeckenspannung* (Peritonismus). Das gleichzeitige Vorkommen von Entzündungszeichen ist als Peritonitis definiert.

Stärkere Schmerzirritationen führen zu einer *Schmerzübertragung* in die zugehörigen Dermatome, Myotome und Sklerotome. Die Patienten klagen über lokale Hautschmerzen, über eine Berührungshyperalgesie der Haut sowie eine Druckhyperalgesie der Muskulatur und anderer tiefer Strukturen. Durch Übertragung entstehen wahrscheinlich auch vegetative Symptome wie Weit- und Engstellung der Gefäße, Schweißsekretion, Piloerektion und Dilatation der Pupillen. Eine Erklärung dieser Phänomene liefert die Konvergenz-Projektions-Theorie, nach der viszerale und kutane Neurone sich im Rückenmark treffen und ihre Erregungen in gemeinsame spinothalamische Neurone übertragen. Es resultieren zentral Fehlempfindungen, wobei die Erregungen von Eingeweiden scheinbar in den wesentlich besser lokalisierbaren Strukturen der Körperoberfläche wahrgenommen werden.

Den gesetzmäßigen Zusammenhang zwischen Schmerzzone (Head-Zone) und erkranktem Organ verdeutlicht Tabelle 1.1. In der Regel handelt es sich hier um rundliche Gebiete, die mehrere Segmente betreffen (Abb. 1.2). Von praktischer Bedeutung ist die aus der Entwicklungsgeschichte des Zwerchfells

Tabelle 1.1. Hyperalgetische Zonen bei Erkrankungen innerer Organe (Zusammenstellung nach verschiedenen Literaturangaben (vgl. [3])

	Zervikal	Thorakal	Lumbal	Seite
	3 4 5 6 7 8	1 2 3 4 5 6 7 8 9 10 11 12	1 2 3	
Herz, Perikard	—	———————————		l
Pleura		———————————————		r/l
Aorta descendens, Aortenbogen	—	——		
Aorta thoracalis		———		
Lungen	—	—————————		r/l
Speiseröhre		———————		
Magen	—	—————		r/l
Leber/Gallenwege	—	—————		r
Pankreas	—	—————		r/l
Dünndarm		———		r/l
Kolon		——		r/l
Nieren, Ureter		————————		r/l
Adnexe		—————		r/l
Peritoneum		———————		

r/l=Schmerzlateralisation nach rechts bzw. links

Abb. 1.2. Dermatome des Rumpfes. *Merke:* Th$_6$ verläuft etwa zum Rippenwinkel, Th$_9$ etwa zum Nabel und Th$_{12}$ etwa zur Symphyse. Starke Irritationen von den Eingeweiden führen zur Schmerzübertragung in die zugehörigen, an der Oberfläche empfundenen Head-Zonen (s. Tabelle 1.1). Projizierte Schmerzen vom Spinalnerven folgen dagegen streng dem Segment bis zur Mittellinie

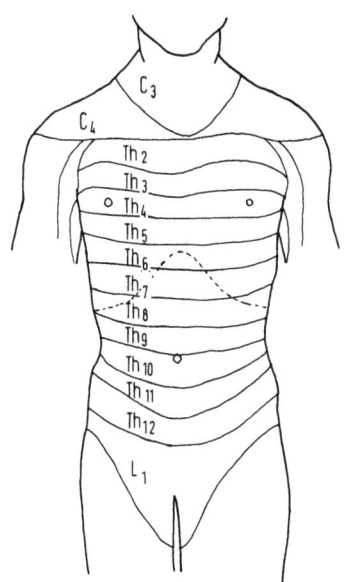

begründete Übertragung in die Hals-/Schulterregion (C$_3$, C$_4$). Sie findet sich bei Prozessen in der Umgebung des Zwerchfells (Leber, Gallenwege, Pankreas, Milz, basale Lungen etc.). Irritationen vom Rektum und den Organen des kleinen Beckens werden bisweilen in die Kreuzbeinregion übertragen.

Werden Schmerznerven in ihrem Verlauf irritiert, so kommt es zur *Schmerzprojektion* in die zugehörigen Versorgungsgebiete. Dieses Phänomen wird in der Praxis häufig bei Bandscheibenleiden beobachtet, wenn der Spinalnerv am Austrittspunkt aus dem Spinalkanal gereizt wird. Die Schmerzen präsentieren sich im zugehörigen Segment, wobei die Ausbreitung wechseln kann. Nie wird die Mittellinie überschritten.

Kennzeichen sind – neben der Lokalisation – die Abhängigkeit der Schmerzempfindung von der Körperlage und die Provokation durch die kurzfristige Erhöhung des Liquordrucks beim forcierten Husten. Betroffen wird vorzugsweise die mittlere Brustwirbelsäule; als häufige Fehldiagnosen resultieren Erkrankungen der Gallenblase und des Pankreas.

Bei der *Schmerzwahrnehmung* handelt es sich um eine subjektive Leistung, welche sehr unterschiedlich sein kann. Bekanntlich sind manche Menschen „empfindlich" gestimmt, während andere als „indolent" gelten. Hinzu kommen Schwankungen bei der gleichen Person: eine gesteigerte Empfindlichkeit wird bei Angstzuständen, depressiven Verstimmungen oder einer Allgemeinerkrankung beobachtet; hier werden ggf. auch frühere Schmerzsymptome aktiviert und können die Diagnostik erschweren. Glücksgefühl, euphorische Zustände oder Ablenkung bewirken dagegen eine verminderte Schmerzwahrnehmung. Bekannt sind die Beispiele von Kriegsverletzten, die während der Kampfhandlung Verwundungen nicht bemerkten.

Für die Bewertung eines Schmerzsyndroms kann der *Schmerzcharakter* wertvolle Information geben. Bei einer *Kolik* handelt es sich um einen wehenartigen Schmerz, der im Lauf von Minuten oder Stunden anschwillt und sich wieder löst. Die betroffenen Personen werfen sich unruhig hin und her. Vegetative Begleiterscheinungen sind häufig. Kennzeichnend ist das rasche Ansprechen auf die parenterale Gabe eines Spasmolytikums, beispielsweise von Butylscopolamin (Buscopan). Bei einer *Entzündung* wird der Schmerz häufig als brennend bezeichnet. Schwere Krankheitsbilder, wie z. B. eine Peritonitis, führen zu solch starken Beeinträchtigungen, daß der Patient jede Bewegung meidet. Eine Linderung wird nur durch Analgetika erreicht. In der Initialphase sind diese jedoch kontraindiziert, damit das klinische Bild für die Diagnosesicherung nicht verwischt wird.

Bisweilen läßt sich bei Erkrankungen der Hohlraumorgane der Verlauf aus der *Entwicklung der Schmerzen* erschließen. Initial finden sich gegebenenfalls infolge Erweiterung/Stau viszerale Schmerzen, zumeist in der Nähe der Mittellinie. Tritt eine Entzündung hinzu, werden die Schmerzen als brennend empfunden. Es kommt zu einer Schmerzübertragung an die Oberfläche in die zugehörigen Head-Zonen. Kennzeichnend ist die Senkung der Schmerzschwelle bei der Palpation. Schließlich, bei Übergreifen der Entzündung auf das Peritoneum parietale, beobachtet man helle, gut lokalisierbare Schmerzen mit erhöhter Bauchdeckenspannung.

Übelkeit, Brechreiz, Erbrechen

Als häufige Beschwerden finden sich Übelkeit, Brechreiz und Erbrechen. Sie kommen allein vor, können aber auch ineinander übergehen. In erster Linie handelt es sich um einen Schutzmechanismus, durch welchen „schädliche" Speisen gemeldet und gegebenenfalls entfernt werden können. Häufiger sind es jedoch Begleitreaktionen von vorzugsweise gastroenterologischen oder neurologischen Erkrankungen. Dies wird aus der Kenntnis der Pathophysiologie deutlich.

Pathophysiologie. Brechreize können von Rezeptoren in den Eingeweiden, insbesondere Duodenum, Pharynx, Herz, Nieren, Gallenwege, Peritoneum, sowie von zentral in der Area postrema der Medulla oblongata und wahrscheinlich auch vom Kortex ausgehen. Kupfersalze und Staphylokokkentoxine gelten als Brechmittel, welche über intestinale Rezeptoren wirken; Beschwerden bei Digitalisintoxikation, Urämie oder Ketoazidose werden dagegen von der Area postrema ausgelöst. Kortikale Reize spielen wahrscheinlich bei der Seekrankheit, bei starken Schmerzen sowie beim willkürlichen Erbrechen eine Rolle. Die Koordination des Brechvorgangs erfolgt durch das Nervensystem, insbesondere den N. vagus, den N. phrenicus, die Interkostalnerven sowie das Brechzentrum in der Medulla oblongata. Beim Brechvorgang sind die Muskeln des Magens und Duodenums, die Atemmuskulatur sowie die Bauchmuskulatur beteiligt. Begleitsymptome wie Hypersalivation, Bradykardie, Blutdruckabfall, Schwindel, Vasomotorenspasmus werden durch die anatomische Nähe der entsprechenden Zentren zum Brechzentrum erklärt. Die Bereitschaft zum Erbrechen kann durchaus unterschiedlich sein: so reagieren ältere Menschen weniger. Übelkeit, evtl. auch Appetitlosigkeit sind häufige Vorzeichen beim Brechreiz und Erbrechen. Als Korrelat findet man eine Verminderung des Magentonus, der Magenperistaltik sowie der Magensekretion; gleichzeitig nimmt der Tonus des Duodenums zu, wobei Dünndarminhalt – retrograd – in den Magen verschoben werden kann. Verstärken sich die motorischen Reflexe, so kommt es zu Würgereiz und Erbrechen. Die treibende Kraft ist hierbei das Druckgefälle zwischen Magenlumen und atmosphärischer Umgebung, welches bis zu 100 mm Hg ($\sim$ 13 kPa) erreichen kann. Magenkorpus und -fundus sowie die Speiseröhre einschließlich der Sphinktere werden relaxiert. Der Druck wird durch das Zusammenspiel von Bauch- und Atemmuskulatur erzeugt. Um ein Fließen des Mageninhalts nach aboral zu verhindern, kontrahiert sich der Magen an der Incisura angularis.

Anamnese bei Erbrechen. Von besonderem Interesse sind der zeitliche *Zusammenhang mit der Nahrungsaufnahme* sowie die *Eigenschaften des Erbrochenen*. Wird sofort nach dem Essen erbrochen, so spricht dies für eine psychogene Ursache oder für ein präpylorisches Ulkus mit beeinträchtigter Magenmotorik. Bei einer Latenzzeit von 60–90 min denkt man an eine Magenausgangsstenose, z. B. durch ein Ulkus oder Neoplasma, oder aber eine Motilitätsstörung infolge Vagotomie oder diabetischer Neuropathie. Morgendliches Erbrechen, d. h. vor dem Aufstehen oder Frühstück, gilt als charakteristisch für eine Hyperemesis gravidarum oder toxisch-metabolische Störung, z. B. M. Addison, Urämie oder Alkoholismus.

Der *Geruch* von Mageninhalt ist säuerlich. Erbrochenes aus der Speiseröhre bzw. einem Zenker-Divertikel sowie aus dem Magen bei Achylie ist geruchlos. Durch die länger dauernde Einwirkung von Bakterien bei Ileus, gastrokolischer Fistel etc. entsteht ein fäkaler Geruch. *Nahrungsreste* sind bis zu 2 h nach dem Essen zu identifizieren. Fehlt die Umwandlung zu feinem Chymus, spricht dies für eine Achylie. Erbrechen von saurem Magensaft kennzeichnet eine Hypersekretion, z. B. im Rahmen eines Zollinger-Ellison-Syndroms oder eines Ulcus duodeni. Beimengung von *Galle* wird durch Schaumbildung, eine gelbliche oder grünliche Farbe sowie durch einen bitteren Geschmack deutlich. Sie spricht für eine Durchgängigkeit des Intestinaltrakts bis zur Vater-Ampulle. Erbrochenes mit *Blut* weist auf eine Schleimhautläsion hin und ist stets ein ernstes Alarmzeichen. Finden sich frische Blutbeimengungen erst im Verlauf des Erbrechens, so spricht dies für eine Schleimhautverletzung am Übergang Speiseröhre/Magen (Mallory-Weiss-Syndrom).

Erbrechen ohne sonstige Beschwerden (*Regurgitation*) findet man bisweilen bei Retention von Speisen in Speiseröhre und Magen sowie bei zentral ausgelöstem Erbrechen.

Singultus entsteht durch Irritationen in den Versorgungsgebieten der Nn. vagi und phrenici. Meistens handelt es sich um eine harmlose, vorübergehende Beschwerde. Schwere Zustände resultieren aus organischen Erkrankungen im Bereich der Nerven bzw. Nervenversorgungsgebiete. Wichtige Ursachen von Erbrechen, an die man bei der Anamneseerhebung denken sollte, finden sich in folgender Aufstellung.

Ursachen von Erbrechen

1. Gastrointestinale Erkrankungen
   - Entzündungen: Hepatitis, Gastroenteritis, Pankreatitis, Cholezystitis/Cholangitis
   - Begleitsymptom bei viszeralen Schmerzen
   - Passagebehinderungen: Tumoren, Hernien, Verwachsungen, Volvulus
   - Nach Magenoperationen: alkalische Gastritis, Syndrom der zuführenden Schlinge
2. Schmerzhafte Erkrankungen außerhalb des Gastrointestinaltrakts (z. B. Myokardinfarkt, Nierensteinkolik)
3. Erkrankungen des zentralen Nervensystems, erhöhter Hirndruck (Meningitis/Enzephalitis, Hirntumor)
4. Erkrankungen des Innenohrs
5. Intoxikationen, Überdosierung von Medikamenten
6. Gravidität (Hyperemesis gravidarum)
7. Endokrine und Stoffwechselstörungen (z. B. Urämie, Coma hepaticum, diabetische Azidose, M. Addison, Hypoparathyreoidismus)
8. Psychogenes Erbrechen

Halitosis

Schlechter Mundgeruch ist eine häufige Klage in der ärztlichen Praxis. In erster Linie denkt man an eine Erkrankung im Bereich der Mundhöhle bzw. Zähne, der Nase bzw. der Nebenhöhlen, der Lungen sowie an einen gestörten Speichelfluß. Eine weitere Ursache ist eine Retention von Speisen im Ösophagus bzw. in einem Zenker-Divertikel. Bisweilen läßt sich die Beschwerde nicht objektivieren, was den Verdacht auf eine neurotische Störung nahelegt. In diesem Zusammenhang sei an den charakteristischen Mundgeruch bei Leberversagen, Urämie und Ketoazidose (Hunger, entgleister Diabetes) erinnert.

Findet sich keine Erklärung für quälenden Foetor ex ore, so kann man versuchsweise eine auf täglich 40–60 g Fett reduzierte Diät verordnen. Bei einzelnen Patienten spielt offenbar eine Fettverwertungsstörung eine Rolle, die auf diese einfache Maßnahme anspricht. Eine weitere Möglichkeit ist die Gabe von Quellstoffen (Psyllium, Guar), durch welche die Darmflora als mögliche Quelle von Mundgeruch beeinflußt werden soll.

Weitere häufige Klagen betreffen die Darmtätigkeit (*Verstopfung, Durchfall*), *Blutungen, Meteorismus, Aszites, Gelbsucht* oder *Schluckbeschwerden*. Auf sie wird in den betreffenden Kapiteln näher eingegangen. Auf eine Erläuterung wird deshalb hier verzichtet.

1.2 Körperliche Untersuchung

Jeder gastroenterologische Patient sollte einer gründlichen körperlichen Untersuchung unterzogen werden. Im folgenden sei eine kurze Zusammenstellung wichtiger Gesichtspunkte gegeben.

Inspektion. Ein *Ikterus* infolge einer vermehrten Einlagerung von Bilirubin in der Haut läßt sich am besten im Tageslicht beurteilen. Bei stärkerer Gelbsucht beobachtet man eine Gelbfärbung der Skleren; eine Karotinämie führt dagegen nicht zu einer Sklerenverfärbung. Prädilektionsstellen des Ikterus sind die Handinnenflächen, Fußsohlen und Nasolabialfalten. *Häutblässe* legt den Verdacht auf eine Anämie nahe. Am deutlichsten manifestiert sie sich an den Konjunktiven, den Handlinien, der Mundschleimhaut sowie an den Nagelkapillaren. *Dermographismus* findet sich überaus häufig; der Wert für die Diagnose einer funktionellen Baucherkrankung ist deshalb gering. Bräunliche *Pigmentierungen* weisen auf Hämochromatose bzw. Leberzirrhose (Stirn, Wangen, periokulare Region, Wangen, Mund – „Chloasma hepaticum"), M. Addison, Malassimilation, Pellagra (belichtete Hautstellen) hin. Fleckenbildungen im Bereich Achseln, Nacken, Mamillen sowie Leisten-, Genital- und Analregion finden sich bei bösartigen Geschwülsten im Bauchraum („Acanthosis nigricans"). Beim Peutz-Jeghers-Syndrom beobachtet man braune Flecken an Lippen, Mundschleimhaut, Augenlidern, Fingerspitzen und Fußsohlen. *Blutgefäßveränderungen* lassen sich vom Hämatom oder Infiltrat durch das Verhalten bei der Kompression unterscheiden, weil sich ihre rote Farbe „wegdrücken" läßt. Teleangiektasien sind wegleitend bei gastrointestinalen Blutungen infolge eines M. Osler oder einer malignen atrophischen Papulose (Degos), (Abb. 1.3). Gefäßspinnen finden sich u. a. bei der Leberzirrhose (s. 6.10). Schwere Verläufe von akuter Pankreatitis manifestieren sich als netzartige bläulich-livide Marmorierung in der Umgebung des Nabels (Gitterzyanose) oder als flächenhafte zyanotische Verfärbung der Bauchhaut (Cullen-Phänomen). Rezidivierende Thrombosen bzw. Thrombophlebitiden sind häufig Frühsymptome von bösartigen Geschwülsten, besonders des Pankreas. Eine Erweiterung der Bauchhautvenen (Caput medusae) ist das seltene Zeichen eines Umgehungskreislaufes bei Leberzirrhosen.

Von Interesse sind *Nagelveränderungen*. Pathologische Krümmungen (Uhrglasnägel, Löffelnägel) und Verfärbungen (Weißnägel, Querbänder) entstehen bei verschiedenen Stoffwechsel- bzw. Ernährungsstörungen, u. a. Zirrhosen (Abb. 1.4). Aus dem Abstand zur Lunula läßt sich der Zeitpunkt der Erkrankung abschätzen, indem man ein mittleres Wachstum nach distal von täglich 0,12 mm zugrunde legt. Eine ausführliche Diskussion der Hautveränderungen bei einzelnen gastrointestinalen Erkrankungen findet sich auch bei den jeweiligen Einzeldarstellungen.

Lymphome. Bei allen unklaren Bauchbeschwerden ist die Suche nach vergrößerten Lymphknoten wichtig. Metastasen findet man vorzugsweise an der linken Halsseite oberhalb der Klavikula („Virchow-Drüse"), in der Gegend des Nabels, welcher bisweilen fixiert erscheint, sowie in der linken Achselhöhle und an der lateralen Begrenzung des M. pectoralis major. Inguinale Lymphome treten als Metastasen aller Organe im kleinen Becken einschließlich dem Enddarm auf. Schließlich sei an das maligne Lymphom erinnert, welches neben tastbaren Knoten häufig den Gastrointestinaltrakt befällt.

Nervensystem. Polyneuropathien können am Intestinaltrakt zu Motilitätsstörungen führen. Bei Befall des peripheren Nervensystems beobachtet man symmetrische, distal betonte Verminderungen der Sensibilität – bei der Perniziosa besonders der Vibrationsempfindung – sowie Abschwächungen der Eigenreflexe.

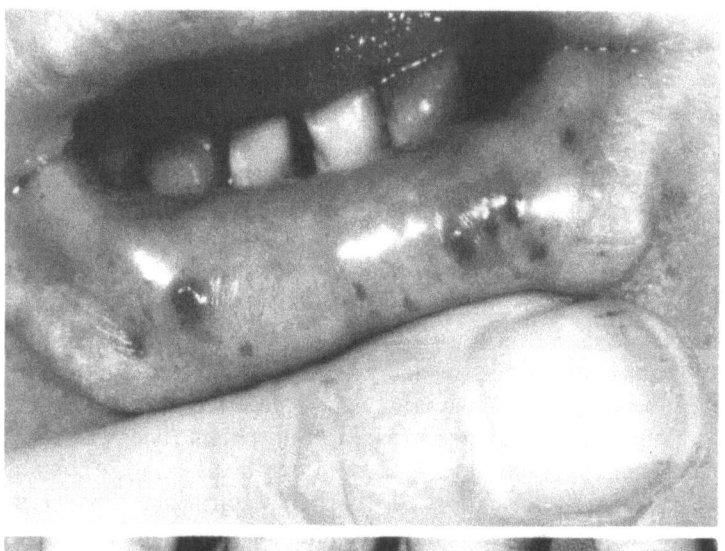

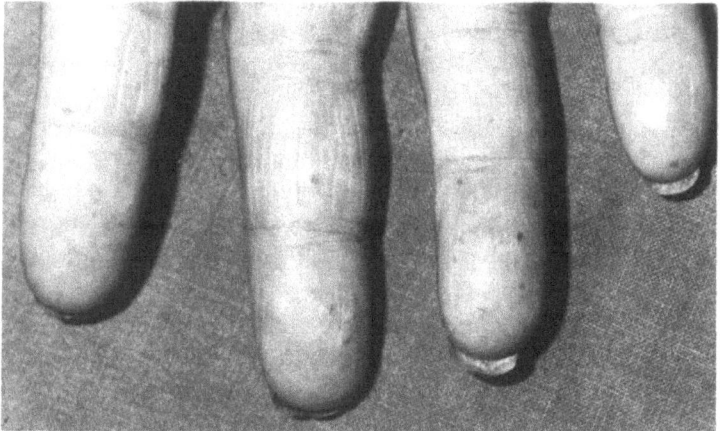

Abb. 1.3. Teleangiektasien bei M. Osler. Der Patient wurde wegen Magenblutungen in die Klinik eingewiesen. Als Quelle konnten Teleangiektasien gesichert werden. – Der M. Osler wird dominant vererbt; kennzeichnend sind umschriebene Gefäßerweiterungen an den Lippen, der Mund- und Nasenschleimhaut, den Handinnenflächen, unter den Nägeln, an den Fußsohlen sowie an den gastrointestinalen Schleimhäuten. Dort können sie – wie in dem vorliegenden Fall – Anlaß zu schweren Blutungen geben. Die Läsionen erscheinen evtl. erhaben, die Farbe ist dunkel- bis rubinrot; bei starker Anämie können sie übersehen werden

Häufige Ursachen sind der Diabetes mellitus sowie chronischer Alkoholismus. Bei einer Hyperthyreose können neben Durchfällen lebhafte Reflexe beobachtet werden.

Mund und Rachen. Die Bedeutung der *Zunge* als „Spiegelbild des Magens" ist häufig überschätzt worden. Weiße oder schwarze Beläge, die bei schweren Krankheiten, aber auch bei Gesunden, beobachtet werden, besitzen keinen besonderen diagnostischen Wert. Dies gilt auch für die – zumeist angeborene – starke Zerklüftung der Oberfläche. Ein Soorbefall wird an einem weißen Belag

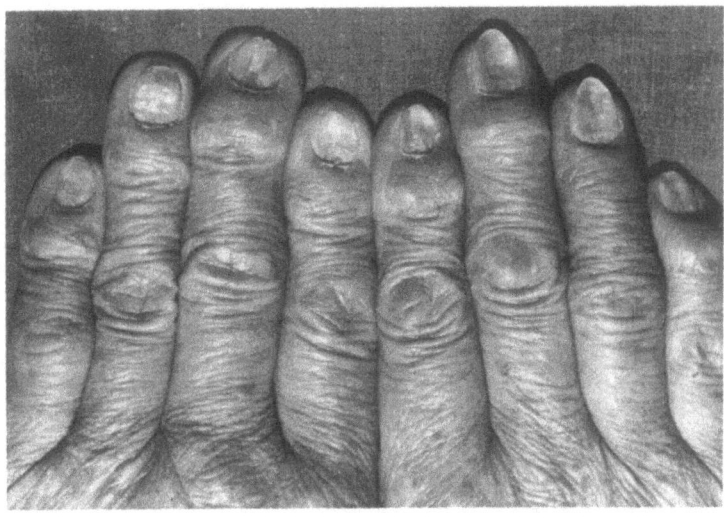

Abb. 1.4. Löffelnägel. Form- und Farbänderungen der Nägel können wichtige Informationen geben. Sie sollten bei jedem Patienten beachtet werden. Pathologische Krümmungen entstehen durch eine fehlerhafte Synchronisation der 3 Wachstumszonen. Ursachen sind Ernährungs- und Stoffwechselstörungen, z. B. Vitamin-B_2-Mangel, Pellagra, Eisenmangel, hypochrome Anämie, Sprue, M. Basedow, M. Cushing. Die bei dem vorliegenden Fall gleichzeitig bestehende feine Weißfleckung der Nagelplatte (Leukonychie) hat keinen besonderen Krankheitswert. Sie entsteht meistens durch Mikrotraumen bzw. durch eine ungeschickte Nagelpflege. – Zeitweilige Wachstumsstörungen können zu Querfurchen führen

und gleichzeitiger Glossitis erkannt (Abb. 1.5). Trockenheit der Zunge ist ein empfindliches Zeichen des Flüssigkeitsmangels, beispielsweise infolge Durchfall oder eines Sjögren-Syndroms. Rotfärbung und Atrophie findet man bei Lebererkrankungen sowie bei Vitamin- oder Eisenmangel („Lackzunge", „Hunter-Glossitis"). Mundwinkelrhagaden weisen ebenfalls auf Mangelerscheinungen hin, z. B. als Folge einer Malassimilation. Ulzerationen der Mundschleimhaut treten u. a. im Rahmen chronischer Darmentzündungen (M. Crohn, Colitis ulcerosa) auf. Die *Zähne* sollten stets sorgfältig beurteilt werden. Nicht selten sind Verdauungsbeschwerden auf ein nicht ausreichend saniertes Gebiß zurückzuführen.

Paresen der Gaumen-, Rachen- und Zungenmuskulatur führen zu oropharyngealen Schluckbeschwerden. Eine mögliche Ursache ist der Botulismus. Ein lebhafter Würgereflex kann auf eine vegetative Übererregbarkeit hinweisen. Bisweilen gehen Schluckbeschwerden oder Brechreiz von einer übergroßen Uvula aus.

Kreislauforgane. Zu jeder körperlichen Untersuchung gehört auch die Beurteilung des Herzens sowie der Gefäße. Erinnert sei an die Oberbauchschmerzen und Retrosternalschmerzen bei der koronaren Herzerkrankung (Fehldiagnosen: Ulkus, Ösophagitis), oder an die Tachykardie bei Hyperthyreose (Fehldiagnose: unklare Diarrhö).

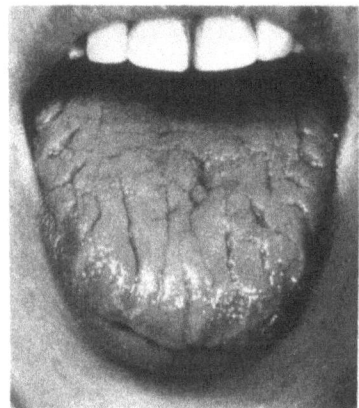 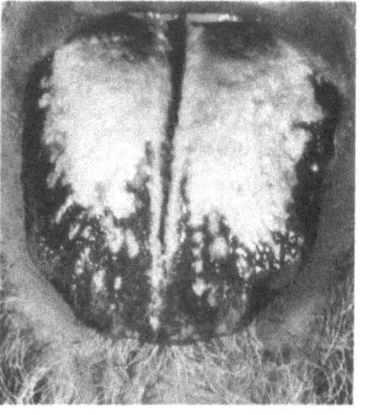

Abb. 1.5 a, b. Lingua scrotalis (**a**) und Kandidose der Zunge (**b**). Veränderungen der Zunge als „Spiegelung des Magens" etc. wurden früher überbewertet. Eine zerklüftete Oberfläche – hier im linken Bild – besitzt keinen besonderen Krankheitswert. Ein Zungenbelag kann pathologische Bedeutung haben, wenn eine Schleimhautentzündung – rechtes Bild – als Ursache deutlich wird. Es handelte sich um eine Infektion mit Candida albicans, die auch die Speiseröhre betraf

Beurteilung des Bauches. Bei allen gastroenterologischen Patienten gilt dem Abdomen die besondere Aufmerksamkeit. Als geeignete ergänzende technische Untersuchungsmethode erweist sich hier die Sonographie, weil durch sie unklare klinische Befunde – Lebergröße, Aszites, Tumore etc. – mit vergleichsweise geringem Aufwand kontrolliert werden können. Es ist deshalb vorteilhaft, ein derartiges Gerät bei der Befunderhebung zur Verfügung zu haben.

Auf einige wichtige Gesichtspunkte bei der *Inspektion* wurde bereits eingegangen. Aus der *Form des Bauches* können eine Reihe von Informationen erhalten werden. Eine symmetrische Vorwölbung läßt an massiven Aszites, Gravidität oder Fettsucht denken. Palpation bzw. Perkussion ermöglichen die weitere Klärung. Bisweilen ist die Ursache auch eine extreme Lordose, wie sie im Rahmen der „hysterischen Proptosis" beobachtet wird. Bei diesen Patienten kann der Arm des Untersuchers zwischen Untersuchungsliege und Lendenregion geschoben werden. Asymmetrische Vorwölbungen entstehen durch einen intraabdominellen Tumor, Hernienbildung, Retention von Stuhl im Kolon oder eine Wirbelsäulenverkrümmung. Die Beziehung von unklaren Befunden zur Bauchwand (Lipome, Hernien etc.) läßt sich durch Anspannen der Muskulatur beim Aufrichten prüfen. Ödeme bei bettlägerigen Patienten sammeln sich lateral an den abhängigen Partien und geben dem Bauch – ähnlich wie geringere Mengen Aszites – ein querovales Profil. Kachektische Patienten weisen eine auffallend *schlaffe Haut* auf. Schlanke Patienten lassen machmal *Peristaltik* erkennen, ohne daß dieser Befund eine pathologische Bedeutung besitzen muß. Im übrigen ist eine sichtbare Peristaltik verdächtig auf eine Obstruktion. Die *Atembewegungen* werden bei zwerchfellnahen Entzündungen vermindert; dieser Befund ist auch wichtig für die Abgrenzung von Koliken, die keine Schonatmung erkennen lassen.

Palpation. Am Anfang steht die *leichte Betastung* aller Bauchregionen beim entspannt liegenden Patienten. Die Hand des Untersuchers sollte hierbei warm sein. Gewöhnlich sind die Bauchdecken weich. Eine vermehrte Anspannung findet man als Normalbefund bei überempfindlichen oder kitzligen Personen; im übrigen ist es ein wichtiges Zeichen für eine intraabdominelle Erkrankung, welche das Peritoneum parietale mitbetrifft (*Peritonismus*). Weiter lassen sich intraabdominelle kompressible Resistenzen feststellen, die durch zu forcierte Tastung der Entdeckung entgehen würden, z. B. Gallenblase oder Harnblase. Bei der leichten Palpation können auch Head-Zonen — sofern sie die erhöhte Berührungsschmerzempfindung oder Hauttemperatur betreffen — untersucht werden (s. oben). Bauchhautreflexe lassen sich mittels Nadel oder Spatel durch rasches Bestreichen der einzelnen Segmente prüfen: Fehlen sie, so ist dies — neben den Babinsky-Phänomenen und dem positiven Einschlagphänomen beim Radius-Periostreflex — ein empfindliches Pyramidenbahnzeichen. Auf die Möglichkeit, Bauchhautbefunde durch forciertes Anspannen der Bauchdecken zu diagnostizieren wurde bereits hingewiesen. Die *tiefe Palpation* gilt den einzelnen Eingeweiden. Unter normalen Bedingungen lassen sich evtl. das Kolon, besonders im linken Unterbauch und im rechten Mittel- und Unterbauch als wurstartige Resistenzen, sowie der kaudale Leberrand, vorzugsweise anhand der Bewegung bei der tiefen Inspiration bei schlanken Patienten auch die Gallenblase und Nieren tasten. Die Milz kann lediglich im linken Oberbauch aufgefunden werden sofern sie vergrößert ist. Wichtig ist die Tastuntersuchung für die Feststellung von Tumoren. Ein wichtiges Kriterium ist hierbei die Atemverschieblichkeit. Geschwülste, die von Leber, Gallenblase, Milz, Nieren sowie Magen ausgehen, werden nach kaudal bewegt. Fixierte Resistenzen haben zumeist ihren Ursprung im Retroperitonealraum, Pankreas bzw. Mesenterium. Dünndarmtumoren sind in der Regel nicht tastbar. Ein weiteres Kriterium ist die *Druckschmerzhaftigkeit.* Es wurde bereits gesagt, daß die Schmerzschwelle durch Entzündung, maligne Infiltration oder Ernährungsstörungen gesenkt werden kann. Zunächst muß man prüfen, ob es sich um einen Prozeß in den Bauchdecken handelt. Dies geschieht am einfachsten, indem man — wie erwähnt — den Patienten zum Anspannen der Bauchmuskeln durch Aufrichten auffordert und die Untersuchung wiederholt. Weiter kann man versuchen, eine Bauchhautfalte in der fraglichen Region aufzuwerfen und zwischen Daumen und Zeigefinger zu palpieren. Wird ein projiziertes Schmerzerlebnis vermutet, so sollte sich die Untersuchung der Brustwirbelsäule (Klopfschmerz, Verkrümmung) anschließen. (Übertragene Schmerzen werden auch in die Haut lokalisiert, kennzeichend ist die Verteilung über mehrere Segmente (s. Tabelle 1.1) und die Ausbreitung über ein rundliches Areal.) Nach der Untersuchung der Bauchdecken schließt sich die Beurteilung der tiefer gelegenen Eingeweide an. Die erste Frage ist, ob sich die druckschmerzhafte Stelle einem Bauchorgan isoliert zuordnen läßt. Da viszerale Schmerzen nur ungenau empfunden werden, ist die Antwort oft schwierig. Die atemverschieblichen Organe lassen sich prüfen, indem man kaudal der schmerzenden Region den Bauch fest eindrückt. Beim Einatmen wird gegebenenfalls der Schmerz provoziert. Besonders geeignet ist dieses Verfahren für die Feststellung einer Cholezystitis (Murphy-Zeichen). Wegen der großen Variationen der anatomischen Lage hat sich die Dia-

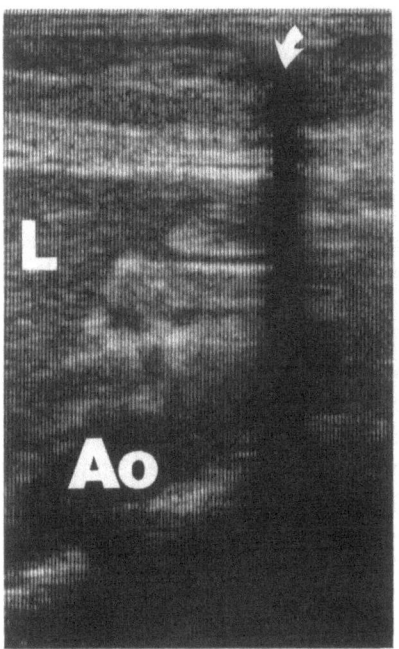

Abb. 1.6. Sonographisch kontrollierte Palpation. Der untersuchende Finger wird zwischen Bauchhaut und Schallkopf gelegt (*Pfeil*). Er wird als schwarzer „Schallschatten" sichtbar. Die Lagebeziehung des druckschmerzhaften Bezirkes — hier im Pankreaskopf — läßt sich anhand des sonographischen Bildes der benachbarten Bauchorgane eingrenzen. (*L* Leber, *Ao* Aorta)

gnostik anhand von „Schmerzpunkten" nicht bewährt. Bei unklaren Fällen kann man unter „sonographischer Sicht" palpieren, indem man den untersuchenden Finger unter den Schallkopf legt und mit dem Schallschatten die Beziehung zu den im Sonogramm dargestellten Organen identifiziert (Abb. 1.6). Ein weiteres für die Beurteilung tiefer Bauchschmerzen wichtiges Zeichen ist der sog. Loslaßschmerz. Hierbei wird in nichtbetroffenen Quadranten tief palpiert und plötzlich losgelassen. Bei einer lokalisierten Peritonitis entsteht am Erkrankungsort ein heftiger Schmerz. Zur vollständigen Palpation des Bauches gehören schließlich die Beurteilung der inguinalen Bruchpforten im Hinblick auf Hernien (positives Hustenstoßphänomen, Provokation beim Stehen) sowie die rektale Untersuchung. Letztere sollte gegebenenfalls in der Gegenwart einer Schwester durchgeführt werden. Die Aufmerksamkeit gilt dem Sphinktertonus (erhöht bei Analfissur, evtl. vermindert bei Inkontinenz), der Prostata (Größe, Konsistenz) sowie Geschwulstbildungen: Etwa ⅓ aller Rektumneoplasmen sind der Tastuntersuchung zugänglich.

Perkussion. Durch leichtes Beklopfen des Bauches lassen sich solide Strukturen (Leber, Milz etc.) vom Darm abgrenzen. Der kraniale Leberrand wird dagegen mittels lauter Perkussion ermittelt, weil dazwischen liegendes Lungengewebe überwunden werden muß. Aszites läßt sich anhand der Grenze zu den schwimmenden tympanitisch klingenden Darmschlingen identifizieren, wobei sich diese bei der Umlagerung charakteristischerweise verschieben. Am genauesten gelingt der Nachweis in Knie-Ellenbogen-Lage, in welcher etwa 1 l Flüssigkeit noch entdeckt werden. Das sog. „Undulationsphänomen", bei dem ein forcierter Flankenstoß wellenartig auf die Gegenseite übermittelt wird, ist weniger zuverlässig.

Auskultation. Geräusche entstehen im Bauchraum aus der Magen- und Darmtätigkeit sowie bei stenosierenden Gefäßerkrankungen. Selten erkennt man eine Perihepatitis oder Perisplenitis an Reibegeräuschen. Diagnostisch wertvoll sind fehlende Geräusche bei dynamischem Ileus („Totenstille des Leibes") sowie verminderte oder fehlende Geräusche bei Peritonitis. Stenosegeräusche besitzen einen hochgestellten, musikalischen, langgezogenen Klang, als würde eine dünne Flüssigkeitssäule in einen größeren, klingenden Hohlraum gespritzt. Die Größenbestimmung der Leber durch Bestreichen der Haut über der Leber und Auskultation am Rippenwinkel („Kratzauskultation") ist unzuverlässig.

1.3 Laboruntersuchungen

Als diagnostische Hilfsmittel stehen eine Vielzahl von Labortests zur Verfügung. Sie betreffen Untersuchungen im Blut, Stuhl, Urin, Magen- und Duodenalsaft, in der Atemluft sowie in Gewebeproben und basieren entweder auf einer einmaligen Konzentrations- bzw. Aktivitätsbestimmung – sozusagen einer Momentaufnahme – oder auf mehrmals durchgeführten Messungen, durch die das Ansprechen auf eine definierten Reiz („Funktionsprüfung") erfaßt wird. Die Einschränkungen in der Aussagekraft sind deutlich: bei einmaligen Messungen schließt ein negatives Resultat eine Krankheit nicht immer endgültig aus, so daß eventuell Wiederholungen erforderlich sind; Funktionsprüfungen weisen in der Regel infolge individueller Variationen, insbesondere aber der erheblichen Reservekapazität der Organe größere Unsicherheiten auf und sind relativ unempfindlich. Trotzdem liefern die Laboruntersuchungen oft entscheidende Informationen. Man sollte sich jedoch über die Begrenzungen im klaren sein. Hingewiesen sei in diesem Zusammenhang auf das wohl wichtigste diagnostische Anliegen in der Gastroenterologie: die Früherkennung der überaus häufigen Geschwülste. Hier ist der Beitrag der modernen bildgebenden Verfahren ungleich wichtiger als derjenige der Laboruntersuchungen.

In der Regel kommt man mit einer kleineren Anzahl von Labortests aus. Man kann zwischen „unspezifischen Suchtests" unterscheiden, die großzügig bei jedem gastroenterologischen Patienten anwendbar sind, sowie „spezifischen Tests", die gezielt bei entsprechender Indikation eingesetzt werden.

Unspezifische Suchtests

Folgende Zusammenstellung gibt einen Überblick über einfach durchführbare Laboruntersuchungen, die als unspezifische Suchtests angewendet werden:
Blutkörperchensenkungsreaktion (BSG),
Blutbild (Hämoglobinkonzentration, Hämatokrit, Erythrozyten- und Leukozytenzahl, Differentialblutbild),
Stuhlgewicht,
Stuhlfett/Stuhlchymotrypsin,
Blut im Stuhl (3mal).

Die *BSG* ist oft bei Entzündungen oder Neoplasmen beschleunigt. Jede pathologische BSG ist deshalb ein Grund, den jeweiligen Patienten gründlich zu untersuchen. Häufige Ursachen sind chronische Entzündungen der Gallenwege, Harnwege oder Bronchien. Eine weitere Bedeutung besitzt die BSG für die Verlaufsüberwachung chronischer Erkrankungen: Sie ermöglicht z. B. in einfacher Weise die Aktivitätsüberwachung bei M. Crohn, Colitis ulcerosa etc.

Das *rote Blutbild* (Hämoglobinkonzentration, Erythrozytenzahl, Hämatokrit) einschließlich dem Färbeindex erlauben die Diagnose einer Blutung bzw. eines chronischen Blutverlusts: Am Anfang steht mit einer Latenz von einigen Stunden ein Absinken des Hämatokrits, später der übrigen Parameter. Bei chronischem Blutverlust findet sich infolge begleitendem Eisenmangel eine hypochrome Anämie. Häufige Blutungsquellen sind das peptische Ulkus und Geschwülste im rechten Kolon. Eine hyperchrome Anämie weist auf einen Vitamin-B_{12}-Mangel infolge einer chronisch atrophischen Gastritis bzw. einer beeinträchtigten Aufnahme im Ileum hin.

Die *Leukozytenzahl* ist vorzugsweise bei akuten Infektionen vermehrt, z. B. Appendizitis, Pankreatitis, Cholangitis. Im *Differentialblutbild* findet sich eine Linksverschiebung der Granulopoese. Hinzu kommen nach 2–3 Tagen toxische Granulationen, sofern Bakterien die Erreger sind. Bei Virusinfekten ist die Leukozytenzahl in der Regel normal. Kennzeichnend ist eine relative Vermehrung der Lymphozyten, evtl. mit abnorm breitem Plasmasaum, sog. Virozyten. Eine Eosinophilie kennzeichnet u. a. Parasitosen, insbesondere auch Wurmerkrankungen, die eosinophile Gastroenteritis und evtl. Kollagenosen. Eosinophile Granulozyten fehlen charakteristischerweise beim Typhus abdominalis. Ein Absinken der Leukozytenzahl sollte auch stets an eine toxische Reaktion auf Medikamente, an eine Leukose oder ein erworbenes Immundefektsyndrom (AIDS), welches mit vielfältigen gastrointestinalen Erscheinungen einhergehen kann, denken lassen.

Das *Stuhlgewicht* weist beim Gesunden große Schwankungen auf; beispielsweise steigt es mit der Ballaststoffzufuhr. Es hat sich deshalb bewährt, bei einer normalen gemischten Kost über 3 Tage Stuhl in vorgewogenen, verschließbaren Einweggefäßen zu sammeln. Als Norm gilt eine durchschnittliche tägliche Ausscheidung von 60–120 g; eine Menge von 200 g und mehr ist pathologisch. Unter dieser Voraussetzung erlaubt es eine globale Abschätzung der Verdauungsfunktionen, insbesondere des Pankreas und des Darms. Ein normales Stuhlgewicht schließt gravierende Störungen weitgehend aus. Zur Ergänzung kommen die *Stuhlfettbestimmungen*, als empfindlichstem Test der Digestion und Absorption, sowie der *Chymotrypsinnachweis* im Stuhl in Betracht. Während die Fettbestimmung – aus naheliegenden Gründen – nur selten durchgeführt wird, hat sich die Chymotrypsinmessung in einer neuen wenig belästigenden Modifikation zur Diagnostik bei exkretorischer Pankreasinsuffizienz bewährt (s. 8.4).

Der Test auf okkultes *Blut im Stuhl* gilt als Suchreaktion für blutende Läsionen im Gastrointestinaltrakt, insbesondere das Kolonneoplasma. Mit den für die Vorsorgeuntersuchung vorgesehenen Testbriefchen (Hämoccult, Hämofec, Colo-Rect) werden Blutkonzentrationen von mindestens 1–2% erfaßt. Falschpositive Befunde durch Nahrungsfaktoren (Blut, Fleisch) werden damit vermieden, andererseits gering blutende Läsionen evtl. nicht entdeckt. Aus diesem Grunde ist die 3malige Untersuchung von verschiedenen Stühlen zu empfehlen (s. 5.12).

Spezifische Tests

Neben den allgemeinen Suchreaktionen existiert eine unübersehbare Zahl von mehr oder minder spezifischen Tests. In Tabelle 1.2 findet sich eine Zusammenstellung gebräuchlicher Methoden.

Wie erwähnt weisen diese Verfahren in ihrer Aussagekraft Einschränkungen auf. Auf die Einzelheiten, insbesondere auch bezüglich der Durchführung der Funktionstests, wird bei der Besprechung der Krankheiten eingegangen.

1.4 Sonographie

Innerhalb weniger Jahre hat sich die Sonographie als Routineverfahren zur empfindlichen, wenig belästigenden Untersuchung der Bauchorgane durchsetzen können [4]. Für praktizierende Internisten und Gastroenterologen dürfte dabei die Realtime-Technik am günstigsten sein, bei der das Bild laufend aufgebaut wird. Sie erlaubt neben einer raschen Orientierung wertvolle Aussagen über Beweglichkeitsmerkmale, Pulsationen etc. Die neue Gerätegeneration der meisten Anbieter ist inzwischen gut verwendbar. Unterschiede in der Bildqualität oder Auflösung haben nur z. T. einen technischen Grund; oft spielen subjektive Faktoren bzw. Fragen der Eingewöhnung eine Rolle. Ein einfaches Gütekriterium ist die Darstellbarkeit des Pankreasgangs. Von den meisten Ärzten wird ein Linearscanner verwendet, bei dem durch einen ca. 10 cm breiten Schallkopf ein verzerrungsfreies, zweidimensionales Schnittbild der unter ihm gelegenen Strukturen bis zu einer Eindringtiefe von etwa 20 cm auf einem Leuchtschirm entworfen wird.

Es ist vorteilhaft, wenn bereits beim Erheben des physikalischen Bauchbefundes vom Untersucher das Sonogramm angefertigt wird. Das Erlernen der Technik ist bei Kenntnis der anatomischen Gegebenheiten leicht. Entscheidend für die Sicherheit im Urteil sind letztlich Erfahrungen am Patienten, welche man nicht aus Büchern erwerben kann. Aufgrund der Bedeutung der Sonographie als neuer Untersuchungsmethode sollen hier wichtige Gesichtspunkte kurz dargestellt werden.

Das sonographische Bild

Bei der Sonographie wird durch Schallwellen ein Bild gezeichnet. Dargestellt werden Reflexintensität und -ort von Schallwellen, die konstant von einem auf die Haut aufgesetzten Sender erzeugt werden. Man untersucht somit letztlich die Verteilung reflektierender Strukturen. Eine totale Reflexion erfolgt durch Luft (Darminhalt!) und Steine bzw. Knochen. Im Sonogramm werden diese nach der üblichen Konvention weiß dargestellt. Wegen der totalen Reflexion sind tiefer gelegene Strukturen nicht mehr erfaßbar, sie erscheinen deshalb im „Schallschatten" liegend ohne Reflexeigenschaften, schwarz. Reflexfrei sind darüber hinaus Flüssigkeiten wie Ergüsse, Blut, Galle. Sie werden anhand der begrenzenden, reflektierenden Strukturen (Gefäßwand, Leber, Gewebe, Blase etc.) erkennbar. In den Organen entsteht je nach der Konzentration von gerin-

Tabelle 1.2. Zusammenstellung gebräuchlicher Methoden

Organ	Material	Test	Information
Leber	Serum	Bilirubin	Globale Funktion, Hämolyse
		Glutamat-Pyruvat-Transaminase (GPT)	Parenchymzelle
		Glutamat-Oxalaretat-Transaminase (GOT)	Parenchymzelle
		Alkalische Phosphatase	Galleexkretion
		γ-Glutamyltranspeptidase	Galleexkretion
		Cholinesterase	Proteinsynthese
		Gerinnungsfaktoren	Proteinsynthese, Verbrauchskoagulopathie
		Elektrophorese	Proteinsynthese, Entzündung
		Serologie diverser Erreger	Infektion
		Ammoniak	Leberinsuffizienz
		α-Fetoprotein	Primäres Neoplasma
		α_1-Antitrypsin	Chronische Hepatitis
		Ferritin	Hämosiderose, chronische Lebererkrankungen
		Zöruloplasmin	M. Wilson
		Immunglobuline	Chronische Lebererkrankungen, Alkoholismus
		Porphyrinmetabolite (auch im Harn und Stuhl)	Porphyrie
	Harn	Bilirubin	Konjugierter Ikterus
		Urobilinogen/Urobilin	Konjugierter Ikterus, Verschlußsyndrom
Pankreas	Serum, Urin	α-Amylase	Akute Entzündung
	Serum	Lipase	Akute Entzündung
		Glukosebelastung	Chronische Entzündung
	Urin	Pankreolauryltest	Exokrine Insuffizienz
		PABA-Test	Exokrine Insuffizienz
	Duodenalsaft	Sekretin-Pankreozymin-Test	Exokrine Insuffizienz
	Stuhl	Chymotrypsin	
Magen	Magensaft	Pentagastrintest	Säuresekretion
	Serum	Gastrin	Gastrinom
Darm	Urin	d-Xylose-Absorption	Kohlenhydratresorption im proximalen Dünndarm
		Schilling-Test	Resorption im distalen Dünndarm, Intrinsic factor Mangel infolge chronisch atrophischer Gastritis
	Serum	Laktosebelastung	Laktasemangel
	Dünndarmmukosa	Bürstensaumenzyme	Disaccharidasemangel
	Atemluft	Wasserstoff	Kohlenhydratmalabsorption, Intestinale Transitzeit
		^{14}C-Glykocholat	Bakterielle Fehlbesiedelung
	Chymus, Stuhl	Markierte Makromoleküle (z.B. 125 J-PVP)	Gastrointestinaler Proteinverlust
	Stuhl	pathogene Keime, Würmer, Parasiten	Infektionen
	Serum	Serologie diverser Erreger	Infektionen

ger reflektierendem Material, d. h. Bindegewebe, Fett etc. ein echoreiches bzw. hellgraues oder echoarmes bzw. dunkelgraues Abbild. Die resultierende Darstellung aus Grauwerten gleicht in mancher Hinsicht pathologisch-anatomischen Schnitten, wobei solide Gebilde (Leber, Milz, Nieren, Pankreas, Uterus, Lymphome), größere Gefäße und „Zysten" (Gallenblase, Harnblase, Anomalien in Leber und Nieren) besonders gut sichtbar werden. Die Auflösung beträgt bei der Schallfrequenz 3–3,5 MHz in der Schallrichtung ca. 1 mm und quer zur Schallrichtung ca. 2–5 mm. Dies ist auch der Grund, warum dünne Strukturen wie der Gastrointestinaltrakt, kleine Gefäße oder Ureteren nur undeutlich darstellbar sind. Ungünstige Einflüsse auf die Bildqualität resultieren aus der Schallstreuung an adipösen Bauchdecken sowie einem reichlichen Gehalt an Luft im Gastrointestinaltrakt. Die übliche „Vorbereitung" der Patienten durch Gabe eines Dimethylpolisiloxanpräparats am Vorabend der Untersuchung hat auf den Meteorismus offenbar nur einen geringen Effekt. Sonographische Bilder werden in der Regel so gezeigt, daß der Schallkopf bzw. die Körperoberfläche oben, die kraniale bzw. linke Seite des Patienten links und die kaudale bzw. rechte Seite des Patienten rechts dargestellt sind. Am Bildrand findet sich meistens eine im Abstand von 1 cm geeichte Meßskala.

Die *Aussage* der sonographischen Bilder betrifft die Organform, Organgröße sowie die Binnenstrukturen. Eine diffuse Reflexverminderung legt den Verdacht auf ein Ödem oder die Durchsetzung mit stark durchblutetem Gewebe nahe; eine Reflexvermehrung gilt als Zeichen eines Parenchymumbaus, entweder infolge Verfettung oder Bindegewebsvermehrung. Inhomogenität ist in der Regel durch Fremdgewebe zu erklären (Anomalien, Infektionen, Neubildungen). Eine wesentliche Verfeinerung der Aussage erlaubt hier die Untersuchung von Material, welches durch die sonographisch gezielte Punktion erhalten wurde. Wird der Eingriff mit der Feinnadel durchgeführt, ist er komplikationsarm. Weitere Informationen ergeben sich aus dem Gefäßbild (Erweiterung, Thrombosierung, Pulsation). Schließlich sei auf das Bewegungsverhalten der Organe bei den Atemexkursionen, bei Änderung der Körperlage und Kompression von außen hingewiesen, das durch Pressen, Fixation, Schmerzen etc. beeinträchtigt sein kann. Auf die Bedeutung der gezielten Palpation bei unklaren Druckschmerzen wurde bereits hingewiesen (s. 1.2).

Untersuchungstaktik

Für den Anfänger ist es vorteilhaft, wenn er sich an geeigneten sonographischen Schnitten orientiert (s. Abb. 1.7). Von diesen läßt sich durch Verschieben oder seitliches Verkippen des Schallkopfes die Untersuchung relativ einfach ausführen. Oft gelingt die Beurteilung der Organe während tiefer Inspiration am besten. Störungen durch Rippenschatten lassen sich vermeiden, indem man den Schallkopf in die Interkostalregionen parallel zu den Rippen einstellt.

Wichtige Befunde

Leber. Die Leber läßt sich in allen Anteilen gut untersuchen. Das Parenchym erscheint als feines, relativ echoarmes Muster. Vom Leberhilus ziehen an einem hellen Saum („Uferbefestigungsreflex") erkennbare Pfortaderäste. Lebervenen

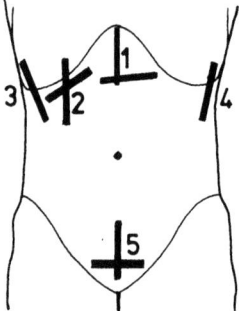

Abb. 1.7. Schnittführung bei der Sonographie der Bauchorgane. Der Schallkopf wird wie angegeben aufgesetzt und durch Verschieben bzw. seitliches Kippen bewegt. Folgende Strukturen sind u. a. darstellbar: *Schnitt 1 (Oberbauchmitte):* Leber, Magen/Duodenum, Pankreas, V. cava inferior, V. lienalis, Herz, Aorta, Lymphome; *Schnitt 2 (Mitte des rechten Rippenbogens):* Leber, Gallenblase, Leberhilus mit Gefäßen, Zwerchfell; *Schnitt 3 (rechte Flanke):* Leber/Leberhilus, rechte Niere und Nebenniere, rechte Lunge; *Schnitt 4 (linke Flanke):* Milz, linke Niere und Nebenniere, linke Lunge; *Schnitt 5 (Unterbauch):* Harnblase, Prostata bzw. Uterus/Adnexe

weisen einen gestreckten Verlauf auf und münden kranial in die untere Hohlvene. Man kann sie am fehlenden hellen Saum identifizieren. Die intrahepatischen Gallenwege und die A. hepatica sind unter normalen Bedingungen nicht zu sehen. Neben dem Parenchymbild sind die Größe und die Form von Interesse. Da diese beim Gesunden große Variationen aufweisen, ist die Stellungnahme manchmal erschwert. Von den meisten Untersuchern wird die Lebergröße in der Medioklavikularlinie beurteilt: der Abstand zwischen dem kaudalen Rand und der kranialen Grenze, die durch laute Perkussion festgestellt wird, beträgt nicht mehr als 12 cm.

Die *Untersuchung* der Leber beginnt man am besten mit einem Längsschnitt durch die Oberbauchmitte (Abb. 1.8). Man erhält hier ein Bild des linken Lappens; außerdem erkennt man die großen Adern, Pankreaskopf und den Magenausgang bzw. Bulbus duodeni. Aus dem Vergleich mit der Schallkopflänge ergibt sich eine Orientierung über die Lebergröße. *Diffuse Parenchymveränderungen* betreffen evtl. eine Reflexvermehrung (Verfettung, Bindegewebsvermehrung). Die Leber wird „weiß" und läßt sich nur undeutlich vom Uferbefestigungsreflex sowie von den anliegenden, infolge des Luftgehalts reflexreichen Strukturen des Magen-Darm-Traktes abgrenzen. Eine begleitende Abrundung der Form führt zu einem konvexen Profil mit einem Winkel von 50–70° (Norm 30–40°). Bei Zirrhosen ist die Oberfläche evtl. unregelmäßig, die Biegsamkeit bei der Palpation vermindert. Die Binnenstruktur erscheint bei kleinknotigem Umbau reflexvermehrt, bei grober Knotenbildung dagegen eher „scheckig". (Weitere Kriterien sind unregelmäßige Pfortaderäste, Weitstellung der Pfortader einschließlich der Milzvene; evtl. Milzvenenthrombose, Splenomegalie, Aszites). Ein entzündliches oder toxisches Ödem der Leber läßt sich als diffuse Reflexionsminderung in der Regel nur vermuten. Bei der Stauungsleber sind in der Initialphase die Lebervenen und die untere Hohlvene erweitert, die charakteristischen Pulsationen fehlen. Ein in der Folge auftretender

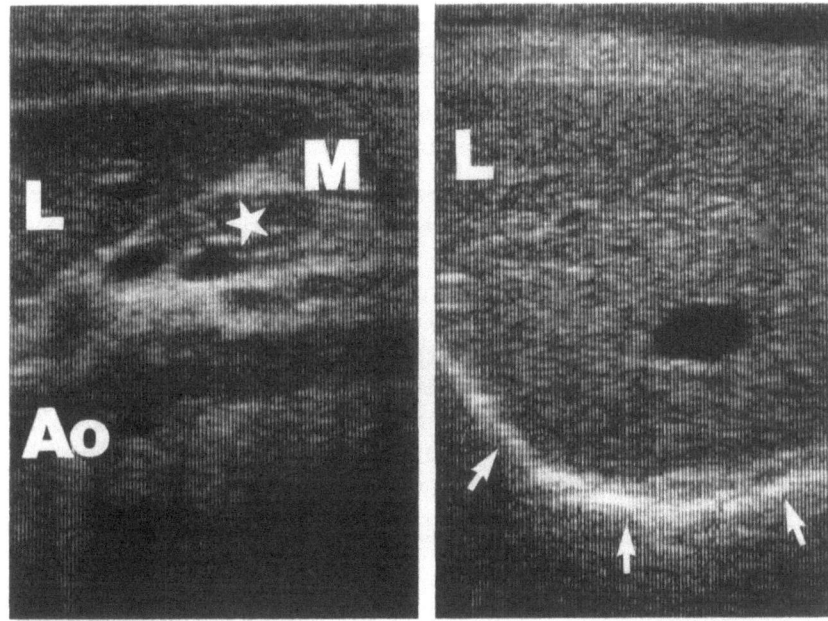

Abb. 1.8   Abb. 1.9

Abb. 1.8. Sonographischer Längsschnitt durch die Oberbauchmitte (s. Schnittführung 1 in Abb. 1.7). Am Anfang ermöglicht diese Einstellung eine rasche Orientierung über Leber (*L*), große Gefäße (*Ao* Aorta), Magenausgang (*M*) und Pankreaskopf (*)

Abb. 1.9. Subkostaler Schrägschnitt durch die Leber. Bei dieser Einstellung kann durch Verschieben und Kippen des Schallkopfes das Parenchym gut abgesucht werden. Die Grenze zur Lunge markiert sich infolge Totalreflexion an Luft als weißes Band (*Pfeile*). Bei einem basalen Pleuraerguß fehlt diese Grenze. Der im Zentrum der Leber (*L*) dargestellte rundliche, echofreie Bezirk entspricht einer Leberzyste und wird als harmlose Anomalie häufig beobachtet (s. Abb. 6.1)

diffuser Parenchymumbau weist sich anhand einer Reflexvermehrung aus; in diesem Stadium sind die Lumina der Lebervenen gegebenenfalls nicht mehr erweitert (Folge der Leberfibrose?).

Im Gegensatz zu diffusen Veränderungen, die bei leichter Ausprägung diagnostische Schwierigkeiten bereiten, sind *umschriebene Parenchymveränderungen* in der Regel im Sonogramm hervorragend zu erkennen. Als besonders geeignet erweist sich hier eine Schnittführung entlang dem rechten Rippenbogen, wobei der Schallkopf seitlich verkippt wird (Abb. 1.9). Beurteilt werden daneben anhand entlang dem Rand gelegter Längsschnitte Änderungen der Kontur (Auftreibungen, Verplumpungen). Echofreie, zystische Bilder lassen an eine Anomalie, Echinokokkose, Hämatom oder Abszeß denken. Tumore können sich beim Vergleich mit dem gesunden Lebergewebe echoärmer oder echoreicher darstellen; nur selten sind sie nicht zu unterscheiden und entgehen – wie z. B. primäre Neubildungen bei Zirrhosen – evtl. der Entdeckung. Bösartige Geschwülste sind zumeist echoarm, evtl. mit dunklem Saum und hellem Zentrum. Eine „scharfe Begrenzung" zur Umgebung erlaubt keine Stellungnahme zur Frage nach dem malignen Wachstum; handelt es sich um einen reflexreichen, runden Herd, liegt der Verdacht eines Hämangioms nahe. Bei diesen Fällen ist die Feinnadelpunktion nicht indiziert, da Blutungen resultieren können. Am einfachsten gelingt der Nachweis der Gefäßanomalie im Angiogramm oder Kontrastmittelcomputertomogramm.

Gallenwege. Unter normalen Bedingungen erhält man ein Abbild der Gallenblase (Abb. 1.10), der proximalen sowie – seltener – der distalen Anteile der extrahepatischen Gallenwege. Die intrahepatischen Gallengefäße sind nicht erkennbar. *Gallensteine* erscheinen als *helle* Flecken, die einen Schallschatten bilden. Sie sind in der Gallenblase mit 95% Treffsicherheit aufzufinden: Schwierigkeiten entstehen evtl. wenn Konkremente der Wandung anliegen und als meteoristische Darmschlingen verkannt werden. Bei unklaren Fällen gelingt möglicherweise die Beurteilung besser in Linksseitenlage. Bei reinen Cholesterinsteinen soll die Reflexion an der Oberfläche weicher sein als bei harten kalkhaltigen Steinen, die sich als schmales, weißes Band markieren. Steine im Ductus cysticus lassen sich ebenfalls gut darstellen; weniger zuverlässig gelingt dagegen der Nachweis von Steinen in den übrigen extrahepatischen Gallenwegen. Bei

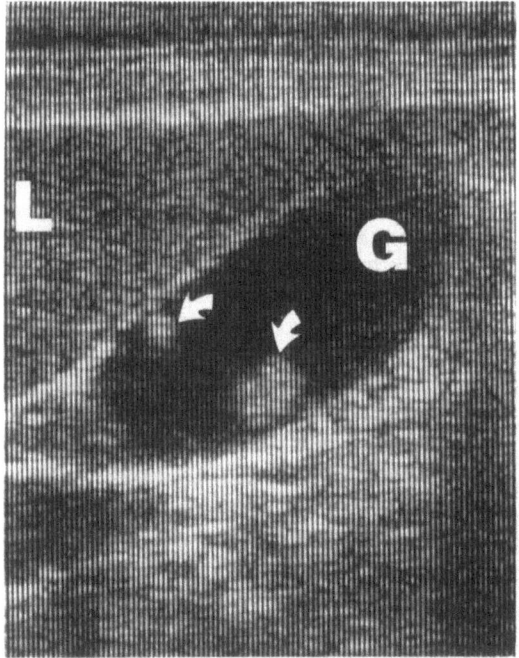

Abb. 1.10. Sonographisches Bild der Gallenblase (Längsschnitt). Dargestellt wird das Lumen (*G*) als echoarmes, etwa zigarrenförmiges Gebilde am Unterrand der rechten Leber (*L*). Die Wandung zeigt sich als äußere Begrenzung, die von den umgebenden Strukturen (Leber, Gastrointestinaltrakt) nicht abgegrenzt werden kann. Dorsal findet sich eine vermehrte helle Reflexion („Schallverstärkung"). Steine erscheinen als helle Flecken im Lumen; als Folge totaler Schallreflexion entsteht dorsal ein schwarzer „Schallschatten". Hier existieren im Lumen 2 weniger reflektierende Gebilde, die keinen Schallschatten erzeugen: Es handelt sich um Cholesterinpolypen (*Pfeile*)

etwa 3% aller Patienten findet man kleinere helle Flecken, welche konstant in der Nähe der Wandung liegen und meistens keine Schatten bilden: es handelt sich in der Regel um *Cholesterinpolypen,* die im Rahmen einer vermehrten Cholesterineinlagerung in die Schleimhaut (Cholesterose) auftreten können (s. Abb. 1.10). Die Beziehung dieser harmlosen Anomalie zur Cholelithiasis ist unklar. Für die Unterscheidung von malignem Wachstum sind Kontrolluntersuchungen nötig, bei unklaren Fällen auch die Cholezystektomie. Gelegentlich findet man in der Gallenblase fein reflektierendes Material, evtl. mit Spiegelbildung. Bei diesem „Schlick" handelt es sich wahrscheinlich um kleinere Steinkristalle oder auch um entzündliches Exsudat.

Veränderungen der *Gallenblasenwand* können evtl. diagnostische Schwierigkeiten bereiten, da Verdickungen nicht nur durch einen entzündlichen bzw. neoplastischen Umbau, sondern auch bei der Kontraktion – sei es postprandial oder als Funktionszustand bei akuter Hepatitis – auftreten können. Ein ähnliches Bild wird bisweilen bei die Gallenblase umgebendem Aszites gesehen. Die *Gallenblasengröße* weist bereits beim Gesunden große Unterschiede auf; ein sehr kleines Organ bzw. eine fehlende Darstellung ist verdächtig auf eine narbige Schrumpfung, Agenesie oder eine Perforation (bei welcher nach freier Flüssigkeit gefahndet werden muß). Eventuell liegt auch eine *Steingallenblase* vor, bei der infolge der Größe des Steins bzw. narbiger Schrumpfung der Wandung eine Lumendarstellung fehlt. In diesen Fällen findet sich im Bereich der Gallenblasenloge lediglich ein Steinreflex mit Schattenphänomen. Ein ähnliches Bild, evtl. mit kleinem Restkavum, zeigt das Neoplasma. Zumeist kann es erst im Stadium der Leberinfiltration identifiziert werden. Für die Diagnose der akuten Entzündung kann die sonographisch gezielte Palpation dienen (s. Abb. 1.6).

Beim *Verschluß der Gallenwege* durch einen Stein oder ein Neoplasma kommt es je nach dem Sitz der Erkrankung zu einer Erweiterung der proximalen Anteile: die Gallenblase wird groß, prall, abgerundet (Curvoisier-Zeichen), der extrahepatische Gallengang, der am besten mit einer etwa zum rechten Rippenbogen senkrechten Schnittführung beurteilt werden kann (Abb. 1.11), erweitert sich auf über 8 mm (Norm bis 5 mm, nach Cholezystektomie bis 8 mm). Im weiteren Verlauf dilatieren auch die intrahepatischen Gefäße. Man erkennt sie durch ihren reichverzweigten Verlauf parallel zu den Portalvenen. Während die Diagnose des voll ausgebildeten Verschlusses unschwer und rasch gelingt, können beginnende oder unvollständige bzw. intermittierende Abflußbehinderungen Schwierigkeiten bereiten. Die Verschlußursache läßt sich in der Regel mit radiologischen Zusatzuntersuchungen besser beurteilen, beispielsweise der retrograden Gallengangsdarstellung (ERC), der Computertomographie oder der perkutan transhepatischen Cholangiographie (PTC).

Pankreas. Das Pankreas läßt sich bei der Mehrzahl der Patienten im Bereich des Kopfes und des Korpus, weniger zuverlässig im Bereich der Kauda darstellen (Abb. 1.12). Bei Meteorismus versucht man das Organ durch die Leber, Gallenblase oder linke Niere darzustellen. Eventuell gelingt dies leichter bei tiefer Inspiration. Bereits beim Gesunden weist das Pankreas große Variationen der Form und des Parenchymbilds auf: so nimmt die Reflexion mit dem Le-

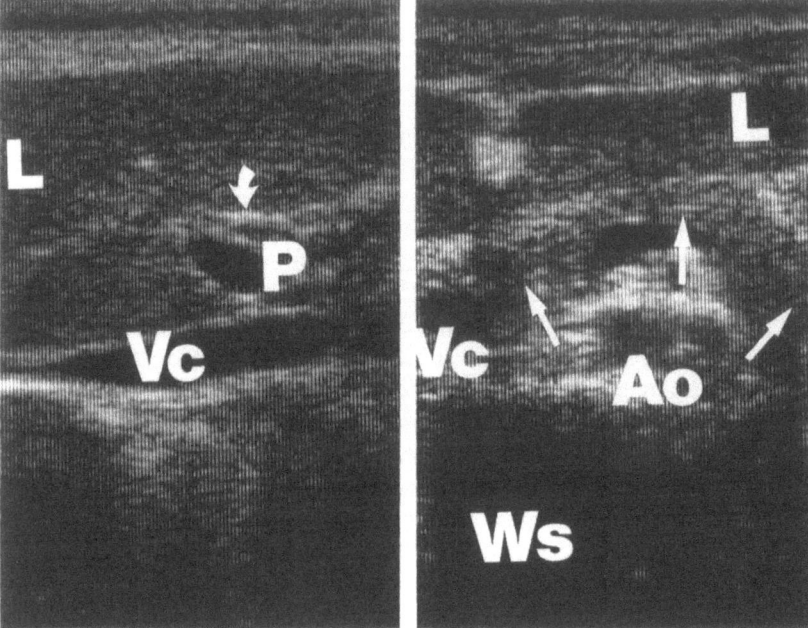

Abb. 1.11 **Abb. 1.12**

Abb. 1.11. Sonographischer Längsschnitt des proximalen Gallengangs (*Pfeil*). Am besten gelingt diese Darstellung bei annähernd rechtwinklig zum Rippenbogen eingestelltem Schallkopf (s. Schnittführung 2 in Abb. 1.7). Dorsal sind die Pfortader (*P*) und die V. cava inferior (*Vc*) gelegen. (*L* Leber)

Abb. 1.12. Normales Pankreas (Längsschnitt). Der *linke Pfeil* bezeichnet den Kopf, der *mittlere* den Körper, der *rechte* den Schwanz. Die Darstellung wird erleichtert, wenn man bei tiefer Inspiration durch die Leber (*L*) sonographiert. (*Vc* V. cava inferior; *Ao* Aorta; *Ws* Wirbelsäule)

bensalter zu. Als Ursache wird eine – harmlose – Verfettung diskutiert. Die *akute Pankreatitis* ist durch ein entzündliches Ödem, evtl. auch durch Blutungen gekennzeichnet. Entsprechend beobachtet man eine mögliche inhomogene Reflexverminderung sowie oft eine Größenzunahme auf das Mehrfache der Norm. Frühstadien oder vorgeschädigte Bauchspeicheldrüsen mit bindegewebigem Parenchymumbau sind nicht als pathologisch erfaßbar. Hinzu kommt, daß gerade bei akuter Pankreatitis regelmäßig verstärkter Meteorismus vorliegt, welcher die Untersuchung erschwert. Bei diesen Fällen ist es angezeigt, die Sonographie öfter zu wiederholen. Hierdurch gelingt es auch, frühzeitig die Entwicklung von Pseudozysten, Abszessen oder Nekrosen, die sich in die Umgebung ausbreiten, festzustellen und gegebenenfalls der chirurgischen Therapie zuzuführen. Wird nur ein Teil des Pankreas betroffen, so spricht man von segmentärer Pankreatitis. Die Abgrenzung zum Pankreaskarzinom kann durch ultraschallgezielte Feinnadelpunktion gelingen.

Die *chronische Pankreatitis* ist gekennzeichnet durch bindegewebigen Parenchymumbau, Erweiterung des Ductus pancreaticus, Verkalkungen bzw. Pseudozystenbildung. Bei akuten entzündlichen Schüben kommt eine Exsudatbildung hinzu. Entsprechend diesen verschiedenen Möglichkeiten des Verlaufs findet man eine unregelmäßige Reflexvermehrung, weiße Flecken mit Schattenbildung oder echofreie rundliche Herde; entzündliches Exsudat wird als unregelmäßiges echoarmes Bild dargestellt, wobei in der Regel die Bauchspeicheldrüse erheblich vergrößert ist. Ähnlich wie bei der akuten Pankreatitis können leichtere Verläufe oder frühe Erkrankungsstadien häufig nicht identifiziert werden. Der Nachweis der voll ausgebildeten chronischen Pankreatitis ist dagegen anhand der Umbauzeichen sowie der Organvergrößerung, die besonders die exsudative Form betrifft, unschwer möglich. Ein wichtiges Zeichen ist bei vorwiegend bindegewebigem Umbau („fibrosierende Pankreatitis") die durch Palpation feststellbare derbe Konsistenz, welche auch an der Übertragung der Aortenpulsationen auf die Umgebung, z. B. die linke Leber, deutlich wird. Überraschend ist immer wieder die Vielgestaltigkeit der Bilder, wobei die Veränderungen wechseln können. Eine Vergrößerung der Gallenblase, evtl. mit Anstieg der Cholestaseparameter ist ein Hinweis auf eine Abflußbehinderung der Galle bei Kopfpankreatitis. Dieser Befund sollte zur Durchführung einer retrograden Cholangiopankreatikographie (ERCP) Anlaß geben. Pseudozysten bilden sich häufig wieder zurück. Am Ende der Erkrankung, nach jahrelangem Verlauf, ist das Pankreas oft nicht mehr auffindbar.

Das *Pankreaskarzinom* zeigt sich als umschriebene, zumeist relativ echoarme Strukturveränderung mit gleichzeitiger Verdickung bzw. Formänderung des Pankreas. Frühe Stadien sind in der Regel nicht erkennbar. Wegweisend sind eine Behinderung des Gallenabflusses, eine Verlagerung oder Obliteration der Gefäße, eine Erweiterung des Pankreasganges sowie eine Zunahme der Konsistenz. Zur Abgrenzung von der Pankreatitis hat sich als einfaches diagnostisches Verfahren die sonographisch gezielte Feinnadelpunktion bewährt.

Magen-Darm-Trakt. Im sonographischen Bild zeigen sich Magen und Darm als dünnwandige, relativ echoarme Schläuche. Da als Inhalt zu dem flüssigen, fein granulierten Chymus mehr oder minder viel Gas kommt, welches den Ultraschall total reflektiert, ist die Untersuchung in der Regel erschwert. Am besten gelingt die Darstellung des Magenausgangs (s. Abb. 1.8) oder einzelner Darmschlingen, sofern diese von Aszites umgeben sind (Abb. 1.13). Bei vorwiegend flüssigem Inhalt erkennt man echoarme, weitgestellte Segmente, welche beispielsweise mit Lymphomen bzw. Zysten verwechselt werden können. Durch längere Beobachtung lassen sich Darmschlingen jedoch anhand der Bewegungen des Inhalts identifizieren.

Beim *Magen* läßt sich im sonographischen Bild gut eine pathologische Füllung feststellen (Retentionsmagen), wobei in Extremfällen im mittleren und linken Oberbauch vorwiegend flüssiges, fluktuierendes Material gefunden wird. Wandveränderungen ab 5 mm durch malignes Wachstum oder Umbau im Rahmen chronischer Ulkuserkrankungen sind gelegentlich erkennbar; hier ist die endoskopische bzw. radiologische Untersuchung aussagekräftiger. Einseitige oder zirkuläre Wandverdickungen des *Darmes* zeichnen sich als Kokarde ab, wobei die Veränderung selbst eine mehr oder minder breite, konstante Ringstruktur darstellt; das Lumen erscheint entsprechend verengt oder deformiert.

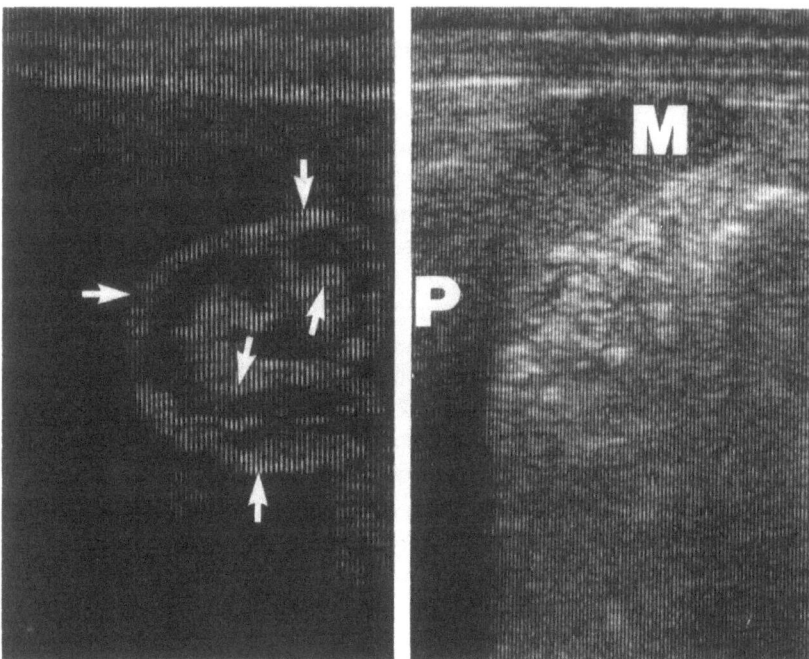

Abb. 1.13 **Abb. 1.14**

Abb. 1.13. Sonographisches Bild einer normalen Dünndarmschlinge. Die Darstellung wird hier durch die Umgebung mit echoarmem Aszites und das Fehlen von Luftblasen beim Darminhalt ermöglicht. Die Wandung zeigt sich als dünnes echoreiches Band (*Pfeile*). – Gewöhnlich erkennt man wegen des Meteorismus nur bei Wandverdickungen Darmschlingen („Kokarden", z. B. bei M. Crohn)

Abb. 1.14. Sonogramm der normalen Milz (*M*). Wegen der Überlagerung von lufthaltigem, total reflektierendem Lungengewebe (*P*) ist lediglich die kaudale Hälfte darstellbar. Beurteilbar sind Größen- und Strukturabweichungen

Beim M. Crohn betrifft die Veränderung in der Regel ein längeres Darmsegment. Auch hier sind Endoskopie bzw. Radiologie die primären diagnostischen Verfahren; der besondere Wert der Sonographie liegt in der einfach durchführbaren Verlaufskontrolle. Selten gelingt im Sonogramm die Entdeckung eines Darmtumors.

Milz. Bei der Milz läßt sich regelmäßig nur die kaudale Portion abbilden (Abb. 1.14), der kraniale Teil wird durch überlagerndes, infolge des Luftgehalts total reflektierendes Lungengewebe verdeckt; eine vollständige Darstellung ergibt sich bei einem größeren Erguß. Die Größe der Milz läßt sich aufgrund der undefinierbaren, variablen Form nur schätzen; von einer Vergrößerung spricht man, wenn die Abmessungen 11 · 4 cm (Länge · Breite) überschreiten. Als relativ konstanter Bezugspunkt für Kontrolluntersuchungen eignet sich die linke Niere bzw. deren kaudaler Pol. Umschriebene Veränderungen entstehen durch – zumeist traumatisch bedingte – Zysten, Abszesse, Hämatome, Verkalkungen oder Infarkte. Besonders wertvoll ist die Sonographie für den Nachweis einer

Milzruptur, welche durch das Auftreten eines umgebenden Flüssigkeitssaums gekennzeichnet ist; die Veränderungen an der Milz sind meist gering.

Blutgefäße. Mit den modernen, hochauflösenden Sonographiegeräten kann man im Bauchraum folgende Gfäße anhand der echoarmen Lumenzeichnung gut identifizieren: Aorta (s. Abb. 1.8), V. cava inferior (s. Abb. 1.11), V. portae (s. Abb. 1.11), V. lienalis (s. Abb. 1.12), V. mesenterica superior, V. renalis (besonders rechts), A. mesenterica superior et inferior, Truncus coeliacus, A. renalis. Der Verlauf kann durch Raumforderungen geändert sein, ein Befund, dem eine diagnostische Bedeutung zukommt. Bei den großen Gefäßen lassen sich Aneurysmen (Aorta), Thrombosen sowie Tumorzapfen (V. cava, V. portae) nachweisen.

Lymphome. Gute Untersuchungsbedingungen vorausgesetzt, erkennt man Lymphome als rundliche, echoarme Gebilde ab einem Durchmesser von 1 cm. Differentialdiagnostische Schwierigkeiten ergeben sich gegenüber mit Flüssigkeit gefüllten Darmschlingen und Gefäßen.

Sonographisch gezielte Feinnadelpunktion. Alle im sonographischen Bild dargestellten weichen Strukturen lassen sich bei geringem Risiko mit dünnen Nadeln punktieren, wobei entweder Material für die zytologische oder histologische Untersuchung, Drainage etc. entnommen wird oder Kontrastmittel, Antibiotika usw. instilliert werden. Bei Verwendung perforierter Spezialschallköpfe ist es möglich, die Nadelspitze als hellen Fleck abzubilden und zu dirigieren. In

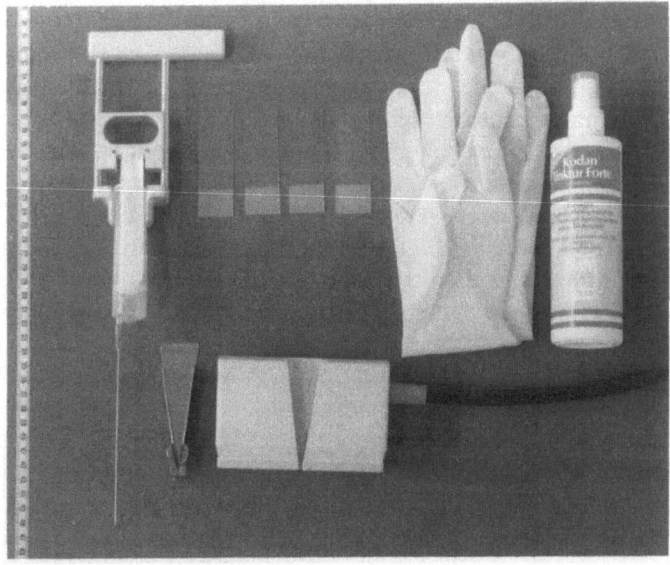

Abb. 1.15. Instrumentarium für die sonographisch gezielte Feinnadelpunktion: Feinnadel (0,8 · 20 cm), im Bild *links* zusammen mit 20 ml Spritze und Spezialgriff (evtl. entbehrlich); perforierter Schallkopf mit sterilisierbarem Einsatz (Modell: Toshiba); sterile Handschuhe; flüssiges Hautdesinfektionsmittel, das zugleich als Kontaktmittel dient; Objektgläser zum Ausstreichen. Für die Stanzbiopsie werden geschliffene Nadeln verwendet, die eine Drehbewegung und gleichzeitiges Ansaugen erfordern (Fa. Angiomed, Ettlingen)

Abb. 1.15 ist das für die sonographisch geführte Aspirationszytologie nötige Instrumentarium dargestellt. Die Sonographie wird hierdurch von einer indirekten zu einer direkten Untersuchungsmethode.

1.5 Endoskopie

Die modernen Endoskope erlauben bei geringem Risiko für den Patienten die routinemäßige Besichtigung des oberen Intestinaltrakts bis zum mittleren Duodenum, des Kolons einschließlich des terminalen Ileums sowie der Bauchhöhle [6]. Weitere Möglichkeiten ergeben sich durch die Verwendung von Biopsiezangen zur gezielten Probenentnahme, durch die Applikation von Röntgenkontrastmitteln zur Darstellung des Pankreasganges und der ableitenden Gallenwege (endoskopische retrograde Cholangiopankreatographie, ERCP) bzw. interessierender Teile des Kolons und des terminalen Ileums, sowie durch das Einbringen spezialisierter Instrumente zum Schneiden, Injizieren, Drainieren, Bougieren, Koagulieren, Sonographieren etc. Während gerade diese zuletzt erwähnten Verfahren ständig weiter entwickelt und verbessert werden und z. T. auch besondere Endoskope erfordern, sind die für die Routine diagnostisch verwendeten Geräte technisch weitgehend ausgereift. Der Einfluß der Endoskopie – wie auch der Sonographie – auf die gastroenterologische Diagnostik wird am Rückgang der Indikationen für Röntgen- und nuklearmedizinische Untersuchungen der Bauchorgane deutlich. Hier ist das Fehlen einer Strahlenbelastung ein wichtiges Argument. Andererseits muß man sich als Arzt darüber im klaren sein, daß sämtliche endoskopische Verfahren *bei den Patienten unbeliebt* sind. Es mögen verschiedene Gründe eine Rolle spielen: Etwa Erfahrungen mit der früheren Gerätegeneration, die unhandlicher und wegen größerer Durchmesser unangenehmer waren. Nicht unterschätzen sollte man darüber hinaus den inneren Vorbehalt vieler Patienten, die ungern die weitgehend der eigenen sinnlichen Wahrnehmung entzogenen Bauchorgane mit Endoskopen untersuchen lassen. Anzustreben ist deshalb ein auf den Patienten orientiertes Vorgehen, welches Befürchtungen abbaut und Vertrauen herstellt. Letztlich sind es Kleinigkeiten wie eine gelöste, ruhige Atmosphäre, ein Vorgespräch, die Möglichkeit die Untersuchung mittels Spion zu verfolgen, Beruhigungsmittel etc.

Eine Gelegenheit den Patienten zu gewinnen, ergibt sich beim Einholen der *Einwilligungserklärung in die Untersuchung*. Nach der geltenden Rechtsprechung gilt jede Endoskopie im juristischen Sinn als Körperverletzung. Der Patient muß deshalb über den Eingriff und die möglichen Komplikationen informiert werden und schriftlich sein Einverständnis geben. Die Verwendung von vorgedruckten „Aufklärungsbögen" kann hier eine Hilfe sein, sie kann jedoch nicht das Gespräch zwischen Arzt und Patient ersetzen. Dieses sollte 24 h vor der Endoskopie geführt werden und auch die individuellen Risiken durch die bestehende Erkrankung etc. behandeln. Notfälle bilden eine Ausnahme, sofern ein schriftliches Einverständnis nicht gegeben werden kann.

Endoskopische Biopsie

Die Möglichkeit, unter Sicht gezielt Proben zu entnehmen und zu analysieren, ergibt direkte, über das oberflächliche Erscheinungsbild der Schleimhaut hinausgehende Informationen. Da bei kunstgerechtem Vorgehen das Risiko für den Patienten gering ist, sollte von der Biopsie großzügig Gebrauch gemacht werden. Voraussetzungen sind eine ausreichende Blutstillungsfähigkeit, welche durch Quick-Test, partielle Thrombinzeit und Thrombozytenzahl beurteilt wird, sowie eine optimale Entnahmetechnik. Bei der Endoskopie mit flexiblen Instrumenten werden durch die verwendeten Spezialzangen im Durchmesser ca. 2 mm große, ca. 5–10 mg schwere Schleimhautstückchen umfaßt. Die besten Resultate erhält man, indem man die Zange, nicht zu weit von der Endoskopspitze entfernt, möglichst senkrecht aufsetzt. Bisweilen ist es vorteilhaft, vor dem Abreißen des Schleimhautstückchens die Zange mehrmals kurz vor- und zurück zu schieben. Die resultierende Sickerblutung erschwert eine weitere Probenentnahme. Aus diesem Grunde sollten die ersten Biopsien besonders sorgfältig erfolgen. Bei Neoplasmaverdacht, der grundsätzlich bei Magenläsionen besteht, werden 6–10 Proben aus den verschiedenen Anteilen der Schleimhautveränderungen entnommen. Schwierigkeiten ergeben sich bei tangentialen Biopsien, insbesondere bei der Speiseröhre und der kleinen Magenkurvatur. Hier kann es von Vorteil sein, wenn ein Seitblickinstrument mit seitlicher Biopsieführung verwendet wird. Die Dünndarmbiopsien, die früher blind vom Treitz-Punkt entnommen wurden, lassen sich auch endoskopisch vom unteren Duodenalknie gewinnen. Am günstigsten sind hier große Spezialzangen. Abschließend sei auf die Verantwortung bei jeder Probenentnahme hingewiesen: wird, durch welche Gründe auch immer, ein Karzinom übersehen, so kann dies für den betreffenden Patienten erhebliche Konsequenzen haben. Verdächtige Läsionen sollten deshalb bis zum Beweis des Gegenteils – z. B. Abheilung – kontrolliert und biopsiert werden.

Endoskopische Zytologie

Ähnlich wie Biopsiezangen lassen sich auch Bürsteninstrumente in die flexiblen Endoskope einführen und unter Sicht zur Anfertigung eines Schleimhautabstrichs benutzen. Da die Bürste vor der Endoskopspitze verbleibt und zusammen mit dem Endoskop herauskommt, wird diese Untersuchung in der Regel am Schluß der Endoskopie durchgeführt. Sie ist ähnlich der Biopsie bei allen unklaren Schleimhautbefunden indiziert und kann auch bei ungünstigen Gerinnungsverhältnissen erfolgen. Als Indikation zur Operation verlangen Chirurgen in der Regel histologische Befunde, was die Befunde der Zytologie einschränkt.

Prämedikation

Es besteht heute allgemein die Tendenz, möglichst wenige Mittel zu applizieren. *Ösophagogastroduodenoskopien* können mit den modernen, dünnen Geräten ohne Prämedikation erfolgen. Dies betrifft insbesondere ältere Patienten, bei denen Abwehrreflexe geringer ausgeprägt sind oder ambulant behandelte Patienten, deren Verkehrstüchtigkeit nicht beeinträchtigt werden soll. Gebräuchliche Medikamente sind als Spasmolytikum und Vagolytikum (reflektorischer Herzstillstand!): Atropin (0,5 mg i.m./i.v.) sowie als Sedativum Valium (5−10 mg i.v.). Die Rachenanästhesie mit Xylocainspray wird als Alternative angewendet. Es hat sich bewährt, die Einzelheiten der Prämedikation mit dem Patienten durchzusprechen und eher großzügig Sedativa zu verabreichen. Bei der *Koloskopie* und *Laparoskopie* gelten im Grundsatz die gleichen Überlegungen. Hier können anstelle von Sedativa vorwiegend stark analgetisch wirkende Substanzen gegeben werden (z. B. Dolantin, Fortral; jeweils eine halbe Einzeldosis i.v.). Für die Rektoskopie und Sigmoidoskopie ist keine Prämedikation nötig. In der folgenden Übersicht soll lediglich kurz auf die jeweilige Untersuchungstechnik eingegangen werden, da die endoskopischen Verfahren praktisch erlernt werden müssen und Bücher nur begrenzt einen Beitrag leisten können.

1.5.1 Ösophagogastroduodenoskopie (ÖGD)

Die Ösophagogastroduodenoskopie mit den modernen flexiblen Instrumenten ermöglicht innerhalb weniger Minuten eine Beurteilung der Speiseröhre, des Magens und des Duodenums (bis zum unteren Duodenalknie). Die Untersuchung wird beim nüchternen Patienten durchgeführt und kann auch ambulant erfolgen. Verwendet werden für die Diagnostik eine Reihe von Geräten, wobei die dünnkalibrigen Modelle mit einem Durchmesser unter 1 cm und mit einer prograd eingestellten Weitwinkeloptik (100°−105°) vorzuziehen sind.

Indikationen. Die Indikation zur ÖGD wird heute großzügig gestellt: Untersucht werden Patienten mit unklaren Retrosternal- oder Oberbauchbeschwerden, intestinaler Blutung, Anämie und Neoplasmaverdacht. Weitere Anzeigen sind Kontrollendoskopien besonders von Magenbefunden, Achalasie, Laugenverätzung, Barett-Ösophagus, da diese nach 10−15 Jahren ein erhöhtes Karzinomrisiko haben sollen; beim Ulcus duodeni ist die Überprüfung nicht zwingend nötig, es genügt die Angabe der Besserung der Beschwerden.

Kontraindikationen entfallen weitgehend. Relative Gegenanzeigen sind akute Verätzungen mit Gefahr der Perforation, Kreislaufinsuffizienz bzw. frischer Herzinfarkt oder bedrohliche Herzrhythmusstörungen sowie anatomische Schwierigkeiten (Kyphoskoliose, Struma etc.).

Komplikationen sind selten, nach verschiedenen Statistiken liegt die Rate bei 1‰ (Letalität 0,2−0,04‰). Sie können durch Kreislaufreaktionen, Blutung oder Perforation entstehen.

Eine *Nachsorge* nach erfolgter komplikationsloser Endoskopie ist nicht zwingend nötig; allerdings sollte man Patienten, die Sedativa erhielten, 1−2 h ruhen lassen.

Untersuchungstechnik. Für ein patientenfreundliches Vorgehen bei der ÖGD gibt es eine Reihe von Gesichtspunkten. Ihrer Bedeutung wegen sollen sie hier kurz skizziert werden. Auf die Wichtigkeit einer ruhigen entspannten Arbeitsatmosphäre wurde bereits hingewiesen. Gegebenenfalls sollte man − besonders bei jüngeren Patienten − mit der Gabe von Sedativa nicht zurückhaltend sein. Dankbar wird von den Patienten aufgenommen, wenn man sich vor dem Ein-

Abb. 1.16. Einführen des Endoskops bei der Ösophagogastroduodenoskopie. Bei dem hier gezeigten Vorgehen liegt der Patient entspannt mit vorgebeugtem, nicht verdrehtem Kopf. Die Endoskopspitze wird zwischen Zeige- und Mittelfinger gehalten, wodurch sie sich leicht bis zum Hypopharynx dirigieren läßt

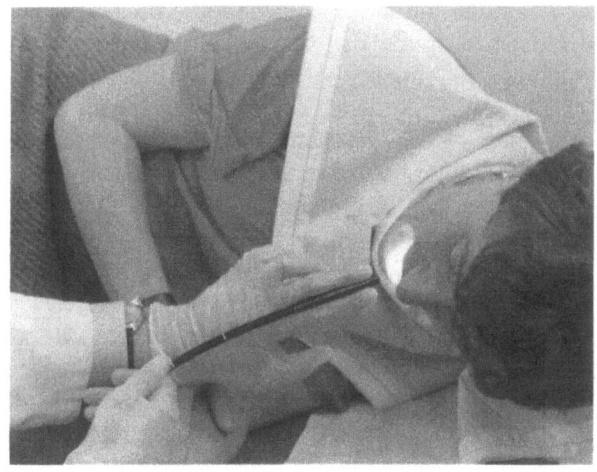

griff die Zeit nimmt, die Anamnese noch einmal kurz zu erheben und das praktische Vorgehen bei der Untersuchung, einschließlich der Prämedikation, zu besprechen. Die Intubation erfolgt in Linksseitenlage. Sie gelingt in der Regel ohne Schwierigkeiten bei weit vorgebeugtem, jedoch sonst in der Achse nicht verwinkeltem Kopf (Abb. 1.16). Hierbei muß das Endoskop an der Rachenhinterwand annähernd in einem rechten Winkel nach kaudal umbiegen, um nach etwa 4 cm den Eingang in den Ösophagus zu erreichen. Eine Schwierigkeit entsteht durch die seitlich bestehenden Recessus, weil in diese die Endoskopspitze leicht hineingleitet und bei forciertem Vorgehen hier die Schleimhaut perforieren kann. Es hat sich bewährt, bei der Intubation 1 oder 2 Finger zum Dirigieren mit einzuführen. Nach meiner Erfahrung geht dies am einfachsten, wenn man die Endoskopspitze zwischen Zeige- und Mittelfinger hält (s. Abb. 1.16). Bei diesem Vorgehen lassen sich die Abwinklung an der Rachenhinterwand und das Abgleiten in die Recessus gut kontrollieren. Manchmal gelingt die Passage des oberen Ösophagussphinkters, wenn man den Patienten auffordert zu schlucken oder ruhig und tief durchzuatmen. Eine weitere Möglichkeit ist die Intubation bei eingesetztem Beißring unter endoskopischer Sicht. Es sollten beim Endoskopieren aus der Angst resultierende Krampfstellungen der Gliedmaßen, einschließlich Faustschluß, oder Demonstrationen von besonderem Mitgefühl (z. B. Streicheln, Handhalten etc.) seitens überfürsorglicher Angehöriger bzw. Personal vermieden werden. Erfahrungsgemäß wird hierdurch die erforderliche entspannte Einstellung nicht ermöglicht.

Die Speiseröhre stellt sich als länglicher Schlauch mit deutlicher Peristaltik dar. Die Gegend des Aortenbogens läßt sich an der Pulsation erkennen; wichtig ist die Situation am Übergang der perlmuttglänzenden Speiseröhrenschleimhaut in die samtige Magenschleimhaut, die normalerweise mit der unteren Verschlußzone zusammenfällt. Der Magen erscheint als sackartig erweitertes Hohlorgan; wegen des auf der Seite der kleinen Kurvatur gelegenen Eingangs blickt man mit dem Vorausblickinstrument breit auf die große Kurvatur, in der in Linksseitenlage auch der Magensaft zu finden ist. Die kleine Kurvatur stellt sich dagegen infolge der tangentialen Endoskopeinstellung schmal dar. Sie bildet gleichzeitig die Leitschiene zum Pylorus, der in der Regel erst nach Überwindung des Angulus gesehen wird. Hier erweist es sich als günstig, wenn wenig Luft insuffliert wird, da einerseits eine günstige gestrecktere Endoskopführung möglich ist und zum anderen die Antrumperistaltik weniger angeregt wird. Für die Intubation des Pylorus ist bisweilen die Umlagerung auf den Rücken bzw. eine maximale Gerätabwinklung erforderlich, die evtl. durch Drehung des Endoskops in der Längsachse erreicht wird. Mit den modernen Endoskopen läßt sich der proximale Magen von distal her durch Umbiegung der Endoskopspitze um 180° unschwer besichtigen (Inversion). Am Bildrand erscheint dann das Endoskop, welches zum Mageneingang zieht. Durch Verschieben und Rotation des Gerätes können besonders der Magenfundus und die kleine Kurvatur beurteilt werden. Das Vorschieben des Endoskops zum unteren Duodenalknie ist erschwert, da infolge des winklig angelegten Übergangs vom Magen in das Duodenum der Druck nicht zur Endoskopspitze übertragen wird und es zu einer Schleifenbildung am Magenantrum kommt. In diesen Fällen ist eine Begradigung des Endoskops nötig, indem man es zur Bulbusspitze schiebt, die gewünschte Passagerichtung einstellt und vorsichtig zurückzieht.

Leistungsfähigkeit der ÖGD. Durch Endoskopie lassen sich zuverlässig Schleimhautveränderungen, Varizen, Stenosen, Bezoare bzw. Fremdkörper oder Vorwölbungen feststellen. Weniger gut gelingt die Beurteilung von Divertikeln, Motilitätsstörungen, infiltrativen Wandprozessen (Szirrhus!), Lageanomalien oder poststenotischen Veränderungen, wenn diese vom Endoskop nicht erreicht werden können. Solche Fälle erfordern evtl. zusätzlich die Röntgenuntersuchung.

1.5.2 Endoskopie des Dickdarms

Für die endoskopische Untersuchung des Dickdarms steht eine Reihe von Geräten unterschiedlicher Leistungsfähigkeit zur Verfügung. Beim *Proktoskop* und *Rektoskop* handelt es sich um Metallröhren mit einer Länge von ca. 10 bzw. 30 cm. Sie erlauben die Beurteilung des „Analkanals" bzw. des Rektums bis zum Übergang ins Sigma. Sie sind vergleichsweise preiswert und pflegeleicht. Darüber hinaus ermöglichen sie die Inspektion der Regionen mit den häufigsten Erkrankungen. Für die weitergehende Endoskopie werden flexible Fiberglasinstrumente verwendet. Sie sind länger und ermöglichen bei einer Arbeitslänge von 140 cm die Inspektion des gesamten Dickdarms, bis einschließlich des terminalen Ileums (Koloileoskopie). Für die Beurteilung des Sigmas und Rektums werden kurze *Sigmoidoskope* benutzt. Diese Geräte haben ebenfalls eine weitgehende technische Vollkommenheit erreicht. Die Untersuchung läßt sich in der Regel innerhalb weniger Minuten durchführen.

Indikationen. Sämtliche Beschwerden, welche auf den Dickdarm oder das terminale Ileum zurückgeführt werden, sollten Anlaß für eine Endoskopie sein; hierzu zählen Abgang von Blut und Schleim, Änderung der Stuhlgewohnheit,

Schmerzen etc. Wird ein Krankheitsprozeß in der Gegend des Darmausgangs vermutet, z. B. Hämorrhoiden, Analfissuren, Proktitis etc., so genügen die Proktoskopie und die Rektoskopie. Neoplasmaverdacht (beispielsweise assoziiert mit einem Rektumpolypen) oder chronische Darmentzündungen sollten dagegen Veranlassung für eine weitergehende Inspektion mit flexiblen Fiberglasinstrumenten geben. Weitere Indikationen sind die Nachsorge nach der Entfernung von Polypen bzw. Tumoren, die Überwachung von chronischen Darmentzündungen oder endoskopische Operationen (z. B. Polypabtragung). Als absolute *Kontraindikation* der Koloileoskopie gilt die akute Entzündung (Divertikulitis; fulminante Kolitis); relative Gegenanzeigen sind Herz- und Ateminsuffizienz oder eine schwere Divertikulose mit Perforationsgefahr. Für die Proktoskopie und Rektoskopie mit starrem Instrumentarium gibt es keine absoluten Kontraindikationen.

Komplikationen. Die wichtigsten unerwünschten Nebenwirkungen sind – neben Kreislaufreaktionen – die Darmperforation und die Darmblutung. Während letztere bei sachgemäßer Durchführung der Endoskopie bzw. Biopsie nur selten vorkommen (ca. 1,4‰), ist die Gefahr bei der Polypektomie wesentlich größer (ca. 2,3% Komplikationen). Aus diesem Grund sollte der Eingriff unter Krankenhausbedingungen mit 24stündiger stationärer Nachbeobachtung erfolgen. Perforationen werden begünstigt durch Luftinsufflation in Divertikel oder Schleimhautverletzungen nach Probenentnahmen mit großen, früher in der Rektoskopie gebräuchlichen Zangen. Eine Kontrollendoskopie oder ein Kontrasteinlauf wird deshalb bei diesen Fällen am besten nach einem zeitlichen Intervall von 10 – 14 Tagen durchgeführt.

Untersuchungstechnik. Eine Voraussetzung für das Gelingen sind die optimale *Darmreinigung* sowie die richtige Lagerung des Patienten. Für beides wurden verschiedene Vorschläge gemacht. Bei der Rektoskopie wird zur Säuberung ca. 0,5 h vor der Untersuchung ein Einmalklysma verabreicht; die Reinigung des Kolons erfolgt durch die Darmspülung, bei der der Patient am Vorabend und am Tag der Untersuchung jeweils ca. 3 l einer Salzlösung (z. B. in 1000 ml Wasser 6,5 g NaCl; 2,5 g $NaHCO_3$; 0,75 g KCl) trinkt. Auf diese Weise entsteht ein milder Durchfall, bei welchem am Ende gelblicher wäßriger Darminhalt entleert wird; gegebenenfalls muß man mehr Lösung verabreichen. Es ist wichtig, daß der Patient relativ rasch trinkt, mindestens jedoch 1 l/h; evtl. kann man auch einen Magenschlauch zur Hilfe nehmen. Hilfreich ist außerdem die Gabe von je 10 mg Metoclopramid zur Beschleunigung der Passage durch den oberen Gastrointestinaltrakt sowie von je 20 mg Furosemid, um eine Ödembildung zu verhindern. Zur Sicherstellung einer ausreichenden Darmsäuberung sollte die letzte Entleerung angesehen werden. Kontraindikationen für die Salzwasserspülung sind Hypertonus, Kreislauf- und Niereninsuffizienz, Subileus, Elektrolytentgleisungen sowie floride Darmentzündungen. Hierbei sollte auf schwer resorbierbare Salzlösungen (z. B. in 1000 ml Wasser 0,75 g KCl; 1,46 g NaCl; 1,68 g $NaHCO_3$; 5,68 g Na_2SO_4; 59,0 g Polyethylenglykol 4000; -„Golytely") oder herkömmliche Maßnahmen wie Laxanzien und Reinigungseinläufe zurückgegriffen werden. Einige Ärzte empfehlen im Handel erhältliche Abführmittelkombinationen (X-Prep; Cascara-Salax). Durch den Gehalt an Anthrachinonderivaten wird der Darm nach unserer Erfahrung jedoch spastisch verengt, was die Intubation erschweren kann.

Eine für den Patienten angenehme *Lagerung* ist die Linksseitenlage nach Sims, bei der die Knie angezogen werden. Für die Rektoskopie wird das Gesäß durch ein untergelegtes Kissen etwas angehoben und mit einem Schlitztuch abgedeckt (Abb. 1.17). Für die Koloskopie verwendet man am besten geschlitzte Hosen, die einerseits einen freien Darmzugang ermöglichen, zum anderen erforderliche Umlagerungen nicht behindern.

Proktoskopie und *Rektoskopie* benötigen in der Regel wenig Einübung. Bei Vorliegen eines Sphinkterspasmus kann die Unterspritzung der ursächlichen Läsion (Analfissur) mit 2–4 ml Scandicain nötig sein. Im übrigen sollte man vor jeder Untersuchung die Analregion inspizieren und den Darmausgang austasten, wobei zweckmäßigerweise Xylocaingel als Gleitmittel eingesetzt wird.

Die *Koloileoskopie* mit flexiblen Endoskopen ist infolge Schleifenbildung des Dickdarms (insbesondere im Bereich des nur locker befestigten Sigma bzw. Querkolon) bisweilen schwierig. Der Schub wird nicht wie erforderlich auf die Instrumentenspitze übertragen, sondern auf die Schleife, welche erhebliche Ausmaße erreichen kann; durch Zerrung an den Mesenterien entstehen erhebliche Schmerzen. Um dies zu vermeiden ist es nötig, das Endoskop gestreckt entsprechend dem kürzesten Kolonverlauf einzustellen. Dies erfordert verschiedene Maßnahmen, die sich bei jedem Fall anders kombinieren und letztlich nur aus der Praxis erlernen lassen. Am wichtigsten ist das Begradigen des Endoskops, sobald das fehlende Weitergleiten der Endoskopspitze eine Schleifenbildung anzeigt. Dies erreicht man durch vorsichtiges Zurückziehen, evtl. in der Kombination mit einer Drehbewegung. Eine Schleifenbildung läßt sich auch durch tiefes Eindrücken des Bauches durch die Fingerspitzen einer Hilfsperson bzw. den Ellbogen des Untersuchers verhindern. In Abb. 1.18 sind die 2 wichtigsten Druckpunkte in ihrer Beziehung zum Dickdarm dargestellt: in *1* wird die Ausbildung einer Sigmaschleife verhindert, in *2* die Verschiebung des

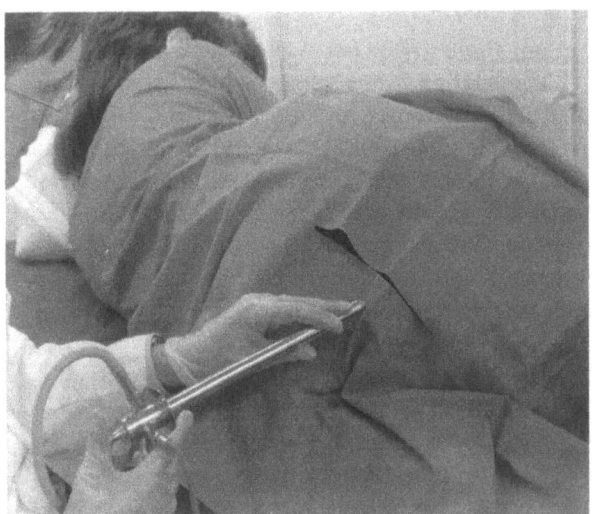

Abb. 1.17. Endoskopie des Rektums und Kolons bei der Linksseitenlage nach Sims. Sie wird am besten von den Patienten akzeptiert und kann auch von Schwerkranken eingehalten werden. Bei der Koloskopie ist die Umlagerung auf den Rücken oder auf die linke Seite leicht möglich

Abb. 1.18. Druckpunkte zur Verhinderung einer ungünstigen Schleifenbildung des Dickdarms bei der Koloskopie. Durch Kompression von außen bei „*1*" wird die Passage des Colon sigmoideum und bei „*2*" des Colon transversum bzw. der rechten Flexur erleichtert. Schleifenbildungen bei der Intubation lassen sich auch durch häufiges Zurückziehen und durch leichte Drehbewegungen in der Längsachse des Instrumentes sowie durch die Umlagerung des Patienten vermeiden

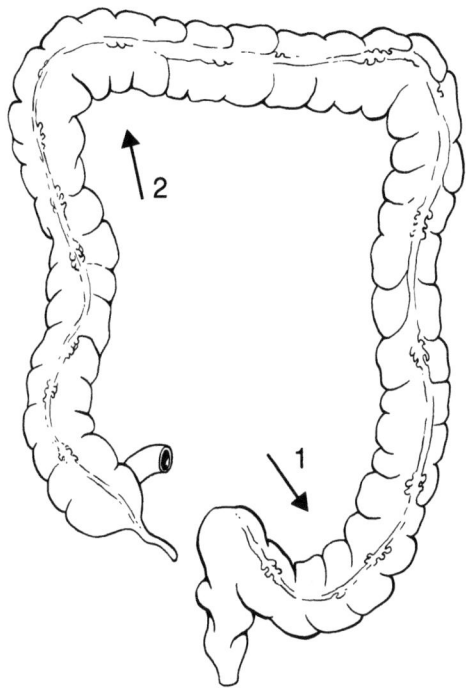

Querkolons nach kaudal. Weitere Maßnahmen betreffen die Umlagerung des Patienten: bisweilen gelingt die Intubation des Querkolons besser in Rechtsseitenlage, wobei sich der Knick an der linken Flexur zu einem günstigeren gestreckten Winkel einstellt. Durch die Insufflation von zuviel Luft wird der Dickdarm prall und verliert an Flexibilität, wodurch die Begradigung behindert sein kann. Man sollte deshalb versuchen, wenig Luft zu geben, bzw. vorhandene Luft abzusaugen. Nach Bauchoperationen wird das Kolon häufig durch Verwachsungen so fixiert, daß die Intubation erschwert oder unmöglich wird. Betroffen werden besonders das Sigma und das Querkolon.

Die Lage des Endoskops läßt sich mittels Röntgendurchleuchtung beurteilen. Dieses Verfahren sei besonders Anfängern empfohlen, zumal erfahrungsgemäß Komplikationen bei den ersten 50 Koloskopien besonders häufig vorkommen. Im Röntgenbild gelingt auch der Nachweis von Schlingenbildungen oder Fixationen des Kolons. Bisweilen werden darüber hinaus Wandveränderungen durch die Kontrastierung gegen insufflierte Luft darstellbar (Abb. 1.19). Trotz dieser Vorteile kann man mit den modernen Koloskopen auch ohne die Hilfe der Röntgendurchleuchtung arbeiten. Die Orientierung erfolgt dann anhand des endoskopischen Aspekts (Abb. 1.20) und des durch die Bauchdecken sichtbaren Lichtscheins von der Endoskopspitze. Durch Palpation kann man dagegen nur selten die Lage feststellen.

Leistungsfähigkeit. Mit den verschiedenen endoskopischen Untersuchungsverfahren lassen sich zuverlässig Schleimhautveränderungen (Entzündungen, Neu-

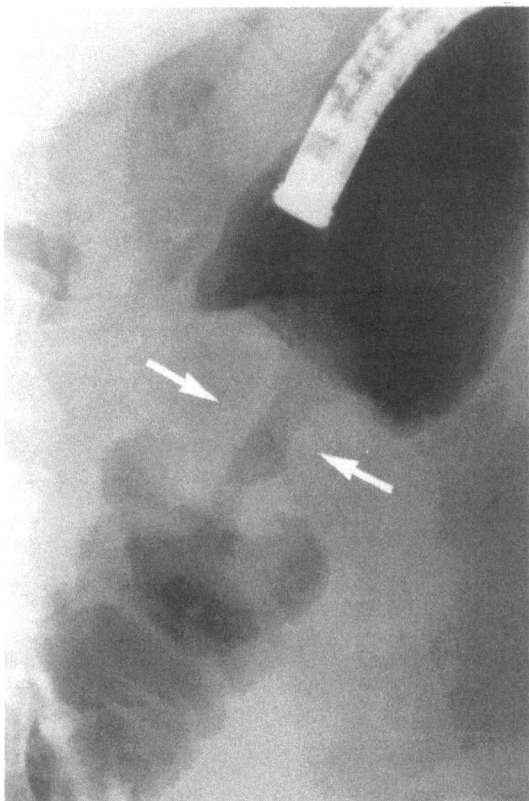

Abb. 1.19. Darstellung einer malignen Stenose im Röntgenbild bei der Koloskopie. Bei der Inkubation wurde eine Verengung des Lumens entdeckt. In der Röntgendurchleuchtung kontrastierte eine etwa 6 cm lange Stenose gegen die insufflierte Luft (*Pfeile*)

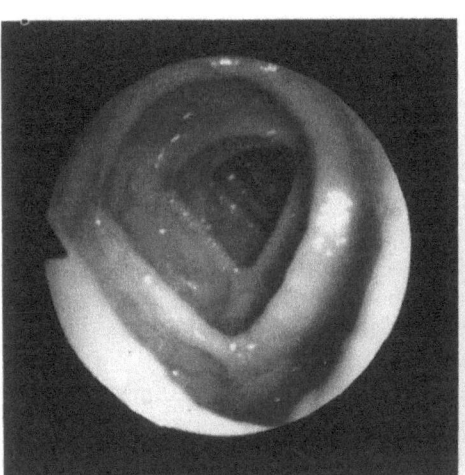 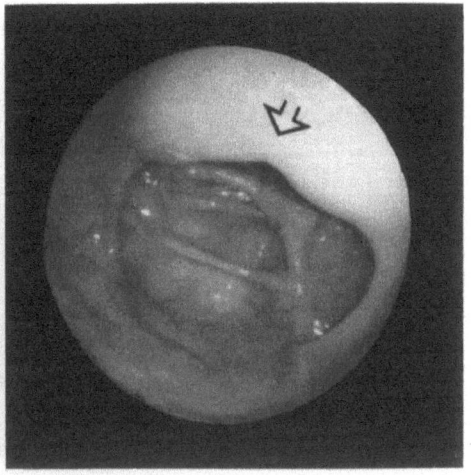

Abb. 1.20 a, b. Endoskopisches Bild des Querkolons (**a**) und des Zökums (**b**). Die Orientierung bei der Koloskopie erfolgt am einfachsten anhand dieser charakteristischen Wegmarken: Im Querkolon sind die Falten annähernd dreieckig angelegt und weisen gleichmäßige Abstände auf; im Zökum findet man seitlich die obere Lippe der Bauhin-Klappe (*Pfeil*) sowie ein Faltenbild, das zum Ende konvergiert

bildungen, Mißbildungen etc.) im gesamten Dickdarm und bei etwa ⅔ der Fälle im terminalen Ileum erkennen. Weniger gut gelingt der Nachweis von Divertikeln bzw. Fisteln, submukösen Prozessen (z. B. kollagene Kolitis) oder Lageanomalien. Bei diesen Fällen dienen der Kontrasteinlauf bzw. der histologische Befund von endoskopisch entnommenen Schleimhautproben als ergänzende Untersuchung. Allerdings erbringt beim Röntgen nur die aufwendigere Doppelkontrasttechnik vergleichbar gute Resultate (s. 1.6.2); der kaudale Anteil des Rektums wird nicht ausreichend dargestellt, so daß jeder Konrasteinlauf durch die Endoskopie dieser Region ergänzt werden sollte.

1.5.3 Endoskopisch-retrograde Cholangiopankreatographie (ERCP)

Bei der ERCP werden das Gangsystem der Bauchspeicheldrüse sowie die extrahepatischen Gallenwege durch die Instillation eines Röntgenkontrastmittels sichtbar gemacht. Die Applikation erfolgt vom Duodenum her über einen Katheter in die Papilla Vateri, wozu ein spezielles Endoskop benötigt wird. Ferner ist für die aussagefähige und komplikationsarme Untersuchung ein modernes hochauflösendes Röntgengerät erforderlich. Besonders wertvoll ist diese Technik durch die Möglichkeit zusätzlicher Operationen z. B. Papillotomie, Steinextraktion, Drainage etc.

Indikationen. Die retrograde Darstellung der *Gallenwege* wird zur Differentialdiagnose des Verschlußikterus, bei Verdacht auf Gallenwegserkrankungen, bei negativer oder nicht verwertbarer orthograder Cholangiographie, bei Verdacht auf Papillenstenose bzw. biliäre Pankreatitis sowie bei Beschwerden im Zusammenhang mit biliodigestiven Anastomosen durchgeführt. Die Indikationen für die *Pankreatographie* sind der Verdacht auf eine chronische Pankreatitis, sofern diese Diagnose nicht durch andere Verfahren (Funktionstests, CT etc.) gestellt werden kann bzw. bei geplanter Pankreasoperation, der Verdacht auf Pankreaskarzinom, sowie die akute Pankreatitis vor geplanten Eingriffen zum Nachweis von Fisteln etc.

Kontraindikationen sind die akute Pankreatitis und Cholangitis (Ausnahme s. oben). Nach Abklingen einer akuten Pankreatitis sollte mindestens 3–4 Wochen mit der Durchführung einer ERCP gewartet werden. Die Anfüllung einer Pankreaszyste mit Kontrastmitteln ist aufgrund der Sepsisgefahr eine Operationsindikation. Zum Ausschluß von Zysten wird deshalb vor dem Eingriff die Durchführung einer Pankreassonographie empfohlen.

Komplikationen. Die größte Gefahr der ERCP stellt die akute Pankreatitis dar. Durch Verbesserung der Technik (Gerätesterilisation, Vermeidung der Parenchymographie, Antibiotikaprophylaxe) konnte die Komplikationsrate unter 1% gesenkt werden. Trotzdem sollte die Untersuchung unter Krankenhausbedingungen erfolgen mit der Möglichkeit der *Nachkontrolle* über mindestens 36 h (Temperatur, Puls, Blutdruck, Amylase, Lipase, Leukozytenzahl).

Untersuchungstechnik. Die ERCP wird in der Regel mit einem Seitblickendoskop, das für das Aufsuchen der Papille besonders konstruiert wurde, durchgeführt. Nach der Intubation des Pylorus erfolgt eine Drehung des Geräts im Uhrzeigersinn um 180°, die durch Umlagerung des Patienten von der Linksseitenlage in die Bauchlage sowie Drehung des Untersuchers um 90° ermöglicht wird. Ähnlich wie bei der ÖGD wird das mittlere Duodenum erreicht, indem das Gerät im Bereich der großen Magenkurvatur durch Herausziehen begradigt wird. Das Aufsuchen der Papille erfolgt anhand der proximal verlaufenden Plica longitudinalis (entsprechend dem intraduodenalen Anteil des Ductus choledochus) und des von distal auf die Papille zulaufenden Frenulums. Bei ca. 80% der Patienten findet sich eine gemeinsame Mündung von Ductus Wirsungianus und Ductus choledochus; bei ca. 15% münden beide Gangsysteme getrennt; bei ca. 5% liegt ein „Pankreas divisum" vor, wobei der Hautteil des Pankreas über die kranial und medial gelegene Nebenpapille drainiert wird. Zur Kontrastmittelfüllung werden die Ausführungsgänge mit einem Teflonkatheter kanüliert. Je nach anatomischem Verlauf stellen diese sich unterschiedlich dar. Während das Aufsuchen des Ductus pancreaticus fast regelmäßig gelingt, ist die Darstellung des Ductus choledochus nur bei 75–92% möglich. Alternativen sind die sonographische Pankreatographie, bei welcher der Ductus pankreaticus mit der Feinnadel unter sonographischer Sicht aufgesucht wird, bzw. die intravenöse oder transhepatische Cholangiographie.

Leistungsfähigkeit. Die Aussage der ERCP betrifft den Verlauf und die Gestalt der Pankreas- und Gallenwege (Abb. 1.21, 1.22). Verlagerungen entstehen durch Raumforderungen; Stenosen oder Erweiterungen werden im Rahmen von chronischen Entzündungen, Neoplasmen oder – selten – Fehlbildungen gesehen. Besonders zuverlässig gelingt auch der Nachweis von intraduktulären Steinen, beispielsweise bei der Choledocholithiasis, wo die Sonographie und intravenöse Cholangiographie meistens versagen. Die auf eine chronische Pankreatitis hinweisenden Gangveränderungen treten erst in einem vergleichsweise späten Stadium auf, die Funktionstests gelten hier als empfindlicher. Die beim Pankreaskarzinom gesehenen Befunde (Gangabbruch, Stenose, Zystenbildung) sind unspezifisch und finden sich zudem meist bei fortgeschrittener Krankheit. Die zusätzliche Analyse von Pankreassekret hat hier keinen wesentlichen Wandel herbeiführen können.

1.5.4 Laparoskopie

Zur Inspektion der Bauchhöhle ist die Insufflation von ca. 3–4 l Lachgas nötig, wodurch ein genügend breiter Spalt zwischen Eingeweiden und Bauchdecken eingestellt wird. Die Spiegelung erfolgt mit starren Endoskopen, die in der Regel einen Instrumentierkanal enthalten, welche kleine Eingriffe (Punktion, Zangenbiopsie, Koagulation etc.) unter Sicht erlauben. Die wichtigste Aussage betrifft die Leber, Milz, Gallenblase, Aszites sowie das Peritoneum. Die Bauchorgane werden zum größten Teil von Netz überdeckt und entgehen deshalb der laparoskopischen Diagnostik. Da die modernen bildgebenden Verfahren bei geringerem Aufwand ähnliche Informationen liefern, erfolgt die Laparoskopie im Vergleich heute seltener.

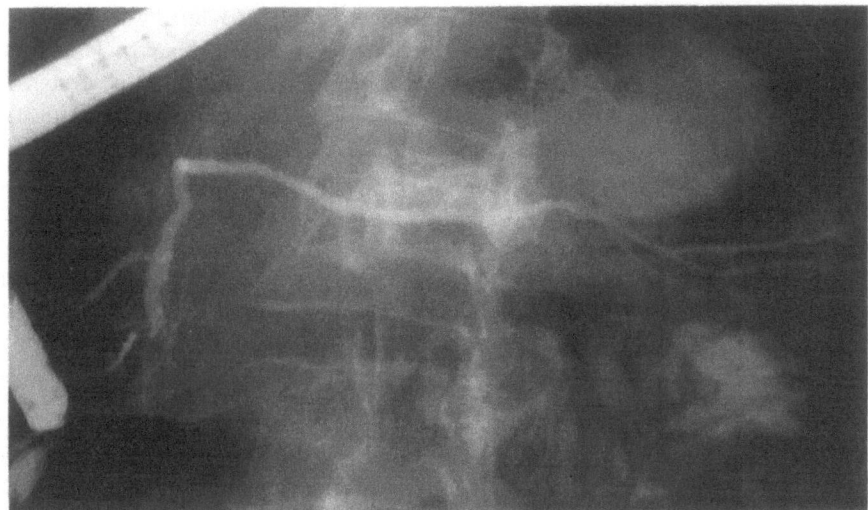

Abb. 1.21. Normales Gangbild der Bauchspeicheldrüse bei der ERP. Man erkennt den Hauptgang sowie Seitenäste 1. und 2. Ordnung. *Links* im Bild sieht man das Endoskop mit dem Katheter zur Papilla Vateri. Im einzelnen Fall gibt es große Abweichungen von diesem Bild, die sich von der Entstehung aus 2 Drüsenanlagen herleiten lassen (s. Abb. 8.1)

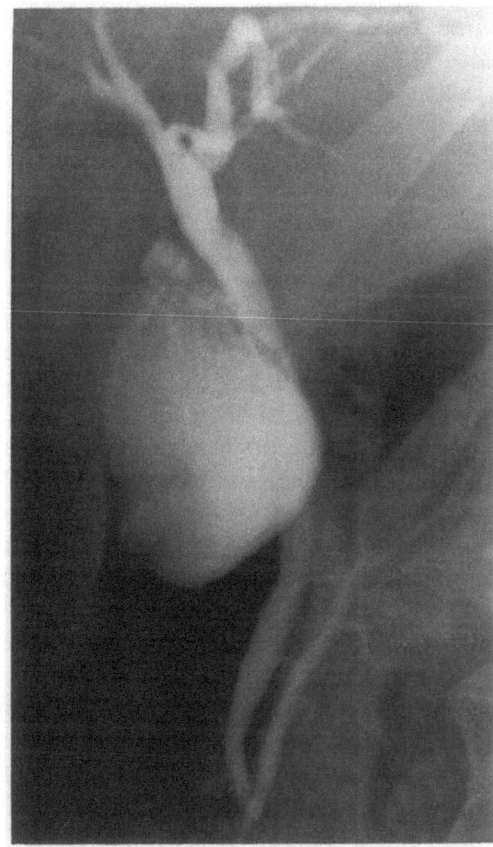

Abb. 1.22. Normales Bild der extrahepatischen Gallenwege und der Gallenblase bei der ERC. Die Leber befindet sich hier in der oberen Bildhälfte; am unteren Bildrand erkennt man die gemeinsame Einmündung des Ductus choledochus und des teilweise dargestellten Ductus pancreaticus bei der Papille

Indikationen. Die Laparoskopie wird in erster Linie zur Klärung von unklaren Lebererkrankungen durchgeführt, beispielsweise bei einem über 14 Tage bestehenden intrahepatischen Ikterus, bei pathologischen Leberfunktionstests oder bei Tumorverdacht. Weitere Indikationen sind die Verlaufsbeobachtung bei chronischer Hepatitis, Metastasensuche, unklarer Aszites, gynäkologische Fragestellungen. Absolute *Kontraindikationen* sind der inkooperative Patient und Störungen der Blutgerinnung (s. 1.5). Relative Kontraindikationen sind die ausgeprägte portale Hypertension, die kardiale oder respiratorische Insuffizienz sowie der innerhalb der vorausgegangenen 6 Monate durchgemachte Herzinfarkt. Hiatushernie, hohes Alter oder Fettsucht sind keine Kontraindikationen.

Komplikationen. Die Laparoskopie ist ein vergleichsweise ungefährlicher Eingriff: die wichtigsten Komplikationen sind Netz- und Hautemphysem, Kollaps, Darmverletzung, Blutung, gallige Peritonitis und Luftembolie; sie wurden bei 2,5% beobachtet. Die Letalität wird in der Literatur mit 0,3‰ angegeben. Die Untersuchung sollte unter *Krankenhausbedingungen* erfolgen. Nach der Laparoskopie empfiehlt sich eine Nachbeobachtung mit Blutdruck- und Pulskontrollen über 24 h. Im Hinblick auf die Nachblutungsgefahr und dem deshalb evtl. erforderlichen operativen Eingriff erhält der Patient während der ersten 3 h kein Essen.

Untersuchungstechnik. Als Zugangsort zur Bauchhöhle wählt man in der Regel den „Kalk-Punkt", welcher 2 Querfinger oberhalb und links vom Nabel gelegen ist. Bei einer Hepato- oder Splenomegalie (Sonogramm!) kann man auch weiter kaudal eingehen. Das Pneumoperitoneum wird bei Lokalanästhesie hier oder im linken Unterbauch (Übergang mittleres/äußeres Drittel der Verbindung zwischen Nabel und Spina iliaca anterior superior) angelegt. Zweckmäßigerweise verwendet man eine Veress-Nadel. Bei richtiger Nadellage läßt sich injizierte Luft nicht mehr zurücksaugen. Zur Füllung wird ca. 2–5 l Lachgas (von manchen Untersuchern auch Kohlendioxid) insuffliert; die Dicke des Spaltes zwischen Eingeweiden und Bauchdecke läßt sich mit Hilfe einer gering flüssigkeitsgefüllten Spritze und langer Nadel anhand von aspiriertem Lachgas ausloten: Erforderlich sind etwa 5 cm. Nach Inzision der Haut in einer Länge von ca. 1,5 cm wird der Zugang zur Bauchhöhle mit einem speziellen Trokar eröffnet, der unter drehenden Bewegungen und gleichzeitiger Bauchpresse eingesetzt wird. Eine Größenzunahme des Peritonealspalts erreicht man, indem durch eine Hilfsperson der Bauch von lateral komprimiert wird. Bei richtiger Lage kann dann das Endoskop eingeführt werden. Hier stehen Modelle mit prograder Optik und Instrumentierkanal sowie Seitblick- bzw. Fotolaparoskope zur Verfügung. Zur besseren Darstellung der einzelnen Bauchorgane (Abb. 1.23) ist es zweckmäßig, den Patienten durch Kippen des Endoskopietisches umzulagern. Die Leber kann mit einem Taststab angehoben und auf ihre Konsistenz hin untersucht werden. Leberbiopsien werden mit einer Menghini-Nadel (evtl. bei Zirrhosen mit einer Spaltnadel nach Vim-Zilverman) entweder durch das Operationslaparoskop oder durch einen 2. Einstich im rechten Oberbauch durchgeführt. Da die Gefahr des Galleaustritts besteht, sollten hierbei die Gallenblasenregion sowie der Bereich des Leberhilus gemieden werden.

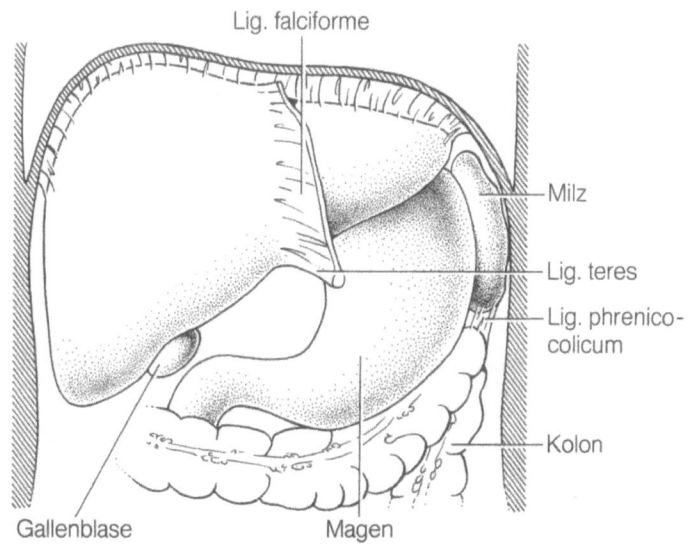

Abb. 1.23. Schematische Darstellung wichtiger Strukturen bei der Laparoskopie des Oberbauches. Der größte Raum wird von der Leber eingenommen (*links oben*). (Nach [5])

Aus umschriebenen Veränderungen, insbesondere auch Neoplasmen, wird vorsichtig mit der Robbers-Zange Material entnommen. Nachblutungen bereiten bei richtiger Technik nur selten Schwierigkeiten: Gegebenenfalls ist eine Blutstillung durch Elektrokoagulation, Kompression oder die Gabe von Hämostyptika erforderlich. Nach Ablassen des Pneumoperitoneums wird die Inzisionsstelle mit 2 Ligaturen verschlossen.

Leistungsfähigkeit. Die wichtigste Aussage der Laparoskopie betrifft die Leber: Aus der Größe, Form, Oberflächenstruktur einschließlich Gefäßzeichnung und Knotenbildungen, Konsistenz sowie Farbe lassen sich Schlüsse auf das Ausmaß und die Art unklarer Leberkrankheiten ziehen. Zusätzliche Informationen ergeben sich aus dem Aspekt der Gallenblase (Entzündung, Neoplasma), der Ligamente (portaler Hypertonus), der Milz und des Peritoneums. Wertvolle Befunde sind außerdem Verwachsungen, Lymphome, Aszites oder Veränderungen am Netz, Pankreas und Gastrointestinaltrakt. Die Aussagekraft wird durch die Möglichkeit der gezielten Probenentnahme vermehrt.

1.5.5 Endoskopische Operationen

Endoskope erlauben gleichzeitig den Blick in die Körperhöhlen und das Einbringen von dirigierbaren Instrumenten. Damit eröffnen sie verschiedene Möglichkeiten zu operativen Eingriffen. Eine Zusammenstellung häufig durchgeführter Maßnahmen findet sich in Tabelle 1.3.

Die *Fremdkörperextraktion* sollte bei Objekten erfolgen, deren Durchmesser 2 cm bzw. deren Länge 5 cm übersteigt. Aufgrund der Verletzungsgefahr müs-

Tabelle 1.3. Häufig durchgeführte endoskopische Operationen

Untersuchung	Operation	Indikationen
Ösophagogastro-duodenoskopie	Fremdkörperentfernung	Fremdkörper im Gastrointestinaltrakt
	Laser-, Elektrokoagulation	Blutung
	Varizensklerosierung	Blutung aus Ösophagus- oder Fundusvarizen; Rezidivprophylaxe
	Dilatation	Achalasie, Ösophagospasmus
	Bougierung	Organische Stenose
	Implantation von Überbrückungstuben	Organische Stenose
Ösophagogastro-duodenoskopie, Koloskopie	Polypektomie, Schlingenbiopsie	Polypoide Veränderungen im Gastrointestinaltrakt
ERCP	Papillotomie	Choledochussteine, Papillenstenose; biliäre Pankreatitis
	Biliäre Drainage	Maligne Gallengangsstenosen; septische Cholangitis; vor bzw. nach Eingriffen an den Gallenwegen

sen kleinere spitze Gegenstände (Nadeln, Kugelschreiberminen, Rasierklingen etc.) stets extrahiert werden, wobei die Spitze beim Herausziehen nach Möglichkeit distalwärts gerichtet wird. Geeignet ist das gängige Instrumentarium wie Zange, Dormia-Korb oder Polypektomieschlinge. Die Speiseröhre läßt sich ggf. durch einen dicken Gartenschlauch schützen, in welchen das Endoskop mit dem Fremdkörper gezogen wird.

Polypektomie. Polypen finden sich in der Speiseröhre und im Magen-Darm-Trakt in unterschiedlicher Häufigkeit. Mittels Diathermieschlinge, die um die Polypen herumgeschlungen wird, lassen sie sich einfach abschneiden, gleichzeitig wird durch Koagulation der entstandenen Wundfläche eine Blutstillung erreicht. Die Bergung erfolgt durch Ansaugen oder Fassen mit Zangen etc., wobei der Polyp jeweils zusammen mit dem Endoskop extrahiert werden muß. Lediglich kleinere Polypen werden bisweilen beim Ansaugen durch den Absaugkanal gezogen. Der Eingriff ist rasch und komplikationslos durchführbar, zumal bei gestielten Polypen mit einem Durchmesser bis 1,5–2 cm. Komplikationen treten in 2% der Eingriffe auf: sie betreffen in erster Linie Blutungen bzw. Nachblutungen sowie Perforationen. Die Letalität liegt nach verschiedenen Statistiken bei 1‰. Wegen der möglichen malignen Entartung wird die Indikation zur Polypektomie im Kolon großzügig gestellt. Eingriffe im übrigen Trakt erscheinen gefährlicher, da die Tumore oft breitbasig angelegt sind. Die Indikation richtet sich hier auch nach dem Resultat der histologischen Untersuchungen von Zangenbiopsien.

Weitere Einzelheiten zu den verschiedenen endoskopischen Operationen werden im Zusammenhang mit den betreffenden Erkrankungen abgehandelt.

1.6 Röntgendiagnostik

Die Bauchorgane schwächen Röntgenstrahlen vergleichsweise gering. Optimale Darstellungen im Röntgenbild sind deshalb an hochauflösende Röntgentechniken, z. B. die Computertomographie, oder an das Auftreten pathologischer Dichteänderungen infolge Verkalkung oder Luftansammlung gebunden. Eine weitere Möglichkeit ergibt sich aus der Verwendung von röntgendichten Kontrastmitteln, welche in die verschiedenen Hohlraumsysteme (Speiseröhre, Gastrointestinaltrakt, Gallenwege, Pankreasgänge, Blutgefäße, Lymphgefäße) eingebracht werden und ein indirektes Bild der Organe zeichnen.

Ein Nachteil der Röntgendiagnostik ist, daß sie teures Gerät bedingt und mit einer Strahlenexposition einhergeht. Seit der Einführung der flexiblen Endoskope und leistungsfähigen Sonographiegeräte werden deshalb Indikationen für Röntgenuntersuchungen im Vergleich seltener gestellt. Nichtsdestoweniger ist die Diagnostik mit Hilfe von Röntgenstrahlen bei vielen Fällen unersetzbar. Ähnlich den anderen bildgebenden Verfahren erfordert sie Geschick sowie Erfahrung und läßt sich nur in der Praxis erlernen. In der folgenden Darstellung wird deshalb lediglich auf wichtig erscheinende Gesichtspunkte bei einigen Röntgenverfahren eingegangen [7].

1.6.1 Leeraufnahmen des Bauches

Abdomenleeraufnahmen erbringen in einfacher Weise eine Reihe wichtiger Informationen. Sie werden vorzugsweise bei Notfällen angefertigt. Beim liegenden Patienten ergeben sich Schattenbilder des Zwerchfells, der Flanken, des Beckens, der Psoasmuskulatur, der Leber, der Milz sowie der Nieren (Abb. 1.24). Das Pankreas kommt normalerweise nicht zur Darstellung. Bedeutungsvoll ist darüber hinaus die Abbildung der im Gastrointestinaltrakt enthaltenen Luft, welche im Vergleich die Röntgenstrahlen weniger schwächt und deshalb dunkel dargestellt wird. Beim Gesunden findet sie sich hauptsächlich im Magen, Bulbus duodeni und Kolon. Werden die Röntgenaufnahmen *im Stehen* oder – bei schwer erkrankten Patienten – *in Linksseitenlage* angefertigt, so wandert die Luft wegen ihres geringeren spezifischen Gewichts entgegen der Schwerkraft so weit als möglich nach oben. Auf diese Weise gelingt die Darstellung eines Pneumoperitoneums, wobei sich Luft unter den Zwerchfellen bzw. entlang dem rechten Leberlappen ansammelt. Entsprechend wandert auch die physiologischerweise im Magen vorkommende Luft in den Fundus. Bei einem mechanischen oder paralytischen Ileus findet sich ein charakteristisches Bild mit nach kranial konvexen, erweiterten Darmschlingen, in denen unter der enthaltenen Luft Flüssigkeitsspiegel zu sehen sind. Die beste Darstellung erhält man nach einigen Minuten Wartezeit. Dichte *Verschattungen* entstehen durch Verkalkungen oder Fremdkörper. Als Folge des Gehalts an Kalzium zeichnen sich gegebenenfalls Gallensteine, Pankreasgangsteine, Lymphknoten, Arterien, Phlebolithen, Narben etc. ab. Schattenbilder können auch durch zinkhaltige Hautsalben sowie durch brom-, thallium- oder durch arsenhaltige Zubereitungen (Giftnachweis bei Intoxikationen!) erzeugt werden.

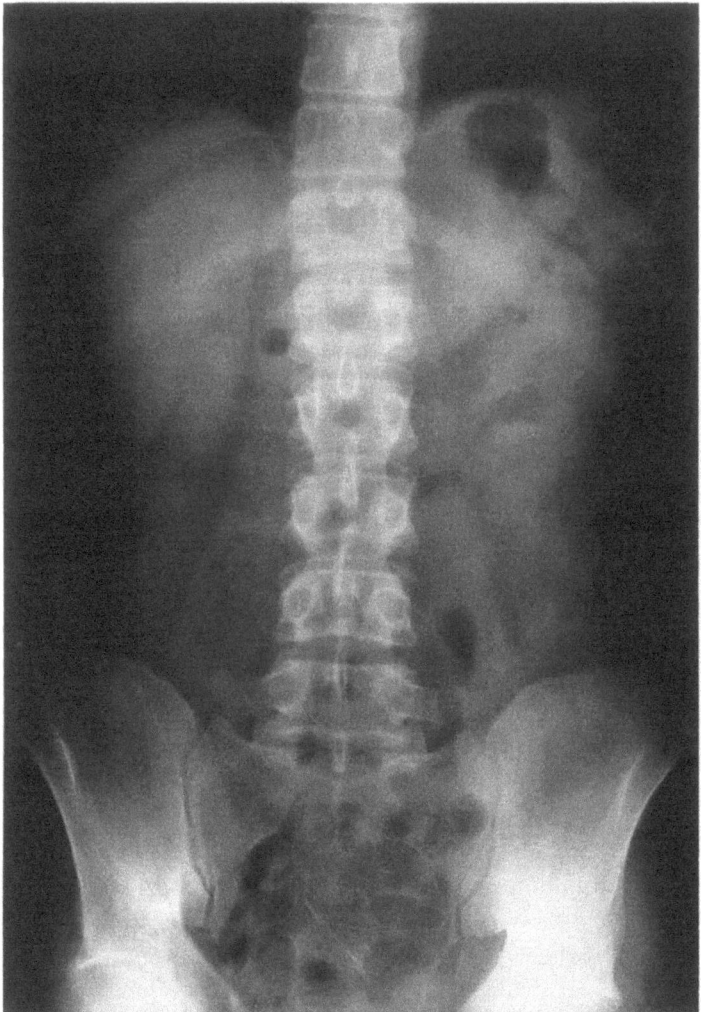

Abb. 1.24. Leeraufnahme des Bauches beim Gesunden. Man sieht neben der Wirbelsäule als scharfe Begrenzung die Schatten der Psoasmuskulatur und lateral davon die Nieren. Deutlich erkennbar ist im rechten Oberbauch die Leber. Luft wird dunkel abgebildet und erscheint vorwiegend im Magen, im Bulbus duodeni und im Kolon. Der Bauchraum wird nach kranial durch die Zwerchfelle, die sich deutlich gegenüber den lufthaltigen Lungen abheben, begrenzt. (Weitere Einzelheiten s. Text)

1.6.2 Untersuchungen mit Kontrastmitteln

Für die indirekte Darstellung des Ösophagus und des Gastrointestinaltrakts im Röntgenbild wird eine Reihe von positiven Kontrastmitteln verwendet. Sie enthalten entweder Bariumsulfat, welches wasserunlöslich und bei oraler bzw. rektaler Anwendung ungiftig ist, oder verschiedene Jodverbindungen, die wasserlöslich und resorbierbar sind. Diese werden vorzugsweise bei Notfällen benutzt;

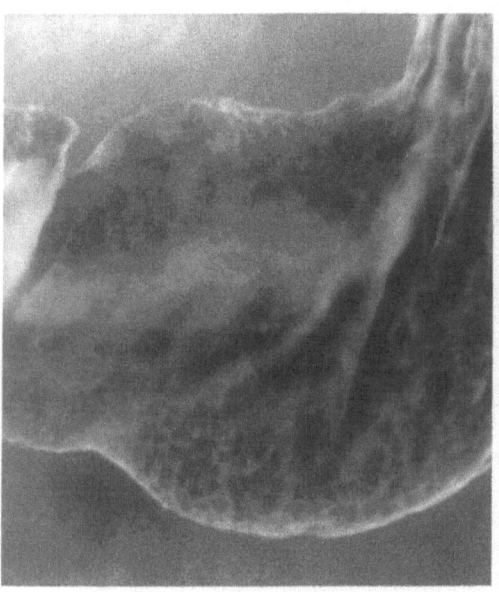 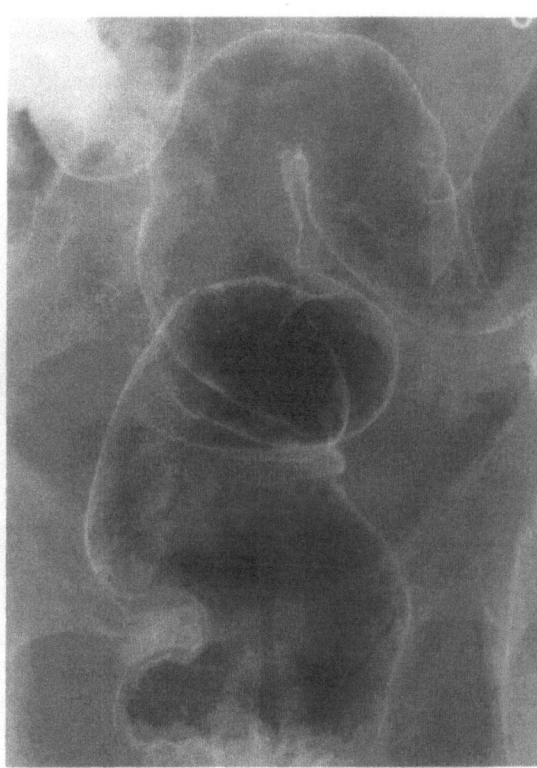

Abb. 1.25a, b. Doppelkontrastdarstellung des Magenausgangs (**a**) und des Mastdarms (**b**) bei Gesunden. Durch die dünne Verteilung von Kontrastmittel auf den Schleimhäuten und die gleichzeitige Gasfüllung gelingt eine gute Abbildung der Oberflächen. Wertvolle Informationen kann auch die Randkontur geben

Nebenwirkungen betreffen allergische Reaktionen sowie die Auslösung einer Hyperthyreose. Jodhaltige Kontrastmittel werden zur Darstellung der Gallenwege und Gefäße auch parenteral verabreicht.

In der Röntgendiagnostik der Speiseröhre und des Gastrointestinaltrakts kommen 3 *Füllungsmethoden* zur Anwendung: 1. Die „dünne Schicht", die man nach Gabe geringer Mengen Kontrastmittel erhält und die eine Schleimhautdarstellung ergibt. 2. Die „Prallfüllung" mit reichlicher Menge Kontrastmittel, durch die besonders die Form, Dehnbarkeit bzw. Tonus, Wandinfiltrationen, Ulzera etc. erkennbar werden. 3. Der „Doppelkontrast" durch gleichzeitige Anwendung von Bariumsalzen und Luft bzw. CO_2, wobei ein feiner, oberflächlicher Beschlag mit dem Kontrastmittel erzeugt wird, der sich infolge der Gasfüllung gut erkennen läßt (Abb. 1.25). Auf diese Weise gelingt der Nachweis kleiner Tumoren oder diskreter Veränderungen des Oberflächenreliefs. Um eine optimale Aussage zu erhalten, ist für jede Untersuchung auch eine Doppelkontrastdarstellung zu fordern.

1.6.2.1 Speiseröhre

Indikationen. Neben der Anamnese gilt der „Ösophagusbreischluck" als das leistungsfähigste diagnostische Verfahren bei unklaren Speiseröhrenbeschwerden. Die Indikation wird entsprechend großzügig gestellt. Weitere Anzeigen sind Prozesse in der Umgebung der Speiseröhre, die sich evtl. durch Verlagerung, Verziehung, Impression oder Infiltration des Ösophagus manifestieren. *Kontraindikationen* bestehen bei Perforationsverdacht, Verätzungen schweren Grades, Fisteln, Obstruktion des Gastrointestinaltrakts, akutem Abdomen. Gegebenenfalls kann die Untersuchung auch mit jodhaltigen, resorbierbaren Kontrastmitteln durchgeführt werden.

Komplikationen. Bei Beachtung der Kontraindikationen ist die Untersuchung praktisch risikofrei. Die größte Gefahr geht von der Aspiration bariumhaltigen Kontrastmittels aus.

Untersuchungstechnik. Sie stützt sich auf Übersichtsaufnahmen ohne Kontrastmittel, rotierende Durchleuchtung sowie Zielaufnahmen. Weitere Möglichkeiten ergeben sich durch die Gabe motilitätswirksamer Pharmaka, durch Serienaufnahmen, wobei Funktionsabläufe erfaßbar werden, sowie durch die Anwendung bestimmter Atemmanöver. Ein *lufthaltiger Ösophagus* findet sich evtl. bei Sklerodermie, Achalasie, Tumoren etc. Beim *Kontrastmittelbreischluck* gilt die Aufmerksamkeit der Verschiebung im Rahmen des Schluckakts, der Dehnbarkeit, Konturunregelmäßigkeiten, Verziehungen usw. Hierzu ist die Beobachtung in mehreren Ebenen nötig. Nach dem Abfließen des Kontrastmittels in den Magen kann man ca. 5 zarte, etwa 2 mm breite Längsfalten darstellen. Bei Ösophagusvarizen erkennt man statt dessen rundlich begrenzte Aussparungen. Für die Diagnose einer Hiatushernie ist die Übergangszone in den Magen, die am besten in Kopftieflage und leichter Inspiration beurteilt wird, von besonderem Interesse. Es lassen sich neben der oberen Enge (A-Ring, Grenze thorakaler Ösophagus) (s. Abb. 2.2) evtl. ein B-Ring (Schleimhautübergang) sowie eine untere Enge (C-Ring), welche durch das Zwerchfell erzeugt wird, darstellen. Bei einer Hiatushernie wird ein Magenanteil nach intrathorakal verlagert, wobei A- und B-Ring nach kranial verschoben sind.

Leistungsfähigkeit. Die Röntgenuntersuchung der Speiseröhre erlaubt den empfindlichen Nachweis sowohl von organischen Veränderungen als auch von gestörten Funktionsabläufen. Sie ist bei Divertikeln, Lageveränderungen sowie bei abnormer Peristaltik der Endoskopie überlegen. Wertvoll ist auch die Untersuchungsmöglichkeit von Stenosen, welche Endoskope nicht passieren lassen. Die Domäne der Endoskopie ist die Auffindung von kleinen Schleimhautläsionen oder Blutungsquellen sowie die Biopsie.

1.6.2.2 Magen und Duodenum

Die „Magenbreipassage" ist die traditionelle Untersuchungsmethode des oberen Gastrointestinaltrakts. Ihre Bedeutung ist durch die Endoskopie geringer geworden. In der Hand des Geübten und bei Anwendung der Doppelkontrasttechnik sind die erzielbaren Ergebnisse vergleichbar. Zudem wird die Röntgendiagnostik von den Patienten besser akzeptiert.

Magen und Duodenum

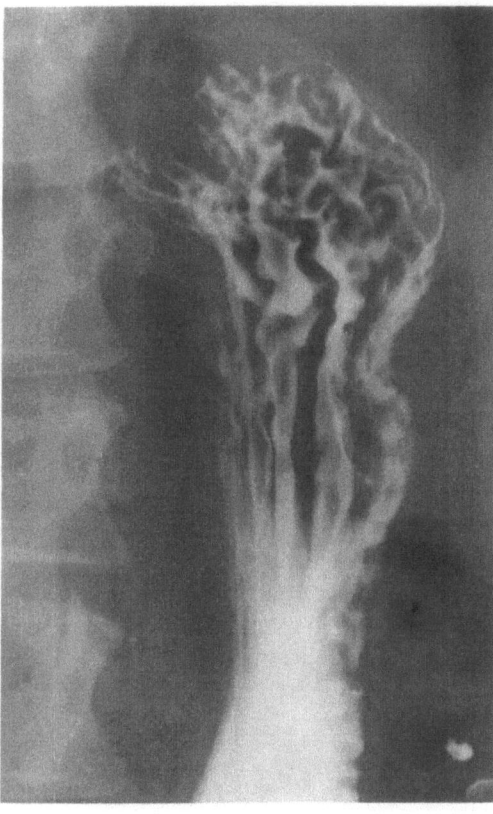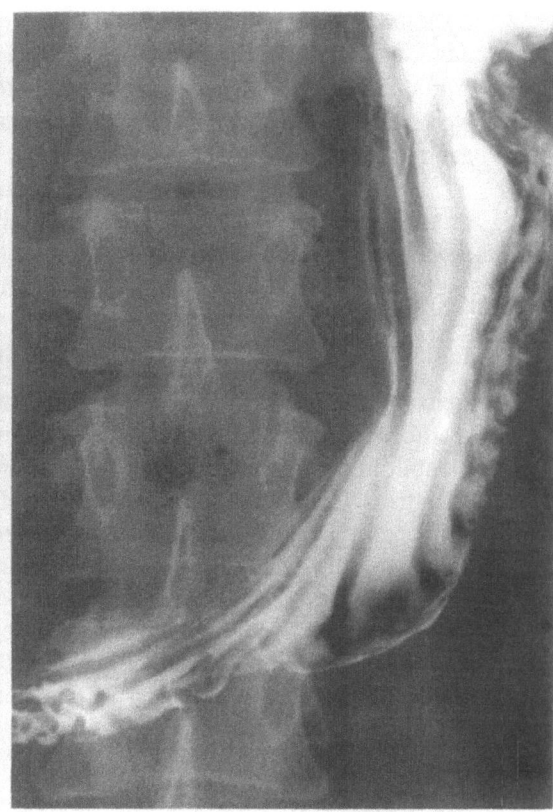

a **Abb. 1.26 a, b.** Normale Magenfalten. **a** Mageneingang, Fundus, Korpus. **b** Korpus, Antrum. b
Durch weiteres Füllen des Magens können die Falten zum Verstreichen gebracht werden. Organveränderungen zeigen sich durch einen abnormen Faltenverlauf, z. B. eine Sternform bei chronischen Geschwürleiden, oder durch einen Faltenabbruch z. B. bei Geschwülsten. Infiltrationen würden sich bei der Beobachtung des Ablaufs peristaltischer Wellen manifestieren

Indikationen. Die Untersuchung wird durchgeführt bei Verdacht auf organische Veränderungen, Störungen des Tonus bzw. der Peristaltik, Lageabweichungen, Erkrankungen in der Umgebung, welche auf Magen und Duodenum übergreifen. Die *Kontraindikationen* sind ähnlich wie beim Ösophagusröntgen Perforationsverdacht, schwere Verätzungen, Fisteln, akutes Abdomen, Obstruktion. Gegebenenfalls empfiehlt sich die Anwendung von jodhaltigen, wasserlöslichen Kontrastmitteln.

Komplikationen. Bei kunstgerechter Durchführung ist die Untersuchung praktisch gefahrlos. Im Fall einer Magenausgangsstenose kann die Aushebrung und Leerspülung zur Entfernung des Kontrastmittels nötig sein.

Untersuchungstechnik. Für die optimale Diagnostik werden Durchleuchtung, Reliefdarstellung (Abb. 1.26), Prallfüllung und Doppelkontrastverfahren kombiniert. Hilfsmittel sind hierbei die Lageveränderung des Patienten sowie die dosierte Kompression. Bisweilen wird gleichzeitig die orale Cholegraphie mit der Untersuchung durchgeführt. Weitere Möglichkeiten ergeben sich aus der Applikation von Pharmaka: bei der hypotonen Duodenographie wird beispielsweise durch Butylscopolamin (Buscopan) das Duodenum relaxiert, so daß raumfordernde Prozesse besser dargestellt werden.

Der Beurteilung von Form, Lage, Tonus, Motorik, Entleerung und randständig projizierbaren Läsionen dient die Prallfüllung mit reichlich Kontrastmittel. Ein zarter Schleimhautbelag ergibt sich durch die *Doppelkontrasttechnik,* bei welcher zusätzlich Luft oder CO_2 gegeben werden kann: auf diese Weise lassen sich feinste Schleimhautveränderungen auffinden (s. Abb. 1.25). Besonders wertvoll ist dieses Verfahren für die Entdeckung des Frühkarzinoms.

Leistungsfähigkeit. Die Kontrastdarstellung des Magens und des Duodenums erlaubt empfindlich die Diagnose von Anomalien, Ulzerationen, Riesenfalten, Neubildungen, Hiatushernien, Stenosen oder Funktionsstörungen. Eine „Gastritis" läßt sich allein anhand der Histologie von Schleimhautproben erkennen; die Diagnose aufgrund des Röntgenbilds der Magenschleimhaut ist abzulehnen. Die Qualität der Untersuchung hängt entscheidend von der Erfahrung und vom Engagement des Untersuchers ab. Als Maßstab kann die Leistungsfähigkeit der Ösophagogastroduodenoskopie mit den modernen flexiblen Geräten dienen. Im Vergleich dürfte das Röntgen ähnliche Resultate erbringen. Eine Überlegenheit ergibt sich bei der Beurteilung von Lageveränderungen und Funktionsstörungen.

1.6.2.3 Dünndarm

Da mit den routinemäßig verwendeten Endoskopen der Dünndarm nur im oberen Duodenum und im terminalen Ileum besichtigt werden kann, bleibt hier die Radiologie das entscheidende bildgebende Diagnoseverfahren. Auf die Bedeutung der Abdomenübersichtsaufnahmen für die Ileusdiagnostik wurde bereits hingewiesen. Für die Kontrastdarstellung hat sich die Technik nach Sellink bewährt, bei welcher das Kontrastmittel vom Duodenum aus über eine Sonde gegeben wird (Abb. 1.27). Die konventionelle „Dünndarmpassage", die sich an die Kontrastdarstellung des Magens anschließt, ist im Vergleich weniger empfindlich. Eine weitere diagnostische Möglichkeit ergibt sich durch die Angiographie.

Indikationen. Die Röntgenuntersuchungen des Dünndarms werden – abgesehen von den Übersichtsaufnahmen – im Vergleich selten durchgeführt, einmal wegen der Seltenheit von Erkrankungen in diesem Bereich, zum anderen auch wegen der erheblichen Strahlenbelastung. Die Indikation wird bei unklaren Baucherkrankungen am Schluß der Diagnostik gestellt. Bei akutem Blutverlust ist die Angiographie oder Szintigraphie geeignet.

Kontraindikationen sind Perforationen sowie der Dickdarmileus. Beim Dünndarmileus kann dagegen die Untersuchung mit Kontrastmitteln erfolgen, wobei Bariumsalze vorzuziehen sind, da die wasserlöslichen Jodsalze wegen der starken Verdünnung weniger informative Abbildungen ergeben. Eine relative Kontraindikation ergibt sich aus der erforderlichen Flüssigkeitszufuhr, wenn

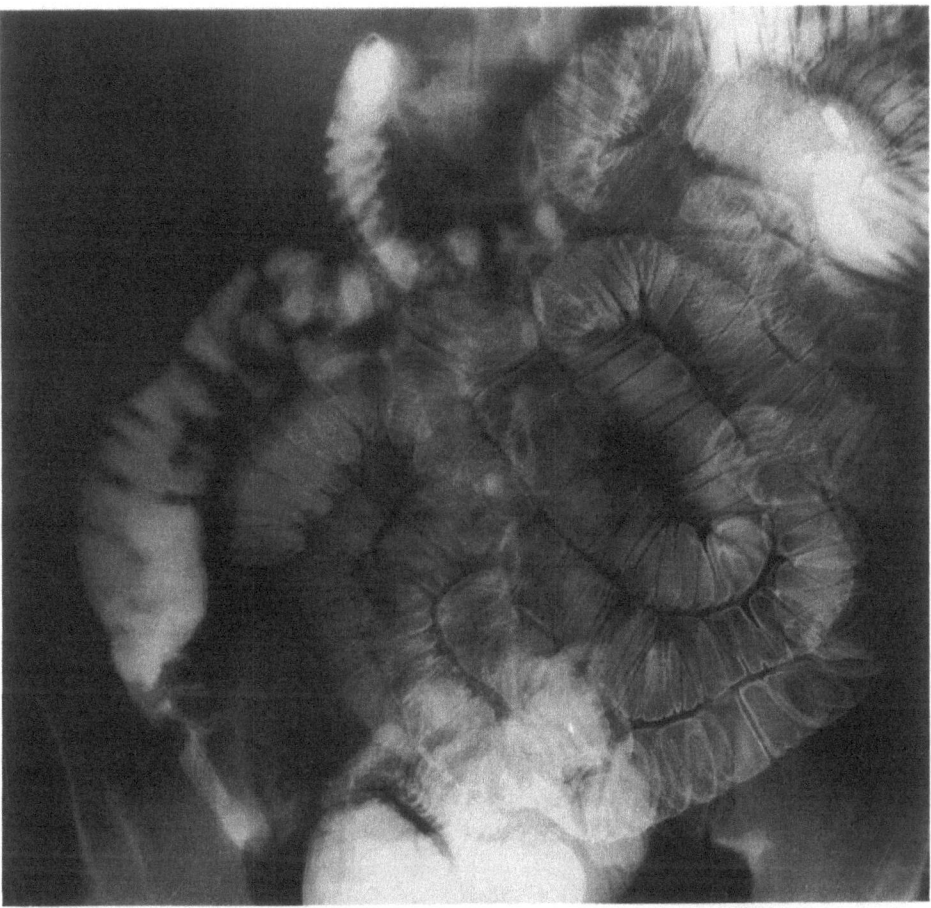

Abb. 1.27. Kontrastdarstellung des Dünndarms nach Sellink (Normalbefund). Das Kontrastmittel wird bei diesem Verfahren über eine Sonde (*obere Bildhälfte*) instilliert. Ein Teil ist bereits in das rechte Kolon übergetreten

Patienten mit Herzinsuffizienz, Oligurie oder dekompensierter Zirrhose untersucht werden sollen.

Untersuchungstechnik. Bei der Methode von Sellink, die eine optimale Beurteilung des Dünndarms erlaubt, wird Kontrastmittel über eine Sonde in das Duodenum infundiert. Verzögerungen durch die individuell sehr unterschiedliche Magenentleerung werden so vermieden. Ein Transparenzeffekt, der die getrennte Beurteilung übereinander liegender Darmschlingen ermöglicht, ergibt sich aus der Anwendung von verdünntem Kontrastmittel, das durch die zusätzliche Infusion von Wasser noch stärker verdünnt wird, sowie aus dem Gebrauch harter Röntgenstrahlen. Eine Doppelkontrastdarstellung durch Gabe von Luft bzw. CO_2 ist nicht nötig. Für die Diagnose eines Dünndarmileus oder einer Ileitis terminalis genügt die konventionelle fraktionierte Dünndarmpassage.

Leistungsfähigkeit. Bei Gebrauch der Sondentechnik ergeben sich optimale Bilder des Dünndarms, welche ein Urteil über Schleimhautveränderungen, z. B. Einebnung der Mukosa und Verlust der Kerckring-Falten infolge Sprue, über Divertikel, Tumoren oder Stenosen erlauben. Liegt ein Dünndarmileus vor, so kann zur Klärung eine orale Kontrastdarstellung, evtl. bei tiefsitzendem Verschluß eine retrograde Dünndarmfüllung erfolgen.

1.6.2.4 Dickdarm

Die Röntgenkontrastdarstellung des Dickdarms ist durch die totale Koloskopie in ihrer Bedeutung vermindert worden. Vergleichbare Resultate liefert allein die Doppelkontrasttechnik nach Welin (Abb. 1.28). Da das kaudale Rektum beim Röntgen nur unzureichend erfaßt wird, ist grundsätzlich zur vollständigen Dickdarmuntersuchung eine Rektoskopie erforderlich.

Indikationen. Ein Kontrasteinlauf wird bei Verdacht auf organische Erkrankungen im Dickdarm und im terminalen Ileum sowie bei unklaren funktionellen

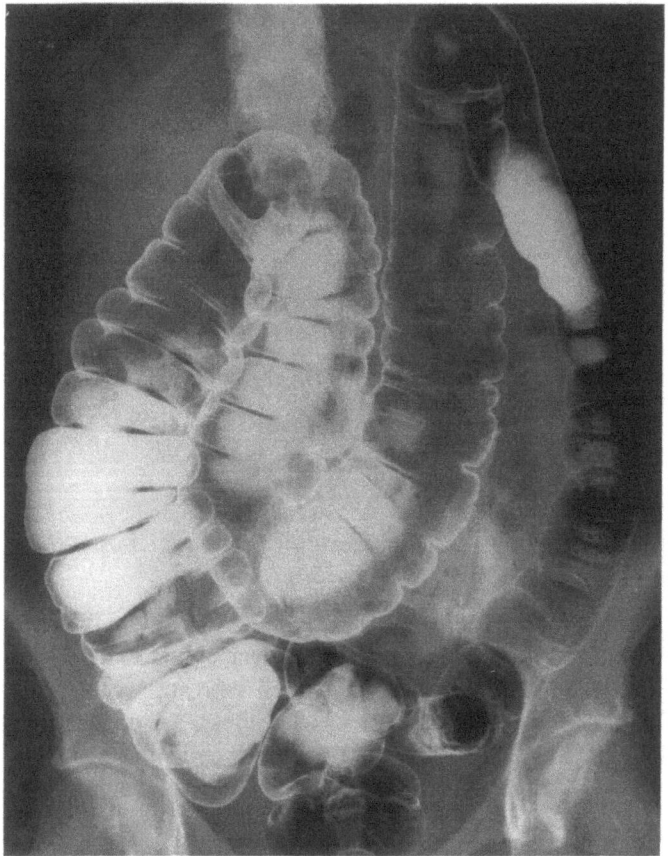

Abb. 1.28. Normales Röntgenbild des Dickdarms (Doppelkontrasttechnik). Nur diese Art der Darstellung ist für den Nachweis kleiner Läsionen, z. B. von Polypen, geeignet

Beschwerden veranlaßt. Aufgrund des zunehmend häufiger auftretenden Dickdarmneoplasmas wird die Indikation grundsätzlich großzügig gestellt, so genügen ein positiver Blutnachweis im Stuhl, eine familiäre Disposition zu Polypose oder Neoplasma bzw. eine Colitis ulcerosa et diffusa nach 10jährigem Verlauf. Besteht alternativ die Möglichkeit zur Endoskopie, so wird in der Regel diese Methode zuerst angewendet. Beide Verfahren lassen sich auch kombinieren, indem man über das Endoskop gezielt Kontrastmittel injiziert. Patienten über 70 Jahre vertragen den Kontrasteinlauf einschließlich der zur Vorbereitung nötigen Darmentleerung schlecht. Für diesen Personenkreis sollten bei der Indikationsstellung gegebenenfalls die therapeutischen Konsequenzen mitberücksichtigt werden. Absolute *Kontraindikationen* sind das toxische Megakolon, die hochakute Colitis ulcerosa, der Perforationsverdacht, die massive anale Blutung sowie der Zustand nach endoskopischer Biopsie, sofern große Zangen verwendet wurden, bzw. die Polypektomie (10–14 Tage bzw. 4 Wochen).

Komplikationen. Bei kunstgerechter Durchführung ist die Methode risikoarm. Es gibt einzelne Mitteilungen über Darmperforationen mit anschließender Bariumperitonitis sowie den Übertritt von Kontrastmittel und Luft in das Venensystem.

Technische Durchführung. Der Kontrasteinlauf erfolgt über ein Darmrohr. In der ersten Phase der langsamen Füllung werden besonders Stenosen erkennbar. Nach der Entleerung verbleibt ein dünner Kontrastmittelbeschlag, der nach Insufflation von Luft und der Gabe eines Spasmolytikums ein feines Oberflächenbild der Schleimhaut ergibt (Doppelkontrasttechnik). Darstellbar werden auf diese Weise Neubildungen (Polypen, Malignome), Divertikel, chronische Entzündungen (Colitis ulcerosa, M. Crohn), Fisteln etc.

Leistungsfähigkeit. Unter optimalen Voraussetzungen erbringt der Kontrasteinlauf ähnliche Resultate wie die totale Koloskopie. Eine Überlegenheit des Röntgenverfahrens existiert bei der Beurteilung von Divertikeln, Fisteln, Lageanomalien oder Stenosen, welche das Endoskop nicht passieren lassen. Wertvoll ist auch die Möglichkeit, das terminale Ileum darzustellen, insbesondere wenn dies mit dem Koloskop nicht gelingt oder wenn bei Verdacht auf M. Crohn das Resultat der histologischen Untersuchung unspezifische Veränderungen aufweist.

1.6.2.5 Gallenblase, Gallenwege

Für die Darstellung der Gallenwege steht eine Reihe leistungsfähiger Röntgenverfahren zur Verfügung. Hier soll auf die Untersuchung mit oral oder parenteral applizierbaren Kontrastmitteln eingegangen werden, die in der Praxis die größte Rolle spielen. Die direkte Cholegraphie im Rahmen der ERCP wurde bereits erwähnt (s. 1.5.3). Weitere Möglichkeiten der Gallenwegsdarstellung sind die perkutane transhepatische Cholangiographie (PTC) und die Computertomographie (s. 1.6.3).

Indikationen. Die Röntgenuntersuchung der Gallenwege ist ein einfach durchführbares diagnostisches Verfahren. Indikationen sind unklare Bauchbeschwerden bzw. der Verdacht einer biliären Erkrankung. Wegen möglicher Nebenwirkungen der Kontrastmittel wird die Sonographie der Gallenwege heute als primäre Methode bevorzugt. Steht die Untersuchung der Gallenblase im Vordergrund, genügt in der Regel die orale Cholezystographie, bei der 3–6 g Kontrastmittel am Abend vorher oral eingenommen werden. Sollen auch die extrahepatischen Gallenwege dargestellt werden, so wird die intravenöse Cholangiographie bevorzugt. Anschließend kann die Kontraktionsfähigkeit der Gallenblase durch Gabe einer oralen Reizmahlzeit geprüft werden. *Kontraindikationen* sind bekannte Unverträglichkeit von Jodkontrastmitteln und Hyperthyreosen. Bei unklaren Fällen sollte gegebenenfalls vorher eine Allergietestung bzw. ein TRH-Test erfolgen. Relative Gegenanzeigen sind schwere Lebererkrankungen mit gestörter biliärer Exkretion und Serumbilirubinspiegeln über 3–4 mg/dl.

Komplikationen. Während orale Kontrastmittel gut vertragen werden, sind bei parenteraler Gabe in 30% der Fälle unangenehme Nebenerscheinungen mit Übelkeit, Hitzegefühl, Erbrechen, Urtikaria etc. zu erwarten. Vergleichsweise selten sind tödliche Zwischenfälle aufgrund eines allergischen Schocks (ca. 0,02‰). Zur Vermeidung dieser Komplikationen wird die langsame parenterale Gabe des Kontrastmittels, beispielsweise als Kurzinfusion, empfohlen. Zu Beginn sollte, nach Gabe von 1–2 ml, etwa 2 min lang die Reaktion des Patienten beobachtet werden, bevor weiter infundiert wird. Eine weitere Komplikation betrifft die Auslösung einer Hyperthyreose, die sich jedoch erst im Verlauf von Wochen manifestiert.

Technische Durchführung. Am Vorabend der Untersuchung erhält der Patient zur Entblähung ein Dimeticonpräparat, evtl. zusätzlich ein Abführmittel. Bei der oralen Cholezystographie nimmt er außerdem das Kontrastmittel (3–6 g) ein. Die Röntgenuntersuchung vor und nach einer Reizmahlzeit erfolgt dann am nächsten Morgen. Die intravenöse Cholegraphie wird am Tag der Untersuchung durchgeführt, wobei ca. 20–30 ml Kontrastmittel (5–6 g Jod) entweder langsam innerhalb von 5–10 min injiziert oder als Kurzinfusion über 20–30 min verabreicht werden. Bei eingeschränkter Leberfunktion wird auch eine Langzeitinfusion über 3–12 h empfohlen. Die Röntgenaufnahmen beginnen 30–60 min nach der parenteralen Gabe, bei fehlender Gallenblase gegebenenfalls bereits nach 20–30 min. In dieser frühen Phase stellen sich besonders die Gallengänge dar, 60–120 min nach der Injektion wird die Gallenblase beurteilbar (Abb. 1.20). Die jeweilige Darstellung im Röntgenbild kann durch spezielle Röntgentechniken (Zielaufnahmen, lineare Zonographie) verbessert werden.

Leistungsfähigkeit. Die Kontrastdarstellung der Gallenwege bzw. Gallenblase ermöglicht Aussagen über Formänderungen, beispielsweise als Folge von Entzündungen, Neubildungen oder Anomalien, über Steine oder Parasiten (Askaris) als abnormen Bestandteil sowie über die Gallebildung, Gallenblasenfüllung und Entleerung. Bei oraler Gabe des Kontrastmittels stellt sich in der Regel zunächst die Gallenblase allein dar. Nach Gabe der Reizmahlzeit kontrastieren dann evtl. die Gallenwege. Eine fehlende Gallenblasenabbildung („negative

Abb. 1.29. Gallenblase und extrahepatische Gallenwege bei der intravenösen Cholezystangiographie (Normalbefund)

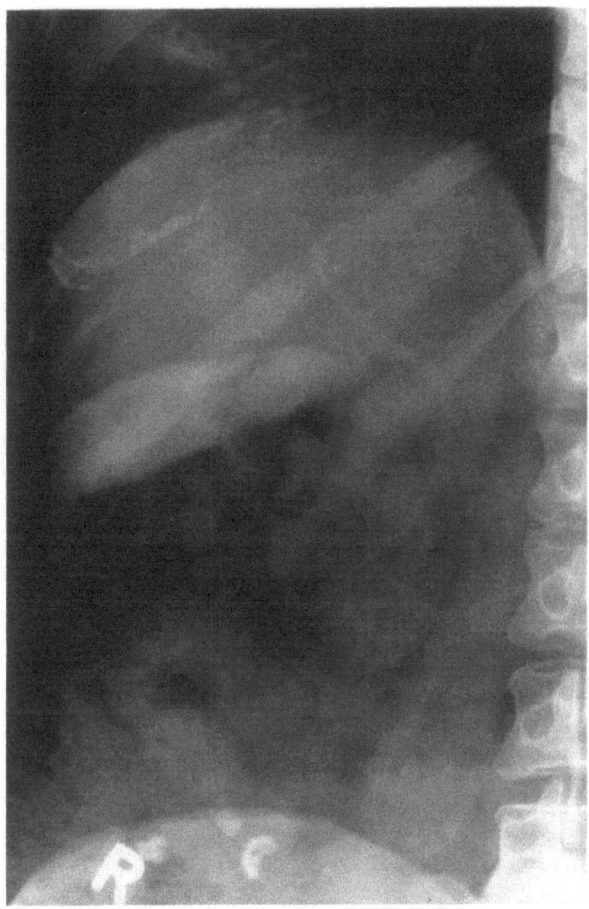

Galle") legt den Verdacht einer Gallenblasenerkrankung nahe, etwa eines Zystikusverschlusses oder einer chronischen Entzündung. Differentialdiagnostisch ist auch an eine Exkretionsstörung bzw. bei oraler Kontrastmittelapplikation an eine ungenügende Resorption zu denken. Gallensteine werden infolge eines hohen Kalkgehalts bereits bei ca. 20% der Fälle als heller Schatten auf der Leeraufnahme erkennbar. Im übrigen zeigen sie sich als dunkle Defekte gegenüber dem hellen Kontrastmittel. Durch die Verkleinerung der Gallenblase nach Reizung soll die Auflösung im Röntgenbild besser möglich sein. Liegt eine Abflußbehinderung vor, findet sich eine Erweiterung der Gallenwege auf über 1 cm, evtl. zudem eine Vergrößerung der Gallenblase. In 25–30% der Fälle gehen Gallenblasensteine mit Choledochussteinen einher. Auf die diagnostische Bedeutung der Sonographie und ERCP wurde bereits an anderer Stelle verwiesen: Die Sonographie erlaubt besonders die Beurteilung der Gallenblase und der hilusnahen sowie (erweiterten) intrahepatischen Gallenwege, die ERCP die Beurteilung sowohl der Gallenblase als auch der Gallenwege. Vielfach wird diesen beiden Verfahren wegen der einfachen Durchführung und fehlenden Nebenwirkungen bzw. der besseren Kontrastierung der Vorzug gegeben. Als weitere diagnostische Methoden kommen die Computertomographie sowie die Szintigraphie in Betracht.

1.6.2.6 Angiographie

Eine Gefäßdarstellung im Röntgenbild wird durch die Injektion eines jodhaltigen Kontrastmittels erreicht; durch die Blutzirkulation kommt es rasch zu einem Abstrom, so daß für die Untersuchung ein Seriograph, d. h. ein spezialisiertes Röntgengerät, welches alle 0,5 – 2 s Aufnahmen anfertigen läßt, erforderlich ist. Auf diese Weise sieht man in der *arteriellen Phase* den Verlauf der Arterien, evtl. Variationen, Verschlüsse, arteriovenöse Fisteln, hypo- bzw. avaskuläre Zonen, pathologische Gefäße. In der anschließenden *Parenchymphase* kommt es gegebenenfalls zur Darstellung von Größenänderungen der Organe, Extravasaten, unregelmäßigen Parenchymanfärbungen, Aussparungen, möglicherweise mit hypervaskularisierten Randzonen. Es folgt die *venöse Phase*, in der sich pathologische Gefäßverbindungen an einer vorzeitigen Füllung (arteriovenöser Shunt), Umkehrungen der Stromrichtung (portale Hypertension), Thrombosen etc. erkennen lassen.

Indikationen. Die Bedeutung der Angiographie in der gastroenterologischen Diagnostik ist durch die modernen bildgebenden Verfahren (Endoskopie, Sonographie, CT) eingeschränkt worden. Sie wird bei Verdacht auf gefäßabhängige Erkrankungen, beispielsweise Thrombosen, Embolien, Angiomen sowie zur Lokalisation von Blutungsquellen eingesetzt. Eine weitere Indikation sind Tumore, die sich anhand ihres pathologischen Gefäßbildes identifizieren lassen. *Kontraindikationen* sind eine bekannte Jodkontrastmittelallergie oder eine Hyperthyreose. Aufgrund der Blutungsgefahr sollte der Quick-Test über 60% liegen.

Komplikationen. Die Angiographie ist eine wenig belastende Methode, die selbst bei Schwerkranken durchgeführt werden kann. Komplikationen betreffen allergische Reaktionen, Blutungen und Gefäßverletzungen, mit welchen besonders bei superselektiven Gefäßdarstellungen gerechnet werden muß.

Leistungsfähigkeit. Auf die Aussagemöglichkeiten der Angiographie wurde bereits hingewiesen. Verschlüsse der Gefäße, etwa bei ischämischer Kolitis, oder Angiome, wie sie in der Leber oder bei kolorektaler Angiodysplasie beobachtet werden, lassen sich evtl. angiographisch diagnostizieren. Das gleiche gilt für Tumore des Dünndarms sowie für Blutungen aus dem Intestinaltrakt, sofern der Blutverlust 0,5 – 2 ml/min übersteigt. Zur Pankreasdiagnostik wird die Angiographie nur noch selten eingesetzt: Vor allem gelingt hier bisweilen der Nachweis von endokrin aktiven Tumoren (s. 8.7.2).

1.6.3 Computertomographie

Bei der Computertomographie (CT) werden dünne Querschnittsbilder des Bauches gemacht, wozu zahlreiche, von verschiedenen Richtungen aufgenommene Röntgenabsorptionsprofile erforderlich sind. Für die Bearbeitung der Daten ist

Computertomographie

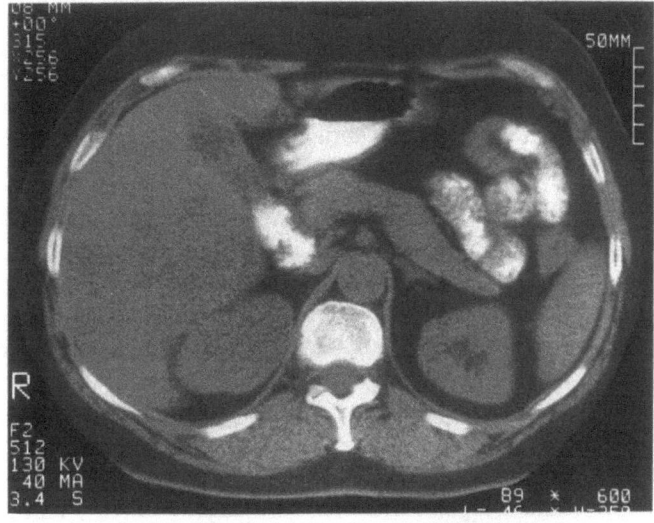

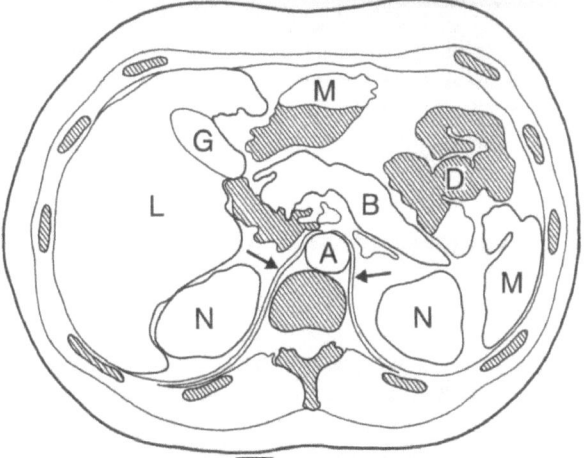

Abb. 1.30. Normales Computertomogramm des Oberbauches. Die Schnittführung ist etwa in der Höhe der Bauchspeicheldrüse (*B*). Zur besseren Kontrastierung des Gastrointestinaltrakts wurde hier Bariumbrei gegeben. Auf diese Weise wird das Lumen des Magens (*M,* oben), des Duodenums [zwischen Pankreaskopf und Leber (*L*)] sowie des Dünndarms (*D*) hell dargestellt. Neben der Wirbelsäule und den Strukturen der Bauchwand erkennt man u. a. die Gallenblase (*G*), die Nieren (*N*), die Milz (*M,* rechts) sowie die Aorta abdominalis (*A*). Die Pfeile weisen auf das Schnittbild des Zwerchfells. Kontrastmittel werden auch zur Sichtbarmachung der Gefäße und der Gallenwege eingesetzt

ein Elektronenrechner nötig. Ähnlich wie bei der Sonographie gelingt besonders die Abbildung solider, parenchymatöser Strukturen bzw. größerer Flüssigkeitsansammlungen (Abb. 1.30). Die Aussagefähigkeit kann durch die Gabe von Kontrastmitteln gegebenenfalls gesteigert werden. Wertvolle Informationen ergeben sich aus der selektiven Dichtemessung, durch die verschiedene Gewebearten wie Blut, Knochen, Luft, Leber etc. unterschieden werden können.

Indikationen. Grundsätzlich kommt das CT bei allen unklaren Baucherkrankungen in Betracht. Da es sich um eine vergleichsweise aufwendige, teure Methode handelt, wird man zunächst einfachere diagnostische Verfahren wie Blutuntersuchungen, Sonographie oder Übersichtsröntgenaufnahmen einsetzen. Als eine nichtinvasive Methode ergeben sich keine absoluten *Kontraindikationen:* Bei einer Kontrastmittelallergie wird man keine Kontrastmittel anwenden; da der Patient zum Gerät gebracht werden muß, sind Untersuchungen bei transportunfähigen Patienten nicht durchführbar.

Leistungsfähigkeit. Bei der *Leber* lassen sich kleinste Parenchymläsionen auffinden und durch Dichtemessung bzw. Kontrastmittel differenzieren. Bei den *Gallenwegen* und der *Gallenblase* lassen sich ähnlich wie durch Sonographie Erweiterung, Steine, Umbauzeichen etc. nachweisen. Besonders vorteilhaft läßt sich das CT in der *Pankreasdiagnostik* einsetzen, da Aussagen über Größe, Form, Konturen, Homogenität der Strukturen, Verkalkungen, Zysten bzw. Veränderungen der Umgebung möglich werden. Mit Störungen durch lufthaltige Darmschlingen, die die Pankreassonographie häufig beeinträchtigen, muß nicht gerechnet werden. Wertvoll ist ferner die Diagnostik von Lymphomen, Milzveränderungen, Nierenerkrankungen, freien Flüssigkeiten in der Bauchhöhle, welche sich anhand der Dichte weiter charakterisieren lassen, Aortenaneurysmen sowie von Veränderungen im kleinen Becken. Ähnlich wie bei der Sonographie sind Erkrankungen des Gastrointestinaltrakts nur ausnahmsweise im CT feststellbar. Verwendet werden hier die Endoskopie bzw. die konventionellen Röntgenuntersuchungen mit Kontrastmitteln.

1.7 Nuklearmedizinische Diagnostik

Die bildgebenden Untersuchungsverfahren mit radioaktiv markierten Testsubstanzen sind – bei geringer Strahlenbelastung – frei von ungünstigen Nebenerscheinungen. Andererseits sind sie an spezialisiertes Wissen und teure Apparate gebunden, was ihre Verbreitung einschränkt. In der Praxis sind die wichtigsten Methoden die Untersuchung der Leber- und Gallenwege, die Lokalisation von gastrointestinalen Blutungen und der Nachweis von orthotoper bzw. dystoper Magenschleimhaut. Die nuklearmedizinische Diagnostik von gastroösophagealem oder duodenalem Reflux sowie der Magenmotorik und -entleerung stellen weitere interessante Möglichkeiten dar.

1.7.1 Leber und Gallenwege

Für die Beurteilung der Leber bzw. der Gallenwege stehen die Kolloidszintigraphie (statische Szintigraphie) und die hepatobiliäre Funktionsszintigraphie zur Verfügung. Je nach verwendetem Radiopharmakon werden so entweder die Funktionen der Kupffer-Sternzellen oder der Hepatozyten hinsichtlich der Gallebildung, des Galleabflusses und der Funktion der Gallenblase erfaßbar.

Indikationen sind der Verdacht auf Erkrankungen im Bereich der Leber und Gallenwege. Kontraindikationen wurden nicht festgestellt, da nur geringste

Mengen des jeweiligen Pharmakons eingesetzt werden. Von besonderem Interesse ist die Darstellbarkeit der Gallenwege bei bekannter Jodallergie bzw. Hyperthyreose sowie bei erhöhten Bilirubinspiegeln (Grenze je nach Radiopharmakon 12–30 mg/dl). Neue Anwendungsmöglichkeiten ergeben sich bei der Lebertransplantation hinsichtlich der Überwachung des Transplantats.

Technische Durchführung. Für die *Kolloidszintigraphie* wird in der Regel ^{99m}Tc-Sulfurkolloid verwendet. Nach der Injektion kommt es zu einer raschen Aufnahme in das RES, vorzugsweise in der Milz und der Leber (Kupffer-Sternzellen). Anhand der Zeitaktivitätskurve kann man hier den arteriellen Zustrom über die A. hepatica und – später – die V. portae unterscheiden und grob quantifizieren. In der anschließenden „Speicherphase" werden in mehreren Projektionsebenen die Organgröße, -form, -lage, -randkonturen, die Aktivitätsverteilung einschließlich Bezirken mit aufgehobener Speicherung sowie das Speicherverhältnis zur Milz erfaßbar. Die *hepatobiliäre Funktionsszintigraphie* erfolgt durch Substanzen, die von den Hepatozyten aufgenommen und in die Galle sezerniert werden. Gebräuchlich sind jodmarkierte Verbindungen (z. B. ^{123}J-Bromthalein) oder ^{99m}Tc-IDA-Derivate. In der Initialphase wird die Raffung in der Leber gemessen (Abb. 1.31). Es folgt die Verschiebungsphase der Aktivität in die zentralen Gallenwege, welche die Exkretion abschätzen läßt. Am Ende kommt es zur Ausscheidung in die extrahepatischen Gallenwege einschließlich der Gallenblase und in das Duodenum. Hierbei wird die Kontraktion der Gallenblase anhand der Aktivitätsabnahme durch Applikation eines Stimulus (Probemahl, CCK) meßbar. Findet sich Radioaktivität auch im Magen, so beweist dies das Vorliegen von gastroduodenalem Reflux.

Leistungsfähigkeit. Die *statische Szintigraphie* gibt eine Darstellung der Kupffer-Sternzellen, die etwa 15% des Parenchyms bilden und die Leber diffus durchsetzen. Auf diese Weise werden Form- und Größenverhältnisse darstellbar. Beim Parenchymumbau infolge chronischer Entzündungen wird die Konzentration an Kupffer-Sternzellen geringer, entsprechend findet sich auch beim Vergleich mit der Milz eine Aktivitätsabnahme. Bei neoplastischem Fremdge-

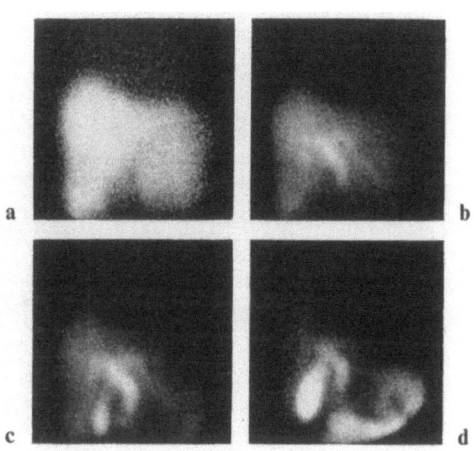

Abb. 1.31 a–d. Hepatobiliäre Funktionsszintigraphie mit ^{123}J-Bromthalein. Man erhält 4–5 min nach Gabe des Radiopharmakons eine Darstellung der Leber (**a**); es folgt nach ca. 15 min die Ausscheidungsphase in die Galle (**b**); nach ca. 25 min stellt sich die Gallenblase dar (**c**); schließlich erkennt man nach 60 min den überwiegenden Teil von Radioaktivität im Bereich des Gastrointestinaltrakts (**d**)

webe ohne Zellen des RES fehlt eine Aktivitätsspeicherung: es werden fokale Prozesse mit einem Durchmesser ab 2 cm erfaßbar. Die konkurrierenden Verfahren — Sonographie und CT — gelten hier als überlegen. Zur weiteren Klärung läßt sich gegebenenfalls die Szintigraphie mit ^{67}Galliumzitrat, das eine Affinität zum primären Leberzellkarzinom und abszedierenden Prozessen aufweist, einsetzen. Auf die Möglichkeit der differenzierten Durchblutungsmessung wurde bereits hingewiesen.

Die *hepatobiliäre Sequenzszintigraphie* erlaubt eine Untersuchung der Gallenwege bei Kontrastmittelüberempfindlichkeit und stark erhöhten Bilirubinspiegeln (12 – 30 mg/dl). Sie ist daher in mancher Hinsicht der röntgenologischen Infusionscholangiographie überlegen, die sich nur bei leichteren Leberparenchymschäden mit Bilirubinspiegeln bis 3 – 4 mg/dl durchführen läßt. In der Gastroenterologie wird die Diagnostik mit jodmarkierten Pharmaka (z. B. ^{123}J-Bromthalein) bevorzugt, da durch diese eine exakte Quantifizierung der biliären Exkretion möglich wird. Zur Beurteilung der Durchgängigkeit der Gallenwege oder der Funktionsfähigkeit der Gallenblase, beispielsweise im Zusammenhang mit chirurgischen Eingriffen, werden dagegen ^{99m}Tc-IDA-Derivate eingesetzt. Hier ist zwar die Bindung des Radiopharmakons unsicherer, jedoch ist die bildliche Darstellung bei vertretbar geringer Strahlenbelastung überlegen. Die *akute Cholezystitis* ist durch das Fehlen einer Darstellung der Gallenblase im Szintigramm mit großer Sicherheit gekennzeichnet. Andererseits schließt der Nachweis einer Gallenblasenfüllung eine akute Entzündung weitgehend aus. Eine *chronische Cholezystitis* kann bei einer verzögerten Gallenblasenfüllung und im übrigen unauffälligem Szintigramm vermutet werden. Steine als häufige Ursache sind in der Regel nicht erkennbar. Im Zusammenhang mit operativen Eingriffen wird die Szintigraphie beim *Postcholezystektomiesyndrom*, bei *Verdacht auf Galleleck* oder dem *Syndrom der zuführenden Schlinge* eingesetzt.

1.7.2 Gastrointestinale Blutung

Unklare intestinale Blutungen lassen sich nach Injektion von markierten Erythrozyten anhand einer umschriebenen Aktivitätsanreicherung mit einer relativ großen Sicherheit lokalisieren, sofern der Blutverlust mindestens 1 ml/min beträgt. Da die Untersuchung methodisch aufwendig ist, wird sie in der Regel nach erfolgloser Endoskopie bzw. Angiographie eingesetzt.

1.7.3 Darstellung von orthotoper und dystoper Magenschleimhaut

^{99m}Tc-Pertechnetat wird ähnlich wie Jodid von der Magenschleimhaut aufgenommen und sezerniert. Inwieweit Parietalzellen beteiligt sind, ist noch ungeklärt, jedoch soll durch die Gabe von Cimetidin die Anreicherung in der Schleimhaut verbessert werden. Eine interessante Anwendungsmöglichkeit ist der Nachweis von ektopischer Magenschleimhaut in Meckel-Divertikeln, die Blutungsquellen darstellen können.

1.8 Neue Entwicklungen: Kernspintomographie, endoskopische Sonographie

In den letzten Jahren sind neuartige bildgebende Untersuchungsverfahren eingeführt worden, deren diagnostischer Wert für gastroenterologische Erkrankungen bisher nicht festliegt. Bei der *Kernspintomographie* (NMR) werden Reaktionen der Gewebe auf elektromagnetische Impulse ausgewertet. In mancher Hinsicht ähneln die erhaltenen Schnittbilder den computertomographischen Abbildungen. Ein Vorteil dieses methodisch und zeitlich sehr aufwendigen Verfahrens liegt in der Möglichkeit einer Gewebedifferenzierung, beispielsweise bei Pfortaderthrombose oder hämorrhagisch-nektrotisierender Pankreatitis. Die *endoskopische Sonographie* ermöglicht die Ultraschalluntersuchung des Gastrointestinaltrakts bzw. der Speiseröhre vom Lumen her mit einer an der Spitze eines speziellen Endoskops befestigten Sonde. Auf diese Weise können störende Wirkungen von lufthaltigen Darmschlingen vermieden werden. Nach den bisherigen Erfahrungen dürfte der Vorteil dieses ebenfalls sehr aufwendigen Verfahrens in der Diagnostik schleimhautnaher Prozesse liegen.

Literatur

1. Bockus HL (1974) Symptomatology: abdominal pain and discomfort. In: Bockus HL (ed) Gastroenterology, vol 1. Saunders, Philadelphia, pp 48–70
2. Hansen WE (1984) Gastrointestinale Symptome. Pathophysiologie, Klinik, Diagnostik. Springer, Berlin Heidelberg New York Tokyo
3. Janzen R (1969) Elemente der Neurologie. Springer, Berlin Heidelberg New York
4. Kremer H (1982) Sonographische Diagnostik innerer Erkrankungen. Urban & Schwarzenberg, München
5. Maratka Z (1985) Terminologie, Definition und diagnostische Kriterien der digestiven Endoskopie. Normed, Bad Homburg
6. Ottenjann R, Classen M (1979) Gastroenterologische Endoskopie. Lehrbuch und Atlas. Enke, Stuttgart
7. Thurn P, Bücheler E (1979) Einführung in die Röntgendiagnostik, 2. Aufl. Thieme, Stuttgart

2 Speiseröhre

Die Speiseröhre dient dem Transport der Speisen aus der Mundhöhle bzw. dem Rachen in den Magen. Erkrankungen betreffen sowohl Störungen der Funktion als auch Veränderungen der Wandstruktur. Klinisch stehen u. a. Schluckbeschwerden oder Schmerzen im Vordergrund.

2.1 Embryologie, Mißbildungen

Entwicklungsgeschichtlich bilden sich Pharynx, Larynx bzw. Trachea und Ösophagus aus einer gemeinsamen Anlage. Durch Trennung entstehen dorsal die Speiseröhre und ventral der Respirationstrakt. Geschieht dies unvollkommen, so resultieren verschiedene Mißbildungen wie Ösophagusatresie oder -stenose, Fisteln zwischen Speiseröhre und Trachea sowie bei begleitender Fehlbildung des Gefäßsystems Kompressionserscheinungen von außen. Letztere sind in der Regel klinisch bedeutungslos, sofern nicht die Folgen weiterer Anomalien des Herzens oder der Gefäße im Vordergrund stehen. Bisweilen treten Schluckbeschwerden auf (*Dysphagia lusoria*) die evtl. erst im Erwachsenenalter manifest werden und zumeist keiner Therapie bedürfen.

2.2 Anatomie

Die Speiseröhre kann als dünner muskulärer Schlauch mit einer Länge von 25 cm beschrieben werden, welcher den Pharynx etwa von der Höhe des 6. Halswirbels mit der Kardia – etwas links vom 11. Brustwirbel – verbindet. Die Länge, von den oberen Schneidezähnen gemessen, beträgt je nach der Winkelung des Kopfes ca. 40 cm. Anatomisch besteht die Speiseröhre aus einer äußeren längsverlaufenden und einer inneren zirkulären Muskelschicht. Im oberen Drittel finden sich quergestreifte, im unteren Drittel dagegen glatte Muskelzellen. Die Oberfläche wird von unverhorntem Plattenepithel gebildet, welches durch die Muscularis mucosae und ein bindegewebiges Netzwerk von der Muskelschicht getrennt wird. Durch Muskelzug erhält die Speiseröhre Schleimhautlängsfalten, die bei stärkerer Füllung verstreichen, und die sich ggf. im Röntgenbild darstellen lassen.

Der Ösophagus besitzt enge Beziehungen zu den Nachbarorganen im Rachen, Hals und Mediastinum, was u. U. von klinischer Bedeutung sein kann. Aus praktischen Gründen unterscheidet man einen zervikalen, thorakalen und abdominalen Abschnitt.

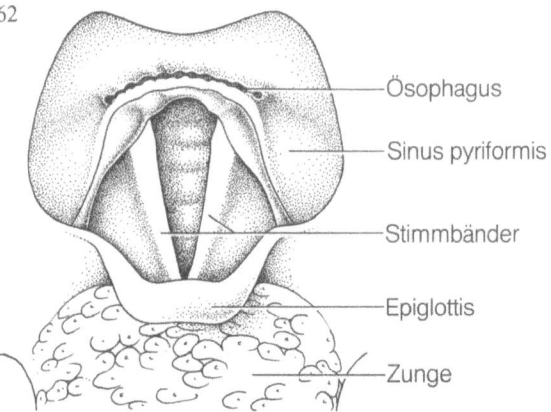

Abb. 2.1. Blick vom Zungengrund (*unten*) auf die Eingänge zur Luftröhre (*Mitte*) und Speiseröhre (*oben*). Gewöhnlich erscheint der Ösophagusmund schlitzartig verschlossen. Dieser Sachverhalt erschwert das Eingehen mit Sonden, Endoskopen etc., wobei Gefahren vor allem durch das Abgleiten in die – seitlichen – Sinus (Perforation!) und in die Luftröhre entstehen. Günstig ist hier eine Ventralflexion des Kopfes

Der Eingang in den *zervikalen Ösophagus* erscheint schlitzartig verschlossen dorsal vom Eingang in den Larynx (Abb. 2.1). Dieser ist gewöhnlich geöffnet, kann jedoch bei Bedarf mit dem vom Zungengrund ausgehenden Kehldeckel abgedeckt werden. Der Ösophagusmund wird durch den M. cricopharyngeus geschlossen gehalten (oberer Ösophagussphinkter).

Der *thorakale Ösophagus* verläuft im dorsalen Mediastinum zunächst in unmittelbarer Nähe der Trachea. Nach 10 cm wird durch den überkreuzenden Aortenbogen und den linken Hauptbronchus eine Impression erzeugt („*Aortenenge*"). Die Speiseröhre zieht dann gering nach links hinter das Herz, erreicht schließlich den Hiatus oesophageus und tritt damit in die Bauchhöhle ein. Das Lumen ist bei Spontanatmung im Inspirium offen und im Exspirium kollabiert. Die Durchmesser können endoskopisch in maximaler Inspiration, Insufflation und Dilatation gemessen werden. Stenosen erscheinen so relativ als Zonen veränderter Dehnbarkeit oder absolut als Verengung. Bemerkenswert ist die Mobilität des thorakalen Ösophagus, durch welche Raumforderungen in der Umgebung (Osteophytenbildung, Kropf, Aortenaneurysma, vergrößerter linker Vorhof, Lymphome etc.) kompensiert werden können.

Der *abdominale Ösophagus* ist kurz und besteht zur Hauptsache aus dem unteren Sphinkter bzw. dem Übergang in den Magen. Man nennt diesen Abschnitt auch das Vestibulum. Über die Anatomie gibt es kontroverse Meinungen, auf die hier nicht eingegangen werden soll. Von Bedeutung ist, daß die Durchtrittsöffnung des Zwerchfells, der sog. Hiatus oesophageus relativ groß angelegt ist. Der Anschluß an die untere Speiseröhre erfolgt doppelt durch 2 Blätter des Lig. oesophagophrenicum, welche aus der subdiaphragmatischen Aponeurose hervorgehen (Abb. 2.2). Unter physiologischen Bedingungen begrenzen sie die etwa 4 cm lange Verschlußzone. Eine Darstellung der beiden Blätter ist sowohl endoskopisch durch maximale Luftinsufflation, als auch radiologisch durch Kontrastmittel möglich, wobei sich jeweils ein oberer und ein unterer Ring zeigen. Am distalen Ring findet sich die Z-Linie oder Ora serrata, welche den Übergang vom Plattenepithel der Speiseröhre zur Magenschleimhaut markiert

Anatomie

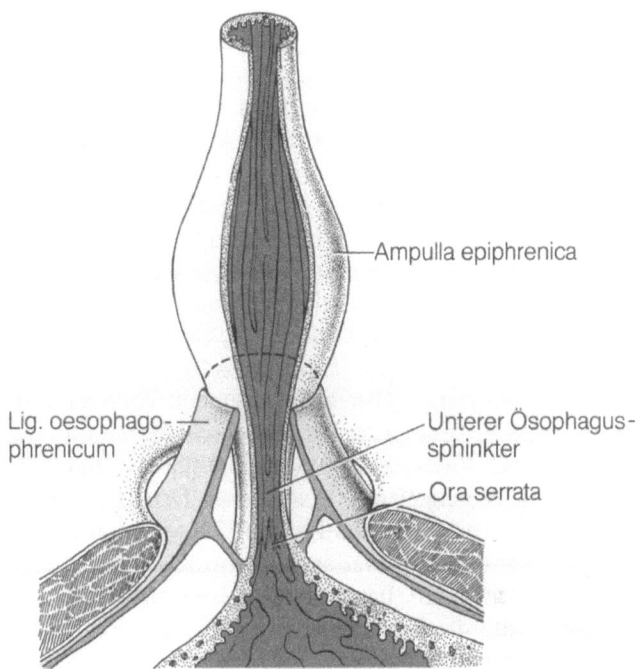

Abb. 2.2. Übergangszone zwischen Speiseröhre und Magen [nach 9]. Der etwa 4 cm lange Abschnitt zwischen den beiden Ansätzen des Lig. oesophagophrenicum entspricht funktionell dem unteren Ösophagussphinkter. Bei einer axialen Hiatushernie wird dieser nach kranial verlagert; in diesen Fällen erscheint das Zwerchfell als distal gelegener „3. Ring", der sich bei Inspiration verengt

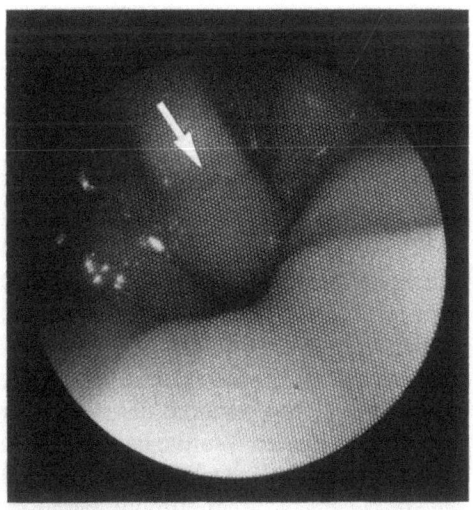

Abb. 2.3. Endoskopisches Bild des unteren Ösophagussphinkters (Blick von der Seite der Speiseröhre). Die Übergangszone von dem grauroten, perlmuttartig glänzenden Plattenepithel der Speiseröhre und der tiefroten, samtartigen Magenschleimhaut (Ora serrata, Z-Linie) ist in dieser Darstellung durch einen *Pfeil* markiert. Sie erscheint auch beim Gesunden in ihrer Lagebeziehung zum Sphinkterbereich verschieden; z. B. wird sie durch Würgereiz – wie in diesem Fall – nach kranial verschoben

(Abb. 2.3). Der Verschlußdruck wird einerseits durch die Speiseröhrenmuskulatur, zum anderen durch Kompression des Zwerchfells erreicht. Die Existenz eines eigenen Schließmuskels wird dagegen von den meisten Autoren abgelehnt. Die Bedeutung des Zwerchfells für den Verschlußmechanismus manifestiert sich bei der Hiatushernie, da hier häufig pathologischer Reflux aus dem Magen beobachtet wird. Der Hiatus oesophageus stellt sich dann als kaudal gelegener 3. Ring dar, der sich bei Inspiration verengt.

Die *Ösophagusschleimhaut* besteht, wie erwähnt, aus mehrschichtigem, nicht verhornendem Plattenepithel. Während der embryonalen Entwicklung bestand eine Auskleidung mit Zylinderepithel, welche bisweilen beim Erwachsenen in der Form von kleineren Inseln persistiert. Die normalerweise graurote, perlmuttartig glänzende Oberfläche erscheint dann samtartig tiefrot. In ähnlicher Weise markiert sich auch die Magenschleimhaut an der Z-Linie bzw. Ora serrata (s. oben). Feine endoskopisch sichtbare *Blutgefäße* entsprechen dem oberflächlichen Venengeflecht. Vom oberen Drittel fließt das Blut in die V. cava superior, vom mittleren Drittel in die V. azygos und vom unteren Drittel über die Magenvenen in die Pfortader. Eine große klinische Bedeutung besitzen die Gefäße beim portalen Hypertonus, wenn sich kompensatorisch hier ein Umgehungskreislauf der Leber manifestiert.

Die extrinsische *Nervenversorgung* erfolgt sowohl über den Vagus als auch über den Sympathikus. Hinzu kommt wie im übrigen Gastrointestinaltrakt ein intrinsisches System.

Der *Inhalt* der Speiseröhre besteht zur Hauptsache aus verschlucktem Speichel. Durch seine Fähigkeit, die Salzsäure des Magens zu neutralisieren, besitzt er auch eine wichtige Schutzfunktion am gastroösophagealen Übergang. Daneben besteht eine Sekretion aus submukösen Schleimdrüsen. Zellen des APUD-Systems wurden in der Speiseröhre nicht nachgewiesen.

2.3 Physiologie

Die Funktion der Speiseröhre betrifft die Verschiebung der in der Mundhöhle durch Kauen und Einspeicheln vorbehandelten Speisen bzw. der Getränke vom Rachenraum in den Magen. Die treibende Kraft ist ein durch das feine Zusammenspiel der willkürlichen Mund- und Rachenmuskulatur sowie der unwillkürlichen Speiseröhren- und Magenmuskulatur erzeugter Druckanstieg, welcher 200 mm Hg (27 kp) erreichen kann. Hierbei wird jeweils das proximale Segment fest verschlossen und das distale Segment relaxiert. Die Koordination dieses komplizierten Vorgangs erfolgt durch das Nervensystem, wobei das Schluckzentrum in der Medulla oblongata und die Nn. vagi und glossopharyngei sowie der N. sympathicus beteiligt sind. Man kann hier in funktioneller Hinsicht 3 Abschnitte definieren: das obere Drittel der Speiseröhre, welches aus quergestreifter Muskulatur besteht; die unteren zwei Drittel, die aus glatter Muskulatur aufgebaut sind; der untere Ösophagussphinkter, welcher ebenfalls aus glatter Muskulatur besteht (s. Abb. 2.2). Entsprechend der Skelettmuskulatur wird das obere Drittel über motorische Endplatten innerviert. Die übrigen

Anteile, aus glatter Muskulatur aufgebaut, werden vom autonomen Nervensystem versorgt: präganglionäre Fasern des Vagus finden Anschluß an den Plexus myentericus; von dort ziehen postganglionäre Fasern zu den glatten Muskelzellen. Beide Nerven sind cholinerg, wobei parasympathikomimetische Medikamente zur Kontraktion führen; durch Atropin kann dieser Effekt aufgehoben werden. Der untere Ösophagussphinkter erhält auch Kontraktionsreize vom Sympathikus. Hinzu kommen relaxierende Reize, die wahrscheinlich über peptiderge Nervenfasern des N. vagus geleitet werden. Durch ihr Zusammenspiel wird der Durchtritt der Speisen in den Magen ermöglicht.

Die *Drücke* in den verschiedenen Abschnitten des Ösophagus sind einerseits abhängig von der Muskelkontraktion, zum anderen von der jeweiligen Umgebung. Bei der Speiseröhre spielen am Eingang der Druck im Pharynx, welcher etwa der Atmosphäre entspricht, der intrathorakale Druck, sowie beim Übergang in den Magen der intraabdominelle Druck eine Rolle.

Unter *Ruhebedingungen* ist der obere Ösophagussphinkter verschlossen, sein Druck liegt über dem der Atmosphäre, so daß keine Luft einströmen kann (Abb. 2.4). Dies ist insofern bedeutungsvoll, als der intrathorakale Druck unter dem der Atmosphäre liegt und ggf. einen Sog ausübt. Das gleiche gilt für die Verhältnisse am unteren Sphinkter: hier liegt der intraabdominelle Druck in der Regel noch über dem der Atmosphäre. Der Ruhedruck ist entsprechend hoch, so daß der Reflux des agressiven Mageninhaltes verhindert wird. Zum *Schlucken* ist eine Änderung dieser Druckverhältnisse nötig: zunächst wird der Druck in der Mundhöhle und im Pharynx erhöht, der obere Ösophagussphinkter relaxiert. Nach dem Durchtritt der Speisen bewirkt eine geordnete peristaltische Druckwelle (s. oben) den weiteren Transport.

Die Bestimmung der *Drücke* besitzt für die Diagnose von Funktionsstörungen der Speiseröhre eine praktische Bedeutung. Hierzu werden dünne, mit Wasser oder physiologischer Kochsalzlösung perfundierte Katheter verwendet, deren distales Ende als eigentlichen Meßpunkt eine seitliche Öffnung besitzt. Der dynamische Druck der austretenden Flüssigkeit wird dem von der jeweiligen Umgebung ausgeübten statischen Druck gleichgesetzt und extrakorporal

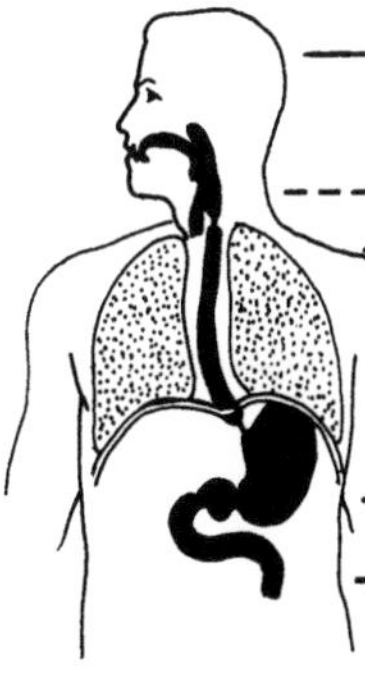

	Ruhedruck	Druck b.Schlucken
Mundhöhle Oropharynx	Atmosphäre	Anstieg
oberer Sphinkter	über Atmosphäre	Abfall, dann Anstieg
Speiseröhre	unter Atmosphäre	Peristaltik, hoher Druck
unterer Sphinkter	über Bauchdruck	Abfall, dann Anstieg
Magen	über Atmosphäre	rezeptive Relaxation

Abb. 2.4. Drücke in Rachen, Speiseröhre und Magen bei Ruhe und während des Schluckakts. Der relative Unterdruck in der Speiseröhre übt einen Sog auf die Luft im Rachenraum bzw. den Mageninhalt aus. Ein Einstrom wird jedoch durch die Sphinktere weitgehend verhindert. (Nach [5])

mit einem Drucksensor registriert. Aufgrund der Bewegungen durch Atmung, Peristaltik etc., die eine feste Lokalisation der Katheter erschweren, werden die Messungen zumeist im Durchzugverfahren vorgenommen, wobei mit einer konstanten Geschwindigkeit (6 mm/s) beispielsweise vom Magenfundus in den distalen Ösophagus verschoben wird [1]. Bei der Mehrpunktmanometrie wird mit getrennten Kathetern an verschiedenen Abschnitten gleichzeitig registriert. Hierdurch werden peristaltische Bewegungen erfaßbar (Abb. 2.5). Im Prinzip lassen sich mit dieser Technik neben der Speiseröhre sämtliche Organsysteme mit Peristaltik untersuchen; dies gilt besonders auch für den Magen, den Dünndarm, den Sphincter Oddi, das Kolon sowie das Anorektum. Wegen der teuren Apparate und der Schwierigkeiten bei der Methodik werden Druckmessungen nur in spezialisierten Zentren routinemäßig durchgeführt.

Von besonderem klinischen Interesse sind die Druckverhältnisse am unteren Ösophagussphinkter (s. Abb. 2.5). Der Ruhedruck beträgt 10−40 mm Hg (1,3−5,3 kPa). Bereits 2 s nach Beginn des Schluckakts beobachtet man einen allmählichen Druckabfall, der nach 4−5 s 0 erreicht. Nach dem Durchtritt der Speisen kommt es zu einer Kontraktion, wobei innerhalb von 3−4 s annähernd der doppelte Ruhedruck aufgebaut wird. Innerhalb weiterer 3−4 s folgt dann eine Erschlaffung bis zum Ruhedruck. Nach der geltenden Meinung werden diese Druckänderungen vom Nervensystem reguliert (s. oben). Es gibt zahlreiche Mitteilungen über Effekte von Hormonen oder Medikamenten auf den un-

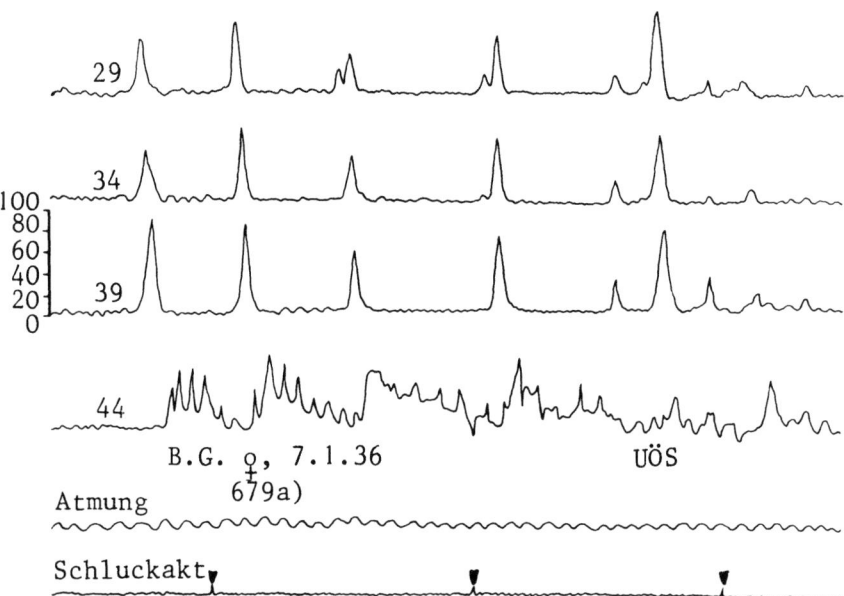

Abb. 2.5. Gleichzeitige Druckaufzeichnungen aus der unteren Speiseröhre bei (von oben) 29 cm, 34 cm, 39 cm und dem unteren Ösophagussphinkter (UÖS) von einer gesunden Person. Die Zeitschreibung verläuft nach rechts. Man erkennt die peristaltischen Wellen als kurzzeitige Druckanstiege, die sich nach distal bewegen. Schließlich beobachtet man zeitgerecht eine vollständige Erschlaffung des unteren Sphinkters. Bei funktionellen Speiseröhrenerkrankungen beobachtet man evtl. abnorme Druckwellen; eine vollständige Erschlaffung des unteren Ösophagussphinkters kann fehlen. (Nach [11] mit freundlicher Genehmigung)

Tabelle 2.1. Substanzen mit Wirkung auf den Druck des unteren Ösophagussphinkters

Druckanstieg	Druckabfall
Gastrin	Sekretin
Motilin	Cholezystokinin
Prostaglandin F2	Glukagon
Metoclopramid, Domperidon	Atropin
Ranitidin	Isoproterenol
Alkali	Säure
Bethanechol	Alkohol
Proteinmahlzeit	Schokolade
Kaffee	Rauchen
	Nifedipin
	Nitroglyzerin

teren Ösophagussphinkter, insbesondere auch im Hinblick auf die Verhinderung von pathologischem Reflux aus dem Magen. Eine Zusammenstellung findet sich in Tabelle 2.1.

Für diese pharmakologischen Effekte sind jedoch in der Regel Konzentrationen erforderlich, die weit über den physiologischen bzw. therapeutischen Spiegeln liegen. Dies gilt insbesondere auch für die verschiedenen nach einer Mahlzeit freigesetzten gastrointestinalen Hormone. In der Therapie spielen allein Metoclopramid bzw. Domperidon sowie Nifedipin und Nitroglyzerin eine Rolle.

Die Bewegung von geschluckten Speisen durch die Speiseröhre ist abhängig von deren Konsistenz [4]. Flüssigkeiten werden bei aufrechter Körperhaltung entsprechend der Schwerkraft unabhängig von der Peristaltik transportiert. Sie bleiben bis zur Eröffnung des unteren Ösophagussphinkters in der kaudalen Speiseröhre und werden mit der peristaltischen Welle nach 5–8 s in den Magen geschoben. Dies läßt sich in einfacher Weise durch Auskultation des Magens feststellen. Zähflüssigere Speisen, die evtl. auch der Wand anhaften, werden mit der Peristaltik transportiert und erreichen ebenfalls nach ca. 5 s den Magen. Bleiben feste Partikel in der Speiseröhre liegen, so werden sie – unbewußt – durch sekundäre peristaltische Kontraktionen fortbewegt. Von Interesse ist weiter, daß gekühlte Speisen die Peristaltik vermindern, erwärmte Speisen dagegen beschleunigen. Der untere Ösophagussphinkter wird im Vergleich weniger beeinflußt. Bei Kopftieflage oder im Liegen erfordert der Transport von Flüssigkeiten eine geordnete Peristaltik, da hier die Schwerkraft entgegengesetzt ist bzw. als Antrieb fehlt.

Rückfluß von Mageninhalt in die Speiseröhre (*Reflux*) wird bereits unter physiologischen Bedingungen beobachtet. Nimmt man einen Abfall des pH-Wertes in der unteren Speiseröhre unter 4 als Maßstab, so sind bis 2,5% der Beobachtungszeit noch normal. Entscheidend sind einerseits die Funktionsfähigkeit des unteren Ösophagussphinkters, zum anderen die Fähigkeit der Speiseröhre zur Selbstreinigung. Eine wichtige Rolle spielen hier offenbar sekundäre peristaltische Kontraktionen sowie die Verdünnung und Neutralisation durch verschluckten Speichel. Die Magenfüllung als Ursache von Reflux dürfte eher eine untergeordnete Bedeutung besitzen. Von Interesse sind in diesem Zusammenhang Beobachtungen, nach denen bei einem intragastralen Druckanstieg der Druck im unteren Ösophagussphinkter ebenfalls ansteigt. In der Regel kann der Magen infolge seiner Dehnbarkeit große Mengen von Speisen aufnehmen ehe es zu einem Druckanstieg kommt. Bestimmte Gewürze oder „Verdauungsschnäpse" senken den Druck im unteren Ösophagussphinkter und ermöglichen nach einer Mahlzeit das Aufstoßen von Luft, was ggf. als Erleichterung empfunden wird. Instillation von Luft in den Magen über einen Schlauch führte nach Gabe von 200–600 ml zu einem Druckanstieg um lediglich 4–7 mm Hg; der Druck blieb dann bis zu einem Volumen von 1600 ml konstant. Nach 5–157 s wurde dann plötzlich Luft in die Speiseröhre entleert, aufgestoßen oder durch sekundäre peristaltische Kontraktionen in den Magen zurückgeschoben [4].

Von besonderem klinischen Interesse ist die Frage nach der *Wahrnehmbarkeit* der Speiseröhre. Afferente Impulse werden zum größten Teil über den Sympathikus sowie über den Vagus geleitet. Schmerzempfindungen entstehen ähnlich wie im übrigen Gastrointestinaltrakt durch Zug oder Dehnung (s. 1.2). Starke Schmerzreize können in den Rücken, in die Schultern sowie die Innenseite des linken Armes übertragen werden. Langsame Größenzunahmen, wie sie beispielsweise bei der Achalasie oder dem Neoplasma auftreten, entgehen in der Regel der Wahrnehmung. Die Ursache des „Sodbrennens", einem brennenden, retrosternal lokalisierten Schmerz, ist nicht eindeutig geklärt: diskutiert wird u. a. ein Spasmus der Speiseröhrenmuskulatur. Differentialdiagnostisch müssen bei retrosternalen Beschwerden stets auch die übrigen Brusteingeweide (Herz, Gefäße, Lungen etc.) als Ursprungsort erwogen werden.

2.4 Funktionsstörungen

Das gemeinsame Kennzeichen der vergleichsweise seltenen funktionellen Speiseröhrenerkrankungen ist das Fehlen geordneter Bewegungen sowohl des tubulären Ösophagus als auch des unteren Sphinkters. Man unterscheidet primäre Störungen (einschließlich Achalasie und Ösophagusspasmus) sowie sekundäre, organisch begründete Erkrankungen. Wegen der großen Anpassungsfähigkeit der Speiseröhre sind die Beschwerden oft nur gering, so daß die Diagnosen lange nicht gestellt werden.

Die wichtigste Differentialdiagnose ist das Ösophagus- bzw. Kardiakarzinom.

2.4.1 Achalasie

Die Achalasie ist durch die eingeschränkte Fähigkeit Speisen in den Magen zu entleeren gekennzeichnet. Klinisch stehen Schluckbeschwerden, evtl. auch Regurgitation, im Vordergrund.

Pathophysiologie. Der wichtigste Befund ist das Fehlen einer schluckreflektorischen Erschlaffung des unteren Ösophagussphinkters. Im Bereich der tubulären Speiseröhre finden sich anstelle von geordneten peristaltischen Wellen simultane Kontraktionen. Die Ursache wird in einer gestörten Innervation der glatten Muskulatur gesucht. Da ausschließlich Adoleszente und Erwachsene erkranken, wird eine erworbene Schädigung diskutiert (Infektion?). Hierfür sprechen auch verschiedene Befunde. Letztlich ist jedoch die Ätiologie ungeklärt. Aus der Entleerungsstörung folgt eine Retention von Speisen, wobei die Speiseröhre sackartig erweitert wird.

Klinik. Die Leitsymptome der Achalasie sind Dysphagie, Regurgitation, retrosternale Schmerzen und Gewichtsabnahme. In der Regel sind die Erscheinungen diskret und werden zunächst nicht besonders ernst genommen, zumal die Betroffenen oft jünger sind und sich gesund fühlen. Regelmäßig finden sich *Schluckbeschwerden*, wobei feste und flüssige Speisen in gleicher Weise Schwierigkeiten bereiten. Zumeist spüren die Patienten das langsame Passieren der Speisen. Sie versuchen durch bisweilen bizarre Körperbewegungen die Nahrung in den Magen zu befördern und benötigen dazu ein Mehrfaches an Zeit. Obgleich die Größe der Partikel nur eine geringe Rolle spielt, werden Obst, Brot oder Fleisch besonders schlecht toleriert. Psychische Belastungen können die Beschwerden verstärken. Bei unzureichender Entleerung kommt es zur *Regurgitation;* im Initialstadium kann diese infolge der erhaltenen Kontraktionsfähigkeit der Speiseröhre während des Essens schwallartig und mit Schmerzen erfolgen. Später, wenn der Ösophagus sackartig erweitert wurde, bleiben die Speisen zunächst liegen und fließen bei horizontaler Körperlage in den Rachenraum: charakteristisch sind nächtliche Hustenanfälle infolge Aspiration von Speiseröhreninhalt. Bisweilen steht die pulmonale Symptomatik (Bronchitis, Pneumonie) im Vordergrund, so daß die Achalasie als Ursache übersehen wird. Etwa die Hälfte der Patienten klagt über krampfartige retrosternale *Schmerzen*, welche in die Arme ausstrahlen. Differentialdiagnostische Schwierigkeiten bestehen gegenüber der Angina pectoris, zumal die Schmerzsymptomatik unabhängig vom Essen sein kann. Ein weiteres Symptom ist die *Gewichtsabnahme,* die bei fortgeschrittener Krankheit beobachtet wird.

Diagnostik. Entscheidend ist der Befund beim *Speiseröhrenröntgen:* bereits in der Thoraxübersichtsaufnahme kann die Erweiterung der Speiseröhre aufgrund des breiten Mediastinalschattens vermutet werden. Bei der Kontrastdarstellung findet sich eine Speiseröhrendilatation mit Spiegelbildung und ungeordneter bzw. fehlender Peristaltik (Abb. 2.6). Der gastroösophageale Übergang erscheint sektkelchartig in einer Länge von 1–4 cm verengt. Im Magenfundus fehlt eine Luftblase. Das Kontrastmittel tritt nur langsam, unabhängig vom Schlucken, in den Magen über. Als ergänzende Untersuchung sollte in jedem Fall zum Ausschluß einer organischen Ursache (Karzinom!) eine *Endoskopie* angeschlossen werden; ggf. muß die Speiseröhre vorher gespült und entleert werden. Durch *Manometrie* kann bei unklaren Fällen die Diagnose anhand des charakteristischen Druckverhaltens (unvollständige Druckerschlaffung im unteren Ösophagussphinkter, Aperistaltik im tubulären Ösophagus) gesichert werden.

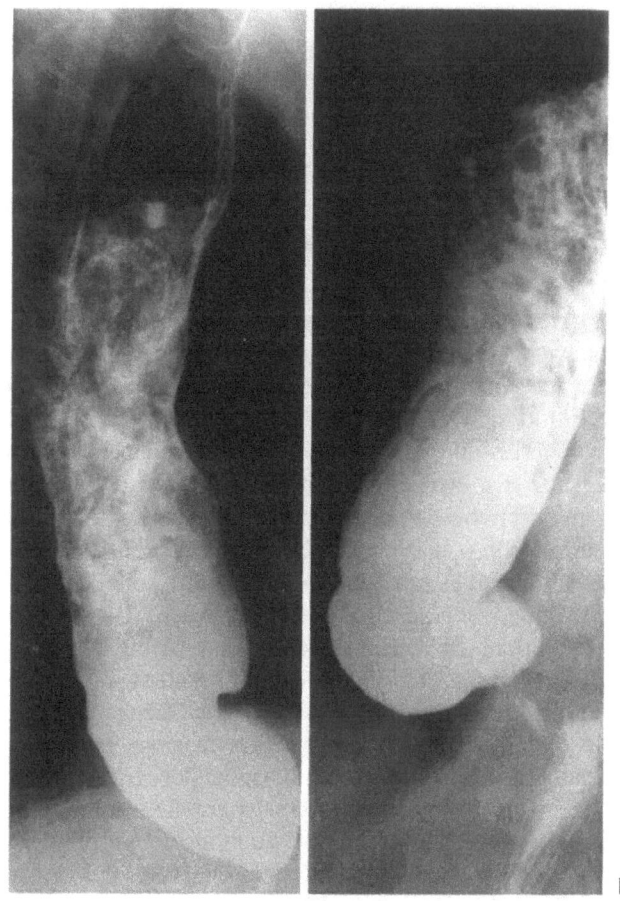

Abb. 2.6 a, b. Röntgenbild der Speiseröhre bei fortgeschrittener Achalasie. Man erkennt eine sektkelchartige Verengung des gastroösophagealen Übergangs (**b**). Die Speiseröhre ist armdick erweitert und zeigt keine geordnete Peristaltik. Durch das Kontrastmittel werden Speisereste sichtbar gemacht; nach kranial grenzt sich ein Flüssigkeitsspiegel ab (**a**). Ein weiteres Kennzeichen ist das Fehlen einer Luftblase im Magen (hier nicht dargestellt)

Differentialdiagnose. Die Diagnose ist bei voller Ausprägung des Krankheitsbildes aufgrund des Röntgenbefundes und der Endoskopie unschwer zu stellen. Bei älteren Personen muß auch an ein kardianahes Karzinom gedacht werden und dieses durch Probeentnahmen aus der verengten Region ausgeschlossen werden.

Therapie. Das Behandlungsziel ist die Öffnung der Stenose im distalen Ösophagus. *Medikamentös* gelingt dies evtl. durch Nifedipin (Adalat, Kaps. à 10 mg), wobei vor den Mahlzeiten oder bei Schmerzen bzw. Regurgitation 1–2 Kaps. sublingual gegeben werden. In der Regel werden jedoch eine *pneumatische Dilatation* oder – als letzte Maßnahme – die chirurgische *Myotomie* nach Gottstein-Heller erforderlich. Da die Gefahr der Refluxösophagitis besteht, wird

Ösophagusspasmus

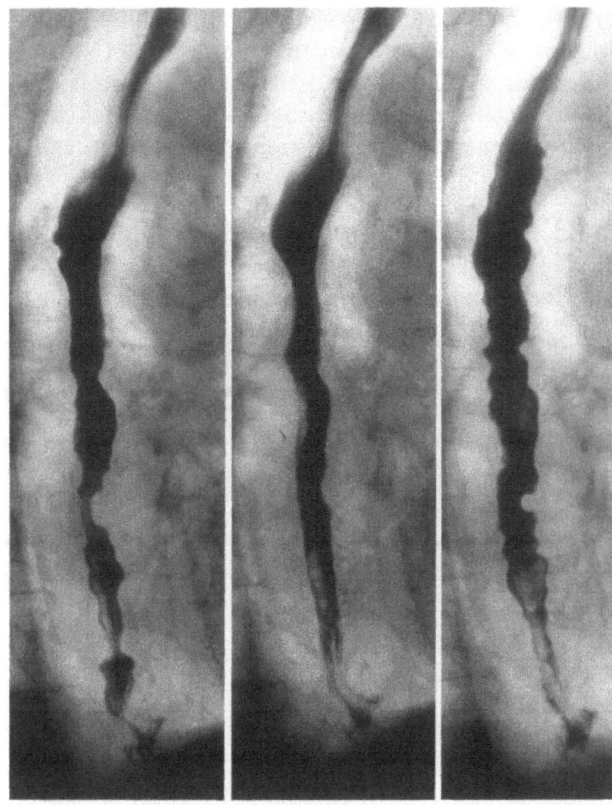

Abb. 2.7. Röntgenbild der Speiseröhre bei diffusem Ösophagusspasmus. Durch das Kontrastmittel werden hier ungeordnet erscheinende tertiäre Kontraktionen des tubulären Ösophagus gezeigt, die mit Beschwerden (Dysphagie, Schmerzen) einhergehen. Der untere Ösophagussphinkter wird weniger betroffen

dieser Eingriff nur selten vorgenommen. Das Karzinomrisiko ist bei der Achalasie erhöht, daher sollten die Patienten auch bei erfolgreicher Therapie regelmäßig nachkontrolliert werden. Falls nötig, müssen Dehnungsbehandlungen wiederholt werden.

2.4.2 Ösophagusspasmus

Bei dieser seltenen, ätiologisch ungeklärten Erkrankung stehen ungeordnete kräftige Kontraktionen des tubulären Ösophagus im Vordergrund [10]. Der untere Ösophagussphinkter funktioniert dagegen normal. Die Patienten klagen über wechselnde krampfartige retrosternale Schmerzen und Schluckbeschwerden. Häufig werden die Symptome durch eiskalte Getränke provoziert. Die Übergänge zu der hypermotilen Form der Achalasie sind fließend. Die *Diagnostik* erfolgt durch Röntgen (Bariumbreischluck, Abb. 2.7) und Endoskopie, evtl. auch Manometrie. *Therapeutisch* stehen konservative Maßnahmen im Vordergrund: Diätberatung, wobei die Empfehlung gegeben wird, die schlecht verträglichen Speisen zu meiden; Nitroglyzerin (Nitrolingual, Kaps. à 0,8 mg) bzw. Nifedipin (Adalat, Kaps. à 10 mg) 1–2 Kaps. sublingual bei Schmerzen oder als regelmäßige Dauertherapie. In verzweifelten Fällen erfolgt eine chirurgische Intervention: lange Ösophagusmyotomie, evtl. mit Antirefluxmaßnahme.

2.4.3 Sekundäre Störungen der Ösophagusmotilität

Die Bewegungsabläufe in der Speiseröhre können im Rahmen einer Vielzahl von Erkrankungen gestört sein:

Erkrankungen, die mit Motilitätsstörungen der Speiseröhre einhergehen können

1. Muskelerkrankungen
   Myasthenia gravis
   Myotonische Dystrophie
	4. *Erkrankungen des*
	   Zentralnervensystems
	   Hirnstammläsionen
	   Poliomyelitis
	   Extrapyramidale Störungen
	   Intestinale Pseudoobstruktion

2. *Kollagenosen*
   Sklerodermie
   Erythematodes
   Polymyositis
   Dermatomyositis
	5. *Sonstige*
	   Chagàs-Krankheit
	   Amyloidose
	   Schilddrüsenüberfunktion
	   Schilddrüsenunterfunktion

3. *Polyneuropathien*
   Alkoholismus
   Diabetes mellitus	

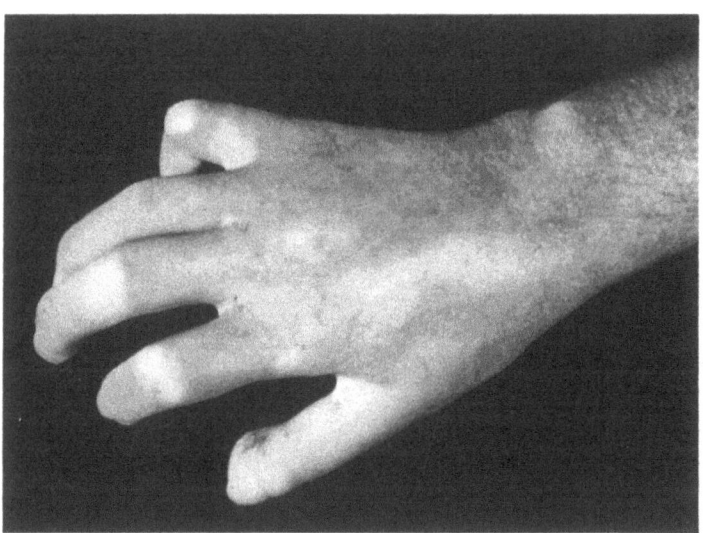

Abb. 2.8. Hand bei Sklerodermie. Im Vordergrund stehen Schwellung, Verdickung und straffe Atrophie der Haut, sodaß diese sich nicht verschieben läßt. Weiterhin bestehen Pigmentveränderungen. Neben den Händen und dem Gesicht ist bei etwa 80% der Patienten die Speiseröhre Hauptmanifestationsort. Schluckbeschwerden können in der Initialphase fehlen

In der Regel stehen hier die Grundleiden im Vordergrund. Erwähnt werden soll die *Sklerodermie* (Abb. 2.8). Hier finden sich bei etwa 80% der Patienten Schluckbeschwerden infolge eines Befalls der glattmuskulären Speiseröhre. Die Motilitätsstörung betrifft im tubulären Ösophagus eine Abschwächung der Kontraktionen und eine Häufigkeitszunahme von simultanen Kontraktionen anstelle der Peristaltik; im unteren Ösophagussphinkter beobachtet man gleichzeitig eine Abnahme des Ruhedrucks. Klinisch steht die Refluxösophagitis im Vordergrund (s. 2.5). Da diese entscheidend für die Prognose sein kann, ist eine konsequente Behandlung nötig, am besten mit Histamin-H_2-Antagonisten. Der Wert von operativen Antirefluxmaßnahmen ist bislang umstritten. Bei den übrigen *Kollagenosen* beobachtet man seltener Motilitätsstörungen, wobei die Dermatomyositis zusätzlich mit einer Insuffizienz des oberen Ösophagussphinkters und der Folge des Verschluckens und evtl. Aspiration einhergehen kann. Oropharyngeale Schluckstörungen, bei denen die Verschiebung der Speisen von der Mundhöhle bis zum Ösophagus beeinträchtigt ist, finden sich auch bei Motilitätsstörungen infolge zentralnervöser Erkrankungen (s. 2.13).

2.5 Speiseröhrenentzündungen

In diesem Kapitel sollen neben der Refluxkrankheit – als der wichtigsten entzündlichen Erkrankung – die Infektionen sowie die Verätzungen des Ösophagus dargestellt werden. Die führenden Symptome sind Sodbrennen, welches sich nach Trinken von Wasser oder Milch evtl. bessert, und – bei Stenosebildung – Schluckbeschwerden.

2.5.1 Refluxkrankheit

Entzündungen, die im Zusammenhang mit Reflux aus dem oberen Gastrointestinaltrakt im Bereich der kaudalen Speiseröhre entstehen, zählen in den westlichen Ländern zu den häufigsten gastroenterologischen Erkrankungen. Oft gehen sie mit einer Hiatushernie einher. Beschwerden sind mit dem Auftreten sichtbarer Schleimhautveränderungen verknüpft; sie können jedoch auch fehlen bzw. ohne faßbares pathologisch-anatomisches Korrelat bestehen [2].

Pathophysiologie. Bereits beim Gesunden beobachtet man im Verlauf von 24 h einen kurzzeitigen Übertritt von Magen- bzw. Darminhalt in die Speiseröhre (physiologischer Reflux, s. 2.3). Von *pathologischem Reflux* spricht man, wenn durch den Rückstrom in die Speiseröhre Beschwerden entstehen oder wenn es zu morphologisch faßbaren Veränderungen an der Schleimhaut („Refluxösophagitis") kommt. Nach der geltenden Meinung handelt es sich hierbei um das Resultat eines Ungleichgewichts zwischen schädigenden und schützenden Einflüssen (Abb. 2.9). Dieses Konzept wird der Vielzahl von möglichen Faktoren, welche bei der Entstehung der Refluxkrankheit zusammenwirken, am besten gerecht. Trotzdem bleibt es oft unklar, warum der einzelne Patient erkrankt und ein anderer mit ähnlichen Befunden symptomfrei ist.

Schädigende Einflüsse

1. Ungenügender Verschluß des unteren Ösophagussphinkters
2. Zusammensetzung des Refluats (Salzsäure, Natriumbikarbonat, Gallensäuren, Verdauungsenzyme)
3. Lange Kontaktzeit
4. Gestörte Entleerung der Speiseröhre oder des Magens
5. Gifte (z. B. Alkohol, Zigarettenrauch)
6. Vermehrtes Aufstoßen infolge Aerophagie

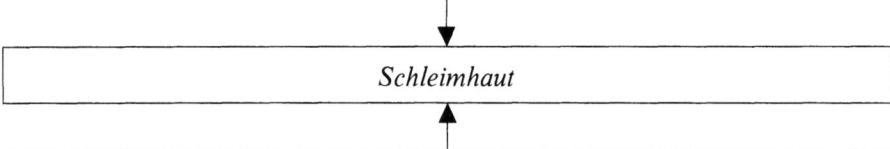

Schützende Einflüsse

1. Schleimhautabwehr
2. Selbstreinigungsfähigkeit der Speiseröhre
3. Speichel

Abb. 2.9. Schleimhautschädigung durch ein Ungleichgewicht der schädigenden und schützenden Faktoren (Schema)

Will man die in Abb. 2.9 aufgeführten Faktoren in ihrer relativen Bedeutung gewichten, so wird man dem ungenügenden Verschluß des unteren Ösophagussphinkters sowie der Salzsäure die größte Bedeutung zumessen. Durch pH-Metrie kann in einfacher Weise der Säuregehalt in der unteren Speiseröhre verfolgt werden. Hierbei zeigt sich in den meisten Fällen ein verlängertes Absinken unter einen vorgegebenen pH-Wert (z. B. pH 4). Das Verhalten bei der pH-Metrie kann auch für eine Klassifikation der Refluxkrankheit herangezogen werden. So findet man kontinuierliche Beschwerden und fortgeschrittene entzündliche Veränderungen bei einem sauren Dauerreflux infolge Verschlußinsuffizienz des unteren Ösophagussphinkters. Nächtlicher Säurereflux kennzeichnet Fälle mit konstanter Erniedrigung des Sphinkterdrucks, wobei die horizontale Körperlage den Rückstrom begünstigt; klinisch stehen nächtliches Sodbrennen sowie leichtere Schleimhautveränderungen im Vordergrund. Ein verstärkter postprandialer Reflux wird auf vermehrtes Luftschlucken bei den Mahlzeiten (Aerophagie) mit der Folge des gehäuften Aufstoßens zurückgeführt; offensichtlich wird die Eruktation durch eine postprandiale Relaxierung des Sphinkterdrucks begünstigt (s. 2.3). Die Patienten klagen über verstärktes Sodbrennen nach den Mahlzeiten. Bei der Endoskopie finden sich in der Regel geringfügige oder keine Schleimhautveränderungen.

Alkalischer Reflux wird nach Magenoperationen beobachtet; im Vergleich gilt das alkalische Material als stärker schädigend. Inwieweit ein Synergismus mit Gallensäuren, Lysolezithin oder Verdauungsenzymen eine Rolle spielt, ist ungeklärt.

Schützende Einflüsse gehen einerseits von der Schleimhaut selbst, zum anderen von der Fähigkeit der Speiseröhre, das agressive Material in den Magen zurückzuschieben sowie von der Neutralisationsfähigkeit des Speichels aus (s. Abb. 2.9).

Von *sekundärem Reflux* spricht man bei anatomisch genau festgelegten Läsionen der Speiseröhre oder des Magens z. B. Kollagenosen oder Resektionen.

Die *pathologisch anatomischen Veränderungen* erscheinen unabhängig von der Grunderkrankung. In der Initialphase besteht nach der Meinung mancher Autoren eine Alteration des Plattenepithels mit einer Verlängerung der Stromapapillen und einer Verbreiterung der Basalzellschichten (hyperkeratotische Akanthose). Hinzu kommen entzündliche Reaktionen in der Lamina propria mit Infiltration von neutrophilen bzw. eosinophilen Granulozyten. Endoskopisch sichtbar sind dann Erosionen, die zunächst die Faltenkämme nahe dem Schleimhautübergang betreffen. Je nach der Schwere der Erkrankung existieren sie als rote Flecken (Grad I), konfluierende Läsionen (Grad II) oder besetzen die kaudale Speiseröhre zirkulär (Grad III). Komplikationen sind die tiefe Ulzeration, der Ersatz des zerstörten Plattenepithels durch Zylinderepithel und narbige Schrumpfungen (Verkürzung der Speiseröhre, Stenosebildung). Bei langjährigem Bestehen einer schweren Refluxkrankheit mit zirkulärer Zylinderzellauskleidung (Endobrachyösophagus) werden Adenokarzinome beobachtet.

Klinik. Patienten mit Refluxkrankheit klagen am häufigsten über *Sodbrennen:* es wird als retrosternal vom Epigastrium bis evtl. zum Hals reichendes Gefühl von Brennen, Schmerzen oder Hitze beschrieben. Bisweilen strahlen die Schmerzen in die Arme und in den Rücken aus.

Provozierend wirken saure Getränke, z. B. trockener Wein. Diese Tatsache ist auch die Grundlage des Säureperfusionstests nach Bernstein; da jedoch etwa 10% der Gesunden ebenfalls mit Sodbrennen reagieren, hat sich der Funktionstest in der Praxis nicht durchgesetzt. Charakteristisch ist die Besserung der Beschwerden nach Trinken von Wasser oder Milch bzw. der Einnahme von Antazida. Nächtliches Sodbrennen spricht für einen ungenügenden Verschluß des unteren Ösophagussphinkters; das gleiche gilt für das nächtliche Zurückfließen von Mageninhalt ohne Brech- oder Würgereiz (*Regurgitation*). Treten Sodbrennen und Regurgitation nach dem Essen auf, so kennzeichnet dies die Aerophagie; da Patienten den aufgestoßenen Mageninhalt bevorzugt wieder verschlucken, wird ggf. der Krankheitsprozeß weiter unterhalten.

Oft existieren Schleimhautveränderungen, ohne daß über Beschwerden geklagt wird. Andererseits können unspezifische Angaben wie Übelkeit, Brechreiz, Oberbauchbeschwerden oder Globusgefühl im Vordergrund stehen, so daß die Diagnose zunächst nicht gestellt wird.

Komplikationen treten im Vergleich selten auf. *Husten* und *Heiserkeit* sind die Zeichen einer Aspiration, wobei die horizontale Körperlage beim Schlafen die Regurgitation von Mageninhalt offenbar begünstigt. *Schluckbeschwerden* weisen auf eine Stenosierung hin. Sie finden sich nach langjährigem Verlauf, wobei differentialdiagnostisch auch das beim Barrett-Syndrom wahrscheinlich gehäuft auftretende Adenokarzinom in Frage kommt. Kennzeichnend ist, daß

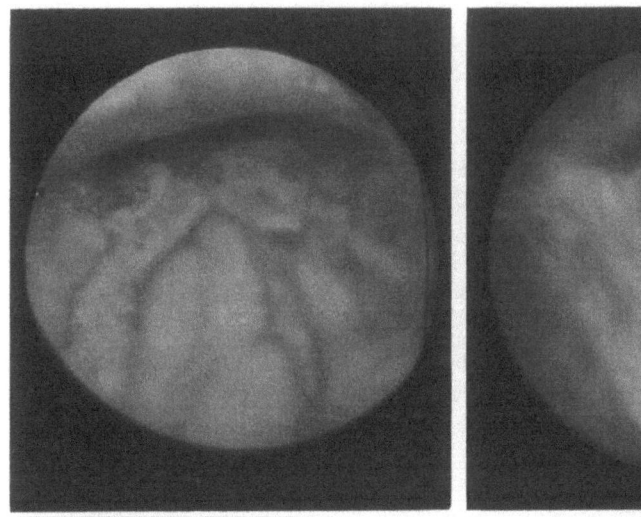
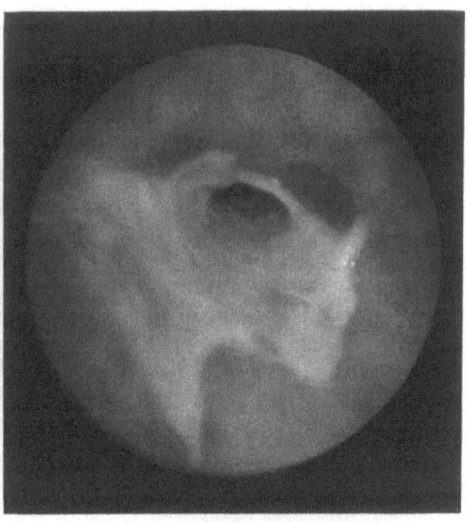

Abb. 2.10a, b. Endoskopische Speiseröhrenbefunde bei der Refluxkrankheit: Längsverlaufende, z. T. konfluierende Erosionen, die sich durch zentrale weißliche Beläge mit rotem Saum darstellen (**a**); zirkuläre, z. T. mit hellem Fibrin belegte Erosion, die zu einer Stenose geführt hat (**b**). (Abbildungen aus [9] mit freundlicher Genehmigung)

grobe Bissen schlecht geschluckt werden können (Dysphagie), während flüssige Speisen bzw. Breie lange Zeit ohne Schwierigkeit passieren. Als Resultat steht am Ende eine *Gewichtsabnahme.*

Diagnostik. Neben der Anamnese beruht die Diagnostik der Refluxkrankheit auf der Endoskopie und dem Röntgen. Während die Endoskopie mit der Möglichkeit der Biopsie zur Schleimhautbeurteilung einschließlich der peptischen Läsionen bzw. der Zylindermetaplasie dient, erlaubt die röntgenologische Kontrastdarstellung die Stellungnahme zur Funktionsstörung sowie zum Ausmaß von Stenosen. Eine Klassifikation der Refluxösophagitis wurde aufgrund des endoskopischen Schleimhautbildes festgelegt (Abb. 2.10a, b).

Grad I   Einzelne oberflächliche Erosionen, zumeist auf einem Faltenkamm oberhalb der Z-Linie
Grad II Konfluieren einzelner Erosionen
Grad III Zirkuläre Verbindung der Erosionen; zumeist nach proximale Ausbreitung der Veränderungen
Grad IV a Ösophagitis mit Komplikationen: Zylinderzellmetaplasie; Vernarbungen mit Stenosierung; Verkürzung der Speiseröhre; Ulzeration
Grad IV b Obige Komplikationen ohne floride Refluxösophagitis

Besondere Aufmerksamkeit sollte der nur endoskopisch zu erhebende Befund eines *Endobrachyösophagus* erregen: Es handelt sich hierbei um die zirkuläre Auskleidung der kaudalen Speiseröhre mit Zylinderepithel (Barrett-Syndrom). Im Gegensatz zur angeborenen Form ist die kraniale Begrenzung unregelmäßig; eine Säurebildung ist nicht mehr nachweisbar. Ähnlich wie Magenschleimhaut läßt sich das metaplastisch gebildete Zylinderepithel durch seine matte,

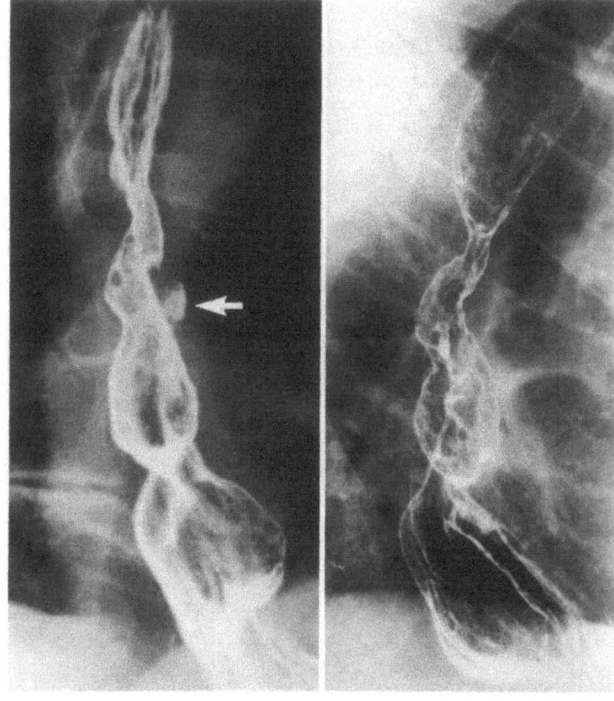

Abb. 2.11 a, b. Röntgendarstellung eines Endobrachyösophagus mit Stenosierung, prästenotischer Dilatation (**a**) und Barrett-Ulkus (**b** *Pfeil*). Als Ursache erkennt man eine axiale Hiatushernie mit breiter Öffnung zwischen Magen und Speiseröhre

dunkelrote Farbe von dem perlmuttartig stärker reflektierenden Kolorit des Plattenepithels gut abgrenzen. Bei der histologischen Untersuchung von Schleimhautproben finden sich in der Regel unterschiedliches Zylinderepithel vom Fundus- oder Dünndarmtyp, daneben Plattenepithel oder einzelne Parietalzellen. Fingerförmige Ausläufer von Zylinderepithel bzw. Zylinderepithelinseln sind Befunde, die man als Anomalie häufig am ösophagogastralen Übergang feststellen kann; sie zählen nicht zum Barrett-Syndrom.

Nach der geltenden Meinung ist die zirkuläre Zylinderepithelmetaplasie der Ausgangspunkt von Komplikationen: Übergangsulkus (an der Schleimhautgrenze gelegen, Neigung zur Stenosebildung); Barrett-Ulkus (in der Zylinderzellzone gelegen, Neigung zu Blutung und Perforation, Abb. 2.11); Adenokarzinom nach langjähriger Erkrankung. Die pH-Metrie und Manometrie sind für die Diagnostik der Refluxkrankheit in der Regel nicht erforderlich.

Differentialdiagnose. Die wichtigste Differentialdiagnose der unkomplizierten Refluxkrankheit ist die *koronare Herzerkrankung*. Charakteristisch ist hier die Provokation der Beschwerden durch körperliche Anstrengung (Belastungsangina). Zur Klärung können EKG, Belastungs-EKG, Echokardiogramm etc. beitragen. Zum Ausschluß anderer *mediastinaler Prozesse* können Thoraxröntgenaufnahmen dienen. Das wichtigste Ziel bei *Stenosen* ist der Ausschluß eines Neoplasmas. Neben dem Röntgen kann die Probeentnahme mit dünnkalibrigen Endoskopen (evtl. auch Bronchoskop) entscheidend werden. Bei Verdacht auf *sekundäre Refluxkrankheit* (s. folgende Übersicht) kommen ggf. weitere Untersuchungen (Blut, Magen-Darm-Trakt etc.) in Betracht.

Sekundäre Ursachen der Refluxkrankheit

Gravidität
Kollagenosen (Sklerodermie)
Neuropathien
Resektionen des ösophagogastralen Übergangs bzw. des Magens, Magenausgangsstenose
längerzeitige Intubation des Magens (Sonden)
Säurehypersekretion (z. B. Zollinger-Ellison-Syndrom)

Therapie. Zur Behandlung der Refluxkrankheit kommen verschiedene konservative aber auch operative Maßnahmen in Betracht. Sie richten sich nach dem Schweregrad der Erkrankung.

Die konservative Therapie besitzt folgende Ziele:
1. Reduktion der Säure (und ggf. Verdauungsenzyme) im unteren Ösophagus durch reichliches Trinken von Wasser (Verdünnungseffekt), durch Neutralisation (Antazida), durch Hemmung der Säuresekretion (Histamin-H_2-Antagonisten, Pirenzepin), durch Meiden saurer Getränke (saure Obstsäfte, trockener Wein, Sekt, Coca-Cola).
2. Verbesserung der Motilität durch Medikamente, die die Verschlußfunktion des unteren Ösophagussphinkters verbessern und die Selbstreinigungsfähigkeit der Speiseröhre anregen (Metoclopramid, Domperidon). Ein ähnlicher Effekt läßt sich evtl. auch durch häufige, eiweißreiche Mahlzeiten erzielen.
3. Schutzfilmbildung durch Alginsäure, Sukralfat.
4. Reduktion des Druckgradienten zwischen tubulärem Ösophagus und Abdomen durch Hochstellen des Bettkopfteiles (Winkel ca. 30°) und konsequente Gewichtsreduktion bei Übergewicht, Meiden enger Kleidung.
5. Elimination von Giften, insbesondere Alkohol und Nikotin.
6. Verbesserung der Schleimhautabwehr (Carbenoxolon).

Die Wirksamkeit dieser Vorschriften wird unterschiedlich bewertet. Da es sich meist um langfristige Maßnahmen handelt, sollte die am wenigsten eingreifende Therapie bevorzugt werden: Als „*Basisbehandlung*" können neben protein- und ballaststoffreicher Kost die unter 4. und 5. genannten Prinzipien eingesetzt werden. Bei *leichteren Formen* ohne sichtbaren Schleimhautdefekt verordnet man zusätzlich ein Antazidum zwischen den Mahlzeiten (z. B. 1 h postprandial) und vor dem Schlafen z. B. Solugastril, Maaloxan, Gelusil Lac, evtl. in Kombination mit Alginsäure (Gaviscon). *Mittelschwere Erkrankungen* mit Refluxösophagitis Grad I–II werden mit Säuresekretionshemmern, z. B. Cimetidin (Tagamet 400, 2mal 1–2 Tbl.) oder Ranitidin (Zantic, Sostril 2mal 1 Tbl.) sowie zusätzlich einem die Motilität steigernden Medikament wie Metoclopramid (Paspertin) bzw. Domperidon (Motilium) 1–2 Tbl. zu den Mahlzeiten behandelt. Da Alginsäure nur im sauren Milieu einen protektiven Effekt entfaltet, ist die gleichzeitige Gabe hier nicht sinnvoll. *Schwere Erkrankungen* (Refluxösophagitis Grad III) können zusätzlich mit Sukralfat (Ulcogant) bzw. Carbenoxolon (Biogastrone) behandelt werden, bei dem allerdings gefährliche Nebenerscheinungen am Wasser- bzw. Elektrolythaushalt zu beachten sind.

Ein Therapieerfolg, d. h. ein Abheilen von Schleimhautdefekten, wird meist nach 2–3 Monaten beobachtet. Eine Kontrollendoskopie ist erst dann sinnvoll.

Operative Maßnahmen sind allenfalls nach 3–6 Monaten erfolgloser konservativer Therapie oder bei Komplikationen (Refluxösophagitis Grad IV) indiziert. In Frage kommen bei Stenosen die *Bougierung*, die je nach dem Ausmaß in einer oder in mehreren Sitzungen erfolgen muß und evtl. vom Patienten selbst fortgeführt wird. Daneben werden verschiedene chirurgische Verfahren angegeben. Bei der häufiger durchgeführten *Fundoplikatio* wird beispielsweise der terminale Ösophagus mit dem Magenfundus so eingewickelt, daß sich eine Art Ventil bildet. Bei über 90% der Patienten soll es dann zu einer Abheilung der Ösophagitis kommen. Bei 10–20% sind postoperativ Beschwerden zu erwarten, z. B. infolge zu enger Manschette einer Superkontinenz oder durch Verletzung des N. vagus diverse Denervationssyndrome. Die *Indikation* für die chirurgische Behandlung muß trotz der unbezweifelbaren Erfolge in den meisten Fällen streng gestellt werden. Stets sollte ein konservativer Therapieversuch vorangehen. Für die Operationsentscheidung wird man neben der Operationsfähigkeit auch die Dauer der Krankheit und den Leidensdruck berücksichtigen. Bei Refluxösophagitis Grad III gilt die erfolglose 3monatige konservative Behandlung als Operationsindikation. Im Fall einer endoskopisch nachweisbaren Besserung wird man zunächst weitere 3 Monate lang Medikamente verabreichen, bevor man sich beispielsweise zur Fundoplikatio entschließt. Stenosen, evtl. mit Übergangsulkus, wird man bougieren und ggf. mit einer Antirefluxoperation kombinieren; der Endobrachyösophagus ist primär keine Operationsindikation. Im Hinblick auf die maligne Entartung sollte hier jedoch regelmäßig endoskopisch bzw. bioptisch kontrolliert werden. Ein Barrett-Ulkus ist in jedem Fall konservativ zu behandeln; langfristig wird man allerdings eine Antirefluxoperation vornehmen müssen. Ein entscheidender Gesichtspunkt ist auch die Erfahrung des Chirurgen: gerade bei komplizierter Ösophagitis ist man gut beraten, wenn man für die Operation Spezialisten wählt. Bei *sekundärer Refluxkrankheit* wird man die Grunderkrankung so weit als möglich sanieren, im übrigen gelten die oben skizzierten therapeutischen Überlegungen. Bei Ösophagitis infolge alkalischem Reflux ist die Gabe von säurehemmenden Medikamenten nicht sinnvoll. In Frage kommen hier motilitätswirksame Pharmaka bzw. Carbenoxolon.

2.5.2 Infektionen

Infektionen der Speiseröhre sind, z. B. im Vergleich mit Infektionen der Atemwege, seltene Ereignisse. Man findet sie vorwiegend bei abwehrgeschwächten Patienten, etwa im Rahmen einer zytostatischen, antibiotischen oder Glukokortikoidbehandlung. In der Regel steht dabei die Grunderkrankung im Vordergrund. Die häufigsten Erreger sind Candida albicans und Herpesviren.

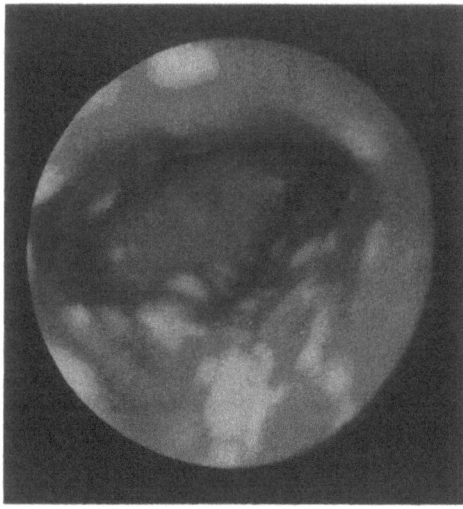

Abb. 2.12. Soorösophagitis. Man erkennt weißliche, umschriebene Pilzkolonien, die die Speiseröhre besiedeln. In fortgeschrittenen Fällen können sie konfluieren. Bisweilen besteht eine Beziehung zu ähnlichen Veränderungen im Mund oder Rachenraum. Die Betroffenen klagen über retrosternale Schmerzen bzw. Schluckbeschwerden. (Aus [9] mit freundlicher Genehmigung)

Das **klinische Bild** ist durch brennende retrosternale Schmerzen, die sich nach Gabe von Antazida kaum bessern, und beim Schlucken von Speisen evtl. verstärken, gekennzeichnet.

Die **Diagnose** wird am besten durch die histologische bzw. zytologische Untersuchung von endoskopisch gewonnenen Schleimhautproben gestellt. Weiße Schleimhautbeläge gelten als unspezifisch, obgleich sie häufiger bei einer Infektion mit Candida albicans (Soor) zu beobachten sind (Abb. 2.12). Das gleiche betrifft auch den Röntgenbefund einer bewegungsarmen Speiseröhre, möglicherweise mit Schleimhautläsionen. Herpesinfektionen verlaufen oft fieberhaft und betreffen in der Regel auch die Lippen und die Mundschleimhaut. Häufig sind Ulzerationen, evtl. weiße Beläge oder Blutungen.

Die **Therapie** der Soorösophagitis erfolgt lokal mit Nystatin (Moronal Suspension, 4mal tgl. 2–6 ml) oder Amphotericin B (Ampho-Moronal 10 mg Lutschtbl., 4mal tgl. 1 Tbl.).

Schwere Infektionen können auch parenteral mit Flucytosin (Ancotil) oder Miconazol (Daktar) behandelt werden. Bei der Herpesösophagitis ist eine parenterale Therapie mit Acyclovir (Zovirax) möglich.

2.5.3 Verätzungen

Verätzungen der Speiseröhre resultieren aus dem versehentlichen oder suizidalen Schlucken von schleimhautschädigenden Substanzen. Hierzu zählen neben Säuren und Laugen (Detergenzien!) auch organische Lösungsmittel (Benzin, Benzol, Tetrachlorkohlenstoff und ähnliche halogenierte Kohlenwasserstoffe). Ein Sonderfall sind Verätzungen durch Medikamente (Tabletten), die in der Speiseröhre liegen bleiben und zu einer lokalen Irritation mit evtl. Ulkusbildung führen.

Die *Schleimhautreaktion* ist im einzelnen Fall schwer vorhersehbar und hängt besonders von der Konzentration und von der Kontaktzeit ab. Gleichzeitige Läsionen der Mund- und Rachenschleimhaut bzw. des Magens und Darmes bieten ein unzureichendes Bild der möglichen Speiseröhrenveränderungen. Betroffen werden hier am häufigsten die Engstellen am Eingang, am Aortenbogen sowie am Übergang in den Magen. In der Anfangsphase stehen – mehr oder minder unabhängig von der schädigenden Substanz – das entzündliche Ödem bzw. die Nekrose im Vordergrund. Später kommt es dann zur Abstoßung von eventuellen Nekrosen (ab 3. Tag) und zum bindegewebigen Umbau bzw. zur narbenlosen Abheilung (ab 10–14 Tagen). Gefürchtet werden im akuten Stadium die Blutung und Perforation, später die Stenosebildung und – nach etwa 10 Jahren – das erhöhte Malignomrisiko.

Das **klinische Bild** kann sehr unterschiedlich sein; das Spektrum reicht von der völligen Symptomfreiheit bis zu retrosternalen Schmerzen, Hämatemesis, Dysphagie und schließlich – als Folge der Perforation – zum Schock und den Zeichen der Mediastinitis. Oft findet sich in den ersten Stunden ein relativ symptomarmes Intervall.

Beim sog. *Tablettenulkus* stehen die Beschwerden im Zusammenhang mit der Ingestion von ätzenden Medikamenten, am häufigsten Tetrazyklinen [8].

Als typisch gilt die Angabe, wonach das Arzneimittel im Liegen und mit wenig Flüssigkeit genommen wurde. Der Verlauf ist in der Regel gutartig; Blutungen, Perforationen oder Strikturen wurden nur vereinzelt beobachtet.

Medikamente, welche allein oder kombiniert zu Ösophagusulzera geführt haben [8]:
– Antibiotika (Tetrazykline, Clindamycin, Erythromycin, Penicillin, Lincomycin)
– Eisenpräparate
– Kaliumchlorid
– Analgetika/Antiphlogistika (Azetylsalizylsäure, Indomethazin, Phenylbutazon, Phenacetin)
– Prednison
– Ascorbinsäure
– Alprenolol
– Emepromiumbromid
– Glibenclamid
– Thioridazin
– Distraneurin

Für die **Diagnose** ist die Anamnese, evtl. Fremdanamnese, entscheidend; bei jedem Fall sollte das in Frage kommende Gift asserviert werden. Die Beurteilung der Schleimhautschädigung erfolgt am besten durch eine frühzeitige, vorsichtig durchgeführte Endoskopie, zu der ggf. der Chirurg mit hinzugezogen werden sollte. Der Vorteil der Endoskopie ist auch darin zu erblicken, daß gleichzeitig Magen und Duodenum untersucht werden können. Aufgrund des endoskopischen Bildes unterscheidet man, ähnlich wie bei Hautverbrennungen, 3 Schweregrade mit Hyperämie und Ödem (I), oberflächlichen Erosionen, Exsudation und Abschiefern der Mukosa (II) sowie schließlich schwerer Exulzeration, Blutung und Wandnekrose (III). Der Heilverlauf wird am besten durch im wöchentlichen Abstand durchgeführte Ösophagoskopien beurteilt. Nach 1–2 Wochen ist mit einer Stenosebildung zu rechnen.

Therapie. Entscheidend für den Verlauf ist die Erstversorgung. Hierzu zählt die möglichst rasche Neutralisation des Giftes durch Gabe von Milch oder Antazida bei Säureverätzung bzw. verdünntem Essig oder saurem Obstsaft bei Laugenverätzung. Leichtere Erkrankungen (Grad I) bedürfen im übrigen keiner weiteren Therapie.

Bei Verätzungen Grad II und III sind dagegen intensivmedizinische Maßnahmen mit parenteraler Ernährung und Antibiotikaprophylaxe erforderlich. Ab der 2. – 3. Woche muß zur Verhinderung einer Stenosierung evtl. eine regelmäßige Bougierung durchgeführt werden. Der Wert einer Glukokortikoidgabe ist in diesem Zusammenhang umstritten. Wegen des erhöhten Karzinomrisikos werden nach 10 Jahren Kontrollendoskopien im jährlichen Abstand empfohlen.

2.6 Divertikel

Ösophagusdivertikel sind sackähnliche Ausstülpungen der Speiseröhrenwand, zu deren Entstehung sowohl ein Zug von außen (Traktionsdivertikel) als auch ein Druck von der Lumenseite (Pulsionsdivertikel) eine Rolle spielen können. Unklar ist die Bedeutung von angeborenen „Schwachstellen" in der Speiseröhrenwand.

2.6.1 Halsdivertikel (Zenker-Divertikel)

Das Zenker-Divertikel findet sich dorsal am Übergang des Hypopharynx in die Speiseröhre. Es wölbt sich nach kaudal und lateral, wodurch der kraniale Ösophagus u. U. komprimiert wird und woraus Schluckstörungen resultieren. Die Ursache ist eine Störung der Koordination zwischen Hypopharynx und Speiseröhre: Durch den vorzeitigen Schluß des oberen Ösophagussphinkters beim Schlucken entsteht ein relativer Überdruck, der eine Ausdehnung des Hypopharynx nach dorsal erzwingt.

Klinik. Betroffen werden in der Regel über 60 Jahre alte Personen. Die Klagen reichen von uncharakteristischen Halsschmerzen bis zu schwersten Schluckstörungen. Zumeist finden die ersten Bissen noch im Divertikel Platz. Beschwerden treten dann beim wiederholten Schlucken auf, wobei Speisen zurückfließen, aspiriert werden (nachts!) oder infolge Kompression die Speiseröhre verschlossen wird. Bisweilen wölbt sich das gefüllte Divertikel an der linken Halsseite vor oder läßt sich dort durch Drücken entleeren.

Diagnostik. Bei jeder in der Anfangsphase des Schluckaktes einsetzenden Dysphagie sollten wegen der Aspirationsgefahr zunächst die Patienten Speisen meiden und evtl. parenteral ernährt werden. Der Nachweis eines Zenker-Divertikels gelingt im seitlichen Röntgenbild, wobei am besten wasserlösliche Kontrastmittel geeignet sind (Abb. 2.13). Die Endoskopie ist nicht günstig, auch wegen der Perforationsgefahr bei versehentlicher Intubation des Divertikels.

Die **Therapie** erfolgt chirurgisch durch die Resektion des Divertikels und eine Myotomie des M. cricopharyngeus. Bei inoperablen Patienten kommt eine Sondenernährung in Betracht.

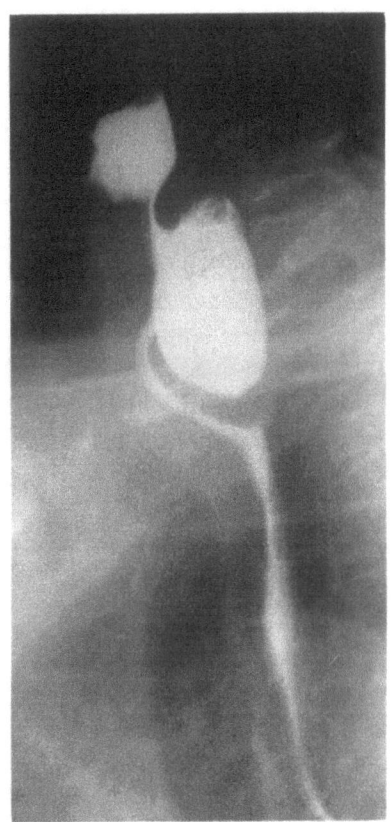

Abb. 2.13. Zenker-Divertikel. Ähnlich wie hier das Röntgenkontrastmittel gelangen beim Essen Speisen in das Divertikel. Als Folge wird der Ösophagus komprimiert und verlagert, was den Schluckvorgang beeinträchtigen kann

Wegen der Rezidivgefahr und dem erhöhten Malignomrisiko werden Kontrolluntersuchungen in ca. 2jährigen Abständen empfohlen.

2.6.2 Thorakale Divertikel

Im mittleren Ösophagus finden sich *Traktionsdivertikel* als Folge einer von außen ansetzenden narbigen Schrumpfung – z. B. im Rahmen einer Lymphknotentuberkulose. In der Regel handelt es sich um einen klinisch bedeutungslosen Zufallsbefund.

Epiphrenische Divertikel treten im unteren Ösophagus auf. Ähnlich wie beim Zenker-Divertikel wird als Ursache eine Koordinationsstörung der Motilität des tubulären Ösophagus und des unteren Ösophagussphinkters diskutiert. Die Beschwerden betreffen evtl. krampfartige retrosternale Schmerzen, Dysphagie oder Regurgitation.

Die Diagnostik erfolgt durch Röntgen, Endoskopie und Manometrie. Differentialdiagnostisch muß stets ein Malignom ausgeschlossen werden. Eine chirurgische Therapie dieser seltenen Erkrankung ist bei Komplikationen (Blutung, Perforation) erforderlich.

2.7 Membranen, Ringe

Wegsamkeitsstörungen führen zu Schluckschwierigkeiten, wobei größere, feste Bissen stecken bleiben, während Flüssigkeiten oder Breie passieren.

Ringe entstehen als konzentrische Einengungen kaudal am Schleimhautübergang im Rahmen der Refluxkrankheit. Symptome sind bei Durchmessern unter 1,3 cm zu erwarten. Die Diagnose erfolgt am besten endoskopisch, die Therapie gleichzeitig durch Weitung mit dem Endoskop bzw. Zangenbiopsie, evtl. durch Bougierung.

Membranen entstehen in der kranialen Speiseröhre im Rahmen des Plummer-Vinson-Syndroms. Neben der Bougierung kommt therapeutisch eine Beseitigung des zugrundeliegenden Eisenmangels durch die Gabe von Eisenpräparaten in Betracht. Membranen im mittleren und unteren Ösophagus sind in der Regel angeboren.

2.8 Fremdkörper

Versehentlich oder absichtlich gelangen Fremdkörper in die Speiseröhre; das Spektrum möglicher Gegenstände reicht vom Kinderspielzeug, Rasierzeug bis zu Zahnprothesen. Sie verfangen sich an den „Engstellen" – Halsbereich, Bifurkation, Kardia – bei spitzer Form oder sofern der Durchmesser etwa 2–3 cm übersteigt. Im übrigen gleiten sie in den Magen.

Die Beschwerden können gering sein. So wurden Fälle bekannt, bei denen erst nach Jahren anhand der Perforation die Diagnose gestellt werden konnte. In der Regel stehen Brustschmerzen etwa in der Höhe der Einklemmung und Schluckschwierigkeiten im Vordergrund. Wegen der Verletzungsgefahr umliegender Organe mit Blutung, Perforation, Mediastinitis etc. sollte rasch endoskopiert und ggf. extrahiert werden. Am besten gelingt dies mit Greifzangen oder der Diathermieschlinge. In jedem Fall ist wegen der möglichen Mediastinitis eine Nachbeobachtung nötig. Ist bereits eine Perforation erfolgt, so wird eine Extraktion durch Thorakotomie erforderlich.

2.9 Verletzungen

Unfallverletzungen der Speiseröhre werden wegen der relativ geschützten Lage im Thoraxraum selten beobachtet. Häufiger sind *Perforationen* durch Ingestion von Fremdkörpern (s. 2.8) oder – iatrogen – durch diagnostische bzw. therapeutische Maßnahmen. So ist bei Verwendung starrer Endoskope in 0,25–1% der Patienten mit Perforationen zu rechnen.

Weitere Ursachen sind Verletzungen beim Bougieren oder der Sklerotherapie von Varizen (s. 2.10). Spontane Perforationen der Speiseröhre bei Tumoren oder Divertikeln gelten als selten. Das klinische Bild wird mit einer Latenzzeit von etwa 1–2 h von Schmerzen, Fieber, Leukozytose, Atemnot und evtl. infolge der Luftinsufflation bei der Endoskopie durch ein Hautemphysem am Hals bestimmt.

Im Röntgenbild zeigen sich Ergüsse, Pneumothorax, Pneumoperikard etc.; in der seitlichen Durchleuchtung ist die Perforationsöffnung anhand von austretendem wasserlöslichem Kontrastmittel erkennbar.

Diagnostische Schwierigkeiten entstehen, wenn sich das Kontrastmittel rasch nach dem Austreten nach kaudal verteilt. Die Behandlung erfolgt nach Möglichkeit chirurgisch, wobei die Verletzungsstelle übernäht und drainiert wird. Die Mortalität wird mit ca. 20%, bei allein konservativer Therapie mit 80–90% angegeben.

Mallory-Weiss-Syndrom. Gefährliche, die Speiseröhre nicht penetrierende Verletzungen mit Blutung entstehen am gastroösophagealen Übergang bei forciertem Erbrechen (Mallory-Weiss-Syndrom). Kennzeichnend ist die Angabe, daß initial klarer Mageninhalt erbrochen wurde. Endoskopisch läßt sich dann ein longitudinaler Einriß rechts oder links am Schleimhautübergang unschwer nachweisen und bei Vorliegen einer Blutung ggf. durch Laser- bzw. Thermokoagulation stillen. In der Regel steht allerdings die Blutung spontan; der Einriß heilt meist in 8–10 Tagen. Selten ist ein chirurgisches Eingreifen nötig.

Das Röntgen ist für den Nachweis eines Schleimhauteinrisses weniger geeignet.

In seltenen Fällen wird durch heftiges Erbrechen eine Speiseröhrenruptur hervorgerufen (*Boerhaave-Syndrom*), wobei sich Mageninhalt in das Mediastinum und in die Pleurahöhlen ergießt. Für die Therapie gelten die gleichen Überlegungen wie bei den Perforationen (s. oben).

2.10 Hiatushernien

Definitionen. Von einer Hiatushernie spricht man, wenn der gastroösophageale Übergang bzw. Teile des Magenfundus oder der gesamte Magen von der Bauchhöhle durch den Hiatus oesophageus in den Brustraum (dorsales Mediastinum) dauernd verlagert sind [3].

Bereits unter physiologischen Bedingungen wird eine kurzzeitige Verschiebung nach kranial beobachtet, beispielsweise beim Würgen, Schlucken oder Einatmen. Diese Bewegungen werden nicht als Hernien betrachtet.

Nach dem Ausmaß der Verlagerung unterscheidet man *axiale Hernien*, bei denen lediglich der gastroösophageale Übergang in der Ösophaguslängsachse nach kranial verschoben ist und *paraösophageale Hernien*, bei denen Anteile des beweglichen, mit Peritoneum überzogenen Magens neben der unveränderten Speiseröhre gefunden werden. Von *gemischten Hernien* spricht man, wenn sowohl die Kardia als auch der Magen verlagert sind (Abb. 2.14a–d).

Hiatushernien werden außerdem als *fixiert* oder *reponibel* klassifiziert. Ein weiterer, klinisch bedeutsamer Gesichtspunkt ist das Vorliegen einer *Refluxkrankheit* (s. 2.5.1).

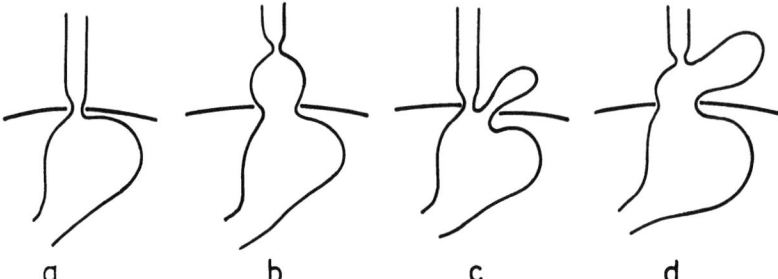

Abb. 2.14 a–d. Formen der Hiatushernien (Schema). Die horizontalen Linien bezeichnen die Lage des Zwerchfells zum gastroösophagealen Übergang. Normalerweise liegen beide etwa in der gleichen Höhe (**a**). Bei der axialen Hiatushernie ist der Übergang nach kranial verschoben (**b**). Eine paraösophageale Hernie liegt vor, wenn mit Serosa überzogene Anteile des Magenfundus in den Brustraum verlagert sind (**c**). Von gemischten Hernien spricht man bei gleichzeitiger Verlagerung der Speiseröhre und des Magens (**d**)

Pathophysiologie. Die Entstehung der Hiatushernien ist bisher nicht eindeutig geklärt. Eine wichtige Rolle spielt offenbar die Lockerung am bindegewebigen Aufhängeapparat des gastroösophagealen Übergangs, insbesondere des Lig. oesophagophrenicum (s. Abb. 2.2).

Als Ursachen werden u. a. eine endogen ausgelöste Bindegewebsdegeneration oder eine mechanische Überbeanspruchung diskutiert. Letztere soll eine Folge von zu starkem Pressen bei der Defäkation sein. In diesem Zusammenhang wird auf die in den westlichen Ländern vorherrschende ballaststoffarme Ernährungsweise und die daraus resultierende Neigung zur Obstipation hingewiesen; bemerkenswert ist dabei das fast völlige Fehlen von Hernien in Entwicklungsländern.

Klinik. Bei ca. 20–50% der erwachsenen Bevölkerung findet man *axiale Hiatushernien*, wobei die Häufigkeit mit dem Alter zunimmt. Die meisten Träger sind symptomfrei: Die Diagnose wird bei ihnen als Zufallsbefund endoskopisch oder radiologisch gestellt. Häufiger sollen Hernien mit Gallensteinen oder Kolondivertikeln kombiniert sein (Saint-Trias). Beschwerden resultieren nach der geltenden Meinung aus der Refluxkrankheit, wobei initial über Sodbrennen und Regurgitation, bei Stenosierung auch über Dysphagie geklagt wird (s. 2.5.1). Eine weitere Komplikation ist der Prolaps mit den Folgeerscheinungen Inkarzeration, petechialen Schleimhautblutungen und Mallory-Weiss-Syndrom (s. 2.9).

Paraösophageale oder gemische Hernien sind im Vergleich wesentlich seltener als axiale Hernien. Vielfach fehlen Beschwerden, andererseits klagen die Patienten über postprandiales Druck- oder Völlegefühl im Oberbauch, retrosternales Brennen, Übelkeit, Aufstoßen, Dyspnoe, Singultus oder kardiale Sensationen. Häufig ist eine Anämie infolge Blutungen aus Schleimhauterosionen im hernierten Magenanteil; daneben finden sich auch Magenulzera im Bereich des Schnürrings („riding ulcer"). Hinzu kommt mehr oder minder ausgeprägt eine Refluxösophagitis.

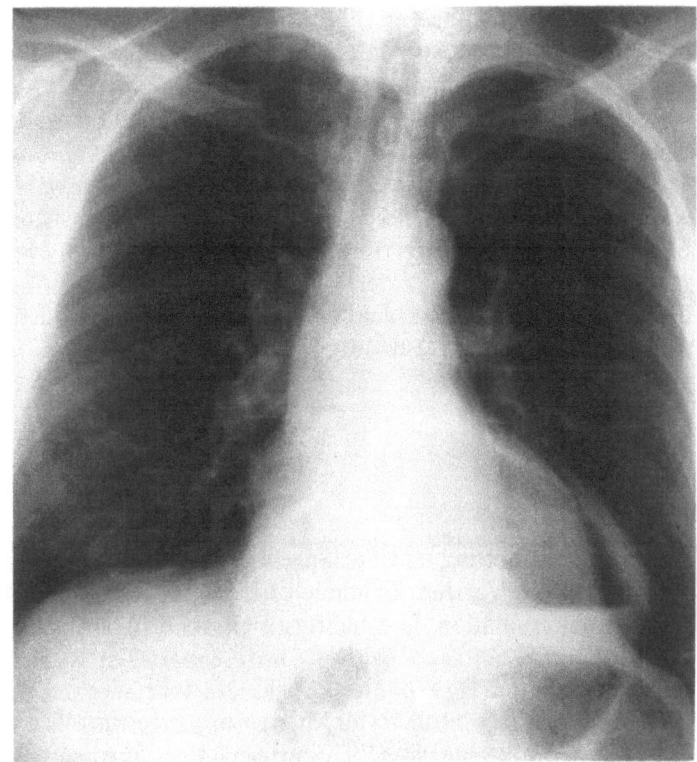

Abb. 2.15. Thoraxübersichtsröntgenaufnahme bei gemischter Hernie. Es handelte sich hier um einen sog. Upside-down stomach, bei dem der Magen invertiert im Thoraxraum erscheint. Als Äquivalent erkennt man Luft im Bereich des Herzschattens

Diagnostik. Die Diagnose gelingt am zuverlässigsten im *Röntgen*, weil sich hier die Lagebeziehung zum Hiatus oesophageus am besten beurteilen läßt. Die wichtigsten Zeichen sind die getrennten 3 Ringe, welche den Ansätzen der Ligg. oesophageaphrenica und – kaudal – dem Hiatus entsprechen. Weiter läßt sich oberhalb vom Hiatus die Hernie als große, asymmetrisch gestaltete Tasche mit Magenschleimhautfalten darstellen. Paraösophageale bzw. gemischte Hernien erkennt man häufig bereits auf der Thoraxübersichtsaufnahme an der para- bzw. retrokardialen Spiegelbildung (Abb. 2.15). Die endgültige Sicherung erfolgt durch die Kontrastdarstellung.

Bei der *Endoskopie* kann man zumeist ebenfalls 3 Ringe unterscheiden, wobei der mittlere Ring etwa der Z-Linie entspricht und der kaudale dem Hiatus; kennzeichnend ist die Verengung des Hiatus bei tiefer Inspiration. Für die beste Darstellung ist oft eine maximale Luftinsufflation nötig. Weitere Kennzeichen sind die dunkelrote Magenschleimhaut im Bruchsack, welcher sich darüber hinaus bei der Inversion kuppelartig darstellt. Eine gleichzeitige Refluxösophagitis wird allein in der Endoskopie bzw. Biopsie zuverlässig erkannt.

Therapie. *Axiale Hiatushernien* bedürfen keiner Therapie, sofern sie ohne Beschwerden einhergehen. Bei gleichzeitiger Refluxkrankheit kommen die oben skizzierten Maßnahmen in Betracht (s. 2.5.1). Operative Eingriffe (Gastropexie) werden nur in Ausnahmefällen, wie Blutungen bei Prolaps etc. durchgeführt. Kurze Einklemmungserscheinungen können mit Spasmolytika, z. B. 0,8 mg Nitroglyzerin sublingual (Nitrolingual) in der Regel gut beherrscht werden.

Die Behandlung der *paraösophagealen bzw. gemischten* Hernien ist auch bei relativer Beschwerdefreiheit wegen der gefährlichen Komplikationen nach Möglichkeit operativ. Hierzu wird der als Bruchpforte erscheinende Hiatus eingeengt (Hiatoplastik) und der Magen an der Bauchwand fixiert (Gastropexie); bei gleichzeitiger Refluxkrankheit können konservative oder chirurgische Maßnahmen (Fundoplikatio) erforderlich sein.

2.11 Varizen

Bei einer Erweiterung und Schlängelung der oberflächlichen Ösophagusvenen spricht man von Varizen. Es handelt sich hierbei um die Reaktion auf eine verstärkte Blutzirkulation. Die häufigste Ursache ist ein gestörter Abfluß durch die Leber, z. B. infolge Zirrhose. Das Kennzeichen ist ein von 5 mm Hg auf mindestens 14 mm Hg erhöhter Druck. Das Pfortaderblut wird dann u. a. über die Vv. coronaria ventriculi der Speiseröhre zugeführt. Ein weiterer Zufluß erfolgt von der Milzvene über Vv. gastricae breves, die auch zu erweiterten Venen im Magenfundus beitragen (Fundusvarizen). „Downhill-Varizen" bezeichnen die Venenerweiterung, welche auf eine Abflußbehinderung im Bereich der V. cava superior zurückgeht. Im Gegensatz zu den Varizen bei portalem Hypertonus werden bei diesem seltenen Krankheitsbild die kranialen Speiseröhrenanteile betroffen.

Patienten mit intakten Ösophagusvarizen sind symptomfrei. Die klinische Bedeutung resultiert aus der zumeist lebensbedrohlichen Varizenblutung. Sie erfolgt in der Regel in einem kurzen Abschnitt oberhalb vom ösophagogastralen Übergang. Begünstigend wirkt offenbar, daß hier die Venen oberflächennah verlaufen. Seltener sind Blutungen aus Fundusvarizen.

Die Diagnose von Varizen ist sowohl endoskopisch als auch radiologisch möglich. Bei der *Endoskopie* erscheinen sie ähnlich wie Beinvarizen als dicke, geschlängelte Venen. Im Inspirium wölben sie sich vermehrt in das Lumen vor, während die ebenfalls längsverlaufenden Falten abflachen. Ferner erkennt man sie an der rosenkranzartigen Gestalt sowie an der Größenzunahme bei Kopftieflagerung. Man kann bei portalem Hypertonus aufgrund der Größe und Ausdehnung 4 verschiedene Grade von Varikosis definieren:

Grad I   Geringe Ausprägung, Venendurchmesser unter 2 mm.
Grad II Mäßig gefüllt, geschlängelt, Durchmesser bis 4 mm. Ausdehnung nur kaudale Ösophagushälfte.
Grad III Prall gefüllt, dünnrandig, Durchmesser über 4 mm, evtl. Fundusvarizen, evtl. feine Gefäßinjektion.
Grad IV Wie Grad III, Ausdehnung auf gesamte Speiseröhre.

Im *Röntgenbild* (Bariumbreischluck) erscheinen die Varizen als rosenkranzartig angeordnete längsverlaufende Füllungsdefekte. Eine weitere Möglichkeit der Diagnose ergibt sich aus der direkten Kontrastdarstellung der Gefäße bei der Splenoportographie.

Im Vergleich dürfte die Endoskopie die empfindlichere Nachweismethode sein. Da sie auch während einer Blutung erfolgen kann und gleichzeitig therapeutische Maßnahmen (Sklerosierung, Koagulation etc.) erlaubt, wird sie gegenüber dem Röntgen bevorzugt.

Die klinische Bewertung und Therapie von Varizen richtet sich nach der jeweiligen Grunderkrankung. Weitere Einzelheiten s. 6.11.

2.12 Geschwülste

2.12.1 Ösophaguskarzinom

Bösartige Geschwülste der Speiseröhre werden vergleichsweise oft beobachtet; unter den Tumoren des Gastrointestinaltrakts nehmen sie in der Häufigkeit die 4. Stelle ein. Wegen ihrer Nähe zu wichtigen Organen – Trachea, Bronchien, Aorta und anderen Gefäßen – besteht frühzeitig die Gefahr der lebensbedrohlichen Metastasierung bzw. Verdrängung sowie die Schwierigkeit einer radikalen Resektion. Entsprechend sind die Heilungsaussichten gering (Fünfjahresheilung unter 10%). Die einzige Chance liegt für den Betroffenen in der Früherkennung. Wegen der diskreten Symptome wird die Diagnose jedoch meist zu spät gestellt.

Die *Entstehung* der Speiseröhrenkrebse wird mit einer Reihe von Genuß- bzw. Nahrungsmitteln in Verbindung gebracht, etwa heißem Tee oder heißen Speisen, alkoholischen Getränken, Gewürzen, Zigarettenrauch. Darüber hinaus lassen sich Risikogruppen angeben, bei denen mit einem gehäuften Auftreten von Malignomen gerechnet werden muß. Hierzu zählen das Plummer-Vinson-Syndrom, die Achalasie, der Endobrachyösophagus sowie der Zustand nach Verätzung. Im Vergleich werden Männer etwa 5mal häufiger als Frauen betroffen. Die meisten Fälle gehören der Altersgruppe 50–70 Jahre an.

Bei der *histologischen Untersuchung* findet man Plattenepithelkarzinome (kraniale Speiseröhre) und Adenokarzinome (kaudale Speiseröhre). Das Wachstum erfolgt entweder in das Lumen, wobei am ehesten Beschwerden resultieren, oder szirrhös in der Wandung. Ein Kennzeichen ist die frühe Metastasierung in die regionalen Lymphknoten und in die umgebenden Organe.

Klinik. Bei einem ausgeprägten Tumorleiden bestehen Schluckbeschwerden, Abmagerung oder Regurgitation als Zeichen der Speiseröhrenverengung. Die Ausbreitung in die Umgebung zeigt sich an retrosternalen Schmerzen, Rückenschmerzen, Veränderungen der Stimme sowie an Husten und Atemnot. Die Diagnose wird in diesen fortgeschrittenen, inkurablen Stadien in der Regel ohne Schwierigkeiten gestellt.

Von Interesse sind jedoch *Frühsymptome*, durch die die Erkrankung in einem heilbaren Stadium entdeckt werden kann. Ganz allgemein gehören hierzu

Schluckbeschwerden, die länger als 2 Wochen bestehen. Die Patienten berichten über Schmerzen, die beim Schlucken konstant an einem Ort lokalisiert sind bzw. in die Umgebung ausstrahlen. Manchmal wird lediglich verstärkt das Durchgleiten des Speisebolus beim Schluckakt verspürt. Weitere Zeichen sind die einseitige Otalgie, der einseitige Schmerz im Bereich des Jugulums und der Karotis sowie die Abmagerung.

Leider kommt es immer wieder vor, daß die Beschwerden für lange Zeit nicht genügend beachtet oder falsch gedeutet werden.

Diagnostik. Für die morphologische Beurteilung der Speiseröhre kommen die Endoskopie und das Röntgen in Betracht. Voll ausgebildete Geschwülste mit Stenosierung und prästenotischer Erweiterung bereiten in der Regel keine diagnostische Schwierigkeit. Durch *Röntgenkontrastdarstellung* läßt sich insbesondere auch die Wandinfiltration bei szirrhösem Wachstum sowie das Ausmaß einer Stenose, sofern das Endoskop nicht passieren kann, beurteilen (Abb. 2.16). Die Möglichkeit zur Darstellung von Infiltrationen in die Umgebung ergibt sich durch das Thoraxröntgen bzw. die -durchleuchtung sowie durch die Computertomographie.

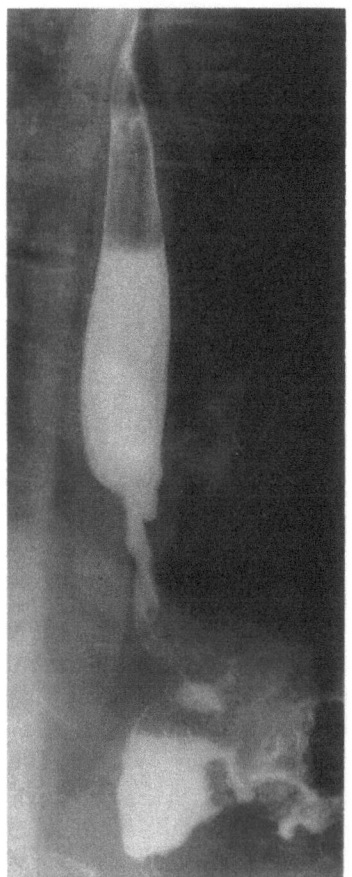

Abb. 2.16. Adenokarzinom der kaudalen Speiseröhre. Man erkennt eine unregelmäßige Verengung sowie eine prästenotische Dilatation. Die Ursache war bei diesem Fall eine chronische Refluxkrankheit mit Barrett-Ösophagus. – Häufiger werden beim Ösophagus bösartige Geschwülste als Plattenepithelkarzinom klassifiziert

Ösophaguskarzinom

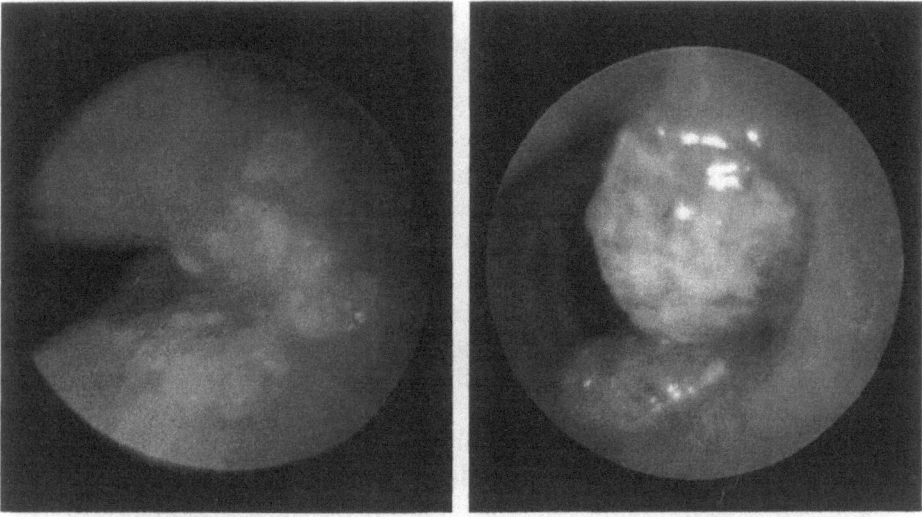

Abb. 2.17a, b. Endoskopische Bilder bei Ösophaguskarzinomen. **a** Frühstadium (asymptomatisch); man erkennt weißliche, gering erhabene Herde, die infolge der geänderten Schleimbildung aufgerauht wirken. **b** Multizentrisch erscheinendes Plattenepithelkarzinom, das vorwiegend exophytisch wächst und das Lumen einengt. Mit Schluckbeschwerden ist bei einem Befall von ca. ⅔ des Umfangs zu rechnen; bis zu einem Durchmesser von 4 mm wird die Passage von Flüssigkeiten wenig beeinträchtigt. (aus [9] mit freundlicher Genehmigung)

Die *Endoskopie* erlaubt allein die Erkennung von frühen Stadien. Kennzeichen sind auf den Tumor zurückzuführende Farbänderungen, Niveauunterschiede, vermehrte Lädierbarkeiten, Reflexionsminderungen oder erhöhte Wandkonsistenzen (Abb. 2.17a, b). Die Endoskopie ist hier dem Röntgen überlegen; eine ausschließliche Röntgenuntersuchung bei diesen Fällen würde zu einer falschen Sicherheit führen! Die weitere Klärung kann dann durch die histologische bzw. zytologische Untersuchung von unter Sicht gezielt entnommenen Schleimhautproben erfolgen.

Hinzuweisen bleibt, daß nur bei sorgfältiger Suche das Frühkarzinom entdeckt werden kann; starre Endoskope mit Linsenoptik sind hier offenbar manchen Fiberglasinstrumenten überlegen. Für die Wahl der Therapie werden als weitere endoskopische Untersuchungen die Laryngoskopie sowie die Bronchoskopie zum Nachweis bzw. Ausschluß von Metastasen durchgeführt.

Differentialdiagnose. Bei einer großen Geschwulst entstehen selten diagnostische Probleme. Schwierigkeiten resultieren bei Stenosen, wenn die vom Endoskop erreichbaren Partien histologisch bzw. zytologisch unauffällig erscheinen. Bei diesen Fällen empfiehlt sich die Wiederholung der Untersuchung mit einem dünnkalibrigen Instrument, evtl. nach vorsichtiger Bougierung. Beim Barrett-Syndrom finden sich atypische Zellen in tumorähnlicher Anordnung, die die Abgrenzung zum Neoplasma erschweren können.

Therapie. Grundsätzlich ist eine partielle oder totale Tumorresektion anzustreben, falls nötig in Kombination mit einer Strahlentherapie. Leider kommen hierfür nur etwa ⅓ der Patienten in Betracht, da bei den übrigen Fällen entweder das Tumorwachstum zu weit fortgeschritten ist oder der Patient aus anderen Gründen nicht operationsfähig ist. Operiert werden in der Regel nur Geschwülste der mittleren und unteren Speiseröhre (ca. 90%). Hierzu wird der Ösophagus in dem erkrankten Teil abgesetzt. Als Ersatz dient meistens der mobilisierte Magenrest, evtl. auch Dünndarm oder Dickdarm.

Bei Inoperabilität sind verschiedene symptomatische Maßnahmen – auch in der Kombination – empfohlen worden:
- vorsichtige Bougierung der Stenosen,
- Hyperthermie (60–90 °C), Kryotherapie (–180 °C),
- endoskopische Abtragung bzw. Koagulation (Laser!),
- endoskopische Implantation von Endoprothesen, besonders bei Tumorlokalisation in Kardianähe,
- Bestrahlung bei Plattenepithelkarzinomen,
- lokale Bestrahlung mit der Afterloading-Sonde,
- Zytostatika (z. B. Kombinationstherapie mit Cisplatin, Bleomycin und Vindesin),
- Einlage von Ernährungssonden, evtl. perkutane Gastrostomie.

Als *Komplikationen* werden die Perforation (als Folge von Endoskopie bzw. endoskopischen Operationen) und Ösophagotrachealfisteln (durch Tumoreinbruch oder Bestrahlung) beobachtet.

2.12.2 Gutartige Neubildungen

Im Gegensatz zu den Malignomen sind die gutartigen Tumoren der Speiseröhre selten. Histologisch handelt es sich überwiegend um Leiomyome; weitere Diagnosen sind Fibrome, Lipome, Angiome etc. sowie vom Epithel ausgehende Polypen oder Zysten.

In der Bewertung gilt im Prinzip zunächst, was für die bösartigen Geschwülste gesagt wurde, denn bis zum endgültigen histologischen Beweis ist jede Neubildung malignomverdächtig. Anamnestische Hinweise wie langjährige, unveränderte Symptome haben nur einen begrenzten differentialdiagnostischen Wert. Zur Sicherheit sollte deshalb in jedem Fall eine Tumorentfernung angestrebt werden.

Eine endoskopische Abtragung mit der elektrischen Schlinge gilt als gefährlich und kommt nur in Ausnahmefällen in Betracht. In manchen Fällen ist auch eine endoskopische Verlaufskontrolle sinnvoll.

2.13 Diagnostik bei Verdacht auf eine Speiseröhrenerkrankung

Anamnese

Das größte Gewicht bei der Diagnostik von Speiseröhrenerkrankungen besitzt die Anamnese. Die häufigsten Angaben betreffen hierbei Schluckbeschwerden,

Regurgitation, retrosternale Schmerzen bzw. Sodbrennen, Husten und Obstruktion [7].

Schluckbeschwerden gelten als das wichtigste Symptom. Sie können sich mehr oder minder im Verlauf aller Speiseröhrenerkrankungen manifestieren. Werden Schluckbeschwerden geklagt, so gilt die erste Überlegung, ob sie auf eine Störung im oropharyngealen Bereich oder im ösophagealen Bereich zurückzuführen sind. Eine Übersicht auf in Frage kommende Krankheiten gibt folgende Zusammenstellung:

Ursachen der Schluckbeschwerden

1. Oropharyngeale Schluckbeschwerden
- Neurologische Erkrankungen (zerebrale Durchblutungsstörungen, Hirntumoren, Poliomyelitis, Botulismus, Diphtherie, Encephalomyelitis disseminata, Syringomyelie),
- Muskelerkrankungen (Dermatomyositis, Polymyositis, Thyreotoxikose, Myxödem, Akromegalie, Myotonie, Myasthenie),
- lokale Erkrankungen (Entzündungen, Tumoren, Membranbildungen, Fisteln, Divertikel, Kropf),
- Funktionsstörungen (Inkoordination zwischen Pharynx und oberem Sphinkter, Hemmung der Sphinkterrelaxierung).

2. Ösophageale Schluckbeschwerden
- Motilitätsstörungen (Achalasie, Ösophagospasmus, Sklerodermie und andere Kollagenosen, Polyneuropathie bei Diabetes, Alkoholismus etc., Muskeldystrophie, Folgezustand nach Vagotomie),
- Entzündungen (Verätzung durch Säure oder Lauge, Refluxösophagitis, Soor, Herpes),
- Medikamentenschäden,
- Neoplasmen,
- Lumenverlegung durch Fremdkörper oder Nahrungsbolus,
- Strikturen, Membranbildungen, Dysphagia lusoria,
- Kompression von außen durch raumfordernde Prozesse in Lungen, Mediastinum, Brust.

Das Kennzeichen von *oropharyngealen Schluckbeschwerden* ist der gestörte Übertritt der Speisen von der Mundhöhle in den Ösophagus zu Beginn des Schluckaktes. Es kommt zu einem Rückfluß bzw. zu einem Übertritt in die Luftröhre, den Epipharynx oder die Nasenhöhle. Bei einem Divertikel verlassen die Speisen zwar die Mundhöhle, sie werden jedoch wieder zurückgeschoben. Strikturen lassen ein ähnliches Verhalten erkennen, Flüssigkeiten können jedoch in der Regel passieren. Ein fehlender Verschluß des Epipharynx äußert sich im Übertritt von Speisen in die Nase. In ähnlicher Weise werden bei fehlerhaftem Abschluß des Larynx bzw. bei Fisteln Speisen in das Bronchialsystem transportiert, was zu heftigem Hustenreiz führt.

In Abb. 2.18 ist ein Frageschema zur Differenzierung von oropharyngealen Schluckbeschwerden angegeben [6].

Das Beschwerdebild bei *Ösophaguserkrankungen* kann im einzelnen Fall sehr unterschiedlich sein. Die Ursachen sind einerseits in der ungenauen Schmerzempfindung, zum anderen in der großen Anpassungsfähigkeit der Speiseröhre zu suchen. Es ist immer wieder überraschend, wie gering die Klagen bei erheblichen Dilatationen oder Stenosen sind. Die häufigste Speiseröhrenerkrankung bei älteren Patienten ist das Neoplasma. Bei dieser Patientengruppe sollte deshalb jede länger als 14 Tage anhaltende Symptomatik Anlaß

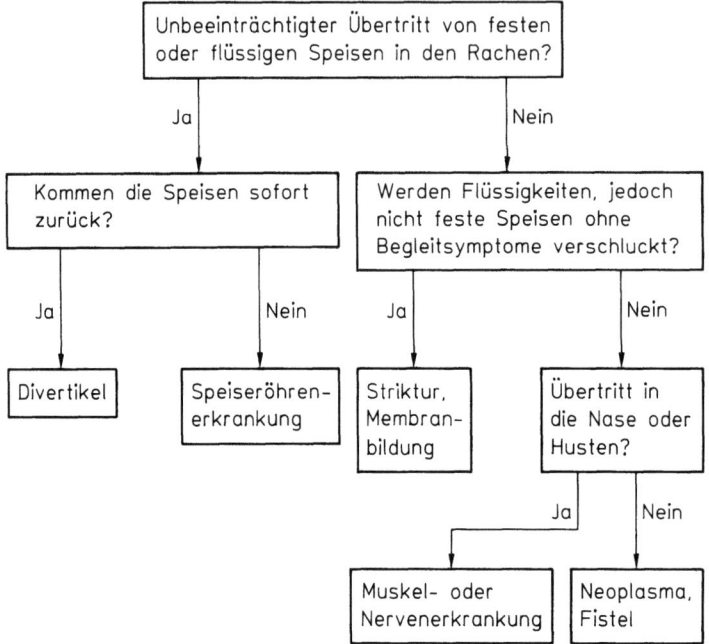

Abb. 2.18. Frageschema für die Differenzierung von oropharyngealen Schluckbeschwerden. (Nach [6])

zu einer gründlichen Untersuchung sein. Oft wird hier die Diagnose längere Zeit nicht gestellt, weil die Patienten nicht klagen, sondern einfach mit dem Essen fester Speisen aufhören.

Bei *ösophagealen Schluckbeschwerden* (Dysphagie) berichten die Patienten, sie könnten nicht ordentlich schlucken oder die Speisen würden im Ösophagus steckenbleiben. Die Ursachen sind entweder eine Achalasie oder Striktur. Kennzeichnend ist der zeitliche Zusammenhang mit der Nahrungsaufnahme. Treten die Beschwerden unabhängig vom Essen auf, so liegt der Verdacht eines übertragenen Phänomens oder einer psychogenen Symptomatik nahe. In der Regel besteht kein Zusammenhang zwischen dem Präsentationsort der Dysphagie und dem Sitz der Erkrankung.

Regurgitation bezeichnet den Rückfluß von Speiseröhreninhalt in den Rachen bzw. in die Mundhöhle, wobei meistens kein Würgereiz vorliegt. Das *Volumen* des Regurgitats erlaubt Rückschlüsse auf die Größe der Speiseröhre: als normal gelten bis 30 ml; größere Mengen findet man bei Speiseröhrenerweiterungen infolge tiefsitzender Stenosen (Achalasie, Neoplasma) oder Vagotomie. Gegebenenfalls trinken diese Patienten 100 ml ohne besondere Beschwerden. Der *Geschmack* des Regurgitats ist, sofern es sich um Speiseröhreninhalt handelt, unverändert; Mageninhalt wird dagegen durch den Gehalt an Salzsäure sauer bzw. durch Gallebeimengung bitter. Ein fäkaler Geschmack ist durch bakterielle Zersetzung erklärbar. Reichliche Schleimbeimengung findet man bei einer totalen Obstruktion.

Retrosternale *Schmerzen* bzw. *Sodbrennen* können erhebliche differentialdiagnostische Schwierigkeiten bereiten, weil als Ursprungsort nicht nur die Speiseröhre, sondern auch die übrigen in der Nähe liegenden Eingeweide, insbesondere Herz, große Gefäße, Trachea, Magen, Gallenblase in Betracht kommen. Die Angaben über die Schmerzlokalisation und den Schmerzcharakter haben eine vergleichsweise geringe Aussagekraft. Beispielsweise erlauben Klagen über Sodbrennen, Spannungsgefühl, Krämpfe etc. keine spezifischen Rückschlüsse.

Genauer zeigen dagegen Beschwerden, die im zeitlichen Zusammenhang mit dem Essen stehen, die möglichen Erkrankungen: Bei einer Striktur treten Schmerzen allein nach Genuß von festen Speisen innerhalb von 10 s auf; eine Erleichterung wird nach dem Passieren der Enge oder der Regurgitation empfunden. Stenosen infolge Kompression von außen, z. B. einem vergrößerten rechten Vorhof, bewirken eine verlangsamte Passage, die von den Betroffenen deutlich empfunden wird; eine Regurgitation fehlt hier in der Regel.

Permanente Schmerzen, die jedoch nach dem Genuß von festen Speisen, heißen Getränken, Fruchtsäften oder Alkohol verstärkt werden, lenken den Verdacht auf benigne oder maligne exulzerierende Speiseröhrenerkrankungen. Treten Schmerzen 1–2 h nach den Mahlzeiten auf, und werden sie durch Vorbeugen des Oberkörpers, Hinlegen, tiefe Inspiration, oder forcierte Anspannung der Bauchmuskulatur verstärkt und durch Antazida gebessert, so spricht dies für gastroösophagealen Reflux. Häufig werden die Schmerzen bei diesen Patienten durch Fruchtsäfte, Alkoholika oder heiße Speisen provoziert. Kurzzeitige Schmerzattacken mit einer Dauer von wenigen Sekunden bis Minuten und ohne Abhängigkeit von Essen, Körperhaltung oder Tageszeit kennzeichnen die Achalasie. Durch Genuß kalten Wassers werden die Beschwerden gelindert, Antazida oder Spasmolytika haben keinen Effekt.

Klagen die Patienten im Zusammenhang mit einer Speiseröhrensymptomatik über *Husten*, so deutet dies auf eine Beteiligung der Atemwege (Larynx, Trachea, Bronchien): Allein dort sind Rezeptoren zur Auslösung von Hustenreflexen lokalisiert. Mögliche Ursachen sind ösophagotracheale Fisteln oder eine Aspiration von Speiseröhreninhalt bei subtotalem Speiseröhrenverschluß. Kennzeichnend ist das zeitliche Verhalten: Bei Fisteln entsteht der Hustenreiz im Zusammenhang mit dem Schluckakt; Aspiration erfolgt vorzugsweise im Liegen, z. B. nachts, und ohne Beziehung zum Essen. Liegt eine Fistelbildung durch ein Bronchialneoplasma vor, so kann als Folge der malignen Infiltration der beteiligten Nerven eine Sensibilitätsstörung den Hustenreflex beeinträchtigen.

Eine *Obstruktion* der Speiseröhre entsteht durch peptische Strikturen, Neoplasmen oder im Rahmen der Achalasie. Die Patienten berichten, daß flüssige Speisen passieren können, während feste Bissen stecken bleiben. Beim Neoplasma treten Beschwerden auf, wenn etwa $2/3$ des Umfangs infiltriert wurden; bei zirkulären Strikturen soll bis zu einem Durchmesser von 4 mm das Trinken wenig beeinträchtigt sein. Die Obstruktion bei der Achalasie läßt sich als elastischer Verschluß auffassen, der durch forcierten Druck geöffnet werden kann. Die Beschwerden beginnen schlagartig und betreffen flüssige und feste Speisen in gleicher Weise. Die Patienten berichten über eigentümliche Manöver, wie

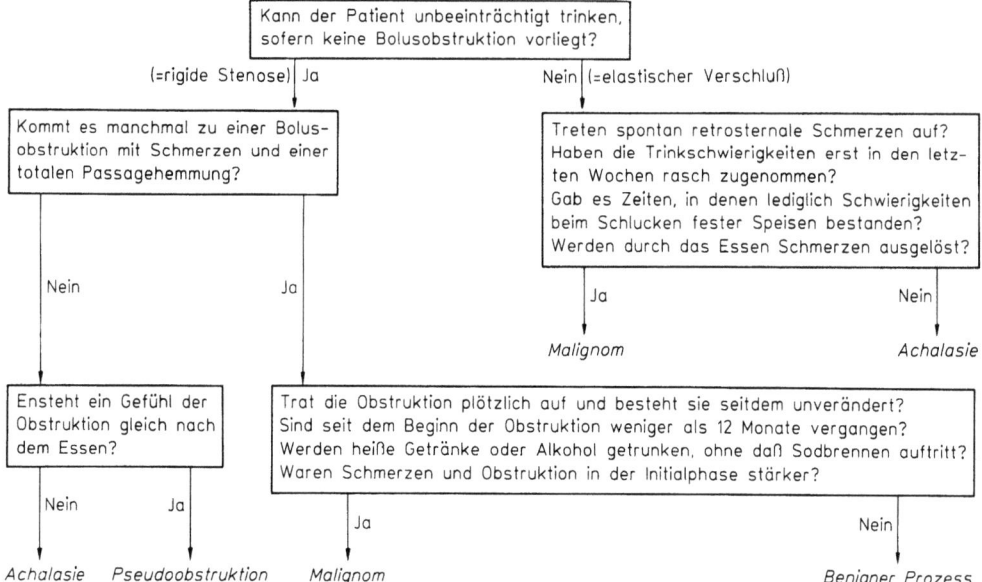

Abb. 2.19. Frageschema für die Differenzierung von ösophagealen Schluckbeschwerden. Oropharyngeale Symptome lassen sich durch das in Abb. 2.18 dargestellte Schema klären. (Nach [6])

Essen im Stehen, Valsalva-Atmung oder reichliches Trinken, durch die der Schluckakt ermöglicht wird.

Ein einfaches Frageschema, das die Differenzierung von Speiseröhrenbeschwerden erlaubt, ist in Abb. 2.19 dargestellt [6].

Körperliche Untersuchung

Verglichen mit der Anamnese ist der diagnostische Wert der körperlichen Untersuchung geringer. Im Hinblick auf eine oropharyngeale Erkrankung kann die Beobachtung des Patienten beim Essen oder Trinken aufschlußreich sein, desgleichen auch die Inspektion von Mund und Rachen. Die Durchgängigkeit der Speiseröhre kann am Auftreten von Plätschergeräuschen im Epigastrium 5–13 s nach dem Beginn des Schluckens einer Flüssigkeit geprüft werden. Pulmonale Rasselgeräusche lassen an eine Aspiration denken. Weiterhin sollten Hautveränderungen im Sinne von Kollagenosen sowie Halslymphome beachtet werden.

Labordiagnostik

Der Beitrag der Laboruntersuchungen beschränkt sich auf allgemeine Suchtests (Blutsenkungsreaktion, Blutbild), Antikörperbestimmungen (Polio, Botulismus, Kollagenosen), Herzenzyme (CPK, SGOT, LDH) oder Liquoranalysen.

Bildgebende Verfahren

Zur Bestätigung der Vermutungsdiagnosen kommen in erster Linie die Ösophagoskopie und das Röntgen (Thoraxaufnahme in 2 Ebenen, Breischluck) in Betracht. Beide Verfahren haben ihren festen Stellenwert:

Im *Röntgen* werden Form- und Lageveränderungen besser erkannt, z. B. Dilatationen, Hernien, Divertikel, Stenosen (welche das Endoskop nicht passieren lassen), sowie Veränderungen des Bewegungsablaufs bei Funktionsstörungen.

Die Vorzüge der *Endoskopie* betreffen die Diagnostik von entzündlichen oder neoplastischen Schleimhautveränderungen, den Nachweis des Endobrachyösophagus und von Varizen. Hinzu kommt die Möglichkeit, gezielt Proben für die histologische und zytologische Untersuchung entnehmen zu können. Die Zangenbiopsie ist bei tangentialer Einstellung der Zange zur Schleimhaut erschwert und deshalb bei Verwendung der gebräuchlichen prograd ausgerichteten Geräte oft unergiebig. Besser sind hier Instrumente mit Schrägoptik und abwinkelbarer Zange oder starre Endoskope.

Weitere radiologische Untersuchungsmethoden sind die Kinematographie für die Diagnostik von Funktionsstörungen sowie die Computertomographie, welche z. B. die Ausdehnung von Neoplasmen abschätzen läßt.

Funktionstests

Im Vergleich mit den bildgebenden Verfahren ist die diagnostische Bedeutung der Funktionstests gering. Die *Manometrie* wird für die Objektivierung von Funktionsstörungen des tubulären Ösophagus und des unteren Ösophagussphinkters verwendet. Die *pH-Metrie* erlaubt die Abschätzung von pathologischem Reflux. Beide Verfahren können nur mit sehr aufwendigem Gerät in spezialisierten Zentren durchgeführt werden. In den meisten Fällen sind diese Verfahren entbehrlich.

Literatur

1. Berges W, Wienbeck M (1983) Ösophagus-Durchzugmanometrie. In: Wienbeck M, Lux G (Hrsg) Gastrointestinale Motilität: Klinische Untersuchungsmethoden. edition medizin, Weinheim, S 11–18
2. Blum AL, Siewert JR (1976) Pathogenese und konservative Therapie der Refluxkrankheit. In: Siewert JR, Blum AL, Waldeck F (Hrsg) Funktionsstörungen der Speiseröhre. Springer, Berlin Heidelberg New York, S 202–217
3. Bockus HL (1974) Diaphragmatic hernia, esophageal hiatus hernia, eventration and paralaysis of the diaphragm. In: Bockus HL (Hrsg) Gastroenterology vol 1, 3rd edn. Saunders, Philadelphia, pp 349–375
4. Davenport HW (1977) Physiology of the digestive tract, 4th edn. Year Book Medical, Chicago
5. Davenport HW (1978) A digest of digestion. Year Book Medical, Chicago, pp 7–14
6. Edwards DAW (1974) History and symptoms of esophageal disease. In: Vantrappen G, Hellmans J (eds) Diseases of the esophagus. Springer, Berlin Heidelberg New York, pp 103–118
7. Hansen WE (1984) Gastrointestinale Symptome. Pathophysiologie – Klinik – Diagnostik. Springer, Berlin Heidelberg New York Tokyo, S 88–105

8. Kikendall JW, Friedman AC, Oyewole MA, Fleischer D, Johnson LF (1983) Pill-induced esophageal injury. Case reports and review of the medical literature. Dig Dis Sci 28:174–182
9. Savary M, Miller G (1977) Der Ösophagus. Lehrbuch und endoskopischer Atlas. Gassmann, Solothurn
10. Vantrappen G, Hellemans (1982) Oesophageal spasm and other muscular dysfunction. Clin Gastroenterol 11:453–477
11. Wienbeck M, Berges W (1981) Die Ösophagusmanometrie. In: Frick P et al. (Hrsg) Ergebnisse der Inneren Medizin und Kinderheilkunde Bd. 47. Springer, Berlin Heidelberg, New York, S 112–152

3 Magen

Der Magen ist einerseits der Speicher für die aufgenommenen Speisen, die nachfolgend in kleinen Portionen weiter in den Darm abgegeben werden. Zum anderen wird in ihm durch das einzigartige saure Milieu im Zusammenspiel mit Enzymen und der Peristaltik die Verdauung der Nahrung bewirkt. Erkrankungen resultieren aus Veränderungen der Wandstruktur, der Funktion und der Wegsamkeit. Klinisch stehen Schmerzen, Blutungen, Übelkeit bzw. Erbrechen im Vordergrund.

3.1 Embryologie, Mißbildungen

Der Magen entsteht aus einer Erweiterung des kaudalen Vorderdarms. Im Laufe der Entwicklung kommt es zu einer Rechtsdrehung um die Längsachse und zu verschiedenen Verschiebungen, die schließlich eine asymmetrische Lage im Oberbauch herbeiführen. Die anatomischen Veränderungen lassen sich am Verlauf der Gefäße und Nerven nachvollziehen.

Mißbildungen mit klinischer Relevanz sind selten. Hierzu zählen der Volvulus des Magens, Duplikaturen in mehr oder minder vollkommener Ausprägung bzw. Divertikel, die Magenagenesie, die Mikrogastrie, Magenmembranen, Magenriesenwuchs mit Riesenfalten oder die Ausbildung eines sog. Vormagens. Sie werden zumeist in den ersten Lebenstagen manifest und müssen u. U. operativ korrigiert werden.

Erwachsene besitzen häufiger einen *Kaskadenmagen,* wobei der Fundus nach dorsal herabhängt. Durch die Retention von Mageninhalt sollen ein Hochstand des linken Zwerchfells und eine Verlagerung des Herzens begünstigt werden, welche zu Beschwerden (Angina pectoris, Atemnot) führen. Als Therapie werden kleine, häufige Mahlzeiten sowie zur Entleerung der gefüllten Kaskade die Einnahme einer Rechtsseiten- oder Knie-Ellbogen-Lage empfohlen. Weitere Mißbildungen betreffen *Heterotopien*, wobei am häufigsten Pankreasgewebe in der Magensubmukosa angetroffen wird. Klinisch bedeutsam werden sie durch die Exulzeration und Blutungsneigung. Blutungen sind auch die Komplikation von *Angiodysplasien*, wie sie beispielsweise im Rahmen eines M. Osler (s. Abb. 1.3) beobachtet werden. Prädilektionsstellen sind die kleine Kurvatur sowie das Antrum.

3.2 Anatomie

Der Magen wird in folgende Abschnitte unterteilt (Abb. 3.1): Kardia (am Mageneingang); Fundus (proximales Ende, welches durch eine horizontal durch die Kardia gelegte Ebene abgegrenzt wird); Korpus (mittlerer, größter Teil zwischen Fundus und Antrum), Antrum (distales Drittel oder Viertel); Pylorus (Übergangszone in das Duodenum). Infolge der großen Variabilität der Magengestalt lassen sich keine genaueren Beschreibungen geben; andererseits kann man die einzelnen Magenabschnitte anhand des mikroskopischen Schleimhautbildes bzw. der Funktionen genau unterscheiden. So finden sich in der Korpusschleimhaut Hauptzellen, welche Pepsinogen bilden, sowie Belegzellen, die Salzsäure sezernieren. Im Antrum existieren dagegen u. a. die gastrinbildenden G-Zellen (s. unten).

Die Kurvaturen bezeichnen die seitlichen Silhouetten von Korpus und Antrum: Die konkave, kleine Kurvatur ist rechts zwischen Kardia und Korpus, die konvexe, große Kurvatur liegt gegenüber auf der linken Seite. Beide markieren die Ansatzpunkte der Ligamente mit den versorgenden Gefäßen und Nerven.

Die Magenwand besteht innen aus der Schleimhaut; diese wird von glatter Muskulatur umgeben, die im Gegensatz zu Speiseröhre und Darm in 3 Schichten angelegt ist. Man unterscheidet eine äußerliche, längsverlaufende Schicht, eine mittlere, zirkuläre Schicht und eine innere, schräge Schicht. Außen wird der Magen von Serosa überzogen. Im Bereich der großen und kleinen Kurvatur finden Ligamente, Blut- bzw. Lymphgefäße und Nerven Anschluß an den Magen. Die arterielle Blutversorgung erfolgt – wie auch für die anderen Oberbauchorgane – aus dem Truncus coeliacus. Aus verschiedenen, beim Einzelnen variabel angelegten Ästen, resultieren große Adern, welche untereinander anastomosiert sind, und entlang der großen bzw. kleinen Kurvatur ziehen.

Im Vergleich ist die Blutversorgung der kleinen Kurvatur geringer. Das venöse Blut wird ähnlich in entlang den Kurvaturen verlaufenden Gefäßen gesammelt und zur Pfortader zirkuliert. Von besonderer Bedeutung ist die Nervenversorgung des Magens. Einerseits finden Äste des linken und rechten N. vagus Anschluß, die sich im Bereich der kaudalen Speiseröhre verflechten und schließlich zur ventralen bzw. dorsalen Magenwand ziehen. Efferente Nerven des N. sympathicus stammen aus $Th_6 - Th_{10}$ und erreichen zunächst das Gan-

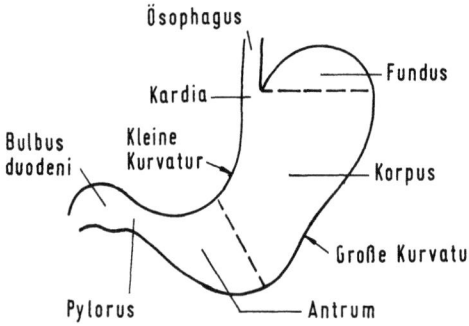

Abb. 3.1. Nomenklatur des Magens. In der endoskopischen Literatur wird anstelle von „Fundus" auch von „Fornix" gesprochen. Der Übergang des Korpus zum Antrum markiert sich im Bereich der kleinen Kurvatur als „Angulusfalte". (Weitere Einzelheiten s. Text)

Anatomie

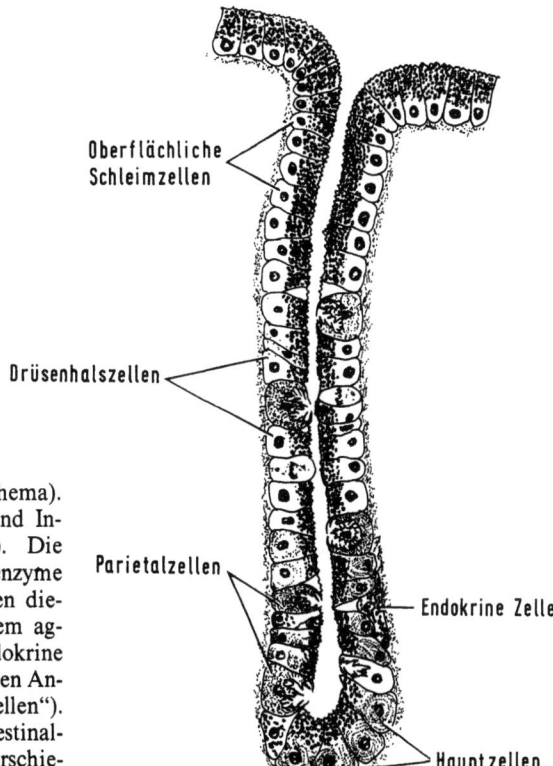

Abb. 3.2. Drüse des Magenkorpus (Schema). In den Belegzellen werden Salzsäure und Intrinsic Factor gebildet (s. Abb. 3.4). Die Hauptzellen sezernieren Verdauungsenzyme (Pepsin etc.). Die oberflächlichen Zellen dienen vor allem als Schutz gegenüber dem aggressiven Milieu im Magenlumen. Endokrine Zellen lassen sich anhand ihrer besonderen Anfärbbarkeit unterscheiden („APUD-Zellen"). Man findet sie im gesamten Gastrointestinaltrakt sowie im Pankreas, wobei sie verschiedenartige Hormone bilden

glion coeliacum; sie werden dort umgeschaltet und gelangen gemeinsam mit den Arterien zum Magen.

Besondere Aufmerksamkeit findet der mikroskopische Aufbau der Magenschleimhaut. Entsprechend dem Namen existiert eine Auskleidung mit Drüsenzellen, die mittels gestreckt verlaufenden Gängen weit unter die Oberfläche reichen. Sie bilden an der Oberfläche, im Antrum auch in der Tiefe, einen schützenden, alkalischen Schleim. Im größten Teil – etwa dem Magenkörper entsprechend – befinden sich in den unter der Oberfläche gelegenen Drüsenabschnitten spezialisierte Zellen, die Salzsäure und Intrinsic Factor (Belegzellen) oder Verdauungsenzyme, wie Pepsin oder Lipase (Hauptzellen) herstellen (Abb. 3.2).

Außerdem gibt es im gesamten Magen – wie auch im übrigen Gastrointestinaltrakt – vereinzelt endokrine Zellen des APUD-Systems; im Antrum sind es vorwiegend G-Zellen, welche speziell Gastrin ausschütten (Abb. 3.3). Die Blutversorgung erfolgt von der Submukosa her, wo reichlich durchblutete Gefäßnetze existieren. Sie erreichen so die Kapillaren aus verschiedenen Zuflüssen; eine Ausnahme bildet die kleine Kurvatur, wo submuköse Gefäßnetze fehlen. Möglicherweise erklärt sich so das gehäufte Auftreten von peptischen Läsionen in diesem Bereich.

Endoskopisch durch Zangenbiopsie gewonnenes Material aus dem Magen enthält bestenfalls Schleimhaut in einer Tiefe bis zur Submukosa.

3.3 Physiologie

Die Funktion des Magens besteht einerseits in der Speicherung und in der dosierten Weitergabe der Speisen in den Dünndarm, d. h. letztlich der mengenmäßigen Bewältigung des aufgenommenen Essens. Zum anderen finden im Magen Verdauungsvorgänge statt. Schließlich gehen vom Magen Reize aus, die die übrigen Verdauungsorgane informieren bzw. steuern. Die Bedeutung des Magens wird nach teilweiser oder gänzlicher Entfernung desselben an den oft erheblichen Beschwerden deutlich.

Speicherfunktion, Magenmotilität

Das Volumen des leeren Magens beträgt ca. 50 ml. Mit empfindlichen Meßinstrumenten lassen sich bereits im „Ruhezustand" peristaltische Wellen mit einer Frequenz von 3/min registrieren, die von einem proximal im Bereich der großen Kurvatur gelegenen Schrittmacher ausgehen und deren Amplitude bei Hunger zunimmt. Der intraluminale Druck wird durch sie nicht wesentlich beeinflußt. Beim Eintritt von Nahrung in den Magen kommt es zu einer Entspannung der Muskulatur von Fundus und Korpus (rezeptive Relaxierung), die eine Erweiterung dieser Magenregionen ohne Erhöhung des Drucks ermöglicht (Abb. 3.3). Die aufgenommenen Speisen werden anfangs zumeist in Schichten im Bereich des Korpus gespeichert.

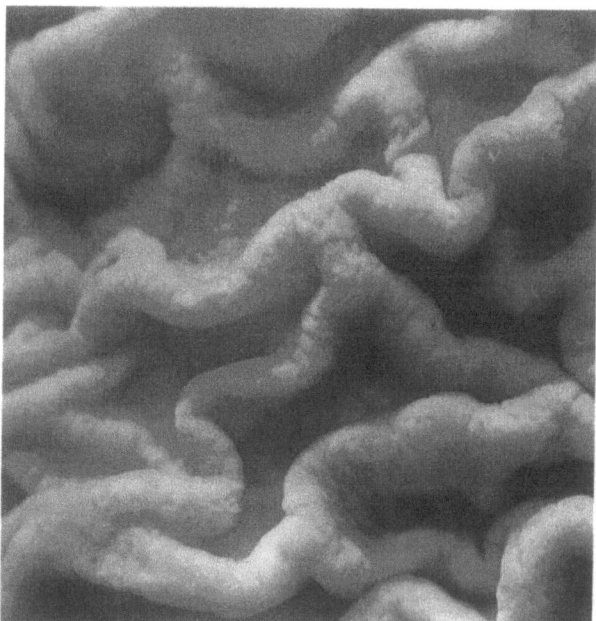

Abb. 3.3. Normale Magenfalten. Für die Speicherung größerer Nahrungsmengen kann der Magen sich dehnen. Im kontrahierten Zustand wird die Schleimhaut in Falten aufgeworfen (hier dargestellt); bei der Füllung verstreichen diese Falten. Krankhafte Wandprozesse führen zu Änderungen des Faltenbildes sowie zu einer Verminderung der Dehnbarkeit. Aufnahme: Lennart Nilsson (mit freundlicher Genehmigung)

Mit der Füllung des Magens kommt es allmählich zu einer kräftigeren Peristaltik des Antrums, wodurch eine wirksame Durchmischung mit den Magensekreten und schließlich eine Entleerung kleinerer Mengen in das Duodenum erfolgen kann. Regulierend wirken hier vor allem die Bestandteile des Chymus und die Füllung des Duodenums, wobei verschiedene Hormone und das vegetative Nervensystem beteiligt sind. Eine Verzögerung beobachtet man z. B. bei fetten Speisen oder hohem osmotischem Druck, geringer auch bei Oligopeptiden oder Oligosacchariden. Die Wirkung des N. sympathicus betrifft eine Hemmung, die des N. vagus eine Zunahme der Magenperistaltik bzw. der rezeptiven Relaxierung des Korpus und Fundus. Emotionen wie Angst, Trauer, Aggressivität können die Motilität (und die Sekretion) des Magens beeinflussen.

Von besonderem klinischen Interesse ist die Frage nach der Entstehung des *Magenschmerzes*. Schmerzrezeptoren finden sich in der Muskulatur, möglicherweise auch in der Schleimhaut. Schmerzreize entstehen v. a. bei Dehnung oder Zerrung, jedoch nicht durch den Kontakt mit Salzsäure oder durch Schneiden, wie etwa bei der endoskopischen Biopsie. Unklar ist die Pathogenese des Ulkusschmerzes. Möglicherweise spielen Änderungen der Motilität eine Rolle. Die Leitung der Schmerzreize erfolgt über den N. sympathicus.

Besondere Aufmerksamkeit gilt bei der Physiologie des Magens dem Pylorus. Offenbar handelt es sich hier nicht um einen Sphinkter mit erhöhtem Ruhedruck. Vielmehr liegt eine Engstelle – wie ein Flaschenhals – vor, welche größere Partikel im Magen zurückhält. Der Pylorus verhindert auch nicht den Reflux von Duodenalinhalt.

Sekretion

Täglich bilden die Magendrüsen etwa 1–3 l Saft, wobei diese Sekretion eng mit der Motilität und Durchblutung verknüpft ist. Man kann eine basale Sekretion von einer interprandialen bzw. postprandialen Sekretion unterscheiden: Durch eine Mahlzeit wird als Folge eines komplizierten Zusammenspiels von nervösen und hormonellen Mechanismen die Saftbildung stark angeregt und die Saftzusammensetzung verändert. Magensaft enthält Verdauungsenzyme (Pepsin, Gelatinase, Tributyrinase), Elektrolyte (Na^+, K^+, Ca^{++}, HCO_3^-, Cl^-), Intrinsic Factor und Schleim; einzigartig ist der Gehalt an Salzsäure, wobei die H^+-Ionenkonzentration 140–160 mM erreichen kann. Weitere Komponenten des Mageninhalts können Speichel oder Duodenalsaft sein.

Auf den unterschiedlichen anatomischen Aufbau der Magenschleimhaut wurde bereits hingewiesen. Die Magenoberfläche beträgt etwa 900 cm², 15% davon vom Antrumtyp. In der Korpusschleimhaut, die etwa 0,5 mm dick ist, befinden sich ca. 10^7 säure- und intrinsicfactor-bildende Belegzellen. Sie entsprechen etwa ⅓ des Drüsenvolumens. Etwa ¼ der Schleimhaut wird von den pepsinbildenden Hauptzellen eingenommen (s. Abb. 3.2).

Die oberflächlichen Zellen besitzen zum Lumen hin einen ca. 1 mm dicken Schleimbelag. Sie bilden so eine „Barriere" gegen schädliche Einflüsse vom Mageninhalt. Sie ist vergleichsweise impermeabel. (Gut können manche fettlösliche Substanzen bzw. Äthanol penetrieren.) Durch eine schwache Bikarbonatsekretion wird an der Zelloberfläche die Salzsäure neutralisiert; hierzu entsteht innerhalb des Schleimbelags ein pH-Gradient, wobei auf der Lumenseite Werte bis 1,5 und an der Zellmembran pH 7,4 – 7,6 gefunden werden.

Für die Regulation der Schleim- und Bikarbonatsekretion spielen Prostaglandine eine Rolle. Die schädigenden Wirkungen von Kortikoiden oder manchen Analgetika (Aspirin, Indometazin etc.) werden mit der Hemmung der Prostaglandinbildung erklärt; Carbenoxolon, Serotonin oder exogen verabreichte Prostaglandine sollen dagegen eine Schutzwirkung über eine Vermehrung der Prostaglandine entfalten.

Eine Zerstörung der Zelloberfläche durch ausreichend starke Reize führt zu einem Verlust von Elektrolyten und Protein in das Lumen sowie zu einer weiteren Schädigung infolge der Penetration von HCl und Pepsin in das Gewebe. Die Regeneration der oberflächlichen Zellschicht erfolgt durch Zellteilung innerhalb von 2 – 6 Tagen.

Die *Bildung von Salzsäure* in den Belegzellen (Abb. 3.4) führt im Vergleich mit den übrigen Geweben zu einer um den Faktor 3 Millionen höheren Konzentration von Wasserstoffionen im Magensaft. Die erforderliche chemische Energie wird durch die Spaltung von ATP erzeugt. Für jedes sezernierte Wasserstoffmolekül wird unter der Einwirkung von Carboanhydrase ein Molekül CO_2 zu Bikarbonat umgewandelt und in das Interstitium abgegeben. Eine stärkere Säuresekretion führt auf diese Weise zu einer metabolischen Alkalose, die gemessen werden kann und eine Abschätzung der postprandialen Säurebildung erlaubt.

Bereits im nüchternen Zustand findet man eine „basale" *Säuresekretion*. Sie beträgt 0 – 5 mmol/h und weist bei der gleichen Person Schwankungen auf. So

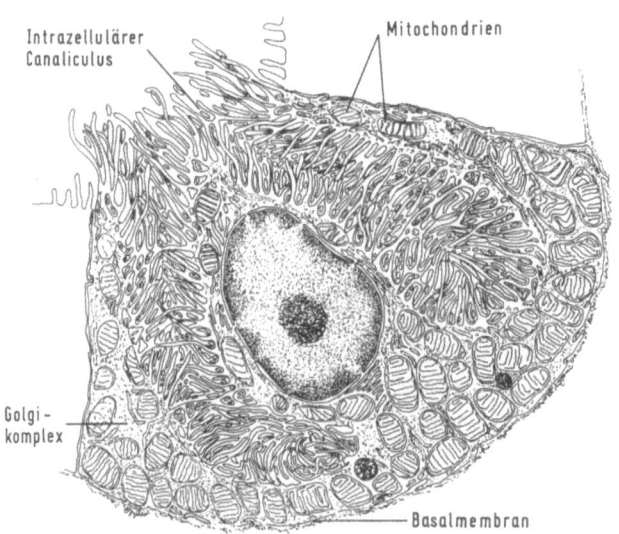

Abb. 3.4. Parietalzelle (Schema). Gezeigt ist hier der Funktionszustand bei welchem Salzsäure in zahlreichen intrazellulären Kanälen gesammelt und zum Lumen (*links oben*) transportiert wird. Bemerkenswert ist die große Zahl von Mitochondrien, die in der Hauptsache der Bereitstellung von chemischer Energie dienen. Im Zentrum erkennt man den Zellkern. (Nach [4])

wird die geringste Rate vormittags zwischen 5 Uhr und 11 Uhr, die höchste Rate abends zwischen 18 und 1 Uhr gemessen. Die Regulation der basalen Säuresekretion erfolgt überwiegend über den N. vagus.

Durch eine Mahlzeit kommt es zu einer Zunahme der Säuresekretion auf Werte bis 25 mmol/h. Dieser Effekt läßt sich auch durch die parenterale Gabe von Histamin oder Pentagastrin erreichen (*stimulierte Säuresekretion*). In verschiedenen Untersuchungen konnte eine Abhängigkeit der Säureausschüttung von der Parietalzellmasse gezeigt werden. Ein wesentlicher Antrieb geht offenbar auch vom N. vagus aus, da nach Vagotomie die maximale Säurebildung um etwa 50% zurückgeht; desgleichen nimmt nach Antrektomie die Sekretion um die Hälfte ab, obgleich vergleichsweise wenige Parietalzellen mitentfernt werden.

Die Anregung der Säureausschüttung aus den Parietalzellen erfolgt durch 3 endogene Substanzen: Azetylcholin, Gastrin und Histamin. *Azetylcholin* ist der Neurotransmitter der cholinergen Nerven. Im Magen kommen nervöse Einflüsse vom N. vagus, die direkt an den Belegzellen oder indirekt an den G-Zellen des Antrums über eine Gastrinfreisetzung (s. unten) angreifen. Cholinerge Reize gehen darüber hinaus von Dehnungsrezeptoren in der Magenwand aus. Azetylcholin erhöht schließlich die Empfindlichkeit der Belegzelle für andere Reize.

Gastrin stimuliert ebenfalls die Säuresekretion. Daneben regt es auch die Bildung von Pepsin an und fördert das Wachstum der säurebildenden Schleimhaut. Der Ursprungsort des Hormons sind G-Zellen, die überwiegend im Antrum und im Duodenum gefunden werden. Sie erreichen das Lumen durch Zellfortsätze (Abb. 3.5).

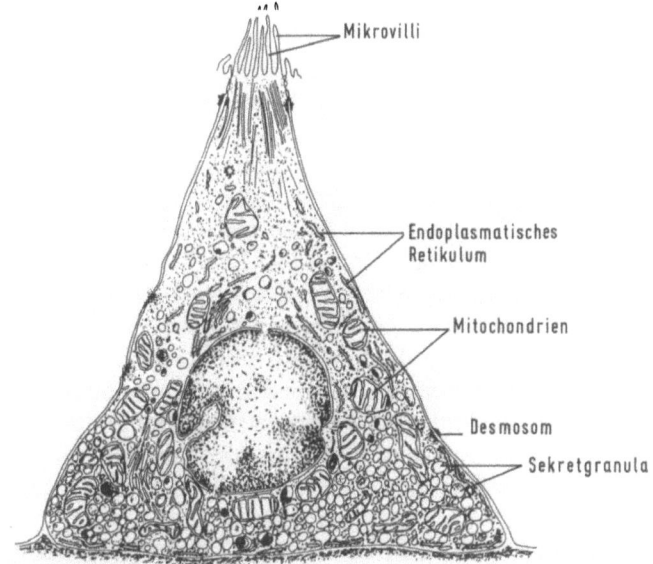

Abb. 3.5. Gastrinzelle aus dem Magenantrum (Schema). Mit den Mikrovilli (*oben im Bild*) besitzen diese endokrinen Zellen eine Verbindung zum Lumen. Auf der Gegenseite erkennt man zahlreiche, gastrinhaltige Granula. Sie können in benachbarte Gefäße entleert werden. (Nach [4])

Man unterscheidet verschiedene Formen des Gastrins mit unterschiedlichem molekularem Aufbau. Die größte Rolle bei der Säuresekretion spielt G-17, welches zur Hauptsache in der Antrumschleimhaut vorkommt: die dort nachweisbare Menge ermöglicht eine halbmaximale Säuresekretion über einen Zeitraum von 10 h. Der stärkste natürliche Reiz für die Gastrinfreisetzung geht von einer Mahlzeit mit verdauten Proteinen und einzelnen Aminosäuren (Tryptophan, Phenylalanin) aus. Ein weiterer Stimulator soll der N. vagus sein (s. oben). Die stärkste Hemmwirkung entfalten Wasserstoffionen: bei niedrigem intraluminalem pH ist die Wirkung einer Proteinmahlzeit auf die Gastrinfreisetzung stark vermindert. Hemmwirkungen gehen u. a. auch von verschiedenen gastrointestinalen Hormonen wie Sekretin, Glukagon, GIP, Kalzitonin oder Somatostatin in zumeist unphysiologisch hohen Dosen aus. Die klinische Bedeutung von Gastrin betrifft pathologisch erhöhte Serumspiegel bei Gastrinomen (Zollinger-Ellison-Syndrom), antraler G-Zellhyperplasie oder einem retinierten Antrumrest bei der Magenresektion nach Billroth II; weitere Ursachen sind in manchen Fällen die Hyperkalzämie oder die Magenausgangsstenose.

Histamin ist als stark die Magensekretion anregende Substanz seit vielen Jahren bekannt und auch für die Funktionsdiagnostik verwendet worden. Neues Interesse entstand aus der Entdeckung von Pharmaka, welche die Histaminwirkung an den Belegzellen blockieren können. Sie werden inzwischen als „Histamin-H_2-Blocker" in der Therapie von verschiedenen Magenerkrankungen verwendet.

Unter physiologischen Bedingungen ist Histamin vorwiegend in Mastzellen gespeichert. In der Magenschleimhaut existiert ein Vorrat, der eine halbmaximale Säuresekretion über etwa 8 h unterhalten könnte. Die Bedeutung des Histamins für die Säuresekretion ist noch nicht eindeutig geklärt. Jede Hypothese muß die starke Eigenwirkung, die Interaktion mit den anderen Mediatoren (Gastrin, Azetylcholin), die in ihrem Effekt durch Histamin verstärkt werden, bzw. durch Histamin-H_2-Blocker gehemmt werden, erklären können. Manches spricht für die Annahme, daß es eine spontane Histaminfreisetzung aus den Mastzellen gibt, welche die Belegzellen für Sekretionsreize durch die anderen Mediatoren „sensibilisiert".

Bei der *Steuerung der Magensekretion* unterscheidet man eine kephale, gastrale und intestinale Phase [3]. Die *kephale Phase* betrifft durch den Vagus vermittelte zentrale Sekretionsreize, die z. B. durch den Geruch, das Aussehen oder den Geschmack einer Speise ausgelöst werden. Sie stehen am Beginn der Nahrungsaufnahme. Man kann diese kephale Magensekretion in einfacher Weise durch Scheinessen (Kau- und Spuckmethode) prüfen.

Bei der Insulinhypoglykämie wird ebenfalls die Magensekretion angeregt. Ob hier allein ein Vaguseffekt eine Rolle spielt, ist jedoch unklar. Das Verfahren, die Vollständigkeit einer Vagotomie mittels Insulinhypoglykämie zu messen, ist deshalb schlecht begründet.

Hemmende Einflüsse, z. B. infolge Streß, Angst, körperlicher Aktivität oder Schmerzen, können ebenfalls vom zentralen Nervensystem ausgehen; sie werden durch den Sympathikus vermittelt.

Die *gastrale Phase der Magensekretion* wird durch mechanische und chemische Reize bewirkt. Wie bereits oben erwähnt, spielen die Dehnung der Magenwand über eine Aktivierung nervaler Mechanismen sowie die Stimulierung der Gastrinfreisetzung durch Aminosäuren und Peptide die entscheidenden Rollen. Die anregenden Einflüsse durch Bier, Milch oder Kaffee gehen wahrscheinlich zum Teil auf den Gehalt an Aminosäuren oder Peptiden zurück. Alkohol, Koffein oder Kalzium sind im Vergleich nur schwach stimulierend. Das Sättigungsgefühl wird über afferente Vagusfasern vermittelt; der wichtigste Reiz geht hier offenbar von der Magendehnung aus.

Die *intestinale Phase der Magensekretion* betrifft die Steigerung der Saftbildung durch Aminosäuren oder Peptide im Duodenum. Sie dürfte hormonell gesteuert sein, wobei Enterooxyntin als Hormon diskutiert wird. Wichtiger ist der Beitrag sekretionshemmender Mechanismen, welche von saurem und fetthaltigem Chymus ausgelöst werden, und in die sowohl lokale Reflexe als auch Hormone (Somatostatin, Sekretin, Cholezystokinin?) eingreifen sollen.

Pepsine sind eine Reihe proteolytischer Enzyme, welche im Magen gefunden werden und ihre Aktivitätsmaxima im sauren Bereich aufweisen. Sie werden inaktiv als Pepsinogene sezerniert und in Gegenwart von Säure autokatalytisch zu Pepsinen umgewandelt. Man unterscheidet Pepsine der Gruppe 1, welche in den Hauptzellen der Korpusdrüsen synthetisiert werden, und Pepsinogene der Gruppe 2, die aus Kardia-, Pylorusdrüsen sowie Brunner-Drüsen des oberen Duodenums stammen. Die Sekretion wird ähnlich wie bei der Säurebildung durch vagale Reize, Histamin oder Gastrin angeregt. Sekretin stimuliert ebenfalls die Pepsinogenausschüttung, wobei es die Säuresekretion stark hemmt.

Pepsine katalysieren die hydrolytische Spaltung der Nahrungsproteine. Sie greifen damit – synergistisch mit Magensalzsäure – die eiweißhaltigen Zellmembranen an und legen so die ebenfalls enthaltenen Kohlenhydrate, Fette etc. für die weitere Verdauung im Dünndarm frei. Durch die entstehenden Peptide und Aminosäuren wird darüber hinaus die weitere Sekretion von Pepsinogen und Salzsäure stimuliert.

Intrinsic Factor ist ein für die Vitamin-B_{12}-Resorption nötiges Glykoprotein, das beim Menschen in den Belegzellen gebildet und ins Magenlumen abgegeben wird. Die Sekretion erfolgt gemeinsam mit der Salzsäure, allerdings erschöpft sie sich nach einem Reiz relativ rasch. Eine verminderte Synthese, beispielsweise infolge Schleimhautatrophie oder Magenresektion, führt zu einer reduzierten Aufnahme von Vitamin B_{12} im terminalen Ileum und schließlich zu Mangelerscheinungen (perniziöse Anämie, funikuläre Myelose).

3.4 Magensekretionstests

Die Bestimmung der basalen bzw. stimulierten Magensekretion wird in der einen oder anderen Form seit über 150 Jahren geübt. Das Verfahren ist einfach: Mittels einer Schlauchsonde wird Sekret abgesaugt und auf den Gehalt an Säure, Pepsin, Schleim, Protein etc. untersucht. Auch wenn die Methodik im Laufe der letzten Jahre verbessert werden konnte, so ist die Bedeutung heute vergleichsweise gering: Bei den meisten Fällen ist die Magensekretionsprüfung überflüssig. Die Informationen durch die modernen bildgebenden Verfahren

(Röntgen, Endoskopie mit Biopsie) sind ungleich aussagekräftiger. Als Indikationen gelten:

1. Verdacht auf Zollinger-Ellison-Syndrom (gastrinbildender Tumor). Zum Beweis ist allerdings die Messung des Gastrinspiegels bzw. die Provokation nach Sekretin i.v. nötig (s. 8.7.2).
2. Postoperatives Rezidivulkus. Zur weiteren Klärung insbesondere im Hinblick auf ein Gastrinom, ist auch hier gegebenenfalls die Messung des Serumgastrinspiegels erforderlich.
3. Verdacht auf chronisch-atrophische Gastritis mit Achlorhydrie. Zur weiteren Diagnostik dienen hier der Vitamin-B_{12}-Resorptionstest (Schilling-Test) sowie die Endoskopie und Biopsie.
4. Gastrointestinales Proteinverlustsyndrom: Bestimmung der Proteinsekretion im Hinblick auf einen M. Ménétrier.

Die technische Durchführung erfolgt in der Form des Pentagastrintests. Histamin oder Betazol werden zur Stimulation der Sekretion wegen der Nebenwirkungen kaum noch verwendet. Indirekte „sondenlose" Teste mittels Desmoidpillen etc. geben Informationen über das wahrscheinliche Vorhandensein von Säure. Sie werden selten verordnet.

Pentagastrintest

Vorbereitung des Patienten. Die Untersuchung erfolgt nach 12stündiger Nahrungskarenz und nach 24stündigem Absetzen sekretionswirksamer Medikamente (Atropin, Sedativa, Histamin-H_2-Blocker, Pirenzepin).

Untersuchungsgang. Eine weiche, durch Benetzen mit warmem Wasser gleitfähigere Sonde wird dem sitzenden Patienten eingeführt. Dies kann sowohl durch den Mund als auch durch die Nase erfolgen. Die Sondenspitze sollte im Antrum liegen, was am besten mittels Röntgendurchleuchtung ermittelt wird. Magensekret wird in Linksseitenlage mit einer Absaugpumpe in 15-min-Portionen abgezogen. Die richtige Lage der Sondenspitze am tiefsten Punkt ist dann gegeben, wenn nach Instillation von 100 ml 0,9% Kochsalzlösung mindestens 90 ml leicht aspiriert werden können.

Die *basale Sekretion* wird anhand von 4 15-min-Portionen ermittelt. Anschließend erfolgt die *Stimulation mit Pentagastrin* (Gastrodiagnost): Hierzu werden 0,6 mg/kg KG subkutan oder − besser − 1,5 mg/kg Körpergewicht kontinuierlich über 90 min intravenös injiziert. Gleichzeitig wird Magensaft in 6 15-min-Portionen gesammelt.

Die Säurekonzentration wird durch Titration von jeweils 10 ml Sekret mit 0,1 n NaOH auf pH 7 (pH-Meter oder Phenolrotindikator) ermittelt: Hierbei ergibt die verbrauchte Menge NaOH mit 10 multipliziert die Säurekonzentration in mVal/l. Für die Berechnung der Säurebildung (in mVal/15 min) werden die jeweiligen Sekretvolumina (in l) mit der Säurekonzentration (mVal/l) multipliziert. Die Berechnung der basalen Sekretion (BAO, basal acid output) erfolgt aus der Summe der 4 basalen 15-min-Portionen. Als Normalwert gelten 0−5 mVal/h; das Gesamtvolumen übersteigt dabei nur selten 90 ml. Beim Ulcus duodeni sind Volumen und Säurebildung oft erhöht, beim Gastrinom (Zollinger-Ellison-Syndrom) werden in der Regel über 200 ml Saft und 15 mVal/h Säure gebildet.

Zur Bewertung der Säurebildung nach Stimulation werden die beiden aufeinander folgenden Portionen mit den höchsten Säurekonzentrationen herangezogen (PAO, peak acid output): Beim Magengesunden ergeben sich nach Umrechnung auf 60 min Werte unter 30 mVal. Mit zunehmendem Alter wird die Säuresekretion geringer; beim Ulcus duodeni sind dagegen auf über 40 mVal/h vermehrte Sekretionsraten nicht ungewöhnlich; beim Gastrinom steigen sie auf 60 mVal/h und mehr. Eine Verminderung des PAO kennzeichnet die chronisch-atrophische Gastritis. Beim Ulcus ventriculi und beim Magenneoplasma kann die Säuresekretion vermindert sein: einen diagnostischen Wert besitzt dieses Phänomen im Gegensatz zu früheren Anschauungen nicht.

3.5 Gastritis

Die Definition entzündlicher Magenschleimhautveränderungen geschieht am besten an histologischen Kriterien. Dies gilt besonders für die chronische Gastritis, bei der weder das Beschwerdebild noch makroskopische Befunde im Röntgen bzw. der Endoskopie zuverlässig sind. Umschriebene Schleimhautläsionen bei der akuten Gastritis sind dagegen oft der bildgebenden Diagnostik zugänglich.

3.5.1 Akute Gastritis

In der Literatur ist die akute Gastritis uneinheitlich definiert. Hier sollen alle akuten Schleimhautläsionen unter diesem Begriff zusammengefaßt werden, insbesondere die akute erosive Gastritis, die akute hämorrhagische Gastritis bzw. die durch „Streß" erklärbaren Läsionen. Wegen der Möglichkeit der Blutung oder – seltener – der Perforation handelt es sich um potentiell lebensgefährliche Krankheiten.

Eine Vielzahl von Ursachen kann zu einer akuten entzündlichen Reaktion der Magenschleimhaut führen. Es lassen sich exogene und endogene Faktoren unterscheiden.

Zu den *exogenen Ursachen* zählen Bakterientoxine (z. B. Staphylokokken), Säuren, Laugen, organische Lösungsmittel einschließlich konzentriertem Äthanol, Röntgenstrahlen, Medikamente (Antiphlogistika, Zytostatika, Glukokortikoide).

Die wichtigste *endogene Ursache* der akuten Gastritis ist im weiteren Sinn der „Streß", wie er im Rahmen schwerer Krankheitsbilder mit Schock, Sepsis, Verbrennung, Verletzung, nach Operationen mit Komplikationen (Hypotension, Azidose, Ateminsuffizienz, Nierenversagen, Blutung) beobachtet wird; weitere Ursachen sind Virusinfekte (Herpes simplex, Zytomegalie) oder bakterielle Infekte (Diphtherie).

Pathophysiologie. Bei der Entstehung der akuten exogenen Gastritis steht die Schleimhautschädigung am Beginn. Für die Entwicklung der endogenen Gastritis durch „Streß" werden eine Reihe von Faktoren diskutiert: Im Zentrum steht die Mangeldurchblutung der Schleimhaut als Folge von Schock, Toxinwirkung, nervaler oder auch hormoneller Einflüsse [7]. Sie begünstigt ein Absinken des intrazellulären Energiepotentials, eine verminderte Säureausschüttung sowie eine Gewebsazidose. Als Resultat kommt es zu einer Zerstörung der „Schleimhautbarriere" aus oberflächlicher Schleimschutzschicht und Epithelzellen (s. 3.3).

Für die weitere Entwicklung der exogenen und endogenen Gastritis spielen wahrscheinlich schädigende Effekte durch luminale Salzsäure und Pepsin eine Rolle. Sie dringen in die Schleimhaut ein und bewirken die morphologisch faßbaren Destruktionen. Bei der endogenen Gastritis sollen beim Fehlen von intraluminaler Säure Schleimhautzerstörungen ausbleiben – eine Hypothese, die die häufig geübte Prophylaxe von Streßschäden mit Antazida oder Sekretionshemmern rational begründet. Synergistisch mit Salzsäure und Pepsin wirken evtl. Gallensäuren und Lysolezithin, welche durch duodenogastralen Reflux in den Magen gelangen, sowie – bei Urämie – Harnstoff, der aus dem Blut diffundieren kann.

Für den klinischen Verlauf entscheidend ist die Verletzung von Blutgefäßen und der dadurch mögliche Blutaustritt. Selbst bei geringen oberflächlichen Schäden sind lebensbedrohliche Blutverluste möglich. Perforationen finden sich vornehmlich bei der exogenen Gastritis, beispielsweise bei Säure- oder Laugenverätzung; im Rahmen von Streßläsionen werden sie nicht beobachtet.

Pathologisch-anatomisch sieht man rundzellige, vorwiegend leukozytäre Infiltrate mit Ödem, Verplumpung der Leistenspitzen, Einzelnekrosen der Korpusdrüsen, Epithelverlust, Erosionen oder petechiale bzw. konfluierende Blutungen. Schwere exogene Schäden durch Säuren oder Laugen können Schädigungen in den tieferen Wandschichten bewirken. Der Schleimhaut sind Pseudomembranen aus nekrotischen Zellen, Fibrin und Schleim aufgelagert. Es können so riesige Ulzera entstehen, die unter Narbenbildung abheilen. Eine gefürchtete Komplikation ist bei diesen Fällen die Perforation. Die oberflächlichen Veränderungen heilen in der Regel innerhalb weniger Tage vollständig ab.

Klinik. Das Beschwerdebild der akuten Gastritis ist unspezifisch: Die Patienten klagen über plötzliche Übelkeit, Brechreiz, Erbrechen sowie Druckgefühl bzw. Koliken um die Oberbauchmitte, die nach dem Essen verstärkt auftreten können. Weitere Symptome sind eventuell Fieber und Durchfall.

Andererseits können Beschwerden vollständig fehlen. Zeichen der Blutung sind die Entleerung von Blut oder schwarzen Umwandlungsprodukten („Kaffeesatz" bzw. „Teer") aus dem Mund bzw. After sowie der Schock bei Verlust von über 1 l Blut. Die Perforation zeigt sich möglicherweise an einer plötzlichen Änderung der Symptomatik, beispielsweise dem Verschwinden von Schmerzen. Zeichen der Peritonitis (Abwehrspannung, Sistieren von Darmgeräuschen) können dabei in der Initialphase fehlen.

Diagnostik. Wegleitend für die diagnostischen Überlegungen sind Anamnese und körperlicher Befund: Handelt es sich um eine leichtere „Magenverstim-

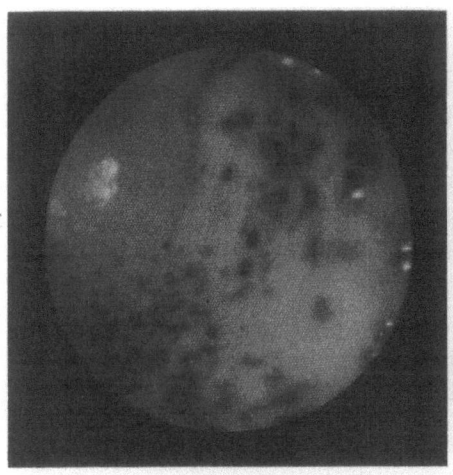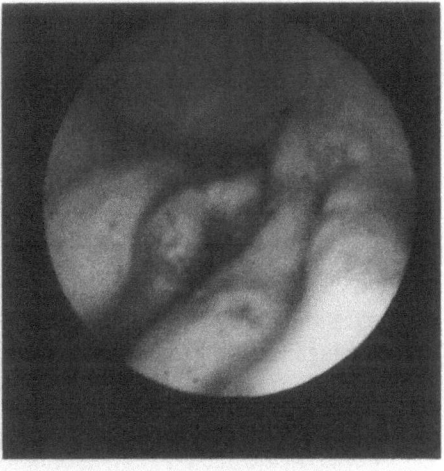

Abb. 3.6. Frische Erosionen der Magenschleimhaut. In leichten Fällen erscheinen sie als rote, flohstichartige Punkte (**a**). **b** Schwergradige Veränderungen. Man erkennt auf den Kämmen der Magenfalten flache Schleimhautdefekte; im Zentrum existieren dunkle Gerinnsel. Es handelte sich hier um die Quellen einer schweren Streßblutung

mung", z. B. im Rahmen einer banalen Infektion, so wird man sich zunächst mit einfachen Untersuchungen begnügen (z. B. Leukozytenzahl, evtl. Sonogramm) und symptomatisch mit Antazida sowie leicht verdaulicher Nahrung behandeln (s. unten). Bei unklaren Fällen ist dagegen eine Endoskopie, gegebenenfalls mit Biopsie, anzustreben (Abb. 3.6a, b). Dies gilt insbesondere auch für Intoxikationen, da die Anamnese sowie das Erscheinungsbild der Mundschleimhaut in der Regel unzureichende Informationen geben.

Im Hinblick auf eine mögliche operative Behandlung ist die Zuziehung eines Chirurgen zu empfehlen. Bei Blutungen ist in jedem Fall eine Endoskopie innerhalb von 6–8 h anzustreben. Voraussetzung sind ausreichende Kreislaufverhältnisse. Der Nachweis einer Perforation gelingt am einfachsten in der Abdomenübersichtsaufnahme im Stehen anhand von freier Luft unter den Zwerchfellen.

Schleimhautveränderungen infolge Streß betreffen in der Regel den proximalen Magen (Fundus, Korpus): Es handelt sich dabei um multiple oberflächliche Schleimhauterosionen, zumeist auf Faltenkämmen, welche von unauffälliger Mukosa umgeben werden: Man spricht auch von „inkompletten" Erosionen („komplette" Erosionen sind infolge entzündlicher Schleimhautreaktionen etwas vorgewölbt und weisen eine zentrale Eindellung auf). Verätzungen können zu großflächigen Schleimhautnekrosen, evtl. mit Perforation aller Wandschichten, führen. In der Regel sind auch die Mundhöhle, Rachen, Speiseröhre oder Duodenum mitbetroffen. Entscheidend sind hier die Konzentration des Giftes und die Kontaktzeit.

Differentialdiagnose. Schwierigkeiten können vor allem wegen der uncharakteristischen Beschwerden und Symptome entstehen. Grundsätzlich kommen bei *Dyspepsie* als Ursprungsort alle in der Umgebung des Magens gelegenen Organe in Betracht: Gallenblase und -wege, Pankreas, Zwerchfell, Speiseröhre, Herz etc. Gegebenenfalls ist zur Klärung eine gründliche Durchuntersuchung nötig.

Blutungen können aus dem gesamten Gastrointestinaltrakt stammen; liegt die Quelle kaudal vom Treitz-Band (Übergang Duodenum/Jejunum), so fehlt charakteristischerweise Blut- bzw. Kaffeesatzerbrechen. Die wichtigsten Ursachen sind bei der „oberen" gastrointestinalen Blutung – neben Erosionen – Ulcera ventriculi et duodeni, Varizen oder Neoplasmen.

Therapie. Die Behandlung der akuten Gastritis erfolgt nach verschiedenen Zielsetzungen:

1. Beseitigung eventueller schädigender Noxen (Medikamente, Gifte, gegebenenfalls Magenspülung, sofern keine Perforationsgefahr besteht).

2. Schutz der Schleimhaut vor schädigenden Effekten der Salzsäure bzw. anderer luminaler Noxen
  – Bindung intraluminaler Salzsäure etc. durch Antazida (z. B. Maaloxan, Trigastril, Gelusil Lac, Riopan), welche zwischen den Mahlzeiten gegeben werden. Mahlzeiten wirken ebenfalls säurebindend.
  – Hemmung der Säurebildung durch Histamin-H_2-Antagonisten (Cimetidin, Tagamet; Ranitidin, Zantic; Famotidin, Pepdul) oder Anticholinergika (Pirenzepin, Gastrozepin).
  – Filmbildner, welche oberflächliche Läsionen zum Lumen hin abdecken (Sucralfat, Ulcogant).

3. Beseitigung von Komplikationen
  – *Blutungen* sind potentiell lebensbedrohlich. Bei 60–85% sistieren sie ohne besondere Therapie. Neben der Elementarhilfe (Kreislaufüberwachung und ggf. Volumensubstitution), kommen Blutstillungsmaßnahmen in Betracht: Endoskopische Laserkoagulation, Unterspritzung mit Adrenalinlösung etc. Bei Blutverlusten, welche eine Substitution von mehr als 4 Konserven in 24 h erfordern, wird ein chirurgischer Eingriff empfohlen.
  – *Perforation.* Hier ist in jedem Fall eine chirurgische Intervention anzustreben.

4. Allgemeine Maßnahmen
Nahrungskarenz bei reichlicher Flüssigkeitszufuhr (Tee, kohlensäurefreies Tafelwasser) für 1–2 Tage; Bettruhe. Beginn dann mit leicht verdaulicher Nahrung, z. B. Zwieback, Toast, Reisgerichten ohne Fett.
Bei Übelkeit, Brechreiz: Metoclopramid (Paspertin) oder Domperidon (Motilium).

Zusammenfassung

Akute entzündliche Magenschleimhautveränderungen sind nach der geltenden Meinung häufige Ereignisse, die zumeist nicht diagnostiziert werden. Vor allem im Rahmen der intensivmedizinischen Betreuung von Schwerkranken werden schwere Hämorrhagien beobachtet. Wichtiges Ziel ist bei diesen „Risikopatienten" die *Prophylaxe,* die sich auf eine Anhebung des intraluminalen pH-Wertes auf über 3,5 bezieht. In der Praxis läßt sich dies sowohl durch die Gabe von Antazida als auch durch Sekretionshemmer erreichen. Eine Erfolgskontrolle ist anhand von Magensaftproben mittels pH-Papier unschwer möglich.

3.5.2 Chronische Gastritis

Unter dem Begriff der chronischen Gastritis wird eine Reihe von Schleimhautläsionen unterschiedlicher Ätiologie zusammengefaßt. Auf die Bedeutung des histologischen Befundes für die Diagnostik wurde bereits hingewiesen. Bei der *Oberflächengastritis* findet sich eine rundzellige Infiltration im Stratum proprium, evtl. mit beginnender Atrophie des Drüsenkörpers.

Die *atrophische Gastritis* kennzeichnet die Verminderung oder im Extremfall vollständige Rückbildung der Magendrüsen; statt dessen finden sich oft mukoide Drüsen vom Antrumtyp. Die chronisch-atrophische Gastritis gilt als Präkanzerose.

Die *granulomatöse Gastritis* wurde bei Patienten mit Tuberkulose, M. Boeck oder M. Crohn beschrieben. Die *eosinophile Gastritis* bzw. *Gastroenteritis* ist durch die Infiltration mit eosinophilen Granulozyten gekennzeichnet. Begleiterscheinungen dieser unklaren Erkrankung können Schleimhautverdickungen und Schleimhautläsionen sein. Schließlich gibt es als seltenen Befund eine *Schleimhauthyperplasie*, wobei neben einer foveolären Hyperplasie (M. Ménétrier) eine glanduläre Größenzunahme unterschieden wird.

Pathophysiologie. Oberflächengastritis und atrophische Gastritis sind überaus häufige Befunde: Sie lassen sich mit zunehmendem Alter schließlich bei über der Hälfte aller Personen feststellen, wobei die Schleimhautveränderungen im Magen von proximal nach distal zunehmen. Entsprechend der Häufigkeit und dem Fehlen von klinischen Beschwerden ist die Relevanz gering. Eine überzeugende Erklärung der als Alterserscheinung klassifizierbaren Veränderungen konnte bisher nicht gegeben werden.

Die chronisch-atrophische Korpusgastritis nimmt insofern eine Sonderstellung ein, als bei einem Teil der Fälle immunologische Mechanismen eine Rolle spielen (sog. Gastritis Typ A). So wurden bei Perniziosapatienten in bis zu 100% Belegzellenantikörper und bis zu 75% Antikörper gegen Intrinsic Factor nachgewiesen; weitere mögliche Befunde sind Thyreoiditis (Hashimoto), M. Addison bzw. Diabetes mellitus und – in mehr als nur zufälliger Häufigkeit – Magengeschwülste.

Von Interesse ist die Beziehung zwischen Gastritis und chronischem Ulkus: Magengeschwüre treten in der Regel im Bereich von chronisch entzündeter Schleimhaut auf.

Bei einer totalen Schleimhautatrophie wird eine Reduktion der Sekretion gemessen; die Entwicklung einer intestinalen Metaplasie führt darüber hinaus zu einer Steigerung der Resorption aus dem Magenlumen. Im Serum findet sich ein erhöhter (frühes Stadium) oder erniedrigter Pepsinogenspiegel (spätes Stadium). Bei einer Atrophie der Korpusschleimhaut kommt es zu einem Anstieg der Serumgastrinspiegel.

Klinik. Ein Beschwerdebild, das auf die Schleimhautveränderungen zurückgeführt werden kann, läßt sich nicht angeben. Beachtung finden bei chronischatrophischer Korpusgastritis Typ A die mögliche maligne Entartung bzw. die perniziöse Anämie.

Bei der seltenen hypertrophischen Gastritis klagen die Patienten über Übelkeit, Schmerzen, Blutungen oder – als Folge eines Proteinverlustes – über Ödeme.

Diagnostik. Entscheidend ist das histologische Bild von Schleimhautproben, die am besten gezielt unter endoskopischer Sicht gewonnen werden können. Die makroskopisch sichtbaren Veränderungen beim Röntgen (Magenbreipassage) oder bei der Endoskopie sind unspezifisch, und für die Diagnostik nicht geeignet. Eine Ausnahme sind lediglich Riesenfalten, wie sie bei der hypertrophischen Gastritis beobachtet werden.

Bei chronisch-atrophischer Korpusgastritis sollte nach einer Perniziosa gefahndet werden. Beim Blutbild findet sich eine hyperchrome Anämie; im Schilling-Test zeigt sich zudem eine verminderte Aufnahme von Vitamin B_{12}. Entscheidend für die Diagnostik ist der charakteristische Befund im Knochenmarkpunktat sowie das Ansprechen des roten Blutbildes auf die parenterale Gabe von Vitamin B_{12}. Im Hinblick auf das erhöhte Risiko einer Geschwulstbildung sollten darüber hinaus diese Patienten regelmäßig kontrolliert werden: z. B. durch jährliche Endoskopie.

Differentialdiagnose. Schwierigkeiten in der Zuordnung entstehen beim Vorliegen von Riesenfalten. Ursachen können neben einer hypertrophischen Gastritis auch ein Neoplasma bzw. Lymphom, ein entzündliches Ödem infolge akuter Gastritis, sowie eine Hyperplasie der Parietalzellen im Rahmen eines Gastrinoms sein.

Therapie. Die chronische Oberflächengastritis und chronisch-atrophische Gastritis bedürfen keiner Behandlung. Die Gabe von „Pepsinwein" und ähnlichen Substitutionspräparaten besitzt hier keinen begründbaren Wert. Wegen der verminderten Säuresekretionskapazität ist evtl. die Therapie mit Säuresekretionshemmern bei alten Menschen weniger sinnvoll.

Patienten mit perniziöser Anämie erhalten alle 3–4 Wochen 1000 mg Vitamin B_{12} als intramuskuläre Injektion.

3.6 Chronisches Geschwür des Magens und Zwölffingerdarms

Das chronische Ulkus ist durch einen kraterförmigen Schleimhautdefekt, der bis über die Lamina muscularis mucosae hinaus die Magen- bzw. Duodenalwand penetriert, gekennzeichnet. Die häufigsten Lokalisationen sind der Bulbus duodeni sowie die kleine Kurvatur des Magens; Ulzerationen werden jedoch auch in den übrigen Magenregionen beobachtet.

Nach der geltenden Meinung entwickeln sich Geschwüre nur bei Vorhandensein von Salzsäure und Pepsin: Aus diesem Grunde spricht man auch vom „peptischen" Ulkus. Bei den meisten Fällen handelt es sich um eine gutartige Erkrankung, welche spontan oder mit Therapie ausheilt. Als mögliche Komplikationen müssen jedoch die Blutung, die Perforation bzw. Penetration, die Magenausgangsstenose oder – im Magen – das Malignom beachtet werden. Eine besondere volkswirtschaftliche Bedeutung erhält die Ulkuskrankheit durch die

Neigung zu chronischen Verläufen bzw. Rezidiven, welche den Betroffenen erheblich in seiner Arbeitsfähigkeit beeinträchtigen können.

Epidemiologische Untersuchungen zur Häufigkeit von peptischen Geschwüren werden durch die unbekannte Zahl von asymptomatischen bzw. unentdeckten Ulzera erschwert. Man geht davon aus, daß etwa 10% im Laufe ihres Lebens erkranken. In den westlich-zivilisierten Ländern sind Zwölffingerdarmgeschwüre etwa 4mal häufiger als Magengeschwüre, wobei Männer häufiger als Frauen betroffen werden. Seit der Einführung von sekretionshemmenden Medikamenten ist die Zahl der Krankenhauseinweisungen aufgrund von peptischem Ulkus zurückgegangen. Hier müssen 6–7% der Patienten wegen Komplikationen operiert werden.

Pathophysiologie. Über die Entstehung der peptischen Ulzera gibt es eine Vielzahl von Spekulationen, wobei im Zentrum der Überlegungen als „agressive Faktoren" Salzsäure, Pepsin, Lysolezithin oder Gallensäuren stehen (s. 3.3).

Bei Ulcus duodeni, bei dem oft eine erhöhte Säurebildung sowie eine beschleunigte Magenentleerung gefunden werden, mögen diese Faktoren eine Rolle spielen; für die Erklärung der übrigen Geschwürerkrankungen dürften weitere Mechanismen eine Rolle spielen. Die meßbare Beschleunigung der Ulkusheilung durch Anheben des intraluminalen pH ist ein wichtiger Indikator für die zumindest permissive Rolle der Säure bei der Pathogenese der Geschwürleiden. Raucher haben eine 2,1fach höhere Prävalenz von peptischen Geschwüren, wobei der Effekt nicht auf einen bestimmbaren Bestandteil, wie z. B. Nikotin, zurückgeführt werden kann.

Ulzerationen, welche im Rahmen einer Therapie mit Glukokortikoiden oder Antiphlogistika (Indometacin, Phenylbutazon, Salizylate etc.) entstehen, werden durch eine Schwächung der oberflächlichen Schutzschicht des Magens erklärt, wobei offensichtlich eine Hemmung der Prostaglandinbildung zugrunde liegt. Nicht zu übersehen sind bei den meisten Fällen, besonders von Ulcus duodeni, psychologische Faktoren: Es handelt sich oft um Persönlichkeiten, die unter starker Anspannung stehen oder unter Angst leiden. Äußeres Kennzeichen ist ein „Ulkusgesicht" mit tiefen Nasolabialfalten. Häufig ist ein familiäres Vorkommen bzw. das Vorliegen der Blutgruppe 0. Versuche, ein eindeutiges psychopathologisches Bild mit der Ulkusentstehung zu korrelieren, sind jedoch fehlgeschlagen.

Alkohol, Kaffee oder Tee begünstigen offenbar die Ulkusbildung nicht.

Klinik. Als typische Beschwerde des peptischen Ulkus gelten vom Essen abhängige epigastrische Schmerzen. Während beim Magengeschwür die Sensationen unmittelbar postprandial entstehen, treten Schmerzen beim Zwölffingerdarmgeschwür einige Stunden nach der Nahrungsaufnahme auf, d. h. wenn der Magen leer ist. In diesem Zusammenhang wird oftmals das Bild eines Duodenalulkuspatienten entworfen, der nachts gegen 2 Uhr von seinen heftigen Beschwerden geweckt wird und zur Schmerzbekämpfung auf seinem Nachttisch diverse Speisen bereit hält. Weitere Klagen von Ulkusträgern betreffen Übelkeit, Brechreiz oder Erbrechen.

Jeder Arzt wird aus eigener Erfahrung bestätigen können, daß die oben skizzierten Beschwerden unzuverlässig sind. Man ist immer wieder überrascht, wie vielgestaltig die Symptome sein können. Die überwiegende Zahl der Ulzera dürfte darüber hinaus keinerlei Klagen verursachen: sie werden allenfalls zufällig entdeckt. Liegen jedoch Zeichen vor, so wird die Diagnostik hierdurch erleichtert. Eine Zusammenstellung der Häufigkeit verschiedener Beschwerden bei symptomatischen Magen- bzw. Zwölffingerdarmgeschwüren bringt Tabelle 3.1.

Bei der körperlichen Untersuchung findet man zumeist im Epigastrium eine umschriebene Druckempfindlichkeit sowie Zeichen der vegetativen Stigmatisierung: Dermographismus, Durchblutungsminderung der epigastrischen Bauchhaut etc. Die Bauchdeckenspannung sowie das Darmgeräuschbild sind normal.

Für den klinischen Verlauf der Geschwürkrankheiten ist das Auftreten von *Komplikationen* entscheidend. In Betracht kommen hier die Blutung, die Penetration/Perforation, die Stenosierung sowie – im Magen – das Malignom.

Die *Ulkusblutung* ist die häufigste Komplikation und die häufigste Todesursache. Die Häufigkeitsgipfel liegen beim Duodenalulkus zwischen 50 und 60 Jahren, beim Magenulkus zwischen 70 und 80 Jahren, wobei die Letalität jenseits des 60. Lebensjahres zunimmt.

Die Zeichen der Blutung sind einerseits durch den akuten Blutverlust erklärt: werden mehr als 1 l Blut verloren, so kommt es zu Kreislaufreaktionen, mit Abfall des Blutdrucks unter 100 mm Hg und Anstieg des Pulses über 100/min, Orthostase, Absinken des ZVD unter 5 cm H_2O; die Patienten sind verschwitzt und klagen über Durst; Hautblässe stellt sich erst im Laufe von Stunden ein, wenn der intravasale Flüssigkeitsverlust aus dem interzellulären Kompartment ergänzt wurde; die Oligurie mit einer Urinproduktion unter 40 ml/h wird oft übersehen. Bisweilen läßt sich eine Blutung an einem charakteristischen Geruch der Ausatmung feststellen. Die Entleerung von Blut bzw. Kaffeesatz aus dem Mund bzw. von Blut oder Teerstuhl aus dem After sind geläufige Zeichen einer Blutung. Sie können jedoch insbesondere in der Initialphase fehlen. Andererseits ist es immer wieder überraschend, wie rasch nach einer Ulkusblutung hellrotes Blut aus dem Darm entleert wird. Der „laxierende Effekt" von Blut wird auch an einem lebhaften Darmgeräuschbild erkennbar.

Tabelle 3.1. Häufigkeit (%) verschiedener Beschwerden beim Magen- und Duodenalulkus (nach diversen Statistiken aus [9]).

Symptom	Ulkuslokalisation	
	Magen	Duodenum
Schmerzen	93	88
– Oberbauch	46–66	56–86
– nachts	32–43	50–88
– essensabhängig	26–52	47–50
– Besserung durch Antazida	87	82–94
Übelkeit	54–70	49–59
Erbrechen	38–73	25–57
Blutung	24–39	12–35
Gewichtsabnahme	–	44

Wegen der Lebensgefahr sollte jeder Patient mit einer Blutung zur raschen Versorgung in die Klinik eingewiesen werden.

Die *Perforation* als Folge einer alle Wandschichten betreffenden Nekrose kann entweder frei in die Bauchhöhle oder gedeckt in Leber, Pankreas, Kolon oder Netz erfolgen. Bedrohlich wird der Übertritt von Mageninhalt, wodurch entweder eine Peritonitis oder ein lokaler Abszeß entsteht. Die Patienten berichten oftmals über eine plötzliche Veränderung ihrer Beschwerden, sei es eine Linderung oder eine Verstärkung von Schmerzen. Hinzu kommen nach einem Intervall evtl. die Zeichen der Peritonitis.

Da oftmals ältere, geistig verwirrte Personen, die nur ungenaue Angaben machen, betroffen sind, wird die Diagnose u. U. nicht gestellt. Gefährlich sind in mancher Hinsicht Perforationen von Steroidulzera, weil diese asymptomatisch verlaufen können. Im Vergleich ist die Perforationsrate beim Ulcus duodeni 15mal größer als beim Ulcus ventriculi.

Am häufigsten erfolgt die *Penetration* in das Pankreas. Die Patienten berichten manchmal über schneidende Schmerzen im Rücken oder im Bereich Oberbauchmitte/linker Oberbauch.

Die *Stenosierung* im Rahmen der Ulkuskrankheit betrifft den Magenausgang, und zwar nach einer großen Statistik zu 70% das Duodenum, zu 17% das Antrum und lediglich zu 9% den Pyloruskanal. Die Patienten berichten über langjährige Geschwürleiden, wobei sich in der Regel im Laufe der Zeit die Beschwerden ändern: Während initial die Schmerzen im Vordergrund stehen, zeigt sich die Entwicklung der Ausgangsstenose an einem zunehmenden postprandialen Druck- und Völlegefühl im Oberbauch, das sich durch Erbrechen schlagartig beseitigen läßt. Die Patienten entleeren im Schwall reichlich Mageninhalt, wobei ältere unverdaute Speisereste gefunden werden.

Charakteristischerweise fehlen Gallebestandteile, die an der grüngelben Farbe, der Schaumbildung sowie am bitteren Geschmack erkannt werden. Die Patienten berichten in der Regel über eine Gewichtsabnahme. Bei der körperlichen Untersuchung findet sich bisweilen im Bereich des Oberbauchs eine sichtbare Magenperistaltik; hinzu kommen eine durch Palpation und Perkussion feststellbare Magenvergrößerung sowie auskultatorisch nachweisbare Plätschergeräusche.

Von einer *kompensierten Magenausgangsstenose* spricht man, solange der Magen durch Hilfe einer gesteigerten Peristaltik entleert werden kann und die Ernährung des Patienten damit letztendlich gewährleistet ist. Die *Dekompensation* ist durch eine zunehmende Dilatation des Magens, Atonie und Erbrechen gekennzeichnet. Die Ursache ist oft ein entzündliches Ödem, das sich mit dem Abheilen des Ulkus zurückbildet. Im Stadium der Dekompensation muß mit Elektrolytentgleisungen (hypochlorämische Alkalose) und Exsikkose (trockene Zunge!) gerechnet werden.

Magenkarzinome können im Frühstadium als peptisches Ulkus erscheinen und – sofern nur ein Teil des Geschwürs aus Malignomgewebe aufgebaut ist – sogar eine Heilungstendenz zeigen. Man rechnet, daß 5% aller Magengeschwüre Frühkarzinome sind. Aus diesem Grunde müssen alle Ulcera ventriculi bis zur totalen Abheilung kontrolliert und gegebenenfalls biopsiert werden (s. unten). Maligne Duodenalgeschwüre zählen dagegen zu den Raritäten.

Diagnostik. Der Nachweis peptischer Ulzera ist durch Endoskopie wie auch durch Röntgen (Magenbreipassage) möglich, wobei beide Verfahren in der Hand des Geübten gut geeignet sind (Abb. 3.7 und 3.8). Wegen der möglichen gezielten Probenentnahme für die Karzinomdiagnostik und der fehlenden Strahlenbelastung wird jedoch die Endoskopie bevorzugt.

In der Praxis stellt sich in Anbetracht der vielen Patienten mit dyspeptischen Beschwerden die Frage, wann die Anwendung dieser relativ aufwendigen Untersuchungen indiziert ist. Sicherlich wird man zunächst Risikopatienten auswählen: Langjährige Ulkusanamnese, Raucher, neu aufgetretene heftige Symptome, ältere Patienten, Einnahme von Analgetika bzw. Antirheumatika und Glukokortikoide oder Abneigung gegen Fleisch können Kriterien sein. Die wichtigste Überlegung sollte dabei die frühzeitige Erkennung des Magenkarzinoms sein; frühzeitig heißt hier: in einem heilbaren Stadium. Eine langjährige Ulkusanamnese schließt ein Malignom nicht aus, zumal viele dieser Patienten berichten, sie hätten schon immer einen „empfindlichen" Magen besessen; darüber hinaus wachsen Karzinome relativ langsam und erreichen ein Stadium mit schweren Symptomen evtl. erst nach Jahren.

Beim Vorliegen einer *Ulkusblutung* ergeben sich zwei Zielsetzungen: Die Kontrolle der Kreislaufverhältnisse (Elementarhilfe) und – darauf – die Identifizierung der Blutungsquelle. Es hat sich hier bewährt, kurzfristig, d. h. innerhalb von 6–8 h, eine Notfallendoskopie durchzuführen. Aus dem makroskopischen Bild ist es möglich, eine Klassifikation der Blutung vorzunehmen:

Tabelle 3.2. Klassifizierung der gastrointestinalen Blutungen anhand des endoskopischen Befundes. (Nach [2])

Typ	Verlaufsform	Kriterien
I a	Aktive Blutung	Arterielle, spritzende Blutung
I b	Aktive Blutung	Sickerblutung
II	Sistierte Blutung	Sichtbarer Gefäßstumpf, Hämatin bzw. Koagel auf Läsion
III	Keine Blutung	Läsion ohne obige Kriterien

Als bedrohlich gelten aktive (Typ I) oder sistierte Blutungen mit sichtbarem Gefäßstumpf, Hämatom bzw. Gerinnsel auf der Läsion (Typ II). Bei der Endoskopie ergibt sich auch die Möglichkeit der Therapie mittels Laserkoagulation, Thermokoagulation, Unterspritzung etc. Nur selten wird man auf andere diagnostische Verfahren (Angiographie, Szintigraphie) zurückgreifen müssen.

Wertvolle Informationen liefern die verschiedenen Labortests, welche u. U. laufend durchgeführt werden sollten. Bei jedem Patienten hat sich folgendes diagnostisches Basisprogramm bewährt:

– Blutbild (Hämoglobin, Hämatokrit, Leukozyten, Thrombozyten),
– Gerinnungsstatus (Quick-Test, Fibrinogen, partielle Thromboplastinzeit etc.),
– Blutgruppe.

Chronisches Geschwür des Magens und Zwölffingerdarms

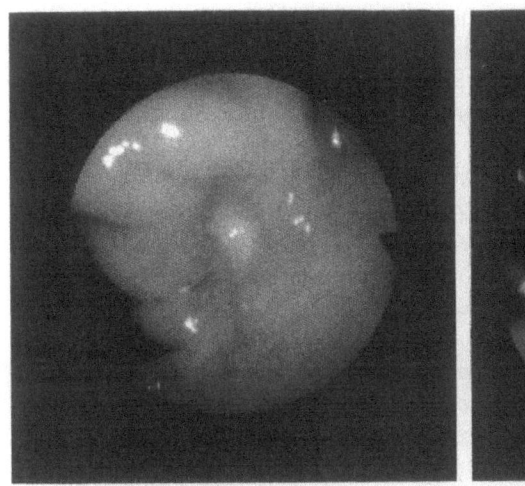 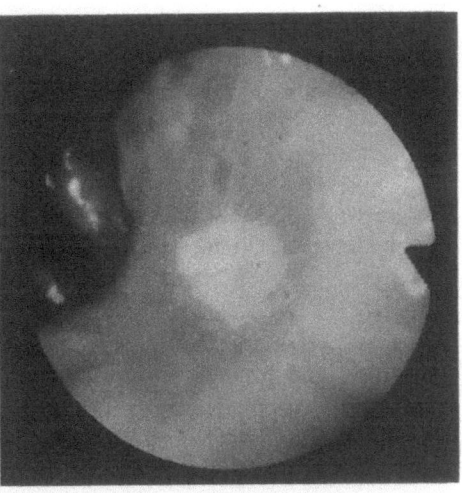

Abb. 3.7 a, b. Endoskopisches Bild des frischen (**a**) und des älteren, abheilenden Geschwürs (**b**). Die Läsion erscheint hier infolge eines Fibrinbelags hell. Im Anfang beobachtet man einen wulstig aufgeworfenen Rand und eine Verziehung der Magenfalten (s. auch Abb. 3.8). Später erkennt man eine Abflachung sowie eine Gefäßinjektion des Randes, die sich hier im rechten Bild als dunkle Streifenzeichnung andeutet. Magen- und Zwölffingerdarmgeschwüre erscheinen gleichförmig

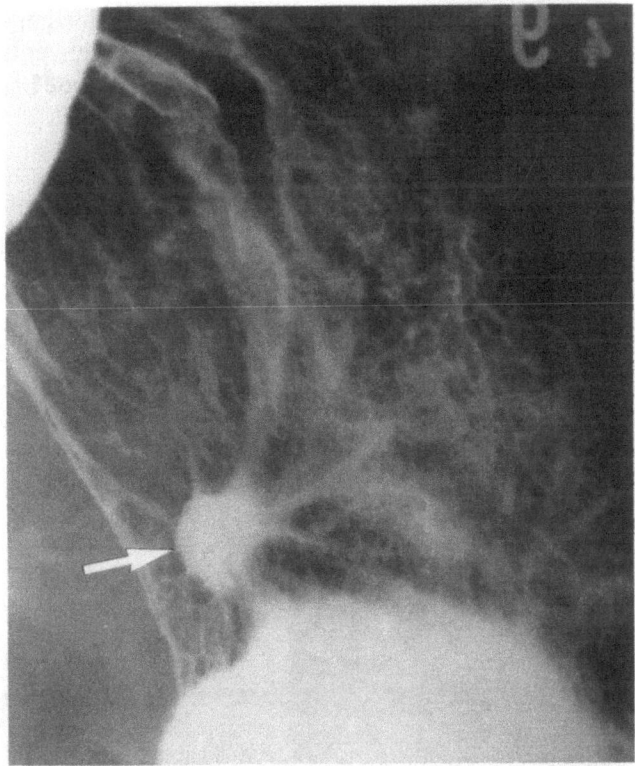

Abb. 3.8. Röntgenbild eines Magengeschwürs (*Pfeil*). Die Ulkusnische zeigt sich hier durch das – hell dargestellte – Kontrastmitteldepot, auf das Schleimhautfalten sternförmig zulaufen

Die Überwachung der Blutung kann anhand einer Magensonde erfolgen. Oft kommt es infolge der Absorption von Blut zu einem Anstieg des Harnstoff-N (bei normalem Serumkreatininspiegel). Dies kann auch zur Abgrenzung einer Kolonblutung dienen, weil hier die Harnstoff-N-Konzentrationen im Normbereich verbleiben.

Unklarheit resultiert manchmal aus der Beobachtung von Teerstühlen. Für eine makroskopisch sichtbare Schwarzverfärbung genügen in der Regel geringe Blutmengen (ca. 50 ml/24 h). Selbst bei einer einmaligen Ulkusblutung werden aus diesem Grunde bis zu einer Woche nach dem Ereignis schwarze Stühle beobachtet; ein Rückschluß auf die Aktivität der Blutung ist aus dem Auftreten von Teerstühlen nicht möglich.

Die Diagnostik einer *Ulkusperforation* geschieht am zuverlässigsten anhand von freier Luft in der Bauchhöhle durch Abdomenübersichtsröntgenaufnahmen im Stehen bzw. Linksseitenlage. Die Endoskopie ist für den Nachweis einer Perforation ungeeignet. Bei ca. 20% der Patienten kann der Nachweis von freier Luft nicht geführt werden: Hier kommt der Versuch in Betracht, mit wasserlöslichem Kontrastmittel einen Austritt in die Bauchhöhle nachzuweisen. Eine *Penetration* ins Pankreas läßt sich anhand eines Anstiegs von Amylase bzw. Lipase im Serum oder von Amylase im Urin erfassen.

Der Verdacht einer *Stenosierung* ergibt sich wie oben dargelegt bereits bei der Anamnese und bei der körperlichen Untersuchung. Im Sonogramm erkennt man gegebenenfalls einen vergrößerten, mit Flüssigkeit gefüllten Magen, welcher mit der Leber oder mit der Milz verwechselt werden kann (Abb. 3.9). Entscheidend für die Diagnostik sind dann die Befunde beim Röntgen und bei der Endoskopie.

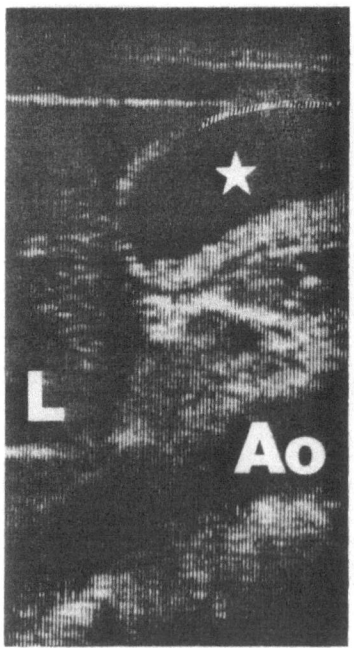

Abb. 3.9. Sonographisches Bild bei einer Magenausgangsstenose. Das Magenlumen stellt sich infolge der Anfüllung mit Flüssigkeit schwarz und stark erweitert dar (*). Am Boden erkennt man locker geschichtetes, helles Material, bei dem es sich um Speisereste handeln dürfte. *L* Leber; *Ao* Aorta

In der Abdomenleeraufnahme besteht eine dilatierte Magenblase; nach Gabe von Kontrastmittel findet sich das Bild des erweiterten Magens mit kräftiger bzw. fehlender Peristaltik und gestörter Entleerung. Bei der Endoskopie sieht man in einen dilatierten Magen mit mehr als 300 ml flüssigem Inhalt, was durch Absaugen leicht ermittelt werden kann. Kennzeichnend sind weiter, trotz 12stündiger Nahrungskarenz, im Magen nachweisbare Speisereste. Entscheidend ist schließlich der Nachweis der Stenose, die das Endoskop nicht in das Duodenum passieren läßt.

Der Nachweis eines *Malignoms* ist allein anhand von endoskopisch gewonnenen Schleimhautproben zuverlässig möglich. Jedes Magengeschwür, das nicht vollständig abheilt, ist in dieser Hinsicht verdächtig.

Differentialdiagnose. Dyspeptische Beschwerden mit nahrungsabhängigen epigastrischen Schmerzen, Übelkeit, Brechreiz, Erbrechen, Aufstoßen, Völlegefühl oder Flatulenz finden sich ohne objektivierbaren organischen Befund überaus häufig. Andererseits können sie die Zeichen anderer Krankheiten sein: Cholelithiasis, Pankreatitis, Urolithiasis, Hiatushernie, Hinterwandinfarkt, basale Pneumonie, Ösophagitis, Neoplasie im Oberbauchbereich. Grundsätzlich sollten deshalb die diagnostischen Überlegungen breit angelegt werden. Dies gilt auch für die *Komplikationen,* wobei Blutungen oftmals aus Erosionen, Varizen, einem Einriß am Übergang Speiseröhre/Magen infolge forciertem Erbrechen (Mallory-Weiss-Syndrom) oder aus dem Pankreasgang bzw. den Gallenwegen erfolgen können.

Perforationen bzw. Ausgangsstenosen bereiten selten differentialdiagnostische Schwierigkeiten, sofern man daran denkt. Entscheidend ist bei allen Fällen die Frage, inwieweit sich ein bösartiger Tumor als die Ursache ausschließen läßt.

Selten sind chronische Ulzera die Folge einer pathologisch *erhöhten Gastrinbildung*. Durch die Möglichkeit, den Serumgastrinspiegel zu messen, wird die Diagnostik dieser Erkrankungen erleichtert. Dies gilt insbesondere auch für das Gastrinom (Zollinger-Ellison-Syndrom), die antrale G-Zellhyperplasie sowie – nach Magenresektionen – den retinierten Antrumrest. Gemeinsames Kennzeichen ist der erhöhte Nüchterngastrinspiegel. Geringere Anstiege finden sich auch bei atrophischer Korpusgastritis, Magengeschwüren, Magenneoplasmen oder rheumatoider Arthritis; die Säuresekretion ist bei diesen Fällen evtl. vermindert. Weitere Ursachen eines erhöhten Gastrinspiegels sind die Vagotomie, das Nierenversagen, massive Resektionen des Dünndarms sowie die Magenausgangsstenose.

Die Ursache des *Zollinger-Ellison-Syndroms* ist ein gastrinbildender Tumor, welcher überwiegend im Pankreas, seltener auch im Duodenum oder anderen Lokalisationen gefunden wird. Neben gehäuften Geschwüren klagt etwa die Hälfte aller Betroffenen über Durchfall. Bei ¼ der Patienten existieren weitere endokrine Tumoren, insbesondere der Hypophyse, der Nebenschilddrüse, der Schilddrüse und der Nebenniere (multiple endokrine Adenomatose Typ I, MEA I).

Kennzeichnend ist bei diesen Fällen das familiäre Vorkommen. Die Diagnose läßt sich anhand der erhöhten Werte bei der Magensekretionsprüfung

(s. 3.4) sowie durch den Sekretintest stellen. Hierbei kommt es nach Gabe von Sekretin (z. B. 2 U/kg Körpergewicht) bei laufender Messung über 30 min zu einem weiteren kurzzeitigen Anstieg des erhöhten Serumgastrinspiegels um mindestens 200 pg/ml [8] (s. auch 8.7.2).

Bei der *G-Zellhyperplasie* werden ähnlich wie beim Gastrinom erhöhte Serumgastrinspiegel und Magensekretionsraten gefunden. Als Ursache ist eine Vermehrung der G-Zellen in Schleimhautproben aus dem Antrum feststellbar. Im Sekretintest fehlt ein Gastrinanstieg.

Wird nach Billroth-II-Magenresektionen im Duodenlstumpf Antrumgewebe belassen, so kommt es infolge des hohen intraluminalen pH-Wertes zu einer kontinuierlichen Ausschüttung von Gastrin aus den erhaltenen G-Zellen. Bei diesem – sehr seltenen – *Syndrom des retinierten Antrumrests* findet man ähnlich wie bei der G-Zellhyperplasie eine erhöhte Sekretion aus dem Restmagen. Beim Sekretintest fehlt ein Anstieg des Serumgastrins.

Abschließend sei daran erinnert, daß sich *peptische Ulzera* als *Begleiterscheinungen* folgender innerer Erkrankungen darstellen können: Leberzirrhose bzw. Zustand nach portokavalem Shunt; chronische Pankreatitis; Lungenemphysem und andere chronische Lungenerkrankungen; Niereninsuffizienz; Hirnerkrankungen; Polycythaemia vera; Hyperparathyreoidismus; generalisierte Arteriosklerose.

Therapie. Die Behandlungsziele beim peptischen Ulkus sind die Einleitung bzw. die Beschleunigung der Geschwürheilung, die Herbeiführung einer raschen Beschwerdefreiheit sowie die Verhinderung von Komplikationen. Inzwischen steht eine Reihe von Prinzipien zur Verfügung, welche diesen Forderungen nahekommt. Entsprechend der Vielfalt der Geschwüre werden sie unterschiedlich eingesetzt. Ungeklärt ist bisher die langfristige Behandlung, insbesondere auch die Rezidivprophylaxe. Bei den meisten Fällen läßt sich heute eine therapeutische Operation vermeiden.

Für die Therapie des peptischen Ulkus werden folgende Maßnahmen angewendet:

Allgemeine Maßnahmen. Diätempfehlungen haben früher eine größere Rolle gespielt. In der Regel wird eine „allgemeine Schonkost" ohne braunes, gebratenes Fett, Gewürze (erlaubt sind Kochsalz und Curry), Kohl, Kaffee, alkoholische Getränke (erlaubt ist allenfalls Bier) sowie den Dingen, die schlecht vertragen werden, verordnet.

Beim psychogenen Ulkus ist für den dauernden Heilerfolg eine Umstellung der Lebensweise nötig. Hierzu kann es erforderlich sein, daß man evtl. in mehreren Sitzungen die Umstände analysiert, welche zur Ausbildung der Geschwürerkrankung geführt haben und gleichzeitig über Abhilfen nachdenkt. In der Regel wird man dem Patienten Arbeitsunfähigkeit attestieren.

Schwere, komplikationsträchtige Fälle sollte man zur stationären Behandlung einweisen. Um die Distanzierung von privaten oder beruflichen Belastungen zu erleichtern hat es sich hier bewährt, daß das Telefon nicht direkt im Krankenzimmer angeschlossen wird.

Für den Heilerfolg ist die Abstinenz vom Rauchen (!) unerläßlich. Schleimhautschädigende Medikamente (Antirheumatika, Glukokortikoide) sollten nach Möglichkeit abgesetzt werden.

Medikamente mit gesicherter Wirkung. Für die Behandlung der peptischen Ulzera gibt es eine Reihe von wirksamen Pharmaka, die zum Teil erst in den letzten Jahren entwickelt wurden. Gebräuchlich sind hier Antazida, Histamin-H_2-Blocker, Anticholinergika und Filmbildner.

Antazida wirken hauptsächlich durch die Neutralisierung von Magensäure; sie bestehen aus verschiedenen Salzen mit Pufferungseffekt: Aluminiumhydroxid, Kalziumkarbonat, Magnesiumhydroxid oder Magnesiumtrisilikat. Als wirksame Einzeldosis gilt die Menge, welche 50 mVal Salzsäure binden kann. Hierzu sind relativ große Substanzmengen nötig, welche evtl. ungünstige Nebenwirkungen wie Obstipation (Aluminiumhydroxid), Diarrhö (Magnesiumsalze), paradoxe Säurefreisetzung (Kalziumkarbonat, Magnesiumhydroxid) oder Nierensteinbildung (Magnesiumtrisilikat) entfalten. Hinzu kommt eine beeinträchtigte Absorption mancher Pharmaka. In der Praxis sind diese Effekte, wenn nur kurz, für wenige Wochen, therapiert wird, nicht relevant.

Die beste Wirkung erreicht man, wenn zwischen den Mahlzeiten, d. h. 1 h und 3 h nach dem Essen, behandelt wird.

Von der Industrie wird eine Vielzahl von Präparaten – zumeist als Mischungen verschiedener Salze – angeboten; so stehen im Verzeichnis des Bundesverbandes der Pharmazeutischen Industrie allein ca. 75 verschiedene Antazida als Fertigarzneimittel. In der Regel sind sie gut verwendbar; Unterschiede ergeben sich besonders durch den Geschmack und die Art der Zubereitung (Tabletten, Gel etc.). Erwähnt werden sollen hier: Maaloxan (Aluminium- und Magnesiumhydroxidgel); Gelusil Liquid (Aluminium-Magnesium-Silikathydrat); Trigastril (Aluminiumhydroxidgel, Magnesiumhydroxid und Kalziumkarbonat). Zum Ausschluß von Wechselwirkungen mit anderen Pharmaka sollten Antazida nur allein eingenommen werden.

Histamin-H_2-Blocker hemmen kompetitiv die histaminabhängige Säurebildung der Belegzellen (s. 3.3). Im Handel sind Cimetidin (Tagamet), Ranitidin (Zantic, Sostril) und Famotidin (Pepdul). Die Substanzen wurden in kontrollierten Studien auf ihre Wirksamkeit und Sicherheit mit überzeugendem Erfolg geprüft. Als Dosierungen werden 2mal 400 mg Cimetidin bzw. 800 mg Cimetidin zur Nacht, 2mal 150 mg Ranitidin bzw. 300 mg zur Nacht oder 2mal 20 mg Famotidin bzw. 40 mg Famotidin zur Nacht empfohlen (jeweils als Tabletten). Für die Intensivmedizin gibt es Ampullen zur intravenösen Anwendung. Nebenwirkungen werden nur selten beobachtet: Bei Cimetidin sind u. a. Impotenz, Gynäkomastie, Blutbildveränderungen oder Störungen im Arzneimittelabbau von Antikoagulanzien, Diazepam, Hexobarbital, Antipyrin, Aminopyrin, Theophyllin und Propanolol berichtet worden.

Anticholinergika wirken durch die kompetitive Hemmung der cholinergen Erregungsübertragung auf die Belegzellen des Magens; auf diese Weise wird die vagal stimulierte Säuresekretion beeinträchtigt. Während durch Histamin-H_2-Blocker vorwiegend die Säureausschüttung gehemmt wird, soll durch Anticholinergika vorwiegend das Sekretionsvolumen vermindert werden.

Für die Behandlung von peptischen Ulzera ist allein Pirenzepin (Gastrozepin, Tabletten à 25 oder 50 mg; Ampullen à 10 mg) gebräuchlich. Im Vergleich mit Histamin-H_2-Blockern wird seine Wirkung als „schwächer" bewertet; allerdings fehlen für ein endgültiges Urteil systematische, groß angelegte Untersuchungen. Für die Ulkusbehandlung werden 100–150 mg täglich empfohlen. Bei dieser Dosierung muß mit – reversiblen – Nebenerscheinungen wie trockener Mund, Sehstörungen, Obstipation oder Blasenentleerungsstörungen gerechnet werden. Von besonderem Interesse ist der Befund, nach dem Pirenzepin bei kombinierter Gabe die Wirkung von Histamin-H_2-Blockern verstärken kann.

Sucralfat (Ulcogant; Tabletten, Suspension, Granulat à 1 g) ist ein nicht resorbierbares Aluminiumsalz von Saccharosesulfat. Seine Wirkung betrifft die Bildung eines filmartigen Belags auf der Ulkusoberfläche, wodurch dieses gegen Einwirkungen von der Lumenseite (Säure, Pepsin etc.) geschützt wird. Als Dosierung werden 4 tägliche Einzeldosen empfohlen.

Neue Wirksubstanzen sind *Omeprazol* und *Prostaglandinanaloga*. Ihr therapeutischer Wert, insbesondere auch im Vergleich mit den eingeführten Medikamenten, läßt sich derzeit nicht angeben. Dies gilt ebenfalls für neue Histamin-H_2-Blocker und Anticholinergika.

Maßnahmen, deren Wirkung nicht gesichert ist. Bei wenigen Krankheiten gibt es eine solche Vielzahl von Medikamenten, deren Wirkung nicht gesichert ist. Es ist immer wieder erstaunlich, mit welchem Fanatismus manche Patienten auf „ihr" Ulkusmittel schwören. Der Grund mag einerseits in der besonderen Psychopathologie der Ulkuspatienten zu suchen sein. Zum anderen sei an die hohe Spontanheilungsrate der Geschwüre erinnert: Nach 4–6 Wochen heilt etwa die Hälfte aller Geschwüre ohne spezifische Therapie, also auch durch Plazebo. Oft ist man gut beraten, wenn man zunächst den gewünschten Behandlungsversuch mit „Heilerde" oder „Rollkur" etc. mit dem Patienten verabredet und eine wirksame Behandlung nach 2 Wochen vergeblicher Therapie in Aussicht nimmt.

Therapieplanung beim peptischen Ulkus

Bei der *ersten Erkrankung* empfiehlt sich – neben den allgemeinen Maßnahmen – die Gabe eines Histamin-H_2-Blockers und eines Antazidums für einen Zeitraum von 4 Wochen, bei größeren Ulzera (Durchmesser über 2 cm) für 6 Wochen. Die Abheilung wird dann am besten endoskopisch-bioptisch kontrolliert: Während beim Ulcus duodeni, das in der Regel besser auf die Therapie anspricht, auf die Kontrolle verzichtet werden kann, ist sie beim Ulcus ventriculi zum Ausschluß eines malignen Geschwürs unbedingt nötig. Ist das Ulkus deutlich kleiner geworden, so kann die bisherige Behandlung für weitere 4–6 Wochen fortgeführt werden; ansonsten kommt eine verstärkte medikamentöse Therapie mit verdoppelter Histamin-H_2-Blockerdosis, zusätzlichem Pirenzepin oder Sucralfat in Betracht.

Therapieversager können ein erhebliches Problem darstellen. Beim Duodenalulkus gelten als Kriterien, wenn nach 8wöchiger Behandlung das Geschwür keine Heilungstendenz erkennen läßt oder nach 12wöchiger Therapie noch persistiert. Oft besteht zwar eine gute Heilungstendenz, jedoch eine erhöhte Neigung zu Rezidiven, z. B. innerhalb von 2 Jahren 3 endoskopisch bzw. radiologisch gesicherte Erkrankungen. Diese Fälle kommen für die operative Behandlung in Betracht, wobei die nicht resezierenden Verfahren (selektive Vagotomie, Pyloroplastik) bevorzugt werden. Da auch hier mit Ulkusrezidiven und mit Beschwerden gerechnet werden muß, ist die Entscheidung beim einzelnen Fall oft schwer: Ausschlaggebend sind letztlich der Wunsch und der Leidensdruck des betroffenen Patienten.

Wird ein Magengeschwür 12 Wochen erfolglos therapiert, so gilt dies wegen der Malignomgefahr als Grund für die Operation. Im Gegensatz zum Duodenalulkus werden hier resezierende Verfahren (Billroth I, Billroth II, Ulkusexsion mit Vagotomie etc.) bevorzugt. Auch hier ist mit postoperativen Beschwerden oder Rezidiven zu rechnen; die Frage der Begünstigung eines Karzinoms im Restmagen ist in diesem Zusammenhang noch nicht endgültig beantwortet.

Die *Rezidivprophylaxe* nach abgeheiltem Ulkus wird unterschiedlich gehandhabt. In der Praxis ergibt es sich meistens, daß der Patient einen Vorrat „seiner" Ulkusmedikamente behält und diese beim Auftreten von Beschwerden nach eigenem Gutdünken nimmt. Vorbehalte sind hier beim Magenulkus wegen der Möglichkeit des Malignoms sicherlich angebracht.

Therapie der Ulkusblutung

An erster Stelle steht die Kreislaufstabilisierung durch Gabe von Blut bzw. Blutersatzmitteln, wozu am besten die Bedingungen der Intensivstation geeignet sind. Die Blutung selbst läßt sich durch konservative Maßnahmen nicht beeinflussen, insbesondere ist auch die Wirksamkeit von Eiswasserspülungen des Magens oder von parenteral verabreichten Sekretionshemmern (Cimetidin, Ranitidin, Famotidin, Pirenzepin) bzw. Hormonen (Sekretin, Somatostatin) bisher nicht zweifelsfrei bewiesen. Andererseits sistieren die meisten Blutungen (ca. 60–85%) ohne Therapie, so daß zunächst abgewartet werden kann. Persistierende Blutungen können dann endoskopisch therapiert werden; als Methoden sind hier gebräuchlich: Laserkoagulation, Thermokoagulation, Unterspritzung. Unstillbare Blutungen, welche die Zufuhr von über 4–6 Blutkonserven in 24 h erfordern, oder spritzende arterielle Blutungen (Typ Ia nach Forrest et al.) sind Indikationen für die operative Behandlung. Gebräuchliche Operationsverfahren sind die Gefäßumstechung (Ulcus duodeni), Ulkusexzision (Ulcus ventriculi) sowie die verschiedenen resezierenden und nichtresezierenden Methoden.

Beim Duodenalulkus muß in einem hohen Prozentsatz (ca. 40%) nach erfolgreicher konservativer Behandlung mit einer Rezidivblutung gerechnet werden. Aus diesem Grunde wird vielfach eine Intervalloperation empfohlen, beispielsweise eine proximal-gastrische Vagotomie.

Therapie der Ulkusperforation

Die freie Perforation eines peptischen Ulkus in die Bauchhöhle ist eine absolute Operationsindikation. Bei inoperablen Patienten kommt eine konservative Therapie mit kontinuierlicher Absaugung des Mageninhalts, Sekretionshemmern und Breitbandantibiotika zur Anwendung; in verschiedenen Statistiken beträgt die Letalität etwa 10%. Die Letalität bei der chirurgischen Behandlung hängt von dem Intervall zwischen Perforation und Operation ab, wobei die Zahlenangaben sich zwischen 1,5% (Intervall bis 6 h) und 50% (Intervall über 24 h) bewegen.

Therapie der Magenausgangsstenose

Die Magenausgangsstenose ist in der Regel kein chirurgischer Notfall. Am Anfang steht deshalb eine 5- bis 7tägige konservative Behandlung mit dem Ziel, durch Abheilung des Ulkus die Passagebehinderung zu beseitigen bzw. durch den Ausgleich evtl. Elektrolytentgleisungen und parenterale Ernährung den Patienten in einen guten Operationszustand zu überführen.

Im Anfangsstadium wird man versuchen, durch Absaugen des Mageninhalts mit einem großlumigen Schlauch oder einem Endoskop eine Dekompression des Magens und eine Tonisierung der Muskulatur zu erreichen. Als Medikamente werden parenteral Histamin-H_2-Blocker gegeben. Die Operationsentscheidung sollte dann anhand des Verlaufsbefundes bei der Endoskopie oder dem Magenröntgen erfolgen. Gebräuchliche Verfahren sind neben der Magenresektion die Pyloroplastik oder die Pylorusdilatation.

3.7 Magengeschwülste

Magengeschwülste zählen zu den häufigsten Neubildungen des Menschen. Bei der Mehrzahl der Fälle handelt es sich um Karzinome, welche zumeist nur in einem frühen, oligosymptomatischen Stadium heilbar sind. Die rechtzeitige Erkennung und Identifizierung der Magentumoren ist deshalb eine ständige Herausforderung.

3.7.1 Bösartige Geschwülste

Etwa 75–90% aller Neubildungen des Magens werden als Malignome mit infiltrativem Wachstum klassifiziert; bei der überwiegenden Zahl handelt es sich um Karzinome, bei ca. 3% um Sarkome und bei ca. 1% um Lymphome.

Die Statistiken zeigen große Unterschiede in der Häufigkeit des Magenkarzinoms. In der Bundesrepublik Deutschland sterben pro 100 000 Einwohner jährlich 33 Männer und 18 Frauen; in Japan sind die Zahlen bei ähnlicher Verteilung nahezu doppelt so hoch. In den westlich-zivilisierten Ländern ist allgemein eine Abnahme des Magenkarzinoms zu beobachten, wobei das Kolonkarzinom gleichzeitig zunimmt und inzwischen in der Häufigkeit den Magenkrebs überrundet hat.

Die *Klassifikation* der Magenkarzinome kann anhand verschiedener Kriterien erfolgen. Gebräuchlich sind Einteilungen nach dem makroskopischen Erscheinungsbild und nach dem histologischen Befund. Beim Magenfrühkarzinom werden – entsprechend den Empfehlungen der Japanischen Gesellschaft für Endoskopie – polypartig vorgewölbte Formen (Typ I), flach sich ausbreitende Formen (Typ II) sowie ulkusähnlich exkavierte Formen (Typ III) unterschieden. Das fortgeschrittene Karzinom kann nach Borrmann klassifiziert werden:

Typ I   Polypoides Karzinom,
Typ II ulzerierendes Karzinom,
Typ III ulzerierendes Karzinom mit Infiltration der Umgebung,
Typ IV diffus infiltrierende Form (Szirrhus, Linitis plastica).

Eine vielfach gebräuchliche Einteilung nach histologischen Kriterien wurde von Lauren formuliert [6]: Danach werden Karzinome vom Intestinaltyp, welche aus Schleimhautbezirken mit intestinaler Metaplasie entstehen, und Karzinome vom diffusen, undifferenzierten Typ, die aus der normalen Schleimhaut entstehen, unterschieden. Bei epidemiologischen Erhebungen in Japan fand sich ein relativ häufigeres Vorkommen des diffusen Typs bei jüngeren Personen und bei Frauen. Eine weitere Möglichkeit der histologischen Klassifizierung ergibt sich aus dem Erscheinungsbild der Karzinomzellen: Hier können Siegelringzelltypen, adenotubuläre Typen oder anaplastische Typen definiert werden.

Die *Entstehung* der bösartigen Magengeschwüre wird auf eine Reihe endogener und exogener Faktoren zurückgeführt. Bekannt ist eine genetische Disposition, was z. B. am gemeinsamen Auftreten bei eineiigen Zwillingen deutlich wird. Männer, Patienten mit Immundefekten sowie Träger der Blutgruppe A erkranken im Vergleich häufiger. Als exogene Faktoren werden Rauchen, besondere Eßgewohnheiten, die Trinkwasserqualität oder Toxine, wie sie als Nitrosamine beispielsweise durch bakterielle Fehlbesiedelung entstehen, diskutiert. Ein gehäuftes Auftreten von Magenkarzinomen findet sich auch bei folgenden Krankheiten: Perniziosa mit chronisch-atrophischer Gastritis; hyperplasiogener Magenpolyp; M. Ménétrier; Zustand nach Magenteilresektion.

Die *Metastasierung* erfolgt in erster Linie in die zugehörigen Lymphknoten, in das Peritoneum sowie in die Leber. Fernmetastasen können schließlich in allen Organen vorkommen.

Klinik. Das Beschwerdebild beim Magenkrebs hängt naturgemäß von der Größe des Tumors ab. Die Zeichen der *fortgeschrittenen Erkrankung* sind Schmerzen im Oberbauch, Gewichtsabnahme, Erbrechen, Anämie, Schluckbeschwerden, Appetitlosigkeit mit besonderer Abneigung gegen Fleisch, sowie uncharakteristische Allgemeinsymptome mit Müdigkeit, Abgeschlagenheit, Fieber etc. Bei der körperlichen Untersuchung finden sich dann oft ein palpabler, evtl. druckschmerzhafter Tumor im Oberbauch und eine Anorexie; Lymphknotenmetastasen in der Nabelregion oder supraklavikulär an der linken Halsseite („Virchow-Drüse"); Splitterblutungen unter den Nägeln oder eine Akanthosis nigricans sind dagegen selten (Abb. 3.10 und 3.11).

Im Gegensatz zum fortgeschrittenen Tumor sind die Symptome beim *Magenfrühkarzinom* nur diskret. Etwa $\frac{1}{3}$ aller Personen klagen über langjährige Dyspepsie mit Nüchternschmerzen, postprandialem Völlegefühl, Übelkeit, Brechreiz oder Erbrechen. Hinzu kommt häufig eine Gewichtsabnahme. Die Angaben lassen sich in der Regel nicht von den Beschwerden beim peptischen

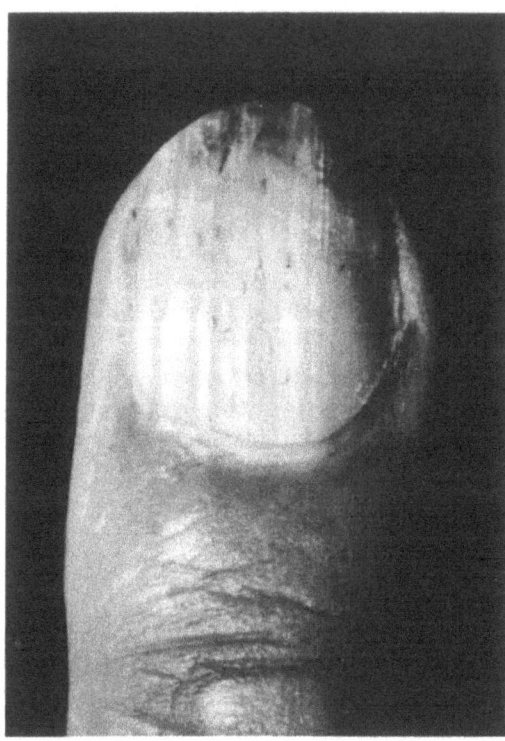

Abb. 3.10. Splitterblutungen im Nagelbett bei einem Patienten mit Magenkarzinom. Dieses Zeichen der erhöhten Gefäßfragilität findet sich auch bei der Endocarditis lenta, der Trichinose, dem Hypoparathyreoidismus und der Psoriasis

Geschwür oder beim Reizmagen unterscheiden. Bei der körperlichen Untersuchung ist kein spezifischer Befund zu erheben.

Diagnostik. Entscheidend für den Nachweis eines bösartigen Magentumors sind das Röntgen (Magenbreipassage) bzw. die Endoskopie mit Biopsie (Abb. 3.12 und 3.13). Die radiologische Diagnose eines Frühkarzinoms ist allein bei Verwendung der Doppelkontrasttechnik möglich. Zur Sicherung müssen stets endoskopisch gezielte Probenentnahmen sowie ein Bürstenabstrich erfolgen.

Wichtig ist in jedem Fall die Kontrolle unklarer Magenläsionen durch Probenentnahmen, da Frühkarzinome leicht exulzerieren und ähnlich einem Ulkus „abheilen". Diagnostische Schwierigkeiten können bisweilen beim Magenszirrhus entstehen, weil dieser Typ vorwiegend die Wandung infiltriert und sichtbare Schleimhautläsionen schwer nachzuweisen sind. Hier gelingt der Tumornachweis besser im Röntgenbild und gegebenenfalls durch eine große Schlingenbiopsie. Oft müssen die Untersuchungen mehrfach wiederholt werden, bis der Beweis eines Malignoms geführt werden kann; dies betrifft insbesondere das Frühkarzinom.

Bei 5–10% aller bösartigen Magengeschwülste ist mit dem Auftreten von weiteren Malignomen im Magen zu rechnen. Im Hinblick darauf muß bei allen Patienten auch der scheinbar gesunde Magenanteil sorgfältig untersucht werden.

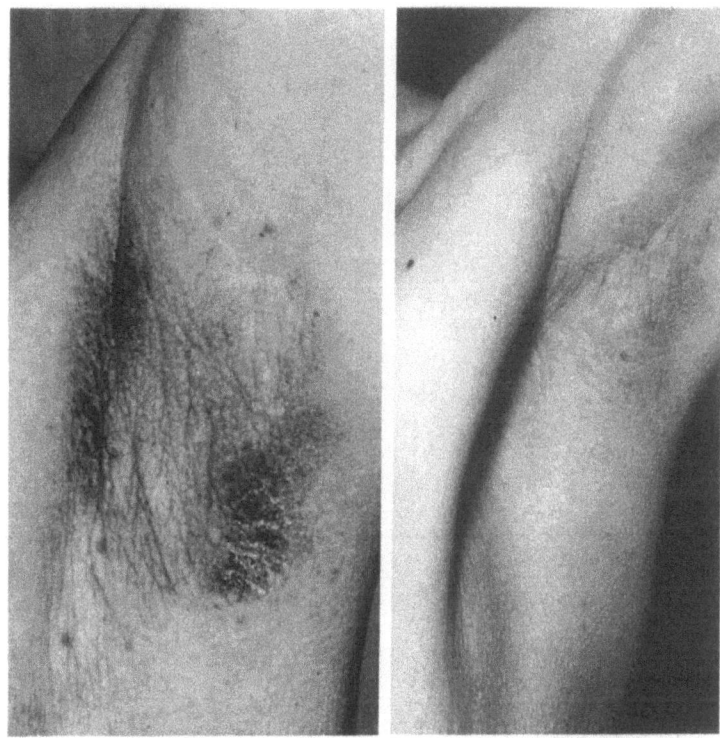

Abb. 3.11 a, b. Acanthosis nigricans. Umschriebene hellbraune bis dunkelbraune Pigmentierungen im Bereich der Achseln (**a**), der Innenseiten der Oberschenkel, des Nackens, der Mamillen, des Hypogastriums sowie perianal und perigenital; an Handtellern und Fußsohlen Hyperkeratose. Es handelte sich hier um einen Patienten mit Magenkarzinom. Nach der Entfernung der Geschwulst bildeten sich die Hautveränderungen zurück (**b**). Acanthosis nigricans wird auch bei anderen bösartigen Tumoren des Bauchraumes als paraneoplastisches Symptom gefunden

Laboruntersuchungen können nur einen indirekten Beitrag zur Diagnostik leisten. Die früher vertretene Auffassung, nach welcher bei der Magensekretionsanalyse eine verminderte Säurebildung vorliegen soll, hat sich nur bei einem Teil der Patienten mit fortgeschrittenem Neoplasma bestätigt. Ähnlich unempfindlich sind der positive Nachweis von okkultem Blut im Stuhl, die Blutsenkungsbeschleunigung oder die Anämie. Nur selten wird die Konzentration der Tumorantigene, insbesondere des karzinoembryonalen Antigens (CEA) im Blut erhöht gefunden. Normale klinisch-chemische Befunde schließen ein Magenneoplasma in keinem Fall aus.

Von Interesse für die Prognose und die Planung der Therapie ist die Frage der *Metastasierung*. Lymphome im Bauchraum und Lebermetastasen lassen sich bei einem Teil der Fälle im sonographischen Bild oder im CT des Abdomens nachweisen. Sie sollten deshalb – soweit möglich – regelmäßig durchgeführt werden. Lebermetastasen können auch an pathologischen Leberfunktionstests (Transaminasen, alkalische Phosphatase, γ-Glutamyltranspeptidase, Albuminspiegel) erkannt werden.

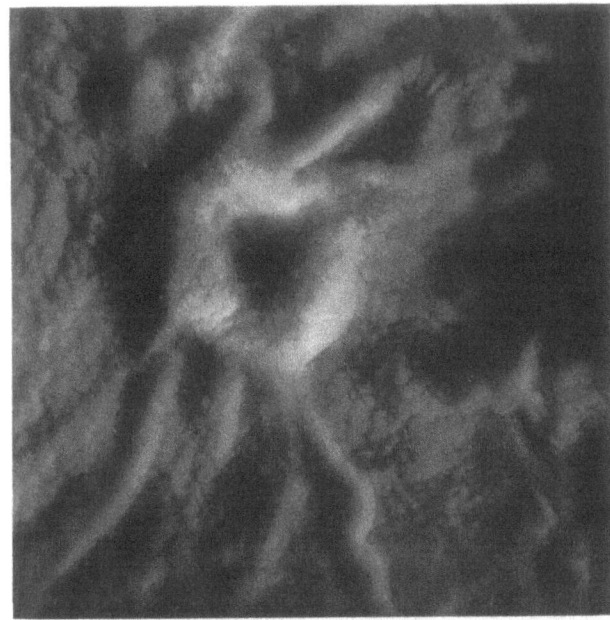

Abb. 3.12

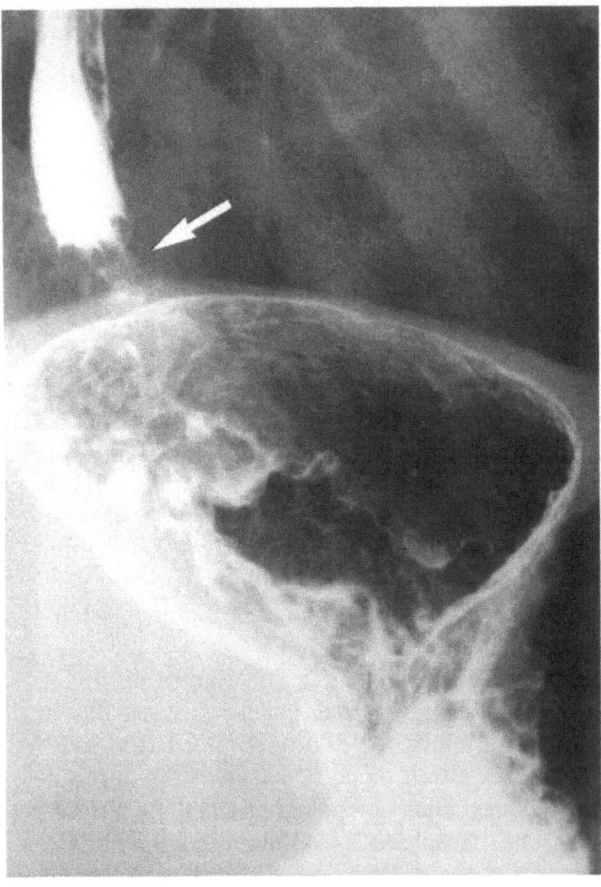

Abb. 3.13

Eine weitere Möglichkeit ergibt sich aus der Laparoskopie: allerdings kann hier lediglich ein Teil der Leberoberfläche beurteilt werden, so daß trotz normalem Befund Metastasen nicht ausgeschlossen sind. Bei unklaren Fällen ist deshalb eine Probelaparotomie empfehlenswert.

Differentialdiagnose. Die wichtigsten Differentialdiagnosen von unklaren Veränderungen der Magenwand sind peptische Läsionen oder benigne Tumoren. Bei jedem Fall sollte eine histologische Untersuchung erfolgen, wobei ein normales Resultat in keinem Fall ein Malignom ausschließt. Bei peptischen Veränderungen gilt als Regel, daß bis zur Abheilung mit gezielter Biopsie/Bürstenabstrich endoskopisch kontrolliert wird. „Gutartige" Neubildungen werden am besten mittels Schlingenbiopsie abgetragen.

Die häufigsten bösartigen Magengeschwülste sind Karzinome. Weniger als 5% werden als Sarkome, Lymphome etc. klassifiziert. Für die Planung der Therapie ist in jedem Fall eine exakte Einordnung anzustreben.

Therapie. Die Behandlung der Wahl ist die *operative Entfernung* des Tumors. Leider ist dies nur in einem Teil der Fälle möglich. Entscheidend ist neben dem Stadium der Tumorerkankung die Lokalisation im Magen, wobei die – häufigeren – distalen Geschwülste grundsätzlich besser reseziert werden können. Ein weiterer Gesichtspunkt ist das Alter des Patienten. Die Prognose ist beim Frühkarzinom am günstigsten: Hier werden Fünfjahresüberlebensraten von 86% (alleiniger Mukosabefall) und 63% (Einbruch in die Submukosa) erreicht [1].

Wegen der Möglichkeit synchroner Karzinome, besonders bei diffusem Typ, wird auch bei Frühkarzinomen vielfach eine totale Gastrektomie vorgenommen. Bei etwa der Hälfte aller Magenoperationen handelt es sich wegen des fortgeschrittenen Stadiums lediglich um einen Palliativeingriff. Das Ziel ist hier nicht die Tumorentfernung oder die Verlängerung der Überlebenszeit, sondern die Verbesserung der Lebensqualität des Betroffenen bzw. die Beseitigung von Tumorkomplikationen. Im Durchschnitt beträgt die Fünfjahresüberlebensrate beim Magenkrebs ca. 10%.

Die *zytostatische Chemotherapie*, z. B. mit 5-Fluoruracil, Mitomycin, BCNU oder Adriamycin, hat letztlich enttäuschende Ergebnisse gezeigt. In einzelnen Fällen kam es zu einem Ansprechen des Tumors. Die allgemeine Anwendung wird jedoch nicht empfohlen. Bei gutem Allgemeinzustand und jüngeren Perso-

---

Abb. 3.12. Makroskopisches Erscheinungsbild eines Magenfrühkarzinoms. Es handelt sich hier um einen Typ III, der mit einem peptischen Ulkus verwechselt werden kann. Die nicht befallenen Bezirke des Geschwürs können „ausheilen", was zu Fehldeutungen führen kann. Als strenge Regel muß für alle unklaren Magenerkrankungen gelten, daß sie bis zur vollständigen Abheilung als malignomverdächtig zu betrachten sind und – am besten endoskopisch – kontrolliert werden müssen. (Aufnahme L. Nilsson; mit freundlicher Genehmigung)

Abb. 3.13. Röntgendarstellung eines fortgeschrittenen Adenokarzinoms im Bereich der Kardia und des Fundus, das auf die Speiseröhre übergreift (*Pfeil*). Als Folge des vorwiegend exophytischen Wachstums entsteht eine unregelmäßige Oberfläche, was sich mit der hier verwendeten Doppelkontrasttechnik gut erkennen läßt. – Adenokarzinome können im Rahmen eines Barrett-Syndroms auch von der Speiseröhre ausgehen. In manchen Fällen gibt es hier differentialdiagnostische Schwierigkeiten

nen können Zytostatika für die Schmerzbekämpfung versuchsweise eingesetzt werden.

Die *Strahlentherapie* wird bei Magenkarzinomen wegen der geringen Effektivität nur selten durchgeführt. In Frage kommt vor allem die Megavoltbehandlung.

Wegen der ungünstigen Prognose des Magenkarzinoms kann bei der Mehrzahl der Betroffenen nur eine *symptomatische Behandlung* der Beschwerden erfolgen. Appetitlosigkeit, Übelkeit, Brechreiz und postprandiales Völlegefühl stehen oft der ausreichenden Nahrungszufuhr entgegen. Zu ihrer Überwindung kann man ca. 15 min vor den Mahlzeiten Metoclopramid (Paspertin; Kps. à 10 mg, 20 Tropf. = 4 mg, Supp. à 20 mg) oder Domperidon (Motilium; Tbl. à 10 mg; 33 Tropf. = 10 mg) geben. Die Ernährung geschieht am besten in kleinen, häufigen Portionen, wobei die Zusammensetzung eiweiß- und kalorienreich sein sollte. Oft wird eine breiige Form von den Patienten besser akzeptiert.

Kommt es zu einer Verlegung des Lumens, so kann als Ultima ratio die Nahrungszufuhr über Duodenalsonden erfolgen; als Zugang kommen sowohl der Ösophagus als auch der direkte perkutane Weg – mittels Endoskop oder kleinem operativem Eingriff herstellbar – in Betracht. Durch die Verwendung von tragbaren Pumpen und Spezialdiäten kann auf diese Weise eine ausreichende Ernährung erfolgen.

Schmerzen sind oft quälend und können sich mit dem Tumorwachstum steigern. In der Initialphase wird man mit einem der zahlreichen peripher angreifenden Mono- oder Kombinationspräparate wie Aspirintabletten, Gelonidatabletten, Ben-u-ron-Tabletten etc. auskommen. Später sind als stärkere Analgetika Tilidin (Kombination mit Naloxon: Valoron N; Kps. à 50 mg, 20 Tropf. = 50 mg) oder Tramadol (Tramal; Kps. à 50 mg; Supp. à 100 mg, 20 Tropf. 50 mg; Amp. à 50 mg), sowie die verschiedenen Opiate in Betracht zu ziehen. Gerade Tumorpatienten sollte man am Ende diese euphorisierenden Analgetika nicht vorenthalten. Geeignet sind beispielsweise Morphinsulfattabletten in Retardform (MST 10 bzw. 30 mg), welche lediglich 2mal täglich verabreicht werden müssen.

Eine Veränderung des Schmerzerlebnisses läßt sich evtl. durch die zusätzliche Gabe von Psychopharmaka erzielen. Gebräuchlich sind Haloperidol (Haldol) oder bei depressiven Patienten Imipramin (Tofranil); Megaphen wirkt gegen Brechreiz und besitzt daneben auch eine sedierende Wirkung.

Glukokortikoide, z. B. Prednisolon (Decortin H, Tbl. à 5 oder 50 mg), wirken günstig auf die Inappetenz und auf das subjektive Befinden: Die Dosierung beträgt ca. 20 mg/Tag, wobei die orale Medikation wegen der längeren Wirkdauer gegenüber der parenteralen Gabe grundsätzlich zu bevorzugen ist.

Entscheidend ist in jeder Phase der Magenkrebserkrankung – wie bei allen derartigen Erkrankungen – die Führung des Betroffenen und seiner Angehörigen durch den Arzt. Oft erhebt sich die Frage nach der Aufklärung des Patienten über die Natur seiner Krankheit, insbesondere wenn die Beschwerden zunehmen. Eine verbindliche Empfehlung läßt sich nicht formulieren. Nach meinen Erfahrungen ist es besser, mit detaillierten Erklärungen eher zurückhaltend zu sein.

Die Behandlung anderer bösartiger Magengeschwülste (Lymphome, Sarkome etc.) erfolgt grundsätzlich nach den gleichen Prinzipien wie oben beschrieben, d. h. in erster Linie durch Resektion. Lymphome sind zusätzlich evtl. einer zytostatischen Chemotherapie zugänglich (s. 4.8.2).

Beschwerden, die im Zusammenhang mit einer kurativen oder palliativen Magenoperation stehen, werden im nächsten Kapitel abgehandelt.

3.7.2 Gutartige Geschwülste

Im Vergleich sind gutartige Magentumoren seltener als Malignome. Sie finden sich als breitbasige Vorwölbung oder als gestielte Polypen. Im Hinblick auf die Möglichkeit der malignen Entartung ist in jedem Fall eine sorgfältige Untersuchung nötig.

Etwa ⅔ aller gutartigen Tumoren gehen vom *Epithel* aus. Nach dem histologischen Bild unterscheidet man *Adenome* und *hyperplastische (hyperplasiogene) Polypen*. Lediglich die seltener wachsenden Adenome mit mäßiger Differenzierung oder schwerer Dysplasie sind als Präkanzerosen zu werten. Eine *fokale Hyperplasie* findet man als Äquivalent chronischer Erosionen oder abheilender Ulzera: Kennzeichnend ist eine zentrale Delle bei einem kleinen, relativ schmalbasigen Polypen. Selten sind polypoide Hamartome im Rahmen des familiär vorkommenden *Peutz-Jeghers-Syndroms*, die keine Entartungstendenz besitzen und im gesamten Gastrointestinaltrakt wachsen können. Von den Raritäten sei schließlich das Karzinoid erwähnt. Es wird als semimaligne klassifiziert, da es in etwa ¼ der Fälle metastasieren kann.

Multiple Polypen finden sich beim *Cronkhite-Canada-Syndrom* infolge – entzündlich bedingter? – zystischer Drüsenerweiterung oder als „Drüsenkörperzysten".

Der Ursprungsort der *mesenchymalen Geschwülste* sind die submukösen Wandschichten. In der Regel handelt es sich um flache Vorwölbungen, die von normaler Schleimhaut überzogen werden. Selten entwickeln sie sich als Polypen mit oder ohne Stiel. Die möglichen histologischen Diagnosen gibt folgende Zusammenstellung wieder:

Histologische Klassifikation gutartiger mesenchymaler Geschwülste

Leiomyom	Lymphangiom
Fibrom	Osteom
Lipom	Osteochondrom
Hämangiom	Lymphoretikuläre Hyperplasie
Hämangioperizytom	Neurogene Geschwulst
Glomustumor	(Neurinom, Neurofibrom etc.)
Endotheliom	

Am häufigsten findet man Leiomyome. Bei der lymphoretikulären Hyperplasie handelt es sich um eine Proliferation der lymphatischen Gewebe, deren Ursache ungeklärt ist. Schwierig ist bisweilen die Abgrenzung vom Lymphom.

Tumorähnliche Veränderungen werden selten im Rahmen von Schleimhautentzündungen beobachtet: z. B. bei M. Crohn, Lues oder Tbc. Eine andere Ursache ist die Pankreasheterotopie.

Klinik. Die gutartigen Magengeschwülste verursachen in der Regel keine Beschwerden. Ausnahmen sind große Gebilde, welche die Passage der Speisen behindern. Gelegentlich werden auch Blutungen aufgrund von erosiven Veränderungen an der Oberfläche beobachtet. Selten findet sich eine perniziöse Anämie, sofern die Geschwulstbildung mit einer Schleimhautatrophie einhergeht. Ein Proteinverlust und eine Hypokaliämie können bei Peutz-Jeghers-Polypose oder beim Cronkhite-Canada-Syndrom – ähnlich wie beim M. Ménétier – auftreten.

Diagnostik. In der Regel handelt es sich um Zufallsbefunde beim Magenröntgen oder bei der Magenendoskopie (Abb. 3.14 und 3.15).

Das oberflächliche Erscheinungsbild und die Konsistenz des Tumors sind dabei ohne Bedeutung hinsichtlich der Dignität. Bei jedem Fall ist deshalb grundsätzlich die histologische Bewertung anzustreben: sei es durch Zangenbiopsie, die nur bei kleinen Neubildungen (bis etwa 8 mm) repräsentatives Material erbringen kann, oder durch Abtragung des gesamten Tumors mittels elektrischer Schlinge. Submuköse Geschwülste erreicht man, nachdem mit der elektrischen Schlinge ein „Knopfloch" in die Schleimhaut geschnitten wurde.

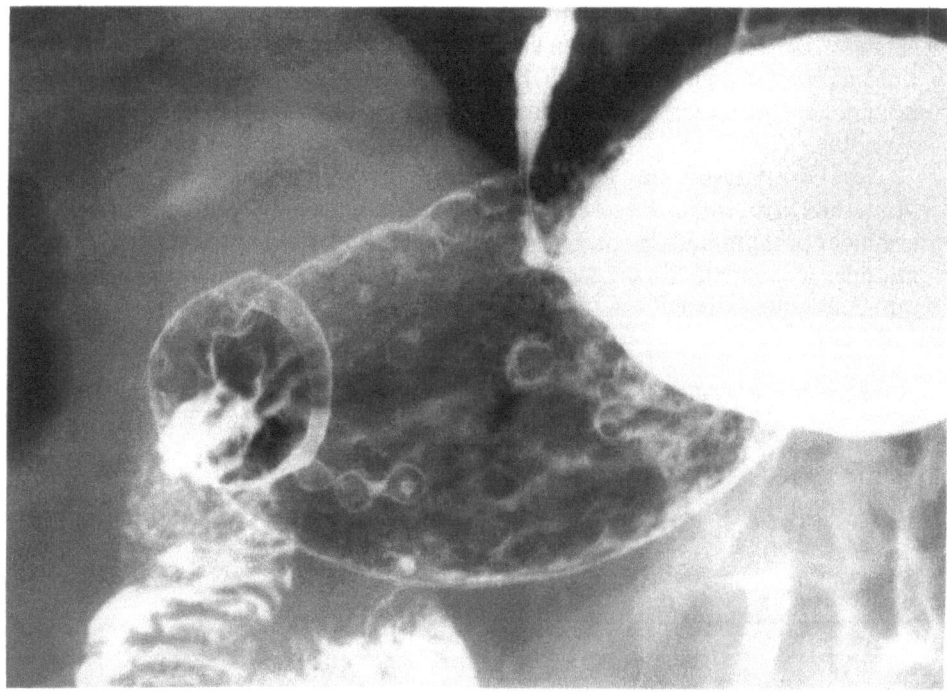

Abb. 3.14. Polypose des Magens im Röntgenbild. Man erkennt im Antrum zahlreiche runde Schleimhautveränderungen. *Links* erscheinen der Magenausgang und das Duodenum; *rechts* sind Magenfundus und – nach oben – die Speiseröhre

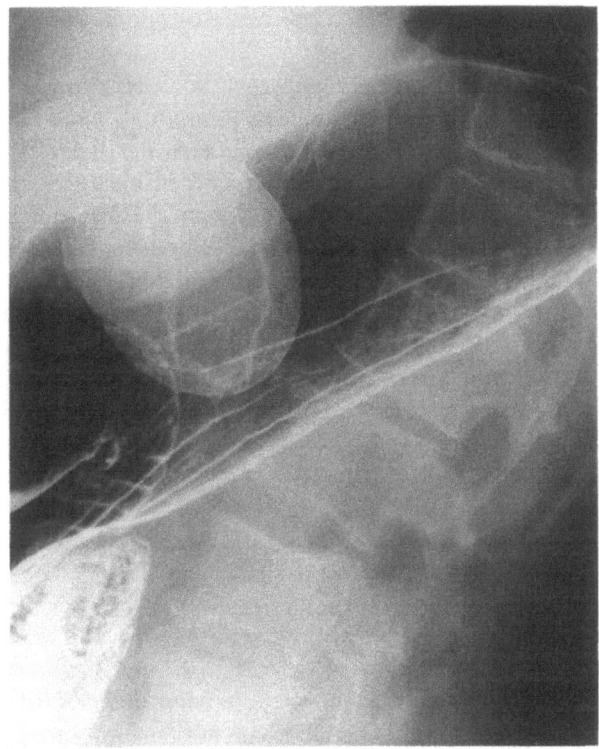

Abb. 3.15. Leiomyom des Magens. Der Tumor stellt sich durch den Kontrastmittelbeschlag hier beim Röntgenbild im Bereich des Korpus hell dar. Es handelte sich um einen Zufallsbefund; trotz der erheblichen Größe der Geschwulst klagte der Patient über keine Beschwerden

Die überwiegende Zahl der Magentumoren sind hyperplastische Polypen und fokale Hyperplasien. Wird diese Diagnose anhand des Materials, das mittels Zangenbiopsie gewonnen wurde, gestellt, so ist oft die komplikationsträchtige Abtragung des gesamten Tumors entbehrlich.

Differentialdiagnose. Es gilt eine Regel, nach der epitheliale Tumoren vorwiegend im Antrum und mesenchymale Tumoren im proximalen Magen wachsen. Entscheidend ist in jedem Fall das Resultat der histologischen Untersuchung.

Therapie. Die histologische Einordnung bzw. die teilweise oder gänzliche Abtragung gelten bei den meisten Fällen als genügend. Für unklare Geschwülste, wie etwa mesenchymale Tumoren, die nicht ausreichend klassifiziert werden konnten, kommt die chirurgische Entfernung in Betracht. Dies gilt auch für große, das Lumen verlegende Geschwülste.

3.8 Folgezustände nach Magenoperationen

Zu den Magenoperationen zählen Eingriffe am vagalen Nervensystem, Resektionen eines Magenteils und Resektionen des gesamten Magens. Das Ziel ist entweder die Verminderung der Säurebildung oder die Entfernung eines gefährlichen Krankheitsprozesses. Bisweilen werden bei Vagotomien zusätzlich

Pyloroplastiken oder Gastroenterostomien ausgeführt, um Entleerungsstörungen zu verhindern.

Betrachtet man die wichtigen Speicher- und Verdauungsfunktionen des Magens (s. 3.3), so überrascht es wenig, daß nach Operationen eine Vielzahl von Störungen beobachtet wird — sofern der Betroffene den Eingriff überstanden hat. Chronische Beschwerden werden bis zu einem gewissen Grade abhängig vom Ausmaß der Operation von ca. 5–50% der Patienten beklagt. Die große Schwankungsbreite bei den verschiedenen statistischen Erhebungen resultiert zum Teil wohl aus den unterschiedlichen Maßstäben für die Klassifikation von „Beschwerden". Darüber hinaus existiert besonders bei Ulkuspatienten eine psychische Komponente bei den Klagen, welche naturgemäß durch eine Operation wenig beeinflußt wird. Jedenfalls sollte man sich für die Indikationsstellung zum Eingriff am Magen darüber im klaren sein, daß man einen irreversiblen unphysiologischen Zustand erzeugt, der einen eigenen Krankheitswert annehmen kann.

3.8.1 Vagotomie

Definitionen. Bei der Vagotomie werden der N. vagus oder gastrale Äste des N. vagus durch einen chirurgischen Eingriff durchtrennt. Das Ziel ist die Verminderung der Magensekretion. Man unterscheidet die *trunkuläre Vagotomie*, bei welcher sämtliche Oberbauchorgane bis zum Dickdarm denerviert werden. Der Eingriff erfolgt am Hiatus oesophagus und ist relativ leicht durchführbar. Wegen der Magenentleerungsstörung wird in der Regel eine Drainageoperation (Pyloroplastik, Gastroenterostomie) zusätzlich durchgeführt.

Bei der *selektiven Vagotomie* werden die zum Magen ziehenden Nerven durchtrennt. Ein Nachteil ist, daß nicht nur die Sekretion, sondern auch die Antrummotorik vermindert werden. Hier wird in der Regel ebenfalls eine Drainageoperation vorgenommen.

Die *proximal-gastrische Vagotomie* ist durch die selektive Denervierung der zum säurebildenden Teil des Magens ziehenden Anteile des N. vagus gekennzeichnet; Störungen der Antrummotorik sind deshalb nicht zu erwarten. Bei narbiger Stenose am Magenausgang kann intraoperativ eine Dilatation durchgeführt werden. Die proximal-gastrische Vagotomie ist die derzeit am häufigsten durchgeführte Operation beim peptischen Ulkus. Sie gilt als technisch schwierig. Häufige Folgekrankheiten sind Dysphagien (3–20%), Erbrechen (0–10%), Dumping-Syndrom (2–7%), Magenentleerungsstörungen (3%) und Durchfälle (1–2%) (Angaben aus einer Sammelstatistik bei [10]).

Während über die ösophagealen Störungen in der Regel lediglich für einige Wochen oder Monate nach der Operation geklagt wird, sind die Magenbeschwerden oft dauernd. Als Folge der Denervierung wird eine verzögerte Magenentleerung oder eine Mageninkontinenz (Dumping-Syndrom) beobachtet. Nach der geltenden Meinung ist die Ursache in der beeinträchtigten Magenmotorik zu suchen: Einerseits weil die Reservoirfunktion des proximalen Magens, durch welche die Speisen für die weitere Verdauung gespeichert und schließlich nach Bedarf abgegeben werden, gestört ist, zum anderen, weil die durch den Magenschrittmacher geordnete Antrumperistaltik und -entleerung fehlen. Am ausgeprägtesten sind naturgemäß die Störungen nach trunkulärer Vagotomie und selektiver Vagotomie: Oftmals wird die Entleerung fester Nahrungsbestandteile verzögert, während Flüssigkeiten ungehindert den Magen passieren.

Mögliche Ursachen einer *verzögerten Magenentleerung* nach Vagotomie sind neben Motilitätsstörungen mechanische Hindernisse am Magenausgang. Die Patienten klagen evtl. postprandial nach einem längeren Intervall über Völlegefühl oder Übelkeit, die durch Erbrechen gebessert werden.

Zur Klärung dient in erster Linie die Endoskopie: Kennzeichnend sind im Magen retinierte Speisereste nach mindestens 12stündigem Fasten. Weiterhin lassen sich endoskopisch organische Veränderungen am Magenausgang diagnostizieren. Zur Ergänzung ist die Kontrastdarstellung des Magens wertvoll: Hier kann man die Magenmotilität und -entleerung am besten studieren. Therapeutisch kommt ein Versuch mit motilitätswirksamen Medikamenten, z. B. Metoclopramid (Paspertin) oder Domperidon (Motilium) in Betracht.

Entleerungsstörungen nach einem asymptomatischen Intervall lassen zunächst an eine mechanische Behinderung denken, beispielsweise ein Rezidivulkus, Narbenstenosen oder Bezoare. Die Therapie erfolgt in der Regel chirurgisch.

Seltene Ursachen einer Magenentleerungsstörung, welche sich nach Vagotomie manifestieren, sind die diabetische Neuropathie, Sklerodermie oder Schilddrüsenunterfunktion.

Das *„Dumping-Syndrom"* nach Vagotomie wird auf die Inkontinenz des Magens für Flüssigkeiten zurückgeführt. Die Häufigkeit nach proximal-gastrischer Vagotomie wird mit 0,9 – 6% angegeben [5]. Durch eine zusätzliche Drainageoperation steigt die Häufigkeit auf 10 – 30%. Sie liegt damit in einer ähnlichen Größenordnung wie nach den anderen Vagotomieverfahren.

Weitere Einzelheiten zum Beschwerdebild und zur Pathophysiologie s. 3.8.2.

Die **Therapie** erfolgt hauptsächlich durch Diät: Empfohlen werden häufige kleine Mahlzeiten mit schwer aufschließbaren Speisen; die Einnahme von Flüssigkeiten wird frühestens 30 – 60 min nach dem Essen erlaubt. Beim späten Dumping-Syndrom, das durch eine reaktive Hypoglykämie entsteht, wirken Traubenzucker oder Rohrzucker rasch und zuverlässig. – Die neuerliche chirurgische Intervention kommt nur bei schwerster Beeinträchtigung des Patienten in Betracht; die Erfolgsaussichten sind gering.

Durchfälle treten nach Vagotomien in ähnlicher Häufigkeit wie Dumping-Beschwerden auf. Die Ursache ist letztlich ungeklärt. Die Patienten klagen entweder über laufend auftretende wäßrige Entleerungen oder Episoden mit explosionsartigen dünnen Stühlen bei tage- bis wochenlangen symptomfreien Intervallen. Therapeutisch werden Loperamid (Imodium) oder Cholestyramin (Quantalan S 50; Btl. à 4 g, Granulat, 2- bis 4mal tgl.) empfohlen. Bei bakterieller Fehlbesiedelung kommt auch eine antibiotische Behandlung in Betracht. Eine chirurgische Intervention wird nicht empfohlen.

Eine wichtige Differentialdiagnose bei Durchfällen, die mit peptischen Ulzera kombiniert sind, ist das Zollinger-Ellison-Syndrom (s. 3.6 und 8.7.2).

Als Folgen der Vagotomie werden ein vermehrter duodenogastrischer Reflux, eine Cholelithiasis, eine Malabsorption oder eine Eisenmangelanämie diskutiert. Die klinische Bedeutung ist gering.

3.8.2 Partielle Magenresektion

Definitionen. Distale Magenresektionen werden als Antrektomie, als Zweidrittel- oder als subtotale Magenentfernungen durchgeführt. Das Ausmaß richtet sich dabei nach der Grundkrankheit. Die Rekonstruktion kann entweder End-zu-End als Gastroduodenostomie (Billroth-I-Operation) oder End-zu-Seit mit der ersten Jejunumschlinge (Billroth-II-Operation) erfolgen; bei antekolischer Schlingenführung wird oft eine Seit-zu-Seit-Verbindung mit zu- und abführender Schlinge hergestellt (Braun-Anastomose) (Abb. 3.16).

Eine weitere Möglichkeit ist die Implantation der zuführenden Schlinge End-zu-Seit in die abführende Schlinge (Roux-Y-Anastomose). Bei der proximalen Magenresektion wird eine End-zu-End-Anastomose zwischen Ösophagus und distalem Magen hergestellt, wobei die Kardia wegfällt.

In der Praxis besitzen ungünstige Folgen der distalen Magenresektionen eine ungleich größere Bedeutung; sie werden weitgehend unabhängig von der Art des Eingriffs beobachtet. Die Indikation zur proximalen Resektion wird wegen der bedrohlichen Refluxerscheinungen bei der Speiseröhre zugunsten der totalen Gastrektomie nur selten gestellt. Im folgenden liegt deshalb der Schwerpunkt auf den Komplikationen nach distaler Magenresektion.

Dumping-Syndrom. Das Dumping-Syndrom gilt als die wichtigste ungünstige Folge der Magenoperationen. Es wird auch nach Vagotomie (s. 3.8.1) oder tota-

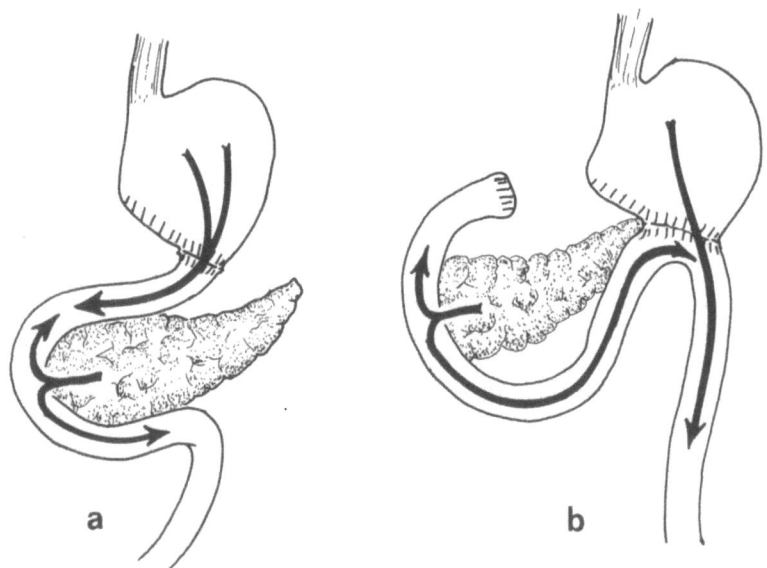

Abb. 3.16 a, b. Magenteilresektion nach Billroth I (**a**) und Billroth II (**b**). In dieser schematischen Darstellung bezeichnen Pfeile den Fluß der Speisen bzw. der Galle und des Bauchspeichels. Bei Operationen nach Billroth II wird evtl. eine Seit-zu-Seit-Verbindung zwischen unterem Duodenum und einer Ileumschlinge hergestellt (Braun-Anastomose). (Weitere Einzelheiten s. Text)

ler Magenentfernung beobachtet (s. 3.8.3). Die Ursache ist die beschleunigte, unkontrollierte Abgabe der Speisen aus dem Restmagen in den Darm, ohne daß man beim einzelnen Fall eine Erklärung finden könnte. Im Gegensatz zur Vagotomie sind nicht nur Flüssigkeiten, sondern auch feste Nahrungsbestandteile betroffen. Die Häufigkeit wird in verschiedenen Statistiken mit 15–49% angegeben; nach totaler Gastrektomie werden entsprechende Zahlen genannt, während nach Vagotomie das Dumping-Syndrom etwas seltener auftritt (s. 3.8.1).

Die Patienten klagen etwa 10–20 min nach dem Essen über Übelkeit, Völlegefühl, Durchfall oder Schmerzen. Hinzu kommen bei voll ausgeprägter Symptomatik Schwächegefühl, Schwitzen, Palpitationen, Kollapsneigung und Müdigkeit. Die Beschwerden werden einerseits auf einen Flüssigkeitsabstrom aus dem Kreislauf in den Dünndarm zum Ausgleich des hohen osmotischen Drucks, welchen der Chymus dort infolge des raschen Übertritts aus dem Magen ausübt, zurückgeführt; zum anderen werden als Ursachen im Übermaß aus dem Dünndarm freigesetzte Hormone diskutiert, z. B. Serotonin oder Plasmakinin.

Bei der körperlichen Untersuchung sind die Patienten blaß; der Blutdruck ist niedrig, der Puls tachykard. Diese Symptome werden auch als „Frühdumping" bezeichnet. Beim „Spätdumping", welches etwa 60–90 min nach den Mahlzeiten beobachtet wird, handelt es sich um eine reaktive Hypoglykämie mit einer überschießenden Insulinfreisetzung infolge eines übermäßigen Kohlenhydrateinstroms. Die Beschwerden sind ähnlich wie beim Frühdumping-Syndrom; im Vergleich treten sie seltener auf und sind in der Regel weniger belästigend.

Die Behandlung von Dumping-Beschwerden erfolgt in erster Linie durch diätetische Maßnahmen. Eine Rolle spielt auch, daß sich nach Monaten die Symptome bessern bzw. die Betroffenen lernen, sich anzupassen. Empfohlen werden häufige kleine Mahlzeiten aus schwer aufschließbaren Speisen mit wenig Flüssigkeit. Getränke sollten zwischen den Menüs genommen werden. Ein günstiger Effekt wird auch von Ballaststoffen, z. B. Guar (Glucotard Minitabletten), berichtet, sofern diese die Viskosität des Chymus erhöhen und damit – möglicherweise – die Magenentleerung verzögern. Bisweilen werden trockene Wurstsemmeln von den Patienten am besten akzeptiert.

Verschiedene Medikamente – z. B. Tolbutamid oder der Serotoninantagonist Kyproheptadinhydrochlorid – haben sich nicht für die Behandlung des Dumping-Syndroms durchsetzen können. Beim Spätdumping wirken Glukose oder Rohrzucker rasch und zuverlässig.

Chirurgische Maßnahmen kommen nur bei verzweifelten Fällen in Betracht. Vor der Entscheidung sollte evtl. auch ein Psychiater konsultiert werden. Die Ergebnisse der verschiedenen „Umwandlungsoperationen" sind sehr unterschiedlich.

Gastroösophagealer Reflux. Eine häufige Klage nach Magenoperationen betrifft retrosternale Schmerzen, Regurgitation von saurem oder bitterem Material oder Schluckbeschwerden. Die Ursache ist ein verstärkter gastroösophagealer Reflux, dessen Entstehung nur zum Teil geklärt ist. So wird bei Patienten mit

Billroth-II-Operation ein verminderter postprandialer Druckanstieg im unteren Ösophagussphinkter auf die Ausschaltung der duodenalen Rezeptoren zurückgeführt. Entzündliche Veränderungen in der kaudalen Speiseröhre werden dabei weniger auf die Einwirkung der ohnehin verminderten Magensekrete zurückgeführt, sondern vielmehr auf im Vergleich agressivere Galle bzw. Bauchspeichel.

Die Diagnostik erfolgt am besten durch Endoskopie und Biopsie. Therapeutisch kommen symptomatische Maßnahmen wie Hochstellen des Bettkopfendes etc. in Betracht. Als Medikament wird Metoclopramid (Paspertin) besonders zur Nacht empfohlen, da es den Druck im unteren Ösophagussphinkter anhebt und die Magen- bzw. Dünndarmmotilität anregt.

Günstige Wirkungen entfalten auch Antazida, wahrscheinlich durch die Bindung von Gallensäuren. Als Ultima ratio kann durch einen neuerlichen operativen Eingriff eine Ableitung der duodenalen Sekrete in den Darm versucht werden. Weitere Einzelheiten zur Refluxkrankheit s. 2.5.1.

Intestinal-gastrischer Reflux. Das postoperative Galleerbrechen wird auf einen übermäßigen Reflux von Galle in den Magen zurückgeführt. Die Patienten klagen über zumeist morgendliche Schmerzen, welche nach dem Erbrechen von klarer, gelblicher, bitter schmeckender Galle verschwinden. Die Häufigkeit beträgt nach Resektionen des Antrums ca. 10%. Bei der Endoskopie findet man ein Erythem im Restmagen („alkalische Gastritis"), das jedoch nicht spezifisch ist und auch bei symptomfreien Patienten beobachtet werden kann. Am besten läßt sich die Diagnose mittels kontinuierlicher Absaugung des Mageninhalts und Bestimmung der Gallensäuren sichern. Therapeutisch kommt ein Versuch mit Metoclopramid (Paspertin) oder dem gallensäurenbindenden Cholestyramin (Quantalan S 50) in Betracht. Bisweilen helfen auch aluminium- oder magnesiumhaltige Antazida, die ebenfalls Gallensäuren binden. Als letzte Möglichkeit bleibt eine chirurgische Umwandlung mit Roux-Y-Ableitung.

Gastritis, Karzinom im Restmagen. Nach Magenresektionen findet sich bei 60–100% der Patienten eine Gastritis im Restmagen. Sie wird auf die postoperative Hypochlorhydrie zurückgeführt und besitzt keinen besonderen Krankheitswert. Die Frage, inwieweit ein Karzinom im Restmagen begünstigt wird, ist bisher nicht eindeutig beantwortet worden. Sowohl tierexperimentelle Untersuchungen als auch statistische Erhebungen machen einen Zusammenhang eher wahrscheinlich.

Syndrom der zuführenden Schlinge. Selten beobachtet man im Rahmen einer Gastroenterostomie eine Verlegung der zuführenden Schlinge infolge einer inadäquaten Anastomosierung. Es kommt postprandial zu einer Retention der Galle und des Bauchspeichels, welche sich schließlich explosionsartig entleeren. Die Patienten klagen nach dem Essen über zunehmendes Völlegefühl oder Schmerzen, die sich plötzlich, evtl. nach Erbrechen von galligem Mageninhalt – die Speisen sind bereits im Dünndarm – bessern. Die Therapie ist chirurgisch.

Ernährungsstörungen. Nach Magenteilresektionen werden verschiedene Mangelerscheinungen beobachtet. Von klinischer Relevanz ist vor allem die Osteoporose. Als Ursache wird die Unterernährung diskutiert, da nur 40% aller Patienten nach der Operation ihr Idealgewicht erreichen. Häufige Befunde sind eine Anämie (bis zu 38%), ein Eisenmangel, ein Vitaminmangel (Folsäure, Vitamin B_{12}, Vitamin D mit Osteomalazie).

3.8.3 Totale Magenresektion

Die Beschwerden sind nach Wegfall des Magens ähnlich wie nach Entfernung des distalen Magenteils (s. 3.8.2), insbesondere klagen die Betroffenen häufiger über ein Dumping-Syndrom oder über einen ösophagealen Reflux von alkalischem Material aus dem Dünndarm.

Hinzu kommen Ernährungsstörungen mit Untergewicht, Osteoporose, Anämie, Vitamin- und Eisenmangel. Zur Verbesserung der Ernährungssituation wird die Substitution von Pankreasfermenten (z. B. Kreon Kps.), Vitaminen einschließlich Vitamin B_{12} (1000 mg i. m. alle 2 Monate), Eisen und Kalzium nötig. Darüber hinaus sollten die Patienten nach Möglichkeit reichlich in vielen kleineren Portionen essen.

3.9 Diagnostik bei Verdacht auf eine Magenerkrankung

Leider werden Magenerkrankungen nur ungenau wahrgenommen. Anamnestische Angaben und körperliche Befunde sind zwar wertvolle, aber meist unzuverlässige Informanten. Zur Sicherung der Diagnose sind deshalb in der Regel objektive Verfahren, welche auch die Nachbarorgane betreffen, notwendig. Ein wichtiges Ziel ist stets die Früherkennung des Magenkarzinoms; aus diesem Grunde sollte der in Frage kommende Personenkreis auch bei diskreter Symptomatik sorgfältig beurteilt und gegebenenfalls endoskopiert bzw. geröntgt werden.

Anamnese. Magenerkrankungen können mit einer Vielzahl von Beschwerden einhergehen: Schmerzen, Übelkeit, Appetitlosigkeit, Brechreiz, Erbrechen, Durchfall, Blutentleerung aus Mund oder After. Mit der Ausnahme der Blutung können sie bei schweren organischen Leiden fehlen aber auch ohne objektiven Befund bestehen. Die Bedeutung der Magenbeschwerden wird weiter verringert, weil sie in gleicher Weise bei Erkrankungen der Nachbarorgane auftreten. Trotz all dieser Einschränkungen ist ihre *führende Bedeutung* für die Diagnostik unbestritten.

Die Entstehung von *Schmerzen* wird auf geänderte Bewegungsabläufe und auf Dehnungsreize zurückgeführt. Die Schleimhautirritation dagegen ruft keine Schmerzempfindungen hervor, was beispielsweise bei der Zangenbiopsie deutlich wird. Dieser Sachverhalt kann die wechselnde Symptomatik bei Magenerkrankungen erklären: Schmerzen entstehen evtl. im Zusammenhang mit der Nahrungsaufnahme, weil der Magen gedehnt und die Motilität angeregt wird. Die Schmerzen lokalisieren sich in die Oberbauchmitte, die Schmerzübertragung erfolgt nach Th_5 bis Th_9, evtl. auch nach C_3/C_4.

Stets sollte man bei der Schmerzanalyse an Komplikationen denken. Eine plötzliche Änderung des Schmerzcharakters spricht für eine Perforation. Karzinomschmerzen sind anfangs so diskret, daß sie kaum wahrgenommen, sondern mehr „geahnt" werden. Gerade bei älteren Patienten sollte deshalb auch bei geringen Beschwerden eine spezifische Diagnostik veranlaßt werden. Weitere Einzelheiten zur Bedeutung der Leibschmerzen s. 1.1.

Übelkeit, Appetitlosigkeit, Brechreiz und *Erbrechen* gehen mit einer verminderten bzw. retrograden Magenperistaltik einher. Die Ursache können organische Magenerkrankungen, z. B. eine Ausgangsstenose, ein Ulkus oder ein Neoplasma sein. Darüber hinaus kann die Symptomatik auch durch zerebrale Erkrankungen oder durch die Eingeweide, z. B. dem Herzen beim Infarkt oder den Nieren bei der Steinkolik, ausgelöst werden.

Von Interesse sind die Eigenschaften des Erbrochenen: so zeigt Blut eine pathologische Verbindung zwischen Gefäßen und Lumen (s. unten); saurer Geschmack beweist Mageninhalt; bitterer Geschmack entsteht durch Gallebeimengung und spricht gegen eine Magenausgangsstenose. Gleichzeitiges Auftreten von Erbrechen und *Durchfall* ist oft das Zeichen einer Gastroenteritis. Bezüglich weiterer Einzelheiten s. 1.1.

Blutentleerungen können rot aussehen und aus dem Mund (Hämatemesis) oder aus dem After (Hämatochezie) erfolgen. Durch die Einwirkung der Magensalzsäure, des Bauchspeichels und der Darmflora entsteht eine schwarze Verfärbung, was eine ältere Blutung anzeigt; man spricht gegebenenfalls von Kaffeesatzerbrechen oder von Teerstuhl. Oft vergehen Stunden bis es zu einer Blutentleerung kommt. Alleinige Zeichen sind dann orthostatische Beschwerden, blasses Aussehen, „Blutgeruch" bei der Ausatemluft sowie Schock, Oligurie und ein Anstieg des Harnstoff-N infolge der Resorption von Blut im Dünndarm.

Zur Frage der *Lokalisation* von gastrointestinalen Blutungen: Hämatochezie ist bei allen Blutungen in die Speiseröhre und in den Gastrointestinaltrakt zu beobachten; evtl. manifestiert sie sich als Teerstuhl, sofern die Quelle oberhalb der linken Kolonflexur liegt. Die häufigste Ursache sind jedoch Erkrankungen im Magen bzw. Duodenum. Bluterbrechen zeigt sich allein bei Prozessen oberhalb des Treitz-Punktes (Übergang Duodenum/Jejunum) und kann bisweilen fehlen. Jede unklare Blutung ist ein bedrohliches Ereignis, das zur sofortigen Einweisung ins Krankenhaus Veranlassung geben sollte.

Körperliche Untersuchung. Im Hinblick auf eine allgemeine Erkrankung sollte jeder Patient gründlich angesehen werden. Beim Abdomen werden besonders die Spannung der Bauchdecken (Peritonitis bei Perforation?) sowie sichtbare peristaltische Magenbewegungen (Ausgangsstenose?) beachtet; von Interesse sind weiter Bauchgeräusche („Totenstille" bei Ileus; lebhafte Geräusche bei Blutung), Resistenzen in der Magenregion sowie druckschmerzhafte Bezirke. Außerdem gilt die Aufmerksamkeit Metastasen (Nabelregion, supraklavikuläre Region links), Schockzeichen (RR, Puls, anämische, schwitzige Haut oder spezifischen Haut- und Schleimhautveränderungen (Acanthosis nigricans, Nagelblutungen, M. Osler).

Labortests. Für die Diagnostik kommt eine Reihe unspezifischer Suchtests in Frage: Rotes Blutbild (akute, chronische Blutung; perniziöse Anämie); Leukozytenzahl im Blut und Differentialblutbild (Entzündung bzw. Perforation); Blutsenkung (Neoplasma); okkultes Blut im Stuhl (Ulkus, Neoplasma etc.); Gastrinspiegel im Serum (Gastrinom); Amylase im Serum oder Urin und Lipase im Serum (Perforation ins Pankreas). Je nach klinischem Bild können zusätzlich die Parameter der Leber und Gallenwege (Serumteste: Bilirubin, SGPT, γ-Glutamyltranspeptidase), der Nieren (Harnstoff-N im Serum, Urinstatus) oder der Blutgerinnung (Quick-Test, partielle Thromboplastinzeit, Thrombozytenzahl) durchgeführt werden.

Funktionsuntersuchungen des Magens sind bei internistischen Patienten nur selten indiziert: Die Magensekretionsanalyse und der Sekretintest (s. 3.4 bzw. 3.6) werden vor allem bei Verdacht auf Zollinger-Ellison-Syndrom durchgeführt.

Bildgebende Untersuchungsverfahren. Zur Bestätigung bzw. zum Ausschluß einer Magenerkrankung dienen in erster Linie die verschiedenen bildgebenden Verfahren s. 1. Als primäre Methode gilt die *Ösophagogastroduodenoskopie* mit der Möglichkeit der gezielten Biopsie. Die *Radiologie* besitzt jedoch weiterhin einen festen Stellenwert: Als Ergänzung der Endoskopie (Magenausgangsstenose, infiltrierende Wandprozesse); Perforationsverdacht (Luftsicheln unterm Zwerchfell etc.); Nachweis von Metastasen beim Neoplasma durch Computertomographie.

Letztere Indikation gilt auch für die *Sonographie;* eine weitere Anzeige ist hier die einfach durchführbare Bestimmung der Magengröße bei Verdacht auf Ausgangsstenose. Wandveränderungen sind bisweilen im sonographischen Bild erkennbar und evtl. der gezielten Punktion zugänglich.

Literatur

1. Elster K, Wild A, Thomasko A (1980) Prognose des Magenfrühkarzinoms. Dtsch Med Wochenschr 105:949–954
2. Forrest JAH, Finlayson NDC, Shearman DIC (1974) Endoscopy in gastrointestinal bleeding. Lancet II:394–397
3. Grossman MI (1978) Control of gastric secretion. In: Sleisenger MH, Fordtran JS (eds) Gastrointestinal disease, 2nd edn. Saunders, Philadelphia, pp 640–655
4. Ito S (1981) Functional gastric morphology. In: Johnson LR (ed) Physiology of the gastrointestinal tract. Raven, New York, pp 517–550
5. Koelz HR, Gewertz BL (1979) The stomach. Part I: vagotomy. Clin Gastroenterol 8:305–321
6. Lauren P (1965) The two main histological types of gastric carcinoma, diffuse and so-called intestinal type carcinoma. Acta Pathol Microbiol Scand 64:31–49
7. Marrone GC, Silen W (1984) Pathogenesis, diagnosis and treatment of acute gastric mucosal lesions. Clin Gastroenterol 13:635–650
8. McGuigan JE, Wolfe MM (1980) Secretin injection test in the diagnosis of gastrinoma. Gastroenterology 79:1324–1331
9. Müller-Lissner SA (1982) Symptomatik des peptischen Ulcus. In: Blum AL, Siewert JR (Hrsg) Ulcus-Therapie. 2. Aufl. Springer, Berlin Heidelberg New York, S 113–122
10. Siewert JR, Müller C (1981) Proximal gastrische Vagotomie – eine Zwischenbilanz. Chirurg 52:511

4 Dünndarm

Der Dünndarm ist der Teil des Gastrointestinaltrakts, in welchem die Nahrungsstoffe endgültig zerlegt und in einzigartiger Weise in den Körper aufgenommen werden: während nützliche Bestandteile rasch absorbiert werden, werden schädliche oder wertlose Inhalte inaktiviert bzw. zurückgehalten und in das Kolon bzw. den Stuhl weitergeschoben. Trotz des intensiven Kontakts mit einer Vielzahl von potentiell gefährlichen Substanzen bzw. Erregern werden Dünndarmerkrankungen – abgesehen vom Zwölffingerdarmgeschwür – (s. 3.6) im Vergleich nur selten beobachtet. Leitsymptome sind Durchfälle und Gewichtsabnahme. Wegsamkeitsstörungen (Subileus, Ileus) zeigen sich durch Schmerzen, Übelkeit oder Erbrechen. Infektionen bzw. Infestationen betreffen in der Regel den gesamten Darmtrakt einschließlich dem Kolon: sie werden deshalb im nächsten Kapitel behandelt. Aus diesem Grund erfolgt dort auch die Besprechung des M. Crohn sowie der Zirkulationsstörungen.

4.1 Embryologie, Mißbildungen

Die komplizierten Lagebeziehungen des Dünndarms gehen auf eine Rotationsbewegung des aus der Bauchhöhle verlagerten Darms gegen den Uhrzeigersinn etwa ab dem 3. Embryonalmonat zurück. Es können verschiedene Entwicklungsstörungen resultieren, welche zumeist im frühkindlichen Alter Symptome verursachen bzw. mit dem Leben nicht vereinbar sind. Beim Erwachsenen finden sich Variationen, die meist ohne Krankheitserscheinungen einhergehen. Anomalien der *Rotation* gibt es in unterschiedlicher Ausprägung: 1. Bei der Rotatio inversa erfolgt eine Rotation durch eine teilweise Drehbewegung im Uhrzeigersinn, wobei der Dünndarm sich über das Colon transversum schiebt. 2. Die Nonrotation, d. h. das Fehlen jeglicher Rotationsbewegungen, führt zu einem rechts gelegenen Dünndarm und einem links gelegenen Kolon. 3. Die Malrotation, welche durch eine inkomplette Rotation gekennzeichnet ist. Beschwerden können bei allen Formen fehlen; oft entstehen durch atypische Ligamente Obstruktionen. Eine Therapie erfolgt ggf. chirurgisch.

Duplikationen können v. a. beim Duodenum oder Jejunum auftreten. Als Ursache wird eine fehlerhafte Kanalisation während der embryonalen Entwicklung diskutiert. Es handelt sich dabei um darmähnliche Gebilde, die entweder als Divertikel angelegt sind und mit dem Darm kommunizieren oder geschlossene schlauchartige oder rundliche Zysten bilden. Oft ist heterotope Schleimhaut aus dem Magen oder anderen Geweben enthalten. Beschwerden fehlen in der Regel, können jedoch bei Komplikationen – Obstruktion, Intussuszeption,

Blutung, Perforation, Volvulus oder bakterieller Fehlbesiedelung – entstehen. Diagnostisch ist die szintigraphische Darstellung von ektopischer Magenschleimhaut wertvoll. Die Therapie erfolgt chirurgisch. Sonderformen stellen *Duodenaldivertikel* sowie *Meckel-Divertikel* dar, welche im Ileum ca. 90 cm vor der Bauhin-Klappe liegen (Abb. 4.1 bzw. 4.2). Es existiert bei etwa 2% der Bevölkerung und ist ein Rudiment des Ductus omphaloentericus. Klinische Bedeutung gewinnen die Komplikationen: Blutung, Perforation und Entzündung. Begünstigt werden Blutungen durch die Ulzeration von ektopischer Magenschleimhaut, die sich bei etwa der Hälfte der Fälle findet und die sich mittels Technetiumszintigraphie nachweisen läßt. Entzündungen erscheinen unter dem Bild der Appendizitis. Zur Therapie der Komplikationen ist in der Regel ein chirurgischer Eingriff nötig.

Anomalien der Fixation finden sich am gesamten Intestinaltrakt, insbesondere am Duodenum und Kolon. Die klinische Bedeutung ist meist gering; evtl. resultieren Zustände mit Schmerzen, Subileus oder Ileus, die eine Laparotomie nötig machen. Erwähnt werden soll das Coecum mobile, das heftige Beschwerden bereiten kann und mit einer Appendizitis verwechselt wird. Eine gefürchtete Komplikation ist der Volvulus.

4.2 Anatomie

Der Dünndarm läßt sich als Schlauch beschreiben, der an einer Seite Anschluß an das membranartige Mesenterium mit den versorgenden Blut- und Lymphgefäßen sowie den vegetativen Nerven findet. Die Länge beträgt abhängig vom Tonus der Muskulatur beim Erwachsenen zwischen 4 m und 7 m. Während Je-

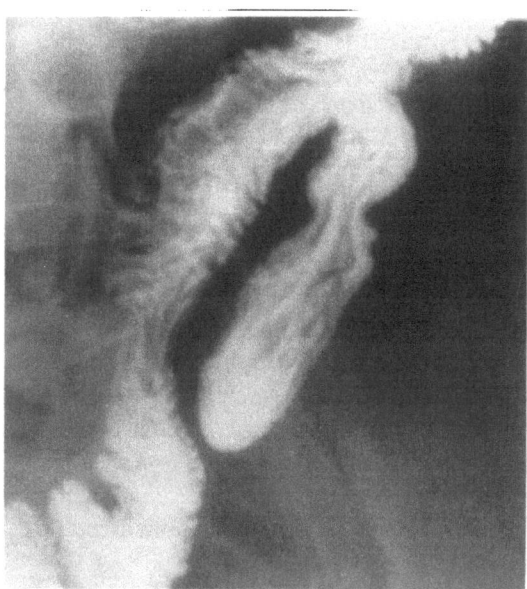

Abb. 4.1. Meckel-Divertikel. Man findet es als Rudiment des Ductus omphaloentericus bei etwa 2% der Bevölkerung, Komplikationen (Blutung, Entzündung, Perforation) können erhebliche diagnostische Schwierigkeiten bereiten. Eine mögliche Fehldiagnose ist die akute Appendizitis

junum und Ileum frei in der Bauchhöhle liegen, ist das Duodenum mit einer Länge von ca. 25 cm fixiert. Es besitzt enge Lagebeziehungen zur Gallenblase und Leber (Pars superior), zum Colon transversum (Pars descendens), zu A. und V. mesenterica superior (Pars horizontalis) und Pankreaskopf einschließlich Papilla Vateri, Ductus choledochus und Ductus Wirsungianus, welche bogenförmig vom Duodenum umgeben sind. Erkrankungen können sich auf diese Weise zwischen benachbarten Organen ausbreiten.

Im oberen Dünndarm ist der Durchmesser etwa doppelt so groß wie im terminalen Ileum; entsprechend erscheint auch kranial die Wand dicker. Hinzu kommen bis 1 cm hohe, quer verlaufende, bis zur Submukosa reichende Schleimhautfalten (Plicae semilunares), die ebenfalls nach distal abnehmen. Im Ileum findet sich fleckförmig gegenüber dem Mesenterialansatz lymphatisches Gewebe (Peyer-Plaques).

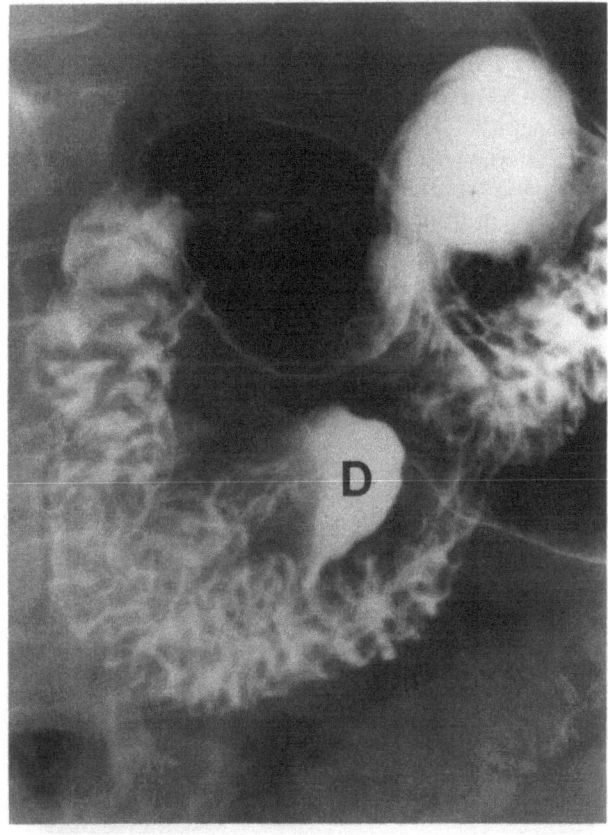

Abb. 4.2. Duodenaldivertikel (*D*). Bei ca. 2% der Röntgenuntersuchungen des Duodenums findet sich diese Veränderung. In den meisten Fällen handelt es sich um erworbene Schleimhauthernien, die sich bei den Gefäßlücken an der medialen Seite des Duodenums bilden. Klinische Bedeutung besitzen vor allem juxtapapillär lokalisierte Divertikel, weil sie gehäuft mit Bauchspeicheldrüsenentzündungen und Gallengangssteinen einhergehen. Beobachtet werden auch bakterielle Fehlbesiedelungen

Beim *feingeweblichen Aufbau* lassen sich 4 Schichten unterscheiden: Die *Serosa* erscheint äußerlich als Teil des Peritoneums mit einer einfachen Mesothelzellschicht, wobei das Duodenum nur ventral bedeckt wird; die *Muskelschicht* setzt sich aus glatten Muskelzellen zusammen, die außen längs und innen zirkulär verlaufen; zwischen beiden Schichten findet man den Plexus myentericus sowie innen den Meissner-Plexus, welche mit feinen Nervenästen die Muskulatur erreichen. Die *Submukosa* besteht vornehmlich aus Bindegewebe, Blutgefäßen und autonomen Nerven (s. oben). Im Duodenum, besonders im Bereich des Bulbus, existieren darüber hinaus reichlich verzweigte Brunner-Drüsen. Das besondere Kennzeichen der *Mukosa* sind dicht stehende, etwa 0,5 – 1 mm hohe fingerförmige oder blattähnliche Zotten, die eine Vergrößerung der Oberfläche bewirken (Abb. 4.3). Die Begrenzung zur Mukosa wird durch eine dünne Muskelschicht, die Muscularis mucosae gebildet; es folgt eine Bindegewebsschicht, die feine Nerven sowie zahlreiche Zellen (Lymphozyten, Mastzellen, Makrophagen, Fibroblasten etc.) enthält und durch die die Blut- und Lymphgefäße zum oberflächlichen Epithel ziehen. Kennzeichen der Blutkapillaren sind große Poren, die auch größere Moleküle durchdringen können. Sowohl die Zotten als auch die zwischen den Zotten gelegenen drüsenartigen Einsenkungen der Oberfläche (Krypten) werden von einschichtigem Zylinderepithel überzogen. Das Zottenepithel dient der Absorption der Nahrungsstoffe. In den Krypten erfolgt die Zellerneuerung innerhalb von 4–7 Tagen. Außerdem finden sich dort verschiedene sekretorische Zellen. Hierzu zählen die an der Kryptenbasis gelegenen Paneth-Zellen, die Lysozym bilden und so eine oberflächliche Schutzschicht erzeugen. Eine ähnliche Funktion dürften die reichlich vorhandenen Becherzellen mit ihrem Sekret ausüben. In den heterogenen endokrinen Zellen

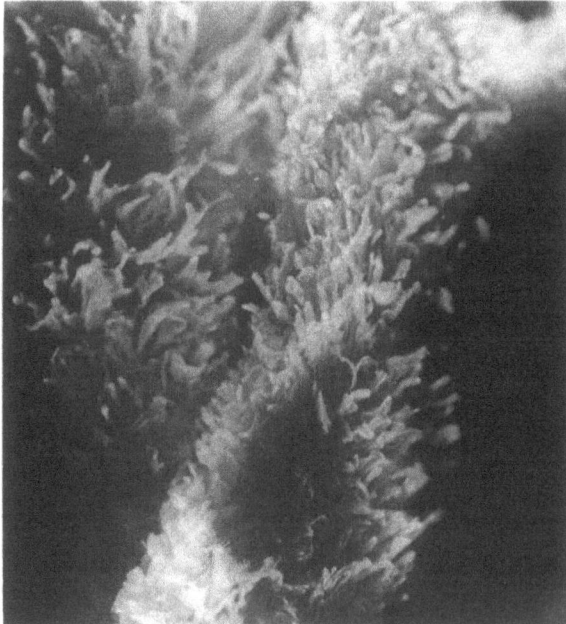

Abb. 4.3. Dünndarmzotten (Lupenvergrößerung). Durch die blattähnliche Auffaltung wird eine Vergrößerung der Schleimhautoberfläche erreicht. (Aufnahme L. Nilsson mit freundlicher Genehmigung)

Anatomie

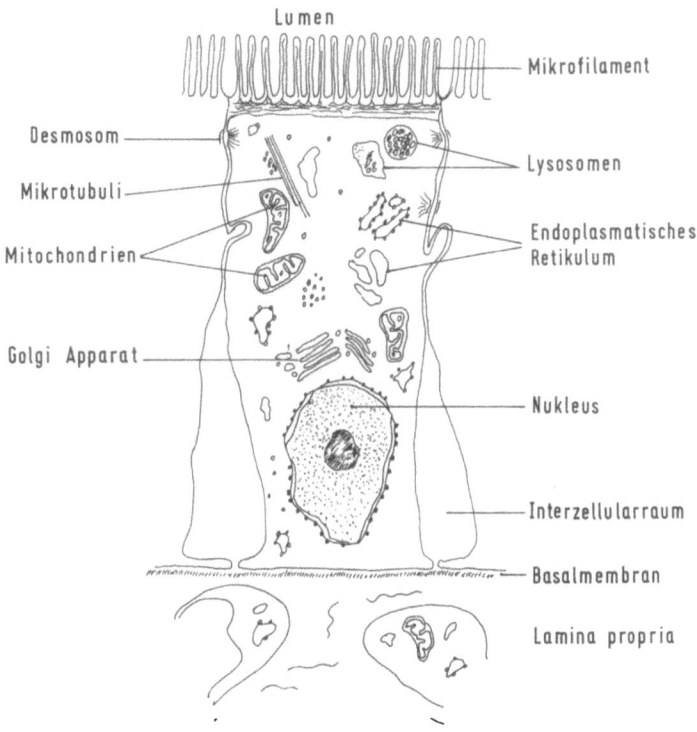

Abb. 4.4. Enterozyt (Schema). Die Mikrovilli erscheinen als fingerförmige Ausstülpungen gegenüber dem Lumen; zentral enthalten sie Mikrofilamente, die Bewegungen ermöglichen sollen. (Weitere Einzelheiten s. Text)

werden verschiedene gastrointestinale Hormone (Sekretin, Gastrin, Pankreozymin, GIP etc.) gebildet.

Von besonderem Interesse sind die Resorptionszellen (Enterozyten), die neben Becherzellen und einzelnen endokrinen Zellen die Zottenoberfläche bilden. Die Enterozyten tragen einen dichten oberflächlichen Bürstensaum (Mikrovilli), der die Resorptionsfläche etwa um den Faktor 30 vergrößert; enthalten sind eine Reihe von Verdauungsenzymen, z. B. Disaccharidasen und Peptidasen sowie Einrichtungen für den selektiven aktiven Molekültransport (Carrier). Hinzu kommen Mikrofilamente, die Bewegungen der Mikrovilli ermöglichen sollen. Im Zytoplasma existieren zahlreiche Zellorganellen (Abb. 4.4). Aufgenommene Nahrungsbestandteile können den Enterozyten seitlich und basal verlassen; für den Weitertransport in den Kapillaren oder Lymphgefäßen ist die Penetration der Basalmembran nötig.

Hingewiesen sei schließlich auf die verschiedenen der Abwehr dienenden lymphoiden Gewebe: hierzu zählen intraepitheliale Lymphozyten, lymphoidzellige Aggregationen in der Lamina propria, zu denen die erwähnten Peyer-Plaques gehören, sowie ebenfalls in der Lamina propria einzeln gelagerte Plasmazellen. (Sie geben vorwiegend „sekretorisches IgA" in das Darmlumen ab.)

4.3 Physiologie

Speiseröhre und Magen dienen – vereinfacht – dem Transport und der Vorbereitung der Speisen zur Aufnahme in den Körper. Das eigentliche Resorptionsorgan ist der Dünndarm. In seinem Lumen findet unter der Einwirkung der verschiedenen Verdauungssekrete (Bauchspeichel, Galle etc.) die chemische Aufspaltung in kleine, resorptionsfähige Moleküle statt. Unterstützt wird dieser Vorgang durch kräftige Knetbewegungen. Unverdauliche Reste, zu denen auch körpereigene Substanzen aus der Mauserung der Dünndarmepithelien bzw. digestive Enzyme gehören, gelangen in den Dickdarm. Dort kann ein Teil unter der Mitwirkung der reichlich vorhandenen Bakterienflora weiter abgebaut und im beschränkten Maß absorbiert werden; dies betrifft z. B. Milchsäure und kurzkettige Fettsäuren. Die endgültige Ausscheidung geschieht mit dem Stuhl.

Die Regulation der komplizierten, z. T. noch rätselhaften Transport- und Verdauungsvorgänge erfolgt durch das gemeinsame Wirken von hormonalen und nervösen Mechanismen; in diesem Zusammenhang sei auf die Ausstattung des Darms mit Nervengeflechten und verschiedenartigen in den Krypten lokalisierten endokrinen Zellen erinnert (s. 4.2): In den letzten Jahren konnten ca. 30 Peptide mit möglicher Hormon- bzw. Neurotransmitterfunktion isoliert werden; ihre physiologische Bedeutung ist jedoch weitgehend unklar.

Aus praktischen Gründen wird die Verdauungsfunktion des Dünndarms (Assimilation) in die intraluminalen Prozesse (Digestion) und die Aufnahmevorgänge in der Darmwand (Absorption) eingeteilt. Störungen werden entsprechend als Malassimilation, Maldigestion oder Malabsorption bezeichnet. Hinzu kommen die Bewegungsvorgänge (Motilität), die erst den geordneten Ablauf der Verdauung ermöglichen.

4.3.1 Bewegungen

Tonus und Bewegungsabläufe werden durch die ringförmige und längsverlaufende glatte Muskulatur der Darmwand ermöglicht. Sie lassen sich sowohl anhand intraluminaler Druckveränderungen als auch durch die Aufnahme elektrischer Entladungen erfassen. Ähnlich wie am Magen kann man einen postprandialen Zustand und einen Ruhezustand unterscheiden.

Die häufigste Bewegung des *gefüllten Dünndarms* sind ringförmig über eine Länge von 1–2 cm für wenige Sekunden auftretende *segmentale Kontraktionen:* sie bewirken eine Durchmischung des Chymus mit den Verdauungssäften und führen zu einem intensiven Kontakt mit dem Resorptionsepithel. Verschiebungen nach aboral werden vorwiegend durch kurze, über 4–5 cm in wenigen Minuten laufende *peristaltische Wellen* ermöglicht. *Pendelbewegungen* beschreiben ringförmige Kontraktionsabläufe, die zu kurzen Verschiebungen nach aboral und oral führen. Die durchschnittliche postprandiale Bewegungsaktivität wird nach aboral geringer, was letztlich zu einer Passage des Chymus zum Kolon führt. Gewöhnlich beträgt die Passagezeit 5–6 h. Gase mit niedriger Viskosität durchwandern den Dünndarm in lediglich 6–15 min.

Neben den globalen Bewegungen durch die großen Muskelschichten werden *Feinbewegungen* der Kerckring-Falten bzw. der Zotten beobachtet; treibende Kräfte sind hier Kontraktionen der Muscularis mucosae und evtl. der Muskelfasern der Lamina propria. Stimulierend wirken luminale Reize, beispielsweise Chymus sowie adrenerge Nerven oder Villikinin, welches aus Dünndarmmukosa isoliert wurde und wahrscheinlich Hormoncharakter besitzt. Durch die Feinbewegungen wird der Kontakt zwischen den Absorptionszellen und dem Chymus weiter intensiviert. Außerdem wird der Abfluß der Lymphe aus den Zotten angeregt.

Pathologische Bewegungen sind vor allem von klinischem Interesse. Bei weitgehendem Stillstand aller Darmbewegungen spricht man von Ileus: auslösend wirken Hemmreflexe, z. B. infolge starker Schmerzen, Peritonitis oder Darmverschluß. *Durchfall* erfolgt als Resultat einer beschleunigten Passage durch den Dünn- und Dickdarm bzw. allein durch den Dickdarm. Grundlage ist ein relatives Überwiegen von propulsiven Bewegungen, wobei die Mechanismen bei den verschiedenen Erkrankungen unterschiedlich sein dürften: ein direkter Effekt auf die Muskulatur wird bei der Hyperthyreose und einigen Darminfektionen diskutiert, während die Störung nach Vagotomie und beim Karzinoid am enteralen Nervensystem lokalisiert wird. Weitere Ursachen sind eine relative Überladung mit Flüssigkeiten (Zollinger-Ellison-Syndrom, Darminfektionen) und eine bakterielle Fehlbesiedelung (Diabetes mellitus; nach Operationen am Gastrointestinaltrakt).

Im *Nüchternzustand* finden sich ebenfalls periodische Bewegungsabläufe: nach ca. 40minütiger relativer Inaktivität folgen ca. 40 min unregelmäßige Kontraktionen und schließlich ca. 7 min regelmäßige Peristaltik, die langsam innerhalb von etwa 100 min vom Magen bis zum terminalen Ileum wandern. Regulierend wirken u. a. der N. vagus und das Hormon Motilin. Als Ziel dieses periodischen „interdigestiven myoelektrischen Komplexes" wird die Säuberung des Dünndarms von Bakterien etc. diskutiert.

4.3.2 Assimilation

Die Aufnahme der Nahrungsstoffe, Medikamente etc. im Dünndarm erfolgt in mehreren Schritten. Am Anfang steht die *luminale Phase,* bei der diese ggf. durch die digestiven Enzyme abgebaut oder für die Absorption vorbereitet werden. Die absorbierende Zelloberfläche wird auf $200-500$ m^2 geschätzt; sie wird von einer unbewegten Flüssigkeitsschicht („unstirred layer") bedeckt, welche von den Partikeln durchwandert werden muß. Es folgt die *Aufnahme in die Enterozyten* durch aktive, mit Verbrauch von chemischer Energie einhergehende, oder passive Mechanismen; eine weitere Möglichkeit ist die Penetration durch „Poren" in den Interzellulärraum. Auf diese Weise können sowohl wasserlösliche Moleküle bis zu einem Molekulargewicht von ca. 200 und – unter Vermittlung der Galle – fettlösliche Substanzen penetrieren. Bei der „*intrazellulären Phase*" erfolgt ggf. der weitere Umbau oder Abbau. Erwähnt werden sollen die Triglyzeride, die in Chylomikronen eingebaut werden und manche Arzneimittel, die bereits hier durch ein spezifisches Enzymsystem im endoplasmatischen

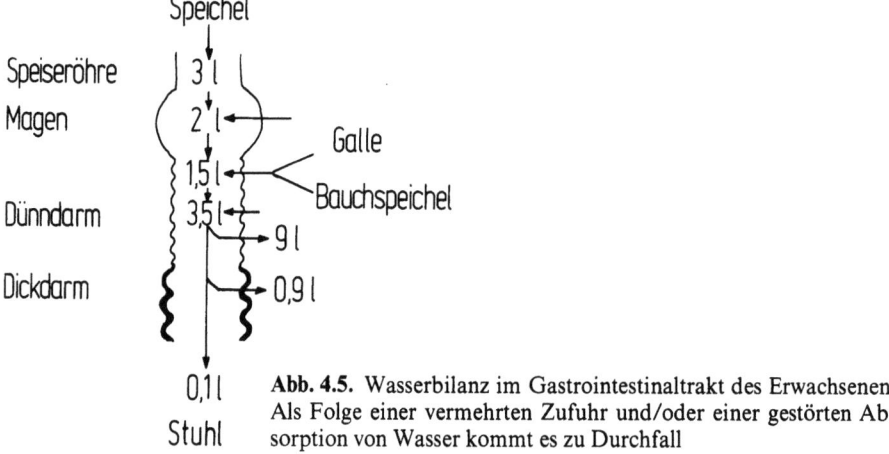

Abb. 4.5. Wasserbilanz im Gastrointestinaltrakt des Erwachsenen. Als Folge einer vermehrten Zufuhr und/oder einer gestörten Absorption von Wasser kommt es zu Durchfall

Retikulum (Cytochrom P 450) oxidiert und evtl. damit in ihrer Wirksamkeit verändert werden. Am Ende steht die *Abgabe* über die basale bzw. basolaterale Zellmembran (s. Abb. 4.4).

Die Vorgänge bei der Absorption sind außerordentlich komplex und bisher nur z. T. erforscht. Schwierigkeiten entstehen auch, weil Bewegungen gleichzeitig in beide Richtungen – d. h. im Sinne von Absorption und Sekretion – erfolgen können. Beispielsweise vollziehen sich die Verdauungsvorgänge im wäßrigen Milieu unter annähernd *isoosmotischen Bedingungen*. Beim enzymatischen Abbau der Nahrungsstoffe kommt es zu einer Vermehrung der gelösten Moleküle und damit zu einem Anstieg des osmotischen Drucks. Aus dem resultierenden Druckgefälle zwischen dem Darmlumen und den Enterozyten entsteht eine treibende Kraft zur Absorption der Nahrungsstoffe bzw. zur Sekretion von Wasser. Unter physiologischen Bedingungen spielen beide Mechanismen eine Rolle. So werden täglich etwa 3,5 l Wasser in den Dünndarm verschoben; hinzu kommen 6,5 l aus der Nahrung bzw. den verschiedenen Drüsensekreten (Abb. 4.5). Andererseits wird bei der Absorption der Nahrungsstoffe auch Wasser aufgenommen; insgesamt sind es in 24 h ca. 9 l.

Die Bedeutung des intestinalen *Wasserhaushalts* wird an den Störungen augenfällig: beim Dumping-Syndrom, in dessen Zentrum ein vermehrter Flüssigkeitseinstrom als Folge des hohen osmotischen Potentials der übermäßig in den Dünndarm entleerten Speisen steht; bei den Durchfallerkrankungen, wie etwa der Cholera, die mit Wasserverlusten von 20–30 l in 24 h einhergehen und damit zur Austrocknung des Betroffenen führen kann.

Kohlenhydrate. Die wichtigsten Kalorienträger sind Kohlenhydrate. Sie finden sich in der Nahrung vorwiegend als Stärke, Rohrzucker und Milchzucker. Vor ihrer Aufnahme in die Enterozyten ist die Spaltung zu Monosacchariden nötig. Dies geschieht unter der Einwirkung von Speichel- und Pankreasamylase, durch die der Abbau von Stärke zu Oligosacchariden (bis zu einem Gehalt von 8 Monosacchariden), Maltose, Maltotriose und Glukose katalysiert wird. Der nächste Schritt vollzieht sich im Bürstensaum der Enterozyten, wo eine

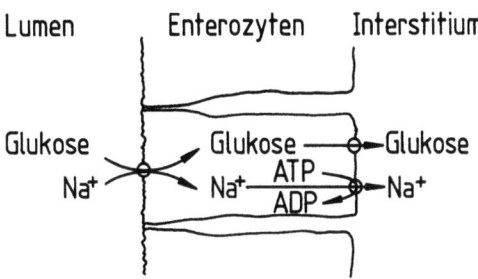

Abb. 4.6. Aktive Aufnahme von Glukose in die Enterozyten (Schema). Als treibende Kraft wirkt eine Natriumpumpe, die unter Verbrauch von chemischer Energie (ATP) Natriumionen bei der basolateralen Zellmembran in den Interzellulärraum schleust. Als Folge entsteht ein intrazellulärer Natriummangel, der zusammen mit dem Kohlenhydrat einen vermehrten Einstrom von Natriumionen aus dem Lumen bewirkt. – Salz-Zuckerlösungen werden zur Behandlung der Durchfallerkrankungen eingesetzt

Reihe von Enzymen zur Spaltung der kleineren Kohlenhydratmoleküle zu Glukose, Galaktose und Fruktose lokalisiert ist. Besonderes klinisches Interesse besitzt Laktase, welche die Spaltung von Milchzucker in Glukose und Galaktose fördert. Fehlt dieses Enzym, so resultiert die häufige Laktoseintoleranz. Der Mangel der anderen Disaccharidasen im intestinalen Bürstensaum – Saccharose, Isomaltose, Trehalase – wird im Vergleich selten beobachtet.

Nach einer kohlenhydratreichen Mahlzeit werden luminale Glukosekonzentrationen von 75 mM erreicht. Unter dieser Voraussetzung wird ein Teil des Traubenzuckers passiv durch Diffusion absorbiert. Hinzu kommt ein wirksames aktives Transportsystem, das auch bei niedrigeren Konzentrationen die Aufnahme von Glukose und Galaktose (in der D-Konfiguration) gestattet. Es erfordert die Anwesenheit von Natriumionen; die treibende Kraft ist eine Natriumpumpe in der basolateralen Enterozytenmembran, die unter Verbrauch von chemischer Energie (ATP) Natrium in den Interzellulärraum ausschleust und auf diese Weise einen Konzentrationsgradienten einstellt (Abb. 4.6).

Fruktose wird passiv durch „erleichterte Diffusion" absorbiert. Der weitere Weg der Monosaccharide erfordert den Übertritt in den Interzellulärraum; dies erfolgt durch passive Diffusion.

Ballaststoffe sind unverdauliche Bestandteile der Pflanzenzellwand. Mit der Ausnahme von Lignin handelt es sich um Kohlenhydrate, die von den digestiven Enzymen nicht hydrolysiert werden können. Sie werden jedoch teilweise von der Kolonflora, evtl. unter Gasbildung, abgebaut. Dies gilt auch für die nicht resorbierbaren Saccharide Raffinose und Stachyose, die z. B. im Kohlgemüse enthalten sind.

Eiweiß. Der tägliche Proteinbedarf des Erwachsenen beträgt etwa 0,5–0,7 g/kg Körpergewicht. Für die Aufnahme in den Organismus ist der Abbau zu Oligopeptiden und freien Aminosäuren nötig. Neben den Nahrungsproteinen werden auf diese Weise auch die Eiweiße aus den Verdauungssäften – ca. 20–30 g – und aus der Zellmauserung (ca. 25 g) absorbiert. Etwa 6–12 g Protein gelangen in die Fäzes.

Der Abbau der Proteine wird durch eine Reihe von Enzymen ermöglicht. Zuerst sind im Magen Pepsine wirksam, die im Vergleich eine untergeordnete Bedeutung besitzen. Entscheidend ist die Wirkung der verschiedenen Pankreasproteasen (Trypsin, Chymotrypsin, Elastase, Carboxypeptidasen), die unterschiedliche Angriffspunkte besitzen und den Abbau zu absorptionsfähigen Aminosäuren und Oligopeptiden mit einer Kettenlänge von maximal 6 Einheiten ermöglichen. Für die Enzymaktivierung ist Enterokinase, wahrscheinlich im Bürstensaum der Enterozyten enthalten, erforderlich. Es katalysiert die Umwandlung von Trypsinogen zu Trypsin. Trypsin seinerseits aktiviert dann die anderen proteolytischen Proenzyme (s. 8.3).

Die Absorption der freien Aminosäuren erfolgt ähnlich wie bei Glukose und Galaktose aktiv über einen Natriumgradienten, der durch eine an der basolateralen Membran des Enterozyten lokalisierte Natriumpumpe unter Verbrauch von chemischer Energie eingestellt wird. Man unterscheidet Transportsysteme für neutrale, basische und saure Aminosäuren. Dipeptide und Tripeptide können sowohl direkt als auch nach Hydrolyse durch Peptidasen im Bürstensaum absorbiert werden. Im Vergleich werden Oligopeptide besser als freie Aminosäuren aufgenommen.

Angeborene Störungen des Aminosäuretransports sind selten und werden im Kindesalter manifest. Erwähnt werden sollen die Hartnup-Krankheit mit einer Transportstörung von neutralen Aminosäuren und die Zystinurie mit einem defekten Transport von Zystin und basischen Aminosäuren.

Fett. Die Verdauung der Fette ist insofern kompliziert, als es sich um wasserunlösliche Stoffe handelt. Da sich die luminale Digestion im wäßrigen Milieu vollzieht, werden die Lipide in Mizellen aufgenommen, die innen lipophile und außen hydrophile Eigenschaften besitzen. Als Lösungsvermittler dienen hier vor allem Gallensäuren, die über die Galle zugeführt werden. Nach einer größeren Mahlzeit gelangen ca. 4–5 g in den Dünndarm, wobei mehrmalige Zirkulationen mit einem entero-hepatischen Kreislauf erfolgen. Als Lösungsvermittler dienen ferner Monoglyzeride und Lysolezithin, die beim enzymatischen Abbau der Triglyzeride bzw. der Phospholipide entstehen. Die enzymatische Spaltung der Lipide vollzieht sich an der Grenze zwischen wäßrigem Milieu und Mizelle. Auf diese Weise entsteht ein leistungsfähiges System, das die weitgehend vollständige Assimilation von 200 g Fett und mehr ermöglicht: von den ca. 6 g Fett, die täglich im Stuhl ausgeschieden werden, stammen nur maximal 4 g aus der Nahrung; der Rest kommt aus endogenen Quellen (Zellmauserung, Bakterien etc). Andererseits gilt die Fettausscheidung als empfindlichster Test der Assimilation. Eine Zunahme findet sich sowohl bei Maldigestion als auch bei Malabsorption.

Das wichtigste Nahrungsfett sind die *Triglyzeride.* Die Hydrolyse beginnt unter der Einwirkung von Speichellipase. Die entstehenden Produkte begünstigen im Duodenum die Emulgierung mit Galle. Dort wird Pankreaslipase zusammen mit einem ebenfalls aus dem Pankreas stammenden Kofaktor (Colipase) wirksam. Außerdem sind für die optimale Enzymaktivität Gallensalze nötig. Es werden Diglyzeride, Monoglyzeride und freie Fettsäuren gebildet, die mit Gallensalzen mizellar gelöst werden. Sie können so die – hydrophile – unbewegte Flüssigkeitsschicht auf der Zottenoberfläche penetrieren und passiv in die Enterozyten aufgenommen werden. Dort findet eine neuerliche Veresterung zu Triglyzeriden und – zusammen mit Phospholipiden (7,5%), Cholesterin (1,6%) sowie Apoproteinen (1,3%) – ein Umbau zu Chylomikronen statt. Schließlich werden die entstandenen Partikel über die basolaterale Membran abgegeben. Der weitere Abtransport erfolgt unter Umgehung der Leber über Lymphgefäße und den Ductus thoracicus.

Mittelkettige Triglyzeride, deren Fettsäuren 8–12 Kohlenstoffatome enthalten, und kurzkettige Triglyzeride sind besser wasserlöslich. Sie werden ggf. unverestert über die Pfortader abtransportiert. Aus diesem Grund erfolgt ihre Verwendung bei Maldigestion oder Lymphabflußbehinderung.

Andere Fette werden teilweise von Pankreasenzymen hydrolysiert, z. B. Phospholipide durch Phospholipase und Cholesterinester durch Cholesterinoxidase. Die entstehenden Produkte können ähnlich wie die langkettigen Triglyzeride passiv absorbiert und evtl. in Chylomikronen eingebaut werden. Das gleiche gilt für die fettlöslichen Vitamine D, E, K, A, welche zu ca. 70% mit den Chylomikronen erscheinen.

Elektrolyte. Ionen können wegen ihrer Ladung die Dünndarmoberfläche nicht allein passieren; entweder findet ein Austausch gegen ein Ion mit gleicher Ladung statt oder es wird zusätzlich ein weiteres Ion mit entgegengesetzter Ladung transportiert. Die Aufnahme kann über interzelluläre Poren mit einem Konzentrationsgradienten als treibender Kraft oder transzellulär mittels erleichterter passiver Diffusion bzw. energieverbrauchenden Prozessen erfolgen. Für die aktive Absorption von *Natriumionen* gibt es verschiedene Mechanismen: bereits erwähnt wurde der an die Aufnahme von Glukose und Aminosäuren gekoppelte Mechanismus, bei dem eine an der basolateralen Enterozytenmembran lokalisierte Natriumpumpe wirksam ist (s. Abb. 4.6). Ein weiterer Mechanismus betrifft den Austausch gegen H^+-Ionen, wodurch gleichzeitig die Neutralisation von intraluminalem HCO_3^- – unter Bildung von CO_2 und H_2O – erreicht wird. Im Ileum existiert darüber hinaus ein Carriersystem, bei welchem der Na^+/H^+- und Cl^-/HCO_3^--Austausch gekoppelt verläuft. *Kalzium* wird sowohl passiv als auch aktiv mit einem spezifischen Protein in die Enterozyten aufgenommen. Regulierend wirkt 1,25-Dihydrocholekalziferol, das in Leber und Niere unter dem Einfluß von Parathormon aus Vitamin D entsteht. *Eisen* ist in der Nahrung vorwiegend im Hämoglobin und Myoglobin enthalten. Von den 15–20 mg, die durchschnittlich aufgenommen werden, werden jedoch lediglich 1–1,5 mg absorbiert. Hierbei spielt eine Eigenregulation der Enterozyten, die vorwiegend Fe^{++} aufnehmen, eine Rolle („Mukosablock"). Die Speicherung erfolgt als Fe^{++}. Bei der Hämochromatose soll das absorbierte Eisen ohne Speicherung als Ferritin direkt ins Blut transportiert werden, wo es als Transferrin erscheint. Folgende Zustände gehen mit einer vermehrten Eisenabsorption einher: Eisenmangel, Schwangerschaft, gesteigerte Erythropoese, primäre Hämochromatose. Eine Malabsorption wird auf folgende Ursachen zurückgeführt: Achlorhydrie; atrophische Gastritis; Magenresektion; Enteropathie bzw. Enteritis; hoher Phytingehalt in der Nahrung; Tee; Therapie mit Phosphaten, Alkali oder Desferrioxamin.

Vitamine. Die wasserlöslichen Vitamine werden überwiegend über aktive Mechanismen aufgenommen. Mangelerscheinungen werden bei fortgeschrittenen Malabsorptionssyndromen beobachtet. Besonderes Interesse findet *Vitamin B_{12}*: Mit einem Molekulargewicht von 1357 dürfte es sich um das größte wasserlösliche Molekül handeln, das unverändert absorbiert werden kann. Dies ist nur durch die Bindung an Intrinsic Factor möglich, der von den Belegzellen sezerniert wird. Die Absorption des Komplexes erfolgt im terminalen Ileum. Der weitere Transport im Blut erfordert die Bindung an Transcobalamin. Mangelerscheinungen werden bei Magenresektionen und Resektionen des terminalen Ileums, chronisch-atrophischer Gastritis, Enteritis einschl. M. Crohn, bakterieller Fehlbesiedelung, Infestationen, angeborenen Störungen der Intrinsic-factor-Bildung oder exokriner Pankreaseinsuffizienz beobachtet. Wegen des großen Vitamindepots in der Leber manifestiert sich die Störung ggf. erst nach Jahren als perniziöse Anämie bzw. funikuläre Myelose.

4.4 Untersuchungsverfahren

Für die Beurteilung des Dünndarms stehen morphologische bzw. bildgebende Verfahren sowie Funktionstests zur Verfügung.

Endoskopie

Der endoskopischen Besichtigung sind das Duodenum und das terminale Ileum in einfacher Weise bei der Ösophagogastroduodenoskopie bzw. Koloskopie zugänglich. Hier können auch Schleimhautproben gezielt entnommen und lupenmikroskopisch bzw. histologisch sowie biochemisch untersucht werden. Weiter ergibt sich die Möglichkeit der Aspiration von Duodenalsaft für den Nachweis von Lamblien. Die Inspektion des gesamten Dünndarms mit Spezialendoskopen (Enteroskopie) hat sich nicht als Routinemethode durchsetzen können (s. auch Kap. 1.5).

Radiologie

Als Standardmethode zur morphologischen Darstellung des Dünndarms gilt der Kontrasteinlauf nach Sellink (s. 1.6.2.3). Weitere Möglichkeiten ergeben sich durch die Angiographie, evtl. auch durch die Computertomographie.

Sonographie

Die Sonographie ist zur Darstellung pathologischer Wandverdickungen, wie sie beim M. Crohn beobachtet werden, geeignet. Im übrigen wird die Beurteilung des Dünndarms durch den luminalen Luftgehalt beeinträchtigt.

Szintigraphie

Wertvolle nuklearmedizinische Verfahren sind der Nachweis von ektopischer Magenschleimhaut oder die Lokalisation von Blutungen (s. 1.7). Eine weitere

Möglichkeit ist die Quantifizierung eines gastrointestinalen Proteinverlusts anhand der Ausscheidung von ^{125}J-Polyvinylpyrrolidon (Gordon-Test), ^{51}Cr-Albumin oder ^{51}CrCl$_3$ im Stuhl nach intravenöser Gabe.

Funktionstests

Die Bedeutung der Funktionsprüfungen wird durch die große Reservekapazität des Dünndarms insofern eingeschränkt, als leichtere Störungen ausgeglichen werden. Darüber hinaus sind die Tests z. T. methodisch aufwendig; sie werden deshalb oft nur in spezialisierten Einrichtungen durchgeführt. Eine Zusammenstellung zeigt Tabelle 4.1.

Tabelle 4.1. Häufig verwendete Funktionsprüfungen des Dünndarms

Test	Aussage
Stuhlfett	Assimilation
D-Xylose-Test	Absorption von Kohlenhydraten im proximalen Darm
Vitamin-B$_{12}$-Resorption (Schilling-Test)	Absorption terminales Ileum
Laktosetoleranztest	Laktoseintoleranz
H$_2$-Atemtest	Kohlenhydratmalabsorption, bakterielle Fehlbesiedelung
Glykocholatatemtest	Bakterielle Fehlbesiedelung

Stuhlfettbestimmung. Die Ausscheidung von Fett im Stuhl gilt als der wichtigste Test für die Assimilation, d. h. Digestion und Absorption. Der Patient wird hierzu mit mindestens 80 g Fett pro Tag ernährt, wobei der Stuhl nach einer 2tägigen Vorperiode für 3–5 Tage gesammelt wird. Die Fettbestimmung erfolgt beispielsweise nach van de Kamer [9]. Als Normgrenze gelten bis zu 7 g Fett/Tag. Der atemanalytische Test mit ^{14}C-Triolein ist ebenfalls zum Nachweis einer Malassimilation geeignet; er ist jedoch weniger empfindlich und erlaubt keine quantitativen Aussagen [6]. Die mikroskopische Untersuchung des Stuhls auf Fetttropfen bzw. „Ausnutzung" ist obsolet.

D-Xylose-Test. Der D-Xylose-Test dient der Prüfung der Kohlenhydratabsorption im proximalen Dünndarm; er gilt gleichzeitig als einfach durchführbarer Test der Dünndarmfunktion oder der bakteriellen Fehlbesiedelung. Die *Indikation* wird entsprechend großzügig gestellt.

Die Patienten bedürfen keiner besonderen *Vorbereitung:* Sie sollten nüchtern sein und vor der Untersuchung die Blase entleeren. *Durchführung:* es werden 25 g D-Xylose, reinst (Fa. Serva, Heidelberg) in 400 ml Wasser oral gegeben. Anschließend wird der Urin für 5 h gesammelt und der Xylosegehalt bestimmt. Zur Anregung der Diurese sollen die Patienten nach 1 und 2 h jeweils ca. 250 ml Wasser nachtrinken. Als Normalwert gilt eine Ausscheidung von mindestens 4 g bzw. 16% der verabfolgten Menge. Bestimmt man die Serumkonzentrationen nach 1 und 2 h, so sollten diese mindestens 30 mg/dl betragen.

Falsch-positive Resultate sind bei Störungen der Magenentleerung, Aszites oder Niereninsuffizienz möglich. Da D-Xylose von Bakterien metabolisiert wird, ist ein falsch-positives Ergebnis auch bei bakterieller Fehlbesiedelung zu erwarten; kommt es nach einer antibiotischen Behandlung, z. B. Tetrazyklin, zu einer Normalisierung, so gilt dies als indirekter Nachweis. Die häufigste Fehlerquelle ist die unvollständige Urinsammlung.

Mit dem D-Xylose-Test lassen sich 50% aller das Jejunum betreffenden Malabsorptionssyndrome erfassen. Bei exokriner Pankreasinsuffizienz fällt der Test normal aus. Bei pathologischem Ergebnis läßt sich allerdings keine Angabe über die Ursache machen.

Vitamin-B_{12}-Resorptionstest (Schilling-Test). Durch den Schilling-Test wird eine gestörte Aufnahme von Vitamin B_{12} ermittelt. Erfaßbar sind Mangel an Intrinsic Factor, bakterielle Fehlbesiedelungen bzw. Absorptionsstörungen im terminalen Ileum. Der Test wird mit radioaktiv markiertem Vitamin B_{12} sowie Intrinsic Factor durchgeführt. Kontraindikationen ergeben sich wegen der Strahlung bei Gravidität und evtl. bei Kindern.

Zur *Durchführung:* Die Patienten werden nüchtern untersucht; 5 Tage vor dem Test sollten sie kein Vitamin B_{12} erhalten haben. Nach Schlucken der Testdosis dürfen sie normal essen. Der Urin wird für 24 h gesammelt; nach 2 h wird Vitamin B_{12} parenteral verabreicht. Normal ist eine Ausscheidung von mindestens 5–10% der applizierten Radioaktivität in 24 h. Bei pathologischem Testausfall kann der Test nach mindestens 5 Tagen mit gleichzeitiger Gabe von Intrinsic Factor wiederholt werden, um eine vom Intrinsic Factor abhängige Absorptionsstörung auszuschließen.

Störungen ergeben sich bei Niereninsuffizienz, fehlender parenteraler Gabe von Vitamin B_{12} oder unvollständiger Urinsammlung. Eine mögliche Ursache ist auch die bakterielle Fehlbesiedelung: ein normaler Ausfall des Tests nach ca. einwöchiger antibiotischer Behandlung kann hier diagnostisch bewertet werden. Weitere intraluminale Störfaktoren sind Medikamente (PAS, Neomycin) oder die Fischbandwurmbesiedelung.

Der Wert des Schilling-Tests betrifft die Absorptionsprüfung im terminalen Ileum, wobei eine Beziehung zwischen dem Ausmaß der Erkrankung und dem Ergebnis besteht. Bei Graviden und Kindern kann als Suchtest auch der *Serumspiegel von Vitamin B_{12}* dienen, sofern 6 Monate vorher kein Vitamin B_{12} verabreicht wurde. Die Aussagekraft ist hier jedoch eingeschränkt.

Laktosetoleranztest. Der einfach durchführbare orale Belastungstest mit Milchzucker gilt dem Nachweis eines isolierten Laktasemangels oder eines generalisierten Dünndarmenzymmangels.

Zur *Durchführung:* Die nüchternen Patienten erhalten 50 g Laktose in 400 ml Wasser. Vorher sowie nach 30, 60, 90 und 120 min werden die Blutzuckerspiegel gemessen. Bei unklaren Fällen kann der Test mit den Spaltprodukten – 25 g Glukose und 25 g Galaktose in 400 ml Wasser – an einem anderen Tag wiederholt werden. Als normal gilt ein Anstieg des Glukosespiegels um mehr als 20 mg/dl. Bei Laktasemangel klagen die Patienten ggf. über Bauchkrämpfe, Blähungen, Durchfall mit saurem Stuhl-pH-Wert, was diagnostisch bewertet werden kann.

Störungen treten durch Diabetes mellitus, Erbrechen oder Durchfall auf. Die Aussage betrifft den Nachweis einer Laktoseintoleranz infolge eines genetisch determinierten Laktasemangels oder einer allgemeinen Schädigung der Dünndarmschleimhaut (z. B. Sprue). Zur weiteren Klärung können auch Enzymaktivitätsmessungen in Schleimhautproben dienen.

H_2-Atemtest. Die Grundlage ist der Abbau von Zuckern durch die Darmflora unter Bildung von in Atemluft gemessenem Wasserstoff. Der Test wird in der Regel als Belastungstest mit 50 g Glukose, 50 g Laktose oder 20 g Laktulose (einem nicht resorbierbaren Zucker) beim Nüchternen durchgeführt. Vor der Untersuchung sowie – je nach der Fragestellung – in 0,5 h bis 1 h Abstand werden Atemproben mit einer Spritze aufgefangen und gaschromatographisch analysiert. Bei einer bakteriellen Fehlbesiedelung kommt es bei jedem Zucker, insbesondere auch Glukose, zu einem baldigen Anstieg der Wasserstoffbildung. Ein Zeitintervall entsteht, wenn die Zucker erst im Dickdarm abgebaut werden: dies gilt für Laktulose oder – als Folge eines Laktasemangels – für Laktose. Das Intervall kann auch für die Bestimmung der Dünndarmpassagezeit verwendet werden.

Störungen entstehen bei den 20–25% Personen, die keine H_2-bildende Mikroflora besitzen; kennzeichnend ist das Fehlen eines H_2-Anstiegs nach zusätzlicher Gabe von Laktulose. Falsche Resultate entstehen auch durch das Rauchen während der Untersuchung.

Der Wert der H_2-Atemtests liegt im einfachen Nachweis einer Laktoseintoleranz oder einer bakteriellen Fehlbesiedelung.

Glykocholat-Atemtest. ^{14}C-Glykocholat zirkuliert nach oraler Gabe im enterohepatischen Kreislauf mit den endogenen Gallensäuren. Bei einer bakteriellen Fehlbesiedelung im Dünndarm oder einer Malabsorption im terminalen Ileum mit vermehrtem Übertritt von Gallensäuren in das Kolon kommt es durch die Darmflora zu einer Dekonjugation, wobei ^{14}C-Glykochol freigesetzt und zu $^{14}CO_2$ metabolisiert wird. $^{14}CO_2$ wird dann vermehrt mit der Atemluft abgegeben.

Die *Durchführung* erfolgt beim nüchternen Patienten. Antibiotika sowie Neomycin, Colestyramin oder aluminiumhydroxidhaltige Antazida sollten vorher abgesetzt werden. Ein Schilling-Test kann gleichzeitig durchgeführt werden. Die Patienten erhalten ^{14}C-Glykocholsäure mit 50 ml Wasser; nach 2 h wird das Frühstück gereicht, nach weiteren 3 h das Mittagessen. Die Atemluft kann direkt in Szintillationsgläschen bis zum Umschlag eines Farbindikators geblasen werden; untersucht wird üblicherweise vorher sowie 1, 2, 3, 4, 5 und 6 h nach der Gabe von ^{14}C-Glykocholat. Normalerweise werden weniger als 0,1% der Dosis/mmol $CO_2 \cdot$ Körpergewicht ausgeatmet. Bei bakterieller Dekonjugation werden bis zu 10fach erhöhte Werte gemessen.

Störungen mit falsch-negativem Resultat entstehen bei gesteigerter endogener CO_2-Produktion (Hyperthyreose, Fieber, körperliche Aktivität), Malabsorption (Sprue), Erbrechen oder Durchfall. In verschiedenen Studien wurde bei 30–60% der Patienten mit bakterieller Fehlbesiedelung ein normales Ergebnis im Glykocholattest gefunden.

4.5 Einheimische Sprue

Synonyme: Glutensensitive Enteropathie; nichttropische Sprue; Erwachsenensprue; Celiac disease.

Die einheimische Sprue ist als Erkrankung mit einer abnormen Jejunumschleimhaut definiert, welche sich durch glutenfreie Kost bessern läßt. Die Erkrankung ist in jedem Lebensalter zu beobachten, bei Kindern spricht man auch von Zöliakie. Das Beschwerdebild ist sehr vielgestaltig; am häufigsten werden Gewichtsabnahme und Durchfälle mit übelriechenden Fettstühlen geklagt. Viele Betroffene sind symptomfrei. Die Häufigkeit wurde in England auf 1:2000 und in Westirland auf 1:200 geschätzt.

Ätiologie, Pathogenese. In verschiedenen Studien wurde eine familiäre Häufung belegt; eine Assoziation existiert auch mit den HLA-B8- und HLA-DR3-Haplotypen.

Der charakteristische Befund ist die Abflachung der Dünndarmschleimhaut, im Lupenmikroskop am Wegfall der Zotten festzustellen. Im histologischen Bild erkennt man neben der Abflachung eine chronisch entzündliche Infiltration. Am stärksten wird der proximale Dünndarm betroffen; nach distal nehmen die Veränderungen ab, wahrscheinlich durch Digestion des toxischen Gluteus. In der Regel ist die Schleimhaut diffus umgebaut; eine fleckförmige Atrophie ist dagegen seltener, sie ist das Kennzeichen der Dermatitis herpetiformis (Duhring).

Die Entdeckung des Getreidebestandteils Gliadin als toxischem Faktor durch Dicke et al. geht auf die Beobachtung zurück, nach der sich Kinder mit Zöliakie unter der Mangelernährung im 2. Weltkrieg besserten [3]. Obgleich inzwischen Gliadin als Glykoprotein klassifiziert und weitgehend charakterisiert werden konnte, ist der Wirkmechanismus bei der Sprue unklar. Neben einem Peptidasedefekt werden immunologische Mechanismen diskutiert. Für die immunologische Entstehung sprechen auch assoziierte Immunphänomene, die im Blut oder anderen Organen (Lungen, Leber, Haut, Gelenken, Schilddrüse) beobachtet wurden.

Durch den Wegfall der Dünndarmzotten kommt es zur generalisierten Malabsorption. Das Ausmaß korreliert etwa mit dem Dünndarmbefall. Betroffen wird besonders die Aufnahme der Kalorienträger, von Kalzium, Magnesium, Eisen sowie der Vitamine (weniger von Vitamin B_{12}, welches im terminalen Ileum resorbiert wird).

Klinik. Die einheimische Sprue betrifft beide Geschlechter und jedes Lebensalter, wobei Frauen und Personen im Alter zwischen 30 und 60 Jahren bevorzugt erkranken. Das *Beschwerdebild* ist vielgestaltig. Am häufigsten sind wäßrige bzw. fettige Stühle, evtl. mit wechselnder Intensität sowie abdominelles Unbehagen, Kollern, Meteorismus und eine Gewichtsabnahme (Tabelle 4.2). Oft wird über Allgemeinbeschwerden geklagt, wie Müdigkeit und Abgeschlagenheit, ohne daß sich diese objektivieren lassen.

Weitere Klagen betreffen Zungenbrennen, Tetanie, Parästhesien, Blässe, Haut- und Schleimhautblutungen, Knochenschmerzen, Nachtblindheit, Ödeme.

Einheimische Sprue

Tabelle 4.2. Symptome bei einheimischer Sprue (in %)

Durchfall	81
Gewichtsabnahme	57
Steatorrhoe	50
Leibschmerzen	36
Anorexie	24
Blähungen	24

Bei der *körperlichen Untersuchung* finden sich im Vergleich selten die Folgen der Mangelernährung bzw. Anämie: die Haut ist ggf. blaß, evtl. trocken mit feiner Schuppung und Pigmentierung; Schwere Fälle zeigen Trommelschlegelfinger und Ödeme; als Zeichen der Hypokalzämie existieren positive Chvostek- und Trusseau-Zeichen. Häufiger sind Mundwinkelrhagaden (Abb. 4.7). Der Bauch ist meist unauffällig; gelegentlich besteht Aszites infolge der Hypoalbuminämie.

Diagnostik. Ebenso vielgestaltig wie das klinische Bild sind die objektiven Befunde. Etwa bei der Hälfte der Fälle findet man eine makro- und mikrozytäre Anämie: als Ursache kommen der Folsäure-, Eisen- und Proteinmangel in Betracht; ein Vitamin-B_{12}-Mangel ist nur bei extensivem Ileumbefall zu erwarten.

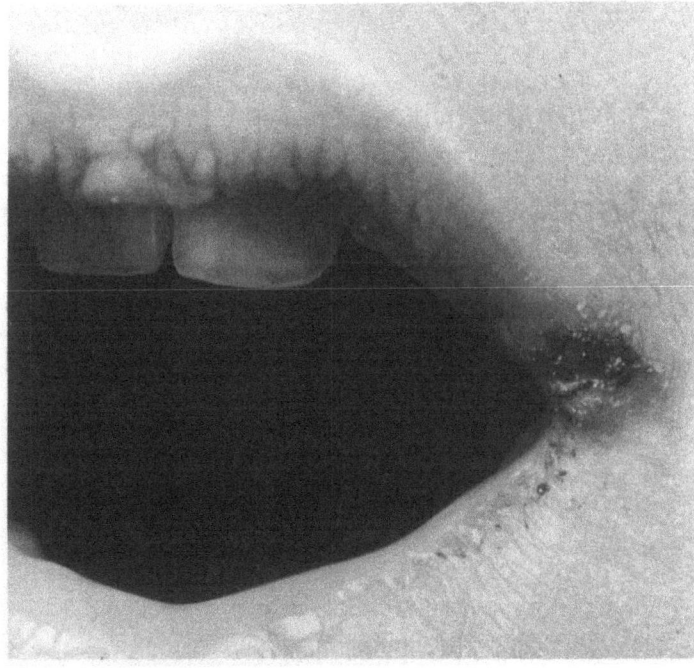

Abb. 4.7. Mundwinkelrhagaden bei einheimischer Sprue. Es handelt sich um einzelne, bisweilen auch mehrfache Einrisse, die evtl. mit einer entzündlichen Reaktion einhergehen. Man findet sie infolge der Fehlernährung bei etwa 10% der Patienten mit *Malabsorptionssyndrom.* Weitere Hautzeichen können Pigmentierungen, feine Schuppungen, Ichthyosis, Stomatitis mit Atrophie der Zungenpapillen sowie ekzem- oder psoriasisartige Ausschläge sein

Weitere Laborbefunde betreffen eine Hypokalzämie, Hypomagnesiämie, Hypokaliämie sowie eine Hypalbuminämie. Als Folge eines Vitamin-K-Mangels ist der Quick-Test bisweilen pathologisch. Die *Stuhlfettausscheidung* ist unter Standardbedingungen auf über 7 g erhöht; als Folge der Malabsorption fällt die D-*Xylose-Belastung* pathologisch aus (s. 4.4).

Im *Röntgenbild* zeigt der Dünndarm eine Dilatation der proximalen Schlingen und eine Verdickung der Jejunalfalten; bei schwerer Erkrankung werden auch die distalen Teile befallen. Möglicherweise „flockt" das Kontrastmittel aus. Die Veränderungen sind zwar charakteristisch, aber nicht spezifisch. Sie werden u. a. bei manchen Fällen mit Hypalbuminämie angetroffen. Entscheidend für die Diagnostik ist schließlich die *Morphologie der Dünndarmschleimhaut*. Sie ist am besten in Material, das mittels Saugbiopsie aus dem Übergang Duodenum/Jejunum (Treitz-Punkt) entnommen wurde, zu beurteilen. Die Entnahme unter endoskopischer Sicht mittels großer Zange aus dem unteren Duodenum ist ebenfalls möglich. Bei der Lupenbetrachtung findet man einen totalen oder subtotalen Zottenverlust. Eine Abflachung der Schleimhaut mit chronisch-entzündlicher Infiltration ist schließlich das Resultat der histologischen Untersuchung.

Differentialdiagnose. Die Diagnose der einheimischen Sprue läßt sich in der Regel bei Malabsorptionserscheinungen unschwer stellen, sofern nur daran gedacht wird. Als Bestätigung ist das günstige Ansprechen einer glutenfreien Kost zu werten. Schwierigkeiten kann die Abgrenzung zur tropischen Sprue, zum diffusen Lymphom oder zum Zollinger-Ellison-Syndrom bereiten. Als *tropische Sprue* wird eine Erkrankung mit pathologischem D-Xylose-Test bezeichnet, die in den Tropen, ausgenommen den Ländern südlich der Sahara und einigen Karibischen Inseln, beobachtet wird; die Dünndarmschleimhaut ist ähnlich wie bei der einheimischen Sprue, teilweise abgeflacht. Die Ätiologie ist unklar, wahrscheinlich existieren verschiedene Ursachen. So wird über epidemisches Auftreten, z. B. in Indien berichtet, was für eine Infektion sprechen würde. Nach Verlassen der Tropen vergehen in der Regel mindestens 1–2 Jahre, bis die Erkrankung sich manifestiert. Für die Diagnose ist der Ausschluß einer Infektion mit Giardia lamblia oder von Wurmerkrankungen (Strongylolidiasis) nötig. Die Therapie ist symptomatisch; eine glutenfreie Kost ist wirkungslos. Günstig sollen Folsäure i. v. oder Tetrazyklinkapseln wirken.

Therapie. Entscheidend ist die Umstellung auf eine *glutenfreie Diät.* Hierzu müssen die Betroffenen alle Produkte aus Weizen, Hafer, Roggen oder Gerste aus der Nahrung eliminieren: dies betrifft insbesondere Backwaren, die meisten Dosenprodukte, Soßen, Speiseeis oder paniertes Fleisch. Erlaubt sind Milch und Milchprodukte, Eier, Kartoffeln, Fisch, Fleisch, Geflügel, Gemüse; als Getreidemehlersatz können Mais-, Soja- oder Reismehl dienen. Von der Industrie werden hier eine Reihe empfehlenswerter Fertigprodukte angeboten. Auskunft erteilt auch die „Deutsche Zöliakie-Gesellschaft e.V.", Ganzenstr. 13, D-7000 Stuttgart 80, Tel. 0711-713969.

Zu Beginn kann die zusätzliche *Substitutionsbehandlung* mit Vitaminen, Kalzium, Magnesium, Flüssigkeit, Albumin etc. erforderlich sein, wobei aus naheliegenden Gründen die parenterale Gabe in jedem Fall zu bevorzugen ist.

Glukokortikoide werden bei der seltenen Nebenniereninsuffizienz in der Form von Hydrokortison (100–150 mg i. v.) gegeben; ansonsten ist die Gabe allenfalls bei verzweifelten Fällen indiziert.

Bei 90% der Betroffenen ist ein rasches Ansprechen der glutenfreien Ernährung zu erwarten, was die Patienten zum weiteren Einhalten der Therapie motiviert. Therapieversagen sollte ein Anlaß sein, die Ernährung genau zu überprüfen und ggf. den Patienten ins Krankenhaus zur exakten diätetischen Behandlung einzuweisen. Bemerkenswert ist die unterschiedliche Empfindlichkeit auf Gluten: während manche Personen geringe Mengen in der Nahrung durchaus tolerieren, genügen bei anderen Spuren, um toxische Erscheinungen zu provozieren. Die klinische Besserung erfolgt in der Regel vor der Normalisierung des Schleimhautbildes. Die Therapie läßt sich am einfachsten anhand des Körpergewichts, der Stuhlfrequenz sowie der Stuhlfettausscheidung und der D-Xylose-Belastung kontrollieren.

Die Prognose ist bei Einhalten der Therapie günstig. Als seltene Komplikationen werden die maligne Entartung, das sekundäre Therapieversagen oder die Exulzeration und Strikturbildung genannt. Die Lebenserwartung ist bei konsequenter glutenfreier Ernährung nicht eingeschränkt.

4.6 Morbus Whipple

Die seltene Whipple-Erkrankung kann neben dem Dünndarm je nach dem Schweregrad jedes Organ bzw. Organsystem betreffen. Unbehandelt führt sie rasch zum Tode. Neben den Zeichen der Malabsorption (Durchfall, Gewichtsabnahme) bestehen häufig Fieber, Gelenkbeschwerden und Perikarditis [1]. Durch eine antibiotische Therapie ist eine schlagartige Besserung möglich; die rechtzeitige Erkennung ist deshalb entscheidend wichtig.

Ätiologie, Pathogenese. Die Ursache der erstmals 1907 von Whipple beschriebenen Erkrankung wird in den Zusammenhang mit bazillenartigen intrazellulären Einschlüssen gebracht; die Hypothese einer bakteriellen Infektion wird auch durch das Ansprechen auf Antibiotika gestützt. Andererseits ist es trotz intensiver Bemühungen bisher nicht gelungen, pathogene Keime zu kultivieren oder zu charakterisieren. Möglich wäre z. B. ein Immundefekt, der eine bakterielle Infektion begünstigt.

Pathologisch-anatomisch steht der Dünndarmbefall (Jejunum, Ileum, evtl. Duodenum) im Vordergrund. Die Schleimhaut erscheint mit verplumpten oder abgeflachten Zotten. Die Lamina propria ist durchsetzt mit großen, schaumigen polygonalen Makrophagen, die in der PAS-Färbung darstellbares Material enthalten; PAS-positive Bazillen finden sich in der Schleimhaut vereinzelt oder als „Rasen". Hinzu kommen Zeichen der Chylusstauung mit erweiterten intestinalen und mesenterialen Lymphgefäßen. Charakteristisch sind weiter bis auf 4 cm vergrößerte mesenteriale Lymphknoten mit lipogranulomatöser Reaktion. Schließlich sei auf die mögliche Beteiligung des Herzens, der Lunge, des Gehirns oder der Haut hingewiesen, mit den Zeichen der Polyserositis oder PAS-positivem Material.

Klinik. Der M. Whipple befällt bevorzugt Männer in der Altersgruppe zwischen 30 und 70 Jahren, jedoch erkranken auch Frauen oder Kinder. Am Anfang stehen Allgemeinsymptome wie Abgeschlagenheit, Fieber und Gelenkbeschwerden. Etwa die Hälfte der Fälle zeigt eine Hautpigmentierung an belichteten Stellen; hinzu kommen evtl. Trommelschlegelfinger, Erythema nodosum oder Ödeme. Gelenkschmerzen wurden bei Befragen von der überwiegenden Zahl der Betroffenen geklagt: betroffen waren alle Gelenke einschließlich den Ileosakralgelenken, allerdings erschienen die großen Gelenke bevorzugt. Die Beschwerden wechselten in der Intensität. Weitere Manifestationen sind am Herz (Perikarditis, Endokarditis, Myokarditis), den Lungen mit Husten (Bronchitis, Pleuritis, evtl. Infiltratbildung), und dem Nervensystem (Ataxie, Myoklonien, Demenz, Sehstörungen etc.) zu beobachten.

Die intestinalen Symptome mit diskreten Leibschmerzen und gehäuften voluminösen Fettstühlen, Appetitlosigkeit oder Übelkeit folgen erst nach Jahren. Am Ende steht die Kachexie.

Bei der *körperlichen Untersuchung* ist auf Lymphknotenvergrößerungen zu achten, weil diese ggf. punktiert werden können. Selten findet man eine Splenomegalie.

Diagnostik. Die Diagnose basiert auf den histologischen Veränderungen der Dünndarmschleimhaut. Im übrigen finden sich unspezifische entzündliche Zeichen (BSG-Beschleunigung, Leukozytose) und ein Malabsorptionssyndrom mit erniedrigten Serumkonzentrationen von Eiweiß, Natrium, Eisen, Cholesterin etc. bzw. pathologischen D-Xylose-Test und Steatorrhö.

Differentialdiagnose. Durchfall und Gewichtsabnahme lassen in erster Linie an ein gastrointestinales Malignom oder eine chronische Enteritis bzw. Sprue denken. Kennzeichen des M. Whipple sind evtl. Fieber, Husten oder Gelenkbeschwerden. Weitere Differentialdiagnosen sind M. Addison, chronische Polyarthritis oder Lymphom.

Therapie. Die Behandlung mit Antibiotika ist innerhalb weniger Tage wirksam. Am Anfang werden 1,2 g Penizillin und 1 g Streptomyzin täglich empfohlen; nach 2 Wochen folgt als Dauerbehandlung Tetrazyklin. Bei evtl. Versagen der Therapie kommen andere Antibiotika in Betracht, z. B. Cotrimoxazol. Nach dem Absetzen der Dauertherapie ist mit einem Rückfall zu rechnen. Die Schleimhautveränderungen bilden sich trotz rascher klinischer Besserung erst nach Monaten zurück; zuerst verschwinden die „Bazillen", während die PAS-positiven Makrophagen länger als 1 Jahr nachweisbar bleiben.

4.7 Bakterielle Fehlbesiedelung

Unter physiologischen Bedingungen existiert im Dünndarm die vergleichsweise geringe Bakterienzahl von ca. 10^2/ml bzw. 1/Zotte oder 10/Krypte; lediglich im terminalen Ileum ist – wohl infolge der Nähe des Kolons mit seiner reichen Flora – die Konzentration wesentlich höher. Gefunden wurden vor allem Streptokokken und Laktobazillen. Die Bedeutung der Dünndarmflora ist weitgehend ungeklärt: möglich ist eine Ernährungsfunktion, da die Bakterien verschiedene Vitamine (B, K) und nichtessentielle Aminosäuren bilden; ferner wird evtl. ein Überwuchern von pathogenen Keimen verhindert.

Von klinischem Interesse ist die Vermehrung der Bakterienzahl auf über ca. 10^4-10^5/ml, wobei definitionsgemäß Veränderungen an der Schleimhaut nicht nachweisbar sind. Als Folge dieser bakteriellen Überwucherung kann es zur Malassimilation mit Durchfällen, Stearrhö oder Mangel an Vitamin B_{12} kommen. Sie wird bei einer Reihe verschiedenartiger Erkrankungen beobachtet. Folgende Zusammenstellung gibt einen Überblick:

Ursachen für eine bakterielle Fehlbesiedlung des Dünndarms

---

1. *Übermäßige Bakterienzufuhr*
kontaminierte Nahrung (?),
Achlorhydrie,
Z. n. Magenoperation (Resektion, Gastroenterostomie),
Cholangitis,
Resektion der Bauhin-Klappe.

2. *Gestörte Abwehrfunktionen*
Immundefekte,
Urämie,
Unterernährung,
Monosaccharidmalabsorption,
fortgeschrittenes Alter,

3. *Gestörte Bakterienelimination*
Divertikel, Fisteln,
Operationsfolgen: Blinde Schlinge, jejunoilealer Bypass, Enteroenterostomie etc.,
diffuse Dünndarmerkrankungen: Sklerodermie, Amyloidose, Bestrahlungsfolge,
Neurogene Motilitätsstörungen, Vagotomie, diabetische Neuropathie,
Intestinale Pseudoobstruktion.

Als wichtigste Ursache gilt die Stase von Darminhalt, wie sie beispielsweise durch Divertikel oder chirurgische Eingriffe („Blindsacksyndrom") begünstigt wird. Bei der *Entstehung der Malassimilation* wirken offenbar verschiedene Mechanismen zusammen. Der Mangel an *Vitamin B_{12}* bzw. die megaloblastische Anämie wird auf den Abbau des Vitamins durch Bakteriodes und andere Keime zurückgeführt, wobei die Anwesenheit von Intrinsic Factor keine besondere Bedeutung besitzt. Bakteroides, aber auch Clostridien und Bifidus, sind darüber hinaus befähigt Gallensäuren zu dekonjugieren und zu dehydroxylieren. Die entstehenden Metabolite sind offenbar nicht mehr für die Solubilisation der *Nahrungsfette* geeignet. Es resultieren Malassimilation und Steatorrhö. Die Durchfälle, die in wechselndem Ausmaß zu beobachten sind, werden u. a. auf Hydroxyfettsäuren zurückgeführt, die als Metabolite beim bakteriellen Abbau der Nahrungsfettsäuren entstehen und ähnlich wie Rhizinolsäure die Sekretion der Enterozyten stimulieren. Die Aufnahme von *Kohlenhydraten* wird durch die Darmbakterien wahrscheinlich direkt nicht beeinträchtigt. Eine Hemmung des Glukosetransports ist jedoch durch pathologische Gallensäuren (s. oben) möglich. Weiterhin ist mit einem Abbau der Kohlenhydrate – wie auch dem *Nahrungseiweiß* – durch die Flora zu rechnen. Betroffen werden insbesondere auch essentielle Aminosäuren einschließlich Leuzin, Isoleuzin, Valin und Tryptophan.

Klinik. Patienten mit bakterieller Fehlbesiedelung des Dünndarms klagen über Allgemeinbeschwerden wie Abgeschlagenheit, Übelkeit, Gewichtsabnahme, laute Bauchgeräusche oder Durchfall. Ernährungsstörungen mit Anämie, Zungenbrennen, Mundwinkelrhagaden, Nagelveränderungen, trockener, schuppender Haut, Ödeme oder Knochenschmerzen sind dagegen seltener. Entsprechend sind die Befunde bei der körperlichen Untersuchung in der Regel wenig ergiebig. An die Diagnose sollte v. a. bei älteren Personen mit Diarrhö, Steatorrhö, Gewichtsabnahme und makrozytärer Anämie gedacht werden, zumal wenn Bauchoperationen in der Krankengeschichte zu finden sind.

Diagnostik. Als Suchtests kommen folgende Bestimmungen in Betracht: rotes Blutbild (hyperchrome Anämie); Stuhlfettausscheidung (erhöht); Serumeiweißspiegel (erniedrigt); D-Xylose-Test (pathologisch); Schilling-Test (pathologisch).

Weiterführende Untersuchungen sind die Kontrastdarstellung des Dünndarms zum Nachweis anatomischer Abweichungen (Divertikel, Fisteln etc.). Zum Ausschluß einer Erkrankung der Dünndarmschleimhaut oder des exokrinen Pankreas kommen die Biopsie bzw. die Funktionstestung in Betracht.

Direkte *Nachweisverfahren* betreffen die Aspiration und Kultur von Dünndarminhalt. Hier gibt es allerdings Schwierigkeiten bei der Sammlung als auch bei der weiteren Behandlung. Gebräuchlicher sind deshalb indirekte Tests: erwähnt werden sollen der Glykocholatatemtest und der H_2-Atemtest (Exhalation nach Glukose bzw. Laktulose). Da die atemanalytischen Teste oft ungenau sind (s. 4.4), wird bisweilen das Ansprechen einer einwöchigen antibiotischen Therapie auf den Ausfall eines (pathologischen) D-Xylose-Tests bzw. Schilling-Test oder die Stuhlfettausscheidung bewertet.

Differentialdiagnose. Alle Ursachen einer Malassimilation, insbesondere Erkrankungen des exokrinen Pankreas und des Dünndarms, müssen bei den differentialdiagnostischen Überlegungen berücksichtigt werden.

Therapie. Die Behandlung orientiert sich zunächst an der Grunderkrankung: meistens ist jedoch eine operative Korrektur nicht möglich. Bei diesen Fällen ist eine intermittierende oder dauernde Behandlung mit Antibiotika, z. B. Tetrazyklin, nötig (Abb. 4.8). Bestehen Ernährungsstörungen, so ist eine Substitution erforderlich: dies betrifft insbesondere Vitamin B_{12}.

4.8 Immunologische Erkrankungen

Die Oberfläche des Magen-Darm-Trakts bietet einen leicht erreichbaren Angriffsort für verschiedenartige Schädlinge oder Antigene bzw. Gifte. Die Abwehr wird durch das Zusammenwirken verschiedener Schutzeinrichtungen ermöglicht. Beim humoralen System werden insbesondere zur Verteidigung gegen Toxine oder Antigene B-Lymphozyten zu Plasmazellen transformiert, wel-

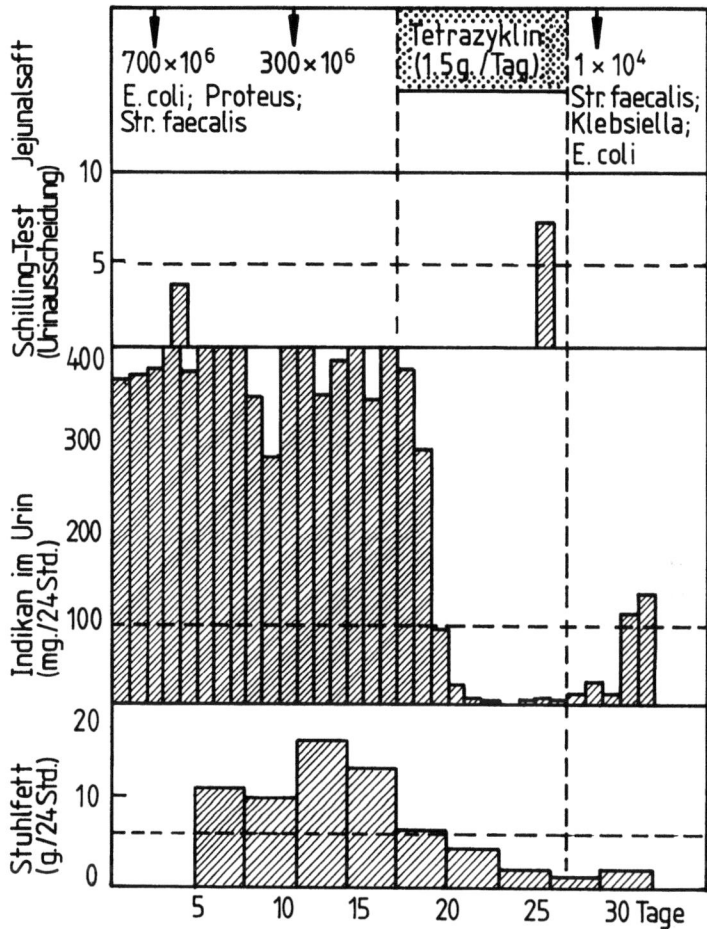

Abb. 4.8. Ansprechen einer antibiotischen Behandlung mit 1,5 g Tetrazyklin/Tag auf die Bakterienzahl im Jejunalsaft, die Indikanausscheidung im Urin, den Ausfall des Schilling-Tests sowie die Stuhlfettmengen bei einem Patienten mit bakterieller Fehlbesiedelung. (Nach [7])

che dann spezifische Antikörper ausschütten und auf diese Weise das schädigende Agens inaktivieren bzw. Abbauvorgänge einleiten. T-Lymphozyten dienen dagegen vornehmlich der Abwehr gegen Bakterien, Viren, Pilze, Parasiten, Krebszellen oder sonstige Fremdgewebe. Bei ihnen bleiben die Antikörper an Lymphozyten „zellgebunden". Weitere Abwehrfunktionen leisten Mastzellen sowie Makrophagen.

Nach der geltenden Meinung findet der Kontakt der *Lymphozyten* bzw. *Lymphoblasten* zu den luminalen Antigenen vorwiegend in den lymphoiden Geweben der Tonsillen, der Peyer-Plaques und des Wurmfortsatzes statt; die in der Lamina propria und zwischen den Epithelzellen der Schleimhäute gelagerten Lymphozyten gelten dagegen als Effektorzellen, die die Immunreaktionen vermitteln. Im Anschluß an die Exposition mit dem Antigen in den Peyer-Plaques etc. wandern die Lymphozyten über die regionalen Lymphknoten, den

Ductus thoracicus und den Blutkreislauf in die gastrointestinalen Schleimhäute. Eine wichtige Schutzfunktion besitzt offenbar Immunglobulin A, das von den Lymphozyten sezerniert wird und die Oberflächen bedeckt. Von Interesse ist in diesem Zusammenhang ein neuerer Befund, nach dem Serum-IgA von der Leber aufgenommen und über die Galle in den Intestinaltrakt ausgeschüttet wird.

Makrophagen finden sich bevorzugt in der Umgebung der Lieberkühn-Krypten und im Bindegewebe der Zotten. Sie sind zur Phagozytose und Sekretion befähigt und besitzen eine wichtige Funktion bei humoralen und zellgebundenen Reaktionen. *Mastzellen* spielen offenbar bei der Abwehr von Parasiten eine Rolle.

Betrachtet man die Bedeutung des Immunsystems für den Gastrointestinaltrakt, so überrascht es nicht, daß eine Reihe von Störungen mit z. T. erheblichem Krankheitswert vorkommen. Sie sollen im folgenden kurz dargestellt werden.

4.8.1 Immunmangelsyndrome

Primäre Immunmangelsyndrome werden selten bei Kindern beobachtet. Nach dem Pathomechanismus unterscheidet man Defekte bei den B-Zellen, T-Zellen oder beiden Systemen; weitere Störungen betreffen die Leukozyten (chronische Granulomatose) oder das Komplementsystem. Ein führendes Symptom ist Durchfall.

Beim Erwachsenen spielen vor allem *sekundäre Immundefekte* eine Rolle. Als Ursachen kommen neben AIDS v. a. Zytostatika- und Bestrahlungsbehandlungen von Malignomen vor. Zur Prophylaxe von über den Darm erfolgenden Infekten wird eine Kombination von nichtresorbierbaren Antibiotika, z. B. Framycetin, Colistin und Neomycin, empfohlen.

4.8.2 Intestinales Lymphom

Gastrointestinale Lymphome betreffen alle Grade vom Non-Hodgkin-Typ. Sie umfassen 1. das fokale primäre Lymphom mit günstiger Prognose nach Resektion und Nachbestrahlung, 2. das Lymphom mit diffusem Befall des Darms, das manchmal bei Sprue auftritt. 3. Das – seltene – sekundäre Lymphom bei generalisierter Erkrankung.

Das Beschwerdebild wird vom Ausmaß und vom Wachstum des Neoplasmas bestimmt. *Fokale Lymphome* können sich durch Obstruktion, Blutung oder Schmerzen manifestieren. *Diffuser Befall* zeigt sich zumeist an einer Malabsorption. Hepatosplenomegalie und vergrößerte periphere Lymphknoten sind dagegen die häufigeren Zeichen beim sekundären Lymphom.

Die Diagnose kann bei fokalem Lymphom in der ÖGD, der Magenbreipassage und im Röntgenkontrasteinlauf vermutet werden. Das diffuse Lymphom läßt sich meist mittels Dünndarmbiopsie nachweisen.

4.8.3 Amyloidose

Der Gastrointestinaltrakt, insbesondere auch der Dünndarm, sind bei der Mehrzahl der Fälle mit generalisierter Amyloidose beteiligt. Aus diesem Grund läßt sich hier die Diagnose am besten sichern. Als Folgen der Amyloidablagerungen werden Motilitätsstörungen, Obstruktion, Ischämie, Ulzeration, Blutung, Eiweißverluste oder Malabsorption beobachtet.

Ätiologie, Pathogenese. Amyloid erscheint lichtmikroskopisch als eosinophiles, hyalines, amorphes, extrazellulär gelagertes Material. In der Elektronenmikroskopie erkennt man 5–15 nm breite, bis 800 nm lange Fibrillen. Bei der primären Amyloidose handelt es sich, ähnlich wie beim M. Waldenström, um eine Überproduktion von Immunglobulinleichtketten durch Plasmazellen; die Faktoren, die die Ablagerung in den Geweben herbeiführen, sind unbekannt. Amyloid bei sekundären Amyloidosen besteht ebenfalls aus fibrillärem Material; Differenzen bestehen zum primären Amyloid im chemischen Aufbau. Bei der Ablagerung und dem klinischen Bild ergeben sich keine Unterschiede zwischen den verschiedenen Amyloidoseformen. (Senile Amyloidablagerungen und Organamyloidosen sollen hier nicht behandelt werden). Mögliche Ursachen sekundärer Amyloidosen gibt folgende Zusammenstellung:

1. Chronische Eiterungen
Osteomyelitis,
Bronchiektasen,
Lungenempyem, -abszeß,
Infektionen bei Querschnittslähmung

2. Chronische granulomatöse Entzündungen
Tuberkulose, Lepra
M. Crohn
Lues
Bilharziose

3. Chronische Entzündungen (ohne Erreger)
Rheumatoide Arthritis, M. Bechterew
Dermatomyositis
Sklerodermie
M. Behçet
Erythematodes

4. Neoplasma
M. Hodgkin
Hypernephrom
Blasenkarzinom

Klinik. Die Beschwerden sind in der Regel diskret oder treten im Vergleich mit der Grunderkrankung zurück: dies mag die Begründung sein, daß nur bei der Minderzahl der Betroffenen zu Lebzeiten die Diagnose gestellt wird. Häufige Klagen sind Gewichtsabnahme, Purpura, Knöchelödem, Brustschmerzen oder Synkopen. Weitere mögliche Erscheinungsformen sind das Karpaltunnelsyndrom, periphere Neuropathie, kongestives Herzversagen, Orthostasen oder das nephrotische Syndrom. Führend sind jedoch evtl. gastrointestinale Symptome: Motilitätsstörungen mit Durchfällen oder Pseudoobstruktion, wobei als Ursachen muskuläre wie auch nervale Schäden in Frage kommen; Ischämie infolge Amyloidose der Bauchgefäße; Ulzeration und gastrointestinale Blutung, wahrscheinlich ebenfalls als Folge einer Minderdurchblutung; Perforation; intestinaler Eiweißverlust; Malabsorption.

Bei der körperlichen Untersuchung können sich Purpura (Gesicht, Hals), Makroglossie, Vergrößerung von Leber bzw. Milz, Herzinsuffizienz zeigen. Ein charakteristisches Zeichen soll eine periorbitale Purpura, die bei der Rektoskopie oder bei Valsalva-Manövern auftritt, sein.

Diagnostik. Entscheidend für den Nachweis der Erkrankung ist die Demonstration von Amyloidablagerungen. Bei der Mehrzahl der Betroffenen ist dies durch endoskopische Dünndarm- oder Rektumbiopsien möglich.

Therapie. Für die Behandlung der verschiedenen Amyloidoseformen gibt es eine Reihe von Empfehlungen. Sekundäre Amyloidosen sollen sich nach der Beseitigung der Grunderkrankung zurückbilden können. Bei primärer Amyloidose wurden vereinzelt mit Erfolg alkylierende Zytostatika bzw. Melphalan (wie beim Myelom) eingesetzt. Aus Tierexperimenten ergibt sich die Verwendung von Kolchizin besonders bei Fällen mit Amyloidose im Rahmen von Mittelmeerfieber. Trotz therapeutischer Erfolge in einzelnen Fällen hat sich an der ungünstigen Prognose der generalisierten Amyloidosen nichts geändert.

4.8.4 Nahrungsmittelallergie

Eine Vielzahl von Personen klagt über die Unverträglichkeit von Nahrungsmitteln: kurz oder mit einer Latenz von Stunden nach dem Essen würden abdominelle oder allgemeine Beschwerden auftreten. Bei den meisten Fällen handelt es sich jedoch nicht um eine Allergie, sondern um eine Unverträglichkeit oder eine psychische Störung. Unverträglichkeiten resultieren beispielsweise aus einer Kohlenhydratintoleranz (Laktasemangel) oder aus dem Genuß von Kohlgemüsen mit reichlich Stachyose und Raffinose. Häufig ist auch eine gesteigerte Empfindlichkeit im Rahmen des Reizdarmsyndroms. Kennzeichen der *Nahrungsmittelallergie* ist das gleichzeitige Auftreten von gastrointestinalen Symptomen (Schmerzen, Erbrechen, Durchfall) und peripheren, oftmals bedrohlichen Erscheinungen: Asthma bronchiale, Rhinitis vasomotoria etc. Bei den Fällen mit früher Reaktion findet man meist erhöhte IgE-Spiegel und einen positiven RAST-Test. Späte Reaktionen sind dagegen selten zu objektivieren. Entscheidend bleibt deshalb die sorgfältige Ernährungsanamnese. Folgende Nahrungsmittel werden gewöhnlich als Allergene angetroffen [4]:

Häufige Allergene bei Nahrungsmittelallergie (Reihenfolge der Häufigkeit)

Milch	Farbzusätze
Eier	Schweinefleisch
Nüsse	Hühnchen
Fisch	Tomaten
Weizen	Hefe
Schokolade	

Für die Diagnose ist die Wiederholbarkeit der Symptomatik nach Allergenexposition zu fordern. Weitere Möglichkeiten sind — wie erwähnt — der Serum-IgE-Spiegel, der RAST-Test sowie die Hauttestung. Die Behandlung besteht in der Elimination des betreffenden Antigens aus der Nahrung. Bei schweren Fällen ist evtl. die Gabe einer Elementardiät nötig. Die spezifische Desensibilisierung wird unterschiedlich bewertet. Als Medikamente kommen schließlich Antihistaminika, Prostaglandinsynthesehemmer (Aspirin) und als Mastzellstabilisator Natriumdicromoglycat (Colimune) in Betracht.

4.8.5 Eosinophile Gastroenteritis

Die eosinophile Gastroenteritis ist eine seltene Erkrankung, die vor allem den Magenausgang und den oberen Dünndarm betrifft, und durch eine Verdickung der Wandung mit Ödem und dichten eosinophilen Infiltraten gekennzeichnet ist.

Es werden *3 verschiedene Typen* unterschieden, wobei eine polypöse oder diffuse Form vorkommen:
1. Befall der Mukosa mit möglichem Eiweißverlustsyndrom, Malabsorption bzw. erhöhtem IgE-Spiegel;
2. Befall der Muskulatur mit möglicher Obstruktion, Blutung oder Fistelbildung;
3. Befall der Serosa mit Zeichen der Peritonitis und eosinophilem Aszites.

Die **Ätiologie** der eosinophilen Gastroenteritis ist unbekannt; eine Nahrungsmittelallergie spielt wahrscheinlich keine Rolle, obwohl viele Betroffene in der Vorgeschichte Allergien angeben. Die Rolle der eosinophilen Granulozyten in den Läsionen ist ebenfalls ungeklärt.

Das **klinische Bild** wird von dem Befall bestimmt. Die meisten jüngeren Erwachsenen klagen über Leibschmerzen, Stenosesymptome, Bauchvergrößerung, Übelkeit, Erbrechen etc.

Die **Differentialdiagnose** betrifft das peptische Ulkus, Adenome bzw. Karzinome, Wurmerkrankungen, M. Crohn, Amöbiasis, Darmtuberkulose.

Die **Diagnose** wird am einfachsten bei Mukosabefall anhand des histologischen Bildes von Schleimhautproben gestellt. Im Röntgenkontrast zeigen sich vergröberte Falten, Wandrigidität und Knoten. Etwa 20% der Patienten haben eine Eosinophilie; beschrieben wurden auch Fälle mit eosinophiler Hepatitis, Cholangitis, Kolitis oder Ösophagitis. Bei ca. 10% existiert ein Eiweißverlustsyndrom.

Eine wirksame **Behandlung** ist mit Glukokortikoiden möglich (z. B. 20–40 mg Prednisolon/Tag am Anfang, später nach Ansprechen absteigende Dosis). Die Prognose ist günstig.

4.9 Exsudative Gastroenteropathie

Das Kennzeichen der exsudativen Gastroenteropathie ist der erhöhte *Proteinverlust* in den Darm.

Ätiologie, Pathogenese. Bereits unter physiologischen Bedingungen beobachtet man einen Übertritt von Plasmaproteinen in den Gastrointestinaltrakt: Täglich sind es ca. 5–15% des Plasmapools. Diese werden ähnlich wie Nahrungseiweiße von den verschiedenen gastrointestinalen Proteasen abgebaut und zum größten Teil in der Form von Oligopeptiden und Aminosäuren rückresorbiert. Ein gesteigerter Verlust von Plasmaeiweißen in den Darm ist das Symptom bei einer Vielzahl von Erkrankungen (s. Aufstellung). Hierbei kommt es zu einem Abfall der Serumproteine, da nur mit einer geringen Steigerung der Neusynthese zu rechnen ist; der Verlust betrifft – im Gegensatz zum nephrotischen Syndrom der Niere – alle Eiweiße in ähnlicher Weise: Die Unterschiede im Ansprechen der Plasmakonzentrationen erklären sich durch die verschiedenen Halbwertszeiten der Neubildung bzw. Elimination. So werden Proteine mit raschem Umsatz (z. B. IgE) weniger abfallen als Proteine mit langsamerem Turnover (z. B. Albumin, IgA).

Eine weitere Folge des gastrointestinalen Eiweißverlustes ist die Proteinausscheidung im Stuhl, die täglich 2% des Plasmapools übersteigt. Von besonderem Interesse ist α_1-Antitrypsin, weil es den Intestinaltrakt (mit Ausnahme des Magens) weitgehend unverändert passiert und deshalb als Marker dienen kann.

Als Folge der erhöhten intestinalen Aminosäurenrückresorption muß auch noch die Aminoazidurie erwähnt werden, sie läßt sich anhand der Gesamt-N-Ausscheidung im Urin abschätzen (Normgrenze: ca. 20 g/24 h).

Als *Ursachen* des erhöhten gastrointestinalen Eiweißverlustes gibt es eine große Zahl von Krankheiten. Einen Überblick gibt folgende Aufstellung:

Krankheiten mit möglicher exsudativer Gastroenteropathie

1. Erkrankungen der intestinalen Lymphgefäße:
Idiopathische intestinale Lymphangiektasie; sekundäre intestinale Lymphangiektasie: Rechtsherzinsuffizienz, entzündliche bzw. neoplastische Infiltrationen des Lymphsystems oder des Mesenteriums, z. B. bei Tbc, M. Hodgkin, Sarkoidose, Filariasis, M. Whipple, M. Crohn.

2. Entzündungen oder Ulzerationen der gastrointestinalen Schleimhäute:
Infektionen durch Viren, Bakterien, Parasiten, Würmer;
chronische unspezifische Entzündungen (Colitis ulcerosa, M. Crohn);
ulzerierende Läsionen (Neoplasmen, peptisches Ulkus, villöses Adenom, Cronkhite-Canada-Syndrom);
einheimische, tropische Sprue, Dermatitis herpetiformis;
Medikamentenreaktionen (Pseudomembranöse Kolitis, Laxanzienabusus), Bestrahlungsfolge;
Gefäßerkrankungen (Verschlußsyndrome, Angiome), Kollagenosen (Sklerodermie);
Schönlein-Henoch-Purpura, Sjögren-Syndrom, rheumatoide Arthritis.

3. Erkrankungen mit erhöhter Gefäßdurchlässigkeit:
Eosinophile Gastroenteritis, Allergie, Riesenfaltengastropathie (M. Ménétrier), Mastozytose, Karzinoid.

Der Pathomechanismus bei den Lymphgefäßerkrankungen wird in der Abflußbehinderung des Lymphstroms und in der resultierenden Druckerhöhung gesehen. Der Eiweißverlust ist hier im Vergleich am größten.

Bei der *idiopathischen Lymphangiektasie* finden sich familiär gehäuft wie auch sporadisch Erweiterungen der intestinalen und mesenterialen Lymphgefäße; in einzelnen Fällen wurden auch Lymphgefäßerweiterungen an den Beinen und anderen Lokalisationen gefunden. Die Manifestation erfolgt im Kindesalter oder beim jüngeren Erwachsenen. Es dürfte sich um eine Mißbildung handeln.

Der vermehrte Eiweißverlust in den Darm bei Entzündungen und Ulzerationen wird durch die erhöhte Durchlässigkeit der erkrankten Schleimhaut für Exsudat bzw. interstitielle Flüssigkeit erklärt. Der Proteinübertritt ist relativ gering und wird meist nur zufällig diagnostiziert.

Eiweißverluste infolge erhöhter Durchlässigkeit der Gefäße werden zum Teil auf Effekte von Mediatoren zurückgeführt. Dies gilt insbesondere für die Mastozytose (Histamin), das Karzinoid (Serotonin etc.) und für den M. Ménétrier.

Klinik. Das klinische Bild wird von peripheren *Ödemen* bestimmt; schwere Fälle zeigen auch Pleuraergüsse und Aszites. Die Entstehung scheint nicht nur durch den niedrigen onkotischen Druck infolge des Eiweiß-/Albuminmangels bedingt zu sein; in manchen Fällen scheinen eine veränderte Gefäßpermeabilität oder andere Faktoren eine Rolle zu spielen.

Bei Lymphabflußstörungen werden auch asymmetrische Ödeme oder chylöser Aszites beobachtet. Weiter sind *dystrophische Zeichen* feststellbar mit weißen Nagelquerstreifen, die nicht mit dem Nagel nach distal wachsen, Muskelschwund oder – bei Kindern – Entwicklungs- oder Wachstumsstörungen. Hinzu kommt eine besondere *Infektanfälligkeit*. Die überwiegende Zahl der Betroffenen klagt darüber hinaus über *Durchfälle*.

Diagnostik. Bei den *Laborbefunden* zeigt sich eine Hypoproteinämie und Hypalbuminämie; in der Elektrophorese sind die γ-Globuline stärker vermindert, die α_1-Globuline bisweilen erhöht. Die Blutsenkung und Gerinnungsfaktoren sind oft normal. Weitere Veränderungen betreffen evtl. eine hypochrome Anämie, einen Eisen-, Kupfer- oder Kalziummangel. Im Gegensatz zum nephrotischen Eiweißverlustsyndrom sind die Lipide bzw. das Cholesterin im Serum normal oder erniedrigt. Weitere Zeichen können Lymphopenie, Eosinophilie, Steatorrhö oder Aminoazidurie (s. oben) sein.

Entscheidend für die Diagnose einer exsudativen Gastroenteropathie ist schließlich die Objektivierung des erhöhten Eiweißverlustes in den Darm. Dies gelingt am einfachsten mit nuklearmedizinischen Verfahren, beispielsweise dem *Gordon-Test* (s. 4.4). Hierbei werden markierte Makromoleküle intravenös injiziert; die Ausscheidung in den Darm wird anhand der im Stuhl meßbaren Radioaktivität abgeschätzt.

Für die weitere Diagnostik kommt die *Röntgenkontrastdarstellung* des Gastrointestinaltrakts (Riesenfalten, Ulzerationen, Tumoren etc.) bzw. der intestinalen Lymphgefäße in Betracht (Abb. 4.9). Durch die *Endoskopie* bzw. *Biopsie* ist ebenfalls der Nachweis von Entzündungen, Tumoren, Sprue, M. Whipple etc. möglich. Eine weitere Möglichkeit ergibt sich durch die *laparoskopische Inspektion* des Magens und der Darmschlingen einschließlich der Serosa und Lymphgefäße. Schließlich kommt als Ultima ratio die *Probelaparotomie* in Betracht.

Differentialdiagnose. In erster Linie müssen bei unklaren Ödemen und Hypoproteinämie andere Ursachen des Eiweißmangels (Nieren, Malassimilation, Leberinsuffizienz, Neoplasmen, Thyreotoxikose) untersucht werden. Wegleitend für die weiteren diagnostischen Überlegungen (s. Übersichtstabelle) ist schließlich die Objektivierung durch den Gordon-Test.

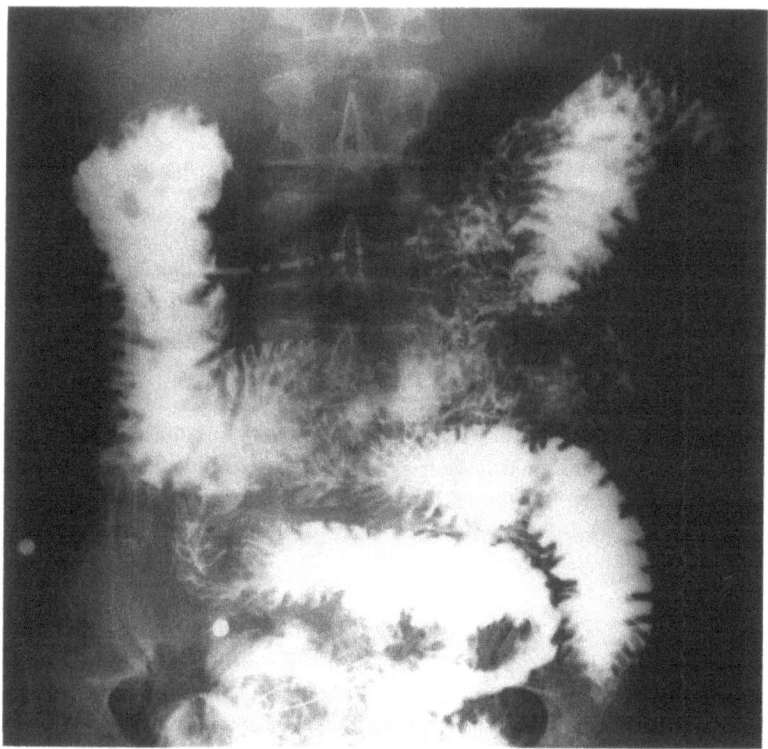

Abb. 4.9. Röntgenkontrastdarstellung eines Dünndarms mit schwergradiger exsudativer Enteropathie. Man erkennt aus dem weiten Abstand der Darmschlingen und aus dem plumpen Faltenrelief eine ödematöse Wandverdickung. Die Ursache war bei diesem Fall ein Cronkhite-Canada-Syndrom

Therapie. Die Behandlung richtet sich hauptsächlich nach der Grundkrankheit. Lassen sich die Prozesse lokalisieren (z. B. M. Ménétrier, Lymphangiektasie, Tumore), so kommt eventuell eine chirurgische Exzision in Frage. Oftmals sind jedoch nur symptomatische Maßnahmen möglich. Hierzu zählen Diuretika zur Ödemtherapie; parenterale Gaben von Eiweiß (γ-Globulin, Albumin), Eisen, Kalzium.

Als *Diät* werden bei Lymphabflußstörung anstelle von langkettigen Nahrungsfetten mittelkettige Triglyzeride empfohlen; da diese über die Pfortader fließen, soll der Lymphstrom vermindert und der Druck hier gesenkt werden. Die Ödembildung wird durch eine Einschränkung der Kochsalzzufuhr günstig beeinflußt. Eine eiweißreiche Kost ist bei Fällen mit vorwiegendem Proteinverlust über den distalen Dünndarm indiziert.

4.10 Disaccharidmalabsorption

Die Absorption von Disacchariden ist an die Anwesenheit spezifischer, im Bürstensaum der Enterozyten lokalisierter Disaccharidasen gebunden. Sie katalysieren die Spaltung in Monosaccharide, die dann in die Zelle aufgenommen werden (s. 4.3). Bei den primären Disaccharidmalabsorptionssyndromen handelt es sich um seltene, isolierte Ausfälle wie der Laktase, Saccharase-Isomaltase oder Trehalase. Sie sind genetisch determiniert und manifestieren sich im Säuglingsalter.

Disaccharidmalabsorptionssyndrome beim Erwachsenen sind zumeist erworben. Von besonderem Interesse ist hier der Laktasemangel: Bereits beim Gesunden weist die Laktase im Vergleich die geringste Aktivität auf. Es verwundert deshalb nicht, daß bei Allgemeinerkrankungen des Dünndarms die Laktase am empfindlichsten reagiert; schwere Umbauerscheinungen führen dann auch zu Defekten der anderen Enzyme.

Pathophysiologie. Als Folge der Disaccharidmalabsorption kommt es zu einem Übertritt der Zucker in das Kolon: Der vermehrte Anfall von Kalorienträgern führt dort zu einer Aktivierung der Darmflora, die die Kohlenhydrate zu Milchsäure bzw. kurzkettigen Fettsäuren unter Gasbildung (H_2, CH_4, CO_2) abbaut. Ein Teil der Metabolite kann im Kolon absorbiert werden.

Klinik. Der isolierte *Laktasemangel* findet sich beim Erwachsenen wahrscheinlich auf genetisch determinierter Basis: Betroffen werden vor allem Angehörige der schwarzen, gelben oder jüdischen Rasse, wo bis zu 90% diesen Defekt aufweisen; für Kaukasier schwanken die Zahlenangaben zwischen 2 und 30%. Ein alleiniger Laktasemangel wird auch eventuell bei Gastrektomie, M. Crohn, Kolitis etc. beobachtet. Die Patienten klagen über Völlegefühl, Flatulenz und Durchfälle, die mit einer Latenz von ca. 1 h nach milchzuckerhaltigen Mahlzeiten auftreten.

Die Symptomatik weist beim einzelnen Fall große Unterschiede auf; sie werden insbesondere durch die relative Aktivität der Kolonflora bzw. die Absorption der Metabolite im Kolon sowie auch durch den Milchzuckergehalt der Nahrung, das Ausmaß der Magenentleerung sowie die Laktaserestaktivität erklärbar.

Eine *Malabsorption aller Disaccharide* findet sich bei Erkrankungen, die mit einer generellen Malabsorption einhergehen: Sprue, M. Whipple, Lambliasis etc. Zu einer Störung können auch Pharmaka führen: Kolchizin, Neomycin, Zytostatika. Das Beschwerdebild ist ähnlich mit Durchfällen und Blähungen, wobei nicht allein milchzuckerhaltige Nahrungsmittel provozierend wirken.

Diagnostik. Bei Verdacht auf Laktoseintoleranz kommt ein Versuch mit milchzuckerfreier Ernährung in Betracht. Ein einfacher Suchtest ist auch die orale Laktosebelastung (s. 4.4), die mit 50 g Laktose und evtl. 25 g Glukose und Galaktose durchgeführt wird. Eine weitere diagnostische Funktionsprüfung ist die Exhalation von H_2 nach oraler Gabe von Laktose (H_2-Atemtest, s. 4.4).

Eine gültige Aussage erlaubt allein die direkte Bestimmung der Laktaseaktivität in Dünndarmschleimhautproben, die entweder mittels blinder Saugbiopsie oder endoskopisch durch Zangenbiopsie aus dem tiefen Duodenum entnommen wurden. Dieses Verfahren ist auch zum Nachweis der anderen Disaccharidasemangelzustände durch entsprechende Enzymmessungen geeignet.

Differentialdiagnose. Die wichtigsten Differentialdiagnosen des Laktasemangels sind die Lambliasis und das Reizkolon. Darüber hinaus müssen sonstige mit Malabsorption einhergehende Dünndarmerkrankungen ausgeschlossen werden.

Therapie. Die Behandlung orientiert sich zuerst an der Grunderkrankung:

Bei *Laktasemangel* erfolgt die Elimination von Milchprodukten (mit Ausnahme von Joghurt) aus der Nahrung: Dies betrifft insbesondere Milch, Käse, Eiskrem, Buttermilch, Pudding, Kuchen oder sonstige Backwaren, die mit Milch hergestellt wurden; viele Dosennahrungsmittel; Fertiggetränke, die als Pulver angeboten werden; Medikamente (Vitamintabletten!) mit Milchzucker.

Da individuelle Unterschiede für die endgültige Diätempfehlung in der Laktoseverträglichkeit bestehen, kann man durch Zulage von milchzuckerhaltigen Produkten die „Toleranzgrenze" bestimmen. Die Behandlung mit Laktasepräparaten, welche oral mit den Mahlzeiten genommen werden, hat sich nicht durchsetzen können.

Bei *Saccharase-Isomaltase-Mangel* müssen Saccharose, Dextrine und Stärke aus der Nahrung eliminiert werden. Dies ist mit Formuladiäten auf der Basis von Soja möglich. Eventuell werden Reis- und Maisstärke toleriert.

Patienten mit *Trehalasemangel* dürfen keine jungen Pilze essen.

4.11 Dünndarmgeschwülste

Der Dünndarm bildet den größten Teil des Gastrointestinaltrakts: Trotzdem werden hier lediglich ca. 1% der Geschwülste beobachtet. Gründe könnten die kurze Kontaktzeit mit alimentären Karzinogenen infolge der relativ raschen Passage des Chymus oder die Wirksamkeit der lokalen Immun- und Entgiftungssysteme sein.

Statistische Angaben über Dünndarmtumoren sind insofern erschwert, als die Geschwülste gewöhnlich über lange Zeit keine Beschwerden verursachen und deshalb nicht entdeckt werden; zu Lebzeiten werden überwiegend – zu 60–75% – Malignome diagnostiziert, was aber nichts über die absolute Häufigkeit aussagt, denn gutartige Neubildungen dürften insgesamt häufiger sein. Einen Überblick auf mögliche histologische Diagnosen primärer Dünndarmgeschwülste gibt folgende Aufstellung:

Primäre Geschwülste des Dünndarms

---

1. Gutartige Tumoren
   Adenome (polypoid; papillär, Brunner-Drüsen)
   Leiomyom
   Lipom
   Angiome (Hämangiome, Lymphangiome, Teleangiektasien)
   Fibrom
   Teratom
   Osteom, Osteochondrom, Osteofibrom

2. Bösartige Tumoren
   Adenokarzinom
   Lymphom
   Leiomyosarkome
   Neurofibrosarkom
   Angiosarkom
   Rhabdomyosarkom
   Melanosarkom
   Plasmozytom

3. Semimaligne Tumoren
   Karzinoid

Klinik. Das klinische Bild wird – sofern überhaupt Symptome bestehen – durch Leibschmerzen (um den Nabel), chronischen intestinalen Blutverlust mit Eisenmangelanämie, Zeichen der Obstruktion mit Erbrechen oder Gewichtsabnahme gekennzeichnet.

In der *Vorgeschichte* finden sich bei bösartigen Geschwülsten gehäuft folgende Krankheiten: M. Crohn des Dünndarms (ausgeschaltete Schlingen!); einheimische Sprue (Auftreten von Lymphomen, eventuell Adenokarzinomen); Immundefekte, z. B. Hypogammaglobulinämie oder Therapie mit Cyclosporin A, welche das Auftreten von Lymphomen begünstigen; Adenome und Polyposen (Peutz-Jeghers-Syndrom, Gardner-Syndrom); Strahlentherapie bei Bauchorganen.

Ein Sonderfall ist das *Karzinoid*, weil als Folge der Ausschüttung verschiedener Mediatoren Durchfälle, Flush und Herzbeschwerden auftreten (s. unten).

Bei der *Untersuchung des Bauches* sind Dünndarmgeschwülste in der Regel nicht tastbar. Indirekte Zeichen sind die Anämie als Folge von Blutungen, Aszites oder Knoten um den Nabel bei Metastasierung, Kachexie, Meteorismus, fehlende Darmgeräusche etc. als Zeichen des Verschlusses.

Diagnostik. Die Dünndarmgeschwülste lassen sich am besten mit den bildgebenden Untersuchungsverfahren sichern: Eine Darstellung des gesamten Dünndarms wird durch das Enteroklysma nach Sellink ermöglicht (s. 1.6.2.3, Abb. 4.10). Der Endoskopie und gezielten Biopsie sind das Duodenum (in der Regel bis zum unteren Duodenalknie) und das terminale Ileum gut zugänglich. Eine weitere diagnostische Möglichkeit ist die Angiographie. Als Ultima ratio kommt schließlich die Probelaparotomie in Betracht.

Laboruntersuchungen können unspezifische Hinweise geben: Beschleunigung der Blutsenkung, hypochrome Anämie, Hypokaliämie, erhöhte Spiegel von Tumorantigenen (CEA), positiver Blutnachweis im Stuhl (Hämocculttest etc.). Pathologische Leberfunktionstests zeigen evtl. eine Metastasierung an. Beim Karzinoid findet man bei den meisten Fällen eine erhöhte Ausscheidung von 5-Hydroxyindolessigsäure, wobei falsch-positive Resultate durch Urinsammelfehler, durch Genuß von Bananen, Avocados, Ananas und Walnüsse sowie durch Einnahme von diversen Medikamenten (Reserpin, Mephenesin, Methocarbamol) entstehen können. Eine grenzwertig erhöhte Ausscheidung wird auch bei der einheimischen Sprue, beim M. Whipple sowie bei der bakteriellen Fehlbesie-

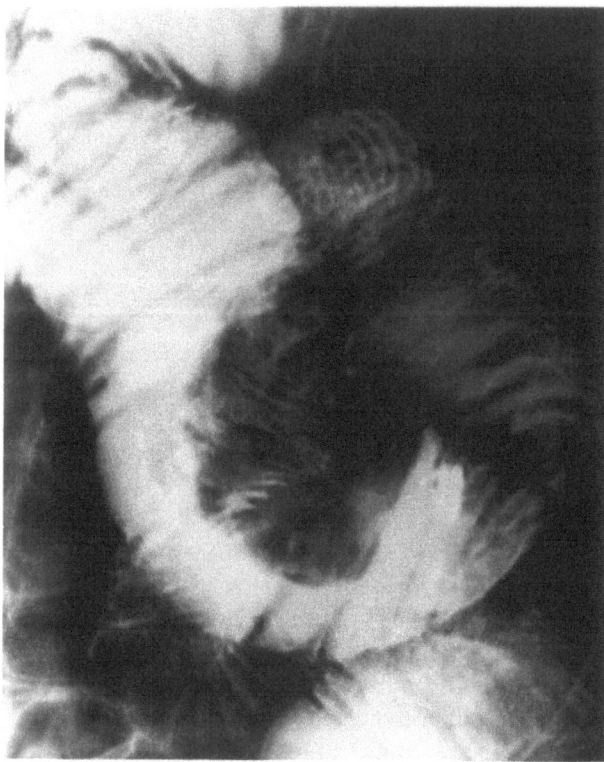

Abb. 4.10. Röntgenkontrastdarstellung eines Dünndarmtumors, der sich in das Lumen vorwölbt. Es handelte sich hier um den Zufallsbefund einer Bronchialkarzinommetastase. Der Patient war von seiten des Intestinaltrakts symptomfrei

delung des Dünndarms gefunden. Falsch-negative Resultate sind durch die Behandlung mit Phenothiazinen möglich.

Differentialdiagnose. Das Beschwerdebild bei Dünndarmgeschwülsten ist unspezifisch, so daß breite differentialdiagnostische Überlegungen angestellt werden müssen: Verwachsungen, Hernien, Infektionen, Dickdarmerkrankungen etc. Auch beim Nachweis eines Tumors sind zahlreiche Diagnosen möglich (s. oben). Entscheidend ist schließlich das Resultat der histologischen Untersuchung, so daß bei jedem Fall eine endoskopische Abtragung bzw. chirurgische Resektion anzustreben ist. Besonderes klinisches Interesse finden *Karzinoide*, die bevorzugt im Ileum und im Wurmfortsatz, aber auch im übrigen Gastrointestinaltrakt und in der Lunge beobachtet werden. Sie entstehen aus den zum APUD-System gehörenden enterochromaffinen Zellen.

Am häufigsten erkranken Männer in der Altersgruppe über 70 Jahre. Karzinoide wachsen infiltrierend in die Umgebung ein; eine Metastasierung wird erst spät beobachtet. Aus diesem Grunde gelten sie als „semimaligne Tumoren". Bei der Minderzahl der Betroffenen entwickelt sich ein *Karzinoidsyndrom* infolge der episodischen oder ständigen Ausschüttung von Serotonin, Histamin etc. Die Patienten klagen über Hautrötungen („Flush"), Hitzegefühl (besonders am Kopf), Schweißausbruch, Herzklopfen, Kopfschmerzen, Übelkeit, Erbrechen, Durchfall, Asthma. Etwa 40% der Patienten entwickeln eine Rechtsherzinsuffizienz infolge Endokardfibrose, wobei auch die Klappen beteiligt werden können. (Das linke Herz wird nicht betroffen, da die toxischen Metabolite in der Lunge abgebaut werden.)

Die *Behandlung* besteht in der Resektion des Tumors; ist dies nicht möglich, so gibt es eine Reihe von Substanzen, welche beim Karzinoidsyndrom eingesetzt werden: Bei Durchfall kommt Cyproheptadin (Nuran, 4mal 4 mg täglich) oder Imodium in Betracht; durch Parachlorphenylalanin und Methysergid kann die Synthese bzw. die periphere Wirkung von Serotonin gehemmt werden.

Bei Magenkarzinoiden mit Blutungsneigung kommen gegebenenfalls Magensekretionshemmer bzw. Antazida in Betracht (s. 3.6). Eine Tumorverkleinerung kann in verzweifelten Fällen durch Zytostatika (Streptozotocin; Cyclophosphamid kombiniert mit Methotrexat), durch arterielle Embolisation oder palliative endoskopische Abtragung mittels Laserung versucht werden.

Angiome treten als echte gutartige oder bösartige Neubildungen (Hämangiom bzw. Angiosarkom), als Dilation einzelner Gefäße (Teleangiektasie) oder – besonders im rechten Kolon – als umschriebene Erweiterungen, bei denen als Ursache eine Zirkulationsstörung diskutiert wird (Angiodysplasie) auf. Ein gemeinsames Kennzeichen ist die Blutungsneigung.

Hämangiome können in der Form von polypoiden oder zirkularen Geschwülsten insbesondere im Jejunum auftreten und mit Obstruktionserscheinungen einhergehen. Ein Kennzeichen sind multiple Verkalkungen, welche in der Abdomenübersichtsaufnahme Phlebolithen ähneln. Teleangiektasien sind bisweilen anhand von gleichartigen Veränderungen an Haut und Mundschleimhaut (M. Osler) zu erkennen; sie treten auch beim Turner-Syndrom oder beim Pseudoxanthoma elasticum auf. Angiodysplasien stellen eine der häufigsten Blutungsquellen des unteren Gastrointestinaltrakts dar. Die Diagnostik ist in allen Fällen mittels Endoskopie oder selektiver Angiographie möglich.

Kleinere gutartige Geschwülste können mittels Laserung oder Sklerosierung obliteriert werden; eine weitere therapeutische Möglichkeit ist die arterielle Embolisation. Im übrigen erfolgt die Behandlung durch Resektion.

Therapie. Bei allen Neubildungen des Dünndarms ist die chirurgische Resektion anzustreben. Dies gilt insbesondere beim Auftreten von Komplikationen (z. B. Obstruktion, Blutung). Stets sollte an das gehäufte Auftreten von Zweittumoren gedacht werden. Bei kleineren Geschwülsten mit gutartigem histologischem Befund in der Zangenbiopsie kann eventuell die lokale Exzision bzw. eine abwartende Taktik erwogen werden.

4.12 Folgen nach Dünndarmresektion (Short-bowel-Syndrom, Kurzdarmsyndrom)

Die chirurgische Entfernung bzw. Ruhigstellung eines kürzeren Dünndarmabschnitts ist aufgrund der großen funktionellen Reservekapazität in der Regel ohne besondere Beschwerden möglich. Größere Darmresektionen können dagegen ungünstige Folgen haben; sie hängen von der Lokalisation, der resezierten Länge und von der Funktion des Restdarms ab. Aufgrund der physiologischen bzw. pathophysiologischen Gegebenheiten ist zum Teil eine Therapie möglich. Nur in seltenen Fällen ist eine dauernde parenterale Ernährung nötig.

Häufige Ursachen der ausgiebigen Darmresektionen sind Neoplasmen, M. Crohn oder ischämische Darmnekrosen.

Pathophysiologie. Nach den geltenden Erfahrungen lassen sich Darmnekrosen bis zur Hälfte des Darmes entfernen, ohne daß mit gravierenden Ernährungsstörungen gerechnet werden muß; spezifische Maßnahmen werden nach Resektion von etwa ¾ des Darmes bzw. bei ca. 1−1½ m Restdarm erforderlich. Die Funktionskapazität ist am größten im proximalen Darm; aus diesem Grund fällt die Resektion in diesem Abschnitt stärker ins Gewicht. Betroffen wird vor allem die Absorption von Eisen, Kalzium und Folsäure, wobei diese Funktion das Ileum übernehmen kann.

Schwierigkeiten können bei Resektionen des distalen Dünndarms entstehen, weil hier die spezifische Aufnahme der Gallensäuren und des Vitamin B_{12} erfolgt (s. 4.3). Bereits nach Entfernung von 50−80 cm Ileum ist mit einer Malabsorption zu rechnen. Es resultiert ein vermehrter Übertritt von Gallensäuren in das Kolon und schließlich die Ausscheidung mit dem Stuhl. Hierbei kann einerseits infolge direkter Wirkung der Gallensäuren auf den Wasser- und Elektrolyttransport im Kolon die Austrocknungsfunktion gehemmt und eine Diarrhö induziert werden (chologene Diarrhö).

Als weitere ungünstige Folge wird die Absorption von Oxalat und damit die Bildung von Oxalatnierensteinen begünstigt. Schließlich kommt es nach Entfernung von mehr als ca. 1 m Ileum zum „dekompensierten Gallensäurenverlust", weil die Gallensäurenneubildung durch die Leber nicht mehr ausreichend ist. Die Konzentration der Gallensäuren in der Galle bzw. im Dünndarm sinkt ab, es kommt zur Cholesteringallensteinbildung und zur Störung der Fettabsorption und Steatorrhö (s. 4.3). Durch Cholestyramin, einem unresorbierbaren Ionenaustauscherharz, das Gallensäuren bindet, lassen sich bei oraler Gabe ungünstige Wirkungen der Gallensäuren am Kolon verhindern. Ein dekompensierter Gallensäurenverlust ist dagegen der Therapie mit Ursodesoxycholsäure, einer Gallensäure, die keine Wirkungen am Kolon entfaltet, zugänglich: Bei oraler Gabe begünstigt diese im Dünndarm die Fettaufnahme; ein Teil kann darüber hinaus absorbiert werden und nach Ausscheidung in die Galle die Lösungsverhältnisse für Cholesterin verbessern.

Neben dem resezierten Darm ist die Funktionsfähigkeit des Restdarms von entscheidender Bedeutung. So kann durch eine Erkrankung − z. B. ein M. Crohn − oder eine begleitende Zirkulationsstörung infolge portalem Hypertonus bzw. Herzinsuffizienz, durch eine Diarrhö wegen Laktoseintoleranz, oder durch eine bakterielle Fehlbesiedelung nach Resektion der Bauhin-Klappe die Prognose ungünstig beeinflußt werden.

Ein häufiger Befund nach ausgiebiger Dünndarmresektion ist die Hypersekretion des Magens. Die Ursache ist nicht eindeutig geklärt; diskutiert wird u. a. der Ausfall eines intestinalen Hormons mit Hemmeffekten auf die Magensaftbildung.

Von besonderem klinischem Interesse sind die Anpassungsvorgänge am Restdarm. Aus Tierexperimenten weiß man, daß bereits nach wenigen Tagen

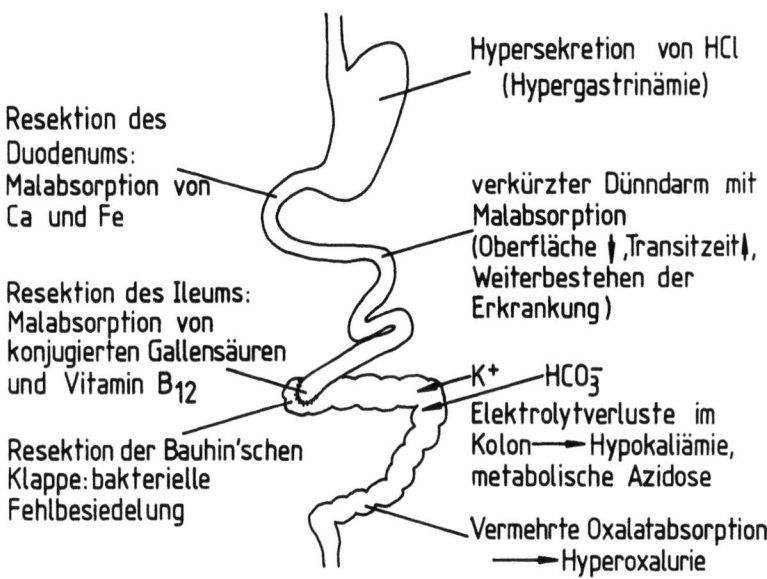

Abb. 4.11. Pathophysiologie bei ausgiebigen Darmresektionen. (Weitere Einzelheiten s. Text)

ein hyperplastisches Wachstum der Schleimhaut einsetzt. Hinzu kommt eine Vergrößerung des Durchmessers und eventuell eine geringe Längenzunahme des Darms.

Begünstigt werden diese Adaptationsvorgänge durch luminale Nährstoffe; bei parenteraler Ernährung wird dagegen eine Hypoplasie beobachtet. Als Resultat ergibt sich unter der Voraussetzung einer oralen Ernährung im Verlauf von Tagen oder Wochen eine Verbesserung der Absorptionsleistung.

Eine Zusammenstellung der pathophysiologischen Gegebenheiten bringt Abb. 4.11.

Klinik. Nach ausgiebiger Dünndarmresektion ist das Auftreten von *Durchfällen* mit Stuhlvolumina bis zu 10 l/Tag in der Initialphase zu erwarten. Hierfür gibt es verschiedene Gründe:

1. Infolge der Malabsorption tritt vermehrt Wasser in den Dickdarm über; hier ist die Rückresorptionsfähigkeit auf etwa 6 l/Tag begrenzt, so daß beim Überschreiten Wasser im Stuhl abgegeben wird.
2. Als Folge der gestörten Aufnahmefähigkeit erscheinen Kalorienträger vermehrt im Kolon; sie werden dort von der Darmflora zu Milchsäure, Fettsäuren etc. abgebaut und induzieren über die Zunahme des intraluminalen osmotischen Drucks bzw. die Abnahme des pH-Werts eine Diarrhö. Ungünstig wird auch der Effekt mancher langkettiger Fettsäuren bewertet, weil sie die Flüssigkeitsaufnahme hemmen.
3. Durch vermehrten Übertritt von Gallensäuren in das Kolon – sei es infolge des Wegfalls von Ileum oder Dekonjugation bei bakterieller Fehlbesiedlung – wird eine Sekretion bzw. Hemmung der Wasserrückresorption verursacht.

Ein weiterer Befund ist das *Malabsorptionssyndrom* mit einer Vielzahl möglicher Symptome wie Anorexie, Hautveränderungen, Tetanie, Anämie (durch Vitamin-B_{12}- oder Eisenmangel), Nachtblindheit, Polyneuropathie, Gerinnungsstörungen etc. Selten entsteht eine Laktatazidose aus dem vermehrten bakteriellen Abbau von Kalorienträgern zu Milchsäure.

Entsprechend findet man bei der *körperlichen Untersuchung* in fortgeschrittenen Fällen am ehesten Zeichen der Dehydratation (Hautturgor, Zunge), der Hypokalzämie (Chvostek-Zeichen etc.) bzw. Tetanie. Purpura, verstärkte Hautpigmentierung etc. sind Spätzeichen.

Diagnostik. Die Beurteilung ist am einfachsten anhand des Beschwerdebildes sowie der Labortests möglich. Wichtige Gesichtspunkte stehen in folgender Übersicht:

Labordiagnostik beim Kurzdarmsyndrom

Test	Aussagen, Konsequenzen
Blutbild	Hypochrome Anämie: Weitere Untersuchungen: Serumeisen, -ferritin; Hyperchrome Anämie: Weitere Untersuchungen: Vitamin B_{12} und Folsäure im Serum
Serumkalzium	Falls erniedrigt, Gabe von Kalzium und Vitamin D; evtl. Messungen der Knochendichte im Abstand von 6–12 Monaten
Elektrolyte im Serum	Entgleisung als Folgen der Diarrhö
Hypoproteinämie	Zeichen der schweren Malnutrition; evtl. Indikation für parenterale Ernährung.
Quick-Test	Pathologischer Ausfall infolge Vitamin-K-Mangel; ggf. Substitution.
Laktose-Toleranztest	Laktoseintoleranz: Ernährung mit laktosefreier Diät.
Stuhlgewicht; Stuhlfett	Zunahme bei Malassimilation
Urinoxalat	Erhöhte Ausscheidung (über 40 mg/24 h) zeigt Gefahr der Steinbildung
Magensekretion	Falls erhöht, Therapie mit H_2-Antagonisten

Therapie. In der *postoperativen Phase* erfolgt eine parenterale Ernährung, wobei besonders sorgfältig die Flüssigkeits- und Elektrolytverluste substituiert werden müssen. Der Übergang auf die *orale Ernährung* geht in der Regel mit einer Zunahme der Durchfälle einher. Anfangs wird man häufige, kleine Mahlzeiten, vorzugsweise in der Form flüssiger Elementardiäten mit Oligosacchariden oder Oligopeptiden (Survimed; Precitene) geben. Möglich ist hier die kontinuierliche Zufuhr über eine Duodenalsonde.

Flüssigkeitsverluste lassen sich am besten mit Elektrolytzuckerlösungen (Elotrans) ausgleichen. Bei Diarrhö haben Fette bisweilen eine günstige Wirkung, insbesondere mittelkettige Triglyzeride (MCT).

Häufig ist die parenterale *Substitution* von Magnesium, Zink, Kalzium, Vitaminen D, E, K, A, B_{12} oder Eisen erforderlich. *Medikamente* werden aus verschiedenen Indikationen gegeben: Histamin-H$_2$-Blocker bei Hypersekretion des Magens; Cholestyramin (Quantalan S 50) und Ursodesoxycholsäure (Ursofalk) bei kompensierter bzw. dekompensierter chologener Diarrhö; wertvoll sind besonders in der Initialphase Antidiarrhoika (Tinctura opii; Loperamid, Imodium); Antibiotika (Tetrazykline) werden bei bakterieller Fehlbesiedelung verordnet.

Nach totaler oder subtotaler Darmresektion kann die dauernde parenterale Ernährung nötig werden. Hierzu ist die Implantation eines zentralvenösen Katheters erforderlich. Von der Industrie werden verschiedene geeignete Infusionslösungen und -systeme angeboten, die auch vom Patienten selbst bzw. von den Angehörigen zu Hause versorgt werden können, und die die Lebensqualität vergleichsweise gering beeinträchtigen. Einzelne Patienten leben auf diese Weise seit Jahren. Die wichtigste Komplikation ist die Kathetersepsis [5].

Umstritten ist der Wert einer Glukokortikoidbehandlung oder von Darmoperationen, bei denen ein kurzes Segment (ca. 10 cm) umgekehrt wird, um die Passage des Chymus zu bremsen.

4.13 Diagnostik bei Verdacht auf eine Dünndarmerkrankung

Das wichtigste Erscheinungsbild der Dünndarmerkrankungen ist die Malabsorption. Je nach dem Schweregrad der Störung klagen die Betroffenen über Durchfälle, Gewichtsabnahme, Müdigkeit oder Depressionen. Es handelt sich hierbei in der Regel um chronische Verläufe mit diskreter Symptomatik. Sie werden deshalb häufiger übersehen.

Akute Enteritiden aus entzündlicher oder toxischer Ursache gehen mit plötzlichem Erbrechen bzw. massiven Diarrhöen einher. Das Ziel ist dabei, das schädliche Agens zu entfernen. Kennzeichnend ist eine Krankheitsdauer von weniger als 2 Wochen. Da in der Regel das Kolon mitbetroffen wird, erfolgt die Besprechung dieser Krankheiten im nächsten Kapitel.

Wegsamkeitsstörungen (Subileus, Ileus) zeigen sich durch akute Schmerzen oder Erbrechen und erfordern stets rasches Handeln (s. 5.15).

Diagnostik des Malabsorptionssyndroms

Neben der gestörten Aufnahme der Nahrungsstoffe (Malabsorption) können auch Störungen der intraluminalen Verdauungsvorgänge (Maldigestion) vorliegen. Beide werden unter dem Begriff „Malassimilation" zusammengefaßt. Mögliche Krankheiten sind in der Übersicht auf S. 184 zusammengestellt.

Anamnese. Das Beschwerdebild ist bei den meisten Fällen nur diskret; dies ist auch der Grund, weshalb die Diagnose öfter nicht gestellt wird. Im Vordergrund stehen bisweilen so unspezifische Zeichen wie Müdigkeit oder Niedergeschlagenheit. Bei genauerem Befragen berichten die Patienten evtl. über eine Zunahme der Stuhlmenge oder über eine geänderte Stuhlkonsistenz; bisweilen werden auch Verstopfungen beobachtet.

Charakteristische Fettstühle mit größeren, hellen, evtl. glänzenden, klebrigen, auf dem Wasser schwimmenden Entleerungen, von welchen sich Öltropfen

1. Krankheiten mit vorwiegender Maldigestion
– Mangel oder Inaktivierung der Pankreasenzyme (exkretorische Pankreasinsuffizienz infolge Entzündung, Neoplasma oder Resektion; Säureinaktivierung der Lipase infolge Zollinger-Ellison-Syndrom; kongenitaler Lipasemangel);
– Mangel an intraluminalen Gallensäuren (intra- und extrahepatische Cholestase; Gallensäurendekonjugation infolge bakterieller Fehlbesiedelung, s. 4.7; Gallensäurenverlust infolge Ileumresektion; M. Crohn des Ileums etc.).
2. Krankheiten mit vorwiegender Malabsorption
– Angeborene Störungen einzelner Funktionen (Disaccharidmalabsorption, s. Kap. 4.10; Enterokinasemangel; Hartnup-Erkrankung; Zystinurie; Tryptophanmalabsorption; angeborener Mangel an Intrinsic Faktor oder beim Transportsystem für Vitamin B_{12}; Abetalipoproteinämie).
– Erworbene Störungen mit Ausfall verschiedener Funktionen (einheimische Sprue; tropische Sprue; M. Whipple; primäres intestinales Lymphom; intestinale Lymphangiektasie; Hypogammaglobulinämie; Dermatitis herpetiformis Duhring; eosinophile Gastroenteritis; Mastozytose; Amyloidose; Strahlenenteritis; Darmresektion; Zirkulationsstörungen; Infektionen einschließlich Tbc; Parasitosen).
3. Krankheiten mit gestörter Digestion und Absorption
Perniziöse Anämie; Sklerodermie; endokrine Erkrankungen (Diabetes mellitus, Hyper- und Hypothyreose; Hypoparathyreoidismus; Glukagonom; Zollinger-Ellison-Syndrom; M. Addison; Karzinoid; Verner-Morrison-Syndrom); Zustand nach Magenresektion.

ausbreiten und erstarren, sind im Vergleich selten. Eine weitere Klage betrifft den Gewichtsverlust: Er ist einerseits die Folge der verminderten intestinalen Aufnahme von Nährstoffen; zum anderen essen die Patienten oftmals weniger, da sie Beschwerden vermeiden wollen.

Von Interesse ist die zeitliche Entwicklung der Beschwerden: Kurze Verläufe mit Durchfällen und Gewichtsabnahme sprechen für ein Neoplasma; Krankheitsepisoden mit relativ symptomarmen Intervallen werden dagegen bei der einheimischen Sprue oder beim M. Crohn beobachtet. Eine häufige Schwierigkeit ist die Abgrenzung zum Reizdarmsyndrom. Hier sind die Beschwerdefreiheit beim Schlafen und die auf ca. 4 begrenzte tägliche Stuhlfrequenz, wobei die Entleerungen vorzugsweise vormittags erfolgen, kennzeichnend.

Leibschmerzen werden bei Dünndarmerkrankungen um den Nabel lokalisiert. Im Rahmen der Malabsorptionssyndrome treten sie nur selten auf. Sie zeigen evtl. Komplikationen wie Perforationen mit Peritonitis oder Abszeßbildungen an. Streng mit der Nahrungsaufnahme und -menge korrelierte Schmerzen findet man als „Angina abdominalis" bei Zirkulationsstörungen; diagnostisch ist das prompte Ansprechen auf Nitroglyzerin hilfreich.

Langjährige Anamnesen lassen an angeborene Erkrankungen denken, wobei insbesondere die Laktoseintoleranz in Betracht kommt. Wichtig sind auch die Angaben über frühere Darmoperationen oder über die regelmäßige Einnahme von Medikamenten. Die Übersicht auf S. 185 oben zeigt Malassimilation auslösende Pharmaka.

Die Angriffspunkte sind dabei unterschiedlich: Kolchizin, Zytostatika, Neomycin oder Äthanol wirken vorwiegend über eine direkte Schädigung der Enterozyten; Cholestyramin oder Aktivkohle besitzen ein starkes Bindungsvermögen und halten Nährstoffe im Lumen zurück; Laxanzien stören die Nährstoff-

Cholestyramin	Biguanide
Laxanzien	p-Aminosalicylsäure
Kolchizin	Aktivkohle
Zytostatika	Äthanol
(6-Merkaptopurin, Methotrexat)	
Antibiotika	
(Neomycin)	

aufnahme, indem sie die Sekretion der Enterozyten anregen oder die Motilität des Dünndarms steigern. Schwerwiegende Wirkungen werden meist durch die großen intestinalen Reservekapazitäten verhindert.

An eine Parasitose oder tropische Sprue sollte bei vorausgegangenen Auslandsreisen gedacht werden.

Körperliche Untersuchung. Folgen einer Mangelernährung sind erst nach längerem und schwerem Krankheitsverlauf zu finden. Hierzu zählen Hautveränderungen mit trockener, schuppender Epidermis, Mundwinkelrhagaden, Nagelformveränderungen. Hinzu kommen seltener Anämie, Purpura, Zeichen der Tetanie, Glossitis, periphere Ödeme, Hypotonie, Kachexie.

Ein Erythema nodosum kennzeichnet bisweilen einen M. Crohn oder eine Yersiniose. Flush und Teleangiektasien sind Begleitsymptome des Karzinoids. Splenomegalie und Vergrößerung regionaler Lymphknoten legen den Verdacht auf ein Lymphom nahe; eine Lebervergrößerung läßt zuerst an ein Malignom denken.

Labortests. Für die Beurteilung der Verdauungsleistungen steht eine Vielzahl von Labortests zur Verfügung. Sie basieren auf der Analyse von Proben des Stuhls sowie des Blutes oder auf dem Ansprechen bei speziellen Belastungstests. Traditionell gilt bei den Dünndarmerkrankungen *dem Stuhl* die besondere Aufmerksamkeit: Wie bereits oben dargestellt, werden die charakteristischen Öl- oder Fettstühle im Vergleich nur selten beobachtet. Am besten ist deshalb die quantitative Stuhlfettbestimmung, wobei unter einer konstanten Nahrungsfettzufuhr über 3 Tage die Ausscheidung gemessen wird.

Beimengungen von Blut – sichtbar oder okkult – weisen auf eine die Schleimhaut destruierende Erkrankung hin. Bei der mikroskopischen Untersuchung einer frischen Stuhlprobe finden sich bei eitrigen Entzündungen reichlich neutrophile, bei der eosinophilen Gastroenteritis auch eosinophile Granulozyten. Weiterhin ist der Nachweis von Parasiten oder Würmern möglich. Stuhl-pH-Werte unter 6 sind Hinweise auf überwiegende Gärung und weisen auf eine Kohlenhydratmalassimilation hin.

Blutuntersuchungen weisen Mangelerscheinungen aus. Von besonderem Interesse sind das rote Blutbild (Anämie), die Spiegel von Eisen, Vitamin B_{12}, Karotin, Folsäure, Kalzium, Phosphor, Natrium, Kalium, Magnesium, Albumin. Ein pathologischer Quick-Test zeigt einen evtl. Vitamin-K-Mangel an.

Die verschiedenen *Funktionstests* wurden bereits im Kap. 4.4 teilweise besprochen, s. auch Tabelle 4.1. Differentialdiagnostisch ist die Abgrenzung einer exokrinen Pankreasinsuffizienz bedeutsam. Als Suchtests kommen hier die Ausscheidung von Chymotrypsin im Stuhl, der Pancreolauryltest sowie die intravenöse Glukosebelastung in Frage. Am empfindlichsten ist die Aussage beim aufwendigeren Sekretin-Pankreozymin-Test (s. 8.4).

Bildgebende Untersuchungsverfahren. Das Duodenum (bis zum unteren Knie) sowie das terminale Ileum sind für die Endoskopie leicht zugänglich. Hier können Proben entnommen und lupenmikroskopisch oder histologisch beurteilt werden. Als Referenzmethode gilt die blinde Dünndarmbiopsie, die mittels einer speziellen Kapsel aus der Gegend des Treitz-Punktes (Übergang Duodenum/Jejunum) entnommen wurde. Die einfachere Möglichkeit ist die endoskopische Biopsie aus dem unteren Duodenum: Nach verschiedenen vergleichenden Untersuchungen dürften beide Methoden übereinstimmende Resultate erbringen. Die diagnostische Wertigkeit der Dünndarmbiopsie steht in der folgenden Übersicht [8]:

1. Krankheiten, bei denen die Biopsie stets diagnostischen Wert besitzt:
   Einheimische Sprue; M. Whipple; Abetalipoproteinämie; Agammaglobulinämie.
2. Krankheiten, bei denen die Biopsie diagnostischen Wert haben kann:
   Intestinales Lymphom, intestinale Lymphangiektasie; eosinophile Gastroenteritis; systemische Mastozytose; Parasitosen (Lambliasis!); Amyloidose; M. Crohn; Hypo- und Dysgammaglobulinämie.
3. Krankheiten, bei denen die Biopsie pathologische Befunde ohne spezifischen diagnostischen Wert zeigen kann:
   Tropische Sprue; Vitamin-B_{12}-Mangel; Folsäuremangel, Strahlenenteritis; Zollinger-Ellison-Syndrom; bakterielle Fehlbesiedelung; Malnutrition; Medikamentenwirkungen (Antimetabolite, Neomycin).
4. Krankheiten mit unauffälliger Biopsie:
   Postgastrektomiesyndrom ohne Dünndarmerkrankung; exokrine Pankreasinsuffizienz; Zirrhose; Reizdarm; Disaccharidasemangel.

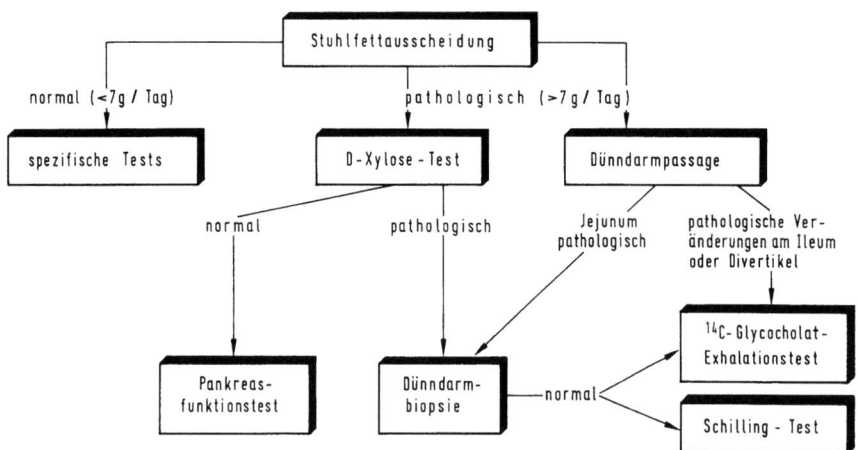

Abb. 4.12. Diagnostische Strategie beim Malassimilationssyndrom. Die Orientierung erfolgt hier nach der Stuhlfettausscheidung. (Nach [2])

Die *Röntgenuntersuchung* des Dünndarms erfolgt am besten nach der Sellink-Technik (s. 1.6.2.3). Darstellbar werden hier Divertikel, Strikturen, Stenosen, blinde Schlingen, Fisteln; weiter ergeben sich evtl. Anhaltspunkte für die folgenden Krankheiten:

Einheimische Sprue; Ileitis terminalis bei M. Crohn; M. Whipple; intestinales Lymphom; intestinale Lymphangiektasie; Tbc. Eine weitere Möglichkeit ist die Angiographie, die bei blutenden Läsionen, bei Zirkulationsstörungen oder Neoplasmen indiziert sein kann.

Kürzlich wurde ein Schema für das diagnostische Vorgehen beim Malassimilationssyndrom angegeben [2]. Es orientiert sich an der Stuhlfettausscheidung und erlaubt die Differenzierung in wenigen Schritten (Abb. 4.12):

Literatur

1. Amman R (1957) Zur Differentialdiagnose, Pathogenese und Ätiologie des Morbus Whipple. Helv Med Acta 241:118
2. Caspary WF (1982) Das Malabsorptionssyndrom. Dtsch Ärztebl 79:37–47
3. Dicke WK, Weijers HA, van de Kamer JH (1983) Coeliac disease, presence in wheat of a factor having deleterious effect in cases of coeliac disease. Acta Paediatrica 42:34–42
4. Lessof MH, Wraith DG, Merrett TG (1980) Food allergy and intolerance in 100 patients – local and systemic effects. Q J Medicine 195:259–271
5. Morris JA, Selivanov V, Sheldon GF (1983) Nutritional management of patients with malabsorption syndrome. Clin Gastroenterol 12:463–474
6. Newcomer AD, Hofmann AF, DiMagno EP (1978) Triolein breath test: a sensitive and specific test for fat malabsorption. Gastroenterology 76:6–13
7. Tabaqchali S, Booth CC (1967) Relationship of the intestinal bacterial flora to absorption. Br Med Bull 23:285–290
8. Trier JS (1971) Diagnostic value of peroral biopsy of the small intestine. N Engl J Med 285:1470–1473
9. Van de Kamer JH, Heunik HTB, Weyers HA (1949) Rapid method for the determination of fat in feces. J Biol Chem 177:347–355

5 Dickdarm

Der Dickdarm bildet das Ende des Gastrointestinaltrakts. Hier findet im Zusammenwirken mit der reichlich vorhandenen Darmflora der weitere Abbau der unverdauten Speisereste statt; außerdem werden die Fäzes ausgetrocknet und für die Ausscheidung vorbereitet. Erkrankungen betreffen vorwiegend Entzündungen und − zunehmend − Geschwülste. Häufig sind auch Verstopfung und Divertikelbildungen. Die Beschwerden sind vorwiegend Schmerzen im Bereich des Kolons oder um die Mitte des Unterbauchs, Durchfälle bzw. Verstopfungen und Blutungen.

5.1 Embryologie, Mißbildungen

Ab dem 3. Embryonalmonat wird das Kolon in die Rotationsbewegungen des aus der Bauchhöhle verlagerten Darms einbezogen. Hieraus können Anomalien der Lage resultieren, welche jedoch beim Erwachsenen nur selten klinische Bedeutung erlangen, s. 4.1. Spezifische Entwicklungsstörungen sind das Megakolon infolge Aganglionose (M. Hirschsprung) sowie verschiedene anorektale Anomalien, welche bei der Geburt diagnostiziert werden.

Das angeborene Megakolon kann in seltenen Fällen erst im Erwachsenenalter manifest werden (Abb. 5.1). Die Abgrenzung gegenüber anderen Erkrankungen, welche mit Obstipation, Erweiterung und evtl. Verlängerung des Kolons einhergehen − Laxanzienabusus, neurologische Störungen, schmerzhafte Analerkrankungen, Wegsamkeitsstörungen, Kolonmuskelkrankheiten, metabolische Entgleisungen, psychogene Störungen etc. − ist manchmal schwierig. Als diagnostische Methoden werden die Manometrie, Myographie sowie der histochemische bzw. biochemische Nachweis der Verminderung von Azetylcholinesterase in Schleimhautproben herangezogen.

5.2 Anatomie

Das Kolon ist ein ca. 1,30 m langer Schlauch am Ende des Gastrointestinaltrakts. Der Übergang vom Dünndarm wird durch die Bauhin-Klappe gebildet. Es folgen das Zökum mit dem Wurmfortsatz, Colon ascendens, Colon transversum, Colon descendens, Colon sigmoideum, Rektum sowie der Anus (Abb. 5.2).

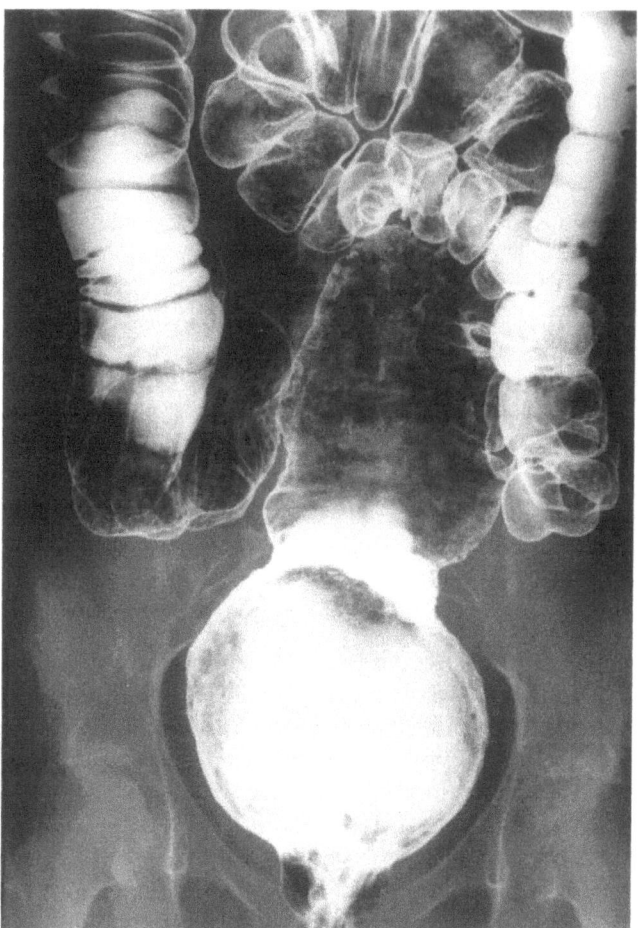

Abb. 5.1. Röntgenkontrasteinlauf bei Megacolon congenitum (M. Hirschsprung). Selten manifestiert sich diese angeborene Fehlbildung des intramuralen Nervensystems wie bei dem vorliegenden Fall erst im Erwachsenenalter. Hier fehlen im Bereich des terminalen Rektums Ganglienzellen, wodurch eine geordnete propulsive Motilität verhindert wird. Als Folge kommt es zur monströsen Erweiterung des proximal gelegenen Dickdarmsegments mit Retention der Fäzes

Der Durchmesser nimmt nach kaudal ab. Der Dickdarm liegt zum größten Teil intraperitoneal, wobei das Colon transversum und das Colon sigmoideum die größte Mobilität erreichen.

Lediglich Rektum und Anus sind extraperitoneal: Der Übergang in die Bauchhöhle ist etwa 12 cm vom Darmausgang entfernt und wird als scharfer Knick markiert. Die Wand des Dickdarms enthält wie die des Dünndarms 3 Muskelschichten; allerdings ist die Längsmuskulatur in 3 getrennten Streifen, den Tänien, angelegt. Zwischen den Tänien finden sich regelmäßig angelegte Vorwölbungen, die sog. Haustren, welche durch Falten getrennt sind.

Bei der *Wand* des Dickdarms kann man analog zum übrigen Gastrointestinaltrakt außen die Serosa, dann die Muskelschicht, die gefäß- und bindege-

Anatomie

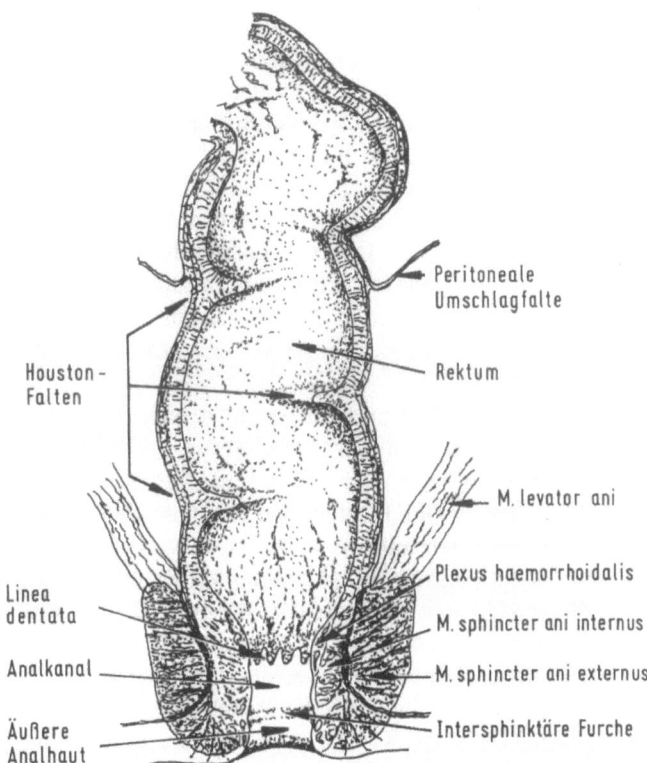

Abb. 5.2. Anatomie des Rektum und Anus. In diesem Teil des Dickdarms manifestieren sich am häufigsten die Krankheiten. Die Diagnostik ist insofern erleichtert, als sich diese Region problemlos endoskopisch (Rektoskopie, Sigmoidoskopie) beurteilen läßt. (Nach [9])

websreiche Submukosa und schließlich als innere Oberfläche die Mukosa, welche durch eine dünne Muskelmembran, die Muscularis mucosae, abgetrennt wird, unterscheiden. Serosa findet sich nur bei den intraperitoneal gelegenen Anteilen.

Die Mukosa ist im Gegensatz zum Dünndarm flach. Sie setzt sich aus zahlreichen, senkrecht zur Oberfläche eingestellten Krypten zusammen, die gestreckt verlaufen und bis etwa 0,7 mm in die Tiefe reichen. An der Oberfläche finden sich vorwiegend zur Resorption befähigte Zylinderzellen; in den Krypten existieren dagegen Becherzellen, Vorstufen der Oberflächenzellen, sowie — vereinzelt — endokrine, enterochromaffine Zellen. Die Becherzellen sezernieren Schleim, der die Oberflächen bedeckt. Ihre Masse liegt in einer ähnlichen Größe wie das exokrine Pankreas. Die unter dem Epithel gelegene Lamina propria enthält ähnlich wie beim Dünndarm Lymphozyten, Plasmazellen, Mastzellen, Makrophagen, Eosinophile und Fibroblasten.

Besonders zahlreich sind Lymphfollikel. Sie besitzen einen Durchmesser von 0,5—1 mm und haben oft eine enge topographische Beziehung zur Darmoberfläche. Sie gleichen damit in mancher Hinsicht den Peyer-Plaques des Dünndarms.

Die oberflächlichen *Zylinderzellen* haben auf der Lumenseite bewegliche, fingerförmige Ausstülpungen (Mikrovilli), die die Fläche um den Faktor 15—25 vergrößern. Darunter enthält das Zytoplasma zahlreiche charakteristische glykoproteinreiche Vesikel, deren Funktion ungeklärt ist.

Von großem klinischem Interesse sind *Gefäßversorgung* und *Innervation* des Kolons. Bemerkenswert ist in diesem Zusammenhang die Gegend der linken Kolonflexur, weil hier die Grenze zwischen der Blutversorgung aus der A. mesenterica superior und A. mesenterica inferior sowie der Innervation durch den N. vagus und des sakralen parasympathischen Nerven verläuft. Arterien und Venen bilden jeweils, bevor sie den Darm erreichen, Anastomosen („Arkaden"), wodurch bei Ausfall eines Gefäßes die ausreichende Zirkulation gesichert ist (s. Abb. 5.17).

Eine gefährdete Region ist offenbar die Grenzzone an der linken Kolonflexur: Hier werden häufiger arterielle Durchblutungsstörungen beobachtet („ischämische Kolitis"). Die Venen laufen etwa den Arterien parallel; das Blut wird schließlich in der Pfortader gesammelt und erreicht nach Durchströmen der Leber die V. cava inferior.

Der Enddarm nimmt insofern eine Sonderstellung ein, als er direkte Gefäßverbindungen zu den Iliacagefäßen besitzt. Das Kolon wird auch durch ein reich verzweigtes Lymphgefäßnetz drainiert. Bemerkenswerterweise reicht es nur bis zur Muscularis mucosae, die Lamina propria und das oberflächliche Epithel besitzen keinen direkten Anschluß an Lymphgefäße. Dieser Befund mag erklären, weshalb Kolonkarzinome relativ spät lymphogen metastasieren. Die Lymphbahnen folgen den Blutgefäßen und sammeln sich schließlich bei der Cysterna chyli zum Ductus thoracicus. Sie werden sowohl am Kolon, am Mesenterium als auch prävertebral von vielen Lymphknoten begleitet. Der Enddarm nimmt auch hier insofern eine Sonderstellung ein, als die Lymphgefäße direkten Anschluß an die übrigen Beckenlymphgefäße gewinnen.

Der Dickdarm besitzt wie der übrige Gastrointestinaltrakt intramurale Nervengeflechte (Auerbach-Plexus, Meissner-Plexus), die die Funktionen der glatten Muskulatur, der Gefäße und der Drüsen steuern, bzw. sensible Reize aufnehmen. Hinzu kommen Einflüsse des vegetativen Nervensystems (s. 5.3).

Das *Zökum* erscheint von der Ebene des ileozökalen Übergangs aus als nach kaudal gerichteter, blind endender Sack. Das terminale Ileum schließt in annähernd rechtem Winkel an, wobei an der Übertrittsstelle die Bauhin-Klappe angelegt ist. Sie wirkt als Sphinkter, um den Reflux von Material aus dem Kolon zu verhindern.

Obgleich im einzelnen Fall erhebliche Formabweichungen festgestellt werden, kann man in der Regel eine schlitzförmige Öffnung, die von 2 wulstartigen Lippen gebildet wird, finden. Der Wurmfortsatz ist distal der Bauhin-Klappe angelegt. Am einfachsten findet man ihn anhand der 3 Tänien, die an der Appendixbasis zusammenkommen.

Das *Rektum* und der *Analkanal* bilden das Ende des Dickdarms, wobei der Analkanal von der gestreckten Achse nach dorsal abweicht. Von klinischer Bedeutung ist die Lagebeziehung zur Bauchhöhle: Das obere Drittel des Rektums liegt intraperitoneal, das mittlere Drittel wird lediglich ventral mit Peritoneum bedeckt und das untere Drittel erscheint extraperitoneal. Im Lumen des Enddarms sind 3 horizontale Querfalten zu finden, die aus Ringmuskulatur gebildet werden (s. Abb. 5.2).

Der Analkanal ist etwa 3 cm lang. Hier erfolgt der Verschluß des Kolons, wobei Muskelzüge des inneren Sphinkters aus glatter, unwillkürlicher Muskulatur und des äußeren Sphinkters aus willkürlicher, quergestreifter Muskulatur zusammenwirken (s. Abb. 5.2). Ein weiterer Abschluß wird durch das hämorrhoidale Venengeflecht erreicht. Die kaudalste Rektumschleimhaut bildet kurze, in den Analpapillen endende Längsfalten („Columnae Morgagni"). Der Übergang zum Plattenepithel des Analkanals ist an der perlmuttartig glänzenden Farbe bei der Endoskopie erkennbar („Linea dentata"). Hier markiert sich auch die Grenze der mit Schmerzrezeptoren ausgestatteten Haut.

5.3 Physiologie

Trotz vielfältiger Bemühungen ist die Funktionsweise des Dickdarms noch weitgehend ungeklärt. Ein Grund ist die große Variabilität des Organs bei den verschiedenen Tierspezies, so daß tierexperimentelle Ergebnisse nur mit Vorbehalten auf den Menschen übertragen werden können [3]. Unklar ist vor allem der Beitrag der Darmflora, die offenbar einen Teil der Funktionen ermöglicht. Für den Menschen ist die Bedeutung des Dickdarms eher gering: Die totale Entfernung ist mit einer normalen Lebenserwartung vereinbar; ungünstige Folgen betreffen allenfalls vermehrte Flüssigkeits- und Kochsalzverluste sowie das erhöhte Risiko einer Nierensteinbildung. Vereinfacht lassen sich folgende Dickdarmfunktionen unterscheiden:

1. Der Transport der Fäzes, deren Speicherung und – schließlich – geregelte Entleerung. (Bei Tieren bedeutet die Kontrolle der fäkalen Duftstoffe einen wichtigen Schutz vor Feinden.)
2. Die Extraktion von Wasser und Elektrolyten aus den Fäzes. Hierdurch wird allein das Überleben unter trockenen Bedingungen ermöglicht.
3. Die Absorption von Nährstoffen aus dem Stoffwechsel der im Übermaß vorhandenen Darmflora.

Alle diese Funktionen können im Rahmen von Krankheiten oder einer medikamentösen Therapie gestört sein.

5.3.1 Dickdarmbewegungen

Die mittlere Strömungsgeschwindigkeit der Fäzes im Kolon beträgt lediglich 1–2 cm/h. Die Bewegungen der einzelnen Partikel sind jedoch infolge der peristaltischen Knet- und Schiebevorgänge wesentlich größer. Auch gibt es Unterschiede in den verschiedenen Abschnitten des Dickdarms:

Im proximalen Teil finden sich vorwiegend ringförmige Kontraktionen, die eine rhythmische Antiperistaltik bewirken und so den Darminhalt zum Zökum schieben, wo er für längere Zeit verbleibt. Ein Reflux in den Dünndarm wird dabei durch die Bauhin-Klappe verhindert.

Im mittleren Kolon dominieren ringförmige Kontraktionen, die die Fäzes aufteilen und langsam nach aboral befördern. Die Hauptaktivität am Ende des Dünndarms ist eine kräftige Kontraktion, die nach nervaler Stimulation die Entleerung herbeiführt.

Die *Regulation* der Dickdarmbewegungen ist nur ungenau erforscht. Es werden muskuläre, nervale und hormonale Einflüsse unterschieden. Bewegungen des rechten bzw. mittleren Dickdarms werden möglicherweise von einem – hypothetischen – Schrittmacher im Querkolon gesteuert (Abb. 5.3). Nervale Faktoren sollen dagegen im linken Kolon bei Massenbewegungen und bei der Darmentleerung dominieren. Hierbei sind stimulierende Reize in der Regel cholinerg; Hemmwirkungen werden dagegen meist über nichtadrenerge Nerven vermittelt. Hormonwirkungen auf die Kolonmotilität sind bei physiologischen Spiegeln bisher nicht nachgewiesen worden.

Die Dickdarmmotilität kann anhand der intraluminalen Drücke oder der myoelektrischen Aktivität erfaßt werden. Beide Verfahren werden für physiologische Studien als auch für die Diagnostik verwendet. Die Passage der Fäzes durch das Kolon läßt sich in einfacher Weise mit oral gegebenen, kleinen, im Röntgenbild sichtbaren Markern studieren.

Eine Passagebeschleunigung erfolgt durch eine vermehrte Füllung, beispielsweise bei ballaststoffreicher Kost. Eine Anregung der Kolonbewegungen wird

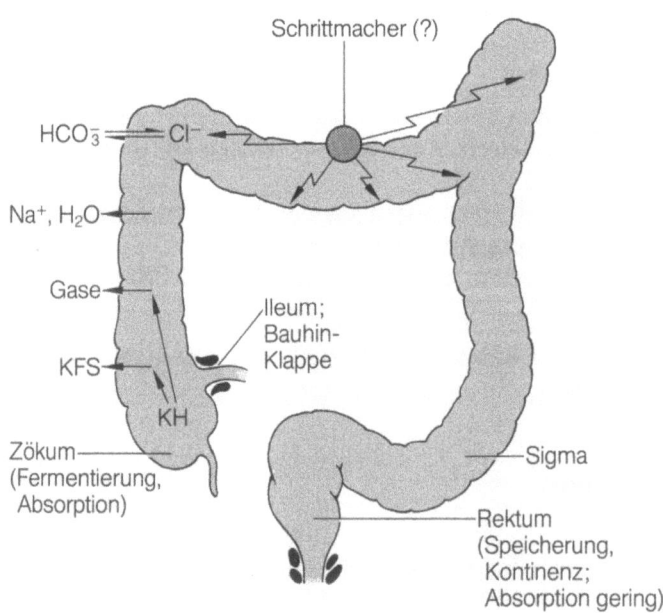

Abb. 5.3. Funktionelle Gliederung des Dickdarms. Im rechten Kolon finden vorwiegend bakterielle Abbauvorgänge statt; im linken Kolon erfolgt dagegen die Speicherung bzw. die Vorbereitung der Ausscheidung. (*KH* Kohlenhydrate; *KFS* kurzkettige Fettsäuren) (Weitere Einzelheiten s. Text) (Nach [15])

Tabelle 5.1. Medikamente mit Wirkung auf die Kolonmotilität

Anregung	Hemmung
Metacholin	Atropin
Betanechol	Butylscopolamin
Neostigmin	Noradrenalin
Laxanzien	Papaverin
Meperidin	Mebeverin
Cholezystokinin	Opiate
Serotonin	Glukagon
Thyroxin, Trijodthyronin	
Prostaglandin E_1	
Guanethidin, Phentolamin	

im Zusammenhang mit der Nahrungsaufnahme („gastrokolischer Reflex") oder mit sportlicher Betätigung beobachtet. Die Motilität wird auch von verschiedenen Medikamenten beeinflußt. Einen Überblick gibt Tabelle 5.1. Die Angriffspunkte sind bei den einzelnen Wirkstoffen unterschiedlich bzw. nicht genau bekannt. Teilweise werden die einzelnen Darmabschnitte oder Muskelschichten verschieden betroffen.

Von besonderem Interesse sind die Einhaltung der *Kontinenz* und die *Defäkation*. Am Darmausgang befinden sich hierzu ein äußerer, willkürlich und ein innerer, autonom innervierter Sphinkter (s. 5.2). Sie bilden einen 2,5–3 cm langen Verschluß. Stuhlgang entsteht, wenn im Rektum etwa 100 ml Fäzes oder ein Druckanstieg von ca. 18 mm Hg registriert werden. Gleichzeitig erschlafft der innere Sphinkter, während der äußere Sphinkter sich kontrahiert. Hierdurch wird eine ungewollte Defäkation verhindert. Soll keine Entleerung erfolgen, so werden die Fäzes in das Colon descendens zurückgeschoben und dort gespeichert. Das Rektum enthält in der Regel nur geringe Mengen Stuhl, wobei durch den M. puborectalis nach kranial zum Sigma ein Ventilverschluß eingestellt wird.

Material im Rektum, z. B. Suppositorien, werden durch einen Druckgradienten in das Sigma transportiert. Zu einer Entleerung kommt es, wenn 150–200 ml Fäzes in das Rektum geschoben wurden oder wenn der Druck um 55 mm Hg angestiegen ist. Bei diesen Werten findet eine durch den Willen nicht mehr beherrschbare Relaxierung des äußeren Sphinkters statt. Die Defäkation wird durch eine maximale Anspannung des Zwerchfells und der Bauchmuskulatur unterstützt, wodurch der intraabdominelle Druck um 100–200 mm Hg ansteigen kann. Schließlich wird die Austreibung durch die Längskontraktion des Rektums sowie die Kontraktion der Beckenbodenmuskulatur und der damit verbundenen Anhebung des Anus erleichtert. Am günstigsten wird die Hockstellung befunden. Größere Stuhlmengen lassen sich leichter absetzen als kleine.

Die Innervation des inneren Sphinkters geschieht über die endogenen Nervengeflechte im Zusammenwirken mit dem vegetativen Nervensystem (s. 5.2). Die Entleerung wird durch Stimulation des Parasympathikus angeregt, beispielsweise auch durch Parasympathikomimetika. Die Nervenversorgung des äußeren Sphinkters erfolgt über Sakralnerven bzw. den N. pudendus.

Bei einer *Querschnittslähmung* fällt die willkürliche Kontrolle des äußeren Schließmuskels fort: Die Defäkation wird bei dieser Situation allein vom Sphinkter internus kontrolliert, d. h. bei ausreichendem Volumen oder Druck im Rektum (s. oben) wird gleichsam automatisch Stuhl entleert.

Störungen der Kolonmotilität betreffen die Diarrhö, die Obstipation, die Divertikulose und das Reizdarmsyndrom. Bei *Durchfall* findet sich eine rasche Passage der Fäzes bei nur geringen Änderungen der intraluminalen Drücke und myoelektrischen Aktivität. *Verstopfung* geht dagegen mit verstärkter Segmentierung, Zonen hohen intraluminalen Drucks sowie exzessiver Absorption von Natrium und Wasser einher. Die *Divertikulose* ist vorwiegend eine Störung im Sigmabereich mit vermehrter Segmentierung, erhöhtem intraluminalem Druck und vermindertem Stuhlgewicht. Es wurden charakteristische myoelektrische Veränderungen beschrieben, die nach ballaststoffreicher Kost verschwanden. Beim *Reizdarmsyndrom* wurden allgemein erhöhte Drücke gefunden; als Ursache werden psychische Faktoren diskutiert.

5.3.2 Absorption und Sekretion

Der Dickdarm erhält täglich etwa 1000 ml Chymus aus dem Dünndarm. Hiervon erscheinen 100–150 ml in eingedickter Form mit dem Stuhl. Bei den festen Bestandteilen handelt es sich überwiegend um Bakterien, deren Wachstum durch die unverdauten Nahrungsbestandteile (vorwiegend Kohlenhydrate) erst ermöglicht wird.

Die Funktion des Dickdarms besteht somit einerseits in der *Austrocknung* der Fäzes, wodurch die Wasserverluste mit dem Stuhl gering bleiben (s. Abb. 5.3). Die Konsistenz des Stuhls wird vom Wassergehalt bestimmt: Sind weniger als 75% enthalten, ist sie fest; bei 80% ist sie weich und geformt; bei 85% breiig, bei über 90% Wassergehalt ist der Stuhl flüssig.

Eine weitere Funktion ist die Absorption von *Natrium* und *Chlorid*. Auf diese Weise werden die Kochsalzverluste mit dem Stuhl geringer gehalten als die Zufuhr mit der Nahrung. Als treibende Kraft wirkt eine „Natriumpumpe" an der basolateralen Membran der oberflächlichen Epithelzellen, die durch Verbrauch von chemischer Energie (ATP) einen intrazellulären relativen Natriummangel erzeugt und so den Übertritt von Natriumionen aus dem Lumen begünstigt. Im Gegensatz zum Dünndarm wird dieser Vorgang nicht durch Glukose, Galaktose oder Aminosäuren stimuliert. Mineralokortikoide steigern dagegen die Natriumaufnahme. Die Aufnahme von Chlorid geschieht passiv unter der Einwirkung von Carboanhydrase im Austausch gegen Bikarbonat. Die Aufnahme von *Wasser* erfolgt passiv zusammen mit Natrium und Chlorid.

Aus dem *bakteriellen Abbau* der unverdauten Nahrungsstoffe einschließlich der Ballaststoffe entstehen kurzkettige Fettsäuren: Essigsäure, Buttersäure, Propionsäure bzw. deren Salze. Sie werden rasch absorbiert und ermöglichen die maximale Ausnutzung der Nahrungsenergie. In ähnlicher Weise können fettlösliche Vitamine und Aminosäuren gebildet und aufgenommen werden. Etwa

20% oder 6−9 g des endogen anfallenden Harnstoffs erscheinen täglich im Kolon, wobei der größte Teil direkt durch die Schleimhaut übertritt. Unter der Einwirkung von bakterieller Urease entstehen Ammoniak bzw. NH_4^+-Ionen, die zurück in das Blut diffundieren.

Die aufgenommenen Ammoniumionen können in der Leber zur Neusynthese von Aminosäuren dienen, was bei Malnutrition eine Bedeutung haben dürfte. Eine verminderte Einschwemmung aus dem Darm resultiert bei niedrigem intraluminalem pH-Wert, wie er beispielsweise durch die Umstimmung der Darmflora im Rahmen einer Laktulosebehandlung erreicht wird. Eine weitere Möglichkeit ist die Darmsterilisation durch Antibiotika, z. B. Neomycin. Beide Prinzipien finden bei der Therapie der Leberinsuffizienz, bei welcher die „Belastung" der Leber vermindert werden soll, Anwendung.

Gase entstehen ebenfalls aus dem bakteriellen Stoffwechsel: Durchschnittlich sind es 35 ml/h, wobei im gesamten Kolon etwa 100 ml enthalten sind. Etwa $1/7$ wird absorbiert und über die Lungen abgeatmet; der Rest erscheint als Flatus. In erster Linie handelt es sich um Wasserstoff und bei einem Drittel der Bevölkerung um Methan. Hinzu kommen die aus der Luft mit dem Schlucken aufgenommenen Gase.

Der fäkale Geruch wird durch geringe Beimengungen von Schwefelwasserstoff erreicht. „Blähungen" sind nur selten auf einen erhöhten Gasgehalt im Gastrointestinaltrakt zurückzuführen. Eine mögliche Ursache ist die erhöhte bakterielle Aktivität infolge einer Fehlbesiedelung im Dünndarm oder einem vermehrten Anfall von abbaufähigen Kalorienträgern (Ballaststoffe; Stachyose und Raffinose in Kohlgemüsen; Laktose bei Laktasemangel). Als Begleitsymptom findet sich − sofern keine Wegsamkeitsstörung vorliegt − ein größerer Abgang von Gasen durch den After (Flatulenz). Bei elektrochirurgischen Eingriffen am Kolon, z. B. der endoskopischen Polypektomie, muß mit der Möglichkeit der Gasexplosion gerechnet werden. Aus diesem Grund ist die vorherige Gabe von CO_2 sinnvoll.

Die Abgabe von Gasen durch den Anus kann unabhängig von der Relaxierung der Schließmuskel erfolgen, sofern der Druckgradient zur Atmosphäre ausreicht: Es genügt eine schmale Öffnung, die die Passage von Stuhl nicht ermöglicht. Gegebenenfalls entstehen Schwingungen des Anus, die als Töne hörbar werden.

Nach der geltenden Meinung finden die bakteriellen Abbauvorgänge zur Hauptsache im rechten Kolon, insbesondere im Zökum, statt. Die Bedeutung des Zökums wird auch beim Vergleich mit anderen Tierspezies deutlich: Es ist bei Pflanzenfressern oder Allesfressern meist groß ausgebildet; Fleischfresser, die nur wenig unverdauliches Material aufnehmen, besitzen dagegen ein Kolon, das einem gestreckten Schlauch mit unscheinbarem Zökum ähnelt. Die Absorption erfolgt beim Menschen entsprechend im rechten Kolon, während das linke Kolon mehr der Speicherung bzw. Vorbereitung zur Entleerung dient (s. Abb. 5.3).

Der Dickdarm besitzt neben der Fähigkeit zur Absorption auch sekretorische Eigenschaften. Dies wird zuerst bei der Betrachtung der Schleimhaut deutlich: Sie ist dicht mit Drüsen besetzt, die einen zähflüssigen *Schleim* aus verschiedenen Glykoproteinen und Immunglobulin-A absondern. Die Frage, inwieweit dieser Mukus allein die Gleitfähigkeit an der Dickdarmoberfläche verbessern soll, oder ob er beispielsweise Schutzfunktionen ausübt bzw. der Ernährung anaerober Bakterien dient, ist bisher unbeantwortet. Eine Anregung der Schleimsekretion ist durch mechanische Irritation der Darmoberfläche oder durch nervale, cholinerge Einflüsse möglich.

Neben der Schleimsekretion wird unter dem Einfluß verschiedener Reize eine *Flüssigkeitssekretion* beobachtet. Es handelt sich hierbei um ein isotones Ultrafiltrat des Plasmas mit einem relativ hohen Gehalt an Bikarbonat. Sie ist in mancher Hinsicht der oben dargestellten Absorption entgegen gerichtet und führt — abhängig von der Stärke des Sekretionsreizes — zu einer geringeren Austrocknung der Fäzes oder zu wäßrigen Durchfällen (sekretorische Diarrhö). Dies wird anhand der physiologischerweise in den Dickdarm übertretenden *Gallensäuren* deutlich: Obgleich es sich um eine relativ geringe Menge handelt — etwa 5—20% des Gallensäurenpools, wovon, nachdem ein Teil abgebaut bzw. absorbiert wurde, ca. 0,3—0,6 g täglich im Stuhl erscheinen — verhindern sie eine zu starke, durch Wasserentzug bedingte Verfestigung des Stuhls. Als Beispiele für zu geringe intraluminale Gallensäurenkonzentrationen können die Obstipation bei Therapie mit Cholestyramin, einem Ionenaustauscherharz mit starker Bindungsfähigkeit von Gallensäuren, oder der Gallensäurenmangel infolge Cholestase dienen.

Ein Übermaß an Gallensäuren mit resultierender „chologener" Diarrhö erscheint nach Resektion bzw. Erkrankung des terminalen Ileums im Kolon. Ein zusätzlicher Sekretionsreiz entsteht gegebenenfalls durch intraluminale langkettige *Fettsäuren* als Folge einer auf den Gallensäurenmangel zurückführbaren Malassimilation. Die sekretorischen Effekte einzelner Gallensäuren sind unterschiedlich: Besonders wirksam sind Dihydroxygallensäuren; Ursodesoxycholsäure, die für die medikamentöse Auflösung von Cholesteringallensteinen eingesetzt wird, führt dagegen zu keiner Diarrhö.

Bakterielle Endotoxine stimulieren eine Sekretion sowohl im Dünndarm als auch im Dickdarm über einen Wirkmechanismus mit zyklischem AMP. Beispiele sind pathogene Kolibakterien und Vibrio cholera. Ein ähnlicher Effekt soll auch der sekretorischen Diarrhö durch *Hormone* wie VIP oder ADH zugrundeliegen. Schließlich sei auf vornehmlich als Sekretagoga wirkende Laxanzien, z. B. Rhizinusöl, hingewiesen.

Absorption oder Sekretion sind an eine ausreichende *Kontaktzeit* mit dem Koloninhalt gebunden. Unter physiologischen Bedingungen können stündlich etwa 250 ml Wasser aufgenommen werden. Wird infolge einer übermäßigen Zufuhr von Flüssigkeit aus dem Dünndarm diese Menge überschritten, so kommt es zur teilweisen Wasserausscheidung im Stuhl. In der Praxis wird dieses Prinzip zur Darmspülung als Vorbereitung für die Koloskopie verwendet, wobei die Patienten innerhalb kurzer Zeit ca. 4—6 l einer Salzlösung trinken (s. 1.5.2).

5.4 Funktionsstörungen

Funktionsstörungen (syn. funktionelle Störungen) des Dickdarms zählen zu den häufigsten Beschwerden in der ärztlichen Praxis. Definitionsgemäß gehen sie ohne faßbare Organveränderungen einher.

5.4.1 Reizdarm

Der Reizdarm (Reizdarmsyndrom, Reizkolon, spastisches Kolon, Colica mucosa, Colon irritabile, irritables Kolon) ist gekennzeichnet durch Kolonschmerzen, Durchfälle, Verstopfung – evtl. im Wechsel auftretend – sowie durch Abgänge von Schleim. Häufige Begleiterscheinungen sind Blähungen, Völlegefühl, Sodbrennen, Übelkeit, Aufstoßen. Hinzu kommt möglicherweise eine Fülle von extraintestinalen Erscheinungen: Schlafstörungen, Schwitzen, Herzklopfen, linksseitige Thoraxschmerzen, Kopfschmerzen, Halsdruck, Dysurie etc.
Als charakteristisch kann der Wechsel der Beschwerden gelten, wenn sich neben stunden- oder tageweiser Symptomfreiheit auch Lokalisation und Stärke ändern. Diese Tatsache führt häufig zur Beunruhigung des Betroffenen.
Bei der *Entstehung* des Reizdarms werden psychische Faktoren diskutiert, die allerdings nur ungenau objektiviert werden konnten. Ein häufiger Befund kann eine Lebenssituation sein, in der der Betroffene eine Entscheidung zwischen 2 Möglichkeiten treffen muß. Am Kolon konnte eine Reihe zum Teil widersprüchlicher Befunde erhoben werden:
So wurden eine erhöhte myoelektrische Aktivität und eine verlängerte postprandiale Kontraktionsantwort beschrieben; bei dosierter Luftinsufflation in den Dickdarm kam es bei den Patienten schneller zum Auftreten von Schmerzen, was für eine gesteigerte Schmerzempfindlichkeit spricht. Dieses Verhalten läßt sich auch bei der Koloskopie bzw. beim Kontrasteinlauf beobachten, wobei über besonders heftige Schmerzen geklagt wird.

Klinik. Für die Diagnose ist die sorgfältige Erhebung der Anamnese nötig, wobei es in erster Linie um den Ausschluß ähnlicher Organerkrankungen gehen muß. Kennzeichnend sind die meist langjährige Erkrankung und der Wechsel des Beschwerdebildes. Aus praktischen Gründen kann es sinnvoll sein, die häufigere mit einer vorwiegenden *Obstipation* einhergehende Verlaufsform von der *diarrhöischen Form* abzugrenzen. *Schmerzen* werden ungenau empfunden und wechseln oft die Lokalisation. Kennzeichnend soll sein, daß mit dem Schmerzbeginn evtl. weiche Stühle abgesetzt werden, wodurch die Beschwerden gebessert werden. Hauptlokalisationen sind die Flexuren und das Sigma. Bisweilen finden sich auch in den linken Arm ausstrahlende Thoraxschmerzen.
Bei vorwiegender Obstipation werden meist unter erheblichen Schmerzen schafkotähnliche, kleinkalibrige harte Stühle abgesetzt. Häufig ist ein Laxanzienabusus. Durchfälle sind in der Regel breiig oder wäßrig. Bisweilen finden sich Beimengungen von Schleim oder unverdauten Speiseresten, was die Betroffenen sehr beunruhigen kann.

Die *körperliche Untersuchung* verläuft in der Regel unauffällig. Gelegentlich ist das Kolon bei der Palpation als Walze zu tasten und mäßig druckempfindlich.

Diagnostik. Das Ziel der diagnostischen Bemühungen ist der Ausschluß einer möglichen organischen Erkrankung. Bei einer charakteristischen Anamnese dürften in der Regel wenige orientierende Untersuchungen genügen: Blutsenkung, Blutbild, Stuhldiagnostik (Blut, pH-Wert, Parasiten); darüber hinaus sollten eine Koloskopie bzw. ein Kontrasteinlauf sowie eine Sonographie des Abdomens durchgeführt werden. Bei Oberbauch- bzw. Thoraxbeschwerden kommen als weitere Maßnahmen die Ösophagogastroduodenoskopie, die Röntgenuntersuchung des Thorax sowie ein EKG in Betracht.

Differentialdiagnose. Grundsätzlich müssen beim Reizdarm breite diagnostische Überlegungen angestellt werden. Die Abb. 5.4 gibt eine Orientierung über die möglichen Organe, die – je nach dem Sitz der Beschwerden – in Betracht kommen. Wichtige Erkrankungen sind: Malabsorptionssyndrome, insbesondere die Laktosemalabsorption; M. Crohn; Lambliasis; Hyperthyreose; Laxanzienabusus; Nahrungsmittelallergie.

Therapie. Das wichtigste Ziel ist die Beruhigung des Patienten. Er muß zu der Gewißheit kommen, daß seine quälenden Beschwerden harmloser Natur sind. Beitragen können hier das ärztliche Gespräch und die gründliche Untersuchung, bei der dem Betroffenen z. B. Röntgenbilder oder der Verlauf der Endo-

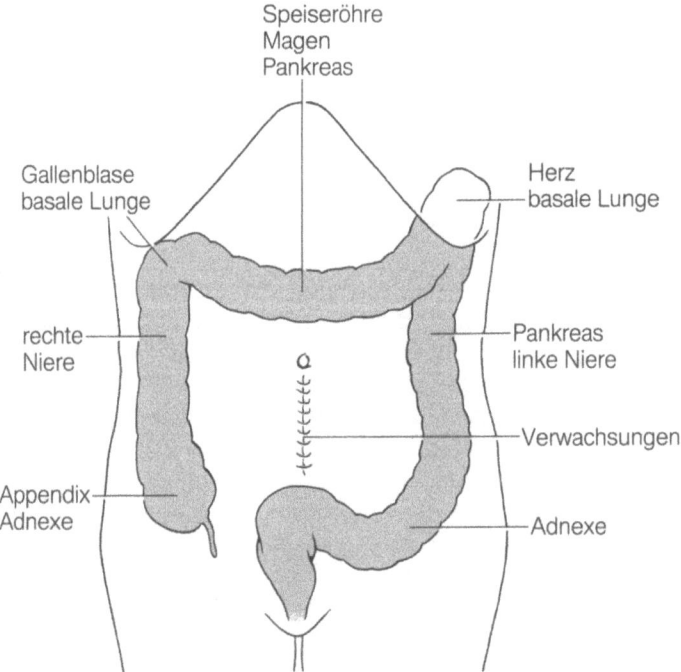

Abb. 5.4. Differentialdiagnosen beim Reizdarm. Je nach dem Beschwerdebild müssen Erkrankungen bei den Organen bzw. Verwachsungen erwogen werden

skopie mittels Spion erläutert werden. Hilfreich ist bisweilen folgende Angabe: Beschwerden sollten erlebt werden, wie „Wolken am Himmel, die man vorbeiziehen läßt". Selten ist eine große Psychotherapie notwendig.

Eine unterstützende Rolle kommt der *Diät* zu: Die Ernährung sollte sowohl bei Durchfällen als auch bei Verstopfung schlackenreich sein, wobei zusätzlich isolierte Ballaststoffe, z. B. Weizenkleie (All bran, Fibrofalk, Dr. Kousa Weizenkleie) entsprechend einer Menge von ca. 1–3 Eßlöffeln täglich auf die Mahlzeiten verteilt bzw. Leinsamen, Psylliumpräparate (Mucofalk, Metamucil) etc. verordnet werden. In der Anfangsphase können vermehrt Blähungen und Flatulenz auftreten, weshalb eine einschleichende Dosierung empfohlen wird. Ein weiterer Gesichtspunkt ist die Elimination aller erfahrungsgemäß schlecht verträglichen Speisen, z. B. Kohlgemüse etc.

Medikamente werden nur vorübergehend zur Linderung von Beschwerden gegeben: Gegen Schmerzen kommen Spasmolytika (Duspatal), evtl. in Kombination mit einem Sedativum (Librax) in Betracht; Durchfälle können durch Loperamid (Imodium) bekämpft werden.

5.4.2 Chronische Verstopfung

Bereits beim Gesunden weist die Stuhlfrequenz große Unterschiede auf: Als normal gelten 3 Stühle täglich bis 3 Stühle wöchentlich, bei Männern bis 5 Stühle wöchentlich. Eine Verstopfung würde somit einer Stuhlfrequenz unter 3 bis 5 Stühlen pro Woche entsprechen. Ein weiteres Kriterium ist das tägliche Stuhlgewicht, welches beim Gesunden über 35 g betragen sollte.

Pathophysiologie. Das Kennzeichen der Verstopfung ist die verzögerte Passage durch den Gastrointestinaltrakt. In den westlichen Ländern beträgt die Passagezeit im Durchschnitt 54 h; bei Naturvölkern, z. B. Afrikanern, die in traditioneller Weise leben und sich besonders ballaststoffreich ernähren, kann sich die Passagezeit, bei gleichzeitig um ein Mehrfaches erhöhtem Stuhlgewicht, auf ca. 24 h verkürzen. Inwieweit das seltenere Vorkommen bestimmter Erkrankungen (Divertikulose, Hämorrhoiden, Appendizitis, Hernien, Gallensteine, koronare Herzkrankheit, Dickdarmgeschwülste etc.) bei diesem Personenkreis hier seine Erklärung findet, bleibt unklar [7].

Nach einer Mahlzeit gelangen die unverdaulichen Speisereste innerhalb weniger Stunden in das Zökum (s. 5.3.1). Bei der chronischen Verstopfung verbleiben die Fäzes zu lange im Dickdarm; eine alleinige Stuhlentleerungsstörung bezeichnet man als Dyschezie. Entscheidend für die Verschiebung der Fäzes ist neben der Motorik die Füllung des Darms.

Von einer *spastischen Obstipation* spricht man, wenn infolge einer zu geringen Füllung zirkuläre Kontraktionen überwiegen und die Fäzes zwischen spastisch verengten Segmenten gleichsam gefesselt werden. Hinzu kommt eine Erhöhung des intraluminalen Drucks (p) und der Wandspannung (T), denn nach dem Laplace-Gesetz besteht zum Radius (r) folgende Beziehung:

$$p = \frac{2 \cdot T}{r}.$$

Als Folge der spastischen Obstipation werden „Hochdruckkrankheiten" diskutiert: Divertikulose, Hämorrhoiden, paradoxe Diarrhö. Bei der *Divertikulose* bilden sich durch den hohen Druck Ausstülpungen der Schleimhaut durch Lücken in den Muskelschichten (vorzugsweise des Sigma). *Hämorrhoiden* gelten als Resultat einer Zirkulationsstörung in den reich durchbluteten analen Schwellkörpern. Wird die Rektalschleimhaut durch harte Stuhlmassen chronisch gereizt, so resultiert infolge der Schleimhautsekretion eine *paradoxe Diarrhö;* da lediglich Sekret abgesetzt wird und Stuhl retiniert wird, kann die Diagnose leicht übersehen werden. Betroffen sind vornehmlich ältere Menschen.

Die *atonische Obstipation* ist durch die relative Verminderung der Motilität besonders im proximalen Kolon gekennzeichnet: Trotz reichlicher Füllung bleiben die Schubkräfte gering. Die Ursachen sind Stoffwechselentgleisungen (Hypokaliämie bei Laxanzienabusus!), nervöse bzw. psychische Einflüsse, Hormonwirkungen, geringe körperliche Bewegungen mit fehlender externer Kolonmassage.

Nicht zu unterschätzen sind mögliche Effekte auf Darmfüllung und Motilität durch *Medikamente*. Außerdem ist die zentrale Stellung der *Gallensäuren* für die Regulation der Austrocknungsvorgänge im linken Kolon zu erwähnen (s. 5.3.2).

Klinik. Die chronische Obstipation ist überaus häufig. Betroffen werden vor allem Frauen ab dem mittleren Lebensalter. Beim einzelnen Fall lassen sich die Beschwerden mehr oder minder bis zum Kindesalter zurückverfolgen. Charakteristische Angaben sind Bewegungsmangel, Ernährung mit ballaststoffarmer Kost, hastiges Essen, Unterdrückung des Stuhldrangs wegen schmerzhafter Analerkrankungen oder Laxanzienabusus.

Als Begleiterscheinungen werden oftmals allgemeines Unwohlsein, Völlegefühl, Appetitlosigkeit oder Kopfschmerzen angegeben, wobei kein Zusammenhang mit dem Schweregrad der Stuhlverstopfung zu finden ist. Es ist immer wieder überraschend, mit welchem Interesse die Regelmäßigkeit der Darmentleerung verfolgt wird; andererseits ist vielfach eine Objektivierung der Obstipation nicht möglich. Es ist deshalb unerläßlich, daß der Betroffene anhand eines Protokolls zunächst einmal die Zahl der wöchentlichen Entleerungen ermittelt.

Häufig wird *Laxanzienabusus* betrieben. Er erwächst nicht selten aus einem einmaligen Erlebnis von Stuhlverstopfung, die durch ein „harmloses, pflanzliches" Abführmittel erfolgreich beseitigt werden konnte. Da nunmehr der Dickdarm entleert wurde, entsteht eine größere Pause bis zum nächsten Stuhlgang: Dies wird von dem Betroffenen irrtümlich als Fortbestehen seiner Beschwerde gedeutet und er greift erneut zu einem Abführmittel.

Gegen die kurzzeitige Einnahme von Laxanzien dürfte wenig einzuwenden sein; bedrohlich kann jedoch die chronische Einnahme werden, wobei bis 200 und mehr Tabletten am Tag gegessen werden. Als Folgen entstehen Elektrolytentgleisungen mit sekundärer Atonie infolge Hypokaliämie sowie eine Pigmentierung der Schleimhaut, besonders der proximalen Anteile („Melanosis coli"), sofern Anthrachinonderivate genommen wurden (Abb. 5.5). Das Bild des „Laxanskolon", bei dem der Dickdarm einem weitgestellten Rohr ohne Haus-

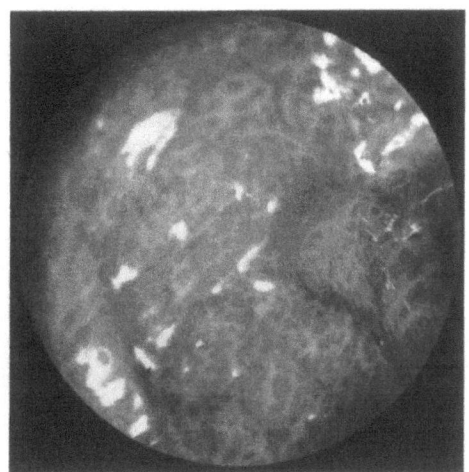

Abb. 5.5. Melanosis coli bei chronischer Einnahme von anthrachinonhaltigen Abführmitteln. Die Schleimhaut zeigt eine – reversible – dunkelbraune Pigmentierung, die in den proximalen Dickdarmabschnitten am stärksten ausgeprägt ist

trierung oder sonstigen Zeichen der Motilität gleicht, ist ein vergleichsweise seltenes Endstadium. Inwieweit direkte toxische Effekte der Abführmittel hier eine Rolle spielen, ist bisher nicht eindeutig geklärt.

Der Nachweis eines Laxanzienabusus kann bei einzelnen Fällen schwierig sein, da die Betroffenen dazu neigen, falsche Angaben zu machen. Führendes Symptom ist oftmals eine unklare Hypokaliämie. Gegebenenfalls ist mit Genehmigung des Patienten die Inspektion der Handtasche im Hinblick auf Abführmittel hilfreich.

Der *körperliche Untersuchungsbefund* ist bei der funktionell bedingten Obstipation weitgehend unauffällig. Die Aufmerksamkeit sollte besonders dem Bauch und der Analregion gelten, wobei differentialdiagnostisch zuerst ein Neoplasma ausgeschlossen werden muß. Dies ist bei der rektalen Untersuchung und der Palpation des Abdomens bisweilen möglich, wobei Tumoren als umschriebene, derbe Resistenz imponieren.

Bei der Dyschezie findet man in der Regel harte Stuhlballen im Rektum. Das Sigma läßt sich oft als walzenförmige Resistenz tasten; besteht gleichzeitig eine Druckschmerzhaftigkeit, so spricht dies für eine Muskelhypertrophie, evtl. mit Divertikeln. Eine Analfissur oder -fistel sowie einen Schleimhautprolaps kann man bei der Inspektion der Analregion erkennen.

Bei der Analfissur ist der Sphinktertonus stark erhöht. Innere Hämorrhoiden sind nicht tastbar. Der Stuhl, der bei der digitalen Untersuchung erhalten wird, sollte stets im Hinblick auf Beimengungen von Blut, Schleim oder Eiter kontrolliert werden.

Diagnostik. Bei chronischer, unkompliziert verlaufender Obstipation wird man in der Regel mit wenigen diagnostischen Maßnahmen auskommen: *Blutbild* (Entzündungszeichen, Blutungsanämie), *Blutsenkung, Elektrolyte* (Hypokaliämie etc. bei Laxanzienabusus), sowie eine 3malige Stuhluntersuchung auf *okkultes Blut*. Diagnostisch kann auch das gute *Ansprechen auf eine ballaststoffreiche Kost* gewertet werden.

Beschwerden bei Personen über 40 Jahren, plötzliches Auftreten der Stuhlverstopfung, positiver Nachweis von Blut im Stuhl, Schmerzen, Fieber, Gewichtsabnahme oder Zeichen einer Allgemeinerkrankung sollten zu einer gründlichen Untersuchung Anlaß geben: In erster Linie handelt es sich um eine *Rektosigmoidoskopie* oder *totale Koloskopie* zum Ausschluß einer organischen Kolonerkrankung; als Alternative kommt der *Kontrasteinlauf* in Betracht.

Eine Möglichkeit, die Obstipation zu objektivieren, bietet der *Markertest:* Hierbei erhalten die Patienten oral kleine röntgendichte Marker, die beispielsweise aus einer Magensonde durch Zerschneiden hergestellt werden können. Nach einer festgelegten Zeit, z. B. 6 Tagen, wird anhand einer Abdomenübersichtsaufnahme der Verbleib festgestellt. Beim Gesunden sind die meisten Marker mit dem Stuhl ausgeschieden worden; bei einer spastischen Obstipation erscheinen sie im gesamten Dickdarm, während sie bei der Dyschezie im Enddarm konzentriert werden.

Zum Ausschluß einer Schilddrüsenunterfunktion sollte die *Schilddrüsenfunktion* geprüft werden (Bestimmung von T_3, T_4 sowie TRH-Test). Weitere Möglichkeiten der Diagnostik sind anschließend die Manometrie, bei welcher anorektale Reflexe im Hinblick auf neurogene Entleerungsstörungen oder einen M. Hirschsprung geprüft werden, sowie die Bestimmung der Cholinesterasen in der Kolonschleimhaut (histochemisch, laborchemisch im Extrakt). Verminderte Cholinesterasen kennzeichnen ebenfalls einen M. Hirschsprung.

Differentialdiagnose. Auch wenn organische Ursachen der Obstipation im Vergleich selten sind, so müssen sie stets bedacht und gegebenenfalls ausgeschlossen werden. Eine Zusammenstellung wichtiger Ursachen gibt folgende Übersicht.

Sonstige Ursachen der Obstipation

Anomalien des Kolons,
Stenosen (Entzündungen, Neoplasmen, Kotsteine, Raumforderungen in der Umgebung),
Stoffwechselentgleisungen (Hypokaliämie, Hyperkalzämie),
endokrine Störungen (Hypothyreose, Hyperparathyreoidismus, Gravidität),
Intoxikationen (Blei, Arsen),
Medikamente (Laxanzien, s. 5.3.1),
Neuropathien (Rückenmarkverletzungen, M. Hirschsprung, Diabetes mellitus, Porphyrie, Chagas-Krankheit),
Enddarmerkrankungen,
Bauchmuskelschwäche bei Multipara,
reflektorische Obstipation bei Koliken oder Streß,
Reizkolon,
chronische intestinale Pseudoobstruktion (s. 5.14).

Besonders hingewiesen sei auf den Laxanzienabusus als häufigster sonstiger Ursache der Stuhlverstopfung (s. oben). Die Bedeutung von Anomalien des Dickdarms, beispielsweise einer abnormen Länge (Dolichokolon), ist ungeklärt.

Therapie. Die Behandlung der chronischen Verstopfung kann schwierig sein, da die Betroffenen leicht und in unkontrollierbarer Weise zu Abführmitteln grei-

Chronische Verstopfung

fen. Die Grundlage bildet die Verordnung einer ballaststoffreichen Kost, wobei evtl. isolierte Ballaststoffe vom Kleie- oder Quellstofftyp (Matamucil; Mukofalk) in einer Menge bis zu 6 Eßlöffeln täglich zusätzlich gegeben werden. Wegen der vermehrten Gasbildung durch die Darmflora empfiehlt sich eine einschleichende Dosierung.

Bei den meisten Fällen dürfte es sich um die Umstellung von einem chronischen Laxanziengebrauch handeln. Das Ziel ist hier die Erziehung des Darms zu einer geregelten, physiologischen Tätigkeit. Den besten Erfolg wird man bei den Patienten haben, wenn man ihnen den Gebrauch der Abführmittel „sofern erforderlich" erlaubt. Die Stuhlentleerung muß dabei nicht an jedem Tag erfolgen (!). Eine Zusammenstellung von möglichen Maßnahmen zeigt folgende Übersicht.

Maßnahmen bei Stuhlverstopfung

1. Anregung des gastrokolischen Reflexes:
   - Morgens beim Aufstehen ein kaltes Getränk (bei Laktasemangel: Milch),
   - reichliches Frühstück mit Vollkornbrot, Kaffee, Ei, etc.; evtl. eine Zigarette. Anschließend Defäkationsversuch (Beine hochgestellt!).

2. Mechanische Anregung der Dickdarmperistaltik:
   - Forcierte Bauchatmung, beispielsweise beim Gehen,
   - Massage des Dickdarms von außen,
   - ballaststoffreiche Kost.

3. Abführmittel:
   Nur in Ausnahmefällen! Unbedenklich sind allein isolierte Ballaststoffe (Weizenkleie, Guar, Leinsamen, Psyllium etc.) und Laktulose (Bifiteral).

Hingewiesen sei auf die Möglichkeit der Peristaltikanregung durch forcierte Bauchatmung und Leibmassagen. Ein Defäkationsversuch sollte bewußt täglich zur selben Zeit, am besten nach dem Frühstück, unternommen werden und mindestens 10 min dauern. Am geeignetsten ist eine „Hockstellung", wobei die Beine mit einem Schemel hochgestellt werden. Eine ballaststoffreiche Kost setzt sich aus wenig aufgeschlossenen, pflanzlichen Nahrungsmitteln zusammen, z. B. Vollkornbrot, Leinsamenbrot, ungeschältem Reis, Früchten (Äpfel, Zitrusfrüchte), Gemüsen (Karotten, Blumenkohl, Hülsenfrüchte, Salat). Stopfend wirken Bananen, Heidelbeeren, Nüsse oder Schokolade; sie sollten ebenso wie obstipierende Medikamente (Atropin, Opiate, Mebeverin etc., s. 5.3.1) gemieden werden.

Laxanzien unterscheiden sich in ihrer chemischen Zusammensetzung, in der erforderlichen Dosis, sowie in der Zeit bis zum Eintritt der Wirkung. Eine Zusammenstellung gebräuchlicher Präparate findet sich in Tabelle 5.2.

Am häufigsten werden *Anthrachinone* verwendet. Man findet sie in verschiedenen Pflanzen als Glykoside; für die Wirkung ist die vorherige Spaltung der Glykosidbindung durch die Darmflora nötig. Der Angriffspunkt soll am Plexus myentericus des Dickdarms sein.

Phenylmethane werden bei oraler Gabe z. T. resorbiert und über die Galle ausgeschieden. Ein Vorteil ist die Möglichkeit der rektalen Applikation als Suppositorium oder Zusatz zu Klistieren, wobei ein rascher Wirkungseintritt

Tabelle 5.2. Gebräuchliche Abführmittel

	Dosis	Wirkungs-eintritt (h)
Anthrachinone (z. B. Cascara; Senna; Aloe; Frangula)		6– 8
Phenylmethane:		
Phenolphthalein	50–300 mg	6– 8
Bisacodyl	5– 15 mg	6–10
Salinische Laxanzien		
(z. B. MgSO$_4$; Karlsbader Salz)	10– 30 mg	0,5–3
Gleitmittel: Paraffinum liquidum	5– 20 g	6–8
Ballaststoffe	4– 30 g	12–72

erwartet werden kann. Der Angriffspunkt soll direkt an der Kolonmuskulatur sein.

Salinische Abführmittel enthalten meist schwer resorbierbare Magnesiumsalze, z. B. Sulfate oder Tartrate. Sie binden Wasser im Darm und erzeugen über den verstärkten Lumenreiz, möglicherweise auch über die Freisetzung gastrointestinaler Hormone, eine verstärkte propulsive Peristaltik sowohl im Dünndarm als auch im Dickdarm.

Paraffinum liquidum erzeugt eine weichere Konsistenz des Chymus bzw. der Fäzes. Es wird deshalb bei mechanischen Hindernissen im Darmtrakt, z. B. Hernien, verwendet. Gefahren können bei Aspiration entstehen; unklar ist auch die Bedeutung von möglichen Fremdkörperreaktionen in den regionalen Lymphknoten des Gastrointestinaltrakts. Aus diesen Gründen wird es nur selten verordnet.

Laktulose ist ein nicht resorbierbares Disaccharid, das im Kolon von der Darmflora zu 4 Molekülen Milchsäure abgebaut wird. Der milde abführende Effekt entsteht aus der Erhöhung des osmotischen Drucks sowie der Verschiebung des pH-Werts in den sauren Bereich. Laktulose gilt neben den isolierten Ballaststoffen auch bei chronischer Anwendung als unbedenklich.

Rektal anwendbare Abführmittel werden in der Form von Suppositorien (z. B. Dulcolax) und Einläufen (z. B. Einmalklysma salinisch Pfrimmer) bei neurogenen Entleerungsstörungen oder zur Vorbereitung der Enddarmspiegelung verwendet. Selten ist eine Ausräumung des Darms, evtl. unter endoskopischer Sicht oder durch Laparotomie, erforderlich.

5.5 Divertikelkrankheit

Divertikel erscheinen als Ausstülpungen der Dickdarmschleimhaut durch Lükken in den Muskelschichten, wobei das Sigma bevorzugt wird. Sie werden bei älteren Patienten häufig gefunden, beispielsweise beträgt bei 65jährigen die Inzidenz ca. 30%. In den Entwicklungsländern sind dagegen Divertikel selten zu beobachten.

Divertikel können einzeln oder mehrfach (Divertikulose) auftreten. Klinische Bedeutung erlangen sie, wenn sie bluten oder sich entzünden, perforieren bzw. zur Verengung des Darms führen. Wegen mancher Ähnlichkeiten spricht man gegebenenfalls auch von „Appendicitis sinistra" (linksseitige Appendizitis).

Pathogenese. Die Entstehung von Divertikeln wird auf eine ballaststoffarme Ernährungsweise mit „Hochdruck" im Dickdarm zurückgeführt (s. 5.3.1). Als Schwachstellen gelten die Gefäßdurchtrittsstellen. Inwieweit diätetische Faktoren allein verantwortlich sind, bleibt unklar. Zu diskutieren wäre auch eine „Bindegewebsschwäche", die beispielsweise bei Marfan- und Ehlers-Danlos-Syndrom bereits im Kindesalter die Ausbildung von Dickdarmdivertikeln begünstigen kann. Im Anfangsstadium sollen Divertikel reversibel sein.

In den Divertikeln können evtl. steinähnlich verfestigte Fäzes retiniert werden (Fäkolith). Komplikationen werden im Zusammenhang mit Schleimhautverletzungen durch Fäkolithen gebracht: Entzündungen (Divertikulitis); Makro- oder Mikroperforationen mit Abszeß, Fistel und Narbenbildungen; Blutungen.

Material kann bisweilen jahrelang in Divertikeln verbleiben, wie Abb. 5.6 zeigt: Hier wurde etwa 1 Jahr nach einem Kontrasteinlauf in der Abdomenleeraufnahme Kontrastmittel in Divertikeln dargestellt. Am Ende einer chronischen, komplizierten Divertikelkrankheit stehen Stenosebildungen im Sigma, wobei neben narbiger Schrumpfung auch eine Muskelhypertrophie eine Rolle spielt.

Klinik. Die führenden Symptome der Divertikelkrankheit sind Leibschmerzen, bevorzugt im linken Unterbauch, sowie Stuhlunregelmäßigkeiten. Sie gleichen damit denjenigen des Reizdarms, was angesichts der Häufigkeit beider Krankheitsbilder zu differentialdiagnostischen Schwierigkeiten führen kann.

Die *akute Divertikulitis* ist durch Fieber, Druckschmerzhaftigkeit des linken Unterbauchs und Leukozytose gekennzeichnet. Im Stuhl können Schleim oder Eiter abgesetzt werden. Im weiteren Verlauf kann es ähnlich wie bei der Appendizitis zur Abszeßbildung kommen: Kennzeichen sind eine Zunahme des Fiebers und der lokalen Beschwerden. Ein Konglomerattumor ist in der Regel als walzenförmige, sehr druckschmerzhafte Resistenz zu tasten; eine Zunahme der Bauchdeckenspannung zeigt ein Übergreifen der Entzündung auf das Peritoneum parietale (Peritonitis) an. Gegebenenfalls werden weitere Strukturen der Umgebung wie Dünndarmschlingen oder Harnblase und Harnleiter einbezogen, was zum Dünndarmileus bzw. zu dysurischen Beschwerden führen kann. Bei älteren Personen können die Beschwerden vergleichsweise gering sein, so daß die Diagnose dieser gefährlichen Komplikationen leicht übersehen wird.

Bei ca. 10% aller Divertikelträger werden *Blutungen* beobachtet, die bedrohliche Ausmaße annehmen können. Die Quelle ist dabei die zugeordnete Arterie.

Stenosen als Folge chronischer Entzündungen und muskulärer Hypertrophie führen am Ende zur Wegsamkeitsstörung, so daß gegebenenfalls eine Resektion erforderlich wird.

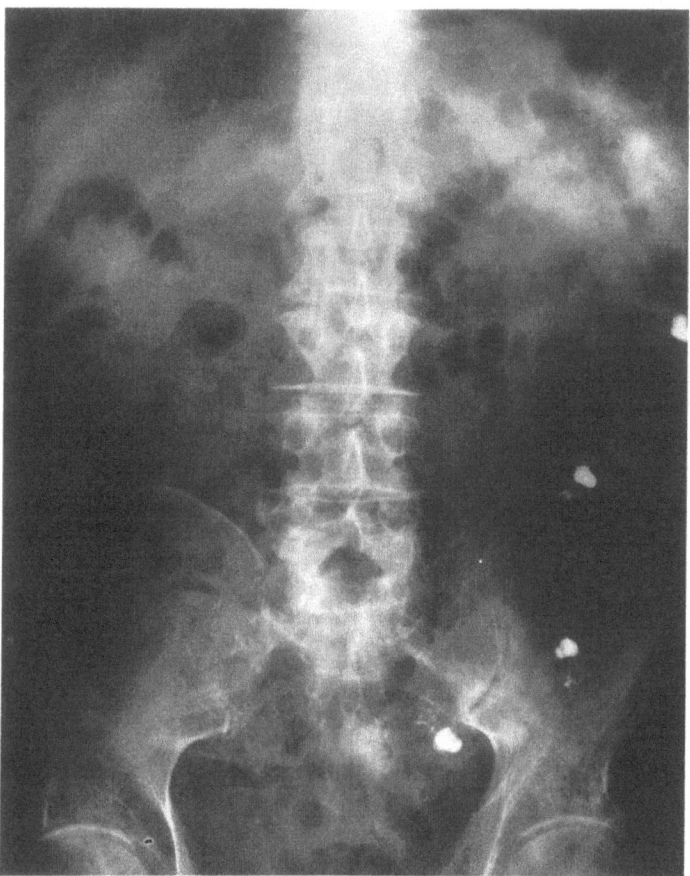

Abb. 5.6. Divertikulose im Bereich des Colon descendens und Sigma. Bei diesem Fall wird bereits auf der Abdomenleeraufnahme anhand von retiniertem Kontrastmittel (*helle Flecken*) das Leiden deutlich. Es handelte sich um Material, das ca. 1 Jahr lang seit einem Kontrasteinlauf zurückgehalten worden war

Diagnostik. Divertikel werden sowohl im Kontrasteinlauf als auch bei der Endoskopie erkannt (Abb. 5.7–5.9). Im Vergleich ist die *Röntgenuntersuchung* aussagekräftiger, da sie zuverlässiger Divertikel erkennen läßt und Angaben über Lageveränderungen oder Stenosen ermöglicht werden.

Leere Divertikel stellen sich anhand der intraluminalen Kontrastmittelfüllung dar; ist der Übertritt von Bariumbrei infolge eines verschließenden entzündlichen Ödems oder Sterkolithen nicht möglich, so wird im Röntgenbild lediglich der Divertikelhals als sägezahnähnliche Konturunregelmäßigkeit sichtbar. Röntgenzeichen der Divertikulitis (Entrundung und zackige Begrenzung der Aussackungen; Verengung und lange Ausziehung der Divertikelhälse, Fistelbildung, Ulzera) sind allein unsicher und müssen zum Beschwerdebild passen. Dies gilt auch für die als „typisch" bezeichnete Sigmastenose mit Sägezahnkontur, die ebenfalls ohne Entzündung im Rahmen der Divertikulose bzw. muskulären Hypertrophie vorkommen kann.

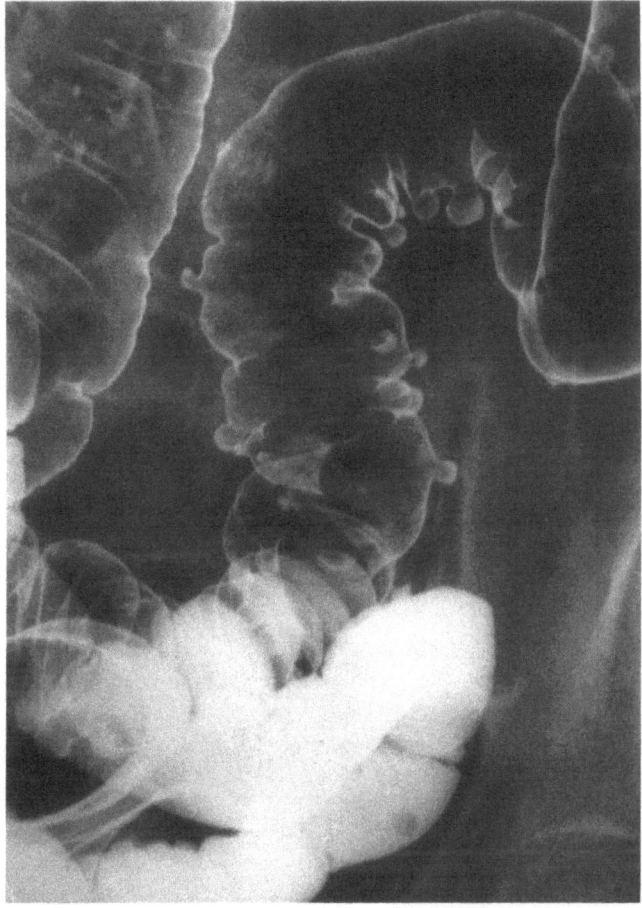

Abb. 5.7. Zahlreiche Divertikel im Bereich des Colon sigmoideum. Darstellung mit der Röntgendoppelkontrasttechnik. Die Divertikel erscheinen hier als kleine Ausstülpungen. Komplikationen sind nicht zu erkennen (s. auch Abb. 5.9). Oftmals handelt es sich um Zufallsbefunde

Bei Verdacht auf akute Divertikulitis wird man zunächst eine Abdomenübersichtsaufnahme anfertigen, um andere Ursachen (Konkremente im Harnsystem, Ileus, Pankreatitis mit Verkalkungen etc.) auszuschließen. Einen Kontrasteinlauf wird man wegen Perforationsgefahr erst nach Abklingen der Symptome, d. h. in der Regel nach 1–2 Wochen Behandlung, durchführen.

Der Wert der *Endoskopie* erweist sich besonders bei der Lokalisation von Blutungsquellen und beim Ausschluß des differentialdiagnostisch bei allen Kolonwandprozessen zu erwägenden Karzinoms. Wegen der Perforationsgefahr dürfen Divertikel nicht biopsiert werden; auch sollte ähnlich wie der Kontrasteinlauf die Untersuchung nach Abklingen der akuten Erscheinungen erfolgen.

Im *Sonogramm* lassen sich manchmal gedeckte Perforationen als rundliche, echoreiche, isoliert druckschmerzhafte Areale darstellen, die von einer echoarmen „Kapsel" gesäumt werden.

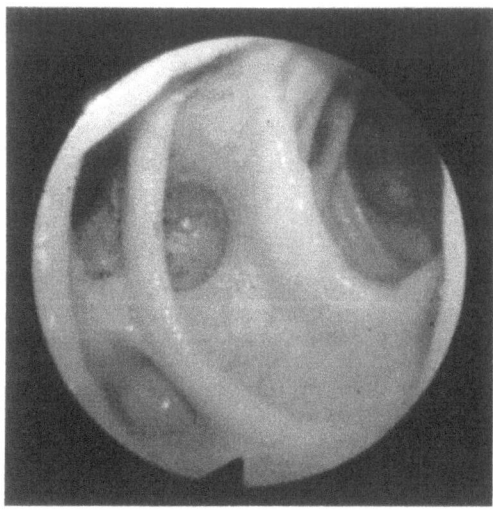

Abb. 5.8. Endoskopisches Bild von Divertikeln. Man blickt in die – hier breiten – Mündungen, wobei trotz der vorausgegangenen Darmsäuberung z. T. Fäzes retiniert werden

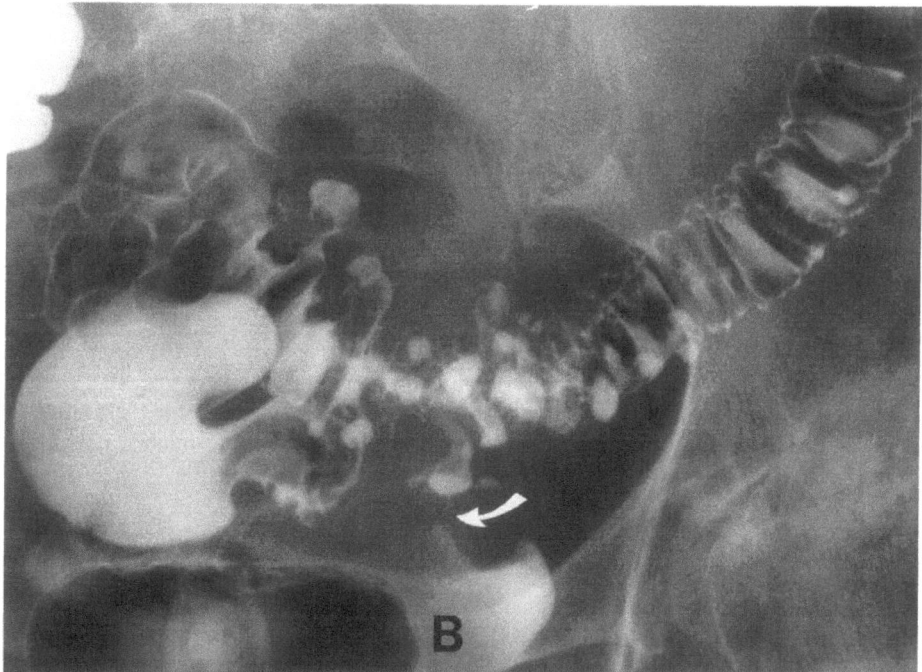

Abb. 5.9. Röntgenkontrastdarstellung einer fortgeschrittenen, komplizierten Divertikelkrankheit des Colon sigmoideum. Man erkennt eine hochgradige Stenosierung sowie eine Perforation (*Pfeil*) in die Harnblase (*B*). Die Füllungsdefekte bei einzelnen Divertikeln entsprechen wahrscheinlich Kotsteinen. An manchen Stellen erscheint die Wandkontur mit kleinen spitzen Ausziehungen. Es handelt sich um Abgänge von Divertikeln, die wegen eines entzündlichen Ödems, Kotsteinen etc. nicht mit Kontrastmittel angefüllt werden können

Laboruntersuchungen sind für die Diagnose der Divertikulitis wichtig. Kennzeichen sind Leukozytose mit Linksverschiebung, Erhöhung der Blutsenkung und der α_2-Globuline.

Differentialdiagnose. Die wichtigsten Differentialdiagnosen sind der Reizdarm und das Karzinom. In diesem Zusammenhang sei erwähnt, daß Divertikel gehäuft mit gutartigen und bösartigen Geschwülsten im Sigma einhergehen. Der Nachweis gelingt bei diesen Fällen zuverlässiger durch die Endoskopie (Sigmoidoskopie, Koloskopie; s. oben). Weitere Differentialdiagnosen sind – je nach klinischem Bild – die ischämische Kolitis, die Colitis ulcerosa, der M. Crohn, Entzündungen der Adnexe, die Strahlenkolitis, die Angiodysplasie.

Therapie. Die Grundlage der Behandlung der unkomplizierten Divertikelkrankheit ist die schlackenreiche Kost, wobei am besten isolierte Ballaststoffe, z. B. Weizenkleie bis zu 5 Eßlöffeln täglich, zugelegt werden. Das Ziel ist dabei, daß regelmäßig relativ weiche Stühle abgesetzt werden. Inwieweit hierdurch ein Fortschreiten der Erkrankung bzw. das Auftreten von Komplikationen vermindert wird, ist unklar.

Entzündliche Komplikationen sind immer bedrohlich und werden am besten im Krankenhaus behandelt. Folgende Maßnahmen kommen in Betracht:
1. Ruhigstellung des Darms durch parenterale Ernährung; bei Subileus Magensonde. Spasmolytika: Glukagon, Butylscopolamin etc.
2. Antibiotika: z. B. Tetrazyklin (u. a. Vibravenös, 2mal 100 mg i.v.).
3. Analgetika: z. B. Pentazocin (Fortral) i.v. (Reduzierung der Sigmamotilität).

Chirurgische Maßnahmen sind bei der Perforation mit Peritonitis indiziert. Vor der endgültigen Resektion des erkrankten Sigmaabschnitts wird evtl. eine Ableitungskolostomie angelegt. Von einigen Chirurgen wird zusätzlich die Kolonmuskulatur längs oder quer gespalten (Myotomie). Eine Divertikulitis sollte solange als möglich konservativ behandelt werden; von manchen Chirurgen wird die Resektion des Sigma bei der 2. Attacke befürwortet.

Blutungen lassen sich in der Regel konservativ beherrschen.

Komplikationen der Therapie sind bei der Gabe von Weizenkleie an Patienten mit Dickdarmstenose der Obturationsileus; gegebenenfalls sollte bei hochgradiger Einengung auf ballaststoffreiche Kost verzichtet werden. – Wird bei Peridivertikulitis antibiotisch behandelt, so ist evtl. mit einer pseudomembranösen Kolitis zu rechnen.

Die *Prognose* der Divertikelkrankheit ist bei unkompliziertem Verlauf günstig. Bedrohlich ist die Makroperforation mit kotiger Peritonitis. Die Letalität beträgt bei Notfalleingriffen ca. 30%. Die Sterblichkeit bei Wahleingriffen wird dagegen mit ca. 2% angegeben.

5.6 Appendizitis

Die akute Entzündung des Wurmfortsatzes ist die häufigste gefährliche Baucherkrankung des Menschen. Die beste Behandlung besteht in der chirurgischen Entfernung der Appendix.

Die *Ursache* der Appendizitis ist nicht eindeutig geklärt. Neben lokalen Faktoren (Durchblutungsstörung, Kotsteine, Strangulation, Infektion, Schleimhautschwellung mit Retention des luminalen Inhalts etc.) werden auch allergische und neurologische Einflüsse diskutiert. Bemerkenswert sind in diesem Zusammenhang die vergleichsweise seltene Entstehung der Appendizitis in Entwicklungsländern, wo u. a. eine ballaststoffreiche Ernährung vorherrscht, sowie die Häufung der Erkrankungen zwischen dem 10. und 30. Lebensjahr, d. h. dem Zeitraum, wo das lymphatische Gewebe im Wurmfortsatz am stärksten entwickelt ist.

Pathologisch-anatomisch beginnt die Entzündung mit einer Leukozyteninfiltration im Bereich von Krypten, die sich in der Zeit von 12–24 h unter der Schleimhaut fortsetzt. Innerhalb von 48 h wird die Serosa erreicht, wobei das Bild der phlegmonösen, ulzerösen Appendizitis entsteht. Die weitere Ausbreitung kann entweder die gesamte Bauchhöhle betreffen (eitrige Peritonitis; bei hämatogenem Weg auch Thrombophlebitiden und Leberabszesse: „mesenteriale Pyämie" bzw. „septischer Ikterus"), oder sie kann in der Umgebung des Wurmfortsatzes lokalisiert bleiben (periappendizitisches Infiltrat, periappendizitischer Abszeß), wobei der Eiter resorbiert werden, in den Darm oder in die Bauchhöhle übertreten kann.

Klinik. Die akute Appendizitis beginnt plötzlich mit unbestimmten viszeralen Schmerzen, die oftmals im Mittelbauch empfunden werden sowie evtl. Übelkeit, Brechreiz und Durchfall. Innerhalb weniger Stunden kommt es infolge der Durchwanderungsperitonitis und der Beteiligung des Peritoneum parietale zu hellen, im rechten Unterbauch lokalisierten Schmerzen und Peritonismus. Kennzeichnend ist weiter das Auftreten von Fieber, das meist 38 °C nicht überschreitet; vergleicht man die axilläre und rektale Temperatur, so existiert meist eine Differenz von mehr als 1 °C. Septische Temperaturen oder Schüttelfrost gehören nicht zum Krankheitsbild der akuten Appendizitis.

Diagnostische Schwierigkeiten können sich bei kleineren Kindern ergeben, weil sie nur ungenaue Schmerzangaben machen und dazu neigen, alle Beschwerden als „Bauchschmerzen" zu beschreiben. Im fortgeschrittenen Lebensalter werden blande Verlaufsformen beobachtet, wobei Fieber und Schmerzen nur gering sind oder gänzlich fehlen.

Diagnostische Probleme entstehen auch, wenn eine abnorme Lage des Wurmfortsatzes vorliegt: Nach verschiedenen Untersuchungen befindet sich lediglich bei ca. 70% aller Personen die Appendix in der Fossa iliaca; bei 20% ist sie retrozökal bzw. kaudal und bei 10% medial gelagert.

Entscheidend für die Diagnostik ist die *körperliche Untersuchung*. Charakteristischerweise findet man einen Druck- und Klopfschmerz am McBurney-Punkt, der als Grenze zwischen mittlerem und äußerem Drittel auf der Verbindungslinie zwischen Nabel und Spina iliaca anterior superior definiert ist. Zum Nachweis einer erhöhten Bauchdeckenspannung beginnt man am besten in der weiteren Umgebung des Schmerzpunktes. Wird der linke Unterbauch tief eingedrückt und der Koloninhalt durch Verschieben der Hand in das rechte Kolon geschoben, so läßt sich oftmals ein Fernschmerz in der Appendix provozieren (Rovsing-Zeichen). Häufig ist auch ein Loslaßschmerz nach Eindrücken des linken Unterbauchs (Blumberg-Zeichen). Regelmäßig sollte durch rektale, und evtl. vaginale Untersuchung die Druckschmerzhaftigkeit geprüft werden; bei Lage der Appendix im kleinen Becken wird ein Schmerz rechts neben der Ampulle angegeben. Der Psoasschmerz soll eine retrozökale Lage nachweisen: Hierzu wird das gestreckte rechte Bein gegen einen Widerstand angehoben; gegebenenfalls kann die Empfindlichkeit durch Eindrücken des rechten Unterbauches mit der flachen Hand gesteigert werden.

Komplikationen treten bei Verschleppung der Krankheit auf. In erster Linie handelt es sich um Abszeßbildungen in der Umgebung, im kleinen Becken (Douglas-Abszeß), unter dem rechten Zwerchfell oder in der Leber. Je nach der Lage lassen sie sich als Tumor oder druckschmerzhaftes Areal identifizieren.

Diagnostik. Von praktischer Bedeutung sind die Leukozytenzahl und das Differentialblutbild: In der Anfangsphase der Appendizitis findet man häufig eine Leukozytose von 10000 bis 15000 sowie eine Linksverschiebung. Bei unklaren Fällen kommen zudem Abdomenübersichtsaufnahmen (Perforation, Steine etc.) sowie ein Urinstatus in Betracht.

Differentialdiagnose. Bei etwa ¾ der Fälle läßt sich die Diagnose aufgrund des klinischen Bildes und weniger objektiver Parameter (Fieber, Leukozytenzahl) stellen; auch im Zweifelsfall wird man wegen der Dringlichkeit laparotomieren und gegebenenfalls die Bauchhöhle sorgfältig inspizieren. Die wichtigsten Differentialdiagnosen betreffen die Enteritis, Entzündungen der benachbarten Organe, insbesondere die Adnexitis, die Ileitis terminalis (M. Crohn), die Entzündung eines Meckel-Divertikels oder die Yersiniose.

Schwierigkeiten entstehen auch bei Fällen mit atypischer Lage der Appendix (s. oben). Selten ist ein Hinterwandinfarkt, ein Ureterstein, eine Pankreatitis, ein Tubarabort bzw. eine stielgedrehte Ovarialzyste, eine Invagination, ein Reizkolon, eine Tabes dorsalis, eine Bleivergiftung oder ein M. Addison die Ursache. Bisweilen verbirgt sich hinter der Verlegenheitsdiagnose „chronische Appendizitis" eine dieser Krankheiten.

Therapie. Unbestritten ist die Frühoperation die beste Maßnahme. Durch sie wird der Krankheitsherd entfernt; mögliche Komplikationen werden gleichzeitig verhindert. Die Letalität liegt unter 1%. Eine konservative Behandlung ist indiziert, wenn eine fixierte Resistenz im rechten Unterbauch zu tasten ist: Bei diesen Fällen wird im symptomarmen Intervall, d. h. nach 1–2 Monaten, operiert. Bei Patienten mit „leichter Appendizitis" wird gelegentlich ebenfalls konservativ behandelt.

Antibiotika werden bei konservativer Behandlung sowie bei manifester Peritonitis gegeben. Neben den üblichen breitspektrumwirksamen Präparaten findet auch Metronidazol allein oder in Kombination Verwendung, weil es gegen Anaerobier einschließlich B. fragilis wirksam ist.

5.7 Infektionen des Gastrointestinaltrakts

Infektionen durch Bakterien, Viren, Pilze oder Parasiten können mit wenigen Ausnahmen den gesamten Gastrointestinaltrakt betreffen. Aus diesem Grund werden sie hier zusammen besprochen. Das gemeinsame Symptom ist bei den meisten Fällen die *Diarrhö:* Sie hat das Ziel das schädliche Agens zu beseitigen. Je nach Erregertyp verlaufen die Durchfälle akut unter dem Bild des Cholerasyndroms mit wäßrigen Entleerungen und Dehydratation oder der Ruhr mit blutig-eitrigen Stühlen und Allgemeinreaktionen. Von chronischen infektiösen Durchfällen spricht man nach mehr als 2wöchiger Krankheit; im Vergleich sind sie seltener.

Cholerasyndrom. Im Vordergrund des Cholerasyndroms steht eine sekretorische Diarrhö. Bakterientoxine, z. B. von Choleravibrationen, enteropathogenen Kolibakterien (ETEC), Staphylokokken, Shigellen oder Klebsiellen, führen zu einer Aktivierung der Adenylzyklase in Enterozyten und erzeugen somit eine vermehrte Sekretion von Flüssigkeit und Elektrolyten in das Lumen. Ähnliche Wirkungen können auch langkettige Fettsäuren, Gallensäuren, Prostaglandine und vasoaktives intestinales Polypeptid (VIP) auslösen. Kennzeichnend ist die fehlende Schädigung der betroffenen Zellen. Entsprechend stehen massive wäßrige Durchfälle im Vordergrund, wobei bis zu 20 l Stuhl ohne Blut und Schleim abgesetzt werden. Die Stuhlosmolarität wird etwa zur Hälfte durch Na^+- und K^+-Ionen eingestellt. Dieser Befund kann zur Abgrenzung gegenüber einer osmotischen Diarrhö infolge einer erhöhten intraluminalen Konzentration von kleinmolekularen, schwer resorbierbaren Substanzen dienen. Ein weiterer Unterschied ist die fehlende Wirkung einer Nahrungskarenz bei der sekretorischen Diarrhö. Als Folge der Flüssigkeits- und Elektrolytverluste können Austrocknung, Schock und Azidose entstehen.

Die *Ruhr* (syn. Dysenterie) wird durch invasive Erreger ausgelöst. Sie bewirken eine Zerstörung der Schleimhaut, die an Blut- und Eiterbeimengungen sowie an Tenesmen und Leibschmerzen erkennbar wird. Als Reaktionen finden sich darüber hinaus Organsymptome, sofern die Erreger bzw. deren Toxine in den Körper gelangten. Eine Ruhr wird beispielsweise durch Shigellen, invasive Kolibakterien, Salmonellen, Campylobacter jejuni, Yersinia enterocolitica oder Amöben erzeugt. Differentialdiagnostisch ist die Abgrenzung gegenüber der Colitis ulcerosa und anderen unspezifischen Darmentzündungen wichtig.

In Mitteleuropa verlaufen Darminfektionen in der Regel mild, so daß bei vielen Fällen eine Diagnostik unterbleibt bzw. die Betroffenen keinen Arzt konsultieren. Schwere Erscheinungen werden vorwiegend in den warmen Ländern beobachtet, wo meist Kinder erkranken. Bekannt ist die Reisediarrhö, z. B. bei Touristen in Mexiko. Häufige Erreger sind enteropathogene Kolibakterien, daneben Salmonellen, Shigellen, Parasiten, Viren etc.

Im folgenden werden zunächst wichtige Infektionskrankheiten einzeln dargestellt. Abschließend folgt eine Besprechung im Hinblick auf diagnostische und therapeutische Maßnahmen bei unklaren Infektionen.

5.7.1 Bakterielle Infektionen

Bakterien sind die häufigsten Erreger von Darminfektionen. Das klinische Bild weist große Unterschiede auf, was auf verschiedene Wirkungsmechanismen zurückgeführt werden kann [4]. Voraussetzung für eine pathogene Wirkung ist offenbar die Eigenschaft, sich an der Darmoberfläche zu befestigen (*Adhärenz*). Dies wird bei Kolibakterien deutlich: Während verschiedene Stämme ähnliche Gifte bilden, sind nur diejenigen gefährlich, die zur Adhärenz befähigt sind. Eine weitere Eigenschaft betrifft die *Enterotoxizität:* Hierbei stimulieren die gebildeten Toxine Rezeptoren an der Zelloberfläche und erzeugen durch Aktivierung zyklischer Nukleotide eine sekretorische Diarrhö (s. oben). Andere Toxine wirken zytotoxisch, indem sie direkt Enterozyten schädigen. Als *invasiv* bezeichnet man Bakterien, die, um wirksam zu werden, die intestinale Zelloberfläche durchdringen (s. oben).

5.7.1.1 Salmonellosen

Salmonellen erscheinen als die häufigste Ursache von bakteriellen Darminfektionen. Man findet sie in einer ungemeinen Vielfalt: Aufgrund der antigenen Eigenschaften konnten bisher ca. 1400 Untertypen charakterisiert werden, von denen etwa 120 für den Menschen pathogen sind.

Salmonellosen werden weltweit beobachtet; bevorzugt sind jedoch Ostasien, Afrika sowie Mittel- und Südamerika. Quellen sind Urin und Fäzes von erkrankten Personen oder asymptomatischen Dauerausscheidern, wobei der Weg über die orale Aufnahme von kontaminierten Speisen bzw. Trinkwasser erfolgt. Nichttyphöse Salmonellosen werden zur Hauptsache durch Geflügel und Eier übertragen.

Entscheidend für die Erkrankung ist die Anzahl der aufgenommenen Keime: Sie muß in einer Größe von ca. $10^6 - 10^9$ liegen. Eine Schutzfunktion geht von dem sauren Milieu des Magens aus; ältere Personen, Kinder und Patienten mit Achlohydrie sind besonders gefährdet.

Beim Menschen werden folgende 4 Entitäten durch Salmonellen hervorgerufen: 1. Akute Gastroenteritis, 2. Typhus, 3. lokale Infektion, 4. asymptomatischer Trägerzustand. Die Ausprägung ist dabei unterschiedlich, wobei, wie erwähnt, neben der Anzahl der aufgenommenen Keime individuelle Faktoren eine Rolle spielen. Lediglich bei Infektionen mit Salmonella typhi, Salmonella paratyphi und Salmonella cholerae-suis werden Erkrankungen an Organen außerhalb des Gastrointestinaltrakts beobachtet.

Akute Gastroenteritis

Gewöhnlich verlaufen Salmonellosen unter dem Bild der akuten Gastroenteritis. Erreger sind u. a. Salmonella typhimurium, Salmonella infantis, Salmonella heidelberg, Salmonella muenchen, Salmonella hadar, Salmonella enteridis. Etwa 8–48 h nach dem Genuß von infizierten Speisen entwickeln sich Beschwerden: Durchfall, Leibschmerzen, Kopfschmerzen, Fieber, evtl. auch Erbrechen und Husten. Die Stuhlentleerungen sind wäßrig, evtl. schleimig; Blutbeimengungen sind selten. Bei den meisten Fällen sistieren die Beschwerden nach einigen Tagen spontan; die Mortalität liegt unter 0,5%, wobei besonders Kinder oder abwehrgeschwächte Personen betroffen werden. Bedrohlich ist vor allem die Austrocknung.

Die Diagnose sollte bei allen fieberhaften Durchfallerkrankungen erwogen werden. Wichtige Differentialdiagnosen sind die Appendizitis sowie Infektionen mit Yersinia und Campylobacter. Nach Abklingen der akuten Symptome werden noch ca. 4–8 Wochen Salmonellen im Stuhl ausgeschieden.

Die Therapie erfolgt symptomatisch durch Ausgleich der Flüssigkeits- und Elektrolytverluste mittels Infusionen oder oral durch Elektrolytzuckerlösungen (z. B. Elotrans Btl.). Antibiotika werden bei unkomplizierter Gastroenteritis nicht verordnet, da sie die Ausscheidungsphase verlängern können. Medikamente der Wahl sind ggf. Chloramphenicol, Cotrimoxazol und Amoxycillin.

Typhus, Paratyphus

Die schwere Allgemeininfektion wird vor allem durch Salmonella typhi und Salmonella paratyphi A, B, C hervorgerufen; Erkrankungen durch andere Salmonellaformen sind möglich, jedoch im Vergleich selten. Die Inkubationszeit nach Genuß von infiziertem Wasser oder sonstigen Speisen (Schellfisch, der in der Nähe der Einmündung von Abwasserkanälen gefangen wurde!) beträgt 3–60 Tage; im Durchschnitt sind es 7–8 Tage.

Das **klinische Bild** ist in der *Initialphase* unspezifisch: Im Vordergrund stehen remittierendes Fieber, Kopfschmerzen, viszerale Leibschmerzen und Verstopfung; nur bei ca. ⅓ der Betroffenen werden vorübergehend dünne Stühle beobachtet (Abb. 5.10). Bei der körperlichen Untersuchung finden sich eine relative Bradykardie sowie evtl. ein weicher Milztumor. In der *2. Krankheitswoche* entwickelt sich das Vollbild des Typhus mit Bewußtseinstrübung, hohem Fieber bis 40 °C, Husten und aufgetriebenem Abdomen. Am Stamm entstehen charakteristische rötliche bis 4 mm große, leicht erhabene Flecken, welche bei Kompression blaß werden („Roseolen"). In der *3. Woche* werden bei schwerem

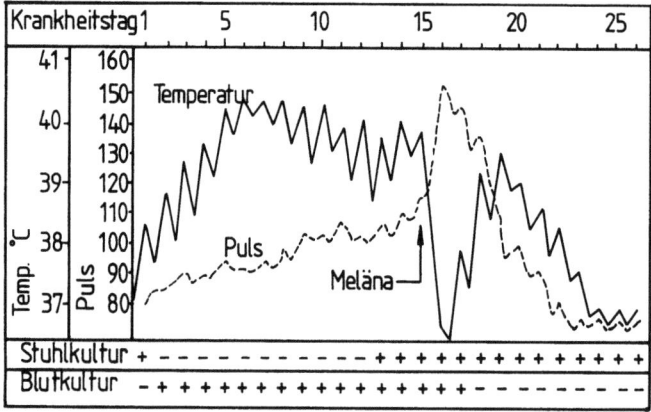

Abb. 5.10. Typhus. Typischer Verlauf von Puls und Temperatur während einer 26tägigen Krankheitszeit. Unten sind die Tage angegeben, an denen Erregernachweis im Blut und im Urin geführt werden können. (Nach [4])

Verlauf Delirium oder Koma, Subileus bzw. erbsenbreiartige Stuhlentleerungen beobachtet. Als schwerste Komplikationen gelten die intestinale Blutung oder Perforation, die toxische Myokarditis, die Verbrauchskoagulopathie und das hämolytisch-urämische Syndrom. In der *4. Woche* kommt es im typischen Fall zur allmählichen Besserung.

Die **Diagnose** ist allein durch den Erregernachweis möglich. Er läßt sich im Blut, Stuhl, Knochenmark und Urin führen. Am besten gelingt in der Initialphase der Nachweis im Blut (ca. 90% der Fälle). Wurde bereits mit Antibiotika behandelt, ist bisweilen die Züchtung im Knochenmark oder im Punktatgewebe aus Roseolen möglich. Stuhl und Urin erlauben mit größerer Wahrscheinlichkeit den Erregernachweis in den späteren Krankheitsphasen.

Serologische Untersuchungen betreffen den Nachweis von Agglutininen (Widal-Reaktion). Sie werden ab der 2. Krankheitswoche möglich; die Aussage wird wegen der fehlenden Spezifität eingeschränkt.

Als unspezifischer Befund mit diagnostischem Wert findet sich in der 1. Krankheitswoche meist eine Leukopenie.

Die **Behandlung** ist zuverlässig durch Antibiotika möglich. Verwendet werden vorwiegend Chloramphenicol, Amoxycillin oder Cotrimoxazol, wobei Resistenzen festgestellt wurden. Beispielsweise können täglich 3 g Chloramphenicol in 3 Einzeldosen (oral oder parenteral) für 2 Wochen gegeben werden; bei Bedarf (Osteomyelitis etc.) kann die Therapie auf 6 Wochen ausgedehnt werden. Unwirksam in der Behandlung des Typhus sind erfahrungsgemäß Cephalosporine oder Aminoglykoside, obgleich durch sie in vitro das Wachstum der Salmonellen empfindlich gehemmt wird. Bei 10–15% der Patienten wird ca. 10 Tage nach Absetzen der Antibiotika ein mildes Krankheitsrezidiv mit positiven Blutkulturen und Roseolen beobachtet.

Glukokortikoide werden kurzzeitig von manchen Ärzten bei schweren toxischen Krankheitsbildern gegeben. Blutungen werden konservativ behandelt; Perforationen werden zumeist lediglich übernäht und drainiert.

Lokale Infektionen

Lokale Infektionen durch Salmonellen treten unter folgenden Krankheitsbildern auf: Cholezystitis, Peritonitis, Appendizitis, intraabdomineller Abszeß, Pneumonie, Empyem, Perikarditis, Arthritis, Osteomyelitis, Meningitis, mykotisches Aneurysma, Harnweginfekt, Wundinfektion. Betroffen werden vorzugsweise Patienten mit hämatologischen Erkrankungen wie Lymphom oder Leukosen. Die Behandlung erfolgt nach den gleichen Grundsätzen wie der Typhus.

Asymptomatische Salmonellenträger

Die meisten Patienten mit Salmonella-typhi-Infektion scheiden 3 Monate nach der Erkrankung keine pathogenen Erreger mehr aus. Etwa 3% behalten jedoch länger als 1 Jahr positive Stuhlkulturen (asymptomatische Salmonellenträger): Sie gelten als die wichtigsten Infektionsquellen. Bei den meisten Fällen ist der Infektionsherd die Gallenblase. Therapeutisch führt zumeist eine verlängerte Gabe von Ampicillin oder am Ende eine Cholezystektomie zur Beseitigung der Salmonellenausscheidung.

Infektionsprophylaxe

Für die Infektionsprophylaxe wurden parenterale und orale Impfstoffe entwikkelt, z. B. Typhoral. Wegen der Vielfalt der Erreger konnte ein vollständiger Schutz bisher nicht erreicht werden. Entscheidend bleiben hygienische Maßnahmen.

5.7.1.2 Cholera und Infektion durch enterotoxigene Kolibakterien

Die Cholera und die Infektion durch enterotoxigene Kolibakterien (ETEC) werden hier gemeinsam besprochen, da im Pathomechanismus der Erkrankungen Ähnlichkeiten bestehen: Beide Infektionen sind durch *Enterotoxine* erklärbar, die ohne besondere Schädigung der Schleimhaut durch Aktivierung der intrazellulären Adenylzyklase eine sekretorische Diarrhö induzieren (s. 5.7.1).

Cholera

Die Cholera entsteht durch die Infektion des Dünndarms mit Vibrio cholerae. Das klinische Bild ist im typischen Fall durch schwerste wäßrige Durchfälle mit lebensbedrohlichen Austrocknungserscheinungen (Schock, Nierenversagen) gekennzeichnet. Bei den meisten Fällen verläuft allerdings die Erkrankung mild oder ohne Symptome.

Sie ist seit dem Altertum bekannt; immer wieder ist es im Verlauf der Geschichte zu Epidemien gekommen. Heute findet man Infektionen hauptsächlich in Entwicklungsländern, wo unzureichende sanitäre Einrichtungen bestehen. Differentialdiagnostisch ist Cholera bei allen Reisenden aus Endemiegebieten mit wäßrigem Durchfall zu erwägen.

Choleravibrionen existieren allein im menschlichen Gastrointestinaltrakt; die Übertragung erfolgt durch kontaminierte Speisen bzw. durch Wasser, wo die Erreger lange Zeit persistieren, sowie durch direkten Kontakt zu erkrankten Personen. In Endemiegebieten, z. B. in Bangladesch oder der Sahelzone, rechnet man bei 1% der Bevölkerung mit asymptomatischer Ausscheidung. Vereinzelt wurde auch eine Ansteckung durch infizierten Fisch mitgeteilt.

Die Inkubationszeit beträgt – je nach der Menge der aufgenommenen Erreger – zwischen wenigen Stunden und 6 Tagen. Bei der häufigen *leichten Verlaufsform* besteht ein Brechdurchfall mit maximalem Flüssigkeitsverlust von 1 l täglich; die Dauer der Erscheinungen beträgt 3–5 Tage. Sie ist von Infektionen mit ETEC, Salmonellen oder Enteroviren aufgrund des klinischen Bildes nicht zu unterscheiden. Die *schwere Choleraerkrankung* ist durch allmähliches oder plötzliches Auftreten von massiven Durchfällen und Erbrechen gekennzeichnet. Die Dauer beträgt zwischen wenigen Stunden und einer Woche. Je nach den Flüssigkeitsverlusten, die bis zu 20 l/24 h erreichen, resultieren Durst, Hypotonie, Schock, Anurie und Koma. Fieber ist allenfalls in der Rekonvaleszenz meßbar. Bei der körperlichen Untersuchung finden sich die Zeichen der Austrocknung mit trockener Mundschleimhaut, Stehenbleiben von Hautfalten nach Abheben der Haut, eingesunkenen Augen, „Waschfrauenhänden", Hypotonie, Tachykardie und peripherer Zyanose. Der Bauch erscheint flach, evtl. eingesunken; Bauchgeräusche können fehlen. Feinblasige Rasselgeräusche sind Hinweise auf ein Lungenödem infolge Azidose.

Die *Laboruntersuchungen* zeigen bei schweren Fällen eine dekompensierte metabolische Azidose, eine erhöhte Plasmaosmolarität sowie erhöhte Proteinkonzentrationen, Hämatokrit und Harnstoff. Außerdem besteht in der Regel eine Leukozytose.

Die **Diagnose** läßt sich aufgrund des klinischen Bildes und von Umgebungserkrankungen vermuten; für den gültigen Beweis ist der Erregernachweis nötig. Dies ist unschwer im Stuhl möglich; serologische Methoden haben eine untergeordnete Bedeutung. Mischinfektionen und Typhus etc. sind keine Seltenheiten. *Differentialdiagnostisch* kommen in erster Linie Infektionen mit ETEC, Vibrio parahaemolyticus, Aeromonas, Yersinia, Clostridium perfringens und Staphylococcus aureus in Betracht.

Die **Behandlung** erfolgt durch Ausgleich der Flüssigkeitsverluste: Bei leichteren Fällen ist dies auf oralem Wege durch Elektrolyt-Zuckerlösung mit 90 mmol/l Na^+, 20 mmol/l K^+; 80 mmol/l Cl^-, 30 mmol/l HCO_3^- und 111 mmol/l Glukose in einfacher Weise möglich. (Durch den Zusatz von Glukose wird die Absorption von Na^+ und Wasser stimuliert, s. 4.2.) Schwer erkrankte Personen müssen dagegen parenteral mit Ringer-Laktatlösung etc. substituiert werden. Als Antibiotikum der Wahl gilt Tetrazyklin, das die Erreger innerhalb von 24 h aus dem Darm eliminiert. Die Dosierung beträgt 4mal 500 mg. Resistenzen sind in Bangladesch und Tansania beobachtet worden; ggf. sind – je nach Resistenztestergebnis – Chloramphenicol oder Cotrimoxazol wirksam. Da die Enterotoxine gebunden sind, persistieren die Durchfälle für ca. weitere 12 h. Die Letalität beträgt bei schwerer Erkrankung unter optimaler Therapie ca. 2%; unter den oft ungünstigen Bedingungen der Entwicklungsländer, in denen die Cholera endemisch ist, kann sie wesentlich höher liegen und 50–70% erreichen.

Entscheidend für die Prophylaxe sind hygienische Maßnahmen, beispielsweise die Chlorierung des Trinkwassers. Der Erfolg der Impfung ist unsicher; außerdem besteht lediglich Schutz für 4–6 Monate.

Infektionen durch enterotoxigene Escherichia coli

Escherichia coli findet man bereits unter physiologischen Bedingungen im Darmtrakt. Klinische Bedeutung erlangen Stämme, die Enterotoxine mit einer dem Choleratoxin ähnlichen Wirkung bilden (ETEC). Sie sind eine häufige Ursache von wäßrigen Durchfällen bei Reisenden aus Industrieländern in Entwicklungsländer, beispielsweise Mexiko. Da die Toxine routinemäßig schwer identifiziert werden können, ist der Nachweis der Infektion durch Ausschluß zu führen. Die Therapie ist symptomatisch; in der Regel werden auch Antibiotika verordnet (Tetrazykline, Cotrimoxazol), wobei der Wert letztlich nicht gesichert ist.

5.7.1.3 Bakterielle Ruhr

Die wichtigsten Erreger der bakteriellen, mit blutigen und schleimigen Entleerungen einhergehenden Durchfallkrankheiten sind Shigella, Campylobacter, Yersinia und Vibirio parahemolyticus. Ein gleichartiges Krankheitsbild wird durch Amöben hervorgerufen. Die Unterscheidung dieser ähnlich verlaufenden

Erkrankungen ist durch bakteriologische, parasitologische oder serologische Methoden möglich.

Blutige Durchfallerkrankungen erscheinen in der älteren Literatur als „Dysenterie". Immer wieder wurde über gehäuftes Auftreten berichtet, so beispielsweise auch im 1. Weltkrieg, in dem die militärischen Handlungen erheblich durch Erkrankungen der Soldaten behindert wurden.

Shigellose

Erreger dieser oftmals bedrohlichen Erkrankung sind Shigella dysenteriae, Shigella flexneri, Shigella boydii und Shigella sonnei. Die Übertragung erfolgt durch den Kontakt mit infizierten Personen, wozu nur eine geringe Anzahl Erreger erforderlich ist. Weitere Möglichkeiten sind kontaminiertes Trinkwasser und Speisen. Im typischen Fall ist der Krankheitsverlauf biphasisch: Nach einer Inkubationszeit von 1–5 Tagen beginnen zunächst voluminöse, wäßrige Durchfälle, nach 24–48 h gefolgt von zahlreichen blutigen, schleimigen und eitrigen Entleerungen. Weitere Symptome sind Fieber, Tenesmen und quälende Leibschmerzen (Abb. 5.11). Die Initialphase wird mit einer Infektion des Duodenums erklärt, die sich in der Folge auf den Dickdarm ausbreitet.

Zeichen der Allgemeinerkrankung sind Schnupfen, Husten, Brustschmerzen und – selten – die Sepsis. Leichtere Verläufe ohne Fieber oder Dysenterie werden bei mehr als der Hälfte der Betroffenen beobachtet: Sie klagen lediglich über Fieber oder wäßrigen Durchfall. Am gefährlichsten sind Infektionen mit Shigella dysenteriae und Shigella flexneri, bei denen es zum Auftreten einer nekrotisierenden Kolitis und schließlich einem toxischen Megakolon sowie zu

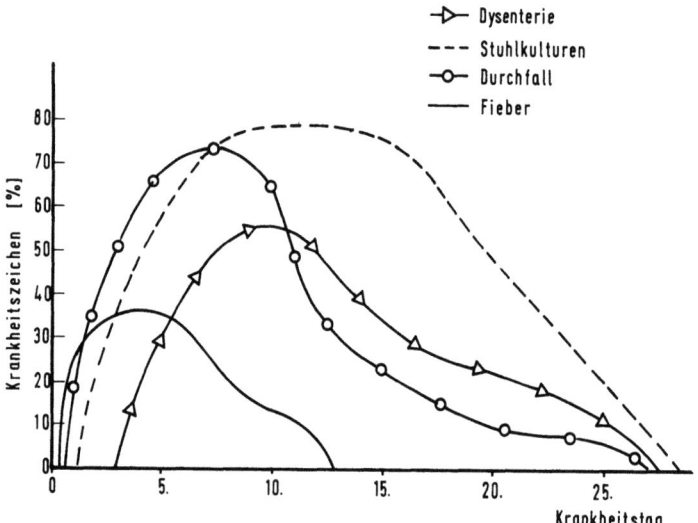

Abb. 5.11. Verlauf von Fieber, Durchfall, Dysenterie und Erregernachweisbarkeit im Stuhl bei induzierter Shigellose. In der Ordinate erscheint der Prozentsatz der Probanden, der jeweils das Symptom erkennen ließ. Die verschiedenen bakteriellen Ruhrerkrankungen zeigen sich in ähnlicher Weise, wobei insbesondere initial wäßrige Durchfälle bemerkt werden, die nach ca. 3 Tagen in blutige und schleimige Entleerungen (Dysenterie) übergehen (Nach [4])

einem hämolytisch-urämischen Syndrom kommen kann. Weitere Komplikationen sind der Rektalprolaps, Meningismus und Pneumonie. Nach Shigellainfektionen wird gelegentlich ein Reiter-Syndrom mit Arthritis und Urethritis beobachtet.

Das **klinische Bild** wird vor allem von den Bauchsymptomen (Durchfälle, Schmerzen) und vom Fieber bestimmt. Bei der körperlichen Untersuchung findet man ein druckdolentes Abdomen und evtl. Rasselgeräusche bei der Auskultation der Lungen.

Die **Diagnose** kann aufgrund des klinischen Bildes, des endoskopischen Befundes einer hämorrhagischen, exulzerierenden Kolitis und ähnlichen Umgebungserkrankungen vermutet werden. Entscheidend ist der Erregernachweis im Stuhl, der während der gesamten Erkrankungszeit geführt werden kann. Im Stuhlausstrich finden sich nach Methylenblaufärbung reichlich Leukozyten und Erythrozyten. Im histologischen Bild von Kolonschleimhautproben erkennt man schwere Entzündungszeichen, Zellnekrosen und Hämorrhagien. Ein toxisches Megakolon mit weitgestelltem, atonischem Dickdarm diagnostiziert man am besten auf einer Abdomenübersichtsaufnahme im Liegen.

Die **Therapie** der Shigellainfektionen besteht in der Gabe von *Antibiotika:* Als Medikament der 1. Wahl gilt Ampicillin in einer Dosierung von 50–100 mg/kg Körpergewicht in 4 gleichen Teilen, d. h. 6stündlich für eine Dauer von 5 Tagen; die parenterale scheint der enteralen Zufuhr überlegen zu sein. Weitere Medikamente mit Wirksamkeit gegen Shigellen, insbesondere auch bei Ampicillinresistenz, sind Cotrimoxazol und Tetrazykline. In der Regel wird man auch Kontaktpersonen in der Familie etc. behandeln.

Symptomatische Maßnahmen sind der Ausgleich von Flüssigkeits- und Elektrolytverlusten, entweder auf parenteralem Weg oder oral durch Elektrolytzuckerlösung (Oralpädon; Elotrans). Die Gabe von Antidiarrhoika (z. B. Loperamid) wird wegen der möglichen Begünstigung eines toxischen Megakolons nicht empfohlen.

Prophylaktische Maßnahmen betreffen die Körperhygiene, besonders das regelmäßige Händewaschen mit Seife. Impfstoffe sind in Vorbereitung.

Campylobacter-Enteritis

Infektionen durch Campylobacter sind erst in den letzten Jahren bekannt geworden. Von den verschiedenen Spezies sind Campylobacter fetus ssp. jejuni und Campylobacter fetus ssp. intestinalis für den Menschen pathogen. Bei Tieren (Kälber, Schweine, Hunde, Schafe u. a.) sind auch andere Stämme gefährlich. Der Infektionsweg dürfte sowohl durch Kontakt mit infizierten Personen und Tieren als auch über das Trinkwasser erfolgen. Die Infektiosität ist offenbar gering.

Der Manifestationsort der Infektion ist der untere Dünndarm, wo eine Abflachung der Zotten und Ulzerationen gefunden werden. Es kommen daneben Erkrankungen des Rektums mit Ulzerationen ähnlich wie bei Colitis ulcerosa vor.

Das **klinische Bild** dieser selbstlimitierten Infektion wird nach einer 2- bis 5tägigen (–10tägigen) Inkubationszeit von Durchfällen bestimmt. Schwere

Verläufe sind durch das Auftreten von Fieber, Kopfschmerzen, Myalgien und allgemeinem Krankheitsbild gekennzeichnet. Die Stühle erscheinen anfangs grünlich und können in der Folge blutig sein. Leibschmerzen sind die Regel; meistens gehen sie den Durchfällen voraus. Gelegentlich werden akute Entzündungen der Gallenblase und des Pankreas beobachtet. Die wichtigsten Differentialdiagnosen sind Appendizitis, M. Crohn oder Colitis ulcerosa. Bisweilen ist eine Campylobacterinfektion Grund für die Exazerbation einer Colitis ulcerosa.

Extraintestinale Verlaufsformen mit Sepsis, Meningitis, Pneumonie oder Endokarditis sind mit und ohne Enteritis beobachtet worden. Nach Abklingen der Infektion kann es zu einer Arthritis oder einem Reiter-Syndrom kommen. Selten ist ein Erythema nodosum. Tritt eine Campylobacterinfektion in der Schwangerschaft auf, so kann infolge Nekrose und Infarzierung der Plazenta ein Abort begünstigt werden; oftmals fehlen enteritische Zeichen.

Die **Diagnose** ist durch den Erregernachweis im Stuhl bzw. im Blut möglich, wozu spezielle Techniken erforderlich sind. Ab dem 7. Tag ist bei einem Teil der Fälle auch ein serologischer Nachweis möglich. Unspezifische Zeichen sind Leukozytose, Senkungsbeschleunigung oder das Vorkommen von Erythrozyten und Leukozyten im Stuhlausstrich.

Eine spezifische **Therapie** ist bei den meisten, milde verlaufenden Erkrankungen nicht erforderlich. Allenfalls sind symptomatische Maßnahmen (Elektrolytzuckerlösungen, Oralpädon, Elotrans) etc. indiziert. Bei schwerer Erkrankung werden Antibiotika (Aminoglykoside, Tetrazykline, Erythromycin) verordnet.

Yersiniosen

Interessieren sollen hier Infektionen mit Yersinia enterocolitica und Yersinia pseudotuberculosis. Pathogen sind daneben Yersinia pestis als Erreger der Pest und Yersinia ruckeri als Verursacher einer Fischkrankheit.

Yersinia enterocolitica wird über den fäkal-oralen Infektionsweg übertragen. Die Inkubationszeit beträgt 4–10 Tage. Es kommt dabei zu einer Invasion der Ileum- und Kolonschleimhaut mit Bildung von kleinen entzündlichen Ulzerationen. Als Zeichen der Allgemeinreaktion finden sich Fieber, Leukozytose und Senkungsbeschleunigung. Seltener ist die Ausbreitung der Infektion auf die Gelenke, die Leber und das Gehirn unter Bildung von Mikro- und Makroabszessen. Erkrankungen durch *Yersinia pseudotuberculosis* verlaufen ähnlich; ein Kennzeichen sind eitrige Entzündungen der mesenterialen Lymphknoten; im histologischen Bild erkennt man epitheloidzellige Granulome. Die Inkubationszeit soll 7–21 Tage betragen.

Das **klinische Bild** wird von einer fieberhaften, akuten, evtl. hämorrhagischen Gastroenteritis bestimmt. Die Dauer der selbstlimitierten Infektion beträgt 2–3 Wochen; es werden allerdings Fälle beobachtet, die über mehrere Monate erkrankten: Hier können differentialdiagnostische Schwierigkeiten bei der Abgrenzung gegenüber unspezifischen Darmentzündungen entstehen. Die Schleimhautveränderungen umfassen Schwellungen, Ulzerationen, pflastersteinartiges Oberflächenreliefbild und – selten – Pseudopolypbildung. Betroffen werden alle Abschnitte des Dickdarms, bevorzugt sind allerdings terminales Ileum und Colon ascendens. Fisteln oder Strikturen gehören nicht zum Krankheitsbild der Yersiniose. Im Stuhl findet man bei ca. 80% Leukozyten und bei ca. 25% Erythrozyten.

Ungewöhnliche Verlaufsformen betreffen die *Pseudoappendizitis,* die klinisch nicht von einer Appendizitis mit Fieber, Schmerzen und Peritonismus im rechten Unterbauch unterschieden werden kann. Sie wird häufiger durch Yersinia pseudotuberculosis hervorgerufen. *Septische Verläufe* sind selten und finden sich bevorzugt bei geschwächten Personen. Sie manifestieren sich mit hohem Fieber, Kopfschmerzen und getrübtem Sensorium; es kann zu einer Leberbeteiligung mit evtl. Abszeßbildung kommen. Die Letalität liegt trotz antibiotischer Behandlung bei 50%. *Fokale Infektionen* finden sich im Abdomen als Abszesse bzw. als eitrige Arthritis, Hepatitis, Urethritis, Cholangitis, Osteomyelitis, Endokarditis, Meningitis etc.

Begleiterscheinungen sind Hautveränderungen mit Rötung, Ulzeration oder Erythema nodosum. Ähnlich wie bei anderen Infektionskrankheiten werden Mono- oder Polyarthritiden beobachtet; am häufigsten sind sie 1–3 Wochen nach der Infektion und können längere Zeit persistieren. Bevorzugt sind Fälle mit negativem Erregerbefund und HLA-B27.

Zur **Diagnose** ist der Erregernachweis im Stuhl (Initialphase) bzw. im Blut, Operationsmaterial, Biopsien etc. mittels spezieller Kulturen nötig. Eine weitere Möglichkeit ist der Nachweis von Antikörpern, die bei Yersinia pseudotuberculosis ab Erkrankungsbeginn, bei Yersinia enterocolitica nach 1- bis 2wöchigem Verlauf gefunden werden. Die Identifizierung ist wegen Kreuzreaktionen gegen Brucellen erschwert. Nach Abklingen der Krankheitserscheinungen gehen die Titer rasch zurück.

Die **Therapie** ist in der Regel symptomatisch. Bei den schweren Verlaufsformen können Antibiotika eingesetzt werden (bei Yersinia enterocolitica Chloramphenicol, Aminoglykoside, Tetrazykline, Cotrimoxazol; bei Yersinia pseudotuberculosis Ampicillin, Tetrazykline und Streptomycin). Inwieweit die Symptome hierdurch günstig beeinflußt bzw. die Dauer der Erkrankung verkürzt wird, ist ungeklärt.

Vibrio-parahemolyticus-Enteritis

Infektionen mit Vibrio parahemolyticus führen nach einer Inkubationszeit von ca. 4–96 h zu akuter Gastroenteritis, evtl. mit Blutbeimengungen im Stuhl. Sie werden vor allem in Japan nach Genuß von Fisch, Fischkonserven bzw. kontaminiertem Wasser beobachtet. Durch Kochen wird der Erreger inaktiviert.

5.7.1.4 Staphylokokkenenteritis

Bestimmte Stämme von Staphylococcus aureus sind zur Bildung eines Enterotoxins befähigt. Beim Erwachsenen werden explosionsartige Durchfälle nach Genuß von Speisen, die übermäßig mit pathogenen Staphylokokken verseucht sind, beobachtet. Beispielsweise sind Salate ideale Nährböden: Eine Überwucherung findet bei längerem Stehen in der Wärme statt. Durch die Darmentleerung werden die Enterotoxine entfernt, womit die klinischen Erscheinungen rasch abklingen. Eine spezifische Behandlung ist nicht erforderlich.

5.7.1.5 Antibiotikaassoziierte Kolitis

Im Zusammenhang mit einer antibiotischen Therapie werden häufig dünne Stühle beobachtet, ohne daß besondere Konsequenzen gezogen werden. Nicht selten entwickelt sich jedoch ein bedrohliches Krankheitsbild mit Fieber, Leibschmerzen und – in schweren Fällen – blutigen Durchfällen. Als weitere Komplikationen gelten Elektrolyt-, Eiweiß- und Flüssigkeitsverluste, Schock, Nierenversagen sowie das toxische Megakolon bzw. die Kolonperforation. Am häufigsten wurden Erkrankungen nach Gabe von Lincomycin, Ampicillin und Cephalosporinen beobachtet; grundsätzlich ist jedes Antibiotikum mit Ausnahme von Präparaten, die allein gegen Parasiten, Pilze oder Mykobakterien wirksam sind, gefährlich. Die Art der Applikation – enteral oder parenteral – ist offenbar von untergeordneter Bedeutung. Die Latenzzeit bis zum Auftreten von Symptomen beträgt in der Regel 4–10 Tage ab Beginn der antibiotischen Behandlung. Es wurden allerdings Fälle beschrieben, bei denen Erscheinungen 4–6 Wochen nach Absetzen des Medikaments auftraten.

Die Ursache der antibiotikaassoziierten Diarrhö ist ein Zytotoxin, das von *Clostridium difficile,* einem bei 2–3% in der physiologischen Kolonflora vorkommenden Keim, gebildet wird. Die Voraussetzung für die Toxinbildung ist somit das Vorkommen von Clostridium difficile. Die Übertragung erfolgt bisweilen in Krankenhäusern mit infiziertem Gerät (Bettschüsseln, Koloskope etc.). Eine gefährliche Toxinbildung ist allein zu erwarten, wenn die Überwucherung des Keims infolge Elimination anderer Keime durch Antibiotika stattfindet. Es kommt bei leichter Erkrankung zu fokalen Schleimhautnekrosen, die durch Fibrin und Leukozyten demarkiert werden.

Fortgeschrittene Fälle zeigen ausgedehnte, die Drüsen miterfassende Veränderungen mit oberflächlichen Pseudomembranen. Schließlich kann es zu großflächigen Nekrosen mit konfluierenden Pseudomembranen, die bis zur Lamina propria reichen, kommen.

Die **Diagnose** erfolgt durch den *Nachweis des Zytotoxins* im Stuhl. Wegen der Thermolabilität ist die Verarbeitung innerhalb von 24 h erforderlich; eine Möglichkeit der längeren Konservierung besteht in der Tiefkühlung der Proben. Bei der Interpretation des Resultats ist zu beachten, daß im Rahmen einer antibiotischen Behandlung Zytotoxin ohne pathogene Bedeutung gefunden werden kann. Das Auffinden von Clostridium difficile im Stuhl ist kein eindeutiger Nachweis der Erkrankung. Entscheidend für die Diagnose ist letztlich das Resultat der *Endoskopie,* wobei in der Regel das distale Kolon mitbefallen ist und somit eine Sigmoidoskopie ausreicht. (Etwa 20% haben einen alleinigen Befall des rechten Kolons.) Leichtere Fälle zeigen lediglich eine Granulierung der Oberfläche und eine vermehrte Schleimhautlädierbarkeit, was zur Verwechslung mit einer Colitis ulcerosa Anlaß geben kann. Schwere Erkrankungen sind durch die charakteristischen Pseudomembranen gekennzeichnet; daneben finden sich entzündliche Veränderungen. Für die histologische Untersuchung sollte Material entnommen werden, welches Membran und Gewebe im Zusammenhang enthält. Abschließend sei erwähnt, daß Pseudomembranen auch bei anderen Formen der Kolitis vorkommen können; ihr Auftreten ist somit nicht spezifisch.

Die **Therapie** der antibiotikaassoziierten Kolitis besteht bei *leichten Fällen* in symptomatischen Maßnahmen und ggf. im Absetzen des Antibiotikums. Innerhalb von 1–2 Wochen ist dann mit einem Abklingen der Symptome zu rechnen. *Schwere Erkrankungen* werden zusätzlich mit Vancomycin 125–500 mg täglich (in 4 Einzeldosen, 6stündlich) behandelt. Alternativ kommt Metronidazol (500 mg i.v. dsgl. in 4 Einzeldosen) in Betracht. Die Behandlung wird über 1–2 Wochen fortgesetzt. Für die Behandlung mittelschwerer Fälle kann daneben Cholestyramin (4mal 4 g Btl.) über 1–2 Wochen gegeben werden; es soll Zytotoxin binden. Die Behandlung mit Glukokortikoiden ist umstritten. Durch die Therapie wird bei den meisten Fällen innerhalb von 1–2 Tagen eine Besserung des Fiebers und des Allgemeinzustandes erreicht. Durchfälle können noch länger andauern.

Bei ca. ¼ der Fälle ist nach Absetzen der Therapie, d. h. in einem Zeitraum bis zu 30 Tagen, ein Rezidiv zu beobachten. Diese Fälle werden erneut für 1–2 Wochen mit Antibiotika und evtl. Cholestyramin behandelt.

5.7.1.6 Tuberkulose

In den westlichen Ländern ist durch hygienische Maßnahmen die Tuberkulose weitgehend zurückgedrängt worden. Infektionen im Gastrointestinaltrakt zählen hier im Gegensatz zu den Entwicklungsländern zu den Raritäten. Bevorzugt erkrankt der Ileozökalbereich (etwa ¾ der Fälle). Hier kommt es zu einer Verdickung der Darmwand, Ulzerationen der Schleimhaut und schließlich zur Stenosierung. Die regionalen Lymphknoten sind vergrößert und evtl. zu Konglomeraten verbacken. Das klinische Bild wird von der Ausprägung und der Lokalisation der Tuberkulose bestimmt. Oftmals sind die Patienten für lange Zeit symptomfrei. Hartnäckige Durchfälle infolge der Gallensäuremalabsorption und Schmerzen im rechten Unterbauch sind Klagen bei Befall des Ileozökalbereichs. Am Ende stehen oftmals Wegsamkeitsstörungen (Subileus, Ileus).

Die Diagnose wird in der Regel bei der Operation anhand des histologischen Befundes gestellt. Sie kann beim Vorliegen eines entsprechenden Tastbefundes im rechten Unterbauch vermutet werden. Im Stuhl ist evtl. okkultes Blut zu finden; ein Erregernachweis gelingt nur in seltenen Fällen. Die Therapie der Wahl ist die Resektion des erkrankten Darmabschnitts. Tuberkulostatika können ebenfalls eingesetzt werden.

5.7.2 Virusinfektionen

Gastrointestinale Symptome werden im Verlauf vieler allgemeiner Virusinfektionen beobachtet. Als Beispiele seien genannt: Poliomyelitis, Virushepatitis, Influenza. In den letzten Jahren gelang es, verschiedene Viren zu identifizieren, die allein eine Gastroenteritis hervorrufen. Sie sind offenbar vor allem bei Kindern pathogen: Echoviren, Adenoviren, Rotaviren. Beim Erwachsenen werden Durchfallerkrankungen durch *Norwalk-Viren* ausgelöst. Es handelt sich um kleine, runde Erreger; der Durchmesser beträgt 22–35 µm. Nach einer Inkubationszeit von 4–6 h kommt es zu Fieber, Übelkeit, Erbrechen, Durchfall, Leibschmerzen, Myalgien und Schwindel in unterschiedlichem Ausmaß. Die Dauer dieser selbstlimitierten Infektion beträgt wenige Tage. Aus verschiedenen Gegenden der Welt wurden epidemieartige Erkrankungen beobachtet. Die Ansteckung erfolgte offenbar durch kontaminierte Speisen (Fisch), Trinkwasser oder durch direkten Kontakt mit den erkrankten Personen. Der Erregernachweis ist durch Radioimmunoassay oder Immunelektronenmikroskopie möglich. Die Therapie ist symptomatisch.

5.7.3 Pilzinfektionen

Pilze, voran Candida albicans, gehören zu den normalen Bewohnern des Gastrointestinaltrakts. Primäre Erkrankungen zählen zu den Seltenheiten. Häufiger sind sekundäre Mykosen bei Resistenzminderung infolge konsumierender Erkrankungen bzw. Diabetes mellitus, AIDS oder bei massiver antibiotischer Therapie.

Für die Diagnose ist der mikroskopische oder kulturelle Erregernachweis erforderlich.

Candida albicans wird normalerweise in einer Konzentration von 10^3/g Stuhl gefunden. Bei einer generalisierten Infektion ist auch der serologische Nachweis möglich. Die Therapie erfolgt mit Nystatin per os.

5.7.4 Parasitosen

Es gibt eine Vielzahl von Parasiten, die sich im menschlichen Gastrointestinaltrakt ansiedeln und zu Krankheitserscheinungen führen können. Im Gegensatz zu Mitteleuropa werden Parasitosen in den warmen Ländern überaus häufig beobachtet. Mehrfachinfektionen sind nicht selten. Durch die steigende Zahl von Reisen in Länder mit hoher Erkrankungshäufigkeit nimmt in unserer Bevölkerung die Zahl der Parasitosen zu.

Als Erreger finden sich vor allem Protozoen (Lamblien, Amöben etc.) und Würmer. Das klinische Bild ist vielgestaltig, von ruhrähnlichen Erscheinungen bei Protozoeninfektionen reicht es bis zu weitgehender Symptomfreiheit. In der Regel sind die Beschwerden gering.

Die Diagnose erfolgt am besten anhand von Stuhluntersuchungen; Lamblien werden oftmals allein im Duodenalsaft gefunden.

5.7.4.1 Lambliasis

Lamblieninfektionen werden weltweit beobachtet, wobei Kinder häufiger betroffen sind. Die Übertragung erfolgt wahrscheinlich hauptsächlich durch Trinkwasser, das durch die Erreger aus dem Stuhl, evtl. auch von niederen Säugetieren, infiziert ist. In den Vereinigten Staaten, wo vornehmlich Oberflächenwasser als Trinkwasser genutzt wird, schätzt man die Zahl der Lamblienträger auf 3−20%. Epidemisches Auftreten wird aus Krankenhäusern, Kindergärten, Schulen etc. berichtet.

Der Erreger der Lambliasis ist die zu den Protozoen zählende Giardia lamblia. Es handelt sich um einen 10−20 μm großen Parasiten, der im vegetativen Stadium einer abgeflachten Birne gleicht. Eine saugnapfartige Seite ermöglicht die Anheftung an der Zelloberfläche. Die Fortbewegung erfolgt durch 4 Paar Geißeln, die dem Erreger eigenartig „taumelnde" Schwimmbewegungen verleihen. 2 Zellkerne geben dem Flagellaten ein gesichtsähnliches Aussehen (Abb. 5.12). Daneben gibt es als Dauerform vierkernige längsovale 8−14 μm große Zysten. Sie werden mit dem Stuhl ausgeschieden. Im menschlichen Gastrointestinaltrakt besiedeln Lamblien allein den Dünndarm und die Gallenwege. Als Erklärung wird aufgeführt, daß die Parasiten für ihren Stoffwechsel Gallensäuren benötigen. Pathogen wirken sie, indem sie sich an der Oberfläche anheften und zu Reizerscheinungen führen; bei dichter Besiedelung wird darüber hinaus die Nährstoffaufnahme behindert, was besonders bei Kindern zu einer Malabsorption führen kann.

Das **klinische Bild** reicht von der Symptomlosigkeit über kurzzeitige Durchfälle bis zum wiederholten oder chronischen Malabsorptionssyndrom. Die Inkubationszeit beträgt im Durchschnitt 8 Tage (3−42 Tage). Bei leichtem symptomatischem Verlauf klagen die Patienten über Durchfälle, Übelkeit, Appetitlosigkeit und leichtes Fieber, ein geringer Teil entwickelt zudem Leibschmerzen, Meteorismus und Flatulenz. Besteht die Infektion über Monate oder Jahre, so kann es zu schweren Malabsorptionsfolgen kommen.

Die Diagnose erfolgt am einfachsten im Stuhl, wo sich bei optimaler Technik (Zinksulfatkonzentrierung; Jodfärbung) zumeist Zysten nachweisen lassen. Bisweilen ist im Anfangsstadium die Entdeckung erschwert; hilfreich sind in jedem Fall wiederholte Untersuchungen. Eine weitere Möglichkeit ist der Erregernachweis im Duodenalsaft (evtl. nach Sekretininjektion) oder in mittels Zangenbiopsie entnommenen Duodenalschleimhautproben.

Differentialdiagnostisch kommt die breite Palette der übrigen infektiösen oder toxischen Durchfallerkrankungen in Betracht. Am wichtigsten ist die Abgrenzung zum Reizkolon: Da Stuhlunregelmäßigkeiten bzw. abdominelle Mißempfindungen überaus häufig ohne organischen Befund vorkommen und viele Lamblieninfektionen asymptomatisch verlaufen, muß ein positiver Erregernachweis nicht notwendig ein Beschwerdebild erklären. Bei unklaren Fällen ist ggf. das Ansprechen auf eine antibiotische Therapie diagnostisch zu werten.

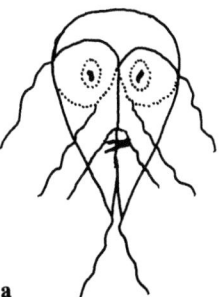 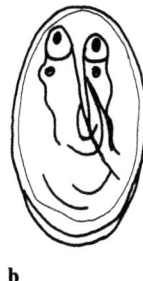

Abb. 5.12a, b. Giardia lamblia. Trophozoit (**a**); Zystenform (**b**)

Die **Therapie** erfolgt mit Metronidazol 3mal 400 mg täglich für 1 Woche; möglich ist auch die Gabe von 2 g täglich für 3 Tage. Hierbei treten jedoch eher Nebenwirkungen (Übelkeit, Appetitlosigkeit, metallischer Geschmack) auf. Der Therapieerfolg sollte anhand von Stuhlproben, beispielsweise nach 14 Tagen, kontrolliert werden. Manchmal sind mehrere Kuren nötig.

In der Regel ist die Infektion selbstlimitierend. Eine begrenzte Immunität scheint nach durchgemachter Lambliasis zu bestehen.

5.7.4.2 Amöbenruhr

Infektionen mit Entamöba histolytica werden weltweit beobachtet. Man unterscheidet das – häufigere – latente Trägerstadium und die symptomatische Infektion mit Amöbenruhr oder extraintestinalen Manifestationen (Abszeß in Leber, Lunge oder Gehirn). Die Übertragung erfolgt durch infizierten Stuhl bzw. über kontaminiertes Trinkwasser, Fliegen oder direkten Kontakt. Die Durchseuchung der Bevölkerung in den warmen Ländern liegt in der Größenordnung 5–30%.

Der Erreger erscheint in 3 verschiedenen Formen. Die akute Amöbenruhr wird allein durch die *Magnaform* (Größe ca. 12–50 µm) ausgelöst (Abb. 5.13). Ein Kennzeichen sind die häufig enthaltenen Erythrozyten. Die kleinere *Minutaform* (Größe ca. 10–20 µm) findet sich im Darmlumen und ist apathogen; aus ihr bilden sich *Zysten* (Größe ca. 10–15 µm), die mit dem Stuhl erscheinen und die Dauer- bzw. Übertragungsform darstellen. Zysten sind widerstandsfähig und werden durch Desinfektionsmittel oder Magensäure nicht angegriffen; sie passieren z. B. den Darmtrakt von Fliegen und erscheinen in deren Kot, was zur Übertragung bei kontaminierten Speisen etc. führen kann.

Krankheitserscheinungen durch Magnaformen können bereits 24–90 h nach Aufnahme von Zysten beobachtet werden. In den meisten Fällen entstehen allerdings Minutaformen, die zu keinen oder geringen Symptomen führen. Die Bedingungen für die Umwandlung zu Magnaformen sind unbekannt. Möglich ist eine Mitwirkung von Bakterien. Durch Toxine werden ggf. die charakteristischen am unterminierten Rand manchmal erkennbaren Geschwüre hervorgerufen. *Leberabszesse* entstehen bei Ausbreitung des Erregers über die Pfortader;

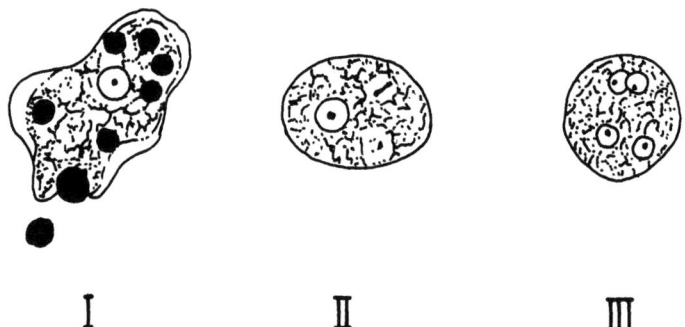

Abb. 5.13. Amöben: *I* Magnaform (pathogen, enthält Erythrozyten); *II* Minutaform (apathogen, im Darmlumen); *III* Zyste (Übertragungsform, wird mit dem Stuhl ausgeschieden)

sie werden dabei im Kapillarbett wegen ihrer Größe gleichsam herausgefiltert. Der Erreger befindet sich jeweils am Rand, während der Abszeß lediglich nekrotisches Lebergewebe und einzelne Leukozyten enthält; unbehandelt kann er sich bis zur Leberoberfläche ausbreiten und ggf. perforieren. Die Frage, inwieweit eine diffuse Amöbenhepatitis vorkommt, ist unbeantwortet.

Das **klinische Bild** der Amöbenruhr entsteht nach einer Inkubationszeit von ca. 1–4 Wochen, evtl. bis zu 1 Jahr. Die Beschwerden beginnen zumeist allmählich mit Durchfällen, Flatulenz, Leibschmerzen bzw. Tenesmen. Blutige Stühle treten erst später und nur bei einem Teil der Infizierten auf. Als charakteristisch gelten Beimengungen von Blut und blutig tingiertem Schleim; in der Regel sind die Fäzes geformt. Im Gegensatz zur bakteriellen Dysenterie finden sich im Stuhl zumeist keine Leukozyten. Die Betroffenen wirken allgemein weniger beeinträchtigt, die Körpertemperatur ist normal oder gering erhöht. Im Blutbild besteht in der Regel eine Leukozytose mit Werten bis zu 25000/mm^3; eine Anämie ist dagegen selten.

Chronische Verläufe sind gekennzeichnet durch Episoden mit relativer Symptomfreiheit, Obstipation oder diskreten Leibschmerzen. Ein häufiges Zeichen ist die Gewichtsabnahme; darüber hinaus können Komplikationen auftreten.

Leberabszesse entwickeln sich bei 1–3% der Patienten mit Amöbiasis. Bemerkenswert ist das häufige Fehlen von gastrointestinalen Symptomen; lediglich 15% scheiden im Stuhl den Erreger aus. Betroffen ist überwiegend der rechte Leberlappen, hauptsächlich bei Männern. Die meisten Patienten klagen über Schmerzen im Oberbauch, die evtl. in die rechte Schulter ausstrahlen und Fieber. Häufig besteht zudem Hustenreiz. Die Leber wird meist vergrößert und druckschmerzhaft angetroffen; eine Gelbsucht ist selten. Bei den Labortests ist die Blutsenkung beschleunigt, es besteht eine Leukozytose und eine Anämie (normochrom). Schwere Verlaufsformen sind durch die Ausbreitung der Abszesse auf die benachbarten Organe (Zwerchfell, Lungen etc.) oder durch die meist letal verlaufende Perforation in die Bauchhöhle gekennzeichnet. Bei Einbruch in eine Lebervene ist die Ausbreitung der Infektion auf alle Organe mit multipler Abszeßbildung möglich.

Weitere Komplikationen sind das *Amöbom*, das als ein solider Tumor im Intestinaltrakt erscheint, die *Perforation* sowie die Ausbildung einer *Striktur*.

Die **Diagnose** läßt sich eindeutig durch den Nachweis des Erregers stellen. Bei akuter Dysenterie ist dies relativ leicht anhand der Erythrozyten enthaltenden, sich in eine Richtung fortbewegenden Magnaform möglich (s. Abb. 5.13). Besonders geeignet ist Material, das bei der Endoskopie aus dem Rand von Ulzera entnommen wurde (Abstrich oder Biopsie) oder ein – blinder – Rektumabstrich. Eine weitere Möglichkeit ist der Erregernachweis im Stuhl, der selbst bei Verwendung spezieller Anreicherungs- und Färbemethoden weniger zuverlässig gelingt. Magnaformen sind sehr empfindlich und lassen sich lediglich im frischen oder im speziell vorbehandelten Stuhl entdecken: Eine einfache Möglichkeit der Konservierung ist die Aufbewahrung in Polyvinylalkohol (Magnaformen) bzw. 10% Formalin (Zysten).

Die Identifizierung des Erregers erfordert große Erfahrung. Beispielsweise können Magnaformen mit Granulozyten, Makrophagen oder – harmlosen – Entamoeba coli verwechselt werden. Bei adäquater Untersuchungstechnik läßt sich anhand von 3–6 Stuhlproben bei der Mehrzahl der Patienten die Diagnose stellen.

Die *Endoskopie* erbringt bei akuter Amöbenruhr wichtige Informationen. Neben normal imponierender Schleimhaut findet man ggf. Ulzera mit einem Durchmesser von 1–5 mm. Bei schweren Fällen existiert eine diffuse Entzündung mit großen Geschwüren, wobei die Abgrenzung zur Colitis ulcerosa ggf. schwierig ist. Befallen werden bevorzugt Rektum und Sigma. Amöbome kommen v. a. im Zökum vor; aus diesem Grund sollte bei jedem Fall eine totale Untersuchung des Dickdarms durch Koloskopie bzw. Kontrasteinlauf erfolgen. Differentialdiagnostisch kommt hier in erster Linie ein bösartiger Tumor in Betracht. Die Abgrenzung ist am einfachsten anhand von Biopsiematerial möglich, wo oftmals der Erreger gesehen werden kann.

Einen wichtigen diagnostischen Beitrag liefert die *Serologie:* Antikörper gegen Amöben sind bei ca. 85% der Betroffenen mit symptomatischer intestinaler Infektion und bei annähernd 100% mit extraintestinalem Befall nachweisbar. Eine Unterscheidung zwischen akuter oder früherer Erkrankung ist allerdings nicht möglich.

Abszesse lassen sich am besten im Sonogramm oder Computertomogramm darstellen.

Therapie. Für die Behandlung der Amöbiasis steht eine Reihe von Medikamenten zur Verfügung. In erster Linie wird Metronidazol eingesetzt, das gegen intestinale und extraintestinale Infektionen wirksam ist. Die Dosierung beträgt für 5–10 Tage 750 mg per os. Bei intestinaler Amöbiasis wird auch die Kombination mit Diodoquin (täglich 650 mg, für 21 Tage) empfohlen. Weitere Medikamente sind Dehydroemetin, Chloroquin (wirksam bei Leberabszeß), Tetrazyklin, Paromycin. Eine chirurgische Behandlung ist nur selten erforderlich [4].

5.7.4.3 Kryptosporidienenteritis

In der letzten Zeit mehren sich die Beobachtungen, nach denen Kryptosporidien Durchfallerkrankungen hervorrufen können [2]. Es handelt sich hier um Protozoen, die weltweit im Gastrointestinaltrakt von Reptilien, Vögeln und Säugetieren gefunden werden, und die in mancher Hinsicht den Toxoplasmosen ähneln. Als pathogen gelten die Trophozoiten, die im Epithel des Gastrointestinaltrakts siedeln und sich dort zu Geschlechtszellen weiterentwickeln. Die entstehenden Zygoten werden als Oozysten mit dem Stuhl abgegeben. Sie dienen der Weiterverbreitung.

Die Ansteckung erfolgt durch Tiere, insbesondere Kälber, oder durch Kontakt zu infizierten Personen. Betroffen werden vor allem Kinder, Touristen und immungeschwächte Personen (AIDS-Patienten!). Die Inkubationszeit beträgt etwa 5–14 Tage. Im Vordergrund des **klinischen Bildes** stehen Durchfälle, wobei täglich bis zu 10 wäßrige, selten blutige Stühle abgesetzt werden. Hinzu kommen evtl. leichtes Fieber (bis 38 °C), Krankheitsgefühl, Leibschmerzen, Erbrechen. Vereinzelt wurden auch Fälle mit Fieber und leichter Obstipation beobachtet. Im Gegensatz zu den immunkompetenten Personen, bei denen die Erkrankung durchschnittlich nach 5 Tagen ausheilt, erscheint die Kryptosporidienenteritis bei immungeschwächten Patienten als bedrohliches Krankheitsbild, wobei massive Durchfälle evtl. für Monate anhalten. Bei AIDS-Patienten wird die Letalität in diesem Zusammenhang mit 50−60% angegeben. Häufiger werden auch Mischinfektionen mit Campylobacter, Entamöba histolytica, Adenovirus etc. beobachtet. Man schätzt, daß etwa 4% der infektiösen Durchfallerkrankungen von Kryptosporidien hervorgerufen werden.

Die **Diagnose** ist durch den Erregernachweis in Schleimhautproben (4% Formalinlösung) oder im Stuhl möglich. Für die Darstellung der Oozysten im Stuhl sind spezielle Verfahren nötig; mit den üblichen parasitologischen Nachweismethoden wird der Erreger nicht entdeckt. Geeignet ist u. a. die Ziehl-Zeelsen-Färbung, die gewöhnlich für die Diagnostik säurefester Stäbchen eingesetzt wird. Nach durchgemachter Infektion findet man im Blut durch den indirekten Immunfluoreszenztest erkennbare Antikörper.

Die **Therapie** ist bisher allein symptomatisch möglich. In einzelnen Fällen wurde eine antibiotische Behandlung mit Spiramycin günstig bewertet.

5.7.4.4 Wurmerkrankungen

Wurminfektionen werden weltweit beobachtet. Besonders in den Entwicklungsländern bedeuten sie ein erhebliches gesundheitliches Problem. Die Beschwerden sind in der Regel gering. Das klinische Bild wird einerseits vom Ernährungszustand bzw. der Widerstandsfähigkeit des Betroffenen, zum anderen von der Anzahl, Virulenz, dem Ort der Besiedelung, Begleitinfektionen und − da sich Würmer im Wirt meist nicht vermehren − der Lebensdauer der Parasiten bestimmt. Durch den Entzug von Nährstoffen resultieren evtl. Mangelerscheinungen; am häufigsten ist eine Eisenmangelanämie. Die oftmals zu beobachtende Eosinophilie wird als Reaktion auf Wurmtoxine erklärt. Mechanische Komplikationen durch Wegsamkeitsstörungen des Darmtrakts bzw. der Gallenwege und des Pankreasganges (Askaridenbefall!), die einen chirurgischen Eingriff erforderlich machen, sind dagegen selten. Eine Immunität nach durchgemachter Infektion ist allenfalls im beschränkten Maß möglich.

Die **Diagnostik** erfolgt am besten durch eine mikroskopische Stuhluntersuchung auf Wurmeier und -larven. Hierbei kann die Nachweisempfindlichkeit durch die mehrmalige Wiederholung und den Einsatz von Anreicherungsverfahren gesteigert werden.

Man unterscheidet Fadenwürmer (Nematoden), Bandwürmer (Cestoden) und Saugwürmer (Trematoden) (s. Übersicht S. 232). In Mitteleuropa sind Infektionen durch Spulwürmer, Madenwürmer und Bandwürmer am häufigsten. In den warmen Ländern bedeuten Hakenwürmer und die Erreger der Bilharziose das größte gesundheitliche Problem. Im übrigen sind Trematodeninfektionen vorwiegend in Asien zu beobachten. Die Ausbreitung erfolgt über infizierte Nahrungsmittel (Spulwurm, Peitschenwurm), bzw. rohes Fleisch (Schweine-, Rinderbandwurm). Hakenwürmer, Zwergfadenwürmer oder Zerkarien (Schistosomen) vermögen dagegen aktiv durch die Haut einzudringen. Für die Weiterentwicklung ist ein Wirtswechsel der Erreger nötig. Zwischenwirte sind u. a. Rinder (z. B. Rinderbandwurm), Krebse bzw. Fische (Fischbandwurm), Menschen (Madenwurm) etc. Die geschlechtsreifen Parasiten finden sich vorwiegend im Dünndarm; lediglich Peitschenwürmer und Madenwürmer siedeln im Dick-

Nomenklatur der Darmwürmer

Nematoden = Fadenwürmer
  Ascaris lumbricoides = Spulwurm
  Trichuris trichiura = Peitschenwurm
  Enterobius vermicularis = Madenwurm, Oxyure
  Ancylostoma duodenale = Hakenwurm
  Strongyloides stercoralis = Zwergfadenwurm

Cestoden = Bandwürmer
  Hymenolepsis nana = Zwergbandwurm
  Diphyllobothrium latum = Fischbandwurm
  Taenia saginata = Rinderbandwurm

Trematoden = Saugwürmer
  Schistosoma mansoni = Pärchenegel, Bilharzia
  Clonorchis sinensis = Chinesischer Leberegel
  Heterophyes = Zwergdarmegel
  Fasciolopsis buski = Großer Darmegel

darm. Ein Teil durchdringt die Darmwand und breitet sich über die Blutgefäße in verschiedene Organe aus (u. a. Schistosomen, Trichinen): Als Folge entstehen oftmals schwere klinische Erscheinungen. Eine Zusammenstellung wichtiger Merkmale der einzelnen Wurminfektionen zeigt Tabelle 5.3.

Fadenwürmer erscheinen als regenwurmähnliche, im Querschnitt runde Parasiten von sehr unterschiedlicher Größe (s. Tabelle 5.3). Die größte Bedeutung

Tabelle 5.3. Wichtige Merkmale der Darmwürmer

	Länge (mm)	Nachweis im Stuhl	Ansteckungsweg	Therapie
Fadenwürmer				
Spulwurm	200	Ei	Oral/Salate, Jauchedüngung	Mebendazol Pyrantelembonat Tiabendazol
Peitschenwurm	40	Ei		
Madenwurm	10	Ei	Oral/Anus-Hand-Mund	
Hakenwurm	10	Larve	Kutan/feuchte Böden	
Zwergfadenwurm	2	Larve		
Bandwürmer				
Zwergbandwurm	30	Ei	Oral/Nahrung Mensch-Mensch	Praziquantel Niclosamid
Fischbandwurm	bis 10 m	Ei	Roher Fisch	
Rinderbandwurm	bis 10 m	Ei	Rohes Rindfleisch	
Saugwürmer				
Pärchenegel	15	Ei	Kutan/Baden in Süßwasser	Praziquantel
Chin. Leberegel	15	Ei	Roher Fisch	
Zwergdarmegel	30	Ei	Roher Fisch	
Großer Darmegel	60	Ei	Wasserpflanzen	

besitzt der *Spulwurm*, von dem etwa ¼ der Weltbevölkerung — vorwiegend in den Entwicklungsländern — befallen ist (Abb. 5.14). Er besiedelt den oberen Gastrointestinaltrakt, wo er oftmals zufällig im Röntgenkontrastbild des Dünndarms entdeckt wird. Ein erwachsenes Weibchen produziert bis zu 200 000 Eier täglich, die im Boden lagernd bis zu 9 Jahre vital bleiben. Unter geeigneten Umweltbedingungen entwickeln sich aus den Eiern innerhalb von 9—12 Tagen Larven: Dies geschieht beispielsweise nach der Ingestion im menschlichen Gastrointestinaltrakt unter der Einwirkung von Salzsäure und Bauchspeichel, die die äußere bzw. innere Kapsel auflösen. Die Larven durchwandern die Schleimhaut und gelangen über die Pfortader/Leber oder den Ductus thoracicus mit dem Blut in die Lungen. Dort verbleiben sie und entwickeln sich weiter. Im Thoraxröntgenbild werden sie wegen der häufig begleitenden Eosinophilie als „eosiniphiles Infiltrat" sichtbar. Schließlich werden die Larven ausgehustet und heruntergeschluckt. Im Dünndarm entwickeln sie sich zu Spulwürmern mit einer Lebenserwartung von etwa 0,5—1 Jahr. *Krankheitserscheinungen* sind in der Regel nicht vorhanden. Eine Ausnahme bildet die Lungenbesiedelung durch Larven. Die Patienten klagen gegebenenfalls über Husten, blutig tingierten Auswurf, Dyspnoe oder Fieber. Bei der Auskultation finden sich Rasselgeräusche und Pleurareiben. Das Sputum enthält eosinophile Granulozyten; Larven werden nur selten nachgewiesen. Nach 7—10 Tagen verschwinden die Symptome. Bei einer Wurmbesiedelung im Intestinaltrakt sind als Komplikationen ein Ileus bzw. Subileus sowie eine Mangelernährung beschrieben worden. Cholestase und Pankreatitis sind bei Befall der Gallenwege bzw. des Pankreasganges mögliche Folgen. Die *Diagnose* wird am besten anhand der charakteristischen goldbraunen Eier im Stuhl gestellt. Bisweilen gehen auch Würmer mit dem Stuhl ab oder es werden Würmer erbrochen. Eine weitere diagnostische Möglichkeit ist die Darstellung von Spulwürmern im Röntgenbild des Dünndarms bzw. der Gallenwege.

Infektionen mit *Madenwürmern*, Oxyuren (Abb. 5.15) werden am häufigsten in Europa und Nordamerika gefunden. Die Würmer besiedeln den Dickdarm. Beschwerden entstehen in der Form von perianalem Juckreiz, wenn vorzugsweise nachts die Weibchen dort ihre Eier ablegen. Die weitere Übertragung erfolgt von dort über verunreinigte Hände (Kratzen!) und den Mund, insbesondere bei Kindern. Komplikationen sind selten (Ileus, Appendizitis, Vaginitis, Endometritis). Eventuell findet man an den Stellen, wo Würmer sich an der Dickdarmschleimhaut anheften, leichte Ulzerationen. Die Diagnose wird am einfachsten an Abstrichmaterial aus der perianalen Region, die z. B. mit durchsichtigem Klebeband abgenommen werden kann, gestellt: Hier können u. U. Eier nachgewiesen werden. Eine andere Möglichkeit sind Stuhluntersuchungen, in denen neben Eiern auch Würmer zu finden sein können. Die Behandlung erfolgt am besten mit Mebendazol (Vermox), wobei 1 Tabl. à 100 mg ausreicht. Eine Alternative ist Pyrantelembonat (s. unten). Wichtig sind als prophylaktische Maßnahmen die Sauberhaltung der Hände und der Fingernägel.

Bandwürmer haben einen charakteristischen Bau mit dem Kopfteil (Scolex), einschließlich Saugnäpfen und Haken, dem Halsteil sowie den schwanzähnlich aufgereihten Proglottiden. Der Scolex heftet sich der Dünndarmschleimhaut an und besitzt eine Lebensdauer von bis zu 25 Jahren. Proglottiden besitzen ein

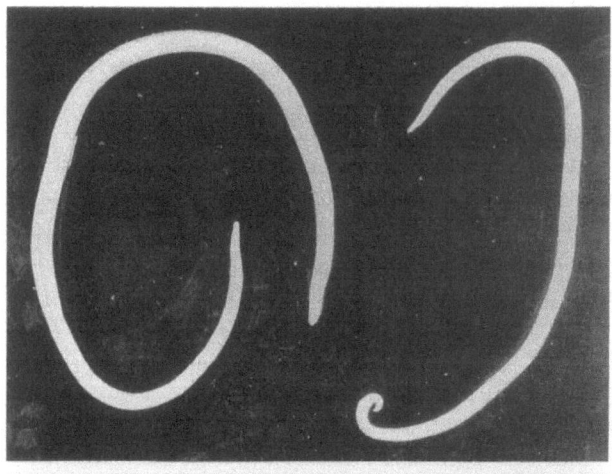

5.14

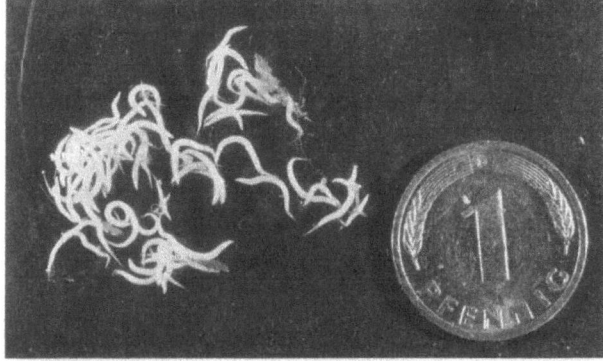

5.15

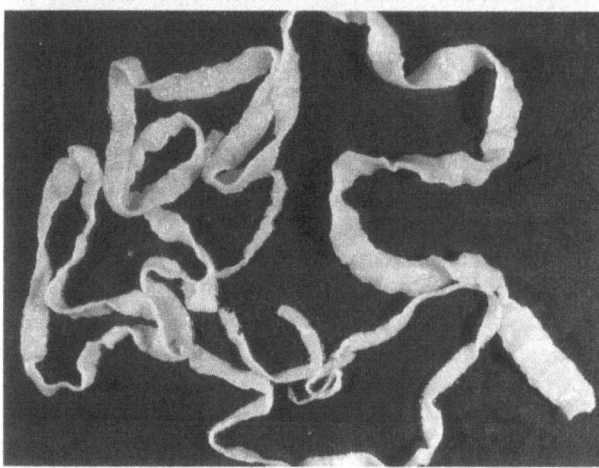

5.16

Abb. 5.14. Spulwürmer (Ascaris lumbricoides). Das Weibchen erscheint dünner, kleiner und mit eingerolltem Ende *(rechts)*. Zum Vergleich sieht man *links* ein Männchen

Abb. 5.15. Madenwürmer, Oxyuren (Enterobius vermicularis). Im Gegensatz zu dem Spulwürmern besiedeln diese Parasiten den Dickdarm. Perianaler Juckreiz wird durch Reizerscheinungen von dort abgelegten Eiern erklärt

Abb. 5.16. Rinderbandwurm (Taenia saginata). Man erkennt Ketten von Proglottiden, die spontan mit dem Stuhl erscheinen können

männliches und weibliches Geschlechtsorgan, wobei die Form des Uterus eine Unterscheidung der verschiedenen Arten ermöglicht. Proglottiden gehen als bewegliche bandnudelähnliche weißliche Gebilde mit dem Stuhl ab; sie erscheinen dort einzeln oder kettenartig zusammenhängend (s. Abb. 5.16). Aus ihnen entwickeln sich Larven, die sich beim betreffenden Zwischenwirt – Schwein, Rind bzw. Fisch – nach Durchdringen der Darmschleimhaut vorzugsweise in der Muskulatur einnisten.

Bandwurminfektionen erzeugen in der Regel keine Beschwerden. Seltene Ausnahmen sind die Zystizerkose, wobei, nach Aufnahme von Eiern des Schweinebandwurms, sich Larven vornehmlich im Gehirn einnisten, sowie die perniziöse Anämie bei Fischbandwurmbefall, da offenbar der Parasit Vitamin B_{12} aus dem Komplex mit Intrinsic Factor herauslösen und aufnehmen kann, was zu Mangelerscheinungen führt. Gelegentlich klagen die Betroffenen über perianalen Juckreiz; manchmal werden im Stuhl Proglottiden entdeckt.

Die **Diagnose** wird am besten anhand von Stuhlproben gestellt: Hier können sowohl Proglottiden als auch charakteristische Eier gefunden werden. Eine weitere Möglichkeit ist der Abstrich aus der Perianalregion. Seltener werden Bandwurminfektionen im Röntgenkontrastbild des Darmes entdeckt. Eine zerebrale Zystizerkose läßt sich ggf. im CT nachweisen.

Therapie der Bandwurminfektionen

In den letzten Jahren sind neue Medikamente eingeführt worden, die die Behandlungsmöglichkeiten der Wurminfektionen wesentlich verbesserten.

Mebendazol (Vermox) hemmt die Glukoseaufnahme; es führt damit zur Immobilisierung und zum Tod des Parasiten. Als „Breitspektrumantihelmintikum" ist es gegen eine Reihe von Darmwürmern wirksam: Madenwurm, Spulwurm, Peitschenwurm, Hakenwurm, Zwergfadenwurm. Die Nebenerscheinungen sind gering; sie resultieren zumeist aus dem Abgang der Parasiten: Durchfall, Leibschmerzen. Gegen Madenwürmer genügt 1 Tablette (à 100 mg); bei den anderen Würmern werden 2mal 1 Tablette über 3 Tage gegeben.

Pyrantelembonat (Helmex) führt zu einer Lähmung der Parasiten. Es ist wirksam gegen Fadenwürmer. Die Behandlung besteht in der einmaligen Gabe von 10 mg/kg Körpergewicht. Als Nebenwirkungen werden gastrointestinale Störungen, Kopfschmerzen, Schwindel, Schlaflosigkeit und Hauterscheinungen angegeben.

Tiabendazol (Minzolum) hemmt das wurmspezifische Enzym Fumaratreduktase; es ist gegen Fadenwürmer wirksam. Die tägliche Dosierung beträgt 25 mg/kg Körpergewicht, wobei in 2 Einzeldosen 2–3 Tage behandelt wird. Nebenwirkungen sollen Appetitlosigkeit, Übelkeit, Erbrechen, Schwindelgefühl sein.

Praziquantel (Cesol) lähmt in einer Dosierung von 10 mg/kg Körpergewicht bei einmaliger Gabe die Muskulatur der Bandwürmer. Nebenwirkungen sind evtl. Leibschmerzen, Übelkeit, Kopfschmerzen, Schläfrigkeit, Benommenheit oder Hautjucken. In höherer Dosierung wird es gegen Saugwürmer verwendet (Biltricid).

Niclosamid (Yomesan) wird in einer Dosierung von 2 g (4 Tabletten) bei Bandwurmbefall eingesetzt. Während in der Regel eine einmalige Gabe ausreicht, wird zur Bekämpfung von Zwergbandwürmern eine Kur von 7 Tagen, ab dem 2. Tag mit halbierter Dosis, verwendet. Nebenerscheinungen wurden nicht beobachtet. Verstopfte Patienten sollten vor der Kur ein Abführmittel erhalten.

Der Erfolg einer Wurmkur läßt sich am einfachsten anhand des Stuhlbefundes beurteilen: Große Parasiten (Spulwürmer, Bandwürmer etc.) erkennt man bereits mit dem bloßen Auge, sofern man danach sucht. Bei Bandwürmern muß nach Scolices gefahndet werden. Eine weitere Kontrollmöglichkeit ist das Fehlen von Wurmeiern bei der mikroskopischen Stuhluntersuchung. Eventuell müssen Wurmkuren mehrmals durchgeführt werden.

Ein Problem besonderer Art ist der „Helminthenwahn". Es gibt nicht selten Patienten mit dem festen Glauben, sie hätten eine Wurmerkrankung, ohne daß sich diese objektivieren läßt. Anlaß sind meist unverdaute Speisereste im Stuhl, die als „Würmer" fehlgedeutet werden. Die Behandlung dieser Fälle kann sich schwierig gestalten. Zumeist wird man nur mit einer probatorischen Wurmkur überzeugen können.

Wenn hier die Wurmerkrankungen nur übersichtsmäßig dargestellt sind, dann erfolgt dies aus Platzgründen. Für die weiteren Einzelheiten sei auf Lehrbücher der Tropenkrankheiten bzw. die wissenschaftlichen Prospekte der Arzneimittelhersteller verwiesen.

5.7.5 Praktisches Vorgehen bei Infektionsverdacht

In der Praxis ergibt sich oftmals der Verdacht einer Darminfektion. Auch wenn die Erkrankungen im einzelnen sehr unterschiedlich verlaufen, lassen sich bereits aus den anamnestischen Angaben und dem Befund Anhaltspunkte über die möglichen Infektionen gewinnen:

In den warmen Ländern sind Darminfektionen um ein Mehrfaches häufiger als in Mitteleuropa. Eine Ansteckung ist deshalb bevorzugt bei Reisen in diese Regionen zu erwarten.

Die Inkubationszeit ist in der Regel kurz, bei Virusinfektionen sind es wenige Stunden; das gleiche gilt auch für Nahrungsmitteltoxikationen infolge Überwucherung mit Staphylococcus aureus. Bakterielle Infektionen haben eine Latenzzeit von 6–24 h; in einzelnen Fällen kann sie wesentlich länger sein (Typhus, Darmtuberkulose, Amöbenruhr etc.).

Antibiotikaassoziierte Kolitiden gewinnen zunehmend an Bedeutung. Sie werden sowohl während, als auch bis zu 6 Wochen nach Absetzen einer antibiotischen Therapie beobachtet.

Das führende Symptom der Darminfektionen ist meist der *Durchfall*. Wichtig ist hier die Frage nach Beimengungen von Blut: Blutstühle sind immer pathologisch und zeigen im weitesten Sinn eine Schleimhautläsion an. Die häufigsten Erreger der „Ruhr" sind Shigellen, invasive Kolibakterien, Amöben, Salmonellen, Campylobacter und Yersinien. Wäßrige Entleerungen sind dagegen die Folge von Infektionen mit Choleravibrionen, ETEC oder Rotaviren („Cholerasyndrom"). Bei leicht verlaufenden Infektionen mit Erregern von Ruhrerkrankungen können jedoch sichtbare Blutbeimengungen fehlen. Schleimbeimengungen sind ein Zeichen einer vermehrten Sekretion der Kolondrüsen; sie sind unspezifisch und werden u. a. als Reaktion auf eine Darminfektion oder eine vermehrte nervale Stimulation im Rahmen eines Reizdarmsyndroms beobachtet. Durchfälle fehlen bei Wurmerkrankungen und pathologischen Pilzbesiedelungen in der Regel.

Der Flüssigkeitsverlust läßt sich anhand der Anamnese und des körperlichen Untersuchungsbefundes abschätzen. Bei einer raschen Gewichtsabnahme von weniger als 3% ist das alleinige Symptom der Durst; Verluste von 3–10% zeigen sich an trockenen Schleimhäuten, geringer Tachykardie und an Oligurie; bei stärkeren Verlusten beobachtet man weitere Austrocknungserscheinungen mit Fehlen der Hautelastizität und des Turgors, eingesunkenen Augäpfeln, Zentralisation des Kreislaufs, Apathie oder Somnolenz; ein Kreislaufzusammenbruch ist ab einer Gewichtsabnahme von 15% zu erwarten.

Den größten diagnostischen Wert besitzen die *Stuhluntersuchungen:* Am einfachsten ist der Nachweis von *Leukozyten* zu führen. Hierzu wird eine kleine Stuhl- oder – besser – Schleimprobe auf einen Objektträger gebracht und mit 2 Tropfen Löffler-Methylenblaulösung gemischt. Zur mikroskopischen Beurteilung wird ein Deckgläschen aufgelegt. Leukozyten finden sich bei Infektionen mit Shigellen, Salmonellen, Yersinien, Campylobacter und Vibrio parahemolyticus; sie sind darüber hinaus bei Colitis ulcerosa sowie antibiotikaassoziierter und allergischer Kolitis vorhanden. Leukozyten fehlen dagegen bei invasiven Infektionen durch Vibrio cholerae, ETEC, Staphylococcus aureus und Clostridium perfringens, bei Virusinfektionen sowie bei Parasitosen. Eine Ausnahme bildet evtl. die Amöbenruhr, bei der bisweilen in niedriger Konzentration Leukozyten (vorwiegend Eosinophile und Lymphozyten) angetroffen werden.

Stuhlkulturen ermöglichen den Nachweis pathogener Bakterien. Für die Züchtung von Yersinien, Campylobacter oder Vibrionen sind spezielle Verfahren nötig, so daß ggf. der Untersuchende informiert werden muß. Für ein Resultat werden in der Regel 2 Tage benötigt, was bei bedrohlichen Krankheitsbildern als Nachteil anzusehen ist.

Parasiten, insbesondere Zysten, Wurmeier oder Wurmlarven, werden am besten nach Anreicherung, z. B. mit Merthiolat, Jod und Formaldehyd („MIF-Anreicherung") gefunden. Durch oftmalige Untersuchung läßt sich ggf. die Nachweisempfindlichkeit steigern. Dies betrifft insbesondere Entamöba hystolytica, wo bis zu 6 Stuhlproben analysiert werden sollten; Trophozoiten werden eher in flüssigen Entleerungen angetroffen, während Zysten in geformten Stühlen zu finden sind. Für den Nachweis von Lamblien sollten 3 Stuhlproben angesehen werden; eine weitere Möglichkeit ist die Untersuchung von Duodenalschleimhautproben oder Duodenalsaft. Kryptosporidien sind nur mit speziellen Verfahren zu entdecken.

Viren können durch Elektronenmikroskopie oder bzw. radioimmunologische Techniken nachgewiesen werden. Für die Routinediagnostik sind die Methoden zu aufwendig.

Blutuntersuchungen besitzen bei schwer verlaufenden und chronischen Infektionen eine wichtige Bedeutung. Flüssigkeits-, Säure- und Elektrolytverluste lassen sich am Hämatokrit bzw. an den Serumelektrolytspiegeln (Natrium, Kalium, Chlorid, Bikarbonat, Blutgase) abschätzen. Blutverluste manifestieren sich am ehesten am Hämatokrit. Eine Eosinophilie ist oftmals das einzige Symptom einer Wurmerkrankung. Manche invasive Infektionen können mit einer Latenzzeit von mindestens 4 Tagen anhand von Antikörpern erkannt werden (Typhus, Amöbenruhr etc.).

Endoskopische Untersuchungen des Gastrointestinaltrakts ermöglichen aufgrund des makroskopischen Erscheinungsbildes keine eindeutigen Aussagen über die Ursache einer Durchfallerkrankung; selbst der Befund von weißen Pseudomembranen ist nicht beweisend für eine antibiotikaassoziierte Kolitis. Wertvoll sind vor allem Untersuchungen von Schleimhautproben aus dem Duodenum (Kryptosporidien, Lamblien) und dem Dickdarm (Amöben, kollagene Kolitis, chronisch-entzündliche Darmerkrankungen).

Wichtige *Differentialdiagnosen* sind ungünstige Medikamentenreaktionen und die kollagene Kolitis: Läßt sich kein Erreger einer unklaren Durchfallerkrankung finden, so kommen verschiedene sonstige Ursachen in Betracht (s. auch 5.15). Hier sollen vor allem ungünstige *Medikamentenreaktionen* erwähnt werden. Wäßrige und evtl. blutige Entleerungen wurden bei der Therapie mit Antibiotika (s. 5.7.1.5), Zytostatika, Goldpräparaten, hormonellen Antikonzeptiva (ischämische Kolitis, s. 5.8) sowie Suppositorien infolge der lokalen Reizwirkungen beobachtet. Die *kollagene Kolitis* ist durch bis zu 15 wäßrige Entleerungen täglich gekennzeichnet; evtl. klagen die Betroffenen auch über kolikartige Leibschmerzen. Die Beschwerden können über Wochen und Monate anhalten. Die üblichen Untersuchungen einschließlich Röntgen und Endoskopie verlaufen unauffällig. Die Diagnose läßt sich allein bioptisch anhand des Befundes einer charakteristisch verbreiterten Kollagenschicht unter dem Oberflächenepithel der kolorektalen Schleimhaut stellen. Sie findet sich vor allem in größeren Arealen des distalen Dickdarms; bei den proximalen Anteilen sind die Veränderungen in Flecken verteilt. Es gibt Mitteilungen über Spontanheilungen, bei denen sich auch die Veränderungen im histologischen Bild zurückbildeten. Folgende Medikamente wurden mit unterschiedlichem Erfolg eingesetzt: Glukokortikoide (z. B. Prednisolon 30 mg), Weizenkleie, Motilitätshemmer, Mepacrin.

Meldepflicht

Nach dem Bundesseuchengesetz müssen in der Bundesrepublik Deutschland folgende Darminfektionen den Gesundheitsbehörden gemeldet werden:

Krankheitsverdacht, Erkrankung und Tod: Cholera, Enteritis infectiosa (Salmonellosen, übrige Formen einschließlich mikrobiell bedingter Lebensmittelvergiftungen), Shigellenruhr.

Erkrankung und Tod: Aktive Tuberkulose.

Dauerausscheidung: Salmonellen.

Therapeutische Überlegungen

Die meisten Darminfektionen verlaufen milde und heilen spontan innerhalb weniger Tage. In der Regel genügen einfache, symptomatische Maßnahmen wie die Empfehlung einer *Schonkost*, beispielsweise Tee mit Zwieback.

Antidiarrhoika hemmen die Darmmotilität und erleichtern die meist krampfartigen Schmerzen; ein weiterer Effekt besteht evtl. in der Hemmung der intestinalen Sekretion. Als Nachteil wird angesehen, daß die Elimination der Erreger verzögert und die Infektion auf diese Weise verstärkt wird. In der Regel wird man deshalb bei Durchfällen lediglich 2–4 Einzeldosen innerhalb der ersten 24 h verordnen. Gebräuchlich ist vor allem Loperamid (Imodium, Kps. à 2 mg). Tinctura opii, die den gleichen Wirkungsmechanismus besitzt, wird wegen der möglichen Suchtgefahr nicht empfohlen.

Adsorbenzien binden bei oraler Gabe Bakterien und deren Toxine, aber auch Medikamente, Nährstoffe und Enzyme. Verwendet werden Aktivkohle, Cholestyramin, Pektin, Kaolin (letztere auch in Kombination). Kontrollierte Studien über die Wirksamkeit von Adsorbenzien liegen nicht vor; man kann sie als harmlos ansehen und für eine kurzzeitige Behandlung bei akutem Durchfall einsetzen.

Eine *Beeinflussung der intestinalen Flora* ist auf verschiedene Weisen möglich. Sieht man von den diversen Antibiotika ab, so geschieht dies am einfachsten durch die orale Zufuhr von Lactobacillus-, Kolibakterien- bzw. Streptococcus-faecalis-Präparaten bzw. durch Joghurt; eine andere Möglichkeit ist die gezielte Wachstumsförderung von Laktobazillen mit Laktulose, einem nicht resorbierbaren Saccharid. Ein günstiger Effekt dieser Maßnahmen ist nicht eindeutig bewiesen.

Medikamente, die die *Darmsekretion* bei Durchfall hemmen, sind Chlorpromazin, Indometacin, Azetylsalizylsäure sowie Wismutsubsalizylat (in Deutschland nicht im Handel). Sie werden nur selten eingesetzt.

Der *Ersatz der Flüssigkeits- und Elektrolytverluste* ist auf oralem Weg am besten durch Elektrolytzuckerlösungen möglich (vgl. 5.3.2). Sie sind im Handel als Oralpädon oder Elotrans. Ersatzweise ist auch die Gabe von Pepsi-Cola, 7-Up (vorwiegend natriumhaltig) und Coca-Cola, Apfelsaft bzw. Tee (vorwiegend kaliumhaltig) möglich. Eine parenterale Rehydrierung ist spätestens bei einem Gewichtsverlust von 10% erforderlich. Nach meiner Erfahrung wird bei akuter Diarrhö mit geringerem Flüssigkeits- und Elektrolytverlust die einmalige Gabe von 500–1000 ml einer Elektrolytzuckerlösung (z. B. Sorbit-Elektrolyte) mit 10–20 mg Triflupromazin (Psyquil) von den Betroffenen gut akzeptiert.

Antibiotika bzw. Antihelmintika werden nach der geltenden Meinung nur gezielt entsprechend dem Erregernachweis bzw. der Resistenztestung eingesetzt. Eine banale akute infektiöse Diarrhö sollte nicht antibiotisch behandelt werden.

Prophylaxe von Darminfektionen bei Reisen in warme Länder

Akute Durchfallerkrankungen treten bei Reisen in warme Länder überaus häufig auf. In erster Linie handelt es sich um bakterielle Infektionen mit ETEC,

Shigellen oder Salmonellen. Die Krankheitserscheinungen können durch die prophylaktische Gabe von Antibiotika (Tetrazykline, Cotrimoxazol, Neomycin etc.) verhindert oder gemildert werden. Wegen der Ausbildung resistenter Bakterienstämme wird dieses Vorgehen jedoch nicht empfohlen. Statt dessen sollte man die Ansteckung durch das Meiden kontaminierter Speisen und Getränke verhindern. Am sichersten sind gekochte Mahlzeiten und in Flaschen abgefüllte kohlensäurehaltige Getränke. Um eine neue Keimbesiedelung zu vermeiden, sollten die Speisen dampfend heiß genommen und die Flaschenöffnungen mit einem sauberen Tuch vor dem Gebrauch gereinigt werden. Unbedenklich sind auch geschälte Früchte. Milch und Salate aus Blättern müssen als kontaminiert angesehen werden; Beigaben von scharfen Gewürzen dürften keine bakteriziden etc. Effekte haben.

5.8 Durchblutungsstörungen des Intestinaltrakts

Durchblutungsstörungen aufgrund von Gefäßläsionen können sämtliche Bauchorgane betreffen. Eine größere Bedeutung besitzen allerdings nur die Veränderungen der Dünndarm- und Dickdarmzirkulation. Das klinische Bild ist unterschiedlich, da bei einem Gefäßverschluß oftmals benachbarte Kollateralen die Funktion übernehmen; dies gilt besonders bei langsamer Ausbildung von Stenosen oder Verschlüssen: Beispielsweise kann die Zirkulation durch die 3 arteriellen Hauptgefäße bei einem allmählichen gleichzeitigen Verschluß über Kollateralen (Interkostalarterien, Hämorrhoidalarterien bzw. rechte Nierenarterie) aufrecht erhalten werden. Die Diagnose wird am besten durch Angiographie ermöglicht.

Die *arterielle Gefäßversorgung* der Oberbauchorgane (Magen, Leber, Pankreas, Milz, Gallenblase, Duodenum) erfolgt im wesentlichen Teil über den Truncus coeliacus; er entspringt der Aorta auf der Höhe des 12. Brustwirbels bzw. des 1. Lendenwirbels und teilt sich bald in 3 Hauptäste (A. gastrica sinistra, A. hepatica communis, A. lienalis). In der Höhe des 1. Lendenwirbels, dorsal des Pankreas, entspringt die *A. mesenterica superior;* sie zieht nach kaudal und überkreuzt die Pars inferior des Zwölffingerdarms (Abb. 5.17). Hauptäste sind die A. ileocolica, A. colica dextra und A. colica media. Die Arterie ist somit das Hauptgefäß des Dünndarms und des proximalen Kolons. Die *A. mesenterica inferior* geht in der Höhe des 3. Lendenwirbels von der Aorta ab; im Vergleich ist sie das kleinste der 3 Hauptgefäße. Sie versorgt das distale Kolon (A. colica sinistra, Aa. sigmoideae) und das Rektum (A. rectalis superior). Das kaudale Rektum und der Anus erhalten auch Blut aus der rechten bzw. linken A. iliaca interna über die A. rectalis media und A. rectalis inferior. Der *venöse Abfluß* erfolgt etwa parallel zu den arteriellen Zuflüssen, wobei sich die Hauptgefäße (V. coronaria, V. lienalis, V. mesenterica superior, V. mesenterica inferior) schließlich zur Pfortader vereinen. Vor dem Übertritt in die untere Hohlvene wird das Blut durch die Leber zirkuliert. Unter physiologischen Bedingungen erhalten die Bauchorgane etwa 10% des arteriellen Blutes; die Blutzufuhr unterliegt großen Schwankungen, wobei verschiedene nervöse und hormonelle Mechanismen wirksam werden.

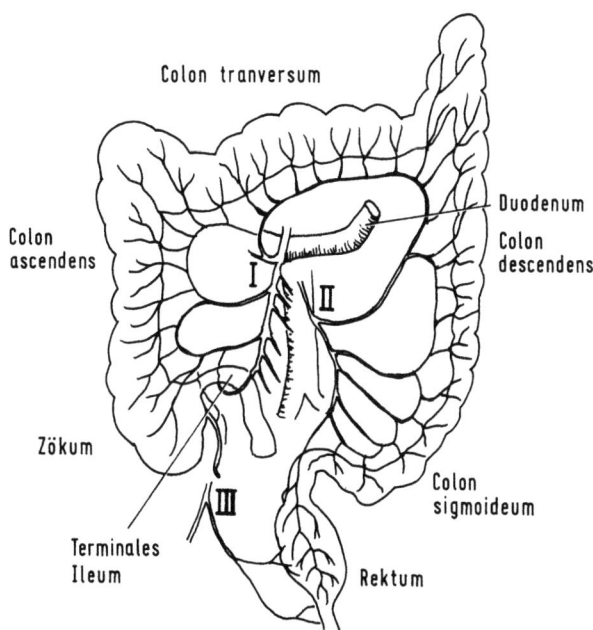

Abb. 5.17. Arterien des Dickdarms. Das rechte Kolon (einschließlich dem Colon transversum) wird von der A. mesenterica superior versorgt (*I*), die gleichzeitig das Hauptgefäß des Dünndarms darstellt. Das Colon descendens, Colon sigmoideum und Rektum erhalten Blut von der A. mesenterica inferior (*II*). Der Enddarm wird daneben aus der A. iliaca interna ernährt (*III*). Die Venen folgen in ihrem Verlauf etwa den Arterien und sammeln sich schließlich zur Pfortader. (Weitere Einzelheiten s. Text)

5.8.1 Akute Ischämie

Eine akute Durchblutungsminderung kann sowohl aus einem Verschluß der großen oder der kleinen arteriellen Blutgefäße als auch der Bauchvenen resultieren. Am empfindlichsten reagiert bei diesen Fällen die Schleimhaut, wo bereits nach 10–30 min morphologische Veränderungen nachweisbar sind. Am Anfang steht ein Ödem der Submukosa; es folgen Blutaustritte in die Schleimhaut und später Blutungen in das Lumen. Nach Wiederherstellung der Zirkulation ist eine Regeneration möglich; im Verlauf kann es jedoch zu Funktionsstörungen oder rezidivierenden Blutungen kommen. Die Muskulatur erscheint im Vergleich widerstandsfähiger; am Anfang beobachtet man einen Spasmus, später eine Atonie. Leichtere ischämische Schäden führen nach einer Latenzzeit von 2–6 Wochen evtl. zu narbigen Strikturen. Schwere Erkrankungen sind dagegen durch den gänzlichen Strukturverlust der Darmwand gekennzeichnet, wobei im Dünndarm durch die Verdauungsenzyme und im Kolon durch Wirkungen der Bakterienflora die Abbauvorgänge beschleunigt werden. Am Ende steht die freie Perforation in die Bauchhöhle. Das Ausmaß der Darmschädigung ist sowohl von der Dauer der Ischämie als auch von dem betroffenen Gefäßgebiet, insbesondere den verfügbaren Kollateralgefäßen abhängig.

Das **klinische Bild** ist durch plötzliche, stärkste *Bauchschmerzen* gekennzeichnet. Mögliche Begleiterscheinungen sind Übelkeit, Brechreiz, Erbrechen und Durchfall. Bei Übergreifen der entzündlichen Vorgänge auf das Peritoneum parietale finden sich präziser lokalisierbare, im Charakter hellere Schmerzen und eine erhöhte Bauchdeckenspannung. Als weiteres Symptom entwickeln sich später *Blutungen,* die ggf. zu Hämatemesis oder Hämatochezie führen. *Labortests* tragen in der Regel wenig zur Diagnose bei: Bei einem Teil der Fälle bestehen erhöhte Amylaseaktivitäten im Serum und Urin; häufig ist auch eine Leukozytose. Entscheidend sind meistens die *Röntgenuntersuchungen.* Bei den Leeraufnahmen des Abdomens zeigt sich evtl. als Folge von Muskelspasmus ein Fehlen von Dünndarmluft, eine Weitstellung der Darmschlingen oder eine Ansammlung von Gas in den Pfortaderästen; darüber hinaus können andere Ursachen oftmals ausgeschlossen werden. Verschlüsse der Arterien lassen sich am besten durch Angiographie erkennen. Unvollständige Verschlüsse oder Venenverschlüsse lassen sich dagegen weniger zuverlässig darstellen. Ein Vorteil der Angiographie besteht auch darin, daß gezielt Spasmolytika infundiert und damit spastische Gefäßverschlüsse eröffnet werden können. Die einfacher durchführbare digitale Subtraktionsangiographie (DSA) ist weniger aussagekräftig; ein unauffälliges Resultat schließt hier einen wirksamen Gefäßverschluß keineswegs aus. Als Ultima ratio bleibt bei unklaren Fällen mit Bauchschmerzen und Blutungen die Probelaparotomie.

Akuter Verschluß der A. mesenterica superior

Die häufigste Ursache eines Verschlusses der A. mesenterica superior sind Embolien (zumeist aus dem linken Herzen), wobei in der Regel die A. colica media betroffen wird. Weitere Ursachen sind – bei älteren Patienten – Thrombosen bei arteriosklerotischen Plaques am Abgang der großen Bauchschlagadern von der Aorta; periphere Thrombosen verlaufen zumeist symptomlos. Die Therapie erfolgt chirurgisch entweder durch Embolektomie oder Resektion des erkrankten Darmes. Die Prognose ist schlecht.

Venenthrombosen

Venöse Verschlüsse der Darmgefäße sind im Vergleich selten: Man findet sie bei etwa 5–10% aller Fälle. Die Ursachen sind Abflußbehinderungen des Pfortaderblutes infolge Leberkrankheiten, z. B. Zirrhosen oder Geschwülste, Hyperkoagulabilitätssyndrome infolge Sepsis, Verletzungen oder Hormonbehandlung (orale Kontrazeptiva!). Das klinische Bild ähnelt weitgehend dem der arteriellen Verschlüsse; ein Unterscheidungsmerkmal soll das Auftreten von blutiger Peritonealflüssigkeit sein. Die Therapie erfolgt chirurgisch durch Resektion des erkrankten Darms.

Ischämische Kolitis

Arterielle Durchblutungsstörungen im Bereich des linken Kolons, insbesondere der linken Flexur, nehmen in mancher Hinsicht eine Sonderstellung ein. Sie betreffen meist kleinere Segmente oder nur die inneren Wandschichten. Neben dauernden Gefäßverschlüssen mit der Folge von Nekrosen werden auch intermittierende Ischämien ohne bleibende oder funktionell bedeutsame Gewebsveränderungen beobachtet. Man kann entsprechend folgende Arten der Durchblutungsminderung unterscheiden:

1. Segmentaler Typ: Erkrankungen zumeist im Bereich der linken Kolonflexur, da hier die Versorgungsgebiete der A. mesenterica superior und A. mesenterica inferior angrenzen und Durchblutungsminderungen sich bevorzugt auswirken (s. Abb. 5.17).
2. Fleckförmiger Typ: zahlreiche kleinere, zumeist auf die Schleimhaut begrenzte Herde.
3. Diffuser Typ: Durchblutungsminderungen größerer Abschnitte des Kolons aufgrund von Verschlüssen der Hauptstämme (A. mesenterica superior bzw. A. mesenterica inferior).

Die *Ursachen* können spontane arterielle Verschlüsse infolge Arteriosklerose, Embolie oder Vaskulitis, iatrogene Gefäßunterbrechungen (z. B. bei Bauchoperationen) oder venöse Abflußbehinderungen durch Thrombosen (orale Kontrazeptiva) sein. Häufiger sollen jedoch inkomplette Gefäßverschlüsse der Grund einer ischämischen Kolitis sein: Sie entstehen durch eine verminderte Pumpleistung des Herzens oder einen Blutdruckabfall. Oftmals bleibt die Ätiologie unklar.

Das **klinische Erscheinungsbild** wird unabhängig von der Ursache gezeichnet: Am Beginn stehen blutige Durchfälle sowie Schmerzen und ggf. Peritonismus im betroffenen Darmsegment. Ein wichtiges Merkmal für den weiteren Verlauf ist die bakterielle Penetration in die Darmwand: Mit einer Latenzzeit von einigen Tagen können sich Perforation und septische Peritonitis entwickeln. Bei den meisten Fällen ist jedoch der Verlauf günstiger, da es innerhalb von Wochen − ohne chirurgischen Eingriff − zu einer Heilung kommt. Eine Minderzahl behält als Restzustand eine narbige Striktur, die mit Durchfällen einhergehen kann.

Die **Diagnose** wird am besten durch den Kontrasteinlauf und die Koloskopie bestätigt; bei schweren Verläufen wird man jedoch wegen der Perforationsgefahr mit dem Einsatz dieser Verfahren zögern und eine Probelaparotomie vorziehen. Im Röntgenbild erscheinen die anfänglichen submukösen Hämatome als Schleimhautvorwölbungen („thumb-prints"). Stenosen entwickeln sich erst nach Wochen und ähneln den Stenosen beim M. Crohn. In den Leeraufnahmen erkennt man evtl. in der Initialphase in dem erkrankten Segment einen Verlust der Haustrierung und eine Wandverdickung. Die Angiographie ist nur selten von diagnostischem Wert, da sich die Veränderungen meist an nicht darstellbaren kleineren Gefäßen abspielen. Bei der *Endoskopie* sieht man anfangs im erkrankten Segment ödematös verdickte Schleimhautbezirke, die evtl. petechial oder breitflächig bluten. In der Folge können sich unregelmäßige Geschwüre und am Ende Stenosen bilden.

Bei den Labortests zeigt sich die Entzündung an einer Leukozytose. Ein weiteres Symptom ist Fieber. Da zumeist ältere Personen betroffen werden, können beide Merkmale trotz schwerer Erkrankung fehlen oder nur gering verändert sein.

Differentialdiagnosen sind in erster Linie der M. Crohn und die Divertikulitis.

Die Behandlung besteht aus konservativen Maßnahmen: Ruhigstellung des Darms durch parenterale Ernährung; bei Bedarf Gabe von Antibiotika. Eine chirurgische Intervention wird nur bei Perforationsverdacht oder unklarem, bedrohlichem Krankheitsbild empfohlen.

5.8.2 Chronische Durchblutungsstörungen

Chronische Zirkulationsminderungen haben als führendes Symptom eine *„Angina abdominalis"*: Nach dem Essen kommt es zu Schmerzen im Epigastrium, die so heftig sein können, daß der Betroffene seine Nahrungszufuhr einschränkt. Die Ursache ist fast ausnahmslos eine Arteriosklerose, wobei 2 Hauptgefäße betroffen werden müssen. Entscheidend ist die allmähliche Ausbildung von Engstellen, so daß keine Nekrosen entstehen (s. 5.8.1). Die chronischen intestinalen Durchblutungsstörungen werden vom Ausmaß der Gefäßanastomosen festgelegt. Es wurde eingangs dargelegt, wie Umgehungskreisläufe den Ausfall der 3 Hauptschlagadern folgenlos ausgleichen können. Umgehungskreisläufe weisen beim einzelnen große Unterschiede auf, entsprechend ist das Beschwerdebild schwer vorhersagbar. Die Ausbildung neuer Anastomosen führt u. U. zu einer Besserung des Beschwerdebildes oder zur Symptomfreiheit. Assoziiert mit den intestinalen Durchblutungsstörungen ist eine jedoch klinisch nicht im Vordergrund stehende Malabsorption.

Die **Diagnose** sollte bei allen Personen mit unklaren Bauchschmerzen und generalisierter Arteriosklerose (Herz, Beine, Nieren, Aorta, Gehirn) erwogen werden. Häufig ist ein Gefäßgeräusch über den Bauchschlagadern zu hören. Durch Nitroglyzerin soll – ähnlich wie bei der Angina pectoris – eine rasche Besserung der Bauchschmerzen bewirkt werden, was evtl. diagnostisch verwertbar ist. Entscheidend ist das Ergebnis der Gefäßdarstellung durch Arteriographie, wobei zur Darstellung der häufig betroffenen Gefäßabgangsstellen von der Aorta die seitliche Aufnahmerichtung aussagekräftiger ist. Für die Bewertung müssen neben dem klinischen Bild das Ausmaß der Stenosierung und die Anzahl pathologischer Gefäße zugrunde gelegt werden. Andere Ursachen von Bauchschmerzen (peptische Geschwüre, Gallensteine, Bauchspeicheldrüsenentzündungen etc.) müssen jeweils durch geeignete Untersuchungen ausgeschlossen werden.

Die **Behandlung** sollte im Hinblick auf eine mögliche Progredienz zum Infarkt rasch erfolgen. Traditionell werden gefäßchirurgische Maßnahmen eingesetzt. In letzter Zeit ist durch die transluminale Angioplastie ein weniger eingreifendes Verfahren verfügbar; ein Vorteil ist auch insofern hier gegeben, als Verletzungen der Umgehungsgefäße in der Bauchhaut im Rahmen der Laparotomie vermieden werden.

5.9 Strahlenschäden am Intestinaltrakt

Zunehmend werden bösartige Geschwülste des Bauches durch verschiedene Arten energiereicher Strahlung behandelt. Hierbei läßt es sich oftmals nicht vermeiden, daß der Darm unbeabsichtigt mitbestrahlt wird. Als Folge entstehen entzündliche Veränderungen, die in „akute" und „chronische" Schäden eingeteilt werden.

Die Darmschleimhäute gehören wegen ihrer hohen Zellneubildungsrate zu den gegenüber Strahlen am sensibelsten reagierenden Geweben, wobei im Vergleich Dünndarmzellen empfindlicher als Dickdarmzellen sind. Andererseits führt der rasche Zellumsatz auch zu einer relativ schnellen Regeneration nach akuter Bestrahlung. Die tolerable Strahlendosis läßt sich nur ungenau angeben, da offenbar die Strahlungsart und Bestrahlungsdauer sowie individuelle Faktoren von erheblicher Bedeutung sind. In der Regel wird die Grenze bei 4000–4500 R erreicht.

Pathologisch-anatomische Veränderungen betreffen am Anfang die Hemmung der Zellproliferation, Hyperämie und Ödembildung; höhere Strahlendosen führen zu Epitheldefekten, Ulzerationen und Nekrosen. Darmwandabszesse, Fisteln, Blutungen und Perforation sind weitere schwere Komplikationen. Spätschäden erscheinen mit einer Latenzzeit von Jahren oder Jahrzehnten: Als Folge von obliterierenden Gefäßentzündungen oder Fibrosen entstehen Strikturen, Schleimhautatrophie, Ulzerationen und Angiektasien.

Akute Strahlenschädigung

Unerwünschte Wirkungen bei therapeutischen Bestrahlungen von Bauchorganen sind in der Regel gering und unspezifisch. Sie betreffen Übelkeit, Brechreiz, Durchfall und Bauchkrämpfe. Selten entwickelt sich am Enddarm eine akute Kolitis mit Tenesmen und häufigen wäßrigen oder schleimigen, evtl. auch blutigen Entleerungen. Die Beschwerden verschwinden in der Regel mit der Beendigung der Strahlentherapie. Die Therapie ist – soweit erforderlich – auf die Symptome gerichtet.

Späte Strahlenschäden

Im Gegensatz zu den akuten Bestrahlungsfolgen können Spätschäden dem Arzt beträchtliche Probleme bereiten. Sie werden mit unterschiedlicher Latenzzeit manifest: zumeist sind es 1–2 Jahre, in einigen Fällen dauert sie auch 20 Jahre und länger. Am *Dünndarm* zeigen sich ggf. Funktionsstörungen im Sinne einer Malabsorption sowie eines intestinalen Proteinverlustes. Hinzu kommen Motilitätsstörungen als Folge der Strahlenschädigung der Darmmuskulatur. Es resultieren Ernährungsstörungen sowie Zustände mit Subileus, Abszessen, Geschwüren, Fisteln zu Vagina, Blase, Kolon, Rektum oder nach außen. Am bedrohlichsten sind Perforationen mit Peritonitis und Ileus sowie Blutungen. Späte Strahlenwirkungen am *Dickdarm* sind vor allem Ulzerationen und Blutungen; weitere Befunde sind ähnlich wie beim Dünndarm Stenosierungen, Fistelbildungen etc.

Die **Diagnostik** erfolgt bei Dünndarmschäden am besten anhand von Röntgenkontrastaufnahmen, weil sowohl Aussagen über die Motilität als auch über den Umbau des Darmes und seiner Schleimhaut über die Durchgängigkeit, Fisteln etc. möglich sind (Abb. 5.18). Im Dickdarm ist neben der Röntgenkontrastdarstellung auch die endoskopische Besichtigung, sofern keine Stenosen oder Fixationen vorliegen, sinnvoll (Abb. 5.19). Hier sieht man ggf. eine blasse, gefäßarme Schleimhaut; daneben existieren evtl. besenreiserartig erweiterte pathologische Blutgefäße. Schwere Strahlenschäden zeigen sich durch Blutungen aus pathologischen Gefäßen, Erosionen oder Ulzerationen, durch Stenosen oder Fistelbildung. Als typische Folge nach Bestrahlung der weiblichen Unterleibsorgane gilt das Ulkus an der Rektumvorderwand in einer Höhe von 4–8 cm (gemessen vom Anus). Perforationen in die Bauchhöhle erkennt man anhand von Luftsicheln unter dem Zwerchfell im Röntgenübersichtsbild des Abdomens beim Stehen.

Die **Behandlung** erfolgt bei den unkomplizierten Strahlenschäden durch Schonkost, evtl. unter Zulage von Anticholinergika, Spasmolytika oder Analgetika. Bei Blutungen werden neben Eisengaben und Bluttransfusionen wegen der „membranstabilisierenden Wirkung" Glukokortikoide empfohlen. Bei Durchfällen ist ein Versuch mit Cholestyramin im Hinblick auf eine chologene Diarrhö angezeigt. Eine unspezifische Entzündungshemmung läßt sich schließlich durch Salizylsäurederivate (5-Aminosalicylsäure, Salofalk; bei Kolonbefall auch durch Salicylazosulfapyridin, Azulfidine oder Colo Pleon) erzielen. Chirurgische Maßnahmen sind mit einer hohen Letalität belastet; sie werden bei massiven Blutungen, Fistelbildungen oder Subileus/Ileus infolge Stenosen und nach ggf. erfolgloser konservativer Behandlung eingesetzt.

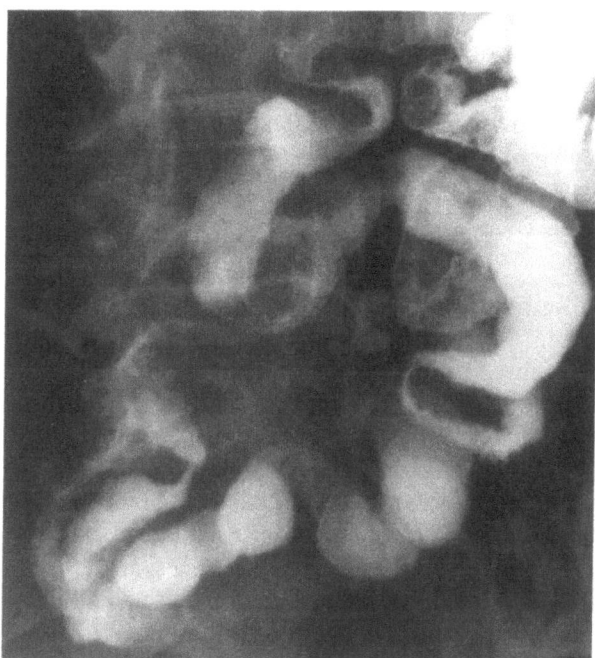

Abb. 5.18. Späte Strahlenschädigung des Dünndarms. Man erkennt zahlreiche Stenosen sowie einen Umbau der Schleimhaut mit Ulzerationen und „Pflastersteinrelief". Im Vordergrund stand bei diesem Patienten die Obstruktion

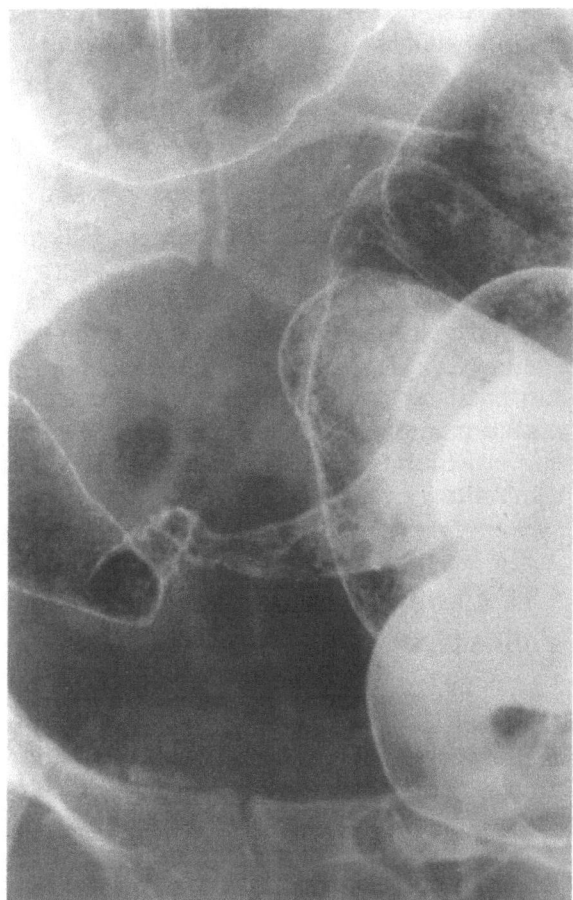

Abb. 5.19. Strahlenkolitis. Wegen eines Uterusneoplasmas war bei dieser Patientin eine Strahlentherapie durchgeführt worden. Als Spätfolge entwickelte sich diese hochgradige Stenose mit prästenotischer Dilatation des Kolons (*rechts*). Am Oberflächenrelief erkennt man Ulzerationen der Schleimhaut. Neben der chronischen Verstopfung klagte die Betroffene über blutige Entleerungen

5.10 Pneumatosis cystoides intestinalis

Das Kennzeichen dieser seltenen Erkrankung sind multiple Gasblasen in der Darmwand, deren Größe wenige Millimeter bis mehrere Zentimeter betragen kann. Betroffen wird vor allem das linke Kolon. Die Ursache sollen winzige Schleimhautverletzungen sein, durch die Darmgas bzw. gasbildende Bakterien eindringen. Der Zysteninhalt besteht aus Kohlendioxid, Stickstoff, Wasserstoff oder Sauerstoff.

Die Entstehung der Luftbläschen bzw. Schleimhautläsionen wird auf mechanische Faktoren zurückgeführt, wofür das Auftreten bei obstruktiven Atemwegserkrankungen (etwa die Hälfte aller Fälle) oder Koloskopie (wenige Mitteilungen) spricht. Weitere assoziierte Erkrankungen sind Alkoholismus, Amöbiasis, peptische Geschwüre, Sklerodermie.

Die **Beschwerden** sind uncharakteristisch. Die Betroffenen klagen über viszerale Leibschmerzen, Flatulenz, Durchfall, Verstopfung oder blutige Entleerungen. Große Zysten können zur Obstruktion führen.

Die **Diagnose** wird am einfachsten im Kolonkontrasteinlauf gestellt, weil man die Gasblasen als helle Flecken entlang der Wandkonturen sehen kann. Bei der Koloskopie zeigen sich die intramuralen Gasblasen als umschriebene, blasse Vorwölbungen der Schleimhaut; als charakteristisches Zeichen soll das Kollabieren der Gasblasen nach Zangenbiopsie gelten, wobei evtl. ein hörbarer Laut entsteht. Im histologischen Bild erscheinen die Zysten meist mit Endothel ausgekleidet.

Eine **Behandlung** ist bei den meisten Fällen nicht nötig, da sich die Zysten spontan zurückbilden. Günstig soll eine kontinuierliche Sauerstoffzufuhr (70% O_2; 300 mm Hg/P_aO_2) über mehrere Tage sein, weil auf diese Weise die Resorption der Gase begünstigt wird. Maßnahmen, deren Wert umstritten ist, sind Antibiotika (Metronidazol, Tetrazykline) oder eine Ernährungsumstellung auf Elementarkost. Im übrigen gelten die therapeutischen Bemühungen der Grundkrankheit. In verzweifelten Fällen kommt die Entfernung des erkrankten Darmteils in Betracht. – Auch nach erfolgreicher konservativer Therapie muß mit dem Auftreten von Rezidiven gerechnet werden.

5.11 Chronisch entzündliche Darmerkrankungen: Colitis ulcerosa und Morbus Crohn

Colitis ulcerosa und M. Crohn sind gut definierbare Krankheitsbilder, deren gemeinsames Merkmal die chronische, unspezifische Darmentzündung ist. Traditionell werden beide Krankheiten gemeinsam abgehandelt, weil sie u. a. bezüglich des Krankheitsverlaufs, der Diagnostik sowie der Therapie Ähnlichkeiten aufweisen und weil bei einzelnen Fällen beide Diagnosen möglich erscheinen (Übergangsformen).

Chronisch entzündliche Darmerkrankungen sind nicht selten, man schätzt die Anzahl der Patienten in der BRD mit M. Crohn auf 15000 – 30000 und mit Colitis ulcerosa auf 42000 – 90000. Inwieweit die jeweilige Erkrankungshäufigkeit zunimmt oder ob die Diagnosen wegen der verbesserten Untersuchungsmöglichkeiten häufiger gestellt werden, läßt sich nicht sicher beantworten. Während die Colitis ulcerosa etwas häufiger bei Frauen beobachtet wird, erkranken beide Geschlechter etwa gleich häufig am M. Crohn. Maoris und schwarze Amerikaner erkrankten im Vergleich seltener, Juden dagegen häufiger als vergleichbare Kaukasier. Beide Krankheiten treten familiär gehäuft auf, eine Zuordnung zu bekannten genetischen Markern ist offenbar nicht möglich. In verschiedenen Studien ergab sich bei Patienten mit M. Crohn ein erhöhter Verbrauch an raffinierten Kohlenhydraten; an Colitis ulcerosa sollen vorzugsweise Nichtraucher erkranken. Die Lebenserwartung der betroffenen Patienten wird kaum meßbar eingeschränkt.

Die chronisch entzündlichen Darmerkrankungen stellen einen bedeutsamen Anteil im gastroenterologischen Patientengut dar: Wegen des chronischen Verlaufs ist in jedem Fall eine sorgfältige, regelmäßige Überwachung und Führung durch den behandelnden Arzt nötig. Besonders wertvoll ist auch ein vertrauensvolles Zusammenwirken zwischen dem betreuenden Hausarzt und der Klinik, in die der Patient zur Therapie schwerer Krankheitsepisoden eingewiesen werden muß. Eine Selbsthilfeorganisation der Patienten ist die „Deutsche Morbus Crohn/Colitis Ulcerosa Vereinigung – DCCV-e.V." (Anschrift: Enno-Littmann-Str. 4, 7400 Tübingen; Tel.: 0 70 71-6 54 89).

In letzter Zeit wurde eine Vielzahl von Krankheiten beschrieben, die unter dem Bild der chronisch entzündlichen Darmerkrankung verlaufen können. Für die endgültige Diagnose ist deshalb in jedem Fall eine gründliche Durchuntersuchung nötig.

5.11.1 Ätiologie und Pathogenese

Trotz unzähliger Bemühungen und vieler bemerkenswerter Einzelbefunde konnte die *Ursache* der chronisch entzündlichen Darmerkrankungen bisher nicht entdeckt werden [8]. Unklar ist beispielsweise, inwieweit es sich um einheitliche Krankheitsbilder oder Krankheitsursachen handelt. Jede Hypothese müßte eine Erklärung für die unterschiedlichen Verlaufsformen, die sowohl die Ausbreitung auf extraintestinale Organe als auch intermittierende Erkrankungen mit weitgehender Remission beträfe, liefern können. Im Gespräch sind derzeit Überlegungen, nach denen Umwelteinflüsse (Viren, Bakterien, Nahrungsfaktoren oder Gifte) und eine gestörte individuelle Reaktion aufgrund genetischer oder immunologischer Fehler zusammenwirken. Eine psychogene Entstehung, über die früher viel spekuliert wurde, wird von den meisten modernen Gastroenterologen abgelehnt.

Im Gegensatz zur Ätiologie besitzen wir über die *Pathogenese* der chronisch entzündlichen Darmerkrankungen genaue Vorstellungen. Die *Colitis ulcerosa* ist eine Entzündung der Dickdarmschleimhaut, die stets im Rektum beginnt und sich etwa bei der Hälfte der Betroffenen nach proximal ausbreitet. In seltenen Fällen erkrankt auch das terminale Ileum („backwash ileitis"). Im Anfangsstadium findet man ein Schleimhautödem, eine Hyperämie sowie Blutungen bzw. eine leichte Lädierbarkeit. Später beobachtet man Schleimhautnekrosen, die im weiteren Krankheitsverlauf konfluieren können. In der Folge kommen entzündliche Polypen hinzu, die sich aus stehengebliebener Schleimhaut entwickeln.

Bei der histologischen Untersuchung von Material, das im floriden Stadium gewonnen wurde, zeigt sich eine granulozytäre Entzündung mit Reduktion der Becherzellen. Häufig sind auch „Kryptenabszesse", die allerdings auch beim M. Crohn und anderen Entzündungen gefunden werden (Abb. 5.20). Remissionen gehen bisweilen mit einer Normalisierung des Schleimhautbildes einher; eine andere Möglichkeit ist die Schleimhautatrophie mit Rarefizierung der Kryptenarchitektur und Verdünnung der Schleimhaut. Bei langdauernder totaler Kolitis beobachtet man Epitheldysplasien in zumeist beetartig erhabenen oder flachen, evtl. perlmuttartig diskolorierten Bezirken, bevorzugt im Rektum. Sie sind eng mit dem Auftreten von Karzinomen verknüpft.

Im Gegensatz zur Colitis ulcerosa befällt die Entzündung beim M. Crohn sämtliche Schichten der Darmwand; Erkrankungen sind im gesamten Gastrointestinaltrakt, in der Speiseröhre sowie im Mund-/Rachenbereich beobachtet

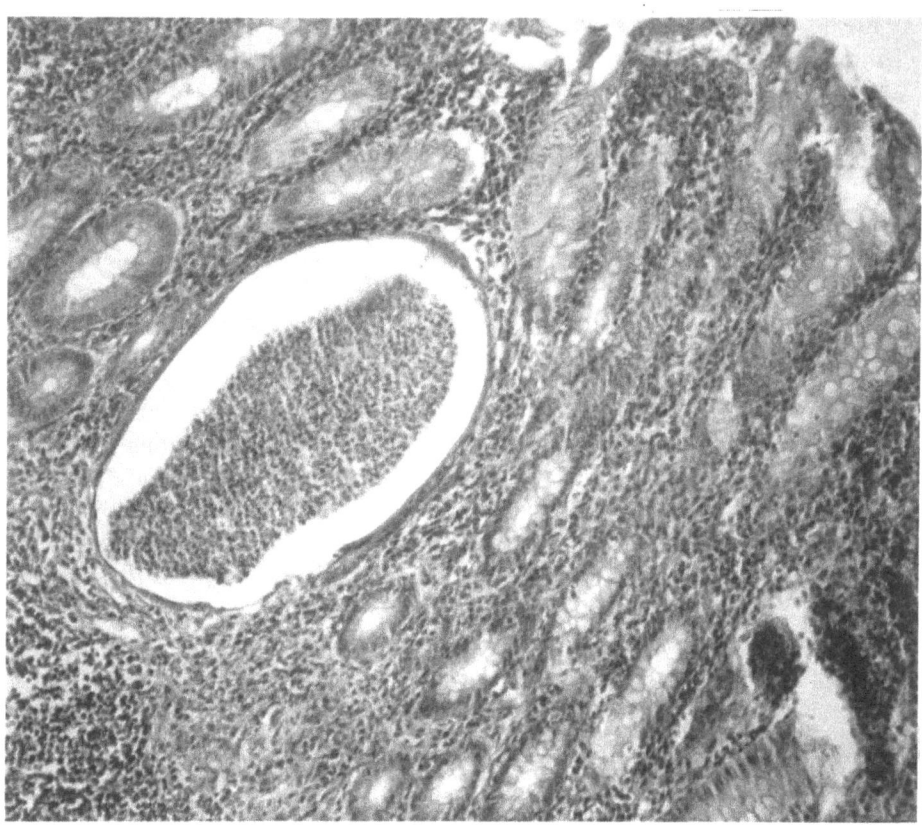

Abb. 5.20. Mikroskopischer Schleimhautbefund bei akuter Colitis ulcerosa. Man erkennt eine entzündliche Infiltration sowie eine teilweise Zerstörung der normalen Drüsenarchitektur. Etwas links der Mitte ist ein „Kryptenabszeß" angeschnitten, der reichlich mit Leukozyten angefüllt erscheint. Es handelt sich hier um einen charakteristischen Befund; Kryptenabszesse werden allerdings auch bei anderen Darmentzündungen gesehen

worden, wobei am häufigsten das terminale Ileum und das Kolon betroffen sind. Am Anfang stehen wahrscheinlich unspezifische entzündliche Reaktionen. Im weiteren Krankheitsverlauf bilden sich flache Schleimhautgeschwüre („aphtoide Ulzera"); bei der histologischen Untersuchung von Schleimhautproben findet man Granulome, evtl. mit Langhans-Riesenzellen. Im folgenden Stadium entwickeln sich durch Ausbreitung der Geschwüre tiefe, langgestreckte Fissuren. Die dazwischen gelegene Schleimhaut schwillt durch ein entzündliches Ödem polsterartig an, so daß ein „Pflastersteinrelief" entsteht. Am Ende stehen Verengungen des Lumens von unterschiedlicher Länge. Die Darmwand ist stark verdickt und von Narben durchzogen. Hierbei erscheinen die Muskulatur und die Serosa hypertrophiert, das mesenteriale und parakolische Fettgewebe infiltriert. Aus den tiefen Ulzerationen bzw. Fissuren können sich transmurale Abszesse, Konglomerattumoren und Fisteln zu benachbarten Darmschlingen, Organen oder zur Hautoberfläche entwickeln; aus den Schleimhautpolstern entstehen Pseudopolypen, welche evtl. eine beträchtliche Größe erreichen.

Erwähnt werden sollen schließlich die regionalen Lymphknoten, die sich in der Folge der Entzündung vergrößern. Alle Veränderungen, einschließlich der Langhans-Riesenzellen, sind unspezifisch; aus dem Gesamtbild läßt sich jedoch in der Regel die Diagnose unschwer stellen. Dies gilt in gleicher Weise für die Colitis ulcerosa und den M. Crohn.

5.11.2 Colitis ulcerosa: Klinik, Diagnostik, Therapie

Klinik. Die führenden Symptome der Colitis ulcerosa sind *blutige Stühle, Durchfälle,* evtl. mit *Schleimabgang* und *Leibschmerzen.* In der Regel korreliert der Schweregrad der Symptome mit dem Ausmaß der Erkrankung. Andererseits gibt es immer wieder Fälle mit deutlichen Entzündungszeichen bei der Endoskopie, die keinerlei Beschwerden angeben. Patienten mit hämorrhagischer Proktitis nehmen in mancher Hinsicht eine Sonderstellung ein: Darmblutungen werden oftmals von normalen Stühlen begleitet; bisweilen klagen diese Patienten auch über eine rektale Obstipation (Dyschezie). Schwere Entzündungen größerer Dickdarmabschnitte zeigen sich durch zahlreiche blutig-eitrig-schleimig-wäßrige Entleerungen, die den Betroffenen sehr beunruhigen können. Weitere Symptome sind: Gewichtsverlust (infolge verminderter Nahrungszufuhr und intestinalem Proteinverlust), Anämie, Übelkeit, Appetitlosigkeit und Fieber. Eine Übersicht von gemeinsamen extraintestinalen Zeichen der chronisch entzündlichen Darmerkrankungen findet sich unter 5.11.4.

Die Ursache der Darmblutungen ist in der Gewebezerstörung im Rahmen der Grunderkrankung zu suchen, wobei auch Gefäße eröffnet werden. Bei der Pathophysiologie der Durchfälle dürften verschiedene Faktoren zusammenwirken: Störung der Austrocknungsfunktion im linken Kolon, entzündliche Sekretion in das Lumen, Beschleunigung der Passage infolge abnormer Kolonbewegungen. Die Schmerzen sind vom viszeralen Typ und werden im Kolon, in der Mitte des Unterbauches oder in der Kreuzbeinregion empfunden.

Die wichtigsten *Komplikationen* sind die Perforation, die toxische Dilatation, die bedrohliche Blutung sowie die Entstehung von Strikturen und bösartigen Geschwülsten. Ihre Häufigkeit wird sehr unterschiedlich angegeben, wobei zumeist von schwerkranken Patienten in spezialisierten Krankenhäusern ausgegangen wird; die jeweilige Frequenz dürfte aber unter 5–10% liegen.

Die *Perforation* bedroht vor allem Patienten mit schwerer Entzündung im Rahmen der ersten Attacke, weil die relative Schutzwirkung durch Narbengewebe, Verwachsungen etc. fehlt. Begünstigend wirkt auch eine toxische Dilatation, jedoch offenbar nicht eine Glukokortikoidbehandlung. Am häufigsten wird das linke Kolon bzw. das Sigma betroffen. Die Symptomatik entwickelt sich meist diskret: Bei jeder plötzlichen Verschlechterung des Allgemeinzustandes sollte an eine Perforation gedacht werden. Am einfachsten läßt sich die Diagnose durch den Nachweis von freier Luft unter den Zwerchfellen bei der Röntgenübersichtsaufnahme im Stehen führen.

Die *toxische Dilatation* des Kolons entsteht durch eine Lähmung der Muskulatur bzw. der Nervenplexus infolge Übergreifens der Entzündung von der Schleimhaut. Betroffen werden das gesamte Kolon oder Teile des Kolons. Ähnlich wie bei der Perforation verschlechtert sich plötzlich der Allgemeinzustand: Der Leib ist meteoristisch vorgewölbt, Darmgeräusche fehlen. Weitere Kennzeichen sind hohes Fieber und Leukozytose. In der Abdomenübersichtsröntgenaufnahme erscheinen im Liegen die erkrankten Darmschlingen ohne Haustrierung, mit Gas gefüllt und auf über 6 cm erweitert. Die Entstehung wird offenbar durch Antidiarrhoika (Loperamid etc.) sowie durch eine begleitende Darminfektion, jedoch nicht durch Glukokortikoide, begünstigt.

Die *Blutverluste* sind in der Regel durch Transfusionen etc. beherrschbar; als Ultima ratio kommt in verzweifelten Fällen die Resektion des betroffenen Darmsegments in Betracht. *Strikturen* zwingen ebenfalls nur selten zu einer chirurgischen Intervention.

Patienten mit Colitis ulcerosa entwickeln häufiger *bösartige Dickdarmgeschwülste* als der Durchschnitt der Bevölkerung; das gleiche soll für die Gallenwege gelten. Die Voraussetzung ist eine langjährige Erkrankung des gesamten Kolons, wobei das Risiko offenbar nach 10 Jahren ansteigt. Besonderes Interesse gewinnt in diesem Zusammenhang der Befund von Schleimhautdysplasien, die mit dem Auftreten des Kolonkarzinoms assoziiert sind. Die Veränderungen finden sich sowohl in makroskopisch unauffälligen als auch in beetartig erhabenen bzw. perlmuttähnlich diskolorierten Bezirken, die in Flecken über die Schleimhaut verteilt sind oder das Kolon diffus bedecken. Durch die regelmäßige Untersuchung des Kolons mittels Koloskopie und multipler Biopsie läßt sich somit das Risiko der bösartigen Umwandlung abschätzen und ggf. durch die rechtzeitige Proktokolektomie das Auftreten eines Karzinoms verhindern.

Bei der *körperlichen Untersuchung* machen die Patienten je nach dem Ausmaß der Entzündung einen mehr oder minder kranken Eindruck. Als Folge des Blutverlusts erscheinen sie blaß; das Abdomen ist weich und evtl. druckschmerzhaft im Bereich des erkrankten Darms; eine meteoristische Vorwölbung legt den Verdacht eines toxischen Megakolons nahe. Oftmals besteht eine Tachykardie. Bei der rektalen Untersuchung findet man am Fingerling frisches, hellrotes Blut. Haut- und Mundschleimhautveränderungen können ggf. die Diagnose erhärten: Beobachtet werden Erythema nodosum, Pyoderma gangraenosum oder aphtöse Ulzera im Mund (s. 5.11.4).

Diagnostik. Ausnahmslos beginnt die Colotis ulcerosa im Enddarm: Sie ist damit der direkten *endoskopischen Besichtigung* in jedem Fall zugänglich, wobei mit der gezielt entnommenen Biopsie zusätzliche wertvolle Informationen gewonnen werden können, vgl. Farbtafel, Abb. 1–3. Bei schwerer Erkrankung

---

Tafel I. Rektoskopische Bilder bei chronisch-entzündlichen Darmerkrankungen.
Abb. 1–3. *Colitis ulcerosa.* **1** Akute Erkrankung. Rote, kontaktvulnerable Schleimhaut, mit feiner Granulierung der Oberfläche. **2** Chronische Colitis ulcerosa. Blasse Schleimhaut mit fehlender Gefäßzeichnung; man erkennt schleimig eitrige Beläge. **3** Ruhende Colitis. Pseudopolypen, welche sich aus der atrophischen Schleimhaut erheben.
Abb. 4–6. *M. Crohn.* **4** Frühstadium mit aphthenähnlichen Läsionen. **5** Florides Stadium mit tiefen, ausgestanzt wirkenden Ulzera. Weitere mögliche Befunde sind Stenosen und Fistelbildungen. **6** Foudroyant verlaufender M. Crohn. Man erkennt tiefe, mit Eiter gefüllte Geschwüre.
(Aus: Otto/Ewe, Atlas der Rectoskopie und Coloskopie, 3. neubearb. Aufl. 1984)

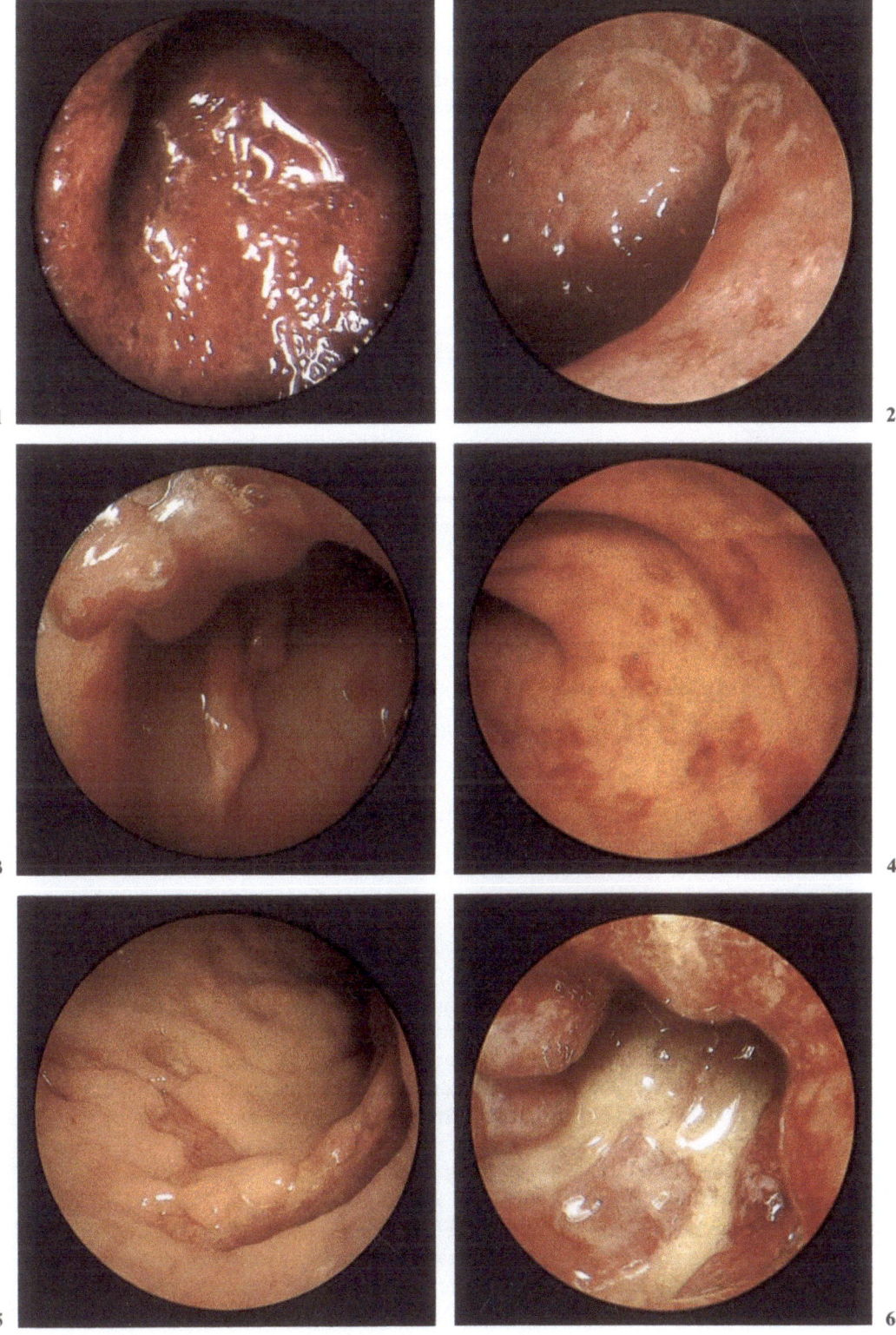

wird man am besten mit einem flexiblen Instrument ohne besondere Darmreinigung lediglich das Rektum untersuchen und wegen der Perforationsgefahr die totale Koloskopie im symptomarmen Intervall vornehmen. Im floriden Stadium ist die Schleimhaut gerötet, ödematös, mit feinfleckigen Blutungen und einer erhöhten Kontaktvulnerabilität; die Oberfläche erscheint samtartig, die Gefäßzeichnung ist mehr oder minder vollständig verschwunden. Oberflächliche oder tiefe Nekrosen, die im Röntgenbild als Ulzerationen erscheinen, sind bei der Endoskopie in der Regel an weißlichen Fibrinbelägen zu identifizieren.

Nach Abklingen der akuten Erscheinungen verschwinden auch die Blutungen und die Lädierbarkeit der Schleimhaut; als Rest sieht man bisweilen eine feine Granulierung und eine verminderte Gefäßzeichnung. Als Folge von Schleimhautatrophie können die Gefäße wieder sichtbar werden. Schleimhautpolypen findet man bei chronischen Verläufen; sie können bizarre Gestalt annehmen und beispielsweise Brücken bilden. Differentialdiagnostisch stellt sich manchmal die Frage nach einem Neoplasma: Bei diesen Fällen kann zur Beantwortung Material mittels Schlingenbiopsie für die histologische Untersuchung gewonnen werden. Am Ende nach langjähriger schwerer Colitis ulcerosa steht oftmals eine Schleimhautatrophie, wobei der Darm – ohne Haustrierung – einem Fahrradschlauch ähnelt und stenosiert bzw. verkürzt ist.

Die Bedeutung der Endoskopie liegt nicht nur in der Diagnostik, sondern auch in der Verlaufskontrolle. Diese ist bei der Mehrzahl der Fälle mit alleinigem Befall des Enddarms ohne große Belästigung mittels Rektosigmoidoskopie möglich, wobei die flexiblen Geräte vorzuziehen sind. Besondere Aufmerksamkeit muß den Patienten mit totaler Kolitis nach 10jähriger Erkrankung wegen der Gefahr der Geschwulstbildung gelten: Hier sind jährliche totale Koloskopien mit Biopsien aus allen Regionen erforderlich (s. oben).

Die Röntgenuntersuchung des Kolons durch *Kontrasteinlauf* liefert bei optimaler Technik (Doppelkontrastdarstellung) mit der Endoskopie in mancher Hinsicht vergleichbare Resultate (Abb. 5.21 – 5.24). Der Wert liegt vor allem bei unklaren Fällen, beispielsweise im Hinblick auf einen M. Crohn, sowie bei Fällen, in denen aufgrund von Verwachsungen oder Stenosierung eine Koloskopie nicht durchführbar ist. Entzündungszeichen im Röntgenbild sind feine Flecken oder Ulzera, die besonders auch in der Zeichnung der Wandkonturen sichtbar werden, Abflachung der Haustren, „Schummerung" der Oberflächen, Spiculabildung etc. Bemerkenswert ist in diesem Zusammenhang, daß die Ausdehnung im Röntgenbild und in der Endoskopie nicht immer übereinstimmen. – Die Diagnose einer Perforation oder eines toxischen Megakolons wird wie erwähnt am besten in Übersichtsaufnahmen im Stehen bzw. im Liegen gestellt.

Blutuntersuchungen können zusätzliche Informationen zum Schweregrad der Erkrankung geben. Die *Blutsenkung* steigt mit der Aktivität der Entzündung und geht – verzögert – bei einer Besserung zurück; sie eignet sich deshalb für die Verlaufskontrolle. Die entzündliche Reaktion läßt sich daneben am Anstieg des *C-reaktiven Proteins* sowie an der *Leukozytenzahl* verfolgen. Intestinale Blutverluste zeigen sich am *roten Blutbild*, an der *Hypalbuminämie* sowie an erniedrigten *Serumeisenspiegeln*. Weitere Aktivitätszeichen sind *Eosinophilie*, *Thrombozytose* und ein Anstieg der α-2-Globuline. Schwere Entzündungen gehen in der Regel mit pathologischen *Leberfunktionstests*, insbesondere den

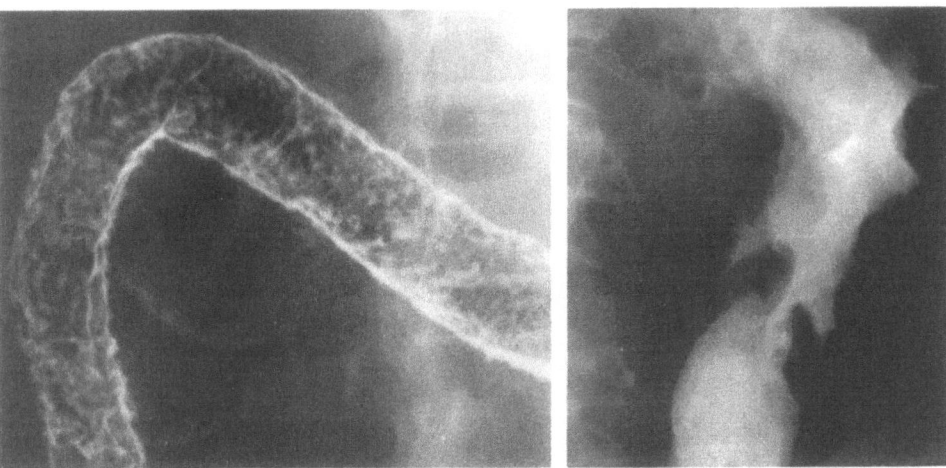

Abb. 5.21 **Abb. 5.22**

Abb. 5.21. Colitis ulcerosa. In der Röntgendoppelkontrastdarstellung erkennt man bei diesem Fall runde Aussparungen, die durch entzündliche Pseudopolypen gebildet werden. Außerdem existieren einzelne unterminierende Geschwüre, welche sich bei der Randkontur zeigen. (Aus [6], mit freundlicher Genehmigung)

Abb. 5.22. Colitis ulcerosa. Fortgeschrittener Schleimhautumbau mit Spiculabildung und mächtigen Pseudopolypen, die das Lumen einengen. Die Abgrenzung gegenüber dem M. Crohn kann in diesen Fällen schwierig sein

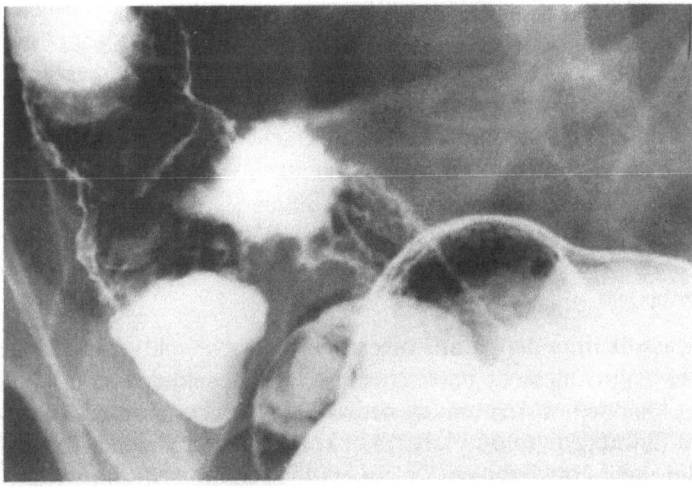

Abb. 5.23. Sogenannte Backwash-Ileitis bei Colitis ulcerosa. Als Zeichen der Mitbeteiligung des terminalen Ileums erkennt man eine Weitstellung, Schleimhautschwellung und Zähnelung der Kontur. (Aus [6], mit freundlicher Genehmigung)

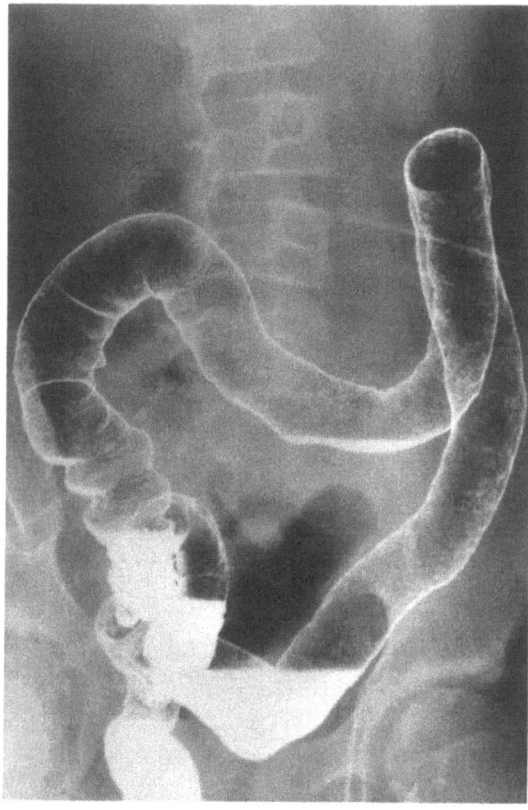

Abb. 5.24. Colitis ulcerosa. Verkürzung des Kolons und Fehlen der Haustrierung. (Aus [6], mit freundlicher Genehmigung)

Cholestaseparametern (alkalische Phosphatase, γ-Glutamyl-Transpeptidase) und – geringer – den Transaminasen (SGOT, SGPT) einher.

Leichte Entzündungen im Enddarm verlaufen in der Regel ohne biochemisch faßbare Veränderungen im Blut.

Stuhluntersuchungen haben ihren Wert für den Ausschluß von Darminfektionen (vgl. Differentialdiagnose). Oftmals finden sich eosinophile Granulozyten.

Klassifikation der Colitis ulcerosa. Es lassen sich verschiedene Verlaufsformen der Colitis ulcerosa unterscheiden. Bei der seltenen *akut-fulminanten Form* (ca. 5%) handelt es sich um die bedrohlichste Erkrankung. Kennzeichen sind massive Blutungen, hohes Fieber, Leukozytose oder Zeichen der drohenden Perforation bei ausgedehntem Kolonbefall. Es kann sich hierbei um eine Erstmanifestation, um ein Rezidiv oder auch eine Exazerbation bei bestehender florider Kolitis handeln. *Die chronisch-kontinuierliche Verlaufsform* ist durch eine symptomatische Erkrankungsdauer von über 6 Monaten gekennzeichnet; sie ist ebenfalls relativ selten (ca. 5%), findet sich meist bei Befall des distalen Kolons und ist durch Komplikationen bedroht. Am häufigsten (ca. 90%) beobachtet man die *chronisch-rezidivierende Form* mit zumeist alleiniger Proktitis ohne Fieber, wobei die Episoden in der Regel 4–8 Wochen dauern; schwere Fälle sind durch ausgedehnteren Befall bis zum Sigma und Colon descendens, Fieber und Toxämie gekennzeichnet. Gemeinsam ist dieser Verlaufsform die komplette Rückbildung der Beschwerden und die weitgehende oder gänzliche Normalisierung der Schleimhautveränderungen. Die Remission kann jahrelang dauern, bei einer Exazerbation ist eine Ausbreitung nach proximal wahrscheinlich. Operationen sind im Vergleich nur selten erforderlich.

Für praktische Belange, insbesondere im Hinblick auf Therapieempfehlungen, wird eine *Klassifikation nach dem jeweiligen klinischen Bild* verwendet: Als schwere Erkrankung gilt, wenn mehr als 8 blutige Stühle abgesetzt werden und Allgemeinreaktionen wie Fieber, Tachykardie, Senkungsbeschleunigung über 30 mm in der 1. Stunde und Anämie vorliegen. Leichte Verlaufsformen sind durch maximal 4 Stühle, evtl. ohne Blut und fehlende Allgemeinreaktionen gekennzeichnet. Mittelschwere Erkrankungen nehmen eine Mittelstellung zwischen leichter und schwerer Verlaufsform ein. Die Häufigkeitsverteilung bei Patienten mit akutem Schub beträgt ca. 25%, 50% bzw. 25%.

Es gibt eine Reihe von Krankheiten, die in ähnlicher Weise wie die Colitis ulcerosa mit blutigen Stühlen, Leibschmerzen etc. verlaufen. In jedem Fall müssen deshalb die *Differentialdiagnosen* gründlich erwogen werden. Eine Zusammenstellung in Frage kommender Krankheiten findet sich in der folgenden Übersicht. Unterscheidungsmerkmale zwischen Colitis ulcerosa und M. Crohn werden auch im Abschnitt 5.11.3 behandelt.

Differentialdiagnosen der Colitis ulcerosa

M. Crohn,
Darminfektionen: Salmonella, Campylobacter, Shigella, Entamoeba histolytica, Neisseria
  gonorrhoea, Bilharzia, Herpesvirus, Chlamydia.
Ischämische Kolitis,
Polyposen; rektosigmoidales Karzinom,
Divertikulose, Divertikulitis,
Iatrogene Kolitiden: Antibiotika, Strahlenkolitis, Salizylatsuppositorien, Schwermetalle
  (Arsen-, Quecksilber, Silber- und Goldpräparate).
Pneumatosis cystoides intestinalis.

Bei vielen Fällen ist die Anamnese bereits geeignet, um wichtige Differentialdiagnosen auszuschließen. Dies gilt beispielsweise für iatrogene Kolitiden oder für manche Infektionen. In diesem Zusammenhang muß auf die Schädigung durch *Salizylatsuppositorien* hingewiesen werden: Bei rektaler Gabe können diese – ähnlich wie am Magen – zu Irritationen der Schleimhaut führen; begünstigend wirkt offenbar eine Veränderung zu größeren Kristallen, die sich bei manchen Zubereitungen durch lange Lagerung entwickeln. Der makroskopische bzw. histologische *Schleimhautbefund* ist allein nicht beweisend, dies gilt insbesondere auch für die oftmals als pathognomonisch angesehenen Kryptenabszesse (s. Abb. 5.20). Angaben für das praktische Vorgehen bei Darminfektionen finden sich unter 5.7.5.

Therapie. Die Behandlung der Colitis ulcerosa erfolgt am besten durch Diät und durch entzündungshemmende Medikamente; hierbei werden im akuten Schub Glukokortikoide und im symptomarmen Intervall Salizylate empfohlen.

Azathioprin kann zur Einsparung von Glukokortikoiden bei langfristiger Therapie verwendet werden. Dicromoglycat, Antibiotika, Levamisol etc. werden nicht allgemein eingesetzt. Das gleiche gilt für Antidiarrhoika (z. B. Loperamid), weil sie die Entstehung eines toxischen Megakolons begünstigen sollen. Als Schmerzmittel können die üblichen Analgetika dienen; Vorsicht ist allenfalls bei schweren Fällen geboten, wenn auf diese Weise das Krankheitsbild verschleiert wird.

Diätempfehlungen betreffen die Einhaltung einer proteinreichen, ballaststoffarmen Kost. Manche Patienten sollen auch auf eine milchfreie Ernährung gut ansprechen. Bei rektaler Obstipation kommt eine ballaststoffreiche Kost, evtl. mit Zulage von isolierten Ballaststoffen, in Betracht. Bei schweren Fällen ist ggf. eine totale parenterale Ernährung oder eine Umstellung auf eine vollresorbierbare Elementarkost angezeigt.

Glukokortikoide, vorzugsweise in der Form von Prednisolon, sind die wirksamsten Medikamente. Sie werden parenteral, oral oder rektal in der Form von Klysmen — Phoscortril Klys, Betnesol Rektalinstillation — mit Erfolg eingesetzt. (ACTH ist ebenfalls wirksam, wird jedoch nicht mehr empfohlen.) Ein Nachteil ist in den ungünstigen systemischen Nebenwirkungen begründet, die auch bei rektaler Gabe infolge teilweiser Resorption über die Schleimhaut zu erwarten sind.

Salizylate wirken ebenfalls zuverlässig, im Vergleich mit den Glukokortikoiden wird der Effekt geringer bewertet. Traditionell wird seit über 40 Jahren das Salicylazosulfapyridin (Azulfidine, Colo-Pleon), eine Verbindung aus Sulfonamid und Salizylat, eingesetzt. In bemerkenswerten Untersuchungen in den letzten Jahren konnte als die wirksame Substanz der Salizylatanteil (5-Aminosalicylsäure) identifiziert werden. Die Freisetzung erfolgt offenbar unter der Einwirkung der Kolonflora. Dieser Sachverhalt läßt das Medikament für die Therapie von Dickdarmentzündungen als geeignet erscheinen. Die vielfältigen ungünstigen Nebenwirkungen werden hauptsächlich auf den Sulfonamidanteil zurückgeführt, der zum Teil aufgenommen und in der Leber durch Azetylierung abgebaut wird. Es lag deshalb nahe, geeignete Salizylsäurederivate herzustellen, die eine Therapie ohne Nebenerscheinungen erlauben. Von den verschiedenen neuen Salizylaten sei die 5-Aminosalicylsäure (Salofalk) erwähnt, die oral als Tablette oder rektal als Suppositorium gegeben werden kann. Die Tabletten sind auch bei Ileitis terminalis anwendbar. Obgleich eine endgültige Bewertung noch nicht möglich ist, sind die bisherigen Erfahrungen gut [8].

Eine Zusammenstellung derzeit empfohlener Maßnahmen beim akuten Schub gibt die Übersicht

Behandlung des akuten Schubs der Colitis ulcerosa

Schwere Fälle mit mehr als 8 blutigen Stühlen, Fieber, Tachykardie etc.: Zunächst parenterale Ernährung, dazu täglich 50–100 mg Prednisolon i.v.

Mittelschwere Fälle mit 4–8 blutigen Stühlen, subfebrilen Temperaturen, Krankheitsgefühl: 40–60 mg Prednisolon und 3–4 g Salicylazosulfapyridin bzw. äquivalentes Salicylat täglich.

Leichte Fälle mit bis zu 4 Stühlen ohne Allgemeinreaktionen: 3–4 g Salicylazosulfapyridin bzw. äquivalentes Salicylat.

Bei hämorrhagischer Proktitis kommt eine Lokalbehandlung mit Salicylazosulfapyridinsuppositorien bzw. -Klistieren, 5-Aminosalicylsäuresuppositorien oder – abends vor dem Schlafengehen – mit Kortikoidklysmen in Betracht.

Die Notwendigkeit einer Operation ergibt sich beim toxischen Megakolon, bei Perforation, bei hochgradiger Stenosierung oder – selten – bei schwerem, den Patienten erheblich beeinträchtigendem Krankheitsverlauf. Eine weitere Indikation ist das Auftreten von schweren Epitheldysplasien im Hinblick auf das Karzinomrisiko. Das Verfahren der Wahl ist totale Proktokolektomie: Wird ein Teil des Kolons belassen, so ist mit einem Aufleben der Kolitis in diesem Bereich zu rechnen! Die psychologische Belastung durch einen künstlichen Darmausgang ist in der Regel geringfügiger als durch die Kolitis selbst. Mit besonderen Operationstechniken kann ein Anus praeter vermieden werden. Stomaträger wenden sich an die Selbsthilfeeinrichtung der ILCO, Kammergasse 9, 8050 Freising.

Die Behandlung im *symptomarmen Intervall* erfolgt für mehrere Jahre mit Salicylazosulfapyridin in einer Dosierung von 2 g/täglich bzw. mit einem äquivalenten Salizylat. Rezidive lassen sich hierdurch nach verschiedenen Studien teilweise verhindern. Kontrollen sollten regelmäßig in vierteljährlichen Abständen erfolgen.

Die *Psychotherapie* ist in allen Stadien der Colitis ulcerosa hilfreich, wobei das einfache ärztliche Gespräch, Entspannungsübungen oder die große Analyse in Betracht kommen. Eine Verbesserung der Prognose ist hierdurch jedoch nicht zu erwarten.

Prognose. Die Prognose der Colitis ulcerosa ist beim einzelnen Fall schwer vorhersagbar. Bei der Mehrzahl der Fälle findet innerhalb eines Jahres nach Abklingen der akuten Attacke ein weiterer Schub statt. Operationen aus verschiedenen Gründen sind bei alleinigem Rektumbefall seltener als bei ausgedehnter Kolitis. Die mittlere Lebenserwartung wird im Vergleich mit der Durchschnittsbevölkerung nicht meßbar eingeschränkt.

5.11.3 Morbus Crohn: Klinik, Diagnostik, Therapie

Klinik. Die häufigsten Beschwerden bei Patienten mit M. Crohn sind Leibschmerzen, Durchfall, Fieber oder perianale Fistelbildungen. Weitere Klagen sind Übelkeit, Erbrechen, Appetitlosigkeit, Gewichtsverlust, allgemeine Schwäche. Während das Erscheinungsbild in fortgeschrittenen Krankheitsfällen unverkennbar ist, wird die Diagnose am Krankheitsbeginn, wenn die Symptome diskret sind und in der Intensität wechseln, leichter übersehen. Betroffen werden Personen in jedem Lebensalter mit einer Bevorzugung des 3. Lebensjahrzehnts. Bei jedem Patienten mit unklaren chronischen Bauchbeschwerden – vor allem Schmerzen und Durchfall – sollte differentialdiagnostisch an einen M. Crohn gedacht werden!

Das Beschwerdebild wird entscheidend vom Sitz der Entzündung bestimmt (Tabelle 5.4). Am häufigsten werden das terminale Ileum und das rechte Kolon betroffen, im übrigen der gesamte Gastrointestinaltrakt, die Speiseröhre sowie – sehr selten – der Mund-/Rachenraum. Die Schmerzen sind vom viszeralen

Tabelle 5.4. Vorkommen des M. Crohn in einzelnen Abschnitten des Gastrointestinaltrakts (Angaben bezogen auf die Gesamtzahl der Erkrankungen (nach [11])

Organ	Prozentuale Häufigkeit
Mund, Rachen, Speiseröhre	0,5
Magen	6
Duodenum	4,5
Jejunum	3
Ileum	87
Kolon	68,5
Rektum	21

Typ, die Lokalisation entspricht dem Erkrankungsort, d. h. meistens dem rechten Unterbauch, der Unterbauchmitte bzw. dem Verlauf des Kolons. Bei ihrer Entstehung dürften sowohl die Motilitätsstörung infolge der Darmentzündung als auch eine vermehrte Peristaltik, sofern Stenosen vorliegen, eine Rolle spielen. Durchfälle erklären sich – ähnlich wie bei der Colitis ulcerosa – durch eine beeinträchtigte Austrocknungsfunktion des Kolons; liegt ein Befall des terminalen Ileums vor, so kommt als weiterer Faktor eine Malabsorption der Gallensäuren mit der Folge einer chologenen Diarrhö hinzu. Diese Tatsache hat insofern Bedeutung, als der verstärkte Sekretionsreiz durch das Übermaß der Gallensäuren im Kolon mittels Cholestyramin, einem nicht resorbierbaren Ionenaustauscher, der Gallensäuren bindet und damit inaktiviert, verhindert werden kann.

Der Krankheitsverlauf wird einerseits von der Länge des *befallenen Darms* bzw. den *Lokalisationen* der Entzündung (Tabelle 5.4), zum anderen vom Auftreten von *Komplikationen* bestimmt. Hierbei handelt es sich um Obstruktionserscheinungen, Blutungen, Abszeßbildung, Fisteln (einschließlich der Manifestationen im perianalen Bereich), Perforationen, akute Kolon- oder Sigmadilatationen, Ureterstenosen, Osteomyelitis, Sterilität bei Ileokolitis, und das intestinale Karzinom.

Für die Entstehung der *Obstruktion* sind vor allem narbige Strikturen verantwortlich. Hinzu kommt in offenbar wechselndem Maß ein entzündliches Ödem. Dies bedeutet für den Betroffenen, daß die Beschwerden – Subileuserscheinungen mit Schmerzen, meteoristische Auftreibung des Bauches, allgemeinem Krankheitsgefühl – oftmals intermittierend auftreten; eine chirurgische Intervention ist deshalb nicht in jedem Fall erforderlich, weil nach Rückbildung des Ödems die Durchgängigkeit des Darmtrakts wieder hergestellt ist.

Massive *Blutungen* sind nur selten zu beobachten. Sie entstehen aus proximal von Engstellen gelegenen Geschwüren, oder nach der Infiltration des M. Crohn in ein größeres Gefäß.

Abszesse bilden sich aus lokalen Perforationen proximal von Stenosen, Geschwüren oder im Zusammenhang mit entzündeten Lymphknoten. Meistens sind sie als druckschmerzhafter Tumor im rechten Unterbauch tastbar. Klinische Zeichen sind – neben Schmerzen und allgemeinem Krankheitsgefühl – Fieber, Gewichtsabnahme und Anorexie.

Fisteln können sich zwischen benachbarten Darmschlingen, zur Hautoberfläche bzw. zum perianalen Bereich, zur Harnblase oder bei Frauen zur Scheide ausbilden. Fisteln zwischen benachbarten Darmschlingen führen nur selten zu schweren Symptomen; sie werden zumeist zufällig beim Röntgen oder während der Laparotomie diagnostiziert. Beschwerden resultieren aus der bakteriellen Fehlbesiedelung einer blinden Schlinge oder aus der Malabsorption bei gastrokolischer Fistel. Enterokutane Fisteln entwickeln sich am häufigsten nach Laparotomien. Perianale Veränderungen, zu denen neben Fisteln auch Abszesse oder Fissuren zählen, sind häufige Befunde beim M. Crohn: Nach verschiedenen Statistiken sind sie, sofern man sorgfältig sucht, bei etwa $2/3$ aller Patienten zu finden. Oftmals sind sie das erste Symptom der Erkrankung.

Ein *Karzinom* wird nach langjährigem Verlauf im Manifestationsbereich des M. Crohn gehäuft beobachtet. Betroffen werden – in Analogie zur Colitis ulcerosa – der Dickdarm, daneben auch der Dünndarm.

Bei der *körperlichen Untersuchung* achtet man besonders auf tastbare, schmerzhafte Resistenzen im Abdomen, Fisteln und perianale Veränderungen. Wichtige Informationen können Hauterscheinungen (Erythema nodosum, Trommelschlegelfinger) oder sonstige extraintestinale Manifestationen geben (s. 5.11.4).

Diagnostik. Das *Ziel* der diagnostischen Bemühungen ist einerseits die Sicherung der Diagnose, zum anderen die Feststellung der Lokalisationen der Entzündung, die Abschätzung der entzündlichen Aktivität und schließlich die Feststellung von infektiösen Komplikationen (Abszesse, Perforationen). Hierzu gibt es neben Anamnese und Befund verschiedene empfindliche Untersuchungsverfahren:

An der ersten Stelle steht die *Endoskopie,* die die Inspektion des Dickdarms, des terminalen Ileums und des oberen Gastrointestinaltraktes bis zum unteren Duodenalknie und die gleichzeitige Entnahme von Material für die histologische Untersuchung erlaubt (Farbtafel, Abb. 4–6). Am Darm erkennt man als Frühveränderungen Rötungen der Schleimhaut, Ödembildung mit rarefiziertem Gefäßbild, vermehrte Lädierbarkeit, Aphthen und runde Geschwüre; als Zeichen der fortgeschrittenen Entzündung gelten flächenhafte, große, unregelmäßig geformte Geschwüre, langgestreckte Fissuren, Pflastersteinrelief, Fisteln, Pseudopolypen, Stenosen oder die narbige Atrophie. Im oberen Intestinaltrakt sind die Veränderungen weniger eindeutig: Sie erscheinen als fleckige Rötung, Granulierung der Schleimhaut, Aphthen, verdickte Falten, chronische Erosion oder Geschwürsbildung, meist mit unregelmäßigem Rand, Pflastersteinrelief oder Stenosierung.

Besonderes Gewicht haben hierbei die charakteristischen entzündeten Geschwüre und Fissuren, sowie das gleichzeitige Vorkommen pathologischer Befunde und normaler Schleimhaut.

Die Endoskopie eignet sich somit zur Sicherung der Diagnose und zur Stellungnahme zum Ausmaß des Befalls. *Einschränkungen* ergeben sich insofern, als Stenosen und narbige Fixationen die totale Koloskopie verhindern und das terminale Ileum nur in etwa $2/3$ der Fälle, bei denen das Zökum erreicht wird, intubiert werden kann. Ein weiterer Nachteil ist darin zu sehen, daß Fisteln meistens übersehen werden. Schließlich liefert die Auswertung der Schleimhautproben bei weniger als der Hälfte der Fälle ein eindeutiges Resultat. Aus diesen Gründen gewinnt die *Röntgenkontrastdarstellung* als weitere bildgebende Untersuchungsmethode oftmals entscheidendes Gewicht: Sie ermöglicht regelmäßig die Beurteilung der Speiseröhre und des gesamten Gastrointestinaltrakts einschließlich dem Dünndarm. Das besonders interessierende terminale Ileum kann dabei sowohl auf oralem Weg mittels Enteroklysma oder − meist besser − retrograd durch Kontrasteinlauf abgebildet werden (Abb. 5.25−5.27). Empfindliche Zeichen sind die Stenosierung, evtl. mit prästenotischer Dilatation, die Wandverdickung, Fisteln, Pseudodivertikel oder ein Intermediärsegment; Pflastersteinrelief, Aphthen, Spiculae oder Mesenterialverdickung sind dagegen weniger zuverlässig. Wichtige Lokalisationen sind das terminale Ileum und das Kolon. Beteiligungen der Harnwege lassen sich im i.v. Pyelogramm beurteilen.

Die *Sonographie* liefert für die Diagnostik des M. Crohn nur einen geringen Beitrag: Entzündliche Wandverdickungen stellen sich evtl. als „Kokarde" dar. Zum Beweis sind jedoch zusätzlich Endoskopie bzw. Röntgenuntersuchungen nötig.

Laboruntersuchungen sind unspezifisch. Ihr Wert liegt in der Abschätzung der entzündlichen Aktivität und der Organbeteiligungen; darüber hinaus wer-

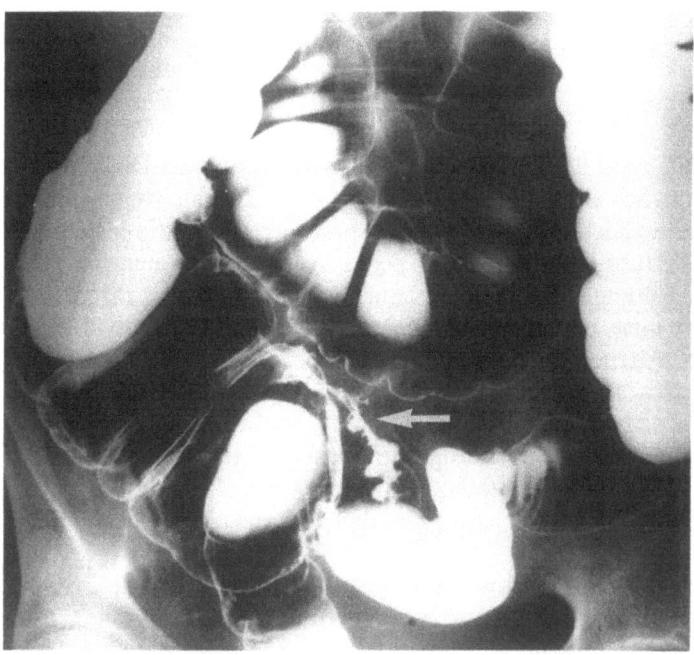

Abb. 5.25. Ileitis terminalis (*Pfeil*). Durch das Röntgenkontrastmittel wird im Bereich des terminalen Ileums eine langstreckige Stenose mit unregelmäßiger Oberfläche und prästenotischer Dilatation des Dünndarms dargestellt. Der Dickdarm war bei diesem Fall nicht erkrankt. − Diese Situation läßt sich gut durch Röntgendiagnostik erkunden; bei der Koloskopie muß damit gerechnet werden, daß die Bauhin-Klappe wegen der Entzündung nicht intubiert werden kann

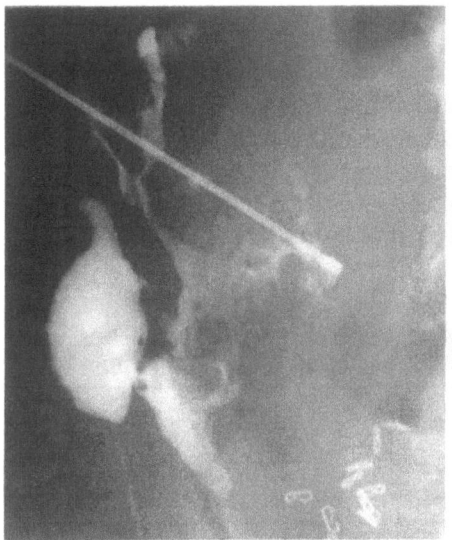 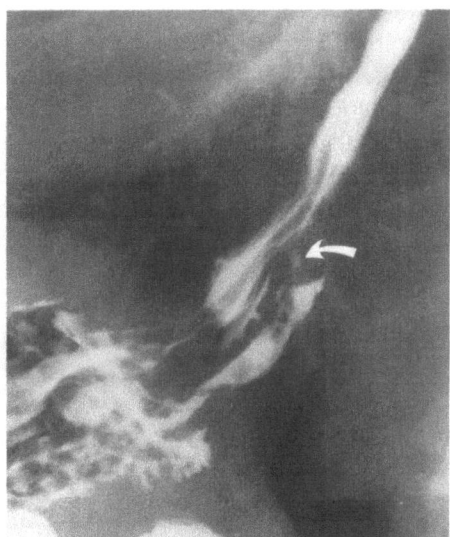

Abb. 5.26 **Abb. 5.27**

Abb. 5.26. Fisteldarstellungen bei M. Crohn. Ausgehend von einer Ileitis hat sich ein verzweigtes Gangsystem gebildet, das schließlich die Bauchhaut perforierte; in die Öffnung wurde hier über eine Sonde Kontrastmittel gegeben

Abb. 5.27. Innere Fistel zwischen Speiseröhre und Magen bei M. Crohn (*Pfeil*)

den sie zur Verlaufskontrolle verwendet. Ähnlich wie bei der Colitis ulcerosa wird bei akuter Entzündung die *Blutsenkungsreaktion* beschleunigt; weitere empfindliche Zeichen sind die *Leukozytose* und die Erniedrigung des *Serumalbumins*. Weitere Kriterien sind erhöhte α_1- und α_2-*Globuline*, erhöhtes *Orosomukoid* und erhöhtes *C-reaktives Protein*. Durch chronischen Blutverlust kommt es zur *Eisenmangelanämie* mit erniedrigtem Hämoglobin, Serumeisenspiegel und Mikrozytose. Zeichen der *Malabsorption* von Vitaminen (B_{12}, D, K, A), Elektrolyten und Spurenelementen sind bei ausgiebiger Dünndarmbeteiligung zu erwarten und können anhand der Serumspiegel ermessen werden.

Stuhluntersuchungen sind zum Nachweis eines Blut- und Eiweißverlustes geeignet. Bakteriologische Tests dienen ggf. dem Ausschluß von Darminfektionen (s. unten).

Klassifikation des M. Crohn. Für die Einordnung des M. Crohn lassen sich verschiedene Gesichtspunkte angeben. Nach dem klinischen Verlauf können ein akutes Stadium, ein chronisch-unkompliziertes Stadium und ein chronisch-kompliziertes Stadium unterschieden werden. Eine weitere Möglichkeit ist die Klassifikation nach der *Lokalisation* und dem Ausmaß der entzündlichen Aktivität: *Entzündungszeichen* sind beschleunigte Blutsenkung, erhöhte Serumspiegel von Orosomukoid und C-reaktivem Protein, sowie niedriges Albumin; endoskopische Befunde sind Aphthen und Geschwüre, Röntgenbefunde Pflastersteinrelief oder Geschwüre. Merkmale der überwiegenden *Narbenbildung* sind dagegen, wenn die erwähnten biochemischen Parameter niedrig bzw. normal erscheinen und bei den bildgebenden Verfahren glattrandige Stenosen zu sehen sind sowie Aphthen oder Geschwüre fehlen.

Für praktische Belange, besonders hinsichtlich der Verlaufskontrolle und Therapie, wurden in den letzten Jahren „*Aktivitätsindizes*" angegeben, welche anamnestische Daten, die vom Patienten selbst erhoben werden, körperliche Befunde und Laborparameter als Zahlen zugrunde legen; eine Gewichtung der verschiedenen Merkmale erhält man, indem man diese Zahlen mit fest zugeordneten Faktoren multipliziert. Die Summe ergibt schließlich den „Aktivitätsindex". Ein Protokoll für den gebräuchlichsten Index von Best et al. [1] zeigt Tabelle 5.5. Als Grenze zwischen niedriger und hoher Krankheitsaktivität gilt

Tabelle 5.5. Bestimmung des Aktivitätsindex des M. Crohn nach Best [1]. Eine entzündungshemmende Therapie wird bei Zahlenwerten über 150 empfohlen

	Faktor
1. Stuhlfrequenz in der letzten Woche	_____ × 2 = _____
2. Grad der Bauchschmerzen	_____ × 5 = _____
3. Allgemeinbefinden (Summe über eine Woche, 1.–3. nach Wochenbericht des Patienten)	_____ × 7 = _____
4. Andere mit M. Crohn assoziierte Symptome: – Iritis, Uveitis – Erythema nodosum – Pyoderma gangraenosum – Stomatitis aphthosa – Gelenkschmerz, Arthritis – Analfissur, -fisteln, abszesse – Temperaturen > 37°C in der letzten Woche Anzahl der zutreffenden Symptome	_____ × 20 = _____
5. Symptomatische Durchfallbehandlung, wenn ja	1×30 = _____
6. Resistenz im Abdomen nein = 0, fraglich = 2, sicher = 5	_____ × 10 = _____
7. Hämatokrit _____ (Frauen 42 – Hkt, Männer 47 – Hkt) (Vorzeichen beachten)	_____ × 6 = _____
8. Gewicht _____ kg Standardgewicht _____ kg $1 - \left(\frac{\text{Gewicht}}{\text{Standardgewicht}}\right) \times 100$ (Übergewicht subtrahieren) = _____	
Aktivitätsindex Summe = _____	

Tabelle 5.6. Unterscheidungsmerkmale zwischen Colitis ulcerosa und M. Crohn

Befunde	Colitis ulcerosa	M. Crohn
Hämatochezie	Regelmäßig vorhanden	Selten
Leibschmerzen	Selten	Häufig
Ausbreitung	Kolon, Rektum stets befallen	Diskontinuierlich, besonders Ileum/Zökum, Rektum evtl. frei (80%)
Perianale Läsionen	Selten	Häufig
Fisteln	Selten	Häufig
Stenosen	Selten	Häufig

eine Punktezahl von 150. Ein Nachteil dieses Index ist darin zu erblicken, daß zwischen akuter Entzündung und Narbenbildung nicht unterschieden wird (s. oben).

Ein M. Crohn kann sich in vielfältiger Weise zeigen und kann einer Reihe von Krankheiten ähneln. Aus diesem Grund sind zahlreiche *Differentialdiagnosen* möglich. Eine häufige Überlegung gilt der Abgrenzung der Colitis ulcerosa. Eine Zusammenstellung von Unterscheidungsmerkmalen findet sich in Tabelle 5.6.

Erkrankungen, die dem M. Crohn ähneln, sind in der folgenden Übersicht zusammengestellt.

Differentialdiagnose des M. Crohn

Infektionen: Yersiniose; Salmonellose; Shigellose; Campylobacter-Enteritis; Tuberkulose; antibiotikaassoziierte Kolitis (Clostridium difficile); Lymphogranuloma venereum; Candidiasis; Histoplasmose; Aktinomykose; Amöbenruhr; Schistosomiasis; Zytomegaliekolitis

Unspezifische Entzündungen: Colitis ulcerosa; ischämische Kolitis; Strahlenenteritis; Appendizitis; Sprue; Divertikulitis; Reizdarm; kollagene Kolitis; Ulcus recti simplex

Geschwulstkrankheiten: Karzinome; Karzinoid; Polyposis; malignes Lymphom

Sonstige: Sarkoidose; kollagene Kolitis; M. Behçet; ungünstige Medikamentenreaktionen.

Therapie. Die Behandlung des M. Crohn kann sich – ähnlich der Colitis ulcerosa – nur gegen die Linderung der Symptome richten. Die Möglichkeit der kurativen Proktokolektomie besteht allerdings nicht: Nach der Resektion des erkrankten Darmabschnitts muß im Gegenteil bei etwa der Hälfte der Betroffenen mit einem Rezidiv gerechnet werden!

Zur *konservativen Therapie* kommen grundsätzlich die gleichen Maßnahmen in Betracht wie sie unter 5.11.2 für die Colitis ulcerosa dargelegt wurden: Diät, Glukokortikoide, Salizylate, Analgetika, Antidiarrhoika, Immunsuppressiva (Azathioprin, 6-Mercaptopurin) oder Psychotherapie. Außerdem wird neuerdings das gegen die anaeroben Dickdarmbakterien gerichtete Antibiotikum *Metronidazol* (Clont, Arilin, Flagyl) in einer Dosierung von 2mal 400 mg täglich eingesetzt. Die Wirksamkeit soll dem Salicylazosulfapyridin gleichkommen; es wird u. a. bei analen Fisteln und Abszessen verordnet. Wegen möglicher ungünstiger Nebenerscheinungen (bösartige Geschwülste, Allergien, Leukopenie, Polyneuropathie) ist die Anwendung vom BGA auf 10 Tage begrenzt worden; Ausnahmen seien „nur in Einzelfällen bei besonders strenger Indikationsstellung" möglich. *Cholestyramin* kann bei chologener Diarrhö infolge Malabsorption der Gallensäuren im terminalen Ileum eingesetzt werden. *Mangelerscheinungen* infolge Malabsorption bei Dünndarmbefall bzw. Kurzdarmsyndrom können durch orale Substitution (Fe, Mg, Zink, mittelkettige Triglyzeride, Folsäure) oder auf parenteralem Weg (Vitamin B_{12}, fettlösliche Vitamine etc.) behoben werden. Als *Diät* wird eine ballaststoffreiche, zuckerfreie Kost empfohlen.

Behandlungsrichtlinien lassen sich aus mehreren Therapiestudien, die in Europa und USA bei großen, gut definierten Patientenkollektiven durchgeführt

wurden, ableiten. Ihre Resultate sind im folgenden zusammengefaßt:
1. Glukokortikoide sind unabhängig von der Lokalisation beim akuten M. Crohn die wirksamsten Medikamente.
2. Salicylazosulfapyridin wirkt im Vergleich mit Glukokortikoiden bei akutem M. Crohn schwächer. Hauptangriffsort ist das Kolon, am Dünndarm ist nur bei hohen Dosierungen (6 g/Tag) ein geringer Effekt zu erwarten. (Die neuen Salizylate auf der Basis der 5-Aminosalicylsäure oder Paraaminosalicylsäure dürften aus theoretischen Überlegungen − bei geringeren oder fehlenden Nebenerscheinungen − auch am terminalen Dünndarm wirken.)
3. Immunsuppressiva (Azathioprin, 6-Mercaptopurin) wirken in der Kombination mit Glukokortikoiden in einer Dosierung von 2,5−3 mg/kg Körpergewicht. Sie können als Reservemedikamente angesehen werden, wenn eine alleinige Glukokortikoidtherapie nicht ausreichend anspricht. Ein Effekt ist nach 3−9 Monaten zu erwarten. Cave Leukopenie! Dosisreduktion bei 4000 Zellen/µl.
4. Metronidazol besitzt in der Dosierung von 800 mg/Tag beim akuten M. Crohn eine dem Salicylazosulfapyridin vergleichbare Wirkung. Besonders günstig scheint der Effekt bei perianalen Fisteln und Abszessen zu sein. Einschränkungen ergeben sich wegen der Nebeneffekte (s. oben).
5. Absolute Kontraindikationen der Glukokortikoidtherapie sind Abszesse; relative Kontraindikationen sind Konglomerattumoren bzw. intraabdominelle Resistenzen und entero-enterale Fisteln; ggf. muß mit einer niedrigeren Initialdosis behandelt werden.
6. Eine Rezidivprophylaxe mit entzündungshemmenden Substanzen im symptomarmen Intervall (Best-Index < 150) ist nicht sinnvoll.

Für die Therapieentscheidungen sind somit − nach Sicherung der Diagnose − möglichst genaue Kenntnisse über die Ausdehnung, entzündliche Aktivität und über infektiöse Komplikationen nötig [12]. Eine Zusammenstellung möglicher konservativer Behandlungsmaßnahmen zeigt die folgende Übersicht. Sie wer-

Konservative Therapie des M. Crohn

Leichte Erkrankung (Best-Index < 150):
Diät (zuckerfrei, ballaststoffreich); nach Bedarf Analgetika, Antidiarrhoika (Loperamid, Quantalan).

Schwere Erkrankung (Best-Index > 150):
1. Medikamentöse Entzündungshemmung
   − *Prednisolon* (60 mg, dann wochenweise reduzieren auf 40, 30, 25, 20, 15 mg, dann 6 Wochen 10 mg und auf 10/5 mg bzw. 10/0 (alternierend) langsam reduzieren),
   − *Azathioprin* als Zusatzmedikament zu Prednisolon (anfangs 2,5 mg/kg Körpergewicht; bei 10 mg Prednisolon reduzieren auf 2 mg/kg Körpergewicht; schließlich Azathioprin allein),
   − *Salicylazosulfapyridin* (3−6 g, einschleichende Dosierung); alternativ *5-Aminosalizylsäure* (1,5 g).
2. Ernährung: evtl. parenteral, evtl. mit vollresorbierbarer Kost; nach Bedarf Substitution Vitamine etc.
3. Antidiarrhoika (Cave: toxische Dilatation).
4. Analgetika, sofern klinisches Bild geklärt.

den unter Beachtung der oben skizzierten Richtlinien eingesetzt. Abschließend sei noch auf die Verwendung der vollresorbierbaren *Elementardiäten* hingewiesen: Sie ermöglichen eine „Ruhigstellung" des Ileums und des Kolons und werden bei Darmstenosen, bei schweren Krankheitsbildern zum Übergang von der parenteralen auf die enterale Ernährung oder als Zusatzkost bei Unterernährung verwendet. Die neueren Präparate (Survimed, Precitene) sind gut verträglich und geschmacklich akzeptabel.

Eine chirurgische Intervention wird bei ca. 80% der Patienten im Laufe ihrer Erkrankung erforderlich. Die Indikationen sind jedoch nur selten dringlich, so daß meist genügend Zeit verbleibt, um den Patienten durch Ernährungsmaßnahmen etc. in einen für die Operation günstigen Zustand zu bringen (s. Übersicht). Auch nach Operationen muß mit Rezidiven bei 30–60% der Patienten gerechnet werden, wobei offenbar die Ileokolitis und jüngere Personen die ungünstigste Prognose aufweisen. Am Ende kann als Folge mehrmaliger Darmresektionen ein Kurzdarmsyndrom stehen (s. 4.12).

Operationsindikationen beim M. Crohn

1. Absolute, sofortige Indikation: Toxisches Megakolon; Perforation und Peritonitis; Ileus; schwerste Blutung.

2. Absolute Indikation, aufgeschobene Dringlichkeit: Abszesse; gedeckte Perforation; Fistel zur Harnblase; Ureterkompression mit Aufstauung.

3. Relative Indikation nach Versagen der konservativen Behandlung: Chronischer Subileus; enterokutane, enterovaginale, enteroenteritische Fisteln; Konglomerattumoren; Analfisteln, evtl. mit drohender Sphinkterinsuffizienz.

5.11.4 Extraintestinale Begleiterkrankungen

Colitis ulcerosa und M. Crohn gehen in ähnlicher Weise mit einer Vielzahl extraintestinaler Begleiterkrankungen einher. Als Ursachen werden u. a. Immunmechanismen, die offenbar beiden chronisch entzündlichen Darmerkrankungen gemeinsam sind, und ungünstige Nebenerscheinungen der zur Behandlung verwendeten Medikamente, insbesondere des Salizylazosulfapyridin, angenommen. Tabelle 5.7 gibt eine Übersicht der wichtigsten extraintestinalen Manifestationen.

Am häufigsten (ca. 90%) sind Reaktionen an der *Leber* und den *Gallenwegen*, die von gering pathologischen Funktionstests ohne organisch faßbares Korrelat bis zur Zirrhose und dem Karzinom der Gallenwege reichen. Die sklerosierende Cholangitis wird bevorzugt bei Colitis ulcerosa beobachtet (Abb. 5.28). Die Veränderungen an Leber und Gallenwegen können – ähnlich wie die *Augenerscheinungen* – den Darmmanifestationen vorausgehen (s. 6.15).

Hauterscheinungen sowie Veränderungen der *Mundschleimhaut* und der *Finger* sind – sofern man sorgfältig sucht – bei ca. ⅓ aller Patienten zu finden. Als leicht erkennbare Zeichen besitzen sie einen besonderen diagnostischen Wert. Das Pyoderma gangränosum ist ein großflächiges, schmerzhaftes Hautgeschwür, welches bevorzugt bei Colitis ulcerosa auftritt; für die Entstehung soll ein Trauma eine Rolle spielen (Abb. 5.29).

Tabelle 5.7. Extraintestinale Manifestationen der chronisch entzündlichen Darmerkrankungen

Organ	Symptome
Leber	Verfettung, chronische Hepatitis, Zirrhose, Granulomatose, Amyloidose, Leberabszeß
Gallenblase, Gallenwege	Pericholangitis, sklerosierende Cholangitis, Gallensteine, Karzinom
Haut	Erythema nodosum, Pyoderma gangraenosum
Mundschleimhaut	Stomatitis aphthosa
Gelenke	Sacroileitis, Arthritis
Finger	Trommelschlegelfinger, Weißfärbung
Augen	Uveitis, Episkleritis, Konjunktivitis
Blut	Autoimmune hämolytische Anämie, Thrombosen
Gefäße	Vaskulitis
Lungen	Fibrosierende Alveolitis
Herz	Perikarditis
Nieren	Urolithiasis, Amyloidose
Endokrines System	Hyperthyreose

Beim Erythema nodosum handelt es sich um Hautrötungen und Knotenbildungen (Abb. 5.30). Beide – Pyoderma gangraenosum und Erythema nodosum – können auch bei einer Vielzahl anderer innerer Erkrankungen beobachtet werden.

Gelenkbeschwerden sind nach verschiedenen Statistiken bei 5–45% der Patienten mit chronisch entzündlichen Darmerkrankungen zu finden. Es gibt Fälle, bei denen diese das führende Symptom darstellen. Bei der Arthritis werden einige Gelenke (zumeist an den Beinen) betroffen; die Rheumatests sind negativ. Die Beschwerden sind mit der entzündlichen Aktivität korreliert und bessern sich beispielsweise mit dem Erfolg der medikamentösen Therapie oder der kurativen Proktokolektomie bei Colitis ulcerosa. Resektionen von entzündetem Darm bei M. Crohn führen dagegen weniger häufig zu einer Besserung der Schmerzen. Von der Arthritis läßt sich als Sonderform eine Sakroileitis bzw. Spondylitis abgrenzen, die jedoch im Gegensatz zum M. Bechterew meist HLA-B 27 negativ ist (Abb. 5.31); das männliche Geschlecht wird in ähnlicher Weise bevorzugt. Eine Beziehung zur Krankheitsaktivität besteht nicht. Die Behandlung besteht in der Gabe von Antirheumatika und in physikalischer Therapie.

Die fibrosierende Alveolitis der *Lungen* wird u. a. durch einen ungünstigen Nebeneffekt des Salicylazosulfapyridin erklärt.

Nierensteine werden bei ca. 15% aller Patienten beobachtet. Bei der Entstehung wirken offenbar verschiedene Mechanismen wie gehäufte Harnweginfekte, verminderte Flüssigkeitsaufnahme oder erhöhte Oxalatabsorption infolge Steatorrhö und Gallensäurenmalabsorption.

Zusammenfassend läßt sich festhalten, daß die chronisch-entzündlichen Darmerkrankungen den gesamten Organismus betreffen können. Die sorgfältige Überwachung ist auch hier eine wichtige ärztliche Aufgabe.

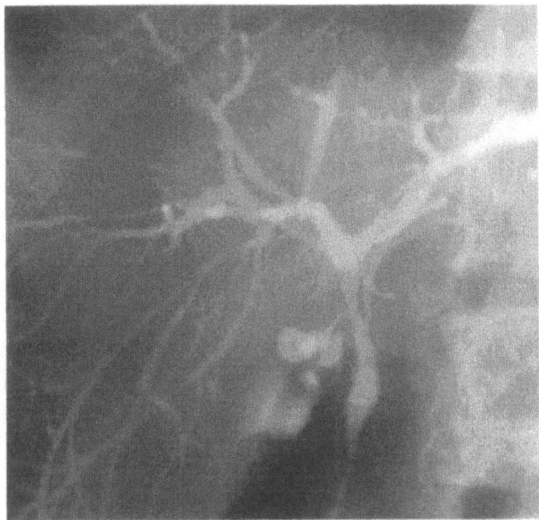

Abb. 5.28. Sklerosierende Cholangitis. In der retrograden Füllung erscheinen die extrahepatischen Gallenwege mit wechselndem Durchmesser. Im Blut waren die Cholestaseenzyme vermehrt, im übrigen war der Patient von seiten der Leber und Galle symptomfrei

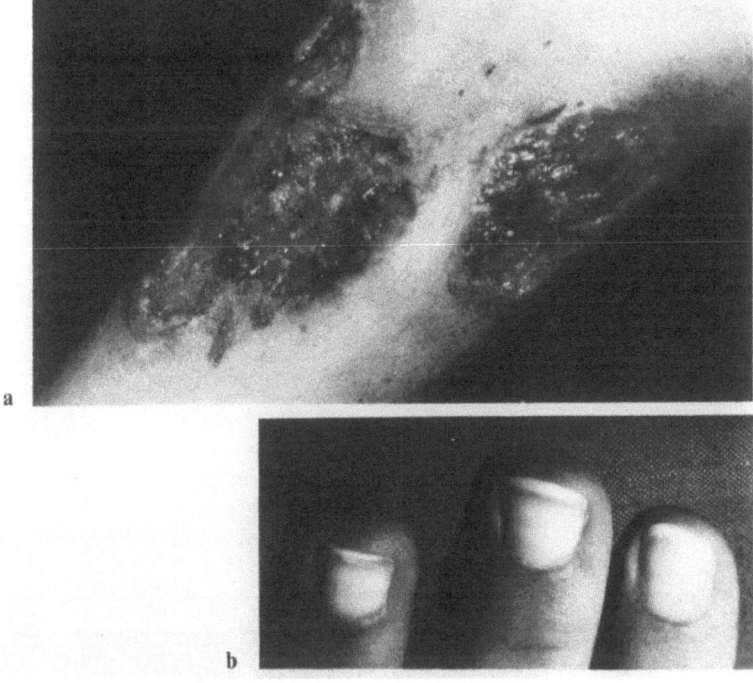

Abb. 5.29 a, b. Pyoderma gangränosum (**a**) und Weißnägel bei einem Fall mit Colitis ulcerosa. Als Ursprungsort der flächenhaft sich ausbreitenden, in der bakteriologischen Untersuchung sterilen Geschwüre wird ein entzündeter Haarfollikel angenommen. Die Weißfärbung der Nägel geht auf eine Störung im Nagelbett zurück; sie wird auch bei Leberzirrhose beobachtet

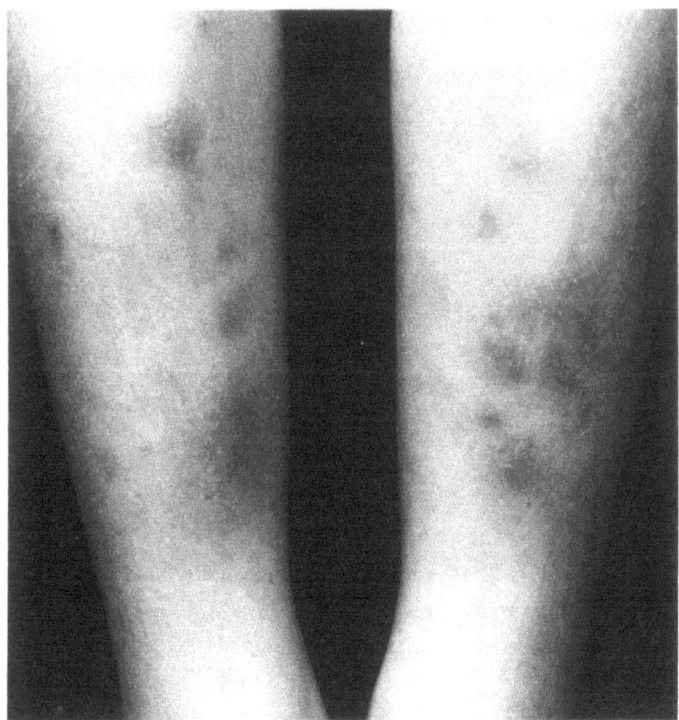

Abb. 5.30. Erythema nodosum. Diese Hautrötungen und Knotenbildungen werden bei Colitis ulcerosa (3%) und M. Crohn (15% Kolitis; 8% Ileokolitis) beobachtet. Weitere Ursachen dieses unspezifischen Zeichens sind Infektionen, Medikamentenwirkungen oder M. Boeck

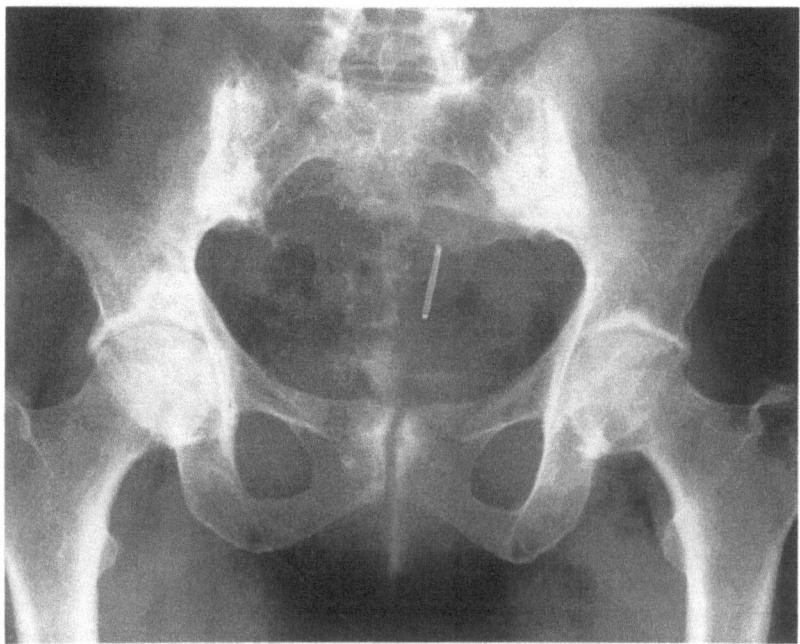

Abb. 5.31. Sklerosierende Gelenkentzündungen bei einer 27jährigen Patientin mit Colitis ulcerosa. Betroffen werden hier neben dem Sakroiliakalgelenk auch die Symphyse und beide Hüftgelenke

5.12 Geschwülste des Dickdarms

Die gutartigen und bösartigen Geschwülste des Dickdarms erhalten aus verschiedenen Gründen besondere Beachtung. Einerseits zeigen die wichtigsten Formen – Adenome und Karzinome – allein in den westlich-zivilisierten Ländern eine kontinuierliche Zunahme in der Inzidenz; in Deutschland ist das kolorektale Karzinom bei Frauen die häufigste, bei Männern nach dem Lungenkrebs die zweithäufigste zum Tode führende Krebserkrankung. Andererseits sind offenbar die – gutartigen – Adenome Vorstadien von Karzinomen. Adenome lassen sich durch Endoskopie oder Kontrasteinlauf leicht entdecken und in den meisten Fällen problemlos endoskopisch mittels elektrischer Schlinge abtragen; durch die Entfernung des Dickdarmadenoms kann nach der geltenden Meinung die Entstehung eines Karzinoms verhindert werden. Dieser Sachverhalt bedeutet für den Arzt eine große Aufgabe und Verantwortlichkeit.

5.12.1 Gutartige Geschwülste

Gutartige Neubildungen des Dickdarms können sowohl von der Epitheloberfläche als auch vom Bindegewebe bzw. von der Muskulatur ausgehen. Unabhängig von dem feingeweblichen Aufbau spricht man von „*Polypen*", wenn der Tumor mit einer Vorwölbung in das Lumen einhergeht. Sie erscheinen entweder breitbasig, schmalbasig („tailliert") oder durch einen Stiel mit der Darmwand verbunden: Diese besondere Form wird auf die von den Bewegungen der Fäzes ausgehenden Zugkräfte zurückgeführt. Die Oberfläche kann glatt, feinhöckrig („flachpapillär") oder mit tiefen Einziehungen („villös") gestaltet sein. Über 90% aller benignen Neubildungen des Dickdarms sind Polypen; die restlichen Tumoren treten meist als Lipome, Leiomyome, Fibrome, Neurinome oder Hämangiome in Erscheinung. Eine Klassifikation der Dickdarmpolypen nach dem Vorschlag der WHO zeigt Tabelle 5.8.

Tabelle 5.8. Klassifikation der kolorektalen Polypen

Bezeichnung	Vorkommen im Dickdarm	
	Solitär	Multipel
Neoplastische Polypen	Adenom: – tubulär – villös – tubulo-villös	Familiäre Adenomatosis coli
Hamartome	Juveniler Polyp	Juvenile Polyposis Peutz-Jeghers-Syndrom
Entzündliche Polypen	Lymphoider Polyp Polyp bei Darmentzündung (Colitis ulcerosa etc.)	Benigne lymphoide Polyposis Multiple Polypen bei Darmentzündung
Unklassifizierbare Polypen	Hyperplastischer (metaplastischer) Polyp	Hyperplastische Polyposis Cronkhite-Canada-Syndrom

In dieser Aufstellung sind gutartige nichtepitheliale Tumoren wie Fibrome, Angiome, Lipome, Leiomyome, die bisweilen als Polypen wachsen, nicht enthalten.

Polypen

Polypen können solitär oder multipel erscheinen. Von einer Polyposis spricht man, wenn mehr als 100 Polypen vorhanden sind. Die Entscheidung, um welche Art Polyp es sich handelt, läßt sich aufgrund des makroskopischen Aspekts niemals allein fällen. Für eine endgültige Aussage ist die histologische Untersuchung der gesamten Geschwulst nötig. Wichtige Gesichtspunkte der verschiedenen Polypenarten sollen im folgenden dargestellt werden.

Adenome erscheinen als die häufigsten und zugleich gefährlichsten Polypen. Etwa 60–80% aller gutartigen Neubildungen im Dickdarm sind Adenome, wobei etwa 75% einen tubulären, 15% einen tubulovillösen und 10% einen villösen Aufbau besitzen. Die Verbreitung ist ungemein groß, wobei die Frequenz mit dem Alter zunimmt: Man schätzt, daß in der BRD Männer in der Altersgruppe 40–60 Jahre zu etwa 40% (Frauen 20%) und im höheren Alter zu etwa 50% (Frauen 30%) bei zunehmender Frequenz Adenome aufweisen. In verschiedenen Studien zeigten sich als häufigster (50–80%) Sitz der Tumoren das Rektum und das Sigma; etwa 5–10% waren in einem Bereich, welcher der Untersuchung mit dem Finger zugänglich war. Diese Tatsachen sind insofern bedeutsam, als somit die Mehrzahl der Polypen mit einfachen Methoden (rektale Palpation, Rektoskopie, Sigmoidoskopie) entdeckt werden kann.

Besondere Aufmerksamkeit erhält die Frage, ob und in welcher Weise aus Adenomen Karzinome entstehen können (Problem der „Polyp-Karzinom-Sequenz"). Nach der derzeit geltenden Meinung kann sich aus jedem Adenom ein Karzinom entwickeln, wobei am Anfang atypische Proliferationen in einem kleineren Bezirk des Polypen stehen; diese atypisch erscheinenden Zellen breiten sich aus, infiltrieren in den Polypenstiel und erreichen schließlich die Darmwand (Abb. 5.32). Von einem Adenom mit Adenokarzinom spricht man, wenn die Muscularis mucosae durchwandert und die Submukosa durchsetzt wird. Atypische Zellen findet man bei ca. 10% aller Adenome; es besteht ein deutlicher Zusammenhang mit der Größe und damit wohl mit dem Alter des Polypen; kleine Polypen mit einem Durchmesser unter 1 cm zeigen in weniger als 1%, mittelgroße Polypen von 1–2 cm Durchmesser in ca. 6% und Polypen mit einem Durchmesser über 2 cm in 25–30% Kriterien von bösartigem Wachstum. Im Vergleich werden breitbasige Polypen und villöse Adenome häufiger betroffen als gestielte Polypen bzw. tubuläre und tubulo-villöse Adenome.

Für die *Gültigkeit der „Adenom-Karzinom-Sequenz"-Hypothese*, die sich aus ethischen Gründen am Menschen nicht überprüfen läßt, werden verschiedene Argumente ausgeführt: Adenome und Karzinome haben eine ähnliche Häufigkeitszunahme in den letzten Jahren und weisen eine ähnliche Verteilung im Kolon auf; Adenome und Karzinome treten gehäuft gemeinsam auf; Länder mit erhöhter Kolonkarzinomfrequenz haben auch eine erhöhte Kolonadenomfrequenz; das Durchschnittsalter von asymptomatischen Karzinompatienten ist ca.

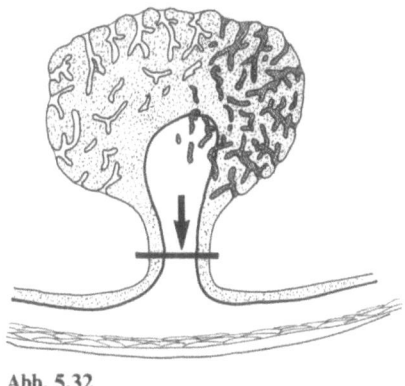
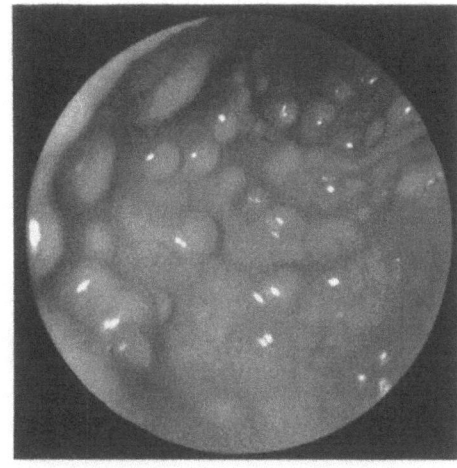

Abb. 5.32

Abb. 5.33 ▶

Abb. 5.32. Schema eines gestielten Kolonpolypen mit atypischem Wachstum. *Schraffiert* gezeichnet sind Bezirke mit atypischen Zellen, die in den Stiel infiltrieren (*Pfeilrichtung*). Nach der geltenden Meinung entstehen auf diese Weise Karzinome (Hypothese der „Polyp-Karzinom-Sequenz"). Wird der Polyp rechtzeitig entdeckt und abgetragen – z. B. in der durch einen horizontalen Strich dargestellten Ebene – so wird die Ausbreitung auf das Kolon verhindert

Abb. 5.33. Endoskopisches Bild bei familiärer Polyposis coli. Man erkennt zahlreiche dicht stehende sessile Polypen. (Aus [14], mit freundlicher Genehmigung)

7 Jahre höher als von Adenompatienten. Schließlich wird auf Tierexperimente verwiesen, in denen durch die Gabe von Karzinogenen alle Stufen der Entwicklung von Adenomen zu Karzinomen erzeugt werden können. Diejenigen, die meinen, ein Karzinom sei vom Anfang an determiniert und könne deshalb niemals aus einem „gutartigen" Adenom entstehen, scheinen damit widerlegt.

Unter der *familiären Adenomatosis coli* werden seltene, dominant vererbliche Krankheitsbilder zusammengefaßt, bei denen definitionsgemäß über 100 Kolonadenome existieren (Abb. 5.33). Betroffen werden überwiegend Männer. Die Neubildungen erscheinen in der Regel erst im 2. Lebensjahrzehnt; Symptome beginnen meist im 3. Lebensjahrzehnt: Durchfälle, Schmerzen oder blutige und schleimige Entleerungen. Mit einer malignen Entartung muß ab dem 40. Lebensjahr gerechnet werden. Aus diesem Grund wird die frühzeitige Resektion des erkrankten Darmes empfohlen. Eine Sonderform ist das *Gardner-Syndrom*, bei dem zusätzlich Osteome des Kiefers und des Schädels, Epidermoid- und Talgzysten, Zahnanomalien sowie andere mesenchymale Tumoren existieren. Häufig sollen auch Karzinome der Papille sein. Als *Turcot-Syndrom* wird die Kombination von Kolonadenomen mit Tumoren des Zentralnervensystems bezeichnet.

Hamartome sind polypoide Fehlbildungen, die eine abnorme Zusammensetzung der im Darmtrakt vorkommenden Gewebe aufweisen. Sie besitzen keine Tendenz zur malignen Entartung. Als Einzelbefund gibt es Hamartome bei Jugendlichen, vorwiegend im Enddarmbereich (juveniler Polyp); zahlreiches Auftreten von Hamartomen wird dagegen meist im Rahmen des dominant vererblichen *Peutz-Jeghers-Syndroms,* bei dem neben Hamartomen im gesamten Gastrointestinaltrakt Pigmentflecken an Haut und Schleimhäuten (insbesondere Lippen, Mundschleimhaut und perianale Region) bestehen. Das Manifestationsalter ist in der Regel das 3. Lebensjahrzehnt, wo die Patienten über Subileus, Blutungen oder Schmerzen klagen. Während die Hämartome nicht entarten, entwickeln sich bei 2–3% Adenokarzinome des Gastrointestinaltrakts und bei 5% der Patientinnen Ovarialtumoren. Häufig sollen auch Nasen- und Blasenpolypen vorkommen. Die Behandlung orientiert sich an den Symptomen, d. h. große obstruierende bzw. blutende Polypen werden chirurgisch entfernt bzw. mit einem Teil des Darmes reseziert. Bisweilen treten Hamartome allein im Kolon in großer Zahl auf, ohne daß die Kriterien des Peutz-Jeghers-Syndroms erfüllt werden (*juvenile Polyposis*).

Entzündliche Polypen werden im Rahmen der chronischen Darmentzündungen (M. Crohn, Colitis ulcerosa, Amöbiasis, ischämische Kolitis) beobachtet. Sie sind in der Regel aus Granulationsgewebe aufgebaut. Eine weitere Ursache ist eine Größenzunahme des lymphatischen Gewebes (*benigne lymphatische Polyposis*), die am häufigsten bei Jugendlichen, oftmals auch als solitär „*lymphoider Polyp*" beobachtet wird. Der Durchmesser übersteigt selten 1 cm. Die Bedeutung dieser Polypen ist unklar.

Hyperplastische Polypen erscheinen als meist wenige Millimeter hohe Schleimhautverdickungen vorwiegend im Sigma und Rektum. Mit einem Anteil von ca. 20% sind sie nach den Adenomen in der Häufigkeitsstatistik der Polypen an der 2. Stelle. Selten erscheinen sie in großer Zahl als „*hyperplastische Polyposis*". Die klinische Bedeutung der hyperplastischen Polypen ist gering.

Eine Sonderform ungeklärter Polyposen ist das *Cronkhite-Canada-Syndrom:* Bei diesem foudroyant verlaufenden Krankheitsbild werden neben zahlreichen kleineren Polypen im Gastrointestinaltrakt Hautpigmentierungen, Nageldystrophie und Haarausfall beobachtet (Abb. 5.34). Im Vordergrund stehen Durchfälle. Eine wirksame Therapie der meist letalen Erkrankung ist nicht bekannt.

Die *Endometriose* des Dickdarms (vorwiegend Rektum und Sigma) breitet sich intramural aus, d. h. die Schleimhaut wird nicht betroffen. Man erkennt sie an einer meist ringförmigen Stenose. In der Regel wird die Diagnose erst bei der Operation gestellt. Betroffen werden Frauen zwischen dem 30. Lebensjahr und der Menopause.

Klinik. Die meisten Polypen führen zu keinen Symptomen. Wenn Beschwerden auftreten, so sind dies Darmblutungen, wobei besonders größere Geschwülste betroffen sind. Weitere Klagen sind peranale Sekretabgänge mit starken Wasser- und Elektrolytverlusten bei großen villösen Adenomen. Schließlich können – bevorzugt bei Polyposen und großen Tumoren – Obstruktionserscheinungen und Leibschmerzen hinzukommen.

Bei der körperlichen Untersuchung sind Polypen allenfalls im Rahmen der rektalen Palpation festzustellen; weiche Geschwülste können jedoch leicht dem tastenden Finger entgehen. Im übrigen sollte man auf Anämiezeichen sowie auf die Stigmata der familiären Polyposen (Pigmentierungen, Osteome etc.) achten.

Diagnostik. Entscheidend für die Bewertung der Polypen ist das Resultat der histologischen Untersuchung des gesamten Tumors. Material, das durch Zan-

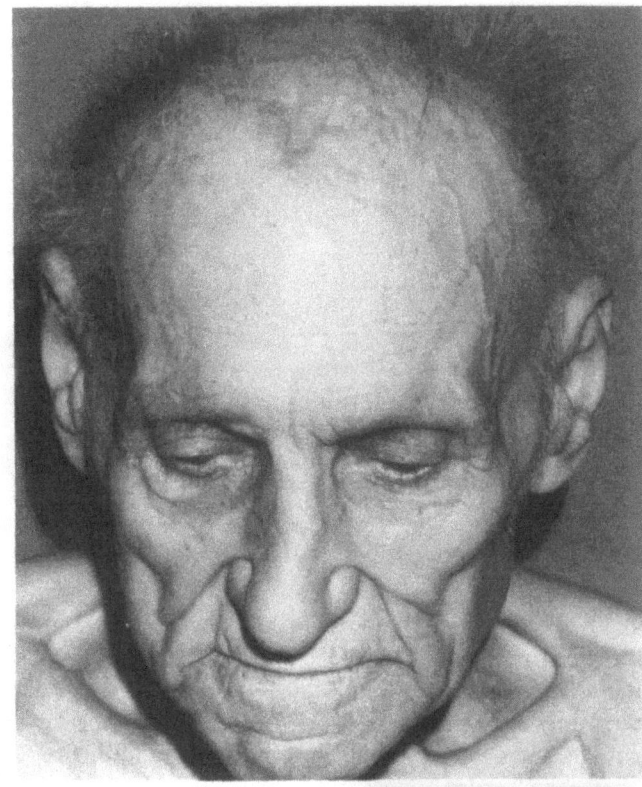
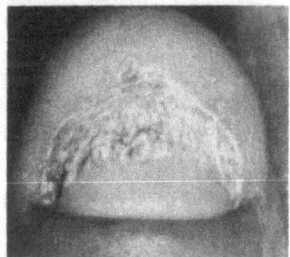

Abb. 5.34a, b. Cronkhite-Canada-Syndrom. Diffuse Alopezie (a) und Nageldystrophie (b), Hautpigmentierungen sowie schwer beherrschbare Durchfälle sind die führenden Zeichen dieses foudroyant verlaufenden Krankheitsbildes. Im Gastrointestinaltrakt findet sich eine diffuse, entzündliche Polypose

genbiopsie aus einem umschriebenen Bereich entnommen wurde, gilt als nicht repräsentativ. Eine Ausnahme sind evtl. kleine Polypen (ca. 0,5 cm) und hyperplastische Polypen.

Als Suchtest bei Polypenverdacht kann der Nachweis von okkultem Blut im Stuhl dienen. Da Adenome im Vergleich mit den Karzinomen seltener bluten, ist die Nachweisempfindlichkeit gering: Falsch-negative Befunde wurden bei einer systematischen Untersuchung mit dem Hämoccultest bei Kolonadenomen bis 1 cm Durchmesser in 93%, bei 1–2 cm in 77% und bei größeren Tumoren in 25% erhoben [10]. Inwieweit durch empfindlichere chemische oder immunologische Nachweisverfahren in Zukunft diese Resultate verbessert werden können, muß unbeantwortet bleiben.

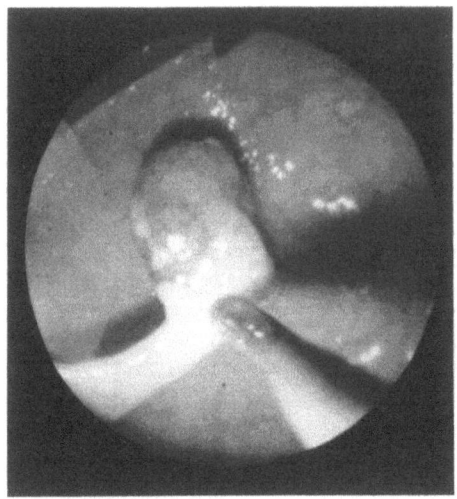

Abb. 5.35. Endoskopische Polypektomie. Der Polyp (*Bildmitte*) wird unter endoskopischer Sicht mit der elektrischen Schlinge (*rechts unten*) am Stiel (*links unten*) gefaßt und in das Lumen gezogen. Die Abtragung erfolgt mit einem kurzen Diathermiestromstoß; hierdurch wird gleichzeitig eine Koagulation des entstehenden Geschwürs erreicht. Anschließend kann der Polyp durch Ansaugen oder spezielle Greifzangen geborgen werden

Die bestehenden Methoden zum Nachweis der Polypen sind die Koloskopie, die gleichzeitig die Entnahme von Material mittels Zange und bei geeigneten Fällen die Abtragung durch die elektrische Schlinge erlaubt (Abb. 5.35), sowie die Röntgenkontrastdarstellung. Beide Verfahren sind bei optimaler Technik gut geeignet, wobei allerdings namentlich kleinere Geschwülste manchmal übersehen werden.

Für die endoskopische Polypektomie gibt es Grenzen: Das Risiko (Blutung, Perforation) ist deutlich erhöht bei breitbasigen und über 2 cm großen Neubildungen. Es kann ratsam sein, die Tumoren chirurgisch entfernen zu lassen; dies gilt besonders auch für mesenchymale Gewächse; im Enddarm kommt die peranale Proktomukosektomie in Betracht. Ausdrücklich sei in diesem Zusammenhang erwähnt, daß bei Adenomen das Material, das durch Zangenbiopsie gewonnen werden kann, für den Ausschluß maligner Veränderungen nicht ausreicht (Ausnahmen sind wie erwähnt, kleine Polypen mit einem Durchmesser von ca. 0,5 cm).

Differentialdiagnose. Der makroskopische Aspekt erlaubt keine zuverlässige Aussage über den feingeweblichen Aufbau des Polypen (s. Tabelle 5.8). Die wichtigste Differentialdiagnose ist − bis zum Beweis des Gegenteils − das Neoplasma.

Therapie. Nach der geltenden Meinung ist mit der vollständigen Abtragung des Polypen der Tumor beseitigt: Dies bezieht sich auch auf Adenome mit schweren Zellatypien, sofern die pathologischen Zellen die Muscularis mucosae nicht überschritten hatten. Multiple Adenome müssen alle vollständig entfernt werden. Wegen der Möglichkeit lokaler Rezidive oder von Neubildungen an anderer Stelle sollten Patienten nach erfolgreicher Polypektomie mindestens 10 Jahre lang in regelmäßigen Abständen (z. B. 1- bis 2jährlich) nachuntersucht werden (totale Koloskopie oder Kontrasteinlauf).

Angiodysplasie

In den letzten Jahren hat die Angiodysplasie als Quelle von Darmblutungen bei älteren Personen zunehmend Beachtung gefunden [13]. Es handelt sich hierbei weniger um Angiome, d. h. Geschwülste, sondern wahrscheinlich um Gefäßektasien, die sich als Reaktion auf Durchblutungsstörungen infolge chronischer Obstipation bilden sollen. Betroffen werden besonders die Schleimhäute und Muskelschichten im rechten Kolon. Die Diagnose erfolgt am besten durch Angiographie; bei der Endoskopie erkennt man gegebenenfalls eine rote Fleckenbildung, welche spinnenartig ungenau oder scharf begrenzt erscheint. Blutende Läsionen können bei Bedarf angiographisch durch Embolisation behandelt werden. Im symptomfreien Intervall ist auf endoskopischem Weg eine Beseitigung durch Elektro- oder Laserkoagulation bzw. Unterspritzung möglich.

5.12.2 Bösartige Geschwülste

Die bösartigen Dickdarmtumoren sind zu 98% Adenokarzinome; daneben gibt es (in der Analregion) Plattenepithelkarzinome, maligne Melanome, Karzinoide, Leiomyosarkome oder maligne Lymphome. Die eingangs erwähnte Häufigkeitszunahme in den westlich-zivilisierten Ländern betrifft Adenokarzinome: Etwa 5% aller Männer und Frauen jenseits des 40. Lebensjahrs sind am Dickdarmkarzinom erkrankt! Als Ursache werden vor allem Nahrungsfaktoren angenommen. Möglicherweise spielen der vermehrte Verzehr von tierischem Fett und Eiweiß und der verminderte Gehalt an Ballaststoffen in der Nahrung eine Rolle. Ein erhöhtes Risiko besitzen Patienten mit folgenden Diagnosen: Kolonadenom und familiäre Adenomatosis coli (s. 5.12.1); Colitis ulcerosa und M. Crohn nach langjährigem ausgedehntem Verlauf; Zweitkarzinom nach Entfernung eines Dickdarmkrebses; Zweitkarzinom bei Mammakarzinom und Ovarialkarzinom; Verwandtschaft mit einem Kolonkarzinompatienten; Zustand nach Cholezystektomie (fraglich). Das durchschnittliche Erkrankungsalter ist im 5. und 6. Lebensjahrzehnt.

Das *makroskopische Erscheinungsbild* der bösartigen Dickdarmgeschwülste ist polypoid, ulzerierend oder szirrhös. Ähnlich wie bei den gutartigen Polypen wachsen manche polypoide Karzinome mit Stiel oder schmaler Basis; im weiteren kann es zur Geschwürbildung und Stenosierung kommen. Neubildungen auf dem Boden einer Colitis ulcerosa sollen vorwiegend szirrhös wachsen. Etwa 10% der Karzinome bilden ein schleimiges Sekret.

Die *Ausbreitung der Dickdarmkarzinome* kann auf unterschiedliche Weise erfolgen. In der Initialphase herrscht meist kontinuierliches Wachstum in der Querachse des Darmes vor: Man schätzt, daß auf diese Weise durchschnittlich nach 2 Jahren eine kreisförmige Stenose gebildet wird. Die Ausbreitung in der Längsachse, besonders nach distal, ist im Vergleich geringer. Dieser Sachverhalt besitzt besonders im Rektum für die Entscheidung zur kontinenzerhaltenden Resektion große Bedeutung. Exulzerierende und szirrhöse Tumoren sollen dagegen frühzeitig die Wandschichten des Kolons bis zum pelvinen Bindegewebe bzw. zur Serosa durchsetzen, evtl. auf die anliegenden Organe übergreifen. Verglichen mit anderen epithelialen Tumoren breitet sich das Kolonkarzinom relativ spät über die Lymphgefäße, die weitgehend den Blutgefäßen folgen und schließlich in die paraaortalen Lymphknoten münden, aus. Der Grund wird darin gesehen, daß die Lymphgefäße erst in der Submukosa entspringen. Die am Ende häufig zu beobachtenden Lebermetastasen werden mit der Ausbreitung über das Venensystem erklärt. Fernmetastasen erscheinen in den Lungen, Knochen, Gehirn oder den Nebennieren. Für die Tumorklassifikation sind verschiedene Systeme vorgeschlagen worden, z. B. von Dukes. Gebräuchlich ist derzeit das TNM-System.

Die häufigsten Lokalisationen der Dickdarmkarzinome sind das Rektum (ca. 40%) und das Sigma (ca. 30%); die übrigen verteilen sich über das restliche Kolon mit einer leichten Bevorzugung des Bereichs Zökum/Colon ascendens (ca. 10%).

Mögliche *Komplikationen* des fortgeschrittenen Dickdarmkrebses sind der *Darmverschluß* durch intraluminales Wachstum, die *Perforation* oberhalb einer Tumorstenose, der *Aszites* infolge Peritonealkarzinose, die *Gelbsucht* bei Metastasenleber bzw. Kompression der extrahepatischen Gallenwege, die massive *Blutung* und schließlich die *Ureterobstruktion* infolge Ummauerung der Harnleiter mit Tumorgewebe.

Klinik. Die Mehrzahl der Karzinompatienten hat in der Anfangsphase keine oder nur sehr diskrete Beschwerden. Aus diesem Grund wird die Diagnose oft erst in einem Erkrankungsstadium gestellt, in dem die Heilungsaussichten gering sind. Die häufigsten Angaben bei Sitz des Tumors im *linken Kolon* sind Darmblutungen, Änderungen der Stuhlgewohnheiten (dünne Stühle; „Bleistiftstühle"; Obstipation; bei sphinkternahem Sitz auch Inkontinenz); Leibschmerzen; Gewichtsabnahme. Als Erklärung für die Darmblutungen geben die Patienten oftmals an, sie hätten „Hämorrhoiden"; dies ist dann häufig der Grund, daß ein Arzt für längere Zeit nicht konsultiert wurde. Beschwerden durch Geschwülste im *rechten Kolon* entstehen in erster Linie durch die Blutungsanämie: Belastungsdyspnoe, Angina pectoris, blasses Aussehen, Abgeschlagenheit. Häufige Angaben sind auch Leibschmerzen und Gewichtsabnahme. Änderungen der Stuhlgewohnheiten oder sichtbare Darmblutungen sind dagegen seltenere Klagen.

Bei der *körperlichen Untersuchung* kann man bisweilen von rektal oder im Verlauf des Kolons durch die Bauchdecken den Tumor tasten. Metastasen zeigen sich durch Knotenbildungen der Leber, Gelbsucht, Aszites oder paraumbilikale Knotenbildungen. Weiterhin bestehen evtl. Anämie oder Kachexie.

Diagnostik. Die wichtigsten Untersuchungsverfahren sind die *Endoskopie* und der *Kontrasteinlauf*, weil sie eine direkte Darstellung des Tumors erlauben. Der Vorrang der Endoskopie liegt in der Möglichkeit, Proben für die feingewebliche Untersuchung entnehmen zu können. Regelmäßig muß wegen des gehäuften gleichzeitigen Auftretens von Adenomen (ca. 30%) der gesamte Dickdarm untersucht werden. Oftmals ist dies durch Koloskopie nicht möglich, weil infolge Stenosierung das Gerät nicht den Tumor passieren kann bzw. wegen Infiltration in die Umgebung das Kolon fixiert wird, und auf diese Weise eine Passageschwierigkeit entsteht. Bei diesen Fällen kommt die Röntgendarstellung in Doppelkontrasttechnik in Betracht. Ein Vorzug der Röntgenuntersuchung liegt

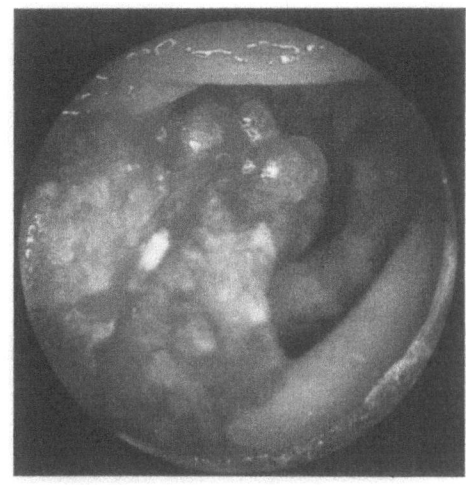

Abb. 5.36. Adenokarzinom des Rektums. Im endoskopischen Bild erkennt man ein polypoid wachsendes Gebilde mit unregelmäßiger, z. T. diskolorierter Oberfläche, das bei der Palpation derb erscheint. Die häufigste Beschwerde ist in diesem Stadium die Blutbeimengung zum Stuhl. Da nur ein Teil der Darmwand infiltriert wird, fehlen Verschlußsymptome. (Aus [14], mit freundlicher Genehmigung)

in der Möglichkeit der objektiven Befunddokumentation, weil die Lage und Größe des Tumors für die Planung der Therapie festgehalten sind.

Im *endoskopischen Bild* erkennt man bösartige Geschwülste in typischen Fällen als polypoide Masse, oftmals mit Geschwürbildungen und leicht lädierbarer, evtl. blutender Oberfläche (Abb. 5.36). Im fortgeschrittenen Stadium existiert meist eine ringförmige Stenose. Ein ähnliches Erscheinungsbild besitzen bisweilen entzündliche Polypen. Obgleich in der Regel bereits der makroskopische Aspekt die Diagnose vermuten läßt, sollte deshalb für die endgültige Stellungnahme das Resultat der histologischen Untersuchung zugrunde gelegt werden.

Im *Röntgenbild* erscheinen polypoid wachsende Karzinome als Füllungsdefekt. Hierbei wird das Darmlumen auf einer Länge von mehreren Zentimetern eingeengt; der Tumor ist „starr" und besitzt eine unregelmäßige, „ausgefranste" Oberfläche als Zeichen der Schleimhautdestruktion (Abb. 5.37). Maligne Polypen besitzen als empfindliches radiologisches Kriterium eine Einziehung der Basis. Die *Computertomographie* erlaubt die Darstellung des Tumors in seinen Beziehungen zur Umgebung, insbesondere hinsichtlich der Metastasierung in die regionalen Lymphknoten und in die Leber. Durch *Sonographie* gelingt nur selten der Nachweis des Tumors; mit dieser Methode kann die Existenz von Lebermetastasen gezeigt werden, wobei die Resultate mit der Computertomographie nicht immer übereinstimmen.

Leberszintigraphie, *Lymphographie* und *Angiographie* sind weitere für die Diagnostik des Kolonkarzinoms in Betracht kommende bildgebende Verfahren; sie werden bei besonderen Fragestellungen eingesetzt, beispielsweise zur Klärung widersprüchlicher Befunde.

Laboruntersuchungen sind für die Diagnostik des Dickdarmkrebses im Vergleich mit den bildgebenden Verfahren unempfindlicher. Dies gilt auch für die *Nachweisverfahren von okkultem Blut im Stuhl*. Erwähnt werden sollen die Testsysteme auf Guajakbasis (Hämoccult; hemo-Fec). Sie reagieren ab 1,5 mg bzw. 1 ml Blut/100 g Stuhl positiv. Aus verschiedenen Untersuchungen geht hervor,

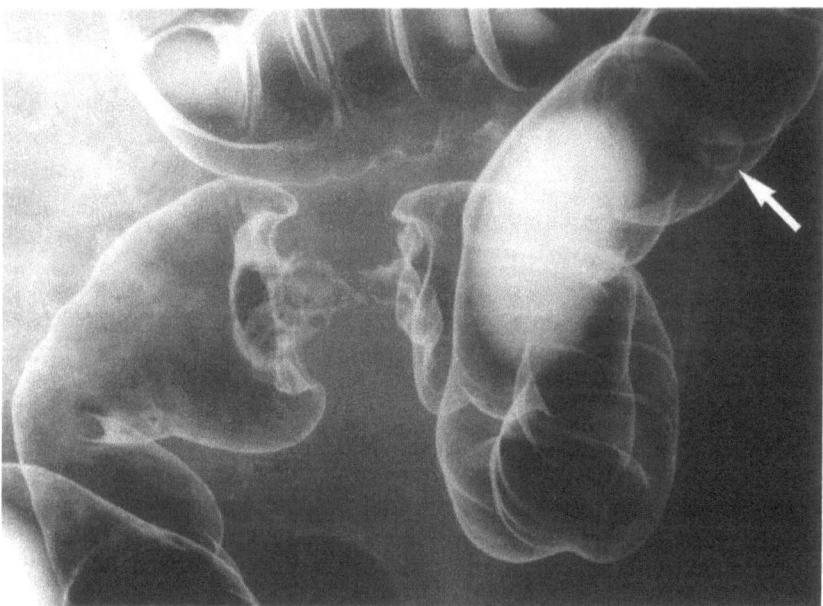

Abb. 5.37. Röntgenkontrastdarstellung eines ringförmig stenosierenden Karzinoms im Colon sigmoideum (*Mitte*) sowie eines kleineren Polypen (*Pfeil*). Diese Kombination wird in mehr als nur zufälliger Häufigkeit angetroffen: Jeder Befund eines „gutartigen" Polypen muß deshalb zur sorgfältigen Untersuchung des gesamten Dickdarms im Hinblick auf assoziierte Neubildungen Veranlassung geben

daß mit dieser Methode trotz mehrmaliger Testung ca. ⅓ aller Geschwülste nicht erkannt wird. Dies gilt besonders für Tumoren im Enddarm, weil sie offenbar seltener bluten und weil eine gleichmäßige Durchmischung fehlt. Falsch-negative Resultate sind bei einem reduzierenden Stuhlmilieu, z. B. durch Ascorbinsäure, möglich. Falsch-positive Ergebnisse werden dagegen bei oraler Eisentherapie oder bei Verwendung jodhaltiger Antiseptika beobachtet. Die Störungen durch Hämoproteine in der Nahrung (Hämoglobin, Myoglobin, Meerrettichperoxidase) oder Zahnfleischblutungen sind durch die Empfindlichkeitseinstellung der Tests gering. – Unter diesen Voraussetzungen besitzen die gebräuchlichen Tests auf okkultes Blut im Stuhl den Charakter einer Screening-Methode, denen eine diagnostische Sicherheit fehlt. (Die noch geringere Sensitivität bei der Aufdeckung von Kolonadenomen wurde bereits unter 5.12.1 besprochen.)

Biochemische Untersuchungen im Blut sind für die Erkennung von Dickdarmtumoren nur wenig aussagekräftig. Gebräuchliche Methoden sind die *Blutsenkungsreaktion*, die selbst bei fortgeschrittenen Karzinomen normal sein kann, sowie das *rote Blutbild* und die *Serumeisenspiegel*, die als Folge der chronischen Blutverluste oftmals eine Eisenmangelanämie ausweisen. *Tumorantigene* (karzinoembryonales Antigen, CA 19-9 etc.) sind für die Verlaufskontrolle geeignet: Ein Abfall des Serumspiegels zeigt die erfolgreiche Therapie, ein Anstieg ggf. ein Rezidiv des Tumors; für die Frühdiagnostik sind die bisher eingeführten Tumorantigene zu unempfindlich. Pathologische *Leberfunktionstests* weisen auf eine Metastasierung hin.

Differentialdiagnose. Bei jeder unklaren Darmbeschwerde, ob Stuhlunregelmäßigkeiten, Schmerzen, Blähungen, Blutungen, bei Fieber, unerklärlicher Gewichtsabnahme oder Anämie, sollte immer auch ein Neoplasma des Dickdarms erwogen werden. Besonders gefährlich ist die Erklärung von Darmblutungen durch Hämorrhoiden, da in dem Alter von Kolonkarzinompatienten diese Anomalie sehr häufig ist, so daß nichts über die Kausalität besagt wird. Angaben wie: Stuhl und Blut wurden getrennt abgesetzt, Blut wurde lediglich bei der Säuberung des Afters bemerkt etc. haben in diesem Zusammenhang keinerlei Gewicht. Grundsätzlich muß bei jedem Patienten eine Untersuchung des gesamten Dickdarms im Hinblick auf ein Neoplasma (oder eine andere blutende Erkrankung) durchgeführt werden, ehe die Diagnose „blutende Hämorrhoiden" gestellt werden darf.

Therapie. Die Behandlung der Dickdarmkarzinome erfolgt, sofern der Zustand des Patienten dies erlaubt, chirurgisch durch die Entfernung des Tumors. Auch bei Fällen, in denen dies nicht möglich ist, sollte ein chirurgischer Palliativeingriff erfolgen, weil auf diese Weise spätere Notoperationen wegen Darmverschluß etc. vermieden werden. Die Prognose der Karzinome ist relativ günstig: Die Fünfjahresüberlebensrate beträgt in verschiedenen Statistiken zwischen 30 und 60%, wobei die Aussichten beim Rektumbefall offenbar am ungünstigsten sind.

Die *Operationsverfahren* orientieren sich am Ort des Tumors und den jeweiligen Gefäßen: Es besteht allgemein die Tendenz, soweit als möglich im Gesunden unter Mitnahme der Gefäße und Lymphknoten zu resezieren. Beispielsweise wird beim Neoplasma im rechten Kolon der gesamte rechte Dickdarm, beim Neoplasma im Colon transversum der Dickdarm zwischen Mitte Colon ascendens und Colon descendens und beim Neoplasma im linken Kolon (kranial von Sigma und Rektum) das Stück zwischen Mitte Colon transversum und Sigma entfernt und anastomosiert. Fortschritte in der Operationstechnik haben es ermöglicht, daß bei vielen Fällen mit *Rektumkarzinom* die Kontinenz erhalten und ein Anus praeter vermieden werden kann: Dies betrifft Tumoren, die etwa 6 cm oberhalb vom Anus lokalisiert sind. Eine Verbesserung der Resultate erbringt möglicherweise eine Vorbestrahlung mit 5000–6000 rad. Bei inoperablen Patienten kommt als Palliativmaßnahme die lokale Zerstörung des Tumors mittels transanaler Kryotherapie oder Laserung in Betracht; beide Verfahren ermöglichen eine Besserung der Symptome (Blutungen, Schleimabgang, Tenesmen usw.) und können bei Bedarf wiederholt werden.

Die Erfolge der *Chemotherapie* (meist mit 5-Fluoruracil in verschiedenen Kombinationen) und der *Strahlentherapie* sind bisher nicht eindeutig günstig bewertet worden; beide Verfahren werden derzeit für die Therapie der kolorektalen Karzinome nicht empfohlen. Ausnahmen sind allenfalls wissenschaftliche Fragestellungen oder in verzweifelten Fällen die Schmerztherapie (z. B. 5-Fluoruracil im Kombination mit hohen Glukokortikoiddosen, z. B. 1 mg/kg Körpergewicht Prednison) bzw. der Wunsch des Patienten und seiner Angehörigen.

Eine häufige Frage gilt der Verhinderung bzw. Resektion von *Lebermetastasen*. Hierzu werden intraportale Infusionen von Zytostatika bzw. Leberteilresektionen – sofern möglich – angewendet. Eine verbindliche Empfehlung läßt sich derzeit wegen der begrenzten Erfahrungen nicht aussprechen.

Ein wichtiges Problem ist die *Nachsorge* einschließlich der Stomapflege nach der gelungenen Tumorentfernung. Beschwerden, durch die Operation hervorgerufen, sind in der Regel beherrschbar; bei rechtzeitiger Hemikolektomie werden oftmals in der Anfangsphase dünne Stühle beobachtet. Therapeutische Probleme ergeben sich beim Proktektomiesyndrom, wenn im Anschluß an Rektumamputationen quälende Schmerzen auftreten, welche durch die Infiltration des Tumors in die Nervengeflechte erklärt werden.

Zur Kontrolle von Tumorrezidiven werden regelmäßige Nachuntersuchungen empfohlen: In den ersten 2 Jahren sollen alle 6 Monate der Darm endoskopiert, ein Lebersonogramm sowie eine Thoraxröntgenaufnahme angefertigt werden; später genügen wahrscheinlich jährliche oder – nach 5 Jahren – noch längere Abstände. Weitere Möglichkeiten sind die Bestimmung der Serumspiegel der Tumorantigene, z. B. CEA, CA 19-9, sowie der Leberfunktionsparameter.

Die Therapie der *anderen bösartigen Geschwülste* des Dickdarms erfolgt nach ähnlichen Gesichtspunkten wie beim Karzinom. Für Lymphome kommt evtl. eine kombinierte Resektion und Strahlenbehandlung in Betracht.

5.13 Analerkrankungen

Erkrankungen am Darmausgang nehmen insofern eine Sonderstellung ein, als der 3 cm lange Analkanal im Bereich der äußeren 2 cm, d. h. der Zone mit Plattenepithelbedeckung, somatisch innerviert wird und im Gegensatz zu der kranial gelegenen Zone sehr schmerzempfindlich ist. Vergleichsweise harmlose Veränderungen manifestieren sich deshalb oft durch *Juckreiz* oder – infolge stärkerer Irritation – durch quälende *Schmerzen*. Weitere Symptome sind im Rahmen der reichen Gefäßversorgung erklärbare *Blutungen, Knotenbildungen*, die u. U. vom Patienten bei der Darmsäuberung bemerkt werden, sowie Störungen der *Kontinenz*.

Die anatomischen und funktionellen Gegebenheiten des Analbereiches wurden bereits anfangs unter 5.2 und 5.3 dargestellt.

Eine *proktologische Untersuchung* sollte bei jedem gastroenterologischen Patienten durchgeführt werden. Sie umfaßt folgende Maßnahmen: 1. Inspektion des Afters und seiner Umgebung, wozu am besten die Nates von einer Hilfsperson gespreizt werden. Wichtig ist die ausreichende Beleuchtung. 2. Abtastung des Afters und – in Rückenlage – des Bauches sowie der Leistenregionen. 3. Inspektion des Anus beim Preßversuch. 4. Digitale Untersuchung des Anus und des kaudalen Rektums. Häufig ist es günstig, wenn man den Patienten auf den untersuchenden Finger gleichsam aufsitzen läßt oder wenn man sich zusätzlich mit der 2. Hand das Colon sigmoideum zur Tastuntersuchung zuschiebt. Auf diese Weise lassen sich evtl. tiefergelegene Prozesse diagnostizieren. Für die praktische Durchführung ist es günstig, wenn man dem Patienten Bescheid gibt und zunächst vorsichtig den Sphinktertonus und das Anspringen des Analreflexes prüft. Das Vorschieben des Fingers geschieht am besten langsam mit einer leichten Drehbewegung, weil man auf diese Weise Schmerzpunkte, Infiltrate oder – am Übergang in den Mastdarm – die dorsal und lateral gelegene Puborektalisschlinge gut beurteilen kann. 5. Proktoskopie und Rektoskopie. Hier sei daran erinnert, daß bei der Untersuchung durch flexible Endoskope und durch Röntgenkontrasteinlauf *keine* und bei der alleinigen Rektoskopie mittels starrem Gerät lediglich eine *unzureichende* Darstellung des Anus möglich ist.

Erkrankungen des Darmausgangs betreffen verschiedene Fachdisziplinen: innere Medizin bzw. Gastroenterologie, Allgemeinmedizin, Chirurgie, Dermatologie, Gynäkologie, Psychiatrie, Neurologie, Urologie. Entsprechend der Zielsetzung dieses Textbuches sollen hier die den Internisten und Gastroenterologen interessierenden Erkrankungen dargestellt werden. Im übrigen ist die Proktologie ein bemerkenswertes Feld für die interdisziplinäre Zusammenarbeit.

5.13.1 Hämorrhoiden

Hämorrhoiden sind Vergrößerungen des zum Verschlußorgan zählenden Corpus cavernosum recti. Die Ursache dieser mit fortschreitendem Alter immer häufiger zu beobachtenden Anomalie wird in verschiedenen Faktoren gesehen: 1. der chronischen Stuhlverstopfung, weil der erhöhte intraluminale Druck und der erhöhte Druckgradient bei der Defäkation den venösen Abstrom über die klappenlosen Venen im Abflußgebiet behindern, 2. einem erhöhten Druck im M. sphincter ani bei der Mehrzahl der Betroffenen; 3. dem aufrechten Gang, weil er den venösen Abstrom erschwert; 4. der Gravidität, weil ebenfalls der venöse Abstrom – in diesem Fall durch die Gebärmutter – beeinträchtigt werden kann. Von einer Hämorrhoidalerkrankung spricht man, wenn folgende Symptome hinzukommen: Blutung, Entzündung mit Juckreiz und Sekretbildung, perianales Ekzem, Prolaps. Nach dem Schweregrad unterteilt man in folgender Weise:

Grad I
Innere Hämorrhoiden. Es besteht eine mäßige Vergrößerung, die sich auf den Bereich des Corpus cavernosum recti zwischen der Linea dentata im kaudalen Mastdarm und den anorektalen Übergang beschränkt. Bei der Tastuntersuchung wird kein Befund erhoben, da die Knoten weich sind und das enthaltende Blut leicht ausgedrückt wird. Als Komplikationen können rote Blutungen, oftmals getrennt vom Stuhl am Ende der Defäkation, sowie Mißempfindungen einschließlich Juckreiz am After auftreten.

Grad II
Infolge stärkerer Vergrößerung treten die Hämorrhoiden bei der Defäkation nach außen; am Ende reponieren sie sich spontan oder können manuell reponiert werden. In diesem Stadium sind Blutungen wegen der Schleimhautverdickung seltener; dagegen klagen die Betroffenen über schleimige Absonderungen und evtl. perianales Ekzem.

Grad III
Im Gegensatz zum Grad II besteht ein dauernder Prolaps, der evtl. reponiert werden kann, jedoch leicht infolge Husten, Heben etc. wieder zurückrutscht. Es bestehen verstärkte Mißempfindungen und verstärktes Verschmutzen der Unterwäsche.

Klinik. Im Verständnis der Allgemeinbevölkerung werden Beschwerden am Darmausgang in der Regel durch Hämorrhoiden hervorgerufen. Diese Assoziation ist in mancher Hinsicht berechtigt: Man schätzt, daß etwa 50% der Erwachsenen vergrößerte Hämorrhoidalknoten besitzen. Andererseits ist es – wie sich immer wieder zeigt – gefährlich, wenn unter der falschen Vorstellung einer „harmlosen" Hämorrhoidalerkrankung gefährliche Erkrankungen übersehen werden. Für den Arzt ergibt sich in jedem Fall die Aufgabe, nach „Hämorrhoiden" zu fragen und ggf. eine proktologische Untersuchung zu veranlassen. Das Beschwerdebild und die Einteilung der Hämorrhoidalkrankheit ist oben dargestellt. *Schmerzen* am Darmausgang gehören nicht zum Symptomenkreis.

Diagnose. Hämorrhoiden können ohne besondere Schwierigkeit mit dem Proktoskop gesehen werden: Aufgrund der Gefäßversorgung werden oberhalb des anorektalen Überganges auf der rechten Seite bei 2 und 5 Uhr (bezogen auf dorsal – 0 Uhr) bzw. auf der linken Seite bei 9 Uhr Schleimhautvorwölbungen erkennbar, die oftmals infolge oberflächlicher Schleimhautdefekte umschriebene Rötungen aufweisen (Abb. 5.38). Hämorrhoiden II. und III. Grades sind größer und – entsprechend den Definitionen – prolabiert.

Differentialdiagnose. Je nach dem führenden Beschwerdebild sind folgende Differentialdiagnosen zu stellen: *Blutung* – kolorektales Neoplasma, kolorektale spezifische oder unspezifische Entzündung, blutende Läsion im oberen Gastrointestinaltrakt (peptisches Ulkus, Magenerosionen, Ösophagusvarizen etc.). Bei jeder Blutentleerung aus dem After muß – auch bei nachgewiesenen Hämorrhoiden – der gesamte Darm, evtl. auch der obere Intestinaltrakt, untersucht werden. *Juckreiz:* Wurmerkrankungen, Ekzem, Allergien (Seifen, Deodorants, falsche Analhygiene, Candidiasis, orale Antibiotika), Diabetes, Leberkrankheiten, chronische Analfissur, Condylomata acuminata; oftmals keine organische Veränderung feststellbar.

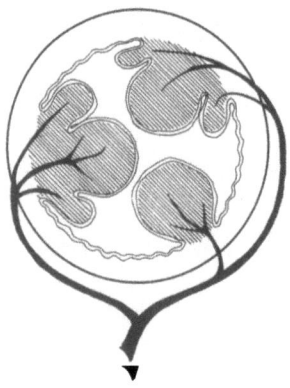

Abb. 5.38. Arterielle Gefäßversorgung und Hämorrhoiden (Schema). Hämorrhoiden erscheinen als Vergrößerungen eines rektalen Schwellkörpers, der einen Verschluß des Darmausgangs ermöglicht und damit zur Kontinenz beiträgt. Aufgrund der Gefäßversorgung aus der A. rectalis superior, die bei der Linea dentata die Rektumschleimhaut erreicht, entstehen – asymmetrisch – auf der rechten Seite 2 und auf der linken Seite 1 Schwellkörper bzw. Hämorrhoidalknoten (oben = dorsal). (Nach [14])

Therapie. Die Behandlung der Hämorrhoiden richtet sich nach dem Schweregrad der Erkrankung:

Bei *Hämorrhoiden Grad I* ohne Beschwerden ist keine Therapie erforderlich. Bestehen Symptome, so können als einfache, symptomatische Maßnahmen die *Stuhlregulierung* durch ballaststoffreiche Kost und evtl. Zulage von isolierten Ballaststoffen (Dr. Kousa Weizenkleie, Fibrofalk, Mukofalk, Cristolax, Leinsamenbrot etc.), sowie *Schließmuskelübungen,* bei denen der Patient mehrmals täglich den Schließmuskel etwa 40mal für ca. 1 s willkürlich kontrahiert und anschließend für ca. 1 s erschlaffen läßt, in Betracht. Die Patienten sollten angehalten werden, längere Sitzungen bzw. Preßversuche auf der Toilette zu vermeiden. Beliebt sind Suppositorien und Salben, die in großer Zahl und unterschiedlicher Zusammensetzung angeboten werden. Die Wirksamkeit ist schwer meßbar; in der Regel berichten die Patienten nach Anwendung einer glukokortikoidhaltigen Rezeptur (z. B. Scheriproct Salbe und Supp.) über eine Linderung der Beschwerden. Wegen der Gefahr der Schleimhautatrophie oder der Provokation von Eiterungen bei Fisteln und Fissuren darf diese Behandlung nur für einige Tage erfolgen. Besser begründbar ist ein Therapieversuch mit glukokortikoidhaltigen Analtampons (Factu-Anotamps, Tampositorien B).

Bei *schweren Hämorrhoidalleiden* (Grad I mit massiven Blutungen, Grad II, evtl. Grad III) kommen verschiedene ambulant durchführbare Eingriffe in Betracht. Bei der *Sklerosierungsbehandlung* werden nach der Einstellung im Proktoskop an die Hämorrhoidenbasis, d. h. submukös, bis zu 1 ml einer 20%igen chininhaltigen Lösung (z. B. Sagittaproct) oder bis zu 10 ml einer 5% Phenolmandelöllösung (so daß die Schleimhaut blaß wird) injiziert. Als Nebenerscheinung kann es zur Allergie (1%) kommen; Komplikationen sind Spritzenulzera, die spontan ausheilen, und – bei ventraler Injektion – Verletzungen der Prostata und Harnröhre. In der Regel genügen 2–3 Sitzungen für den Erfolg. Ein ähnlicher Effekt kann mittels lokaler Wärmeanwendung durch *Infrarotkoagulation* erzielt werden; bei Wahl der Koagulationspunkte oberhalb der Hämorrhoiden sind keine Schmerzen zu erwarten. Als Komplikation treten nach einigen Tagen bei ca. 10% der Patienten Blutungen auf, die bis zu 2 Wochen anhalten können. In der Regel sind 5 Sitzungen für die ausreichende Behandlung nötig. In den letzten Jahren hat sich die *Gummibandligatur* der vergrößerten Hämorrhoidalknoten als Methode etablieren können. Hier wird der Knoten mit speziellem Gerät gefaßt und ein Gummizug so übergestülpt, daß ein „Strangulationspolyp" entsteht, der nach einigen Tagen abfällt. Durch dieses einfach zu erlernende, praktisch komplikationsfreie Verfahren – nur selten kommt es zu Nachblutungen – läßt sich ohne Operation das Hämorrhoidalgewebe verkleinern. Möglich sind auch *Kombinationen* der oben skizzierten Eingriffe. Als Ultima ratio kommen schließlich bei *Hämorrhoiden Grad III* chirurgische Maßnahmen in Betracht: Gebräuchliche Verfahren sind die *laterale Sphinkterotomie,* bei der zur Reduzierung des Tonus der M. sphincter ani internus seitlich durch einen kleinen Schnitt durchtrennt wird, sowie die *submuköse Hämorrhoidektomie nach Parks.*

Hämorrhoiden, die während der Schwangerschaft auftreten, sollten zunächst konservativ behandelt werden.

Abschließend bleibt festzustellen, daß alle Eingriffe gegen Hämorrhoiden keinen dauernden Erfolg bedeuten müssen. Wichtig ist deshalb zur Rezidivprophylaxe in jedem Fall die Regulierung des Stuhlgangs und die Schließmuskelgymnastik.

5.13.2 Analfissur

Die Analfissur ist ein längsgerichtetes Ulkus in der distalen Portion des Analkanals, das bis zur Muskulatur reicht. Bei der Entstehung sollen neben mechanischen Faktoren (Einriß bei hartem Stuhlgang), Durchblutungsstörungen infolge Hämorrhoiden oder lokale Entzündungen (Kryptitis) eine Rolle spielen. Die Lokalisation der Fissuren ist bei 90% in der hinteren Kommissur, bei 9% in der vorderen Kommissur (besonders Frauen) und nur bei 1% lateral.

Das *Beschwerdebild* ist charakteristisch: Die Patienten berichten über heftigste Schmerzen, die mit dem Stuhlgang beginnen und evtl. über Stunden anhalten. Hinzu können rote Blutungen – meist getrennt – beim Stuhlgang oder bei der Säuberung kommen.

Bei der *Untersuchung* sieht man die Fissur mit dem bloßen Auge: *Frische Läsionen* erscheinen glatt von gesunder Haut begrenzt; *chronische Fissuren* besitzen dagegen unterminierte Wundränder, am Ulkusrand erkennt man querverlaufend weiße Fasern des M. sphincter ani internus; dazu kommt eine „Vorpostenfalte" quer an der distalen Fissurecke, die das Auffinden der Fissur erleichtert. Bei der digitalen Untersuchung ist das Ulkus isoliert druckschmerzhaft; zugleich existiert ein Analsphinkterkrampf, der das Einführen des untersuchenden Fingers so erschweren kann, daß eine Relaxierung durch Unterspritzen der Fissur mit einem Lokalanästhetikum nötig ist.

Die *Behandlung* der Analfissur ist darauf gerichtet, den Spasmus des M. sphincter ani internus zu beseitigen und auf diese Weise die lokale Durchblutung und damit die Regenerationsvorgänge zu verbessern. Bei der *akuten Fissur* genügt in der Regel nach der Unterspritzung mit einem Lokalanästhetikum die flache Injektion eines Tropfens eines Sklerosierungsmittels mit einer dünnen Nadel in den Fissurgrund; zur weiteren Therapie kann Anästhesinsalbe verordnet werden. Die Therapie der *chronischen Fissur* gestaltet sich in der Regel aufwendiger: Neben der Dehnung in Vollnarkose wird von Chirurgen die laterale Sphinktertomie propagiert.

5.13.3 Perianalthrombose

Bei der Perianalthrombose handelt es sich um eine akut auftretende, sehr schmerzhafte Gerinnselbildung in den subkutan gelegenen perianalen Hämorrhoidalvenen. Betroffen werden meist jüngere Personen. Oftmals treten die Erscheinungen nach schwerem Heben, forcierter Stuhlentleerung oder bei Schwangerschaften auf: Plötzlich erscheinen bläulich-livide, derbe Knoten am Analrand (Abb. 5.39). Die Größe bewegt sich zwischen Durchmessern von wenigen Millimetern bis zu einigen Zentimetern. Die quälenden Schmerzen werden beim Sitzen und bei der Defäkation noch verstärkt. In der Regel lassen sie

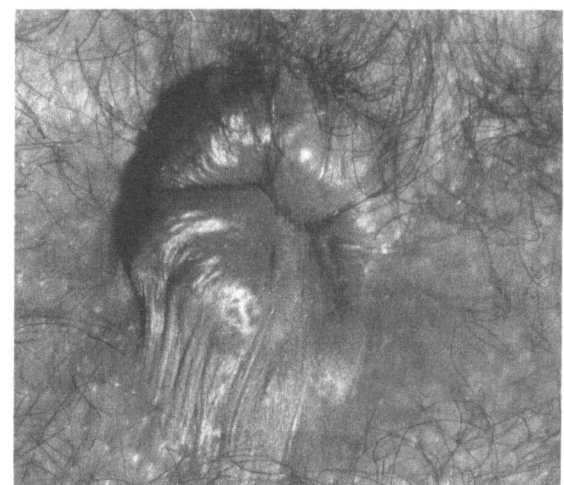

Abb. 5.39. Frische Perianalthrombose. Man erkennt zwischen 8 und 12 Uhr eine dunkle Auftreibung des äußeren Analbereiches. Sie erscheint bläulich-livide und sehr schmerzhaft. Nach Inzision läßt sich der Thrombus unschwer exprimieren; auch ohne spezifische Behandlung ist eine Abheilung innerhalb weniger Tage zu erwarten

nach 2–3 Tagen nach und verschwinden nach einer Woche auch ohne spezifische Behandlung. Gelegentlich können die Knoten platzen und massiv bluten.

Bei der **Untersuchung** findet man derbe bläulich-livide Knoten, die sehr druckempfindlich sind; die oberflächliche Haut ist gespannt, dünn und evtl. ulzeriert. **Differentialdiagnostisch** ist an inkarzerierte prolabierte Hämorrhoidalknoten zu denken: Ein Kennzeichen ist hier die Bedeckung mit rötlicher Rektumschleimhaut, die sich nach kaudal durch die Linea dentata abgrenzt.

Die **Therapie** erfolgt am besten bei frischen Erkrankungen nach vorsichtiger Lokalanästhesie durch Inzision, wobei sich der Thrombus leicht herausdrücken läßt. Bei älteren Thrombosen muß bereits mit Organisationsvorgängen gerechnet werden: In diesen Fällen ist die Entfernung des Gerinnsels nicht sinnvoll. Die konservativen Maßnahmen bestehen in der Verordnung von Heparinsalben, Kamillesitzbädern, Analgetika und Antiphlogistika. Rezidive an anderen Stellen sind nicht ungewöhnlich.

5.13.4 Geschwülste

Knotenbildungen finden sich am Darmausgang überaus häufig. Meistens handelt es sich um harmlose *Marisken:* Sie erscheinen als weiche Hautlappen und umgeben den Anus kranzartig. Die Größe ist sehr unterschiedlich. Die häufige Bezeichnung „*äußere Hämorrhoiden*" ist falsch, weil sie vorwiegend aus Bindegewebe bestehen und keine Beziehung zum hämorrhoidalen Schwellkörper aufweisen. Eine krankhafte Bedeutung besitzen Marisken nur dann, wenn sie die Analsäuberung behindern oder Infektionen bzw. Ekzeme begünstigen. In diesen Fällen können sie nach Lokalanästhesie mittels elektrischer Schlinge abgetragen werden. Differentialdiagnostisch sind Marisken gegenüber der Vorpostenfalte bei chronischer Analfissur abzugrenzen (s. 5.13.2).

Eine perianale Geschwulst entsteht auch bei der *Thrombose* und beim *Hämorrhoidalprolaps* (s. 5.13.3).

Spitze Kondylome erscheinen als weißliche oder graue, blattartige bzw. flache Wucherungen mit rauher Oberfläche in der Analregion. Als Ursache wird eine Virusinfektion angenommen. Beschwerden können Juckreiz, Schleimabsonderung und – selten – Blutungen sein. Die Behandlung besteht in der Abtragung mittels elektrischer Schlinge oder in der Lokalbehandlung mit 20% alkoholische Podophyllinlösung, indem die Kondylome kurz betupft werden.
Breite Kondylome treten im Rahmen der Lues II auf und werden heute nur noch selten beobachtet. Tumorähnliche, exulzerierende Veränderungen werden auch – zusammen mit vergrößerten inguinalen Lymphknoten – beim *Lymphogranuloma inguinale* beobachtet.

Hypertrophe Analpapillen können bisweilen eine monströse Größe annehmen und evtl. polypenähnlich erscheinen. Durch Einklemmung oder Stieldrehung entstehen evtl. Schmerzen. Die Therapie erfolgt ggf. durch Abtragung mit der elektrischen Schlinge (bei Lokalanästhesie).

Fibrome, Lipome etc. können ähnlich wie an anderen Hautbezirken auch im Bereich des Darmausgangs auftreten. Gegebenenfalls muß durch lokale Exzision die Diagnose gesichert werden. Als semimaligne Geschwülste gelten der *M. Bowen*, erkennbar an granulären, rötlichen, schuppenden und nässenden fleckigen Veränderungen sowie der *M. Paget* mit ähnlichen, schärfer begrenzten Läsionen. Sie werden leicht mit Analekzemen verwechselt. Nach längerer Erkrankung muß mit einer Entartung gerechnet werden. Die Behandlung erfolgt durch die großzügige Exzision.

Karzinome können sich aus der Perianalhaut (zumeist verhornende Plattenepithelkarzinome) und aus dem Analkanal (meist nicht-verhornende Platten-

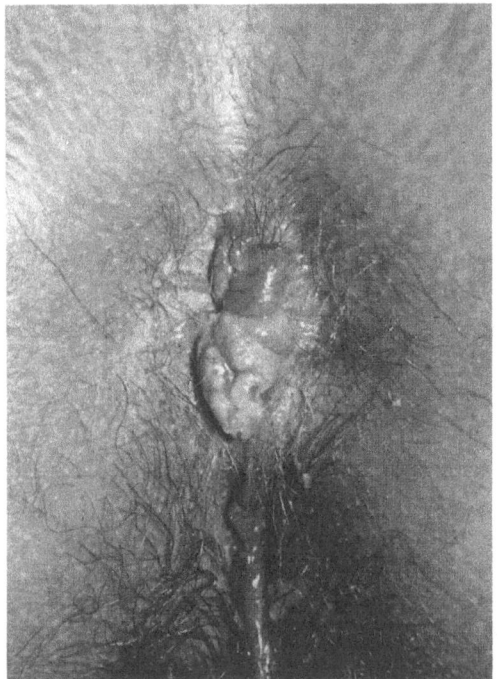

Abb. 5.40. Analkarzinom. Derbe Knotenbildung und weißliche Verfärbung im Analbereich. Häufiger wird der Befund mit einem Prolaps oder mit Marisken verwechselt, so daß die Krankheit übersehen wird

epithelkarzinome bzw. Übergangsepithelkarzinome) entwickeln. Das Erscheinungsbild ist vielgestaltig: Knotenbildungen; Ulzerationen; Hautindurationen bzw. indurierte Mariskes; ekzemähnliche Läsionen (Abb. 5.40). Die Beschwerden sind entsprechend unterschiedlich: Blutungen, besonders bei Kontakt; Schmerzen, Juckreiz, Störungen der Kontinenz. Wegen der Ähnlichkeit mit benignen Läsionen wird die Diagnose oftmals zu spät gestellt. Aus diesem Grunde sollte man die Indikation zur Biopsie bei unklaren Befunden großzügig stellen. Die Therapie erfolgt chirurgisch durch Exzision des Tumors und ggf. durch Bestrahlung.

5.14 Ileus, Pseudoobstruktion

Wegsamkeitsstörungen des Gastrointestinaltrakts sind stets bedrohlich und bedürfen einer raschen Diagnostik und gegebenenfalls − chirurgischen − Therapie. Am Entstehungsmechanismus unterscheidet man einen mechanischen und einen paralytischen Verschluß. Von zunehmender Bedeutung sind darüber hinaus Zustände mit vorübergehender Wegsamkeitsstörung (Pseudoobstruktion). Sie können im einzelnen Fall erhebliche Probleme stellen. Führende Verschlußsymptome sind − abhängig vom Sitz der Erkrankung − Erbrechen, Schmerzen, Meteorismus, Stuhlverhaltung sowie Fehlen der Winde.

Pathophysiologie. Je nach der Lokalisation der Störung kommt es zu unterschiedlichen Störungen. Hypoxie, Flüssigkeits- und Elektrolytentgleisungen, bakterielle Überwucherung und Endotoxinbildung, Peritonitis, Zwerchfellhochstand sowie Störungen der Makro- und Mikrozirkulation kombinieren sich in vielfältiger Weise. Am Ende steht in jedem Fall der hypovolämisch-toxische Schock. Bei der Pseudoobstruktion erscheinen definitionsgemäß ungünstige Folgen nicht oder nur in begrenztem Ausmaß.

Ileus

Definitionen. Entsprechend den vielfältigen Ursachen der Darmwegsamkeitsstörungen lassen sich verschiedene Formen des Ileus angeben. Von *mechanischem Verschluß* spricht man, wenn der Darm durch ein intraluminales Hindernis verlegt (*Obturation*) oder von außen komprimiert bzw. abgeknickt wird (*Okklusion*). Beide können sich kombinieren, beispielsweise bei Geschwülsten. Von *Strangulation* spricht man, wenn die Darmwurzel mitbeteiligt wird. Wegen der zusätzlichen Durchblutungsstörung ist diese Form besonders gefährlich. Ein *paralytischer Ileus* steht im Zusammenhang mit einer Darmatonie. Einen Überblick auf häufige Ursachen der verschiedenen Ileusformen gibt die Übersicht auf S. 290.

Das **klinische Bild** wird in der Initialphase von der Ursache und von dem Ort der Erkrankung bestimmt. *Schmerzen* infolge eines mechanischen Verschlusses erscheinen krampfartig in ca. 4- bis 5minütigen Abständen bei proximaler Lokalisation; distale Wegsamkeitsstörungen gehen zumeist mit längeren Zeitabständen einher. In der Regel lassen die Beschwerden nach, wenn die Motilität

Ursachen des Ileus

Mechanischer Ileus
- *Obturation/Okklusion:* Geschwülste; Gallensteine; Kotsteine; Askariden; Fremdkörper bzw. Bezoare; Adhäsionen; Briden; Strikturen; entzündliche Stenosen, z. B. bei M. Crohn oder chronischer Strahlenschädigung; Anomalien (M. Hirschsprung etc.)
- *Strangulation:* Darmeinklemmung in Briden, Mesenteriallücken, inkarzerierte Hernien; Volvulus; Invagination, Malrotation

Paralytischer Ileus
Toxische Darmwandschädigung (Nervensystem, Muskulatur); Stoffwechselentgleisung (Urämie, Diabetes, Hypokaliämie); Peritonitis; Paralyse der Muskulatur bei chronisch-entzündlichen Darmerkrankungen/ungünstiger Medikamentenwirkung (toxisches Megakolon); Reflektorisch (nach Operationen, Steinkoliken, Pankreatitis, Traumen, Hirngeschwülsten, Streß); Bleivergiftung; Porphyrie; Tabes dorsalis.

infolge Distension der Darmschlingen sistiert; ein Übergang zu einem Dauerschmerz spricht für eine Strangulation bzw. eine Ischämie. Im Vergleich erscheint die Symptomatik bei proximalen Verlegungen akuter als bei distalen Obstruktionen. Dies gilt insbesondere auch für den Brechreiz und das *Erbrechen*, das bei Dickdarmverschlüssen weniger im Vordergrund steht; im Gegensatz zu proximalen Obstruktionen erscheint es fäkulent infolge einer bakteriellen Einwirkung auf den Darminhalt; hinzu kommt bei Ansammlung von Flüssigkeit und Gas eine *Auftreibung* des Bauches, die gegebenenfalls von den Patienten bemerkt wird. Als Folge der Passagebehinderung werden keine *Winde* und *Stühle* mehr abgegeben.

Wertvolle Informationen kann die *körperliche Untersuchung* erbringen. Narben am Bauch können Hinweise auf Briden oder Verwachsungen sein. Beim Dünndarmileus sieht man in der Initialphase evtl. an den Bewegungen der Bauchhaut peristaltische Wellen. Bei der Palpation achtet man auf Resistenzen, Hernien, Aszites und Druckschmerz. Durch Auskultation lassen sich evtl. charakteristische, hochgestellte, „musikalische" etc. Geräusche wahrnehmen, die zumeist episodisch auftreten; bei völliger Atonie fehlen Geräusche. In fortgeschrittenen Stadien kommt es zum Schock mit Blutdruckabfall und Tachykardie, zur Exsikkose sowie zur Peritonitis.

Die **Diagnose** läßt sich durch *Röntgenuntersuchungen* bestätigen. Hier kann am besten der erhöhte Gasgehalt im Gastrointestinaltrakt nachgewiesen werden. Bei einem Dünndarmverschluß werden lufthaltige Darmschlingen in der Mitte des Bauches dargestellt; das umgebende Kolon ist in diesem Falle luftfrei (Abb. 5.41); umgekehrt erscheint bei einem Dickdarmileus Luft vor allem im Kolon und geringer im – zentral gelegenen – Dünndarm, sofern die Ileozökalklappe funktioniert und den Übertritt verhindert. Das Bild der Dünndarmschlingen zeigt oftmals eine durchgehende Haustrierung, während die Zeichnung des lufthaltigen Kolons nur bei den Randpartien gegliedert wirkt. Im Stehen oder in der Seitenlage stellen sich Flüssigkeitsspiegel in erweiterten Darmabschnitten dar, die halbmondförmig von Luft überwölbt sind, vgl. Abb. 5.41. In unklaren Fällen, insbesondere bei tiefsitzenden Verschlüssen, werden u. U. vorsichtig Bariumkontrasteinläufe durchgeführt. Eine häufige Schwierigkeit ist die Unterscheidung zwischen mechanischem und paralytischem Ileus. Ein Hin-

Ileus, Pseudoobstruktion

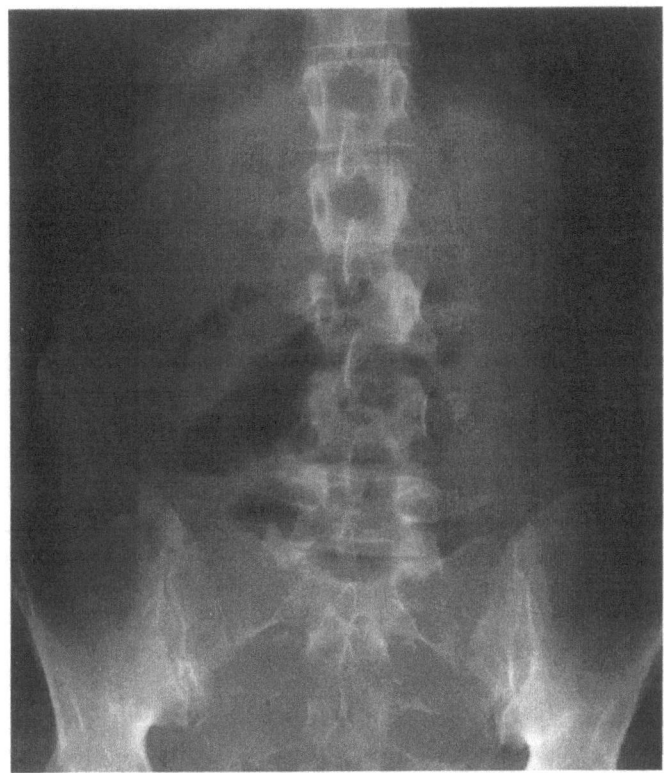

Abb. 5.41. Dünndarmileus. In dieser Abdomenübersichtsaufnahme im Stehen erkennt man zentral charakteristische horizontale Flüssigkeitsspiegel, die von halbmondförmigen lufthaltigen Darmabschnitten überwölbt sind. Im Kolon – entsprechend den äußeren Bauchpartien – ist keine Luft zu sehen. – Beim Dickdarmileus sind die Verhältnisse umgekehrt

weiszeichen ist hier das gleichmäßige Vorkommen von Luft im gesamten Gastrointestinaltrakt. *Labordiagnostische Untersuchungen* sind vor allem für die Abschätzung der Flüssigkeits- und Elektrolytverluste geeignet und müssen für die Überwachung laufend durchgeführt werden. Zusätzliche Informationen ergeben evtl. die Sonographie, die Angiographie und die Computertomographie.

Therapie. Jeder Patient mit der Verdachtsdiagnose Darmverschluß muß unverzüglich ins Krankenhaus eingewiesen werden. Mit wenigen Ausnahmen werden mechanische Obstruktionen durch einen operativen Eingriff behandelt. Bei paralytischem Ileus wird neben der Kontrolle des Elektrolyt- und Flüssigkeitshaushalts mittels parenteraler Infusionen eine Entlastung des Gastrointestinaltrakts durch Absaugen des Inhalts über Sonden angestrebt. Bei Fehlen einer Passagebehinderung und einer Peritonitis kommen darüber hinaus motilitätswirksame Medikamente (Neostygmin, Ceruletid etc.) in Betracht. Für eine optimale Versorgung werden die Betroffenen am besten frühzeitig in chirurgische Abteilungen verlegt bzw. in engem Zusammenwirken mit Chirurgen beurteilt.

Chronische intestinale Pseudoobstruktion

Von einer chronischen intestinalen Pseudoobstruktion spricht man, wenn Zeichen des mechanischen Darmverschlusses – krampfartige Bauchschmerzen, Übelkeit, Erbrechen, aufgetriebener Leib – in mehr oder minder regelmäßiger Folge, Dauer und Intensität auftreten, ohne daß ein Passagehindernis vorliegt; Verstopfungen oder fehlende Winde gehören deshalb nicht zum Krankheitsbild. Die Ursache wird in einer Motilitätsstörung des Gastrointestinaltrakts gesehen, wobei Dysfunktionen der Muskulatur, des intrinsischen und extrinsischen Nervensystems oder beider Strukturen in Betracht kommen. Man kann die chronische intestinale Pseudoobstruktion in eine primäre und in eine sekundäre Erkrankung einteilen [5]. Die *primäre chronische intestinale Pseudoobstruktion* entwickelt sich aus diskreten Symptomen im Laufe von Jahren zum vollen Beschwerdebild. Als Folge der verzögerten Passage wird eine bakterielle Fehlbesiedelung des Dünndarms mit einer Steatorrhö beobachtet. Durch die Malabsorption kommt es zu schweren Ernährungsstörungen und zur Kachexie, der die Patienten am Ende erliegen. Speiseröhre, Magen und Dickdarm zeigen oftmals eine Erweiterung bzw. eine Verzögerung der Transitzeiten. Von den wenigen, gut dokumentierten Fällen lassen sich 3 Krankheitsentitäten, die auch familiär gehäuft beobachtet wurden, abgrenzen: das Megaduodenum, die viszerale Myopathie und die viszerale Neuropathie, die allein den Plexus myentericus betreffen kann. *Sekundäre chronische intestinale Pseudoobstruktionen* werden im Rahmen einer Vielzahl von Systemerkrankungen beobachtet. Einen Überblick gibt die folgende Übersicht.

Sekundäre Ursachen von chronischer intestinaler Pseudoobstruktion. (Nach [5])

1. Störungen bei der Muskulatur des Gastrointestinaltrakts:
   - Kollagenosen (Sklerodermie; Dermatomyositis; Erythematodes visceralis),
   - Amyloidose,
   - Primäre Myopathien (myotonische Dystrophie; progressive Muskeldystrophie),
   - Einheimische Sprue.
2. Endokrine Störungen: Myxödem; Diabetes mellitus; Hypoparathyreoidismus; Phäochromozytom.
3. Neurologische Erkrankungen: Parkinson-Syndrom; Chagas-Krankheit; familiäre autonome Dysfunktion.
4. Medikamentenwirkungen: Neuroleptika, Ganglienblocker, Clonidin.
5. Sonstige: Psychosen, Laxanskolon, Divertikulose (Jejunum).

Die **Diagnose** kann bei Vorliegen entsprechender Symptome vermutet werden. Häufiger klagen die Betroffenen über Schluckbeschwerden, Magenentleerungsstörungen oder hartnäckige Verstopfungen. Eventuell wird die Erkrankung vom Chirurgen vermutet, wenn er bei einer Probelaparotomie keine organische Ursache eines Darmverschlusses feststellen kann.

Eine einfache Möglichkeit, sich über den Transit der Speisen durch den Ösophagus und den Gastrointestinaltrakt zu orientieren, bietet die Röntgendiagnostik mit Bariumkontrastmitteln (s. 1.6.2). Die Passage durch die Speiseröhre und den Magen kann auch mit nuklearmedizinischen Methoden beurteilt werden. Die Transitzeit durch den Dünndarm läßt sich mit Hilfe des H_2-Exhalationstestes messen, sofern keine bakterielle Fehlbesiedelung vorliegt (s. 4.4). Schließlich sei auf den Markertest verwiesen, der eine Abschätzung der Passagegeschwindigkeit im Kolon ermöglicht (s. 5.4.2). Zur weiteren Klärung kommen manometrische Studien in den verschiedenen Regionen des Traktes in Betracht. Myopathien zeigen sich durch eine verminderte kontraktile Aktivität, wobei sowohl die Amplituden als auch die Zahl der Kontraktionen betroffen werden können. Neuropathien beeinträchtigen dagegen in erster Linie die Koordination der Bewegungen, beispielsweise beim unteren Ösophagussphinkter, bei der Magenperistaltik oder beim interdigestiven myeloelektrischen Komplex, der vor allem im Dünndarm gemessen wird. Im Kolon sind bisher keine koordinierten Bewegungsabläufe in einfacher Weise zu ermessen.

In jedem Fall wird man sekundäre Ursachen der Pseudoobstruktion beachten und gegebenenfalls ausschließen. Besonders sei auf ungünstige Medikamentenwirkungen verwiesen (s. Übersicht, S. 292).

Die **Therapie** kann erhebliche Probleme mit sich bringen. Bei sekundären Ursachen ist evtl. durch die Behandlung der Grunderkrankung eine Besserung möglich, beispielsweise beim Myxödem. Bei vielen Patienten steht die ausreichende Nahrungszufuhr im Vordergrund: Hilfreich sind vollresorbierbare Diäten, die, wenn nötig, kontinuierlich über Sonden gegeben werden können; in schweren Fällen ist eine vorübergehende oder dauernde Nährstoffzufuhr erforderlich.

Bei bakterieller Fehlbesiedelung kommen Antibiotika in Betracht (s. 4.7). Akute Verschlechterungen werden am besten im Krankenhaus versorgt, wo vor allem auf chirurgischen Abteilungen geeignetes Pflegepersonal zu finden ist. Die Therapie erfolgt nach den gleichen Richtlinien wie beim paralytischen Ileus. Tunlichst sollten Operationen vermieden werden (!). Indiziert ist ein Eingriff allenfalls bei schwerster Stuhlverhaltung.

5.15 Diagnostik bei Verdacht auf eine Dickdarmerkrankung

Dickdarmleiden zeigen sich trotz der Vielzahl der möglichen Diagnosen mit nur wenigen, im einzelnen Fall sich unterschiedlich ausprägenden Beschwerden; Patienten mit einer der wichtigsten und gefährlichsten Dickdarmerkrankungen – dem Karzinom – sind sogar für lange Zeit symptomfrei. Unter dieser Voraussetzung gewinnen die objektiven Untersuchungsverfahren, insbesondere die Labortests und die bildgebenden Methoden, ein großes diagnostisches Gewicht. Die führenden Symptome sind Schmerzen, Blutbeimengungen zum Stuhl sowie Funktionsstörungen (Durchfall, Verstopfung). Der Übersichtlichkeit halber sollen sie hier jeweils gemeinsam mit den erforderlichen objektiven Methoden besprochen werden. Diagnostische Überlegungen bei Darminfektionen sind unter 5.7.5 dargestellt.

Schmerzen

Viszerale Schmerzen gehen vom Dickdarm sowie vom inneren Drittel des Analkanals aus. Sie werden ungenau in der Gegend des Irritationsortes, um die Unterbauchmitte (Kolon), im rechten Unterbauch (rechtes Kolon, Ileum) oder in der Kreuzbeinregion (Rektum, Anus) empfunden. Die äußeren Zweidrittel des Analkanals werden vom *somatischen Nervensystem* innerviert, die Schmerzempfindungen sind hell, der Ursprungsort ist genau lokalisierbar; im Gegensatz zu den viszeralen Schmerzen werden Empfindungen durch Berührung, Entzündungen etc. ausgelöst; sind die Reize gering, werden sie als Juckreiz erlebt.

Von besonderem Interesse ist die zeitliche Entwicklung der Schmerzen: Ein *rascher Beginn* spricht für eine akute Durchblutungsstörung, eine Perforation, eine Kolik (Gallenwege, Harnwege) oder für eine ektopische Gravidität. Eine *allmähliche Schmerzentstehung* wird dagegen bei akuten Entzündungen (Divertikulitis, Appendizitis, Adnexitis etc.), bei inkarzerierten Hernien, Ileus, Harnverhaltung oder chronischen Darmentzündungen (Colitis ulcerosa, M. Crohn) beobachtet. Ein *wechselnder Schmerz*, bei dem die Flexuren bevorzugt werden, spricht für eine gesteigerte Empfindlichkeit infolge eines Reizdarms.

Werden die Schmerzen durch den Stuhlgang beeinflußt, so spricht dies für ein Dickdarmleiden.

Bei der *Untersuchung des Bauches* lassen sich häufig das Sigma und Colon ascendens tasten. Eine erhöhte Druckschmerzhaftigkeit ist die Folge einer Entzündung oder – meist diffus das gesamte Kolon betreffend – eines Reizdarms. Eine erhöhte Bauchdeckenspannung kennzeichnet entzündliche Prozesse, die das Peritoneum parietale mitbetreffen.

Die meisten Patienten mit Dickdarmerkrankungen geben Schmerzen im rechten oder linken Unterbauch an. In erster Linie denkt man an Entzündungen (Appendizitis bzw. Divertikulitis), an Inguinalhernien, an Uretersteine, bei Frauen an Adnexitiden, sowie an Neuralgien (Th_{11}, Th_{12}).

Analschmerzen können so quälend sein, daß der Patient sich nicht mehr setzen kann. Fast ausnahmslos ist die Ursache eine harmlose Erkrankung: Bei der Perianalthrombose handelt es sich um einen Dauerschmerz, dem oft eine körperliche Anstrengung (Heben von Lasten etc.) vorausging (s. 5.13.3).

Bei der Inspektion läßt sich die Diagnose unschwer anhand der bläulich-lividen perianalen Knoten stellen. Schmerzen durch eine Analfissur entstehen beim Stuhlgang und dauern oftmals Stunden; ein Kennzeichen ist der schmerzhaft erhöhte Sphinktertonus bei der rektalen Untersuchung. Inkomplette innere intersphinktäre Analfisteln führen mit einem Intervall von 10–20 min nach der Stuhlentleerung zu Schmerzen. Analfisteln und Abszesse erzeugen unterschiedliche Beschwerden; Schmerzen können fehlen oder unabhängig vom Stuhlgang auftreten. Differentialdiagnostisch ist ein M. Crohn zu erwägen.

Bei der Protalgia fugax berichten die Patienten über plötzliche, unabhängige ca. 30 min anhaltende *Schmerzen im Bereich des Beckenbodens;* ein pathologischer Befund ist nicht zu erheben. Betroffen werden häufig jüngere, labile Personen. Ähnliche Symptome treten bei der Kokzygodynie, meist infolge Steißbeinverletzungen, nach längerem Sitzen auf; Schmerzen werden evtl. auch in der Steißbeingegend geklagt.

Diagnostik bei Verdacht auf eine Dickdarmerkrankung

Perianaler Juckreiz findet oftmals keine Erklärung. Mögliche Ursachen sind anorektale Erkrankungen (Hämorrhoiden, Fisteln etc.), Hauterkrankungen (Ekzem, Psoriasis), Kontaktallergie (Deodorant, Seifen, Supp.), Infektionen (Candida albicans, Trichomonaden, Oxyuren), orale Therapie mit Antibiotika (Tetrazykline, Erythromycin, Linkomycin etc.), Systemerkrankungen (Diabetes mellitus, Lebererkrankungen), fehlende oder übertriebene Analhygiene, überwarme Kleidung, alkalische Stühle, psychische Erkrankungen.

Laboruntersuchungen bei unklaren Kolonschmerzen sollen in erster Linie die Fragen nach der Entzündung (Leukozytenzahl, Differentialblutbild) und der Harnwegserkrankung (Urinstatus, Urinkultur) beantworten.

Bildgebende Methoden sind zuerst Abdomenleeraufnahmen im Stehen und Liegen (Perforation, Ileus, Konkremente) sowie die Sonographie (Harnwege, Abszesse, große solide Tumoren, Lebermetastasen, Gallensteine, Pankreatitis). Bei Analschmerzen sollten eine Proktoskopie und Rekto-/Sigmoideoskopie Klärung bringen.

Für *Konsiliaruntersuchungen* kommt die Vorstellung beim Urologen und ggf. beim Gynäkologen in Betracht.

Die weiteren diagnostischen Entscheidungen orientieren sich an den Begleitsymptomen, insbesondere Blutungen und Funktionsstörungen (s. unten).

Blutung

Blutentleerungen aus dem Darm sind das Zeichen einer pathologischen Verbindung zwischen Blutgefäßen und den intestinalen Oberflächen. Die Ursache muß immer geklärt werden, am besten unter stationären Bedingungen.

Blutungen können rot oder − wenn die Quelle oberhalb der linken Flexur gelegen ist − schwarz infolge der Umwandlung durch Salzsäure, Bauchspeichel oder Darmbakterien zu dunkel gefärbten Metaboliten erscheinen. Unsichtbare Blutungen sind chemisch ab einem Volumen von ca. 1−2 ml/24 h erfaßbar (s. 5.12.1).

Die erste Frage gilt bei Blutungen evtl. notfallmäßig zu behandelnden *ungünstigen Folgen* (Schock, Anämie): orthostatische Beschwerden, Schwitzen, Durst, Blutdruckabfall (unter 100 mmHg), Tachykardie (über 100/min), Oligurie (Urinvolumen unter 40 ml/h) bzw. blasses Aussehen, Abgeschlagenheit, Belastungsdyspnoe. *Blutuntersuchungen* betreffen hauptsächlich die roten Blutkörperchen (Hämoglobin, Hämatokrit), die beim akuten Blutverlust erst nach Stunden verändert werden, den Serumeisenspiegel, die Gerinnungseigenschaften des Blutes (Thrombozytenzahl, Quick-Test, partielle Thromboplastinzeit) sowie − im Hinblick auf eine evtl. Blutersatztherapie − die Blutgruppe.

Erst die *zweite Frage* gilt − nachdem der Patient sich in einem genügend stabilen Zustand befindet − der *Ursache* der Blutung. Die häufigsten Quellen sind im unteren Gastrointestinaltrakt Hämorrhoiden und Analfissuren, Divertikulose, Angiodysplasie, Geschwülste (benigne, maligne), Entzündungen (Dysenterie, Colitis ulcerosa, ischämische Kolitis etc.). Anamnestische Angaben können in vieler Hinsicht hilfreich sein: Frühere ähnliche Erkrankungen; Umgebungserkrankungen (Infektionen etc.); Begleiterscheinungen (Durchfälle, Gewichtsabnahme, Schmerzen); Einnahme von Medikamenten, die zu Blutungen führen können (Antikoagulanzien, Analgetika, Antirheumatika, Reserpin etc.) oder die den Stuhl dunkel verfärben (Tierkohle, Eisen-Wismut-Präparate).

Bei der *körperlichen Untersuchung* achtet man auf Hautveränderungen (Angiome, Roseolen, Ikterus, Filiae in der Nabelregion), Leistenlymphome. Bei der rektalen Untersuchung sollte protokolliert werden, ob Blut gefunden wurde. Entscheidend für das weitere Vorgehen ist jedoch das Resultat der *Endoskopie* bzw. des *Kontrasteinlaufs:* allein hier läßt sich die Blutungsquelle lokalisieren und qualifizieren. Wichtig ist in jedem Fall, daß zum Ausschluß einer Geschwulst der gesamte Dickdarm dargestellt wird. Hämorrhoiden, die allein im Proktoskop ausreichend beurteilbar sind, dürfen als Blutungsquelle angenommen werden, wenn eine frische Blutung einwandfrei gesehen wird, oder wenn eine höher gelegene Erkrankung sicher ausgeschlossen ist. Unklare Blutungen können angiographisch anhand des Kontrastmittelaustritts dargestellt werden, sofern der mittlere Blutverlust mindestens 0,5–2 ml/min beträgt. Eine weitere Möglichkeit ist die Szintigraphie unter Verwendung markierter Erythrozyten. Im übrigen haben 85% aller Blutungsquellen ihren Sitz im oberen Gastrointestinaltrakt.

Die *Klassifikation* der Blutungsquellen (Fehlbildung, Entzündung, Neubildung etc.) kann erhebliche Schwierigkeiten bereiten. Neben dem Resultat der histologischen Untersuchung von endoskopisch entnommenem Material sind die Erregernachweise von besonderem Interesse, wobei Durchfälle als Begleitsymptom fehlen können. Eine Zusammenstellung diagnostischer Gesichtspunkte bei Darminfektionen findet sich unter 5.7.5.

Funktionsstörungen

Durchfälle und Verstopfungen sind überaus häufige Angaben. In vielen Fällen handelt es sich um einen Laxanzienabusus. Sofern das Beschwerdebild unklar erscheint, wäre als erste Maßnahme eine sorgfältige Protokollierung der Entleerungen über einen Zeitraum von 1–2 Wochen, ohne daß Abführmittel eingenommen werden, zu empfehlen. Als *Normalbereich* gelten 3 Stühle/Tag bis 3 Stühle/Woche (Männer 5 Stühle/Woche); das durchschnittliche tägliche Stuhlgewicht sollte 35 g–250 g betragen, wobei mindestens 3 Tage lang gesammelt werden muß. Schwankungen dieser Meßgrößen sind durchaus normal, beispielsweise im Zusammenhang mit seelischen Belastungen, Prüfungen, Reisen etc.

Gesichtspunkte bei der Beurteilung von *Verstopfungen* finden sich im Abschnitt 5.4.2 dargestellt.

Durchfälle können eine Vielzahl von Ursachen haben. Die Erkrankungen haben nur bei einem Teil der Fälle im Dickdarm ihren Sitz. Eine Zusammenstellung gibt die Übersicht auf S. 297.

Aus praktischen Gründen erfolgt hier die Unterscheidung in „akute" und „chronische" Diarrhö, wobei als Zeitgrenze 2 Wochen gewählt sind. Eine akute Diarrhö ist in den meisten Fällen die Folge einer Infektion oder Intoxikation und heilt spontan mit symptomatischen Maßnahmen; bei vielen Patienten unterbleibt eine endgültige Klärung der Ursache, entweder weil die Symptome rasch verschwinden oder weil sie keinen Arzt konsultieren. Vom Durchfall nach der hier vorgelegten Definition sind fraktionierte Entleerungen von normal ge-

Wichtige Ursachen von Durchfall

1. *Akute Diarrhö* (Dauer bis 2 Wochen)
   - Infektionen (Viren, Bakterien, Parasiten)
   - Intoxikationen, Medikamente
   - Nahrungsmittelallergien (Milch, Ei, Fisch, Obst)
   - Strahlen (Röntgen-, Radiumbestrahlung)
   - Schub einer unspezifischen Entzündung
2. *Chronische Diarrhö, chronisch-rezidivierende Diarrhö* (Dauer länger als 2 Wochen)
   - Infektionen (Parasiten, Campylobacter, Yersinien)
   - Entzündungen (Colitis ulcerosa, kollagene Kolitis, M. Crohn, M. Whipple, Divertikulitis, innere Fisteln)
   - Neoplasmen (Kolonkarzinom, malignes Lymphom)
   - Maldigestion, Malabsorption (Dünndarm-, Pankreas-, Leber-, Gallenwegserkrankungen)
   - Endokrine und Stoffwechselstörungen (Diabetes mellitus, Urämie, Zollinger-Ellison-Syndrom, Hyperthyreose, Vipom, Karzinoid)
   - Systemerkrankungen (Sklerodermie)
   - Polyneuropathie
   - Enddarmerkrankungen, paradoxe Diarrhö
   - Funktionelle Störungen (Erregung, Nervosität, Reizkolon)
   - Operationsfolgen (Vagotomie, Gastrektomie, Pankreasresektion, Darmresektion)

formtem Stuhl zu unterscheiden, die beim Reizkolon beobachtet werden. Stuhlinkontinenz bzw. Schmierentleerungen finden sich bei Marasmus, neurologischen Störungen oder bei Enddarmerkrankungen (Entzündungen, Tumoren, Hämorrhoiden etc.).

In allen Formen von Durchfall ist die *Stuhlanamnese* besonders wichtig. Bei Dickdarmerkrankungen setzen die Patienten häufig kleinere Stuhlmengen ab; wenige, voluminöse Entleerungen kennzeichnen dagegen Dünndarmerkrankungen oder eine exokrine Pankreasinsuffizienz. Die *Konsistenz* des Stuhls wird vom Wassergehalt bestimmt. Der Dickdarm kann unter physiologischen Bedingungen etwa 250 ml Wasser/h aufnehmen; treten größere Mengen aus dem Dünndarm über, so ist trotz normaler Kolonfunktion mit dünnen Stühlen zu rechnen. Die *Stuhlfarbe* wird im wesentlichen durch den Gehalt an dunklen Metaboliten des Bilirubins (Urobilin, Sterkobilin) bestimmt, wobei die Umwandlung durch die Einwirkung der Kolonflora erfolgt. Bei einer beschleunigten Kolonpassage ist infolge der verkürzten Kontaktzeit die Stuhlfarbe durch den Gehalt an unverändertem Bilirubin gelblich. *Schleimbeimengungen* entstehen durch die vermehrte Sekretion der Schleimdrüsen. Die Ursache ist entweder eine Entzündung, eine Geschwulst oder ein verstärkter Sekretionsreiz der vegetativen Nerven. Unverdaute *Speisereste*, z. B. Tomatenhäute oder Samen, haben keinen besonderen Krankheitswert.

Bei der *körperlichen Untersuchung* achtet man besonders auf die Folgen des Flüssigkeitsverlustes (Dehydration, Schock), auf sonstige Ernährungsstörungen, auf einen Milztumor, Lymphome etc.

Besondere Aufmerksamkeit verlangen die chronischen Durchfallerkrankungen. Durch die Anamnese, insbesondere evtl. Begleitbeschwerden, durch den körperlichen Befund einschließlich der rektalen Untersuchung und der Stuhlinspektion, kann in der Regel die Zahl der technischen Untersuchungen begrenzt werden. Gesichtspunkte bei der Diagnostik von Infektionen und vom Malassimilationssyndrom stehen unter 5.7.5 bzw. 4.13. Ein Vorschlag für orientierende Untersuchungen bei unklarem Durchfall findet sich in der folgenden Übersicht.

Basisuntersuchungen bei chronischem Durchfall

Blut: Blutbild (Hämoglobin, Hämatokrit, Färbeindex, Leukozyten, Differentialblutbild inkl. Eosinophile); Elektrolyte (Na^+, K^+; Ca^+; Cl^-), Harnstoff bzw. Kreatinin, Gesamteiweiß und Elektrophorese, Blutsenkung; fakultativ: Amöben- und Yersinienserologie

Stuhl: Gewicht; Fett; pH; 3mal okkultes Blut; Phenolphthaleintest; 2mal pathogene Keime inkl. Campylobacter, Wurmeier, Zysten von Amöben und Lamblien

Proktoskopie, Rektoskopie: Rektumbiopsie; evtl. Abstrich auf Leukozyten und Amöben untersuchen

Verdacht auf osmotische Diarrhö: Natrium, Kalium, Osmolarität im Stuhlwasser

Durch das rote Blutbild werden eine Anämie infolge Blutung, Eisenmangel bzw. Vitaminmangel oder eine Hypovolämie erkennbar; Leukozytose und beschleunigte Blutsenkung weisen auf eine gravierende Entzündung oder (seltener) Neoplasie hin. Elektrolyte und harnpflichtige Substanzen zeigen einen Elektrolytverlust infolge massiver Diarrhö oder beispielsweise Laxanzienabusus sowie eine prärenale Niereninsuffizienz; Hypokalzämie und Verminderung von Albumin weisen auf eine Malabsorption hin (weitere Parameter sind: Eisen, Cholesterin, Vitamin A, Quick-Test).

Ein mittleres tägliches Stuhlgewicht von 150 g schließt eine gravierende Durchfallerkrankung aus; 250–400 g gelten als Verdachtsbereich, allein ein Durchschnittsgewicht von 400 g ist sicher pathologisch. Ein pH-Wert unter 5 gibt einen Hinweis auf eine Kohlenhydratmalabsorption (Gärungsstuhl).

Beim Phenolphthaleintest werden phenolphthaleinhaltige Laxanzien nachgewiesen: nach Alkalisierung erhält der Stuhl eine rote Farbe. Chronischer Gebrauch von anthrachinonhaltigen Abführmitteln führt zu einer Dunkelfärbung der Kolonschleimhaut, besonders in den proximalen Anteilen. Man erkennt sie bei der Endoskopie bzw. im Schleimhautbild von histologischen Präparaten; in der histologischen Untersuchung manifestiert sich allein eine kollagene Kolitis.

Besteht der Verdacht einer *osmotischen Diarrhö* infolge der Einnahme nichtresorbierbarer Substanzen (salinische Laxanzien u. a.) bzw. einer Malassimilation, so ist die Messung von Natrium, Kalium sowie Osmolarität im Stuhlwasser nützlich: Bei osmotischen Durchfällen ist die Stuhlosmolarität höher als das Doppelte der Konzentrationen von Natrium und Kalium; ist die molare Chloridkonzentration im Stuhl höher als die Summe der molaren Konzentrationen von Natrium und Kalium, dann ist dies das Zeichen der seltenen Chloridmalabsorption. Eine osmotische Diarrhö wird im Gegensatz zu anderen Durchfallarten durch Fasten beendet; die Patienten werden für diese Fragestellung 3 Tage parenteral ernährt.

Literatur

1. Best WR, Becktel JM, Singleton JW, Kern Jr F (1976) Development of a Crohn's disease activity index. National Cooperative Crohn's Disease Study. Gastroenterology 70:439
2. Case 39-1985. Case records of the Massachusetts general hospital (1985) N Engl J Med 313:805–815
3. Christensen J (1981) Motility of the colon. In: Johnson LR (ed) Physiology of the gastrointestinal tract. Raven, New York, pp 445–471
4. Du Pont HL, Pickering LK (1980) Infections of the gastrointestinal tract. Plenum Medical, New York
5. Faulk DL, Anuras S, Christensen J (1978) Chronic intestinal pseudoobstruction. Gastroenterology 75:922–931
6. Frühwald F, Knoflach P, Karnel F, Neuhold A, Seidl S (1984) Radiologisch-endoskopische Korrelation bei Colitis ulcerosa. RöFo 140:275–280
7. Hansen WE (1983) Ballaststoffe in der Ätiologie und Therapie gastrointestinaler Erkrankungen. MMW 125:395–397
8. Hansen WE, Classen M (1985) Colitis ulcerosa. Med Welt 36:1062–1067
9. Haubrich WS (1982) Anatomie des Kolons. In: Müller-Wieland K (Hrsg) Dickdarm, 5. Aufl. Springer, Berlin Heidelberg New York, S 6
10. Macrea FAD, St. John DJB (1982) Relationship between patterns of bleeding and haemoccult sensitivity in patients with colorectal cancers or adenomas. Gastroenterology 82:891
11. Malchow H, Daiss W (1984) Diagnostik des Morbus Crohn. Dtsch Med Wochenschr 109:1770–1775
12. Malchow H, Daiss W (1984) Therapie des Morbus Crohn. Dtsch Med Wochenschr 109:1811–1816
13. Ottenjann R, Weingart J, Kühner W, Frimberger W (1984) Kolorektale Angiodysplasien (vaskuläre Ektasien). Endoskopische Morphologie, Lokalisation und Häufigkeit. Dtsch Med Wochenschr 109:1549–1552
14. Otto P, Ewe K (1984) Atlas der Rectoskopie und Coloskopie. 3. neubearbeitete Aufl. Springer, Berlin Heidelberg New York Tokyo
15. Philips SF (1984) Functions of the large bowel: an overview. In: Polak JM, Bloom SR, Wright NA, Butler AG (eds) Physiology of the gut. Glaxo, Wave, pp 283–294

6 Leber

Die Leber ist das größte unpaarige Organ unseres Körpers. Unter den Bauchorganen nimmt sie in vieler Hinsicht eine übergeordnete Stellung ein. Dies wird am besten am Lauf des Blutes sichtbar, da es zuerst zum Gastrointestinaltrakt strömt und anschließend über die Pfortader durch die Leber geleitet wird. Indem das mit den Nahrungsstoffen angereicherte Blut diesen Weg nimmt – ausgenommen sind lediglich Fette, die über den Ductus thoracicus und die V. jugularis direkt in den großen Kreislauf gelangen – erhält die Leber die Möglichkeit, unter Mitwirkung von Hormonen und vegetativen Nerven über das weitere Schicksal der Nährstoffe zu bestimmen. Diese Stoffwechselfunktion der Leber, die auch die anderen im Blut enthaltenen Stoffe betrifft, gibt der Leber zugleich eine zentrale Stellung bei den chemischen Abläufen im Organismus. Die Verbindung zwischen Gastrointestinaltrakt und Leber wird bei Erkrankungen deutlich: Oftmals erkranken die Organe gemeinsam, wie bei schweren Entzündungen oder Vergiftungen, oder die Leber erkrankt im Gefolge von Störungen der anderen Organe, beispielsweise durch primäre Metastasierung; andererseits können Leberkrankheiten auch den Gastrointestinaltrakt betreffen, z. B. der portale Hochdruck mit seinen Folgen und das hepatogene Ulkus.

Patienten mit Leberkrankheiten haben wenig faßbare Beschwerden, insbesondere fehlen Schmerzen. Oftmals handelt es sich um zufällige Entdeckungen. Ein großer Teil der Leberkrankheiten nimmt einen chronischen, über Jahre und Jahrzehnte sich erstreckenden Verlauf, wobei wirksame Behandlungsmaßnahmen fehlen. Andererseits sind bei der Diagnostik in den letzten Jahren beeindruckende Fortschritte erzielt worden. Diese Tatsachen geben in der Praxis den Leberkrankheiten ein besonderes Gesicht. Zusammenfassend ließe sich sagen: Man weiß viel, vermag aber wenig.

6.1 Embryologie, Mißbildungen

Die Leber entwickelt sich in unmittelbarer Nachbarschaft zu den Gallenwegen aus einer flachen Platte endodermaler Zellen des Vorderdarmes. Diese finden Anschluß an die embryonalen Blutgefäße und breiten sich nach ventral mit dem Septum transversum aus. Schon frühzeitig beeindruckt die reiche Blutversorgung des sich entwickelnden Leberparenchyms; dies erklärt möglicherweise das überproportionale Größenwachstum, durch das die Leber in der 9. Woche etwa $1/10$ des Körpervolumens erreicht. Eine Gallebildung ist ab dem 5. Monat zu beobachten. Während der Embryonalzeit findet vorübergehend in der Leber ein Teil der Erythropoese statt. Die Leber und die Blutgefäße sind ursprünglich mit symmetrischem Aufbau bzw. paarig angelegt. Im Laufe der Entwicklung kommt es ähnlich wie bei den übrigen Bauchorganen zu Verschiebungen und Umgestaltungen, insbesondere auch der Gefäßarchitektur, so daß schließlich die Leber als asymmetrisches Organ im rechten Ober- und Mittelbauch mit unpaariger Gefäßversorgung erscheint. Offenbar wird die Form der Leber auch durch den Druck der sie umgebenden Organe (Zwerchfell, rechte Niere, Dickdarm, Gallenblase, Zwölffingerdarm) bestimmt. Die komplizierten Vorgänge bei der Leberentwicklung, die hier nur skizziert werden können, machen es verständlich, daß viele Variationen und Mißbildungen zu beobachten sind. Sie betreffen Abweichungen der Lage, der Form und der Gefäßsysteme.

Anomalien der Lage. Durch Schwächen der bindegewebigen Befestigung der Leber (Ligamente, Gefäße) kann es im Lauf des Lebens zur *Hepatoptosis* kommen, bei der die Leber nach kaudal verschoben wird. Liegen zwischen Leber und Zwerchfell lufthaltige Darmschlingen, die im Röntgenbild gesehen werden, so spricht man auch vom *Chilaiditi-Syndrom.* Klinische Bedeutung besitzt diese Lageanomalie vor allem bei der Wahl des Eingangsortes für Leberblindbiopsien oder bei der Beurteilung der Lebergröße anhand des kaudalen Randes. Will man eine genauere Vorstellung haben, so sollte man bei diesen Fällen die Leberlage auch anhand der kranialen Dämpfung festlegen. Lageanomalien entstehen als angeborene Störung durch große Lücken in der Bauchwand, durch Nabelhernien oder Zwerchfellhernien. Die operative Korrektur dieser seltenen Veränderungen kann schwierig sein. Angeborene umschriebene Aplasien des rechten Zwerchfells sind die Ursache eines *Lobus accessorius superior,* bei dem Lebergewebe polypartig nach kranial verlagert ist. Die Größe des Zwerchfelldefekts bestimmt den Durchmesser der Fehlbildung. Zumeist handelt es sich um Zufallsbefunde; eine klinische Bedeutung besitzen sie nicht.

Anomalien der Form. Auf die Bedeutung des Drucks der umgebenden Organe, der die Leberform bestimmt, wurde bereits hingewiesen. Durch die Verschiebung der ursprünglich symmetrisch angelegten Leber in den rechten Oberbauch entsteht eine Lappengrenze, die etwa der Ebene zwischen dem Gallenblasenbett und der V. hepatica entspricht; sie ist nicht mit der durch das Lig. falciforme festgelegten Ebene identisch. Vergrößerungen oder Verkleinerungen der Leber entstehen im Rahmen von Krankheiten, u. a. durch die Einlagerung von Fett, durch Entzündung und durch die Vergrößerung des venösen Volumens (Rechtsherzversagen) bzw. durch Abbau im Rahmen von konsumierenden Erkrankungen und als Altersatrophie. Eine praktische Bedeutung besitzt die *Riedel-Anomalie,* bei der der rechte Leberlappen zungenförmig nach kaudal vorspringt und bis zur Nabelhöhe reichen kann. Differentialdiagnostisch kommt bei einem solchen Tastbefund eine Neubildung in Betracht, was ggf. durch weitere Untersuchungen (Sonographie, CT, Laparoskopie) geklärt werden muß. *Furchen* entstehen durch die Impression von außen, z. B. durch das Zwerchfell infolge Lungenemphysem, oder durch Korsetts. Als seltene Zufallsbefunde seien schließlich *Nebenlebern* in den benachbarten Bändern bzw. dem Netz erwähnt, wobei in der Regel bindegewebige, gefäßführende Verbindungen zur eigentlichen Leber existieren.

Embryologie, Mißbildungen

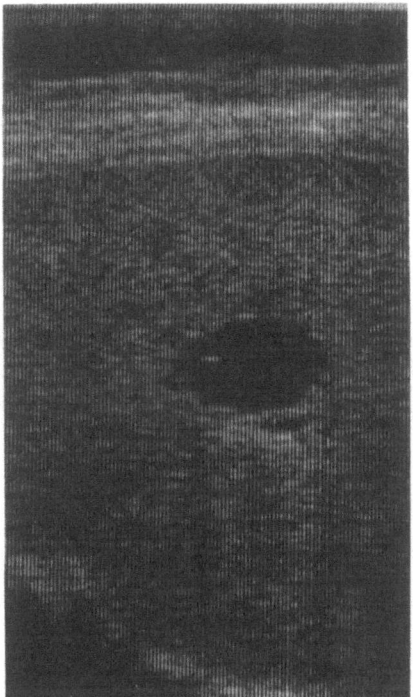

Abb. 6.1. Leberzyste. Diese Anomalie wird häufig gefunden, seitdem die Leber sonographisch (hier gezeigt) und computertomographisch untersucht wird. Charakteristisch ist das Fehlen einer Grenzstruktur gegenüber dem umgebenden Leberparenchym sowie – als Folge des überwiegend wäßrigen Zysteninhalts – das angedeutet erkennbare Phänomen der Schallverstärkung jenseits der Zyste. Differentialdiagnostisch müssen andere zystische Erkrankungen (s. 6.20) und neoplastische Fremdgewebe erwogen werden

Anomalien der Gefäße. Varianten der Blutgefäßverläufe sind überaus häufig; sie sind vor allem für die Leberchirurgie von Interesse. Klinische Bedeutung haben Anomalien der intra- und extrahepatischen Gallenwege, insbesondere wenn kein Anschluß an Hepatozyten erfolgt ist oder wenn der Abfluß behindert wird (s. 7.1). Naturgemäß manifestieren sich diese Störungen im frühkindlichen Alter. Bedeutung beim Erwachsenen haben Gangzysten und -wucherungen, die Infektionen begünstigen können (*Caroli-Syndrom*), oder isolierte *Leberzysten*, die sich offenbar von Gallengangsgewebe ableiten und gelegentlich eingedickte Galle enthalten (Abb. 6.1). Sie finden sich oftmals in Kombination mit Nierenzysten („polyzystische Erkrankung") und werden dominant vererbt. Sehr selten ist die Kombination mit Zystadenokarzinomen. Bedeutsam können Leberzysten bei multiplem Auftreten werden, wenn infolge kontinuierlicher Größenzunahme und Verdrängung von funktionsfähigem Lebergewebe – etwa ab dem 50. Lebensjahr – ein Pfortaderhochdruck entsteht. Zysteninfektionen sind ebenfalls möglich. Von einigen Autoren wird bei polyzystischer Leberkrankheit zur Prophylaxe von Verdrängungserscheinungen die Zystendrainage mittels sonographisch gezielter Feinnadelpunktion empfohlen. Bei großen solitären Zysten kommt u. U. die Resektion in Betracht. In der Regel ist – zumal bei geringer Zystenzahl – kein ärztliches Handeln nötig.

6.2 Anatomie

Die Leber besitzt eine unregelmäßige Form, die man in etwa mit einer Pyramide vergleichen kann, deren Basis nach rechts und deren Spitze nach links gerichtet ist [15, 16]. Sie ist im rechten Oberbauch gelegen, wobei – abhängig von der Körperlage und den Atembewegungen des Zwerchfells – der rechte Lappen vom knöchernen Thorax fast vollständig überdeckt wird und lediglich der linke Lappen im Bereich des Epigastriums frei unter den Bauchdecken liegt. Das Gewicht der Leber beträgt etwa 1300 g (Frauen) bzw. 1500 g (Männer).

Die Leber wird vom Peritoneum parietale überzogen, wobei allerdings dorsal und kranial ein Teil ausgespart ist. Die Verbindung zur Umgebung erfolgt durch verschiedene Ligamente (u. a. Lig. falciforme, Lig. coronarium dextrum et sinistrum) und Gefäße. Die Leberoberflächen berühren das Zwerchfell (kranial, dorsal), die rechte Niere, die rechte Nebenniere, die Gallenblase, die Speiseröhre, das Kolon und den Magen (dorsal, kaudal), was für die Ausbreitung von Krankheitsprozessen bedeutsam sein kann.

Die Leberdurchblutung beträgt etwa 1,5 l/min, also etwa 25% des Herzzeitvolumens. Die Blutversorgung erfolgt zu etwa ⅔ über die Pfortader und zu ⅓ über die A. hepatica. Das Pfortaderblut ist, obgleich es bereits die Organe des Gastrointestinaltrakts durchströmt hat, mit einer O_2-Sättigung von 80% relativ sauerstoffreich. Es trägt zum größeren Teil zur Sauerstoffversorgung der Leber bei. Die *Pfortader* bildet sich dorsal vom Pankreaskopf etwa in der Höhe des 2. Lendenwirbels aus der V. mesenterica superior und V. lienalis.

Der Durchmesser im Verlauf bis zum Leberhilus, der sonographisch leicht ermittelt werden kann, beträgt ca. 1 cm; der Pfortaderdruck ist unter physiologischen Bedingungen ca. 6–8 mm Hg. Die *Lymphgefäße* folgen zur Hauptsache den Pfortaderästen und gewinnen Anschluß an abdominelle Lymphknoten. Die *Nervenversorgung* der Leber erfolgt über den N. vagus, den N. splanchnicus und die Nn. phrenici. Die Arterien werden allein von sympathischen Nerven, die Gallenwege dagegen von sympathischen und parasympathischen Nerven versorgt.

Im Gegensatz zur makroskopischen Gestalt ist die *Feinstruktur* der Leber gut definierbar. Die kleinste Einheit, die nach dem derzeitigen Verständnis die spezifischen Leberfunktionen ausführen kann, ist der *Hepatozyt*: Er erscheint als 12seitiges Gebilde mit einem Durchmesser von ca. 25 µm. Man kann die Leber als schwammähnliches Organ auffassen, bei dem das Gerüst aus plattenähnlich angeordneten Hepatozyten von der Dicke einer Zelle gebildet ist und das Maschenwerk den sinusoiden Räumen entspricht (Abb. 6.2); beim Erwachsenen beanspruchen Hepatozyten ca. 80% und Sinusoide ca. 15% des Lebervolumens. Berechnet man die relativen Zellzahlen, so sind etwa 60% Hepatozyten, 33% Zellen der Lebersinusoide (Endothelzellen, Kupffer-Sternzellen, Lipozyten, Plasmazellen, lymphoide Zellen) und jeweils etwa 2% Gallengangszellen, Bindegewebszellen und Blutgefäßzellen. Traditionell wird von einem *lobulären Aufbau der Leber* gesprochen, bei dem plattenähnlich angeordnete Hepatozyten auf die Zentralvene zulaufen. An der Peripherie der kreisförmigen Einheiten verlaufen mehrere Portalfelder. Mit diesem Strukturbild lassen sich Störungen, die sich vorwiegend zentrolobulär, d. h. in der Umgebung der Zentralvenen er-

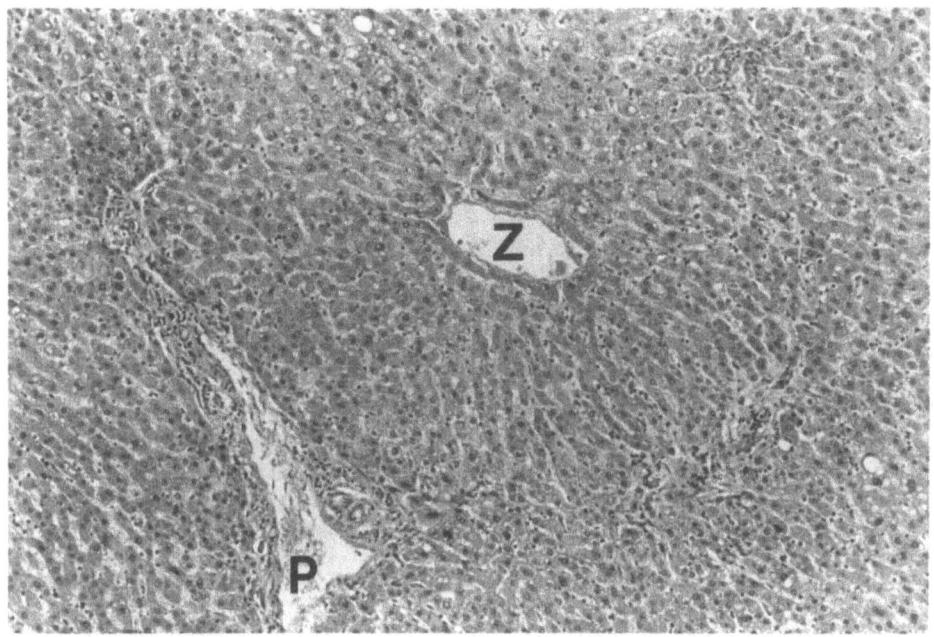

Abb. 6.2. Normales Lebergewebe im histologischen Präparat. Man erkennt einreihige Leberzellplatten, die zur Zentralvene (*Z*) orientiert sind. Außerdem ist ein Portalfeld (*P*) mit Vene und Gallegefäßen angeschnitten. Ein Lobulus ist als die Einheit definiert, die im Zentrum eine Zentralvene und in der Peripherie Portalfelder besitzt; als Azini bezeichnet man dagegen solche Elemente, die im Zentrum ein Portalfeld und peripher Zentralvenen aufweisen

eignen, beschreiben: Blutstauung, Nekrose, Cholestase. Bei der Überprüfung jenes Konzepts zeigte sich jedoch, daß eine andere Betrachtungsweise, bei der die portalen Gefäße im Zentrum stehen und sich mit den umgebenden Hepatozyten zu *Azini* gruppieren, den physiologischen Gegebenheiten wahrscheinlich besser entspricht: Zellerneuerung und Zellwachstum gehen von den Portalfeldern aus; hier findet sich die größte Sauerstoffsättigung; Metabolite, Hormone, Toxine etc. erscheinen hier zuerst und besitzen eine höhere Konzentration als in der Umgebung der Zentralvenen, sofern sie von Hepatozyten metabolisiert werden. Die Glukosebildung, der oxidative Stoffwechsel, die Harnstoffbildung sowie die Ausscheidung von Bilirubin und Gallensäuren sollen vornehmlich periportal, die Glukoseaufnahme, die Fettsynthese und die Biotransformation sollen dagegen vornehmlich in der Umgebung der Zentralvenen stattfinden.

Beim Hepatozyten lassen sich 3 in der Funktion und Struktur unterschiedliche *Oberflächentypen* unterscheiden: Zu den Sinusoiden hin existieren zahlreiche Mikrovilli, die die Oberfläche für die sekretorischen und absorptiven Funktionen vergrößern. Benachbarte Leberzellen grenzen sich mit nahezu flachen Oberflächen ab; zur Bildung der Gallenkanälchen treten jedoch an Stellen, wo mehrere Hepatozyten sich berühren, diese Membranen auseinander: Hier finden sich gegenüber spezialisiertem Zytoplasma zahlreiche Mikrovilli.

Die Blutversorgung der Hepatozyten erfolgt über netzartige *Sinusoide*, die von einer dünnen *Endothellage* begrenzt werden. Eine anatomische Besonderheit sind Öffnungen im Zytoplasma, die einen direkten Kontakt zwischen Blutplasma und Hepatozytenoberfläche ermöglichen. Als „Disse-Raum" bezeichnet man den Spalt zwischen Endothel und Leberzelle. Der Stoffaustausch wird auch insofern erleichtert, als die Endothelzellen unter physiologischen Bedingungen keine Basalmembran besitzen; Patienten mit chronisch aggressiver Hepatitis zeigen dagegen eine Schicht mit Typ-IV-Kollagen. Makrophagenfunktion besitzen die *Kupffer-Sternzellen*, die bevorzugt im periportalen Bereich von den Endothelzellen in die Sinusoide hineinragen. Eine Vermehrung ist als Reaktion auf verschiedenartige Schädigungen zu beobachten.

In den *Portalfeldern* verlaufen Arterien, Pfortaderäste, Lymphgefäße und Gallengänge. Die *Arterien* finden in ihren Endaufzweigungen (Arteriolen) Anschluß an Pfortaderäste und Sinusoide (etwa bis zur mittleren Zone zwischen Portalfeld und Zentralvene); darüber hinaus versorgen sie die Strukturen im Portalfeld einschließlich der Gallengänge. Vor der Endaufzweigung besitzen sie muskuläre Sphinktere, die eine Regulation der Durchströmung ermöglichen. Hier wird beispielsweise ein Angriffspunkt vasoaktiver Substanzen zur Kontrolle von Ösophagusvarizenblutungen infolge eines Hypertonus gesehen.

Die primäre *Galle* sammelt sich in winzigen, im Durchmesser 1 µm messenden *Canaliculi*, deren äußere Begrenzung die Hepatozyten darstellen (s. oben). Auf diese Weise durchzieht – streng getrennt von den Blutgefäßen – ein kompliziert verästeltes Netzwerk die Leber. Die Canaliculi münden in intralobulär gelegene *Ductuli*, die ein eigenes kubisches Epithel mit lumenseitigen kurzen Mikrovilli besitzen. Von dort fließt die Galle in den *Ductus* der Portalfelder – mit eigener Gefäßversorgung – und schließlich in den *Ductus hepaticus communis*. In den größeren Ductus finden sich vereinzelt schleimbildende Zellen.

Das *Venensystem*, das das Blut aus dem Parenchym ableitet, beginnt mit den Zentralvenen. Diese verlaufen unabhängig von den Portalfeldern und sammeln sich zu jeweils größeren Gefäßen. Im Anfang finden sich an den Einmündungsstellen zur Regulation des Blutstroms muskulöse Sphinktere; am Ende stehen 5 große Hauptvenen, die kranial nahe dem rechten Vorhof in die untere Hohlvene einmünden.

Lebererkrankungen lassen sich am besten anhand von Änderungen in der Feinstruktur definieren. Da diese sich meistens diffus über die gesamte Leber verteilen, genügt in der Regel für die Diagnostik eine kleine Gewebeprobe, die durch perkutane Blindpunktion oder unter laparoskopischer Sicht gewonnen werden kann. Die spezifischen morphologischen Veränderungen sollen im Zusammenhang mit den betreffenden Erkrankungen dargestellt werden.

6.3 Physiologie

Die spezifischen Funktionen der Leber sind in den Leistungen der ca. $2,5 \cdot 10^{11}$ Hepatozyten begründet. Sie betreffen verschiedene, lebenswichtige *Stoffwechselvorgänge*, die sich in folgender Weise zusammenfassen lassen: 1. Bearbeitung

Physiologie 307

des nährstoffreichen Blutes aus dem Gastrointestinaltrakt, 2. Bildung und Ausscheidung der Galle, 3. Regulation und Koordination verschiedener Stoffwechselprozesse des Organismus. Die Voraussetzung sind die einzigartigen anatomischen Gegebenheiten, die jedem einzelnen Hepatozyten erst die Ausführung dieser vielfältigen Aufgaben ermöglichen. Sie wurden im vorigen Kapitel dargestellt. Zu *Bewegungen* ist die Leber im Gegensatz zum Gastrointestinaltrakt nicht fähig. (Eine Ausnahme sind lediglich die Lebergefäße, sofern sie glatte Muskulatur enthalten.)

Leberkrankheiten führen zu Störungen der Stoffwechselaktivitäten. Sie können auf diese Weise das Leben der Betroffenen bedrohen. Aufgrund der großen Funktionsreserve und der unterschiedlichen Angriffspunkte bleiben die Krankheiten oftmals unbemerkt oder sie bewirken nur einzelne Ausfälle der Stoffwechselaktivitäten. Für die Beurteilung und mögliche Behandlung ist die Kenntnis der wichtigeren Stoffwechselprozesse unerläßlich. Sie sollen deshalb kurz hier dargestellt werden.

Aminosäuren- und Eiweißstoffwechsel

Der Stoffwechsel der Eiweißkörper und ihrer wichtigsten Bausteine – der Aminosäuren – besitzt, zumal diese die eigentlichen Träger des Lebens sind – eine zentrale Rolle im Organismus. Die Leber greift hier durch verschiedenartige, oftmals entscheidende Weisen ein:

1. Aufnahme und Verteilung der Aminosäuren, die aus der Nahrung zugeführt werden.
2. Aufnahme und Verteilung der Körperproteine. Die Leber erhält täglich etwa 400 g, von denen etwa ¼ in Glukose umgewandelt oder abgebaut werden, und etwa ¾ rezirkuliert werden.
3. Abbau der Aminosäuren bzw. Ammoniak zu Harnstoff. Täglich werden im Harnstoffzyklus unter Verbrauch von chemischer Energie 6–20 g als Harnstoff gebundener Stickstoff erzeugt und im Urin ausgeschieden.
4. Herstellung von Proteinen. Die tägliche Eiweißsynthese wird auf etwa 50 g geschätzt; etwa die Hälfte davon sind Plasmaproteine, die mit wenigen Ausnahmen (u. a. Immunglobuline, Faktor VIII) aus der Leber stammen.

Die *Regulationsmechanismen* dieser verschiedenen Vorgänge sind bisher nur zum Teil bekannt. Eine wichtige Rolle spielen das Angebot und der Bedarf. Darüber hinaus entfalten Hormone Wirkungen: Insulin gilt als „anaboles" Prinzip, das die Synthesen begünstigt und katabole Vorgänge hemmt; Wachstumshormon soll vorzugsweise die Albuminherstellung und Glukokortikoide sollen allgemein die Proteinsynthese anregen; Glukagon stimuliert „katabole" Vorgänge, insbesondere den Abbau, und hemmt die Proteinsynthese.

Beim *Leberversagen* werden vor allem die Synthesen der Gerinnungsenzyme, des Albumins und der Cholinesterase sowie der Abbau von Ammoniak zu Harnstoff beeinträchtigt; ungünstige Wirkungen sollen auch von der Verschiebung der peripheren Aminosäurenkonzentrationen auf das Gehirn ausgehen.

Kohlenhydratstoffwechsel

Kohlenhydrate sind – neben den Fetten – die wichtigsten Energieträger. Außerdem sind sie Bestandteile von vielen Makromolekülen (Glykoproteine, Mukopolysaccharide etc). Zur Versorgung der Gewebe wird deshalb im Blut eine relativ konstante Glukosekonzentration von ca. 80–120 mg/dl eingestellt. Bei der Regulation dieses Traubenzuckerspiegels erfüllt die Leber folgende Funktionen:

1. Nahrungskohlenhydrate, die im Pfortaderblut als Glukose (ca. 80%), Galaktose (ca. 10%) und Fruktose (ca. 10%) erscheinen, werden, sofern erforderlich, aufgenommen und als Glykogen gespeichert. Galaktose und Fruktose werden dabei in den Glukosestoffwechsel eingeschleust. Wird die Speicherkapazität (300–400 g) überschritten, so kann u. a. ein Abbau unter Gewinnung von chemischer Energie oder eine Umwandlung in Fett (Triglyzeride) erfolgen.
2. Bei Absinken des Serumglukosespiegels oder bei erhöhtem peripherem Glukosebedarf schüttet die Leber Glukose aus, indem Glykogen aufgelöst oder aus Laktat oder anderen Stoffen Glukose synthetisiert wird (Glukoneogenese). Ein wichtiges Reservoir sind hier die Muskelproteine.

Die *Regulation* dieser Vorgänge erfolgt unter Mitwirkung verschiedener Hormone. Erwähnt werden sollen Adrenalin und Glukagon (Glukosebildung aus Glykogen), Insulin (Glykogenbildung) und Kortisol (Glukoneogenese).

Erkrankungen der Leber können zu erheblichen Störungen des Glukosestoffwechsels führen: Beim akuten Leberversagen wird eine Hypoglykämieneigung infolge des Versagens der Glukoneogenese beobachtet; chronische Leberkrankheiten gehen dagegen mit einer verschlechterten Glukosetoleranz einher, wobei eine relative Insulinresistenz eine Rolle spielen soll. Andererseits rufen endokrine Erkrankungen Leberveränderungen hervor: Ein häufiger Befund bei Diabetikern ist eine Leberverfettung.

Fettstoffwechsel

Die Leber besitzt folgende wichtige Funktionen im Fettstoffwechsel:
1. Synthese von Triglyzeriden aus Kohlenhydraten oder Aminosäuren. Diese können entweder in der Leber deponiert werden oder als VLDL-Lipoprotein in das Blut abgegeben und so in die übrigen Körpergewebe verschoben werden.
2. Synthese von Apoproteinen für den Transport von Triglyzeriden im Blut.
3. Synthese verschiedener Fette, die v. a. als Bausteine der Zellmembranen benötigt werden (Cholesterin, Phospholipide etc.) bzw. Bestandteile der Galle sind (Cholesterin, Gallensäuren, Lezithin).
4. Bereitstellung von Enzymen als Kofaktoren für die Serumlipoproteine (hepatische Triglyzeridlipase; Monoglyzeridhydrolase; Lecithin-Cholesterin-Acyl-Transferase = „LCAT").
5. Abbau der Fettsäuren zu Ketonkörpern für die rasche Bereitstellung von Kalorienträgern.

Nahrungstriglyzeride, die in Chylomikronen transportiert werden, werden unter Umgehung der Leber über den Ductus thoracicus in das venöse Blut geleitet. Sie erscheinen somit zuerst in den peripheren Organen, insbesondere dem Fettgewebe und werden unter Mitwirkung der Lipoproteinlipase von diesen aufgenommen. Ein Restpartikel („Remnant") mit Apoproteinen verbleibt im Blutkreislauf und wird schließlich von der Leber metabolisiert. Kurzkettige und mittelkettige Triglyzeride mit hydrophilen Eigenschaften können unabhängig von Chylomikronen in der Pfortader transportiert, von der Leber aufgenommen und metabolisiert werden.

Die *Regulation* der verschiedenen Fettstoffwechselprozesse ist nur zum Teil bekannt. Eine wichtige Rolle scheint für die Speicherung bzw. Mobilisierung von Triglyzeriden und Fettsäuren der metabolische Zustand des Organismus zu spielen, wobei Insulin eine wichtige Funktion zukommt: In hungrigem Zustand werden – bei niedrigen Insulinspiegeln – diese Fette einschließlich den Ketonkörpern, die auch für die Ernährung des ZNS geeignet sind, mobilisiert; postprandial wird – bei hohen Insulinspiegeln – dagegen die bevorzugte Umwandlung und Ablagerung der Triglyzeride beobachtet. Eine wichtige Rolle spielt auch die Zusammensetzung der Nahrung: Eine kohlenhydratreiche Kost wird in der Leber vorwiegend zu Triglyzeriden umgebaut, was zu einem Anstieg der triglyzeridreichen Serumlipoproteine („Kohlenhydratinduktion") führt. Ein ähnlicher Effekt kann durch Alkohol erzeugt werden. Durch Adrenalin-/Noradrenalinausschüttung wird die Lipolyse angeregt und damit die Bildung von Ketonkörpern begünstigt. Schließlich sei erwähnt, daß für die Steuerung des Cholesterinstoffwechsels spezifische Einrichtungen in der Membran der Hepatozyten und anderer Zellen identifiziert werden konnten.

Leberkrankheiten führen zu zahlreichen meßbaren Veränderungen im Fettstoffwechsel. Jede dieser Veränderung ist für sich allein nach den derzeitigen Kenntnissen jedoch nicht bedrohlich. Erwähnt werden soll der „*Estersturz"*, bei dem infolge Fehlens von LCAT der Serumspiegel des veresterten Cholesterins absinkt. Patienten mit *alkoholischer Hepatitis* weisen oftmals exzessiv erhöhte Triglyzeridspiegel auf, die sich bei Alkoholkarenz innerhalb weniger Tage normalisieren; offenbar handelt es sich hierbei um abnorme Lipoproteine und um erhöhte VLDL. Patienten mit *chronischen Leberkrankheiten* zeigen oftmals verminderte Fett- und Lipoproteinspiegel (Cholesterin, Triglyzeride, VLDL etc.), wobei die Ursache in einer verminderten Syntheseleistung zu suchen ist. Ein abnormes Lipoprotein (*Lipoprotein-X*), welches reich an Cholesterin, Albumin und Phospholipiden ist, kennzeichnet Cholestasen. Da es in ähnlicher Weise bei intra- und extrahepatischen Störungen gefunden wird, hat es keine diagnostische Bedeutung erlangt.

Galle, Gallensäurenstoffwechsel

Die Leber bildet als exokrine Drüse täglich 700–1300 ml Galle. Diese enthält – neben Wasser (80–95%) – verschiedene Substanzen. Im einzelnen sind es Gallensäuren (Cholate, Chenodesoxycholate, Ursodesoxycholate, Lithocholate und Desoxycholate, insgesamt ca. 67 rel.%), Phospholipide (22% rel.%), Cholesterin (4 rel.%), Bilirubin (0,3 rel.%), Proteine (4,5 rel.%), Hormone, Vitamine und gegebenenfalls Medikamente. Hierbei wirken einige Bestandteile, insbesondere Lezithin und die Gallensäuren, als Lösungsvermittler für wasserunlösliche Stoffe, indem sie zu Mizellen mit einem lipophilen Zentrum zusammentreten, in dem u. a. Cholesterin transportiert werden kann. Die Funktionen der Galle betreffen: 1. Förderung der Fettverdauung, 2. Ausscheidung verschiedener Substanzen (z. B. Bilirubin), 3. Hemmung der Austrocknungsvorgänge im Kolon (Gallensäuren).

Einige Substanzen werden im Dünndarm resorbiert. Dies gilt v. a. für die *Gallensäuren*, die ins Pfortaderblut gelangen und beim ersten Durchgang durch die Leber zu über 80% extrahiert werden. Indem die Hepatozyten sie erneut in die Galle sezernieren, vollführen die Gallensäuren – ähnlich wie andere Gallebestandteile – einen *enterohepatischen Kreislauf* [5]. Man schätzt die Menge der zirkulierenden Gallensäuren auf etwa 3 g; diese nehmen je nach Größe und Frequenz der Mahlzeiten – an 4–12 Kreisläufen teil. In Ruhezeiten, z. B. in der Nacht, werden die Gallensäuren mit anderen Gallebestandteilen in der Gallenblase und im Dünndarm konzentriert. Die Elimination der Gallensäuren erfolgt über den Stuhl (0,2–0,6 g/täglich) und Urin (unter 0,5 mg täglich); die Neusynthese erfolgt in der Leber aus Cholesterin: Diese primären Gallensäuren sind Cholsäure und Chenodeoxycholsäure. Sekundäre Gallensäuren (Deoxycholsäure, Lithocholsäure) entstehen im Darm unter der Einwirkung von Bakterien; aus diesen entstehen tertiäre Gallensäuren (Sulfolithocholsäure bzw. Ursodeoxycholsäure).

Die *Regulation* der Gallebildung, die sowohl die Menge als auch den zeitlichen Faktor betrifft, ist nur zum Teil erforscht. Bei dem Fluß der primären Galle im Canaliculus, der etwa 450 ml/24 h ausmacht, sind Gallensäuren und Na^+ die antreibenden Kräfte. In den Ductuli können verschiedene Hormone die Sekretion einer NaCl- bzw. $NaHCO_3^-$-reichen Flüssigkeit anregen: Sekretin, VIP, Caerulein, Cholezystokinin, Gastrin. Zwischen der Gallensäurenpoolgröße und der Ausschüttung der Gallensäuren besteht eine umgekehrte Beziehung. Die Cholesterinsekretion ist von bestimmten Gallensäuren abhängig: verabreicht man z. B. Ursodeoxycholsäure, so wird die Freisetzung von Cholesterin (neben anderen Gallensäuren) in die Galle gehemmt.

Störungen der Gallebildung können global alle Sekretionsvorgänge betreffen (Cholestase): befindet sich die Ursache im Bereich der gallesezernierenden Mechanismen der Leber, so spricht man von *intrahepatischer Cholestase*. Die Ursache ist meistens eine primäre Sekretionsstörung mit Angriffspunkt am Hepatozyten, z. B. durch Entzündungen oder Giftwirkungen; mechanische Abflußbehinderungen innerhalb der Leber (bei Entzündungen, Neubildungen) sind, auch im Vergleich mit extrahepatischen Abflußbehinderungen (*extrahepatische Cholestase*), seltener. Sie sind zu erwarten, wenn der Druck in den Gallenwegen den Sekretionsdruck von etwa 23 mm Hg übersteigt.

Bilirubinstoffwechsel

Bilirubin entsteht als Abbauprodukt des Hämoglobins alter Erythrozyten (75%), des Myoglobins, der Zytochrome und der Katalasen in den Zellen des retikuloendothelialen Systems, in den Nieren sowie in den Hepatozyten in einer

Menge von täglich 250–300 mg. Der weitere Abbau kann allein in der Leber erfolgen. Zu diesem Zweck muß das Bilirubin ggf. in die Leber transportiert werden. Da es wasserunlöslich ist („unkonjugiertes" oder „indirektes" Bilirubin), muß dies durch Bindung an Serumalbumin erfolgen. Die Aufnahme in die Leber geschieht durch „erleichterte Diffusion". Im Hepatozyten wird Bilirubin zunächst an Ligandin bzw. Z-Protein gebunden, wodurch ein Reflux in das Blut verhindert wird. Der nächste Stoffwechselschritt ist die Konjugation mit 1 oder 2 Molekülen Glukuronsäure in den Mikrosomen, wobei die Enzyme Glukuronyltransferase und Glukuronosid-Glukuronosyltransferase mitwirken. Das entstandene „konjugierte" oder „direkte" Bilirubin ist wasserlöslich und kann unter Verbrauch von chemischer Energie in die Galle sezerniert werden. Vorher ist eine Anlagerung an Ligandin möglich. Mit der Galle wandert konjugiertes Bilirubin in den Darm. Da es nur schwer resorbiert werden kann, unterliegt es keinem enterohepatischen Kreislauf. Der weitere Abbau geschieht durch die Einwirkung der Darmflora, wobei farbloses Urobilinogen und dunkel pigmentierte Sterkobiline entstehen. Täglich werden etwa 70 mg Urobilinogen resorbiert und zum größten Teil von der Leber aufgenommen; lediglich 2 mg erscheinen im Urin. Sterkobiline sind braun gefärbt und verursachen die Stuhlfarbe. Eine graphische Darstellung des Abbauwegs von Bilirubin gibt Abb. 6.26.

Die Mehrzahl der Leberkrankheiten, Hämolysen mit vermehrtem Anfall von Bilirubin oder Abflußbehinderungen bei den Gallenwegen können zu *Störungen* des Bilirubinstoffwechsels führen. Es kommt u. U. zu einem Rückstau bzw. Anstieg des Serumbilirubins. Bei *Lebererkrankungen* kann jeder der erwähnten Stoffwechselschritte beeinträchtigt sein. Je nach der Ursache kommt es zu einem Anstieg des unkonjugierten bzw. des konjugierten Bilirubins. Limitierender Schritt beim Abbau ist die Exkretion in die Galle: die maximale Kapazität beträgt unter physiologischen Bedingungen 1000 mg/24 h. Bei geringen Hämolysen ist deshalb nicht mit einer Hyperbilirubinämie zu rechnen; auffallend ist allenfalls eine dunkle Stuhlfarbe.

Die Hyperbilirubinämie ist lediglich im Neugeborenenalter („Kernikterus") gefährlich. Die große klinische Bedeutung resultiert aus der leicht sichtbaren Gelbverfärbung infolge der Einlagerung in die Haut (*Gelbsucht*). Sie erfolgt etwa ab einer Serumkonzentration von 2,5 mg/dl (Norm bis ca. 1 mg/dl). Bei längerem Ikterus kann es auch zu einer Grünverfärbung kommen. Sichtbare Veränderungen des Urins entstehen bei Ausscheidung von konjugiertem Bilirubin, wodurch der Urin eine „bierbraune" Farbe erhält; ein lehmfarbener „acholischer" Stuhl resultiert aus einer fehlenden Ausscheidung in die Galle.

Biotransformation

In der Mikrosomenfraktion bzw. dem endoplasmatischen Retikulum besitzt die Leber ein bemerkenswertes, Zytochrome enthaltendes Enzymsystem: es katalysiert weitgehend unspezifisch Oxidationen von wasserunlöslichen endogenen (Steroidhormone, Prostaglandine etc.) und exogenen Stoffen (Medikamente, Gifte etc.), indem u. a. reaktive Hydroxy-, Amino- oder SH-Gruppen am Molekül eingeführt werden (Phase I); durch die anschließende Konjugation (Phase II) mit körpereigenen Substanzen (Glukuronid, Sulfat, Glykokoll) erhalten diese wasserlösliche Eigenschaften, so daß sie über die Galle oder den Urin ausgeschieden werden können. Ähnliche Enzymsysteme finden sich in niedriger Aktivität auch in der Lunge, dem Gastrointestinaltrakt, der Haut und den Nieren.

Die Bedeutung dieser *Biotransformation* liegt in erster Linie in der Entgiftung potentiell toxischer Substanzen und im Abbau von Arzneimitteln. Darüber hinaus können auf diesem Wege Metabolite mit Giftwirkungen entstehen. Die *Aktivität* ist von verschiedenen Faktoren abhängig: So gibt es große individuelle Unterschiede, eine Tatsache, die für die Dosierung von Arzneimitteln eine Rolle spielt; eine Aktivitätssteigerung ist nach Verabreichung von eiweißreicher Kost, Alkohol, Zigarettenrauchen oder nach medikamentöser Therapie (Theophyllin, Phenobarbital) beobachtet worden; jüngere Menschen besitzen eine höhere Enzymaktivität als ältere Personen. Schließlich sei erwähnt, daß mehrere Substanzen bei gleichzeitiger Metabolisierung die jeweiligen Reaktionsgeschwindigkeiten beeinträchtigen können. Dies gilt insbesondere für Disulfiram und Cimetidin.

Lebererkrankungen führen in unterschiedlichem Ausmaß zu einer Beeinträchtigung der Biotransformation. Dies gilt z. B. für Zirrhosen und – meist in geringeren Umfang – für akute Entzündungen. Das Ausmaß der Störung läßt sich beim einzelnen Fall schwer abschätzen; einen Anhaltspunkt gibt allenfalls der Albuminspiegel, sofern er die Fähigkeit der Leber zur Proteinsynthese reflektiert. Leberkrankheiten durch Gifte und Medikamente s. 6.7.

6.4 Klinisch-chemische Untersuchungsverfahren

Leberkrankheiten gehen mit Schädigungen der Hepatozyten, mit Funktionsstörungen sowie mit Gegenreaktionen einher. Diese Vorgänge lassen sich mit einer Vielzahl klinisch-chemischer Untersuchungsverfahren indirekt im Serum oder direkt im Leberpunktat sehr genau erfassen. Sie sind auch wertvolle Möglichkeiten für die Erkennung, Klassifizierung und Verlaufskontrolle. Ein gewisser Nachteil ist die geringe Spezifität vieler Tests; diese läßt sich durch die Kombination verschiedener Verfahren zu „Befundmustern" verbessern. Die modernen indirekten bildgebenden Verfahren (Sonographie, CT, Szintigraphie etc., s. 1) und die indirekten klinisch-chemischen Leberfunktionstests ermöglichen gemeinsam bei den meisten Fällen ausreichend genaue Diagnosen; die aufwendigeren, für den Patienten belästigenderen direkten Untersuchungsmethoden (Leberblindpunktion, Laparoskopie, s. 1.5.4) können auf diese Weise oftmals vermieden werden.

Von der Vielzahl der möglichen Labortests sind nur vergleichsweise wenige für die Diagnostik erforderlich. Eine Übersicht folgt auf S. 313.

Im einzelnen lassen sich diese Prüfverfahren in folgender Weise beschreiben:

Zellständige Substanzen, deren vermehrter Übertritt in das Blut eine direkte Hepatozytenschädigung anzeigt

Unter physiologischen Bedingungen erscheinen die diagnostischen Leberenzyme mehr oder minder fest im Gerüstwerk der Hepatozyten gebunden. Bei einer

Systematik der klinisch-chemischen Untersuchungsmethoden bei Leberkrankheiten. Gebräuchlichere Tests sind unterstrichen. (Nach [21].)

---

1. Zellständige Substanzen, welche durch ihren vermehrten Übertritt in das Blut eine direkte Hepatozytenschädigung anzeigen:
GOT, GPT, GLDH, LDH, Ferritin, Vitamin B_{12}

2. Indikatoren für reaktive Vorgänge bei der Leber:
Cholestasenenzyme (γ-Glutamyltranspeptidase, alkalische Phosphatase), α-Fetoprotein, Parameter des Kollagenstoffwechsels (Monoamin-Oxidase, Prokollagen [III]-Peptid, Hydroxyprolin).

3. Testverfahren zur Erfassung von Leberfunktionseinschränkungen:
- verminderte Elimination von Stoffwechselprodukten aus dem Blut: Bilirubin, Gallensäuren, Ammoniak,
- eingeschränkte Synthesen von Blutbestandteilen: Albumin, Cholinesterase, Gerinnungsenzyme, Lipoproteine,
- eingeschränkte Abbauraten bei „Belastungstests" mit gallenpflichtigen Substanzen (Bromthalein, Indozyaningrün, Bengalrosa) und urinpflichtigen bzw. abzubauenden Substanzen (Galaktose, Antipyrin/Aminopyrin, markiertes Humanalbumin).

4. Immunreaktionen anderer Organe:
Immunglobuline, Autoantikörper, zelluläre Immunreaktionen.

Schädigung, die zu einer Zerstörung dieser Struktur bzw. zu einer vermehrten Durchlässigkeit der Zellmembran führt, kommt es infolge des hohen Konzentrationsgradienten zwischen Zellinnerem und Extrazellulärraum zu einem vermehrten Enzymaustritt. Der weitere Strom zum Blut ist bei der Leber insofern erleichtert, als zwischen den Hepatozyten und den Sinusoiden über Endothelöffnungen und Disse-Spalten eine direkte Verbindung existiert. Verzögerungen oder Verzerrungen infolge der evtl. notwendigen Durchwanderung von Kapillargefäßen bzw. des Abtransports über Lymphgefäße, mit denen bei den anderen Organen gerechnet werden muß, entfallen. Dies bedeutet eine im Vergleich gesteigerte Empfindlichkeit bei den Serumspiegeln. Determinanten sind hier einerseits die Art und das Ausmaß der Zellschädigung, die Fixation in den Hepatozyten – die in den Mitochondrien besonders „fest" ist – die Größe der Moleküle sowie andererseits das Volumen des Verteilungsraumes und die Geschwindigkeit der Elimination (Tabelle 6.1). Kleinere Moleküle können über

Tabelle 6.1. Halbwertszeiten der Elimination von diagnostischen Leberenzymen aus dem Serum

Enzym	Halbwertszeit
GOT/AST	17± 5 h
GPT/ALT	47± 10 h
Alkalische Phosphatase	72–144 h
γ-Glutamyltranspeptidase	72– 96 h
Cholinesterase	ca. 10 Tage
Faktor VII	ca. 4 h
Faktor V	ca. 24 h
Faktor II	ca. 72 h

die Nieren ausgeschieden werden, größere Moleküle werden dagegen zellulär abgebaut; Proteasen verschwinden nach Komplexbildung mit α_2-Makroglobulin beschleunigt aus dem Blut.

Transaminasen. Als die empfindlichsten Indikatoren gelten die beiden Transaminasen: Aspartat-Aminotransferase (AST) bzw. Glutamat-Oxalazetat-Transaminase (GOT) und Albumin-Aminotransferase (ALT) bzw. Glutamat-Pyruvat-Transaminase (GPT). Die obere Normgrenze im Serum liegt je nach der gewählten Meßmethode in der Größenordnung von 20 U/l. Patienten mit leichten bis mittelschweren Schädigungen weisen Werte von 50–200 U/l auf. Bei akuter Hepatitis werden Aktivitäten in der Größenordnung 500–2000 U/l gemessen.

Die GPT ist teilweise in den Hepatozyten im Bereich der Portalfelder konzentriert. Aus dieser topographischen Besonderheit können sich ggf. Schlüsse über den Ort der Leberschädigung ziehen lassen, insbesondere wenn man ihren Wert mit dem der Glutamatdehydrogenase, die in den periportalen Hepatozyten lokalisiert ist, vergleicht (s. unten).

Glutamatdehydrogenase. Die Glutamatdehydrogenase kommt intramitochondrial vorzugsweise in den periportalen Hepatozyten vor. Ein vermehrter Austritt ist bei Schädigungen in diesem Bereich zu erwarten, d. h. bei toxischen und hypoxischen Leberschäden. Die Bestimmung der Aktivität wird allein bei diesen Fragestellungen empfohlen, wobei der Vergleich mit der GPT-Aktivität von besonderem Interesse ist.

Laktatdehydrogenase. Die Laktatdehydrogenase kommt in ähnlicher Aktivität in allen Hepatozyten vor; zugleich ist sie sehr locker im Zytoplasma gebunden. Die Aussagekraft ist in mancher Hinsicht der GOT (die allerdings auch intramitochondrial lokalisiert ist) vergleichbar. In der Regel kann auf die Bestimmung der LDH-Aktivität verzichtet werden.

Eisen, Vitamin B_{12}. Neben den Enzymen können alle in der Leber konzentrierten Stoffe als Indikator einer Leberschädigung dienen. So ist etwa ¼ des im Organismus gespeicherten *Eisens* in der Leber zu finden. Es erscheint dort als Ferritin und Hämosiderin. Entsprechend sind bei Schädigung Anstiege – insbesondere des Ferritins – zu beobachten. Erhöhte Konzentrationen der Transportform des Eisens (Transferrin) werden dagegen durch die bei manchen Lebererkrankungen (Hepatitis, Zirrhose) vorhandene Hämolyse erklärt. In ähnlicher Weise wie Ferritin können – ausreichende Depots vorausgesetzt – Anstiege der Serumspiegel von *Vitamin B_{12}* gemessen werden. Für die Routinediagnostik sind beide Methoden entbehrlich.

Indikatoren für reaktive Vorgänge bei der Leber

Als Antwort auf die Schädigungen können in der Leber Anpassungs- und Erneuerungsvorgänge beobachtet werden, die sich anhand verschiedener Meßgrößen erfassen lassen.

γ-Glutamyltranspeptidase. Die höchsten Aktivitäten der γ-Glutamyltranspeptidase (γ-GT), werden in den Kupffer-Sternzellen und in den Epithelien der Gallengangsductuli gemessen; Hepatozyten enthalten im Vergleich wenig γ-GT. Ein Anstieg wird durch mechanische Cholestasen, Alkohol, Medikamente, Gifte und Entzündungen erzeugt. Es handelt sich hierbei v. a. um eine Neusynthese, die sich durch Hemmer der Proteinsynthese blockieren läßt. Die γ-GT ist offenbar an der Außenseite der Zellmembranen lokalisiert: Dies könnte erklären, daß sie bereits bei geringfügigen Schäden ausgeschüttet wird.

Alkalische Phosphatase. Die alkalische Phosphatase (AP) wird als Folge von Leber- und Gallenwegserkrankungen vermehrt synthetisiert und steigt entsprechend bei „Cholestasen" – ähnlich aber nicht gleich der γ-GT – im Serum an. Eine weitere Quelle der alkalischen Phosphatase ist der Knochenstoffwechsel, was zur Erhöhung der Serumaktivitäten bei Jugendlichen im Wachstumsalter und bei Knochenerkrankungen (Entzündungen, Geschwülste) führen kann.

α-Fetoprotein. Beim α-Fetoprotein (AFP) handelt es um ein Glykoprotein, das im Zusammenhang mit dem Wachstum bzw. der Regeneration der Leberzellen vermehrt gebildet und in das Blut ausgeschüttet wird. Anstiege werden nach partieller Hepatektomie, bei Gravidität, bei primären Leberzellkarzinomen, teratogenen Tumoren sowie bei akuten und chronischen Leberentzündungen beobachtet. Bei der Hepatitis finden sich die höchsten Spiegel zur Zeit des Transaminasenabfalls; ein fehlender Anstieg gilt als prognostisch ungünstig.

Parameter des Kollagenstoffwechsels. Im Verlauf der chronischen Lebererkrankungen kommt es zur Ablagerung verschiedenartiger bindegewebiger Substanzen, insbesondere von Kollagenen des Typs I und III. Um diese wichtigen Vorgänge, an deren Ende die Zirrhose steht, zu erfassen wurden zahlreiche, zumeist methodisch aufwendige Tests vorgeschlagen, von denen hier Monoaminoxidase, Prokollagen-(III)-Peptid und Hydroxyprolin erwähnt werden sollen. Wegen der geringen Empfindlichkeit bzw. der mangelnden Spezifität erscheint bisher kein Verfahren für die Routinediagnostik geeignet.

Testverfahren zur Erfassung der Leberfunktionseinschränkungen

Im Gefolge der Leberkrankheiten manifestieren sich Einschränkungen der vielfältigen Funktionen der Leber (s. 6.3). Unabhängig vom Ausmaß der Schäden können sich Leistungsminderungen aufgrund der Reduktion der Zellzahlen, der geänderten Durchblutung oder der Störung einzelner Stoffwechselprozesse ergeben. Aus der Vielzahl der möglichen Testverfahren sollen hier nur einige gebräuchliche vorgestellt werden. Da jeweils verschiedene Faktoren des Leberstoffwechsels erfaßt werden, ist die Spezifität der Aussagen begrenzt.

Stoffe, die die Leber aus dem Blut eliminiert, werden sich bei einer Insuffizienz – abhängig von der Leistungsreserve – anstauen. Dies betrifft insbesondere das konjugierte und unkonjugierte *Bilirubin*, die *Gallensäuren* sowie das *Ammoniak*. Die Hyperbilirubinämie und als Folge die Gelbsucht sind vor allem praktisch bedeutsame Indikatoren der eingeschränkten Leberfunktion bzw. der Ausscheidung der Galle sowie des gesteigerten Erythrozytenzerfalls. Die Gallensäurenspiegel (z. B. 2 h nach einer Mahlzeit) und die Ammoniakspiegel werden bei schwerer Leberinsuffizienz mit Juckreiz bzw. Enzephalopathie erhöht angetroffen (weitere Einzelheiten s. 6.3).

Da die Mehrzahl der *Serumproteine von der Leber synthetisiert* wird, ist im Gefolge von schweren Funktionsstörungen mit einem Abfall der Spiegel zu rechnen. Von den vielen möglichen Eiweißkörpern werden als Marker besonders Albumin, Cholinesterase und Gerinnungsenzyme herangezogen. *Albumin* gilt nicht als empfindlicher Indikator, da offenbar bei der Herstellung – täglich sind es im Durchschnitt 17 g – und beim Abbau Regulationsmechanismen bestehen, die die Konzentrationsänderungen bei leichteren Erkrankungen, insbesondere bei akuten Entzündungen und manchen Zirrhosen, ausgleichen. Neben der Information über die Synthesefähigkeit der Leber erlaubt die Serumalbuminkonzentration auch die Abschätzung des kolloidosmotischen Drucks. Die *Cholinesterase* ist im Vergleich mit dem Albumin in mancher Hinsicht besser für die Diagnostik geeignet, da Regulationsmechanismen offenbar eine geringere Rolle spielen. Ein Absinken der Plasmaspiegel ist bei Schädigung der Hepatozyten bzw. bei Verminderung der funktionsfähigen Hepatozytenzahl sowie bei Mangelernährung zu beobachten; Anstiege erfolgen dagegen bei Leberverfettung und in der Initialphase von Eiweißverlustsyndromen. *Gerinnungsenzyme* sind aufgrund der raschen Elimination aus dem Serum beim akuten globalen Hepatozytenversagen von besonderem Interesse. Hierzu zählen vor allem Faktor VII oder die Summe aus den Faktoren II, V, VII (Colombi-Index) sowie das Antithrombin III. Als prognostisch ungünstig gilt ein Colombi-Index unter 100% (Norm ca. 300%). Antithrombin III verhindert die Gerinnung, indem es die gerinnungsaktivierenden Substanzen hemmt. Sinkt die Aktivität unter 60–70%, so ist mit dem Beginn einer Verbrauchskoagulopathie zu rechnen. Normale oder erhöhte Fibrinogenspiegel widersprechen in der Anfangsphase nicht einem vermehrten Verbrauch, da durch vermehrte Ausschüttung ein Konzentrationsabfall im Blut verhindert werden kann.

In der Vergangenheit wurde eine Vielzahl von „*Belastungstests*" entwickelt, bei denen die Leberfunktion anhand der Elimination eines exogen zugeführten Stoffes bemessen wird. Die Aussagekraft ist relativ unspezifisch, da beim Abbau der Prüfsubstanzen eine Vielzahl von Faktoren eine Rolle spielen: Serumeiweißbindung, Leberdurchblutung, Aufnahme in die Hepatozyten, Integrität des intrazellulären Stoffwechsels, Speicherfähigkeit der Hepatozyten, Intaktheit der Ausscheidungsmechanismen etc. Auch sind bei manchen der empfohlenen Testsubstanzen schwere allergische Nebenreaktionen möglich. Aus diesen Gründen werden Belastungstests nur bei speziellen Fragestellungen und am besten mit markierten Substanzen, die sich so niedrig dosieren lassen, daß Allergien nicht zu erwarten sind, durchgeführt. Mit *Bromthalein, Indozyaningrün* oder *Bengalrosa* läßt sich die Fähigkeit gallepflichtige Substanzen aufzunehmen, zu speichern und zu sezernieren prüfen. So kann beispielsweise die Bilirubintransportstörung beim M. Dubin-Johnson vom Ikterus infolge M. Gilbert abgegrenzt werden. *Galaktose* wird nach parenteraler Gabe zum größten Teil in der Leber abgebaut; etwa 7% erscheinen im Urin. Störungen der Elimination infolge Leberkrankheiten lassen sich anhand der vermehrten Urinausscheidung, der verminderten Abbaurate im Blut oder der reduzierten Exhalation von markiertem CO_2 ermessen. Belastungstests mit *Antipyrin/Aminopyrin* ermöglichen die Abschätzung der hepatischen Biotransformation; allgemeine Aussagen über den Abbau anderer Drogen werden jedoch nicht ermöglicht. Am besten erfolgt die Messung durch das ausgeatmete markierte CO_2 nach oraler Gabe von ^{14}C-Aminopyrin. *Markiertes, durch Hitze denaturiertes Albumin* ist neben anderen Substanzen für die Prüfung der Phagozytose der Makrophagen, die hier zum wesentlichen Teil in den Kupffer-Sternzellen der Leber stattfindet, geeignet. Obgleich bei verschiedenen Zuständen Steigerungen (Infekte, Östrogenbehandlung) oder Hemmungen (Zirrhose, Therapie mit Glukokortikoiden und Zytostatika, Endotoxinämie) erfolgen, werden Phagozyteste bisher nicht in der Routinediagnostik der Leberkrankheiten eingesetzt.

Immunreaktionen sind aus verschiedenen Ursachen im Zusammenhang mit Leberkrankheiten möglich: 1. durch Austritt intrazellulärer Proteine in das Blut, die als Fremdproteine erkannt werden; 2. durch Änderung der Zelloberflächen infolge eingebauter Virusantigene, die zelluläre und luminale Abwehrmechanismen auslösen; 3. durch vermehrten Zufluß von Antigenen aus dem Gastrointestinaltrakt (Bakterien, Endotoxine etc.) infolge einer verminderten Zahl funktionsfähiger Kupffer-Sternzellen.

Überaus häufig finden sich bei chronischen Leberentzündungen Vermehrungen der *γ-Globuline*, wobei zwischen den jeweiligen Spiegeln eine direkte Beziehung zum Ausmaß der entzündlichen Vorgänge besteht. In der Regel werden alle Arten der γ-Globuline betroffen, wobei die einzelnen Immunglobulinklassen abhängig von der Ätiologie Unterschiede zeigen: IgG kann besonders bei entzündlicher Infiltration der Leber ansteigen, beispielsweise infolge chronisch aggressiver Hepatitis. Toxische Reaktionen, z. B. bei Alkoholismus, sind durch vorwiegenden Anstieg der IgA-Spiegel, evtl. auch von IgM gekennzeichnet. Vermehrte Konzentrationen der IgM sind Merkmal von primären und sekundären biliären Erkrankungen, insbesondere biliären Zirrhosen.

Im Rahmen der Lebererkrankungen können unterschiedliche *Autoantikörper* im Serum erscheinen. Da sie antigene Determinanten mit unveränderten Zellbestandteilen, z. B. auch von Tieren, gemeinsam haben, lassen sie sich relativ einfach nachweisen. Sie treten unspezifisch als Begleitphänomen auf. Ihren diagnostischen Wert besitzen sie vor allem aufgrund der Kombination zu „Autoantikörpermustern", die eine Reihe von Lebererkrankungen charakterisieren: so werden fast ausnahmslos bei *primär biliärer Zirrhose* antimitochondriale Antikörper (AMA) gefunden; hinzu kommen in wechselnder Häufigkeit Antikörper gegen Gallengänge, Kerne, glatte Muskulatur oder − in fortgeschrittenen Fällen − gegen leberspezifisches Protein (s. 6.15). Bei den *chronischen Hepatiden* lassen sich aufgrund des Antikörpermusters verschiedene Formen abgrenzen. Die lupoide Hepatitis etwa ist durch das Auftreten von antinukleären Antikörpern (ANA), Antikörpern gegen glatte Muskulatur (SMA) oder Lebermembranantigenen (LMA) gekennzeichnet; hinzu kommt eine Hyper-γ-Globulinämie. Diagnosen lassen sich nur im Zusammenhang mit dem klinischen Bild und eventuellen weiteren Befunden stellen: Erwähnt werden soll das Auftreten verschiedenartiger Autoantikörper bei medikamentösen bzw. toxischen Leberschäden. Zelluläre Immunphänomene sind im Zusammenhang mit Leberkrankheiten in größerer Zahl mitgeteilt worden. Eine diagnostische Bedeutung haben sie bisher nicht erlangt.

6.5 Akute Virushepatitis

Die epidemisch auftretende „Gelbsucht" mit akuter Nekrose von Hepatozyten und Entzündung ist als ernstes Krankheitsbild seit langer Zeit bekannt. Erst in den letzten Jahren gelang die Identifizierung von Viren, die diese Hepatitis verursachen. Man kann heute aufgrund von klinischen und klinisch-chemischen Kriterien 4 *Erreger* definieren: Hepatitis-A-Virus (HAV), Hepatitis-B-Virus (HBV), Deltaagens (wirksam gemeinsam mit HBV), sowie Viren, die nicht mit HAV und HBV identisch sind („Nicht-A-Nicht-B-Viren", „NANBV"). Daneben gibt es eine Reihe von Erregern, die primär andere Organe befallen, bei denen jedoch auch eine Leberbeteiligung beobachtet werden kann: Epstein-Barr-Virus, Zytomegalievirus, Herpes-simplex-Virus, Varizellenvirus, Rötelnvirus, Mumpsvirus.

Pathologie. Das Kennzeichen der akuten Virushepatitis sind diffuse Parenchymveränderungen, die sich in einer kleinen Leberprobe, die durch Blindpunktion oder bei der Laparoskopie entnommen wurde, ausreichend gut beurteilen lassen. Ähnliche Veränderungen werden bei Drogenhepatitis und Alkoholismus beobachtet, was u. U. differentialdiagnostische Schwierigkeiten bereiten kann.

Das Kennzeichen der *akuten ikterischen Hepatitis* ist die Schädigung der Hepatozyten. Im histologischen Bild erscheinen sie balloniert, aufgelöst, als eosinophile Nekrose oder azidophile Körperchen (Councilman bodies). Hinzu kommen sich regenerierende Zellen, erkennbar an Mitosen, mehrkernigen Zellen oder vergrößerten Kernen (Abb. 6.3).

Reaktionen des Mesenchyms sind u. a. Rundzellinfiltrate um die Nekrosen, Aktivierung der Sternzellen sowie Infiltrate in den Portalfeldern. Zeichen der Cholestase finden sich meist später im Verlauf der Hepatitis. Bemerkenswert ist die oftmals geringe Übereinstimmung von klinischen, klinisch-chemischen und histologischen Befunden, wobei letztere noch Monate nach der „Ausheilung" Veränderungen zeigen können.

Schwere Verlaufsformen sind durch Konfluieren der herdförmigen Nekrosen oder durch globale Nekrose der Hepatozyten (akute Leberdystrophie) gekennzeichnet.

Klinik. Die Hepatitiserkrankung verläuft unabhängig vom Erreger in ähnlicher Weise. Eine Zuordnung zum Erregertyp ist aufgrund des klinischen Bildes allein nicht zuverlässig möglich. Unterschiede bestehen bei der *Inkubationszeit,* die wenige Tage bis zu über ein halbes Jahr betragen kann (Tabelle 6.2). Bei der Hepatitis B scheint die Menge der aufgenommenen Viren eine Rolle zu spielen, d. h. je größer das Inokulum, desto kürzer die Zeitspanne bis zur Manifestation der Erkrankung. Sehr kurze Inkubationszeiten von Hepatitis NANB wurden nach Gabe von Gerinnungsfaktoren (Fibrinogen, antihämophiles Plasma, Faktor IX-Konzentrat) an Patienten mit Hämophilie beobachtet.

Prodromalerscheinungen können sich in unterschiedlicher Weise zeigen oder auch fehlen. In der Regel beginnen unspezifische Beschwerden 3−5 Tage vor dem Ausbruch der Gelbsucht. Sie betreffen Abgeschlagenheit, Appetitlosig-

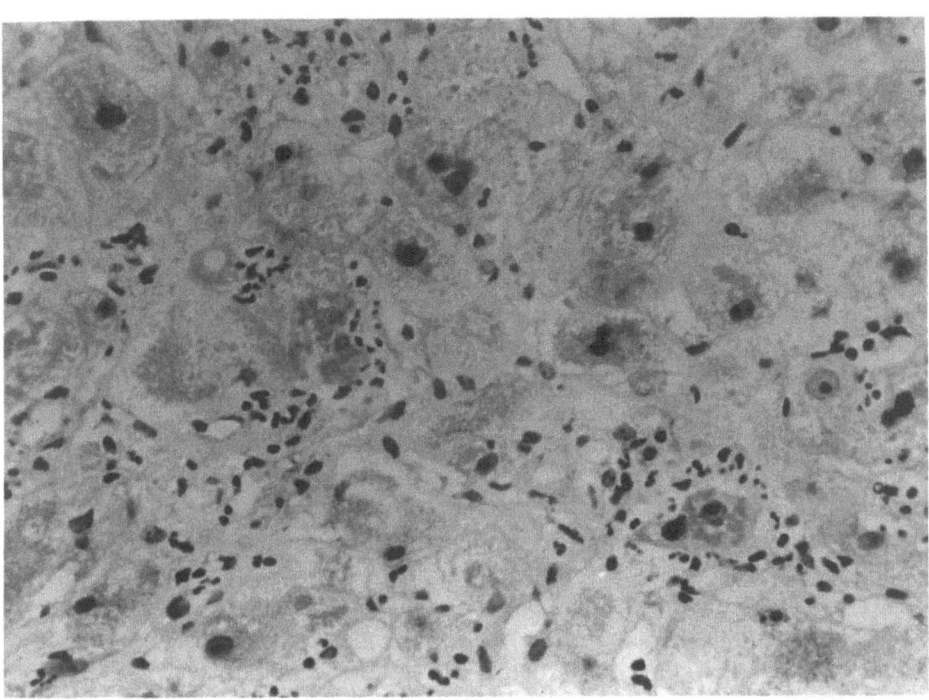

Abb. 6.3. Akute Virushepatitis. Im histologischen Präparat erscheinen als Folge der Infektion die Hepatozyten pleomorph und z. T. in Auflösung. Einzelne Zellen weisen ein dunkles, azidophiles Zytoplasma auf. Daneben existiert eine Durchsetzung des Gewebes mit Entzündungszellen. (Es ist erstaunlich, wie gering oftmals die subjektiven Beschwerden trotz der massiven Leberveränderungen sind)

Tabelle 6.2. Akute Virushepatitis. Merkmale der verschiedenen Typen. (Nach [10])

	Hepatitis A	Hepatitis B	Delta-Hepatitis	NANB-Hepatitis
Erreger, Größe	HAV, 27 nm	HBV, 42 nm	Deltaagens, 35 nm	–
Antigene	HA Ag	HBsAg HBcAg HBeAg	Delta	–
Antikörper	Anti-HAV	Anti-HBs Anti-HBc Anti-HBe	Anti-Delta HBsAg	–
Inkubationszeit (Mittelwert, Bereich)	28 (15–45)	75 (28–225)	35	50 (7–180)
Übertragung	Fäkal-oral	Parenteral	Parenteral	Parenteral
Beginn	Plötzlich, Myalgien Fieber, Kopfschmerzen	Allmählich, Arthralgien Hautausschlag	–	Allmählich
Mortalität	0,2%	0,2–1%	–	0,2–1%
Übergang in chronische Hepatitis	0	5–10%	–	20–60%

keit, Übelkeit, Brechreiz, Erbrechen, diskrete viszerale Schmerzen im rechten Oberbauch, generalisierte Schmerzen, Fieber oder Katarrh; Rauchern schmecken möglicherweise ihre Zigaretten nicht mehr. Urtikarielle Hautausschläge, Fieber und Arthralgien, die wechselnd die großen Gelenke befallen („Der Schmerz leckt am Gelenk"), werden auf Immunkomplexbildung bei Hepatitis B (evtl. auch Typ NANB) zurückgeführt; sie verschwinden gewöhnlich mit dem Ausbruch von Gelbsucht. Ein grippeähnliches Bild mit plötzlichen Kopfschmerzen, Myalgien, Fieber bis 39,5 °C und eventuellem Schüttelfrost kann der Anfang einer Hepatitis A sein.

Die *klinische Manifestation* beginnt typischerweise mit dem Auftreten von Gelbsucht, dunklem „bierbraunem" Urin und hell verfärbten Stühlen.

Die Gelbfärbung der Haut ist auf die Einlagerung von Bilirubin zurückzuführen. Wie bei vielen hepatobiliären Erkrankungen kann es nicht ausreichend abgebaut bzw. ausgeschieden werden und staut sich im Blut an. Bilirubin kann in allen Geweben und Körperflüssigkeiten erscheinen. Wird es im Auge abgelagert, kommt es zum Gelbsehen (Xanthopsie). Exsudate sind vermutlich wegen des höheren Eiweißgehaltes stärker gefärbt als Transsudate. Eine besonders starke Bindungsfähigkeit für Bilirubin besitzen elastische Fasern; dies dürfte der Grund sein, daß Haut und Skleren besonders gelb gefärbt werden. Im Vergleich wird konjugiertes Bilirubin besser gebunden als unkonjugiertes Bilirubin, wahrscheinlich weil es aufgrund der Wasserlöslichkeit die Gewebe leichter durchdringt. Konjugiertes Bilirubin kann auch im Urin ausgeschieden werden und erzeugt dort die „bierbraune Farbe" sowie einen braungelben Schüttelschaum. Die Lehmfarbe des Stuhls ist auf das Fehlen von Bilirubinabbauprodukten (Sterkobiline) zurückzuführen.

Mit dem Auftreten des Ikterus verschwinden Prodromi, insbesondere Fieber, Kopfschmerzen oder Arthralgien. Abgeschlagenheit, Appetitlosigkeit und allgemeines Krankheitsgefühl können sich dagegen noch verstärken; sie werden als Indikatoren der Entzündung angesehen, da die Rekonvaleszenz sich meist zuerst an der Besserung dieser Allgemeinzeichen zeigt.

Obstipationsneigung und Juckreiz lassen sich auf Störungen im Gallensäurenstoffwechsel zurückführen: Infolge des Wegfalls der Ausscheidung in den Intestinaltrakt wird die Austrocknung der – ohnehin geringen – Fäzes begünstigt; der Juckreiz entsteht durch die erhöhten Gallensäurenspiegel im Blut, die auf die verminderte Aufnahme und Ausscheidung in die Galle zurückzuführen sind.

Die *Dauer* der akuten Hepatitis weist große Unterschiede auf. In der Regel verschwindet die Gelbsucht nach 2–3 Wochen; es gibt jedoch prolongierte Verlaufsformen, bei denen Erscheinungen über Monate bestehen. Rezidive sind im Vergleich selten; möglich sind auch Zweitinfektionen. Im Verlauf der Erkrankung sind Patienten oftmals depressiv oder ängstlich. Inwieweit es sich hier um eine psychogene Reaktion oder um eine Folge der Leberstoffwechselstörungen handelt, ist unklar. Am häufigsten sind diese Beschwerden zu beobachten, wenn akute Erscheinungen abgeklungen sind und lediglich Veränderungen der klinisch-chemischen Parameter existieren.

Bei der *körperlichen Untersuchung* gilt die Aufmerksamkeit vor allem der Haut und den Bauchorganen. Ein Ikterus ist erkennbar, wenn der Serumbilirubinspiegel über ca. 2,5 mg/dl liegt. Am besten geeignet zur Untersuchung ist Tageslicht, in dem insbesondere die Skleren betrachtet werden sollten. Die Leber ist meist vergrößert, mit abgerundetem Rand und mäßig vermehrter Konsistenz; hinzu kommt eine Druckempfindlichkeit, bei der die Patienten viszerale Schmerzen angeben. Bei etwa 15% der Fälle ist eine Splenomegalie festzustellen. Seltenere Befunde sind urtikarielle Hautausschläge (s. oben) oder akneähnliche Veränderungen.

Besonderheiten der verschiedenen Hepatitistypen

Der Hepatitis-A-Virus wird oral aufgenommen und nach Abgabe in die Galle in den ersten 2 Wochen der manifesten Infektion mit dem Stuhl ausgeschieden (s. Tabelle 6.2). Die Ausbreitung erfolgt über kontaminiertes Trinkwasser oder Speisen; mögliche Quellen sind u. a. Austern und unzureichend gekochte Seefische. Das klinische Bild wird durch plötzlichen Krankheitsbeginn mit verschiedenen Prodromi (s. oben) charakterisiert. Das Virus wirkt offenbar durch eine direkte Schädigung der Hepatozyten; Immunreaktionen sollen von untergeordneter Bedeutung sein. Im Gegensatz zu den anderen Hepatitisformen entwickelt sich keine chronische Hepatitis; in einzelnen Fällen kann es jedoch zu prolongierten Verläufen kommen. Aufgrund der Serumantikörper läßt sich die Durchseuchung der Bevölkerung abschätzen. Sie ist besonders in den warmen Ländern sehr hoch (bis 100%), während sie in Mitteleuropa in der Größenordnung 40–60% der Erwachsenen – bei abnehmendem Trend – beträgt. Die größte Ansteckungsgefahr geht von Reisen in Länder mit ungünstigen hygienischen Bedingungen und hoher Durchseuchung aus.

Der *Hepatitis-B-Virus* wird allein auf parenteralem Weg oder durch Intimkontakte übertragen. Bereits 0,001 ml infektiöses Blut sollen für die Ansteckung ausreichen. Häufigste Infektionsquellen sind kontaminierte Blutkonserven bzw. Blutderivate, Injektionen mit kontaminierten Nadeln oder Ansteckung durch Kontakt mit infiziertem Material über Hautverletzungen. Entsprechend finden sich gehäuft Erkrankungen bei exponierten Personen: Ärzte, Laboranten, Dialysepatienten, Hämophile, onkologische Patienten; etwa bei der Hälfte der Betroffenen ist keine Ansteckungsursache zu ermitteln. Mögliche Quellen sind auch Intimbeziehungen zu infizierten Personen; dies betrifft besonders Homosexuelle mit häufigem Partnerwechsel. Schließlich ist eine Ansteckung durch infektiöse Rasiermesser (Friseur), Instrumente für Maniküre, Zahnbürsten etc. möglich. Der Beginn der Krankheitserscheinungen ist im Vergleich mit der Hepatitis A milder (s. oben), insgesamt verläuft die Infektion jedoch schwerer; bei 5–10% der Betroffenen ist ein Übergang in eine chronische Hepatitis zu erwarten. Die Lebererkrankung wird hierbei weniger durch HBV, sondern durch Immunreaktionen gegen infizierte Hepatozyten hervorgerufen. Die Prävalenz von HBV wird in der BRD mit 0,1% angenommen; auch hier ist die Zahl in den warmen Ländern mit bis zu 40% wesentlich höher. Legt man als Maß für durchgemachte Infektionen das Vorkommen von Anti-HBc zugrunde, so wären in der BRD in der Altersgruppe der 50jährigen etwa 10–20% betroffen.

Die *Deltahepatitis* wurde ursprünglich in Italien festgestellt, wo im Süden diese Infektion endemisch vorkommt. Inzwischen ist sie – offenbar durch kontaminierte Nadeln von spritzenden Drogenabhängigen – über die ganze Welt verbreitet worden; Antikörper gegen das Deltaagens wurden beispielsweise bei der Mehrzahl der hämophilen Patienten, die häufig Gerinnungsfaktoren aus Fremdblut benötigen, festgestellt. Es handelt sich bei dem Erreger um ein defektes virusähnliches Agens, das sich nur in Gegenwart von HBV vermehren kann. Ursprünglich hatte man sogar angenommen, es wäre ein Bestandteil des HBV. Die Übertragung erfolgt ähnlich wie Hepatitis B auf parenteralem Weg oder durch Intimkontakte. Die klinische Bedeutung liegt in der Verstärkung der Symptome von Hepatitis B. Hier kann es entweder bei Patienten mit akuter Entzündung oder bei HBV-Trägern seine Wirkung entfalten. Häufig werden als Folge fulminante Verlaufsformen oder rasch progrediente chronische Entzündungen beobachtet. Besonders bei unklaren „Exazerbationen" von Hepatitis B sollte an Deltahepatitis gedacht werden.

Die *Hepatitis NANB* ist – wie der Name bereits sagt – eine Ausschlußdiagnose. Sie läßt sich nicht direkt nachweisen, da spezifische Marker fehlen. In der Art der Übertragung und im klinischen Bild ähnelt diese Form am meisten der Hepatitis B. Ein Charakteristikum sind protrahierte, anikterische Verläufe, die den Patienten im Vergleich weniger beeinträchtigen und häufiger in chronische Hepatitis übergehen. Die Übertragung erfolgt auf parenteralem Weg. NANBV ist die häufigste Ursache der Posttransfusionshepatitis sowie der Hepatitiden bei Hämophilen und spritzenden Drogenabhängigen. Für die Diagnose sollte der mögliche Ansteckungsweg bekannt sein; im übrigen müssen andere Ursachen erwogen werden.

Ungewöhnliche Verlaufsformen. Bei einem Teil der an akuter Virushepatitis erkrankten Personen werden von der benignen „Gelbsucht" abweichende, z. T.

Tabelle 6.3. Ungewöhnliche Verlaufsformen und Komplikationen der akuten Virushepatitis

Diagnose	Bemerkungen
Anikterische Hepatitis	Häufigste Form; Typen B/NANB: Übergang in chronische Hepatitis gehäuft?
Cholestatische Hepatitis	Verlaufsformen mit vorwiegender Cholestase
Fulminante Hepatitis	Bedrohlichste Form; Letalität infolge akutem Leberzerfall ca. 50%
Chronische Hepatitis	Betrifft Hepatitis B/Deltahepatitis, Hepatitis NANB
Aplastische Anämie, Agranulozytose, Thrombopenie	Seltene Komplikationen mit schlechter Prognose
Akute Pankreatitis	Begleitreaktion bei 30–50% mit geringer klinischer Bedeutung
Proteinurie, Glumerulonephritis, Nierenversagen	Betrifft vorwiegend Typen B/NANB bzw. schwere Verläufe
Arthralgien/Polyarthritis, Myalgien	Prodromalzeichen
Panarteriitis nodosa	Betrifft Typ B
Urtikaria, Erytheme, Myokarditis, Perikarditis, Pleuraerguß	Prodromalzeichen
Neurologische Störungen: Meningitis, Enzephalitis, Myelitis, Guillain-Barré-Syndrom, Neuritis	Seltene Komplikationen, meist reversibel

bedrohliche Verläufe sowie Komplikationen beobachtet. Eine Zusammenstellung findet sich in Tabelle 6.3.

Die Infektion mit Hepatitisviren kann im einzelnen Fall sehr unterschiedlich verlaufen. Die wichtigsten Komplikationen sind die chronische Hepatitis, die im folgenden Abschnitt dargestellt ist, und das *fulminante Leberversagen*. Die Häufigkeit wird mit 0,2 – 1% angegeben, wobei alle Hepatitistypen in Frage kommen. In der Regel entwickeln sich die Symptome rasch innerhalb der 1. Krankheitswoche, bei späteren Exazerbationen im Rahmen von Hepatitis B ist auch an eine Deltahepatitis zu denken. Die Patienten werden zunehmend somnolent und sterben mit den Zeichen des Leberzerfallskomas. Als empfindlichster Indikator gilt der Abfall der Gerinnungsfaktoren mit kurzer Serumhalbwertszeit. So ist ein „Colombi-Index", der aus der Summe der Faktoren II, V, VII errechnet wird, unter 100% als prognostisch ungünstig zu werten. Im Durchschnitt sterben etwa 50% der Erkrankten; bei Personen über 40 Jahre dürften die Aussichten ungünstiger sein.

Virushepatitis während der *Schwangerschaft* geht mit keinem erhöhten Risiko für die Gravide und die Frucht einher. Beim Neugeborenen kommen ggf. prophylaktische Maßnahmen durch passive bzw. aktive Immunisierung in Betracht.

Diagnose. Anamnese und Befund lassen in den meisten Fällen die Diagnose bereits vermuten; durch technische Untersuchungen ist dann unschwer die Bestätigung und die Klassifizierung möglich.

Es genügen meist wenige Verfahren; eine Zusammenstellung folgt.

Labortests bei akuter Virushepatitis

Bilirubin
SGPT, SGOT
Alkalische Phosphatase
γ-Glutamyltranspeptidase
Blutsenkung
Großes Blutbild
Quick-Test, partielle Thromboplastinzeit
Gesamteiweiß, Elektrophorese
Immunglobuline
Autoantikörper
Serologische Tests (anti HAV IgM; HBs Ag; anti HBc IgM etc.)

Die Bedeutung der einzelnen Prüfungen wurde im Kapitel 6.4 beschrieben. Für die Diagnostik und Verlaufskontrolle erscheinen Bilirubin, Transaminasen (oftmals auf das 100fache der Norm erhöht), γ-GT, Blutbild und Blutsenkung geeignet. Letztere ist bevorzugt bei Hepatitis A mäßig beschleunigt. Die Gerinnungsfunktionen sind vor allem als Indikatoren des akuten Leberzerfalls wichtig. Verschiebungen der Serumeiweißkonzentrationen mit Abfall des Albumins und Zunahme der γ-Globuline geben einen Hinweis auf den Übergang zur chronischen Hepatitis. Die spezifischen Immunglobuline sind oftmals erhöht: Bei Typ A ist es vor allem IgM, bei Typ NANB ist es in erster Linie IgG; Typ-

B-Infektionen führen nur zu geringen Anstiegen. Autoantikörper sind häufig im Verlauf der akuten Hepatitis nachweisbar: In verschiedenen Mitteilungen sind bei ca. 80% Anti-DNA, bei ca. 60% Antikörper gegen leberspezifisches Protein (Anti-LSP), bei ca. 50% Antikörper gegen glatte Muskulatur, bei ca. 40% Antikörper gegen Lebermembranen, bei ca. 10% antinukleäre Antikörper (ANA) und bei ca. 5% antimitochondriale Antikörper (AMA). Im Verlauf der Ausheilung verschwinden diese immunologischen Marker aus dem Serum; bleiben sie nachweisbar, so ist dies ein Hinweis auf den Übergang in eine chronische Hepatitis.

Entscheidend für die Klassifizierung sind die serologischen Tests. *Hepatitis-A-Virus* ist ca. 2 Wochen vor dem Ende der Inkubationszeit und bis zu 2 Wochen nach Manifestation der Erkrankung im Stuhl zu finden; in dieser Zeit besteht auch Ansteckungsgefahr. Etwa mit dem Beginn der klinischen Symptome sind Antikörper gegen HAV (Anti-HAV) im Serum zu finden, wobei diese wahrscheinlich lebenslang nachweisbar bleiben. Bei akuter Erkrankung handelt es sich um IgM; Anti-HAV in der IgG-Klasse zeigen dagegen eine Immunität nach durchgemachter Infektion an.

Die serologischen Nachweisreaktionen einer *Hepatitis B* sind komplizierter zu interpretieren, weil die verschiedenen immunologischen Eigenschaften des Virus (HBs-Ag = Hüllmaterial; HBc-Ag und HBe-Ag ist Material aus dem Inneren der Viruspartikel, wobei HBe-Ag ein Bestandteil von HBc-Ag darstellt) und die spezifischen Antikörper (Anti-HBs; Anti-HBc; Anti-HBe) unterschiedlich im Verlauf einer Infektion nachzuweisen sind. HBs-Ag erscheint zusammen mit HBe sowie anderen Markern (HBV-DNS, DNS-Polymerase) bereits vor dem Manifestwerden von Beschwerden im Serum, wobei die Titer kontinuierlich ansteigen. Mit dem Ausbruch der Erkrankung sind in der Regel die höchsten Spiegel erreicht; im weiteren Verlauf verschwinden HBV-DNS und DNS-Polymerase, etwas später HBe-Ag. HBs-Ag persistiert dagegen meist bis zur Rekonvaleszenz: Die Elimination aus dem Serum erfolgt hierbei mit einer Halbwertszeit von etwa 8 Tagen, wobei nach 8 Wochen ca. 5% der Fälle HBs-Ag negativ sind. Bei geringen initialen Titern ist HBs-Ag mit dem Auftreten klinischer Erscheinungen möglicherweise nicht mehr nachzuweisen; die Infektion ist dann evtl. anhand von HBc bzw. spezifischen Antikörpern zu erkennen.

HBe zeigt die Infektiosität, obgleich es nicht mit dem eigentlichen Virus identisch ist. Mit der Elimination ist die Gefahr der Ansteckung beseitigt, zugleich ist der Übergang in eine chronische Hepatitis unwahrscheinlich geworden. Dies wird auch am Auftreten von Anti-HBe verdeutlicht (Serokonversion). HBc-Antigen ist mit den üblichen Methoden nicht im Serum nachzuweisen; Anti-HBc ist dagegen regelmäßig kurz vor dem Manifestwerden der Hepatitis zu finden. Es bleibt lange Zeit nachweisbar; als bestes Zeichen der akuten Infektion gilt – neben dem HBs-Ag – die in den IgM transportierte Fraktion des HBc-Ag.

Anti-HBs erscheint erst nach dem Verschwinden von HBs-Ag im Blut; es gilt als der Marker der Rekonvaleszenz und der Immunität. Bei etwa 10% wird trotz klinischer Ausheilung kein Anti-HBs gefunden.

In der Mehrzahl der Fälle verläuft die Hepatitis B anikterisch und wird allenfalls zufällig entdeckt. Von besonderem Interesse ist das HBs-Ag-Carriersta-

Tabelle 6.4. Bedeutung der serologischen Parameter bei Hepatitis-B-Infektion

	HBsAg	Anti-HBsAg	HBeAg	Anti-HBeAg	Anti-HBcAg
Akute Hepatitis B					
Frühphase	+		(+)		
Spätphase, chronische Hepatitis	+		+		+
Rekonvaleszenz, Frühphase			(+)		+
Rekonvaleszenz, Immunität	+			+	+
Abgelaufene Hepatitis B		(+)			(+)
Erfolgreiche Impfung		+			
Infektiöser Carrier, evtl. abklingende/chronische Hepatitis B	+			+	+

dium, bei dem − auch meist als Zufall − im Serum HBs-Ag, Anti-HBc und Anti-HBe vorhanden sind; man geht davon aus, daß eine milde verlaufene, akute Hepatitis vorausging. Die Übergänge zur chronischen Hepatitis, die vor allem am Fehlen von Anti-HBe bzw. dem Vorkommen von HBe-Ag erkennbar ist, sind fließend. Eine Zusammenstellung typischer serologischer Befunde bei Hepatitis B zeigt Tabelle 6.4.

Die *Deltahepatitis* ist im Rahmen der Hepatitis B durch das Auftreten von Deltaantigen am Ende der Inkubationszeit und mit dem Beginn der klinischen Erscheinungen feststellbar. Antidelta wird in der Folge gebildet und verschwindet in der Regel rasch. Eine chronische Deltahepatitis soll nur selten vorkommen.

In der bildgebenden Diagnostik wird v. a. die *Sonographie* eingesetzt. Hier erscheint die Leber nur gering verändert: möglicherweise besteht eine leichte Größenzunahme und Abrundung der Form; das Parenchymbild weist als Folge des entzündlichen Ödems eine diskrete Reflexverminderung auf (Abb. 6.4). Weitere mögliche Zeichen sind eine Kalibervergrößerung der Pfortader, geringer Aszites, Splenomegalie sowie Schlick in der Gallenblase. Die Bedeutung der Sonographie liegt vor allem im Ausschluß anderer Erkrankungen.

Die Leberblindpunktion bzw. die *Laparoskopie* mit Leberpunktion sind für die Diagnostik in den meisten Fällen entbehrlich; sie werden hauptsächlich bei unklaren Befunden bzw. bei der chronischen Hepatitis eingesetzt (Abb. 6.5).

Differentialdiagnose. Die Diagnostik der Hepatitis A und Hepatitis B/Deltahepatitis ist bei typischem klinischen Bild und eindeutigen Befunden in den serologischen Tests ohne Schwierigkeit möglich. Probleme entstehen, wenn ein Erregernachweis nicht geführt werden kann, d. h. bei NANB-Hepatitis bzw. bei ungewöhnlichen Verlaufsformen. Die wichtigsten Differentialdiagnosen sind *Infektionen* mit Epstein-Barr-Virus (infektiöse Mononukleose), evtl. Zytomegalievirus, Rötelnvirus, Zostervirus und Masernvirus. In der Regel steht bei diesen Erkrankungen die Lebersymptomatik weniger im Vordergrund. Bakterielle Infektionen, bei denen die Leber mitbefallen sein kann, sind Leptospirosen, Syphilis (Kennzeichen u. a. stark erhöhte alkalische Phosphatase und LDH), bakterielle Sepsis, Pneumonie oder Rickettsiosen (Q-Fieber). Bei persistierendem

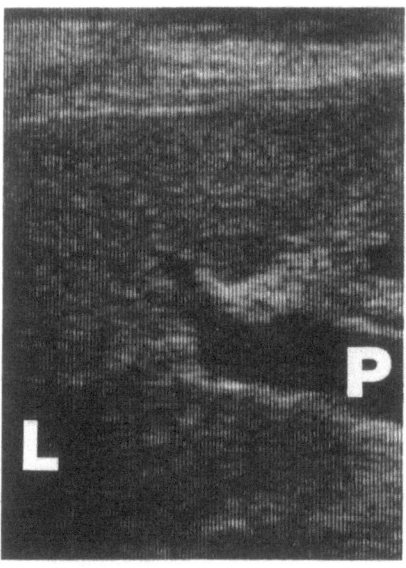

Abb. 6.4. Akute Virushepatitis. Die Leber (*L*) stellt sich im sonographischen Bild infolge des entzündlichen Ödems echoarm dar. Die Pfortader (*P*) (*rechts*) ist durch die Abflußbehinderung auf über 2 cm erweitert

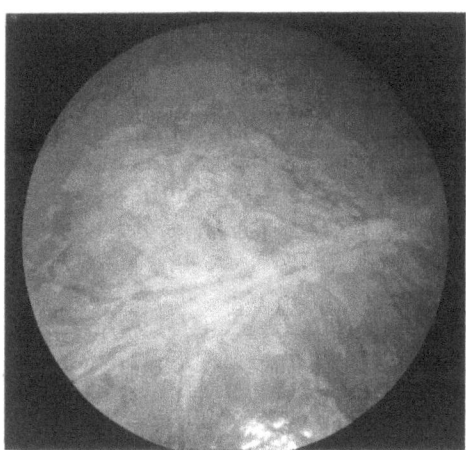

Abb. 6.5. Akute Virushepatitis. Bei der Laparoskopie erscheint die Leber rot verfärbt mit glatter Oberfläche. Infolge entzündlichen Ödems ist die feine Läppchenstruktur verwaschen; bei der Lupenbetrachtung erkennt man vermehrte und verbreiterte Lymphgefäße (hier dargestellt). Sie bilden sich als Reaktion auf den vermehrten Lymphfluß. Die weißliche Einscheidung ist ein Zeichen der beginnenden Organisation an deren Ende die Kapselfibrose steht

Fieber ist neben einer infektiösen Mononukleose auch eine *Medikamentenreaktion* zu erwägen. Weitere mögliche Ursachen sind *anoxische Leberschäden,* die sich innerhalb weniger Stunden und rasch vorübergehend bei den Serumparametern zeigen, *Budd-Chiari-Syndrom, M. Wilson, Reye-Syndrom* oder *akute Schwangerschaftsfettleber.*

Erhebliche Schwierigkeiten können *cholestatische Verlaufsformen* bereiten, wenn u. U. monatelang die Cholestaseparameter (alkalische Phosphatase, γ-Glutamyltranspeptidase, Bilirubin) stark erhöht bleiben und die Transaminasen nur gering angestiegen sind. Zum Ausschluß einer Gallenwegserkrankung kann einerseits der klinische Verlauf (Prodromi, Initialphase der Hepatitis), zum anderen die Sonographie (Gallensteine, Erweiterung des Ductus hepaticus) und die ERC (extrahepatische Cholestase) dienen. In unklaren Fällen hilft bisweilen eine probatorische Behandlung mit einem gallenwegswirksamen Antibiotikum für 7–10 Tage. Eine Zusammenstellung weiterer ungewöhnlicher Erscheinungsformen der akuten Virushepatitis, die für die Differentialdiagnose in Betracht kommen, gibt Tabelle 6.3.

Therapie. Die Behandlung der akuten Virushepatitis besteht – unabhängig vom Erregertyp – in unspezifischen Maßnahmen:
1. Bettruhe, solange der Patient über Beschwerden klagt. Eine stationäre Aufnahme ist nur bei schwer bedrohlich Erkrankten mit stark erhöhten Bilirubinspiegeln (z. B. über 10 mg/dl) oder Abfall der Gerinnungsenzyme nötig.
2. Ernährung mit leichter, bekömmlicher Kost. In der Regel werden Kohlenhydrate besser als Fette akzeptiert.
3. Alkoholverbot bis zur Normalisierung der klinisch-chemischen Parameter.
4. Medikamente zum „Leberschutz" werden nicht empfohlen; manche Ärzte verordnen Vitamintabletten. Hierbei sollte man nicht zu hoch dosieren, da ein Teil der Vitamine in der Leber abgebaut werden muß und damit eine „Belastung" bedeuten kann.
5. Bestehen Beschwerden, so kommen verschiedene symptomatische Maßnahmen in Betracht: gegen Juckreiz werden Cholestyramin (Quantalan S 50 Btl.), Antihistaminika (Teldane Tbl.) oder Ingelan Puder eingesetzt; Beruhigungsmittel können bei Bedarf als Oxazepam (Adumbran) gegeben werden; bei quälenden rheumatischen Erscheinungen können notfalls nichtsteroidale Antirheumatika verordnet werden; als Antiemetika kommen Metoclopramid (Paspertin) oder Domperidon (Motilium) in Betracht. Generell wird man Medikamente wegen ihres möglichen leberschädigenden Effekts vermeiden. So werden – ohne wissenschaftliche Begründung – von den meisten Ärzten bei Frauen orale Kontrazeptiva abgesetzt.

Als ungesicherte oder nicht bewährte Medikamente gelten Flavonoide, Glukokortikoide oder Immunstimulanzien.

Für die Therapie der *fulminanten Hepatitis* sind eine Reihe verzweifelter Maßnahmen vorgeschlagen worden: Warmblutaustausch, Pavianleberperfusion, Hämoperfusion. Bei kritischer Betrachtung haben sie die schlechte Prognose nicht entscheidend verbessern können. Es scheint, als würde die Verbrauchskoagulopathie im Zentrum stehen; unter dieser Vorstellung ist die frühzeitige Gerinnungstherapie empfohlen worden (Abb. 6.6) [18]. Geeignete Medikamente sind Fresh-Frozen-Plasma (ca. 4- bis 6mal 250 ml/24 h), Antithrombin III (2500 E initial, dann 500 E alle 3 h) und Heparin (125 USPE/h); dazu Kontrollen des Fibrinogenspiegels, Quick-Test, Antithrombin III etc.

Patienten mit akuter Virushepatitis sind dem Gesundheitsamt zu melden.

Prophylaxe. Da es keine wirkungsvolle Behandlung der akuten Virushepatitis gibt, kommt der Prophylaxe eine besondere Bedeutung zu. *Unspezifische Maßnahmen* zur Verhütung der Ausbreitung betreffen die Behandlung von Blut (Entnahme mit Handschuhen; Einmalmaterial; kein Pipettieren mit dem Mund; sorgfältige Sterilisation der verwendeten Apparate) und die Hygiene im Umgang mit dem Patienten (Aufklärung der Familienmitglieder etc. über die An-

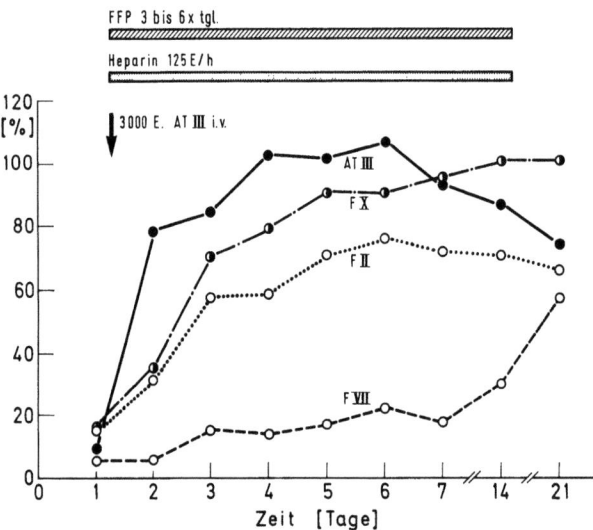

Abb. 6.6. Gerinnungsparameter bei fulminanter Hepatitis A und Substitutionstherapie mit Fresh Frozen Plasma (*FFP*), Antithrombin III (*AT III*) sowie Heparin. Antithrombin III wurde initial in einer Dosis von 3000 E gegeben; anschließend wurden nach Bedarf jeweils 500 E nachgespritzt. Es gelang, die Koagulopathie weitgehend zu stabilisieren. Die Aktivität von Faktor VII (*F VII*) konnte – wohl wegen der kurzen Halbwertszeit – nicht wesentlich vermehrt werden; der Anstieg nach 14tägiger Behandlung ist durch eine Eigensynthese in der sich regenerierenden Leber zu erklären. – Der Patient hat die Erkrankung trotz der ungünstigen Voraussetzungen (Colombi-Index < 100%) überlebt. (*F II* Faktor II; *F X* Faktor X)

steckungsgefahren: Vermeiden von Intimkontakten; bei Hepatitis A wegen der Infektiosität des Stuhls in den ersten 2 Wochen sorgfältige Toilettenhygiene; Trennung des Geschirrs, des Bestecks, der Zahnbürsten, der Rasierer). Bei einer Behandlung im Krankenhaus ist allenfalls bei Hepatitis A in der Initialphase, während der Viren im Stuhl ausgeschieden werden, eine Isolierung nötig.

Spezifische Maßnahmen sind die passive und aktive Immunisierung. *Standard-γ-Globulin* schützt für 2–3 Monate bzw. wenn es in den ersten 1–2 Wochen einer Exposition gegeben wird, vor einer *Hepatitis A*. Aus diesem Grund werden Familienangehörige (Erwachsene 5 ml, Kinder 2 ml i. m.) behandelt; sonstige Kontaktpersonen (Arbeitsplatz, Schule etc.) werden in der Regel nicht therapiert. *Hepatitis-B-Hyperimmunserum* (Aunativ, 1 Amp. i. m.) kann vor *Hepatitis B* schützen, sofern es innerhalb von 24 h nach einer Exposition (Kontakt mit infektiösem Blut über Hautverletzung; Intimkontakt mit Hepatitis-B-Kranken; Neugeborene von Müttern mit Hepatitis B im letzten Trimenon der Schwangerschaft) gegeben wird. Die Verabreichung ist nur sinnvoll, wenn die Betroffenen kein HBs Ag, Anti-HBs oder Anti-HBe in ihrem Blut besitzen. Da der Schutz nicht absolut zuverlässig ist und evtl. nur der Verlauf der Hepatitis B mitigiert wird, empfiehlt sich die gleichzeitige *aktive Immunisierung* mit Impfstoff gegen Hepatitis B (H-B-Vax; Hevac B). Die mehrmalige Injektion dieser HBs-Ag enthaltenden Präparate im Abstand von 1 und 6 Monaten bzw. 1, 2 und 12 Monaten führt bei 96–100% der Impflinge zur Bildung von Anti-HBs, das für mindestens 5 Jahre vor einer Hepatitis B schützen kann. Nebenerscheinungen oder Kontraindikationen sind nicht bekannt geworden. Aus diesem Grund wird die Indikation für die aktive Immunisierung großzügig gestellt.

Die prophylaktischen Maßnahmen bei *Deltahepatitis* sind die gleichen wie bei Hepatitis B, da sich der Erreger nur in Gegenwart von HBV vermehren kann. Empfehlungen bei *Hepatitis-NANB* sind schlecht zu begründen, da der Erreger nicht bekannt ist. Familienangehörige sind vor allem durch Intimkontakte gefährdet. In diesen Fällen wäre die Gabe von Standard-γ-Globulin in Abständen von 2–3 Monaten sinnvoll.

Meist besteht zwischen der Entdeckung der Hepatitis und der Identifizierung des Erregers eine Zeitspanne von einigen Tagen. Man kann ggf. den mitbetroffenen Familienkreis mit Standardhyperimmunglobulin sofort behandeln, zumal dies auch gegen HBV aktiv ist und bei Bedarf eine Impfung gegen HBV später vornehmen.

6.6 Chronische Hepatitis

Als chronische Hepatitis werden Leberentzündungen definiert, die ohne Besserung bei den Labortests und dem histologischen Bild mindestens 6 Monate andauern. Aufgrund morphologischer Merkmale wird eine eher gutartig verlaufende *chronische persistierende Hepatitis* und eine *chronisch aktive (auch: aggressive) Hepatitis* mit schlechter Prognose und häufigem Übergang in Leberzirrhose unterschieden [7]. Es handelt sich dabei um Reaktionen der Leber auf eine Vielzahl unterschiedlicher Agenzien: Erreger, Medikamente bzw. Gifte, Stoffwechselstörungen, Autoimmunität. Wegen der Gefährlichkeit der chronischen Leberentzündungen ist in jedem Fall eine sorgfältige Diagnostik und langfristige Überwachung nötig.

Pathologie. Im Vordergrund stehen Veränderungen in und um die Portalfelder; intralobuläre Befunde werden weniger bewertet. Bei der *chronisch persistierenden Hepatitis* finden sich in den Portalfeldern Rundzellinfiltrate und möglicherweise eine geringe Fibrosierung. Zum Parenchym ist die Grenze scharf markiert (Abb. 6.7). Parenchymveränderungen betreffen einzelne herdförmige Nekrosen und Sternzellproliferationen. Selten sind Übergänge zur *chronisch aktiven Hepatitis:* Hier stehen entzündliche Zerstörungen des Parenchyms an der Grenze zum Portalfeld im Zentrum, die an sog. Mottenfraßnekrosen und infiltrativer Fibrosierung erkannt werden (Abb. 6.8). Lymphozyten, Makrophagen und Plasmazellen durchsetzen von den Portalfeldern aus das umliegende Parenchym. Man erkennt nekrotische Hepatozyten und Gallengangsproliferate. In schweren Fällen kommt es zur Auflösung des Lappengefüges durch „Kollapsstraßen" und Bindegewebssepten. Sie entstehen aus Bruchnekrosen zwischen Portalfeldern und Zentralvenen. Im Parenchym finden sich oftmals Veränderungen wie bei einer akuten Hepatitis (s. 6.5). Am Ende, wenn noduläre Regenerate einzelner oder mehrer Leberläppchen die Leber durchsetzen, steht die Leberzirrhose. Kennzeichen der *chronischen Hepatitis B* sind sog. „Milchglashepatozyten", die reichlich HBs-Ag enthalten und sich mit Orcein dunkelbraun

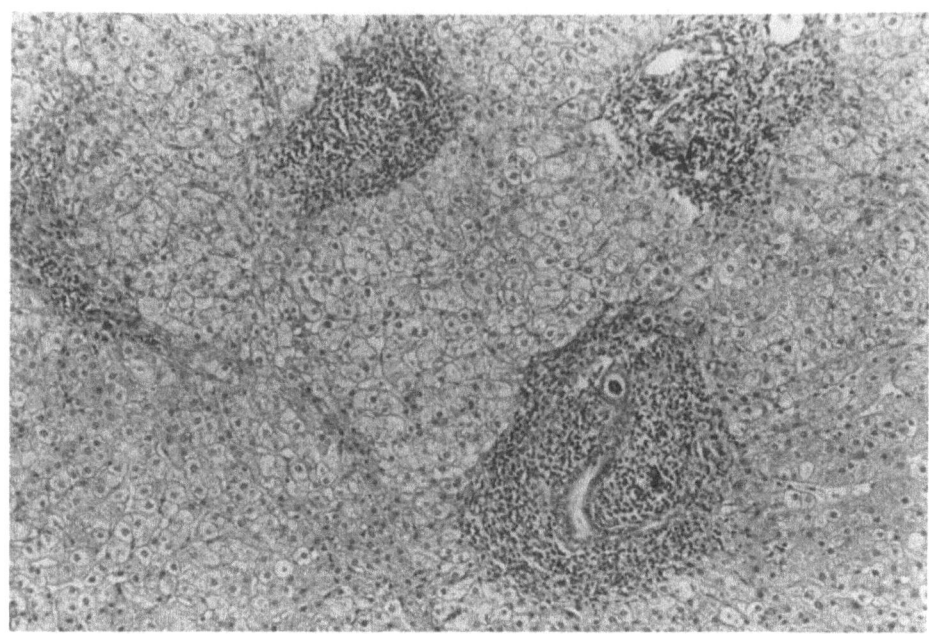

Abb. 6.7. Chronisch persistierende Hepatitis. Im histologischen Präparat erkennt man eine rundzellige Infiltration der Portalfelder; das Parenchym erscheint unverändert. Ein entscheidendes Merkmal ist die scharfe Grenze zwischen Portalfeldern und Parenchym

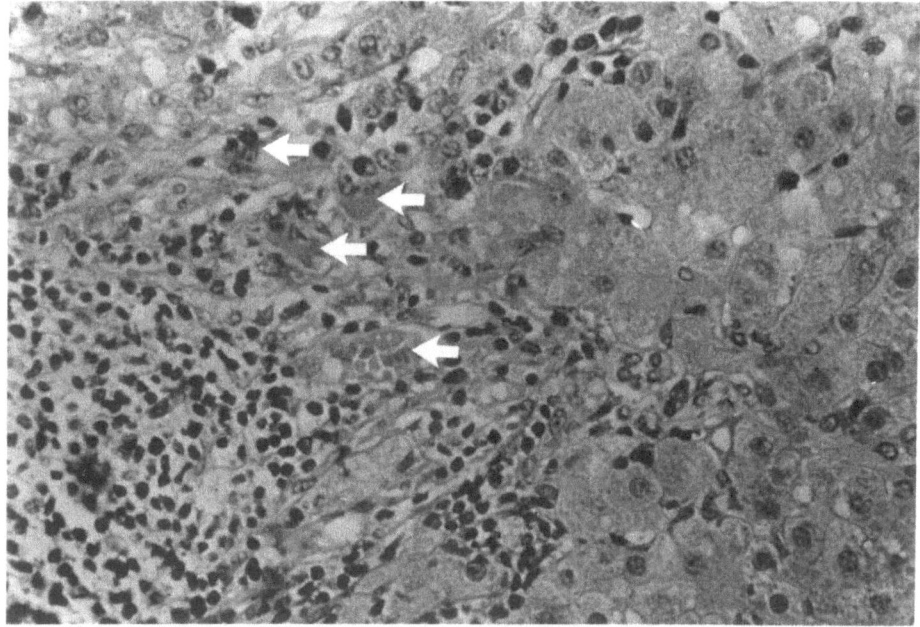

Abb. 6.8. Chronisch aktive Hepatitis. Im Gegensatz zur chronisch persistierenden Hepatitis (Abb. 6.7) erscheint die Grenze zwischen Portalfeld (*links unten*) und Parenchym (*rechts und oben*) infolge der Durchsetzung mit Entzündungszellen und der Zerstörung von Hepatozyten unscharf. Häufig sind „Mottenfraßnekrosen" zu beobachten (*Pfeile*)

färben; mit der Immunperoxidasemethode läßt sich das Virus ebenfalls darstellen.

Ätiologie, Pathogenese. Die chronische Hepatitis wird als gemeinsame Reaktionsform der Leber auf eine Vielzahl von Schädigungen angesehen. Im Zentrum stehen dabei offenbar Reaktionen zwischen zytotoxischen Lymphozyten und als pathologisch erkannten Antigenen an der Hepatozytenoberfläche. Beschrieben wurden u. a. ein „leberspezifisches Membranlipoprotein" als Hauptangriffsort der zellulären Immunmechanismen sowie ein „Lebermembranantigen", gegen das Autoantikörper gerichtet sein sollen. Die Reaktionen des Immunsystems entscheiden auch über den klinischen Verlauf. Beispielsweise konnte für die Pathogenese der Hepatitis B die Existenz eines reziproken Verhältnisses zwischen der Stärke der Immunantwort und dem Ausmaß der entzündlichen Lebererkrankung bzw. der Virusbildung in den Hepatozyten gezeigt werden. Demnach wäre die akute Leberdystrophie die Reaktion auf eine überstarke Immunantwort; akute Hepatitis B, chronische aktive Hepatitis B, chronisch persistierende Hepatitis B und lebergesundes HBs-Ag-Carrierstadium wären entsprechend in abnehmender Intensität erfolgende Immunreaktionen, wobei HBs-Ag in Serum und Leber jeweils zunehmen. Die Immunpathogenese der chronischen NANB-Hepatitis konnte bisher nicht eindeutig bewiesen werden.

Ursachen der chronischen Hepatitis

Virusinfekte: Hepatitis B, Hepatitis NANB, Zytomegalie
Autoimmunität: Lupoide Hepatitis
Stoffwechselerkrankungen: M. Wilson, α_1-Antitrypsinmangel
Alkoholismus
Medikamente: s. Tabelle 6.7.

Klinik. Die Beschwerden sind zumeist diskret, u. U. wird die Erkrankung zufällig anhand pathologischer Leberfunktionsproben entdeckt. Die Patienten klagen über Abgeschlagenheit, Appetitlosigkeit, Müdigkeit, Depressionen. Häufig sind auch subfebrile Temperaturen, Menstruationsstörungen sowie Abnahme von Libido und Potenz. Bei der körperlichen Untersuchung können – je nach der Schwere der Erkrankung – Gelbsucht, sog. Leberhautzeichen (Abb. 6.9) sowie Vergrößerungen von Leber und Milz festgestellt werden.

Diagnostik. Wertvollste *indirekte Parameter* sind klinisch-chemische Serumtests: Die Transaminasen gelten als die sensibelsten Indikatoren; normalerweise sind sie nicht über das 10fache der Norm erhöht. Bei den Cholestaseparametern ist bei der alkoholischen Hepatitis v. a. die γ-GT erhöht. Indikatoren der Proteinsynthese (Albumin, Cholinesterase, Gerinnungsenzyme) fallen erst in fortgeschrittenen Fällen über die Normgrenzen.

Die *Sonographie* ist in der Regel wenig ergiebig: Pathologische Befunde sind insbesondere in Spätstadien zu erwarten: Zunahme der Leberparenchymreflexe, Weitstellung der Pfortader, Aszites. Darüber hinaus lassen sich die Leber- und Milzgröße festlegen.

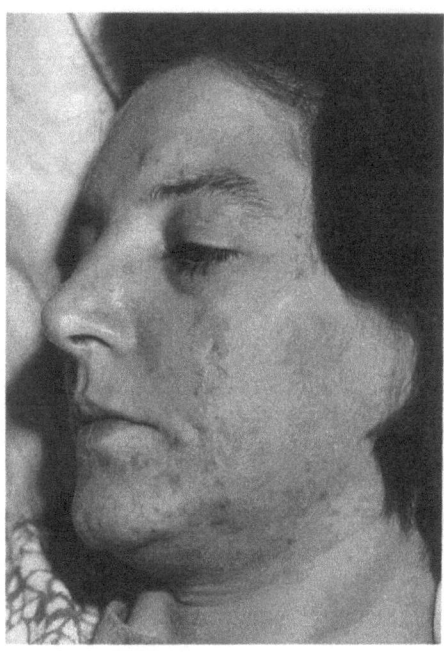

Abb. 6.9. Chronisch aktive Hepatitis. Akneähnliche Veränderungen und vereinzelte Gefäßspinnen bei der Gesichtshaut, außerdem lackrote Lippen und graugelbes Hautkolorit als Zeichen des akuten Schubes. Diese Befunde sind rückbildungsfähig; sie geben ein gutes Maß für die jeweilige entzündliche Aktivität

Entscheidendes diagnostisches Gewicht haben die direkten morphologischen Untersuchungen der Leber. Bei der *Laparoskopie* (Abb. 6.10) erscheint die Leberfarbe grau- bis braunrot. Als Folge von Kapselreaktionen besteht nicht selten eine milchglasähnliche weiße Färbung, die die Beurteilung der Leber erschwert. Die Läppchenzeichnung der Leber ist meist verwaschen oder aufgehoben. Als Zeichen der entzündlichen Aktivität sieht man umschriebene Rötungen oder manchmal eine verstärkte Läppchenzeichnung. Zeichen des Parenchymbaus sind Wellungen, Höckerbildungen und narbige Einziehungen der Oberfläche; hinzu kommt eine vermehrte Gefäßzeichnung. Der Leberrand ist meist scharf. Bei der Palpation ist die Konsistenz vermehrt. – Bei der Laparoskopie läßt sich auch die Milzgröße beurteilen.

Die *Leberpunktion* kann entweder „blind" erfolgen, wobei der Eingriff am besten unter sonographischer Darstellung der Leber möglich ist, oder unter Sicht bei der Laparoskopie durchgeführt werden. Der Vorteil der laparoskopischen Probeentnahme zeigt sich vor allem in fortgeschrittenen Fällen, da oftmals infolge des inhomogenen Umbaus der Leber das Blindpunktionsmaterial nicht repräsentativ ist; die Laparoskopie gibt hier außerdem zusätzliche Informationen aufgrund des makroskopischen Bildes (s. oben) und erlaubt eine gezieltere Punktion.

Besondere diagnostische und therapeutische Gesichtspunkte bei den verschiedenen Typen von chronischen Leberentzündungen sollen im folgenden getrennt dargestellt werden. Leberschäden durch Alkoholismus, Medikamente oder Stoffwechselerkrankungen werden in eigenen Kapiteln ausführlich behandelt.

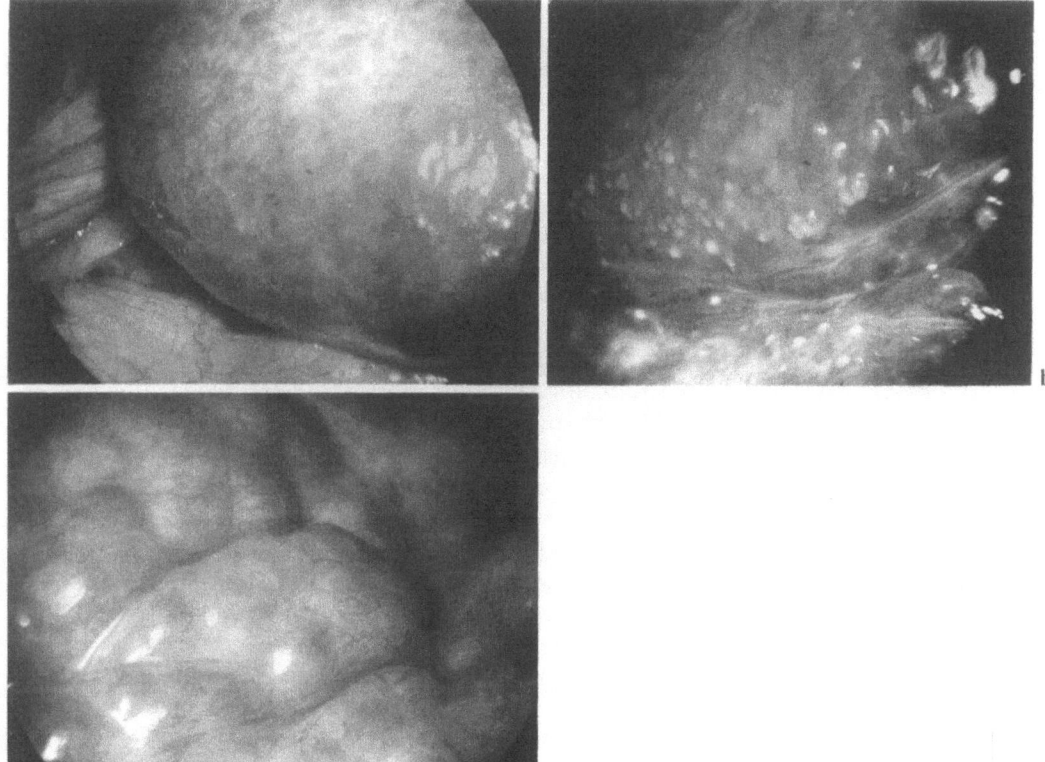

Abb. 6.10a – c. Laparoskopische Befunde bei chronisch aktiver Hepatitis.
a Aufsicht auf den linken Leberlappen; links erkennt man das Lig. falciforme und das Lig. teres. Die dunklen Flecken entsprechen Rötungen, die als Zeichen der Aktivität gelten. Hinzu kommt eine feine Höckerung, die den Lampenreflex (*rechts*) gesplittert erscheinen läßt; es handelt sich hier um die Folge eines beginnenden Parenchymumbaus
b Erweiterte Lymphgefäße und zahlreiche Lymphzystchen. Auch hier handelt es sich um ein Zeichen von entzündlicher Aktivität (vgl. Abb. 6.5). Die Lymphzystchen werden durch eine Drainagebehinderung infolge des Parenchymumbaus erklärt.
c Leberzirrhose. Es handelt sich hier um das Endstadium nach 12jähriger Erkrankung. Man erkennt narbige Einziehungen und Regeneratknoten in unterschiedlicher Größe. Die zahlreichen feinen Blutgefäße weisen auf eine weiterhin bestehende entzündliche Aktivität hin

Chronisch persistierende Hepatitis

Es handelt sich hier um die gutartige Spielart der chronischen Leberentzündungen, bei der die histologischen Veränderungen weitgehend auf die Portalfelder begrenzt bleiben; Zellnekrosen fehlen (s. Abb. 6.7). Am häufigsten wird die chronisch persistierende Hepatitis als Folge einer nicht ausheilenden Hepatitis-NANB beobachtet. Neben den bereits erwähnten Ursachen findet sie sich auch als Begleitreaktion von chronisch entzündlichen Darmerkrankungen (Colitis ulcerosa, M. Crohn) oder Infektionen mit Entamöba histolytica und – selten – von Schistosoma mansoni (Erreger in den Portalfeldern!). Beschwerden nach durchgemachter Hepatitis werden oftmals als „chronisch persistierende Hepatitis" fehlgedeutet; in der Regel handelt es sich beim sog. Posthepatitissyndrom um eine psychogene Reaktion. Die Diagnose einer persistierenden Hepatitis darf allein anhand des morphologischen Leberbefundes bei einer Mindestdauer von 6 Monaten gestellt werden. Einen Hinweis können im Serum erhöhte Transaminasen geben, die normalerweise nicht über das 4fache der Norm ansteigen. Bilirubin und Cholestaseenzyme sind zumeist im Normbereich.

Spezifische Untersuchungen gelten vor allem den Markern der Hepatitis B. Hier sind im Serum HBs-Ag, Anti-HBc bzw. Anti-HBc IgM, evtl. auch HBe-Ag oder Anti-HBe nachzuweisen; in den Hepatozyten lassen sich histochemisch HBs-Ag, möglicherweise auch HBe-Ag und HBc-Ag darstellen. Bei der „lupoiden Hepatitis" findet sich – neben Leberhautzeichen und einer Splenomegalie – eine Vermehrung der γ-Globuline (s. unten).

Eine diagnostische Leberpunktion empfiehlt sich nach einer Beobachtungszeit von ca. einem halben Jahr, um zu gewährleisten, daß Veränderungen infolge einer akuten Hepatitis abgeklungen sind. Ergeben sich dann Zweifel an der Diagnose, so kann am besten nach einem weiteren halben Jahr die Punktion wiederholt werden.

Eine häufige Differentialdiagnose ist der M. Gilbert, der auch als familiäre unkonjugierte Hyperbilirubinämie bezeichnet werden kann (s. 6.16). Bei dieser Anomalie sind außer dem Bilirubinspiegel alle Lebertests einschließlich der Histologie der Leber normal.

Eine spezifische *Behandlung* der chronisch persistierenden Hepatitis ist nicht erforderlich! Allgemein sollten die Patienten übermäßige Belastungen sowie alkoholische Getränke und Medikamente meiden. Je nach dem Beschwerdebild sind Kontrolluntersuchungen der Leberfunktionstests (Transaminasen, Cholestaseenzyme, γ-Globuline) im Abstand von 3 Monaten bis zu 1 Jahr zu empfehlen.

Die *Prognose* der chronisch persistierenden Hepatitis ist günstig. Bei den meisten Fällen heilt die Erkrankung im Verlauf einiger Jahre aus. Manche Patienten mit chronischer Hepatitis B entwickeln einen asymptomatischen HBs-Ag-Carrierstatus. Übergänge zur chronisch aktiven Hepatitis werden nur selten beobachtet.

Chronisch aktive Hepatitis B

Etwa 5–10% der Patienten mit akuter Hepatitis sind aufgrund eines zellulären Immundefektes nicht in der Lage, HBV zu eliminieren. Sie entwickeln deshalb eine Form der chronischen Hepatitis B. Man schätzt, daß weltweit etwa 200 Mill. Menschen erkrankt sind, von denen viele keine akute Hepatitis in der Anamnese angeben. In Mitteleuropa sind bevorzugt auch spritzende Drogenabhängige und Homosexuelle mit häufigem Partnerwechsel betroffen. Möglicherweise wird der Übergang zur chronischen Hepatitis B durch eine Glukokortikoidbehandlung während der akuten Erkrankung begünstigt.

Die *Verläufe* folgen einem breiten Spektrum von Möglichkeiten. Bei der Mehrzahl der Betroffenen sind die Beschwerden gering und auch bei den objektiven Tests zeigen sich oftmals nur diskrete Veränderungen. Im Serum und in den Hepatozyten finden sich HBs-Ag, in ausgeprägten Fällen auch HBe-Ag und Anti-HBc bzw. HBe-Ag und HBc-Ag. Unter immunsuppressiver Therapie sind diese öfter nachzuweisen. HBe-Ag verschwindet meist nach häufiger Erkrankung, evtl. mit der Entstehung von Anti-HBe im Serum. Der Zusammenhang zwischen den serologischen bzw. immunhistochemischen Befunden und dem klinischen Bild ist nur gering.

Besonders unangenehm werden von den Betroffenen *entzündliche Schübe*, bei denen Müdigkeit, Abgeschlagenheit, Inappetenz, Arthralgien oder Fieber exazerbieren, empfunden. Entsprechend steigen Transaminasen und Bilirubin, wobei bisweilen Werte wie bei akuter Hepatitis erreicht werden. Leberhautzeichen signalisieren im Verlauf den Übergang in die *Zirrhose*. Die gefürchtetste Komplikation bei Zirrhose ist das hepatozelluläre Karzinom. Kennzeichen sind eine rasche Verschlechterung des Allgemeinzustandes mit Inappetenz, Gewichtsabnahme, evtl. Aszites. Die Diagnose läßt sich am besten mit Hilfe der bildgebenden Verfahren einschließlich der Laparoskopie sichern; bei einem Teil der Fälle ist α-Fetoprotein erhöht.

Bei akuten Exazerbationen sollte an eine Superinfektion mit *Deltaagens* gedacht werden. Sie kann anhand von Deltaantigen bzw. Antidelta diagnostiziert werden (s. 6.5).

Die *Prognose* der chronisch aktiven Hepatitis B ist im allgemeinen günstig. In verschiedenen Untersuchungen konnte gezeigt werden, daß die Erkrankung über 10 Jahre ohne wesentliche Progredienz verlaufen kann. Eine Zirrhose und eine Leberinsuffizienz entwickeln sich bei 10–20%. In den meisten Fällen kommt es nach einigen Jahren zu einer Besserung der Serumbefunde, bei etwa 1%/Jahr kann mit dem Verschwinden des HBs-Ag und der Bildung von Anti-HBs – somit Kriterien der Ausheilung – gerechnet werden. Als Zeichen der ungünstigen Prognose gelten Gelbsucht, Gefäßspinnen und Aszites.

Therapie. Im Grundsatz gelten für die Behandlung der chronisch aktiven Hepatitis B die gleichen Richtlinien wie für die chronisch persistierende Hepatitis. Bei entzündlichen Schüben wird körperliche Schonung oder Bettruhe empfohlen. Die Diät sollte aus leicht verdaulichen, bekömmlichen Speisen und ohne alkoholhaltige Getränke zusammengesetzt sein.

Von besonderem Interesse ist die Frage nach der immunsuppressiven Therapie der auf eine Immunschwäche zurückgeführten chronischen Hepatitis B, insbesondere auch mit Glukokortikoiden bzw. Azathioprin. Aus verschiedenen sorgfältigen Vergleichsuntersuchungen hat sich ergeben, daß diese Behandlungsart bei der Mehrzahl der Fälle nicht sinnvoll ist. Die Patienten mögen sich wohler fühlen oder die klinisch-chemischen Parameter mögen sich bessern: trotzdem ist die Letalität erhöht (bis ca. 30% der behandelten Fälle) und der Übergang in Zirrhosen vermehrt (bis ca. 50% der Fälle). Indiziert ist eine Behandlung allenfalls in verzweifelten Situationen mit rezidivierenden nekrotischen Schüben und der Tendenz, rasch in eine Leberzirrhose überzugehen. Die Therapie läßt sich auch bei Fällen mit nachweisbarem Anti-HBe, also meist fortgeschrittenen Stadien, u. U. begründen. Läßt sich nach 3 Monaten keine Besserung feststellen (Absinken der Transaminasen, im histologischen Bild „Mottenfraß"-Nekrosen), so sollte die Behandlung beendet werden. Einzelheiten zur Wahl und Dosierung der Medikamente stehen im Abschnitt „Lupoide Hepatitis".

Von verschiedenen Forschern wurde *Leukozyten- oder Lymphoblasteninterferon*, das die DNS-Replikation von Viren hemmen kann, bei seropositiver chronischer Hepatitis B eingesetzt. Es konnte eine Besserung einzelner Parameter (DNS-Polymerase, Transaminase etc.) beobachtet werden, HBs-Ag blieb jedoch nachweisbar. Ähnliche Resultate wurden auch von *Virostatika* (Vidarabin, Acyclovir) berichtet. Weitere Untersuchungen galten u. a. *Transferfaktor* aus Leukozyten von genesenden Patienten mit akuter Hepatitis B und *Levamisol*, das T-Lymphozyten stimuliert. Die teilweise günstigen Ergebnisse rechtfertigen bisher nicht eine allgemeine Verwendung dieser Medikamente.

Chronisch aktive Hepatitis NANB

Etwa 20−50% der Fälle mit akuter Hepatitis NANB verlaufen protrahiert und erfüllen die Kriterien einer chronischen Hepatitis. Die meisten Erkrankungen mit chronischer Hepatitis NANB beginnen jedoch schleichend ohne Ikterus. Als Quellen des bisher nicht nachweisbaren Erregers kommen vor allem Blutkonserven bzw. Plasmaderivate sowie kontaminierte Spritzen von Drogenabhängigen in Betracht. Das klinische Bild, die morphologischen Kriterien und die möglichen Komplikationen der chronisch aktiven Hepatitis-NANB gleichen den durch HBV induzierten Schäden. Es ist allerdings unbekannt, ob bei Zirrhose ein Karzinom entstehen kann. Als mehr oder minder typische Merkmale können gelten: Zumeist nur geringe Beschwerden; häufige Schwankungen der Transaminasen; Dauer in der Regel mehrere Jahre. Diagnostisch hilfreich ist manchmal die Konstellation der Serumimmunglobuline, weil − auch im Gegensatz zur Hepatitis A − IgM und IgG nicht oder nur gering erhöht angetroffen werden; Antikörper gegen glatte Muskulatur und Kerne erscheinen allenfalls gering erhöht. Die Therapie folgt den gleichen Grundsätzen, die für die chronisch persistierende Hepatitis formuliert wurden. Eine Behandlung mit Glukokortikoiden wird nicht empfohlen. Ratsam sind Kontrolluntersuchungen in 3- bis 6monatigen Abständen, wobei die Patienten nicht zu sehr wegen der Schwankungen bei den Transaminasen beunruhigt werden sollten. Von einer „Heilung" kann gesprochen werden, wenn die Transaminasen 1 Jahr im Normbereich angetroffen wurden.

Autoimmune chronisch aktive Hepatitis

Die autoimmune chronisch aktive Hepatitis oder „lupoide" Hepatitis befällt vorwiegend jüngere Frauen. Die Ursachen sind autoimmunologische Reaktionen gegen Lebergewebe. Bei der Entstehung ist die Mitwirkung genetischer Faktoren anzunehmen: Hierfür sprechen das gehäufte familiäre Vorkommen sowie die Assoziation mit den Transplantationsantigenen A 1 und B 8, die bei ca. 80% der Patienten (Kontrollen ca. 20%) gefunden werden.

Der *Beginn* der lupoiden Hepatitis ist gewöhnlich schleichend. Am häufigsten wird die Diagnose beim Auftreten von Gelbsucht gestellt. Etwa ¼ der Betroffenen weist Symptome der akuten Hepatitis auf, wobei ein Merkmal der protrahierte Verlauf sein kann. Inwieweit die autoimmunologischen Reaktionen auf eine akute Hepatitis zurückgehen, ist ungeklärt. Ein Kennzeichen sind verschiedene mögliche *Begleiterkrankungen*. Hierzu zählen Diabetes mellitus,

Coombs positive hämolytische Anämie, Hashimoto-Thyreoiditis, Polyarthritis, urtikarielle Hautveränderungen bzw. erythematodesähnliche Erscheinungen, Nierenveränderungen, Lungeninfiltrate, Colitis ulcerosa, endokrine Störungen mit Gynäkomastie bei männlichen Patienten bzw. Amenorrhö bei Frauen; ist die Milz vergrößert, so bestehen oft Zeichen des Hypersplenismus mit Anämie, Leukopenie bzw. Thrombopenie. Der *Verlauf* ist durch eine rasche Progredienz zur grobknotigen Zirrhose geprägt: Sofern nicht bereits bei der Stellung der Diagnose zirrhotische Zeichen bestanden, ist unbehandelt in 1–2 Jahren mit der Entstehung zu rechnen. Am Ende, nach meist mehreren Krankheitsschüben, steht die Atrophie mit nur noch wenig entzündlicher Aktivität.

Die **Diagnose** läßt sich anhand verschiedener Serumveränderungen sichern. Im Gegensatz zu den virusinduzierten chronischen Hepatitiden finden sich starke Anstiege der γ-Globulinkonzentrationen, wobei IgG bevorzugt werden. Hinzu kommen u. a. Autoantikörper gegen glatte Muskulatur (60–70%). Mitochondrien (20–30%), Lebermembranen, leberspezifisches Protein sowie antinukleärer Faktor (70%) und LE-Zellen (12%). Zur endgültigen Bestätigung ist in jedem Fall die Leberhistologie nötig, die am besten anhand von laparoskopisch entnommenem Material beurteilt werden kann. Infolge des inhomogenen Umbaus der Leber ist bei der Blindpunktion das gewonnene Gewebe oftmals nicht repräsentativ.

Differentialdiagnostisch kommen in erster Linie die anderen Formen der Hepatitis in Betracht (s. auch Tabelle 6.5). In wenig ausgeprägten Fällen können sich hier Schwierigkeiten ergeben, so daß erst anhand des Verlaufs die lupoide Hepatitis gesichert werden kann. Wichtige Differentialdiagnosen sind auch u. a.: 1. der M. Wilson, der am Kayser-Fleischer-Kornealring (Spaltlampe!), den Kupferspiegeln in Leber und Serum und dem Serumcoeruloplasminspiegel erkannt werden kann; 2. die primär biliäre Zirrhose-Cholestase bei Frauen im mittleren Alter (s. 6.15), die sich in der Regel gut anhand der Leberhistologie und der fast ausnahmslos nachweisbaren antimitochondrialen Antikörper abgrenzen läßt (allerdings gibt es Übergangsformen); 3. der viszerale Erythematodes, der oft nur mit diskreten Leberveränderungen einhergeht; 4. die drogeninduzierte Hepatitis (s. 6.7).

Tabelle 6.5. Spezifische Serumbefunde bei verschiedenen Ursachen von chronisch aktiver Hepatitis

	Chronisch aktive Hepatitis B	Chronisch aktive Hepatitis NANB	Lupoide Hepatitis	Drogeninduzierte chronisch aktive Hepatitis
Antinukleäre AK	−	−	+	(+)
Antimuskuläre AK	(+)	(+)	+	(+)
Antimitochondriale AK	−	−	−	(+)
Leberspez. Protein AK	+	+	+	
IgG-Spiegel erhöht	(+)	(+)	++	(+)
HBV-Marker	+	−	−	−
HLA B8			+ (ca. 70%)	

+, meistens nachweisbar; (+), evtl. nachweisbar bzw. erhöht; ++, stark erhöht; −, nicht nachweisbar

Therapie. Es konnte in mehreren Studien ein günstiger Effekt von Glukokortikoiden gezeigt werden: Sie verbessern offensichtlich den Allgemeinzustand, wirken günstig bei Fieber und rheumatischen Beschwerden und verlängern die Lebenserwartung. In einer englischen Untersuchung lag die mittlere Überlebenszeit unbehandelt bei 3,3 Jahren und behandelt bei 12,2 Jahren [12]. Die günstigen Wirkungen betreffen auch die Serumparameter, allerdings läßt sich die Entwicklung zur Zirrhose nicht stoppen. Bei der Wahl des Glukokortikoids sollte Prednisolon bevorzugt werden, da Prednison in der Leber erst umgewandelt werden muß, und die Dosierung auf diese Weise zuverlässiger erfolgen kann. In der Regel werden in der 1. Woche täglich 30 mg gegeben; im Anschluß wird langsam auf täglich 10–15 mg reduziert. Monatliche Kontrollen betreffen die Serumwerte; Leberbiopsien können jährlich durchgeführt werden. Je nach dem Ansprechen wird die Behandlung auf ein halbes Jahr oder auf Jahre ausgedehnt.

Azathioprin ist mit wechselndem Erfolg zusätzlich gegeben worden. Indiziert ist es allenfalls bei schweren Glukokortikoidnebenerscheinungen, die eine Reduzierung der Dosis erforderlich machen.

6.7 Toxische Leberschäden

Chemische Substanzen, insbesondere auch Medikamente, können verschiedenartige Leberschäden bewirken. Mit der Entwicklung empfindlicher Leberfunktionstests zeigte es sich, daß fast jeder Stoff zu mehr oder minder bedrohlichen Erscheinungen führen kann. Weitere ungünstige Effekte resultieren u. U., wenn mehrere Substanzen die Leber gleichzeitig erreichen. Inzwischen sind verschiedene Schädigungsmechanismen identifiziert worden; auch liegen zahlreiche Erfahrungen über schädliche Substanzen und die möglichen ungünstigen Folgeerscheinungen vor. Die klinische Bedeutung liegt hauptsächlich in der Medikamentenunverträglichkeit, die bisweilen erhebliche differentialdiagnostische Schwierigkeiten bereiten bzw. zum Absetzen eines für die Behandlung wertvollen Heilmittels führen kann. Von zunehmender Wichtigkeit sind auch Vergiftungen.

Schädigungsmechanismen. Man kann zwei grundlegend verschiedene Arten der Leberschädigung unterscheiden: Hepatotoxizität und Idiosynkrasie. Bei der *Hepatotoxizität* handelt es sich um vorhersagbare Wirkungen, die mit einer Schädigung der Hepatozyten durch eine chemische Substanz oder eines ihrer Abbauprodukte erklärbar sind. Derartige direkte und indirekte Effekte entstehen vornehmlich durch Industriegifte, aber auch durch manche Medikamente. Als Beispiel für direkte Hepatotoxizität kann die Schädigung durch Tetrachlorkohlenstoff (CCl_4) dienen. Die Giftwirkung geht dabei nicht von dem Stoff selbst, sondern von einem aktiven Metaboliten (CCl_3^+) aus, der auf dem Wege der Biotransformation (s. 6.3) entsteht. Es resultieren Zerstörungen der Zellstrukturen; am Ende stehen Steatose oder Nekrose. Medikamente, die eine zytotoxische Reaktion mit Verfettung bewirken, sind u. a.: Tetrazykline, Paraomycin und L-Asparaginat; Zellzerstörungen erfolgen besonders durch Paracetamol, 6-Mercaptopurin und Mithramycin. Wird vorwiegend die Gallebildung beeinträchtigt, so kommt es zu Cholestasen; dieser Effekt geht etwa von 17-α-alkylierten Steroiden oder von Rifampicin aus.

Die im einzelnen Fall unterschiedliche Giftwirkung läßt sich u. a. durch die Aktivität der Biotransformation erklären. Erscheint diese erhöht, was durch Medikamente wie Phenobarbital oder durch geringe Alkoholmengen hervorgerufen werden kann, so ist die Bildung toxischer Metabolite beschleunigt und ggf. die Giftwirkung verstärkt. Ungünstige Effekte werden ferner durch den Mangel an Glutathion, der bei chronischem Alkoholmißbrauch entstehen kann, verstärkt, weil der weitere Abbau durch Konjugation mit einem wasserlöslichen Metaboliten nicht ermöglicht wird. Auf diese Weise kann ein „verträgliches" Medikament wie Paracetamol schwerste Lebernekrosen und Leberkoma bewirken. Weitere Faktoren, die die Hepatotoxizität beeinflussen, sind das Geschlecht, wobei Frauen oftmals empfindlicher reagieren, und das Lebensalter. Hier kann man sagen, daß mit dem Älterwerden die Häufigkeit ungünstiger Reaktionen zunimmt.

Im Gegensatz zur Hepatotoxizität ist die *Idiosynkrasie* nicht vorhersagbar. Es handelt sich hier um eine Hypersensitivität bzw. um eine individuelle Stoffwechselanomalie. Hypersensitivitätsreaktionen erscheinen in typischen Fällen etwa 1–5 Wochen nach Beginn einer Behandlung mit einem Medikament. Klinische Kennzeichen können Fieber, Hautausschläge oder eine Eosinophilie sein. Es besteht keine Dosisabhängigkeit; im Tierversuch sind die Erscheinungen nicht reproduzierbar. Die Medikamente wirken hierbei als Haptene, die Komplexe mit Strukturen an der Hepatozytenoberfläche bilden; gegen diese werden zumeist zellgebundene Antikörper in Form der T-Lymphozyten hergestellt. Die Folgen sind entweder die Nekrose des Hepatozyten oder Cholestasereaktionen. Als Beispiele für Idiosynkrasie auslösende Medikamente sind Phenytoin, PAS, Chlorpromazin, Halothan und Phenylbutazon zu nennen. Inwieweit es sich um allergische Phänomene oder um Stoffwechselanomalien handelt, läßt sich beim einzelnen Fall nicht zuverlässig abgrenzen; oftmals spielen beide Vorgänge eine Rolle. Entscheidend ist die Besserung des klinischen Bildes, die regelmäßig nach dem Absetzen des Medikamentes erwartet werden kann.

Die *morphologischen Veränderungen* an der Leber aufgrund toxischer Schädigungen sind überaus vielgestaltig: Es läßt sich feststellen, daß Symptome aller Lebererkrankungen vorgetäuscht werden. Erwähnt werden sollen Krankheitsbilder, wie sie bei akuter Virushepatitis, chronischer Hepatitis, Steatose, Cholestase bzw. cholestatischer Hepatitis, granulomatöser Hepatitis, sowie gutartigen und bösartigen Geschwülsten vorliegen. Der Wert einer Gewebeuntersuchung liegt vor allem in der Möglichkeit, den Schweregrad einer toxischen Schädigung objektivieren und Gefahren abschätzen zu können.

Klinik. Auch wenn toxische Leberschäden vergleichsweise selten diagnostiziert werden, muß grundsätzlich bei jeder unklaren Lebererkrankung an diese Möglichkeit gedacht werden. Eine eingehende Medikamentenanamnese ist in jedem Fall unerläßlich, wobei Patienten oftmals regelmäßig eingenommene Pharmaka (Laxanzien, Kopfschmerz-, Magenmittel etc.) nicht erwähnen.

Entsprechend den unterschiedlichen toxischen Wirkungen sind die klinischen Manifestationen vielgestaltig. Als führende Symptome erscheinen Gelbsucht, Vergrößerung der Leber, Exantheme oder Eosinophilie; je nach dem Angriffspunkt und der Schwere der Schädigung bestehen zudem Zeichen der Hepatozytenschädigung, der Cholestase oder der Koagulopathie (s. 6.4). Schwerste Reaktionen erfolgen unter dem Bild des akuten Leberzerfalls und des Leberkomas. Die Latenzzeit zwischen der erstmaligen Exposition und dem Auftreten von Veränderungen kann sehr variabel sein: Hepatotoxizität ist bereits bei dem ersten Kontakt mit einem Toxin möglich; Idiosynkrasiereaktionen sind dagegen erst nach 1 – 5 Wochen zu erwarten. Listen von Medikamenten, die zu toxischen Schäden führen können, werden zusammen mit jeweils assoziierten Befunden in den Tabellen 6.6 – 6.8 gezeigt.

Diagnostik. Da spezifische, routinemäßig durchführbare Nachweisverfahren einer toxinbedingten Leberschädigung – insbesondere immunologische Tests – fehlen, ist die Diagnose allein indirekt durch Ausschluß anderer in Frage kommender Erkrankungen und durch den Nachweis einer Besserung nach Entzug des potentiell schädigenden Stoffes möglich. Am besten gelingt ein Beweis, wenn bei neuerlicher Exposition sich gleiche Leberschäden entwickeln. Aufgrund der möglichen Gefahren wird man sich zu dieser Maßnahme nur bei Patienten mit geringen Leberreaktionen entschließen. Richtlinien für die Erkennung toxischer Leberschäden wurden kürzlich formuliert [8]. Nützlich sind auch Listen mit leberschädigenden Substanzen (s. Tabellen 6.6 – 6.8).

Differentialdiagnose. Da toxische Leberschäden mehr oder minder alle bekannten Krankheitsbilder imitieren können, sind sie grundsätzlich bei jedem unklaren Fall zu erwägen. Hält Fieber im Rahmen einer „akuten Hepatitis" über die Initialphase hinaus an, so sollte beispielsweise an toxische Schäden gedacht werden.

Tabelle 6.6. Alphabetische Zusammenstellung von Medikamenten, von denen als ungünstige Nebenerscheinung eine Gelbsucht mit vorwiegender Cholestase oder Leberzellschädigung berichtet wurde. ?, fraglicher Befund. (Aus [4], mit freundlicher Genehmigung)

Arzneimittel	Cholestase	Leberzellschädigung	Arzneimittel	Cholestase	Leberzellschädigung
Acetohexamid	+	+	Amitriptylin	+	+
d-Acetoxyphenacemid		+	Amphotericin B		+
Acetylsalicylsäure		+	Ampicillin		+
Acriflaviniumchlorid		+	Aprindin		+
Ajmalin	+	+	Arecanuß		+
Allopurinol		+	Arsenpräparate (organische)	+	+
Aloë		+	Asparaginase	+	+
Aminophenazon	+	+	Azapetin	+	
Aminopterin		+	Azaserin		+
Amiodaron		+	Azathioprin	+	+

Tabelle 6.6. (Fortsetzung)

Arzneimittel	Cholestase	Leberzellschädigung	Arzneimittel	Cholestase	Leberzellschädigung
Barbiturate	+		Flurazepam	+	+
Benoxaprofen	+		Formosulfathiazol	+	
			Fosfestrol	+	
Carbamazepin	+	+	Fusidinsäure	+	
Carbenicillin		+			
Carbimazol	+		Glypinamid	+.	+
Carbutamid	+	+	Goldpräparate	+	+
Carisoprodol		+	Griseofulvin	+	
Carmustin		+			
Cefalosporine (Cefalotin u. a)	+	+	Haloperidol	+	
Chenopodiumöl		+	Halothan	+	+
Chinidin	+	+	Heparin		+
4,4'-(Chinolylmethylen)-diphenol		+	Hycanthon		
Chlorambucil	+		Idoxuridin	+	
Chloramphenicol	+	+	Imipramin	+	
Chlordiazepoxid	+	+	Indometacin		+
Chlormethin		+	Iprindol	+	
Chlormezanon	+		Iproclozid		+
Chloroquin	+	+	Iproniazid	+	
Chlorothiazid	+		Isaxonin		+
Chlorpromazin	+		Isocarboxazid		+
Chlorpropamid	+	+	Isoniazid		+
Chlortalidon	+				
Chlortetracyclin		+	Jodipamid		+
Cimetidin	+	+			
Cotrimoxazol	(+)	+	Ketoconazol	+	+
			Koloquinten		+
Dactinomycin		+			
Dantrolen		+	Lergotril		+
Desipramin	+				
Diazepam	+	(?)	Mepacrin		+
Dihydralazin		+	Meprobamat	+	
Dipyridamol		+	6-Mercaptopurin	+	+
Disopyramid	+		Mestranol	+	+
Disulfiram		+	Metahexamid		+
Doxepin	+		Metandienon	+	
			Methotrexat		+
			Methoxyfluran		+
Emetin		+	α-Methyldopa		+
Erythromycinethylsuccinat	+		Methyl-nor-testosteron	+	
Erythromycinestolat	+	+	Methylpentynol	+	
Etacrynsäure		+	Metronidazol		+
Ethinylestradiol	+	+	Mistelextrakt (15)		+
Ethionamid	+	+	Mithramycin		+
Extractum Filicis		+	Mitomycin	(?)	(?)
Flecainid	+		Naproxen	+	
Fluorouracil		+	Nicotinamid		+
Fluoxymesteron	+		Nitrazepam	+	
Fluphenazin	+		Nitrofurantoin	+	+

Tabelle 6.6. (Fortsetzung)

Arzneimittel	Cholestase	Leberzellschädigung	Arzneimittel	Cholestase	Leberzellschädigung
Nitrosocarbamid		+	Quecksilberpräparate		+
Norethandrolon	+	+	Quinethazon	+	
Norethisteron	+				
Noretynodrel	+		Reserpin	+	
Nortriptylin	+		Rifampicin	+	+
Novobiocin	+	+			
			Salazosulfapyridin		+
Obidoxim	+		Stilbamidin		+
Östrogene	+	+	Streptomycin		+
Oleandromycin (Triacetyl-)	+		Streptozocin		+
Oxacillin	+	+	Sulfadiazin	+	
Oxymetholon	+	+	Sulfadimethoxin	+	
Oxyphenbutazon	+	+	Sulfamethoxypyridazin	+	
Oxytetracyclin		+	Sulfanilamid	+	
			Sulfinpyrazon	+	(+)
Pamaquin		+	Sulfisoxazol	+	
Papaverin	+	+	Sulfonamide		+
Paracetamol		+	Sulfone	+	
PAS (p-Aminosalicylsäure)	+	+	Sulindac	(+)	+
PAS-Hydrazid	+	+			
Pecazin	+		Tanninsäure		+
Penicillamin	+	+	Testosteron-enanthat	+	
Penizilline	+	+	Tetracycline		+
Perazin	+	+	Thiabendazol	+	
Perhexilin	+		Thiamazol	+	
Perphenazin	+	+	Thioacetazon	+	+
Phenacetin	+	+	Thiohydantoin	+	+
Phenazon		+	Thioridazin	+	+
Phenazopyridin		+	Thiosemicarbazon	+	+
Phenelzin	+		Thiotepa		+
Phenformin	+		Tienilsäure		+
Phenindion	+	+	Trimethobenzamid		+
Phenobarbital	+		Tolbutamid	+	+
Phenprocoumon	+	+	Tolezamid	+	
Phenylbutazon	+	+	Tranylcypromin	+	+
Phenytoin	+	+	Triaziquon	+	
Piperazin		+	Tridion		+
Polyestradiolphosphat	+		Trifluoperazin	+	
Polythiazid	+	+	Trometamol (Tris)		+
Prajmaliumbitartrat	+	+			
Probenecid		+	Urethan		+
Procainamid		+			
Procarbazin		+	Valproinsäure		+
Prochlorperazin	+		Verapamil		+
Promethazin	+	+	Vitamin-A-Intoxikation	+	(+)
Propafenon	+				
Propoxyphen (Dextro-)	+		Warfarin		+
Propylthiouracil	+	+	Wismutpräparate		+
Prothionamid	+	+			
Protriptylin	+				
Pyrazinamid		+	Zoxazolamin		+

Toxische Leberschäden

Tabelle 6.7. Alphabetisches Verzeichnis von Arzneimitteln, nach deren Einnahme chronische Leberentzündungen (chronische Hepatitis, Leberzirrhose) mitgeteilt wurden. (Aus [4], mit freundlicher Genehmigung)

Arzneimittel	Chronische Hepatitis	Leber-zirrhose
Azetylsalizylsäure	(+)	
Arsenpräparate		+
Chlorpromazin (und andere Phenothiazine)	+*	(+)*
Chlorambucil		(+)
Dantrolen	(+)	
Halothan	(+)	(+)
Isoniazid	+	(+)
α-Methyldopa	+	(+)
Methotrexat	++	+
Methyltestosteron		(+)*
Nitrofurantoin	+	(+)
Oxiphenisatin	++	+
Paracetamol	(+)	
Penizillin	(+)	
Perhexilin		(+)
Phenylbutazon	(+)	
Propylthiouracil	(+)	
Sulfonamide	(+)	(+)
Tienilsäure	+	
Tolbutamid	(+)	(+)*
Vitamin-A-Überdosierung		(+)

++ häufiger beschrieben, + wiederholt beschrieben, (+) selten beschrieben, * Bild der primär biliären Zirrhose

Tabelle 6.8. Alphabetisches Verzeichnis von Arzneimitteln, die Lebernekrosen mit Todesfolge hervorgerufen haben. (Aus [4], mit freundlicher Genehmigung)

Arzneimittel	Arzneimittel
Amphotericin B	Iproniazid
Benoxaprofen	Isocarboxazid
Carbamazepin	Isoniazid
Chlorpromazin	α-Methyldopa
Dantrolen	6-Mercaptopurin
Desipramin	Paracetamol
Halothan	Phenylbutazon
Imipramin	Probenecid
Indometacin	Tetracycline
Iproclozid	Thiouracil
	Tolbutamid

Therapie. Das Ziel der Behandlung ist einerseits die Entfernung des Toxins – sei es durch forcierte Maßnahmen (künstliche Diurese; Tachypnoe; forcierte Diarrhö; biliäre Drainage; eine Form der Dialyse) oder durch Beendigung der Exposition; zum anderen kommen gegen gefährliche Symptome gerichtete Handlungen in Betracht, etwa bei akutem Leberzerfall. Eine spezifische Therapie ist nur selten möglich. In einigen Fällen soll die Blockierung der Biotransformation durch Gabe von Cimetidin die Entstehung toxischer Metabolite verhindern können, z. B. bei Paracetamol. Glukokortikoide gelten als wirkungslos. Die Prognose ist im allgemeinen günstig.

6.8 Alkoholschäden an der Leber

In der Bundesrepublik Deutschland sind nach verschiedenen Schätzungen ca. 5–7% der Bevölkerung latent oder manifest alkoholabhängig. Bei diesem Personenkreis ist regelmäßig mit Leberschäden, die von der Fettleber über die Alkoholhepatitis und Zirrhose bis zum Karzinom reichen, zu rechnen. Grundsätzlich handelt es sich um toxische Wirkungen, wie sie in Kap. 6.7 beschrieben wurden. Wegen der großen praktischen Bedeutung sollen jedoch die alkoholbedingten Lebererkrankungen gesondert dargestellt werden.

Pathophysiologie. Bereits unter physiologischen Bedingungen erhält die Leber geringe Mengen Alkohol über die Pfortader aus dem Stoffwechsel der Darmflora zugeführt. Dieser wird aufgenommen und unter der Mitwirkung von Alkoholdehydrogenase zu Azetaldehyd und dann zu Azetat oxidiert. Der freiwerdende Wasserstoff wird dabei in den Mitochondrien unter Gewinnung von chemischer Energie (ATP) zu Wasser verbrannt.

Schädliche Wirkungen sind zu erwarten, wenn Alkohol im Übermaß die Leber erreicht. Sie entstehen, weil Alkohol unkontrolliert in die Leberzelle eindringen und wirksam mit seinen Metaboliten in verschiedene biochemische Prozesse eingreifen kann. Durch das vermehrte Angebot von Energieträgern wird der Fettstoffwechsel beeinträchtigt. Als Folge beobachtet man eine vermehrte Ablagerung von Triglyzeriden im Zytoplasma der Hepatozyten (Steatose). Ungünstige Wirkungen sollen auch von dem aus Alkohol entstehenden Azetaldehyd sowie von Beiprodukten, die – gleichsam im Nebenschluß zum Alkoholdehydrogenaseabbauweg – in den Mikrosomen und Peroxisomen anfallen, ausgehen. Die Bedeutung dieser verschiedenen Giftwirkungen, die schließlich zur Zirrhose und zum Karzinom führen, ist nicht eindeutig geklärt. Eine wichtige Funktion kommt darüber hinaus der Fehlernährung mit zu wenigen Vitaminen und Protein zu. Durch sie werden ungünstige Effekte des Äthanols wahrscheinlich verstärkt.

Bekanntlich erzeugt ein gelegentlicher Ethanolexzeß keine bleibenden Leberschäden. Beobachtet wird allenfalls eine Steatosis. Der Alkohol wird mit einer Rate von 0,1 g/kg Körpergewicht · h, d. h. ca. 160 g in 24 h eliminiert; mögliche Veränderungen bilden sich zurück.

Irreversible Leberschäden sind bei chronischem Alkoholmißbrauch zu erwarten, wobei es große individuelle Unterschiede gibt. Die Klassifikation jener

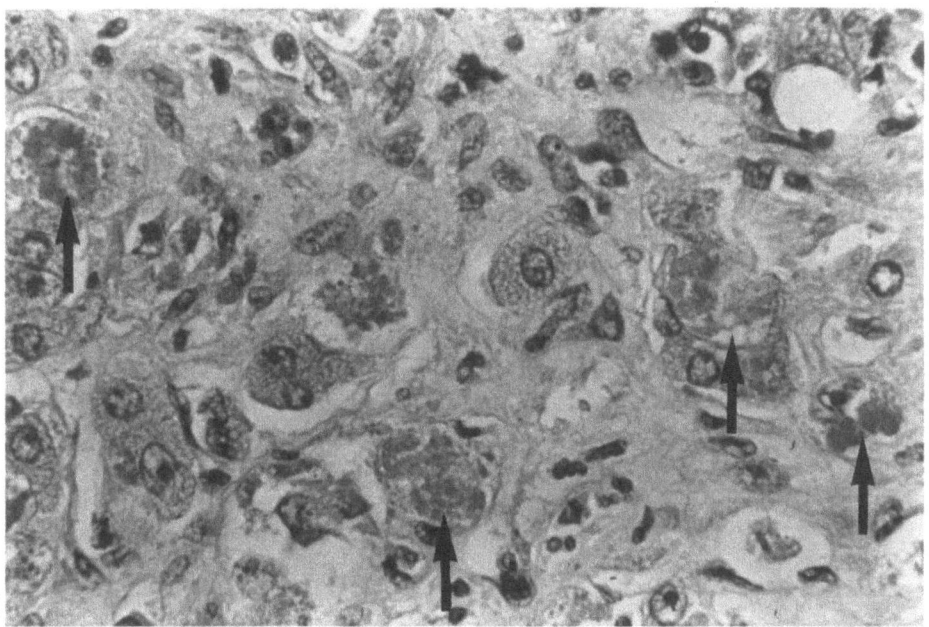

Abb. 6.11. Alkoholische Hepatitis. Im histologischen Präparat erkennt man schwergradige Strukturveränderungen mit hyaliner Sklerose und feintröpfiger Verfettung einzelner Hepatozyten. Die *Pfeile* weisen auf die charakteristischen eosinophilen Mallory-Körper hin

Veränderungen erfolgt am besten anhand *morphologischer Kriterien* [1]. Am häufigsten sind verschiedene Grade der *Steatose*. Es handelt sich dabei um rückbildungsfähige Einlagerungen von kleinen, im fortgeschrittenen Stadium auch größeren Fetttropfen in das Zytoplasma der Leberzellen. Betroffen werden besonders die im Zentrum der Lobuli gelegenen Hepatozyten. Die Lipideinlagerungen können ein solches Ausmaß erreichen, daß der Zellkern an den Rand gedrängt wird oder daß Fetttropfen benachbarter Zellen zu „Fettzysten" konfluieren. Ein Kennzeichen der Steatose sind lokale fibrotische und granulomatöse Reaktionen, die ggf. als „Lipoidgranulome" bezeichnet werden. Fett kann auch unter der Mitwirkung der Makrophagen extrazellulär in den Portalfeldern abgelagert werden; dieser Befund bildet sich relativ langsam zurück und ist evtl. das einzige Hinweiszeichen auf eine frühere alkoholische Steatosis. Häufig besteht auch eine Fibrose in der Umgebung der Zentralvene; sie soll der Ursprung für eine spätere Zirrhose sein. Eine *alkoholische Hepatitis* kann sich in einer normalen, verfetteten oder zirrhotischen Leber entwickeln. Von der Vielzahl der z. T. irreversiblen Veränderungen werden als deren Kennzeichen Leberzellnekrosen, leukozytäre Infiltrate sowie das alkoholische Hyalin angesehen: dieses besteht aus eosinophilem Material im Zytoplasma, wobei die Hepatozyten ballonierter erscheinen („Mallory-Körper") (Abb. 6.11). Auch hier werden vorzugsweise Hepatozyten im Läppchenzentrum betroffen. Die Leberzellnekrosen sind oftmals von Fibrosen begleitet, welche die Zentralvenen verengen und so die Entstehung von Aszites begünstigen können. Im weiteren Verlauf werden Portalfelder in die entzündlichen und fibrotischen Vorgänge einbezogen. Das histologische Bild der alkoholischen Hepatitis wird u. U. bei schwerer Fettsucht, Diabetes mellitus oder bei toxischen Schädigungen durch Glukokortikoide, Stilböstrol etc. beobachtet.

Die Entwicklung der *Leberzirrhose* erfolgt wahrscheinlich aus den zentrolobulären Fibrosen, indem diese sich zu den Portalfeldern ausdehnen. Es entstehen Bindegewebssepten und Regeneratknoten von Hepatozyten. Im Anfang handelt es sich um einen kleinknotigen Umbau. Infolge des Fettgehalts ist in diesem Stadium die Leber vergrößert. Mit dem weiteren Fortschreiten der Erkrankung wird das Fett abgebaut; die Organgröße nimmt ab. Neben kleineren entstehen auch große Regeneratknoten (mikro-makronoduläre Zirrhose). Häufig sind Leberzelldysplasien oder adenomatoide Knoten. Bei ca. 10% der alkoholbedingten Zirrhosen soll sich ein *Karzinom* entwickeln.

Der *Alkoholentzug* führt innerhalb von Wochen zur Rückbildung der Verfettung und der Hepatitis. Nekrotische Bezirke werden zu bindegewebigen Narben umgebaut. Bei Zirrhosen kann sich die kompensatorische noduläre Hyperplasie verstärken, was zu einer stärkeren Ausprägung des grobknotigen Erscheinungsbildes führen kann. Selten wird bei terminalen Stadien eine Progredienz unabhängig von der Alkoholzufuhr festgestellt.

Von praktischem Interesse ist die Frage nach dem Zusammenhang zwischen den zugeführten Alkoholmengen und den biochemisch oder histologisch erfaßbaren Leberveränderungen. Sie ist auch insofern berechtigt, als über 90% des Alkohols in der Leber abgebaut werden. In verschiedenen Studien zeigte es sich, daß wegen der großen individuellen Unterschiede lediglich in der Statistik eine Beziehung herzustellen ist: Je größer die regelmäßig aufgenommene Alkoholmenge ist, desto größer ist auch die Wahrscheinlichkeit von Schädigungen. Als „Grenzwerte" gelten für Frauen eine tägliche Zufuhr von 20 g Äthanol und für Männer von 60 g Äthanol. Allerdings gibt es viele Fälle, bei denen weitaus größere Mengen praktisch folgenlos vertragen werden, bzw. geringere Dosen zu Veränderungen führen. Etwa 20% aller chronischen Alkoholiker entwickeln eine Zirrhose.

Die *Funktionsfähigkeit* der Leber ist aufgrund der großen Reservekapazitäten in vielen Fällen nur gering eingeschränkt. Dies gilt insbesondere bei Steatosis. Andererseits kann bei allen Formen der alkoholischen Leberschädigung – Steatosis, Hepatitis, Zirrhose – ein akutes Versagen eintreten. Eine wichtige Rolle sollen hier Mitochondrienschäden spielen.

Klinik. Das Beschwerdebild ist bei alkoholischen Leberschäden überaus vielgestaltig. Häufigere Angaben betreffen eine allgemeine Müdigkeit, Appetitlosigkeit, Gewichtsabnahme, Übelkeit, Erbrechen, uncharakteristische Schmerzen im Oberbauch, Druck- und Völlegefühl oder Meteorismus. Als führendes Symptom bei der körperlichen Untersuchung gilt die Vergrößerung und Verhärtung der Leber; hinzu kommen Milztumor, Aszites, Ödeme, Ösophagusvarizen oder Gelbsucht. Die wichtigsten klinisch-chemischen Veränderungen sind Anstiege der Transaminasen, des Bilirubins, der γ-GT sowie der Triglyzeride; die Serumalbuminkonzentration, die Gerinnungsenzyme und die Cholinesteraseaktivität sinken dagegen ab [3]. Generell besteht ein Zusammenhang zwischen der Alkoholzufuhr (tägliche Mengen, Dauer), den Symptomen und den im histologischen Bild erkennbaren Leberveränderungen. Andererseits erstaunt es immer wieder, wie gering die Klagen und wie unzuverlässig Labortests, selbst in fortgeschrittenen Stadien sein können. Sie sind deshalb für die Unterscheidung zwischen Verfettung, Hepatitis und Zirrhose nicht geeignet. Selbst Fieber und Leukozytose, die eine alkoholische Hepatitis charakterisieren sollen, sind nur bei einer Minderheit der Betroffenen nachzuweisen.

Die wichtigsten *Komplikationen* sind die Enzephalopathie, der Aszites, der Pfortaderhochdruck sowie das hepatorenale Syndrom. Sie werden in besonderen Kapiteln abgehandelt. (Weitere Überlegungen zur Leberverfettung und -zirrhose finden sich ebenfalls in eigenen Kapiteln.)

Erwähnt werden sollen darüber hinaus häufig auftretende Mangelerscheinungen (Eiweiß, Vitamin B_6), die Neigung zu Infekten (Pneumonie, Tbc), sowie Schäden an anderen Organen (Pankreatitis, Kardiomyopathie, Enzephalo-Myelo-Neuropathie, Delirium tremens/Korsakow-Syndrom, Störungen der Hämatopoese); die individuelle Empfindlichkeit ist hier unterschiedlich. In der Gravidität können größere Alkoholmengen zu Fruchtschäden und zum Abort führen. Ein Leberkarzinom entwickelt sich möglicherweise 5–10 Jahre nach dem Manifestwerden der Zirrhose. Ein Kennzeichen ist der plötzliche Verfall des Allgemeinzustandes.

Diagnostik. An erster Stelle steht die sorgfältige Alkoholanamnese. Da die Betroffenen durchwegs zu geringe Mengen zugeben, ist meist allein von Angehörigen Genaues zu erfahren. Körperliche Untersuchung und klinisch-chemische Tests bringen weitere Informationen (s. oben). Die Aktivität der γ-Glutamyltranspeptidase ist häufig auf ein mehrfaches der Norm erhöht; wegen der geringen Spezifität liegt der diagnostische Wert vor allem in der Möglichkeit der Verlaufskontrolle bzw. der Überwachung des Alkoholkonsums. 80–90% der Patienten mit Karzinom besitzen erhöhte Spiegel von α-Fetoprotein (meist über 500 mg/dl).

Entscheidend für die Diagnostik ist die Lebermorphologie. Die indirekten bildgebenden Verfahren können nur begrenzt dazu beitragen: Mit Hilfe der *Sonographie* wird die Lebergröße, -form, -konsistenz sowie – mit Einschränkungen – das Auftreten von malignen bzw. toxischen Parenchymveränderungen (Verfettung, Ödem, Fibrose), beurteilbar (Abb. 6.12); daneben lassen sich Aussagen über die Durchgängigkeit der Milzvene, über die Milzgröße, über Aszites etc. machen. In unklaren Fällen wird man die allein beweisende direkte histologische Untersuchung von Lebergewebe anstreben. Für die Probengewinnung ist die gezielte Entnahme unter laparoskopischer Sicht vorzuziehen, da bei der Blindpunktion in fortgeschrittenen Stadien oftmals nichtrepräsentatives Material, z. B. aus einem Regeneratknoten, gewonnen wird. Die bei den Patienten wenig beliebte Leberpunktion läßt sich manchmal vermeiden, wenn man das positive Ansprechen auf eine 4- bis 6wöchige Alkoholabstinenz diagnostisch wertet.

Differentialdiagnose. In den meisten Fällen ist die Diagnose aufgrund der Alkoholanamnese unschwer zu stellen; Schwierigkeiten bereitet allenfalls die Frage nach dem Grad der Leberschädigung. Im übrigen können Entzündung, Verfet-

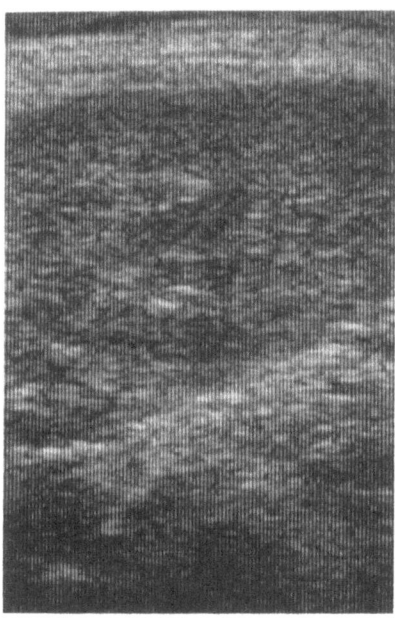

Abb. 6.12. Primäres Leberzellkarzinom bei alkoholischer Leberzirrhose. Im sonographischen Bild erscheint die Leber infolge des zirrhotischen Umbaus gefäßarm mit inhomogener Feinstruktur. Im Zentrum zeigen sich gering echoärmere Areale. Es handelte sich hier um ein primäres Leberzellkarzinom

tung und Zirrhose als Reaktion im Rahmen sehr unterschiedlicher Grunderkrankungen beobachtet werden; ggf. müssen deshalb breite differentialdiagnostische Überlegungen erfolgen (s. entsprechende Kapitel).

Therapie. Die einzige kausale Behandlungsmöglichkeit der alkoholischen Leberschäden ist die völlige *Abstinenz.* Von ihr hängen Verlauf und Prognose entscheidend ab. Eine Steatose kann sich u. U. innerhalb von Wochen bis Monaten vollständig zurückbilden. Besonderer Aufmerksamkeit bedürfen schwere Erkrankungen an *alkoholischer Hepatitis:* Sie werden mit Bettruhe sowie protein- und vitaminreicher Kost behandelt, sofern die Eiweißzufuhr durch eine Enzephalopathie nicht eingeschränkt wird. Da die Patienten oftmals keinen Appetit haben, ergeben sich hier leicht Schwierigkeiten. Besonderes Interesse hat in den letzten Jahren die Frage der Glukokortikoidbehandlung gefunden. In verschiedenen Studien ist ihr Wert unterschiedlich beurteilt worden. Bei schweren Verläufen mit Enzephalopathie scheint sich aus dieser Behandlung evtl. ein Vorteil zu ergeben. Ungesichert sind auch Wirkungen der aus verschiedenen Überlegungen empfohlenen anabolen Steroide, Thyreostatika (Propylthiouracil), Thiooctsäure etc. Die Richtlinien für die Behandlung der *Zirrhose* entsprechen dem oben Gesagten. Hinzu kommen spezifische Maßnahmen zur Bekämpfung möglicher Komplikationen (Enzephalopathie, hepatorenales Syndrom, Aszites, portaler Hypertonus), die in den entsprechenden Kapiteln abgehandelt werden.

Für die Motivation der Patienten zur Alkoholabstinenz ist die *Führung durch den Arzt* entscheidend wichtig. Günstig sind auch stationäre oder ambulante Behandlungen in spezialisierten Einrichtungen, Psychotherapie oder die Unterstützung durch Selbsthilfegruppen (Anonyme Alkoholiker etc.). Im Durchschnitt gelingt es ca. 25% der motivierten schweren Alkoholiker, endgültig abstinent zu werden; weitere ca. 25% erreichen eine Einschränkung ihres Konsums.

Prognose. Die Lebenserwartung von Patienten mit alkoholischer Hepatitis und Zirrhose ist deutlich eingeschränkt. Sie wird einerseits von der Fortführung des Alkoholkonsums, zum anderen von dem Vorhandensein der Komplikationen bestimmt. Die akute Letalität schwerer Erkrankungen an Hepatitis mit Enzephalopathie, verlängerter Prothrombinzeit und erhöhtem Bilirubin ist in verschiedenen Statistiken in einer Größenordnung von 10–20% angegeben. Die Fünfjahresüberlebensrate von Zirrhotikern liegt bei ca. 40% (Trinker) bzw. ca. 60% (eingeschränkte Alkoholzufuhr oder Abstinenz); treten Komplikationen hinzu (Aszites, Varizenblutung, Enzephalopathie) sinkt die Rate auf 5–10%.

6.9 Fettleber

Bereits unter physiologischen Bedingungen besteht die Leber zu etwa 4% ihres Trockengewichts aus Fetten. Es handelt sich hierbei zur Hauptsache um Cholesterin und Phospholipide, die u. a. aufgrund ihrer hydrophoben Eigenschaften den zellulären Strukturen gegenüber dem wäßrigen Milieu Festigkeit geben. Triglyzeride sind ebenfalls enthalten: sie fungieren in erster Linie als Energieträger und werden je nach dem Angebot und dem Bedarf in der Form von Lipoproteinen zwischen Leber, Fettgeweben (zur Speicherung) und den übrigen peripheren Strukturen verschoben. Die Leber besitzt hier eine regulierende Rolle, wobei sie sowohl zur Aufnahme, Speicherung, Synthese und Abbau als auch zur Abgabe in das Blut befähigt ist.

Eine Verfettung der Leber betrifft ausschließlich die vermehrte Einlagerung von Triglyzeriden in das Zytoplasma der Hepatozyten. In extremen Fällen kann der Fettgehalt 70% des Trockengewichts erreichen; gleichzeitig kommt es zu einer Vergrößerung des Organs sowie zu einer Zunahme des Gewichts auf das Doppelte oder 3fache der Norm. Die Ursachen dieser Stoffwechselstörung können eine vermehrte Fettbildung bzw. ein verminderter Fettabbau in den Hepatozyten sowie eine vermehrte Fettzufuhr bzw. eine verminderte Fettausschüttung sein. In der Regel läßt sich bei einer Steatosis der quantitative Beitrag der einzelnen Mechanismen nur ungenau angeben.

Im histologischen Präparat können Fetteinlagerungen mit Spezialfärbungen sichtbar gemacht werden; mit den üblichen Färbungen erscheinen sie als leere, runde Bezirke, weil Triglyzeride während der Paraffineinbettung herausgelöst werden (Abb. 6.13). Meistens beginnt die Verfettung bei den im Zentrum der Lobuli gelegenen Hepatozyten; Eiweißmangel führt dagegen zu einer vorwiegenden Verfettung der periportalen Zellen. Diabetiker besitzen neben der Steatosis eine Glykogeneinlagerung in die Zellkerne, die diesen das Aussehen von „Siegelringen" verleiht. Nach dem Ausmaß der Veränderungen unterscheidet man eine kleintropfige, großtropfige, zonale oder diffuse Verfettung; Zellkerne können an den Rand gedrängt sein. In fortgeschrittenen Fällen läßt sich die Leber möglicherweise nur anhand der Portalfelder identifizieren. Die Veränderungen sind nach dem Wegfall der zur Verfettung führenden Störung reversibel.

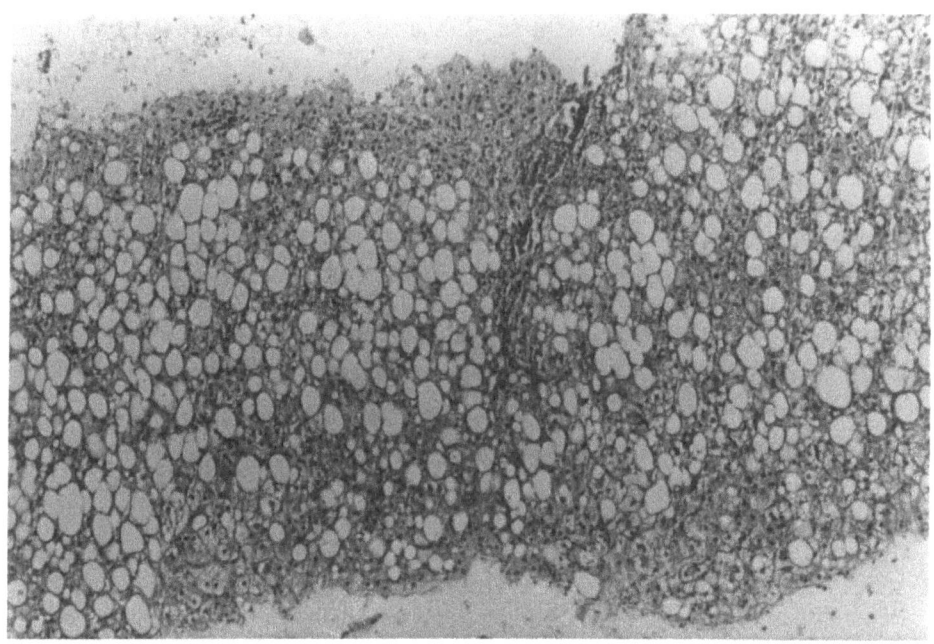

Abb. 6.13. Mittel- bis großtropfige Leberzellverfettung im histologischen Präparat. Durch die Vorbehandlung wurden die Triglyzeride herausgelöst; an ihrer Stelle erkennt man runde, leere Bezirke

Von einer Fettleber mit *portaler Fibrose* spricht man, wenn die Portalfelder bindegewebig durchsetzt und vergrößert erscheinen. Eine *Fettleberhepatitis* wird fast ausschließlich unter der chronischen Einwirkung von Äthanol beobachtet (s. 6.8); kennzeichnend sind Leukozyteninfiltrate, Hyalin und evtl. Nekrosen von Hepatozyten. Von einer *Fettzirrhose* spricht man, wenn die Leber bindegewebig septiert wird und verfettete Hepatozyten Regeneratknoten bilden.

Klinik. In den letzten Jahren werden Fettlebern zunehmend häufig festgestellt. Die *Beschwerden* der Betroffenen sind nur gering: Manche klagen über ein Druck- oder Völlegefühl im rechten Oberbauch, das etwa nach größeren Mahlzeiten oder beim Vornüberbeugen infolge der Größenzunahme des Organs empfunden wird. In den meisten Fällen handelt es sich um eine zufällige Entdeckung. Bei der *körperlichen Untersuchung* erscheint die Leber in unterschiedlichem Ausmaß vergrößert, in der Konsistenz verhärtet und mit abgerundetem Rand. Sogenannte „Leberhautzeichen" (Gefäßspinnen, Palmaerythem etc.), Aszites oder eine Vergrößerung der Milz fehlen bei unkomplizierter Verfettung.

Diagnostik. Am besten läßt sich die vermehrte Fetteinlagerung mit bildgebenden Untersuchungsverfahren (Sonographie, Computertomographie, Laparoskopie) und im histologischen Bild von Leberproben feststellen. Labortests sind weniger geeignet.

Fettleber

In der *Sonographie* (Abb. 6.14) erscheint die Leber je nach dem Ausmaß der Fetteinlagerung vergrößert, abgerundet und mit vermehrten Binnenechos („weiße Leber"). Als Folge der Reflexsteigerung verschwinden die echoreichen Begrenzungen der Pfortaderäste. Die Gefäße sind insgesamt verschmälert und vermindert. Eine mögliche Bindegewebsvermehrung läßt sich jedoch nicht abgrenzen. In der *Computertomographie* können Form- und Strukturveränderungen ebenfalls erfaßt werden. Darüber hinaus ist der Grad der Verfettung anhand des Dichtewertes grob meßbar. *Laparoskopisch* erscheint die Leber groß, mit glatter Oberfläche, plumpem Rand und unauffälliger Kapsel; die Farbe ist infolge der Fetteinlagerung gelbrot oder ziegelrot (Abb. 6.15). Eine Bindege-

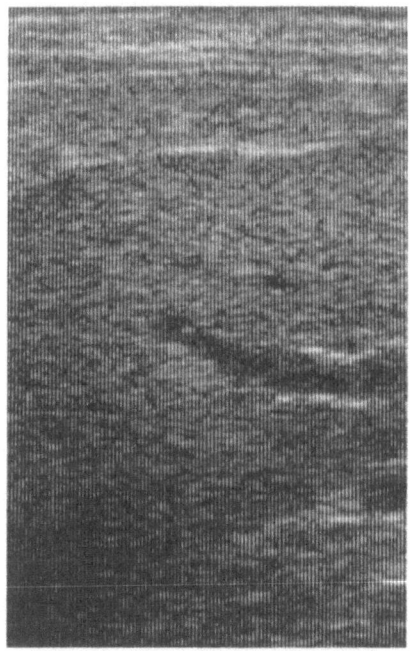

Abb. 6.14. Sonographisches Bild einer Fettleber. Man erkennt eine gleichmäßige Steigerung der Binnenreflexe. Als Folge können die hellen Begrenzungen bei kleineren Pfortaderästen („Uferbefestigungsreflexe") nicht mehr dargestellt werden (*Bildmitte*); außerdem erscheinen die basalen Leberpartien durch den übermäßigen Abfall der Schallenergie dunkel. – Als Begleitbefund besteht eine Verfettung der Bauchdecken

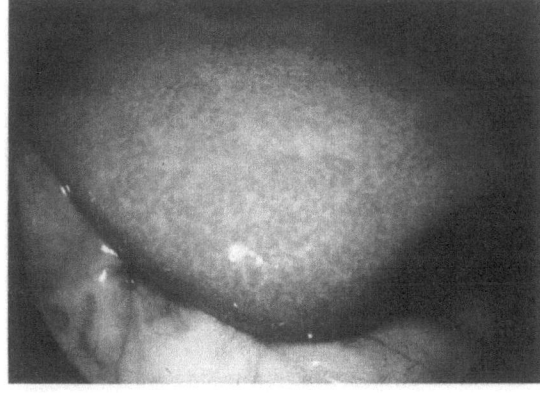

Abb. 6.15. Laparoskopisches Bild einer unkomplizierten Fettleber. Man blickt auf den rechten Leberlappen. Dieser erweist sich beim Vergleich mit dem Lig. teres als vergrößert. Der Rand ist abgerundet. Die Oberfläche erscheint glatt (Lichtreflex!) und mit einer charakteristischen, verstärkten roten Lappenzeichnung bei gelblichem Grundton. – Am histologischen Präparat wurde eine 80% Verfettung festgestellt

websvermehrung zeigt sich an einer unregelmäßigen Oberfläche, die im Anfang wellig, granuliert oder chagriniert aussieht und in späteren Stadien Höckerungen aufweist; die Lappenzeichnung ist dann unregelmäßig oder aufgehoben. Weitere Befunde sind Kapselfibrosen oder Zeichen des Pfortaderhochdrucks.

Die *Labortests* sind bei mäßiger Verfettung unauffällig. Als empfindlichstes Verfahren gilt die Bromthaleinausscheidung, die bei den meisten Fällen verzögert gefunden wird. Weitere Kriterien können die erhöhten Aktivitäten der γ-Glutamyltranspeptidase und der Cholinesterase oder ein erhöhter Triglyzeridspiegel sein. Transaminasen, Bilirubin oder Serumeisenspiegel sind meist normal. Bei fortgeschrittener Erkrankung mit Parenchymumbau wird die eingeschränkte Funktion der Hepatozyten am Abfall der Cholinesterase, des Serumalbumins und der Gerinnungsenzyme sowie am Anstieg des Bilirubins erkennbar. Kennzeichen der Fettleberhepatitis können Leukozytose, stark erhöhte Transaminasen (bis ca. 500 U/l) und Hyperbilirubinämie sein. Von einem *Zieve-Syndrom* spricht man, wenn als Folge von Alkoholexzessen neben der Leberverfettung eine Hyperlipoproteinämie und hämolytische Anämie bestehen.

Differentialdiagnose. Eine vermehrte Einlagerung von Triglyzeriden in die Leber kann die Folge einer Vielzahl sehr unterschiedlicher Erkrankungen sein. Eine Zusammenstellung möglicher Ursachen zeigt die folgende Übersicht:

Ursachen der Fettleber

Fettsucht
Diabetes mellitus
Hyperlipoproteinämie
Jejunoilealer Bypass
Alkoholismus
Kwashiorkor
Medikamente (Tetrazyklin, Glukokortikoide u.a.)
Akute Schwangerschaftsfettleber
Reye-Syndrom
Kryptogen

Seitdem die Leber häufiger biopsiert oder sonographiert wird, wissen wir, daß die Steatosis ein überaus häufiger Befund ist: in manchen Statistiken erscheint sie bei mehr als 20% der untersuchten Personen. Der wichtigste Entstehungsmechanismus sind *Nahrungsfaktoren*, insbesondere die Überernährung und der Alkoholismus. Wegen der großen praktischen Bedeutung und verschiedener Besonderheiten ist die alkoholische Leberschädigung in einem eigenen Kapitel dargestellt (s. 6.8). Etwa 60–90% aller Personen mit Übergewicht weisen eine Leberverfettung auf; weitere mögliche Befunde sind eine Hyperlipoproteinämie und eine pathologische Glukosetoleranz. Mit der Gewichtsreduzierung bilden sich die Veränderungen zurück. Die klinische Bedeutung der Fettleber ist bei diesen Fällen gering.

Bypassoperationen am Dünndarm, die insbesondere zur Gewichtsabnahme vorgenommen werden, können zu schwersten Leberschäden führen. Die Betroffenen haben in der Regel zum Zeitpunkt des Eingriffs bereits eine Steatosis. Im Anschluß an die Operation entwickeln sich mit einer Latenzzeit von ca. 2 Jahren u. U. Zirrhosen (ca. 9%) bzw. ein Leberversagen (ca. 5%). Normalerweise zeigt sich diese Entwicklung bei den Labortests (Transaminasen). Als Ursachen werden ungünstige Folgen der Fehlernährung und Endotoxine der Darmflora diskutiert. Personen mit ileokolischem Bypass sind offenbar häufiger betroffen als Personen mit ileojejunalem Bypass. Zur Behandlung werden proteinreiche Kost und Metronidazol eingesetzt; eine weitere Möglichkeit ist die operative Korrektur des Bypass, wobei die Chirurgen in der Regel eine teilweise Verlängerung des funktionsfähigen Dünndarmanteils vornehmen. Bei der Mehrzahl der operierten Patienten wird im Zusammenhang mit der Gewichtsabnahme eine Rückbildung der Leberverfettung beobachtet.

Eine *kleintropfige Verfettung*, bei der der Zellkern nicht an den Rand gedrängt wird, ohne Zellnekrosen kennzeichnet die akute Schwangerschaftsfettleber, die Tetrazyklinschädigung und das Reye-Syndrom. Die Ursache der *akuten Schwangerschaftsfettleber* ist nicht bekannt. Gewöhnlich tritt diese seltene Komplikation nach der 35. Schwangerschaftswoche auf. Initialsymptome sind Müdigkeit, Übelkeit, Kopfschmerzen, Erbrechen sowie Oberbauchschmerzen. Hinzu kommen Gelbsucht, Blutungen, Koma oder zerebrale Anfälle. Bei der Untersuchung ist die Leber klein. Am empfindlichsten wird die Erkrankung durch den Anstieg der Transaminasen (max. 300–500 U/l) und eine Leukozytose (bis 15000/mm^3) angezeigt; weitere Veränderungen betreffen Zeichen der Verbrauchskoagulopathie und der Hämolyse. Schwierigkeiten kann die Abgrenzung gegenüber einer foudroyant verlaufenden Hepatitis bereiten; hier sind in der Regel die Transaminasen stärker erhöht und die Thrombozytenzahl über 100000/min^3. Am besten gelingt die Sicherung der Diagnose anhand des histologischen Leberbildes. Die einzige wirksame Maßnahme ist die möglichst frühzeitige Unterbrechung der Schwangerschaft; hierdurch konnte die Letalität in den letzten Jahren unter 50% gesenkt werden. Eine Leberschädigung durch *Tetrazykline* wird nur bei parenteraler Gabe des Medikamentes beobachtet. Erscheinungsbild und Prognose ähneln weitgehend der oben skizzierten akuten Schwangerschaftsfettleber. Da eine wirksame Behandlung dieser seltenen Schädigung nicht bekannt ist, besteht die einzige Möglichkeit in der Prävention, d. h. dem Meiden parenteraler Tetrazyklingaben. Das *Reye-Syndrom* entwickelt sich vor allem bei Kindern und Adoleszenten im Zusammenhang mit der Rekonvaleszenz von Virusinfekten. Die Ursache ist nicht bekannt; diskutiert werden vor allem toxische Effekte (Aspirin, Insektizide, Aflatoxin) sowie genetische Faktoren. Üblicherweise beginnt die Erkrankung mit unspezifischen Allgemeinerscheinungen bzw. den Zeichen eines Infekts im Bereich der Atemwege. Im Vordergrund stehen zerebrale Ausfallerscheinungen bis zum Koma; die Leberveränderungen sind zumeist weniger eindrucksvoll und ähneln denen der akuten Schwangerschaftsleber. Eine Gelbsucht fehlt. Ein besonderes Kennzeichen sind im Elektronenmikroskop feststellbare Formveränderungen und Vergrößerungen der Mitochondrien. Es wurden verschieden schwere Verlaufsformen beschrieben; die Prognose ist ungünstig, die Letalität beträgt ca. 20–40%. Wird die Krankheit überlebt, so verbleiben gewöhnlich neurologische bzw. psychiatrische Störungen; die Leberveränderungen sind reversibel. Eine kausale Therapie ist nicht bekannt; entscheidend ist offenbar auch die Qualität der intensivmedizinischen Betreuung. *Kryptogene* Ursachen der Steatosis müssen angenommen werden, wenn keine sonstige Erklärung gefunden werden kann. Durch das bessere Verständnis der pathophysiologischen Gegebenheiten wird diese Ausschlußdiagnose heute nur selten gestellt.

Therapie. Die Fettleber ist ein Symptom und keine eigenständige Erkrankung. Jede Therapie wird sich deshalb auf die zugrunde liegende Gesundheitsstörung richten müssen, d. h. Einschränkung der Kalorienzufuhr, Alkoholverbot, Ausschaltung sonstiger möglicher Noxen etc. Sogenannte lipotrope Substanzen (Cholin, Methionin), Leberextrakte, Orotsäure oder Liponsäure, die früher empfohlen wurden, gelten als unwirksam. In manchen Fällen von Fehlernährung kann ein Vitaminmangel (z. B. ein Folsäuremangel bei Alkoholikern) eine Rolle spielen, so daß ggf. Vitamine gegeben werden können. Besondere Gesichtspunkte zur Therapie der alkoholischen Leberschäden s. unter 6.8; Angaben zur Behandlung der Fettleber nach Bypassoperationen, Tetrazyklintherapie, sowie der akuten Schwangerschaftsfettleber oder des Reye-Syndroms finden sich oben unter „Differentialdiagnose". Eine Verfettung durch sonstige Medikamente, beispielsweise Glukokortikoide, ist nach dem Absetzen reversibel; in der Regel wird man den Nebeneffekt an der Leber in Kauf nehmen.

6.10 Leberzirrhose

Die Leberzirrhose ist das Endstadium der chronischen, fibrosierenden Leberentzündungen. Das morphologische Erscheinungsbild und die Klinik sind dabei in mancher Hinsicht unabhängig von der Krankheitsursache. Aus diesem Grunde und wegen der großen praktischen Bedeutung wird die Leberzirrhose hier als eigenständiges Leiden bewertet.

Die *Klassifikation* der Leberzirrhose kann nach der Ätiologie, nach morphologischen Kriterien und nach den feststellbaren Funktionsstörungen erfolgen. Eine Zusammenstellung wichtiger *Ursachen* der Leberzirrhose zeigt die Übersicht:

Ursachen der Leberzirrhose

1. Alkoholismus
2. Virushepatitis B und NANB
3. Chronische Gallenwegserkrankungen (Cholestase, Cholangitis)
4. Chronische Stauung des Blutabflusses (Rechtsherzinsuffizienz; Pericarditis constrictiva; Budd-Chiari-Syndrom)
5. Stoffwechselerkrankungen (M. Wilson; Hämochromatose; α_1-Antitrypsinmangel; Glykogenosen; Porphyrie; Galaktosämie; Mukoviszidose)
6. Chemische Substanzen, Medikamente (Tetrachlorkohlenstoff; Polyvinylchlorid; Dimethylnitrosamin; α-Methyl-Dopa; Methotrexat; Isoniazid usw. − s. Tabelle 6.7)
7. Bypassoperationen am Dünndarm
8. Kryptogen.

Am häufigsten sind der Alkoholismus (s. 6.8) und die chronischen Virushepatitiden B oder NANB (s. 6.6); bei ca. ¼ der Fälle läßt sich kein Grund feststellen (kryptogene Zirrhosen). Entgegen früheren Erwägungen spielen Infektionen,

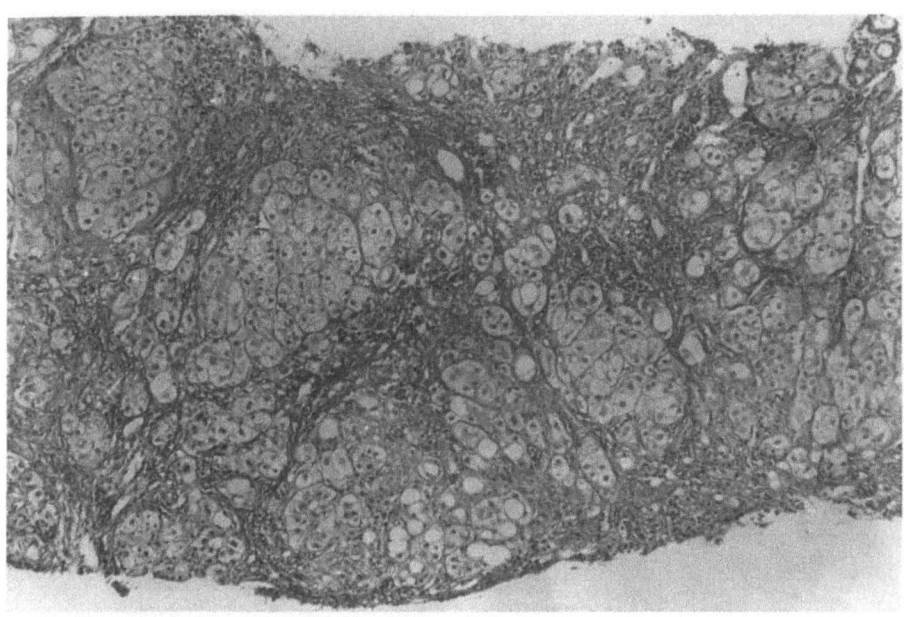

Abb. 6.16. Kleinknotige Leberzirrhose (histologisches Präparat). Man erkennt kleine Parenchymknoten, die durch fibröse Septen getrennt werden.

z. B. Tuberkulose, Lues, Brucellose bei der Entstehung von Zirrhosen im Erwachsenenalter keine Rolle; das gleiche gilt für die Mangelernährung. So führt eine eiweißarme Kost lediglich zu einer Verfettung (Kwashiorkor).

Das *morphologische Kennzeichen* der Zirrhose ist der Umbau des Leberparenchyms, wobei Bindegewebssepten zwischen den Portalfeldern und Zentralvenen wachsen und das restliche Lebergewebe sich zu Knoten umbildet (Abb. 6.16). Die Gefäße erfahren ebenfalls durch Ausbildung von Anastomosen zwischen Ästen der V. portae bzw. A. hepatica und Ästen der Vv. hepaticae eine Umgestaltung. Als Folge wird die Zirkulation erschwert (portaler Hochdruck s. 6.11) und die effektive Blutversorgung des restlichen Parenchyms vermindert. Nach der Größe der Regeneratknoten unterscheidet man zwischen einer feinknotigen (portalen, septalen, Laennec-Zirrhose) und einer grobknotigen (postnekrotischen) Leberzirrhose. Im allgemeinen werden kleinere, gleichmäßigere Knotenbildungen bei *alkoholischer Lebererkrankung* und unregelmäßige, größere Knoten bei *chronischer Virushepatitis* beobachtet; häufiger sind jedoch beide Formen kombiniert (makro-mikronoduläre Zirrhose). Primäre und sekundäre *biliäre Zirrhosen* sind mikronodulär. Da die Erkrankung von den Portalfeldern ausgeht, sind zumeist die Zentralvenen wenig verändert. Im Gegensatz dazu bestehen bei *chronischer Stauung des Blutabflusses* die bindegewebigen Erscheinungen im Läppchenzentrum, während die Portalfelder weitgehend unauffällig erscheinen. Die vermehrte *Eisenspeicherung* in den Hepatozyten infolge genetischer Störungen (Hämochromatose, Thalassämie) oder nach portokavalen Shuntoperationen bei bestehenden Zirrhosen führt zur portalen Zirrhose. Eisenablagerungen in den Kupffer-Sternzellen und in anderen Elementen des retikuloendothelialen Systems, beispielsweise durch Hämolyse oder Bluttransfusionen, führen dagegen zu keinen Bindegewebsvermehrungen. Pathologische *Kupfereinlagerungen* in den Hepatozyten werden beim M. Wilson (hepatolentikuläre Degeneration) beobachtet. Es entstehen dabei vielfältige Bilder, die in den fortgeschrittenen Stadien als chronische Hepatitis oder Zirrhose klassifiziert werden. Als Kennzeichen werden auch hyaline Einschlüsse beschrieben, die von alkoholischem Hyalin nicht zu unterscheiden sind. Zahlreiche Lebererkrankungen, einschließlich der Zirrhose, werden im histologischen Bild bei α_1-*Antitrypsinmangel* imitiert. Häufig existieren runde, eosinophile Einschlußkörper im Zytoplasma. Mit immunhistologischer Technik zeigt sich, daß es sich um Ablagerungen von α_1-Antitrypsin handelt.

Die *Funktionsstörungen* lassen sich auf die verminderte Zahl funktionsfähiger Hepatozyten bzw. Kupffer-Sternzellen und auf die geänderten Gefäße zurückführen; meistens manifestieren sie sich durch Auswirkungen auf andere Organe. Am bedeutsamsten sind die Enzephalopathie (s. 6.12) und der portale Hypertonus (s. 6.11). Die Aktivität der zugrunde liegenden entzündlichen Vorgänge läßt sich hierbei indirekt anhand verschiedener klinisch-chemischer Tests im Blut abschätzen.

Klinik. Leberzirrhosen verlaufen zumeist schleichend und ohne dramatische Zeichen. Die Patienten berichten über Müdigkeit und Abgeschlagenheit, in fortgeschrittenen Stadien evtl. über Juckreiz. Zum Arzt gehen sie vielfach erst, wenn eine Gelbsucht oder schwere Komplikationen (Blutung, Aszites, Enzephalopathie, Nierenversagen) auftreten. Fehlen klinische Zeichen, so spricht man von einer *latenten Zirrhose; manifeste* Zirrhosen sind *inaktiv* bzw. *aktiv* bei deutlichen entzündlichen Zeichen und *kompensiert* bzw. dekompensiert, wenn Aszites oder Enzephalopathie bestehen.

Beim Erheben der *Anamnese* ist vor allem auf die möglichen Ursachen zu achten: Alkoholkonsum; frühere Gelbsucht als Hinweis auf eine Virushepatitis; Umgang mit leberschädigenden Substanzen; regelmäßige Einnahme von Medikamenten; familiäres Auftreten; Herzerkrankungen. Zirrhosen im Rahmen von Stoffwechselerkrankungen manifestieren sich zumeist schon in der Jugend. Eine rasche Gewichtsabnahme oder eine unerklärliche Verschlechterung des Allgemeinzustandes läßt an eine maligne Entartung denken. Bei Aszites berichten die Patienten, Rock oder Hose würden zu eng.

Die *körperliche Untersuchung* ist bei Zirrhotikern besonders aufschlußreich. Einerseits ergeben sich Informationen über die Lebergröße, -form und -konsistenz, über Umgehungskreisläufe, Aszites sowie über das Vorliegen einer Enzephalopathie [13]. Zum anderen finden sich in unterschiedlicher Ausprägung sichtbare Veränderungen der Haut und Mundschleimhaut (sog. „Leberhautzeichen"): Palmar- und Plantarerythem; Ikterus; Lebersternchen (Spider-nävus, Gefäßspinnen); Teleangiektasien (Geldscheinhaut); Lacklippen; glatte, runde Zunge; Purpura; Gynäkomastie; Nabelhernie; Hodenatrophie etc. (Abb. 6.17). Während man diese bei allen Formen der chronischen Leberleiden beobachten kann, sind spezifischere Zeichen bei Stoffwechselerkrankungen zu finden: Kayser-Fleischer-Kornealring (M. Wilson); dunkle Hautfarbe, Diabetes mellitus

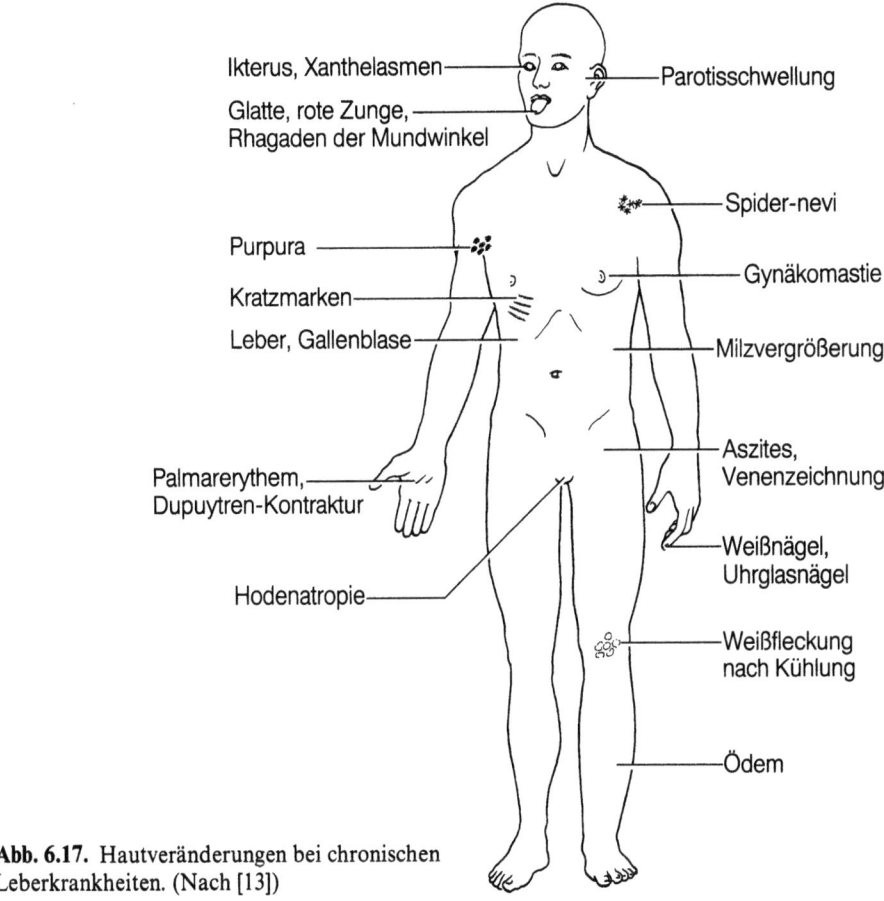

Abb. 6.17. Hautveränderungen bei chronischen Leberkrankheiten. (Nach [13])

(Hämochromatose); Lungenemphysem (α_1-Antitrypsinmangel). Weitere Informationen ergeben sich beim Vorliegen eines Milztumors: Er kann allein das Hinweiszeichen auf eine Zirrhose sein, eine übermäßige Größenzunahme ist oftmals die Folge einer Milzvenenthrombose.

Diagnostik. Am besten läßt sich die Leberzirrhose durch Laparoskopie mit gezielter Entnahme von Lebergewebe für die histologische Untersuchung feststellen. In den letzten Jahren wurden empfindliche indirekte diagnostische Verfahren entwickelt, die jene eingreifende Untersuchung in vielen Fällen überflüssig machen: es handelt sich um Labortests und verschiedene bildgebende Verfahren.

Die *klinisch-chemischen Untersuchungsverfahren* basieren überwiegend auf der Analyse von Venenblut. Eine kritische Darstellung findet sich unter 6.4. Gebräuchliche Tests sind in Tabelle 6.9 zusammengestellt. Neben der Diagnose erlauben sie Aussagen über die Aktivität der Erkrankung (Transaminasen, Bilirubin), über das Ausmaß der Leberinsuffizienz (Cholinesterase, Gerinnungsenzyme, Elektrophorese), über die Ätiologie (Hepatitis-B-Serologie, Triglyzeride, Immunglobuline, Kupferspiegel, diverse Antikörper), sowie über die Existenz

Tabelle 6.9. Gebräuchliche klinisch-chemische Teste bei der Leberzirrhose

Test	Diagnostische Bedeutung
Transaminasen	Entzündliche Aktivität
Bilirubin	Globaltest der Leberfunktionen
Cholestaseenzyme	Stark erhöht bei biliären Zirrhosen
Kalium	Erniedrigt bei sekundärem Hyperaldosteronismus
Elektrophorese	Verminderung des Albumins als Zeichen der Leberinsuffizienz; häufig auch erhöhte γ-Globulinkonzentration
Gerinnungsenzyme, Cholinesterase	Abnahme zeigt Leberinsuffizienz
HBs-Ag, Anti-HBc	Marker der Hepatitis B
Thrombozyten	Thrombopenie als Folge von Hypersplenismus und Alkoholismus
Rotes Blutbild	Gastrointestinale Blutung (Varizen, peptische Läsionen); makrozytäre Anämie
Immunglobuline	IgA bei alkoholischer Zirrhose, IgM bei biliärer Zirrhose und IgG bei chronischer Hepatitis häufig erhöht
Triglyzeride	Zunahme infolge Alkoholismus
Kupfer	Bei Cholestase vermehrt, bei M. Wilson evtl. vermindert
Ammoniak	Zunahme weist Enzephalopathie aus
Antikörper	AMA bei primärer biliärer Zirrhose, ANA bei lupoider Hepatitis vorwiegend erhöht
α-Fetoprotein	Maligne Entartung

von Komplikationen wie Hyperaldosteronismus (Kalium), Enzephalopathie (Ammoniak), gastrointestinalen Blutverlust (rotes Blutbild) oder die maligne Entartung (α-Fetoprotein).

Von den verschiedenen *bildgebenden Verfahren* wird vor allem die *Sonographie* verwendet. Sie erlaubt mit großer Zuverlässigkeit die Abschätzung der Größen von Leber und Milz sowie den Nachweis selbst geringer Mengen Aszites. Wertvoll für die Differentialdiagnose ist die Möglichkeit, die Gallenblase (Größe, Steine, Entzündungszeichen), die extrahepatischen Gallenwege (Steine, Erweiterung), sowie das Pankreas (Entzündung, Geschwulst) beurteilen zu können. Daneben sind Aussagen über die Gefäße (Pfortader, Milzvene, Lebervenen) möglich. Die im sonographischen Bild erhältliche Darstellung des Leberparenchyms ist dagegen weniger für die Diagnostik geeignet. Die oftmals zu beobachtende Zunahme der Binnenechos kann auch die Folge eines vermehrten Fettgehalts sein. Formveränderungen oder Inhomogenität der Binnenstruktur durch die Umbauvorgänge sind in der Regel nur diskret erfaßbar (Abb. 6.18). Vielfach wird deshalb die Leber von Zirrhotikern als „unauffällig" beurteilt. Eine maligne Entartung zeigt sich am isolierten Auftreten von Fremdgewebe (s. Abb. 6.12).

Die *Computertomographie* besitzt einen ähnlichen diagnostischen Stellenwert wie die Sonographie. Einen Vorteil bringt bisweilen die Dichtemessung des Parenchyms, weil an sehr hohen Werten eine Hämochromatose und an erniedrigten Werten eine Verfettung erkannt werden kann. Da es sich um eine aufwendige und teure Methode handelt, wird sie nur bei unklaren Fällen eingesetzt.

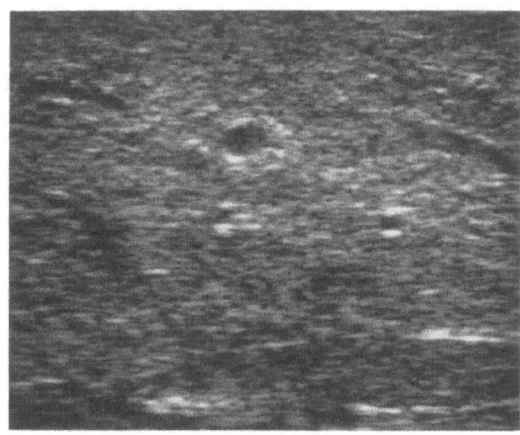

Abb. 6.18. Sonographisches Bild des Leberparenchyms bei Zirrhose. Es besteht eine diskrete Inhomogenität der Reflexe, die leicht übersehen wird

Die *leberszintigraphischen Verfahren* ermöglichen Aussagen über die Lebergröße, über die Verteilung der Kupffer-Sternzellen und Hepatozyten sowie über die Aufnahme und Ausscheidung gallepflichtiger Radiopharmaka (s. 1.7). Von Interesse ist bisweilen die Möglichkeit, die Blutzufuhr über die A. hepatica und die Pfortader vergleichend schätzen zu können. Wegen des geringen Informationswertes und des relativ großen Aufwands werden Isotopen-Scans nur selten verwendet.

Am Ende des diagnostischen Weges steht in unklaren Fällen als das beste Verfahren die *Laparoskopie* mit *Probenentnahme*. Die „blinde" perkutane Leberbiopsie ist gerade bei Zirrhosen wenig geeignet, da bevorzugt Material aus Regeneratknoten mit nur geringen Gewebeveränderungen aspiriert wird. Die Leber erscheint grob- oder feinknotig umgebaut; in wechselndem Umfang finden sich Kapselfibrosen und – als Zeichen von entzündlicher Aktivität – vermehrte Gefäße und Lymphzystchen (s. Abb. 6.10). Hinzu kommen evtl. Zeichen des portalen Hypertonus (s. 6.11), Aszites (s. 6.13) oder eine Splenomegalie.

Zur Klassifikation der Zirrhosen im Hinblick auf klinische Fragestellungen (Therapie, Prognose) wurden verschiedene Vorschläge gemacht. Am gebräuchlichsten ist die Einteilung nach CHILD (Tabelle 6.10).

Differentialdiagnose. Da es sich bei der Leberzirrhose um das Endstadium einer Vielzahl von Erkrankungen handelt, müssen in jedem Fall breite differentialdiagnostische Überlegungen erfolgen (s. S. 354). Die Bedeutung der Anamnese und der objektiven Befunde einschließlich der Histologie wurde oben dargestellt. In etwa ¼ der Fälle läßt sich keine Ursache finden (kryptogene Zirrhosen).

Therapie. Die Überlegungen betreffen hier sowohl die Behandlung der Zirrhose bzw. ihrer Ursachen als auch die Behandlung der Komplikationen. Maßnahmen bei Aszites, Enzephalopathie oder hepatorenalem Syndrom werden in eigenen Kapiteln beschrieben (s. 6.12, 6.13.1, 6.13.3). Grundsätzlich ist der Parenchymumbau der Leber einschließlich der Vermehrung des Bindegewebes

Tabelle 6.10. Klassifikation der Leberzirrhose nach CHILD. (Gilt nicht bei biliären Zirrhosen)

Merkmale	Ausmaß der Funktionseinschränkung		
	Gering (A)	Mäßig (B)	Stark (C)
Bilirubin im Serum nmol/l (mg/dl)	bis 35 (2)	35–50 (2–3)	über 50 (3)
Albumin im Serum (g/l)	über 35	30–35	bis 30
Aszites	–	leicht kontrollierbar	schwer kontrollierbar
Enzephalopathie	–	gering	ausgeprägt
Ernährungszustand	ausgezeichnet	gut	schlecht

irreversibel; Versuche mit verschiedenen in den Bindegewebsstoffwechsel eingreifenden Medikamenten haben keinen Erfolg gezeigt (z. B. Kolchizin). Jede Behandlung wird somit aus Maßnahmen bestehen, die geeignet sind, das Fortschreiten der Zirrhose aufzuhalten oder Funktionsstörungen der Leber auszugleichen bzw. zu verhindern.

Als Grundprinzip der Therapie *kompensierter Zirrhosen* gilt das Vermeiden aller eingreifenden diätetischen und medikamentösen Maßnahmen. Wegen der Reservekapazität bis zu einem Verlust von ca. ⅔ des funktionsfähigen Parenchyms ist in diesen Fällen eine Behandlung überflüssig. Hinsichtlich der Gabe von Medikamenten gilt darüber hinaus die Überlegung, daß diese in unvorhersehbarer Weise ungünstig wirken können, indem sie die Biotransformation beeinflussen oder selbst toxische Wirkungen entfalten. Dies betrifft insbesondere „Aufbaupräparate" mit anabolen Steroiden, Narkosemittel und alle alkoholischen Getränke. Die Diät sollte bei unkomplizierten Zirrhosen im Energiegehalt dem Bedarf angepaßt und aus Eiweiß (40%), Kohlenhydraten (40%) und Fett (20%), sowie ausreichenden Spurenelementen und Vitaminen bestehen. Diesen Erfordernissen werden Milch und Milchprodukte besonders gut gerecht. Bei parenteraler Ernährung sollte vorwiegend Glukose als Kalorienträger dienen; entgegen früheren Anschauungen können auch Fettemulsionen (Intralipid) gegeben werden. Die tägliche Aminosäurenzufuhr sollte gleichzeitig auf 1,5 g/kg Körpergewicht begrenzt bleiben. Kontraindiziert sind Lösungen mit Alkohol; weniger günstig werden auch „Austauschzucker" (Fruktose, Xylit, Sorbit) bewertet, weil sie in der Leber unter Verbrauch von chemischer Energie zu Glukose umgewandelt werden müssen und evtl. die Entstehung einer Laktatazidose begünstigen. Zirrhotiker haben häufig eine pathologische Glukosetoleranz; aus diesem Grund muß der Glukosespiegel sorgfältig überwacht und ggf. mit Insulin eingestellt werden. Sofern möglich, ist die enterale Ernährung über filiforme Sonden vorzuziehen.

Ein schwieriges therapeutisches Problem ist oftmals der auf die erhöhte Konzentration der Gallensäuren zurückgeführte *Juckreiz*. Neben Hautpudern (Ingelan Puder) wird Cholestyramin (Quantalan S 50; zu den Mahlzeiten je

1 Beutel) empfohlen, weil es die Ausscheidung der Gallensäuren mit dem Stuhl fördert.

Eine *Osteomalazie* wird auf die gestörte hepatische Biotransformation der Vitamin-D-Vorstufen zurückgeführt. Zur Prophylaxe können deshalb geringere Mengen von Vitamin D_3 gegeben werden (z. B. 10 000 I.E. alle 4 Wochen; enthalten u. a. in Adek-Falk Amp.). Bei manifester Erkrankung sind höhere Dosen nötig; zusätzlich können auch Kalziumpräparate eingesetzt werden.

Eine *Feminisierung* ist der Behandlung mit Testosteron oder Gonadotropinen zugänglich. Am einfachsten durchführbar ist die Therapie mit Testosteronenanthat (Testoviron): Es werden 250 mg im Abstand von 2–4 Wochen intramuskulär gespritzt. Wegen der möglichen toxischen Nebenwirkungen an der Leber sind 17-α-alkylierte Steroide (z. B. 17-α-Methyltestosteron) nicht angezeigt (s. 6.7).

Maßnahmen bei *Enzephalopathie, Aszites, Blutung* (insbesondere aus Ösophagusvarizen) bzw. *portalem Hypertonus* werden in den betreffenden Kapiteln (s. 6.11, 6.12, 6.13) beschrieben.

Spezifische Maßnahmen sind bei *biliären Zirrhosen, Hämochromatose, M. Wilson* oder *Porphyrie* möglich (s. 6.15, 6.17, 6.18, 6.19). Über die Verwendung von Glukokortikoiden zur Therapie von Fällen mit chronischer Hepatitis s. 6.6.

6.11 Pfortaderhochdruck

Beim Gesunden beträgt der Druck in der Pfortader ca. 6–8 mm Hg. Bereits unter physiologischen Bedingungen können Druckänderungen festgestellt werden, etwa beim Husten oder beim Valsalva-Versuch. Hinzu kommen regulierende Einflüsse des vegetativen Nervensystems, wobei an der Muskulatur von Pfortader und A. hepatica α- bzw. α- und $β_2$-Rezeptoren nachgewiesen wurden. Darüber hinaus können Druckänderungen durch gastrointestinale Hormone, durch vasoaktive Peptide (Vasopressin etc.), sowie durch Variation der Sauerstoffsättigung oder des osmotischen Drucks – nach einer Mahlzeit – und einer Änderung des Blutflusses bewirkt werden. So sinkt der Pfortaderdruck nach der Gabe von β-Rezeptorenblockern ab: Als Ursache wird neben der Reduktion der $β_1$-abhängigen Pumpleistung des Herzens die $β_2$-vermittelte Kontraktion der arteriellen Blutgefäße angenommen.

Ein pathologischer Druckanstieg entsteht entweder durch eine Behinderung des Blutstromes, wobei die Ursachen im prä-, intra- und posthepatischen Bereich liegen können, oder durch einen vermehrten Blutfluß. Eine Zusammenstellung wichtiger Erkrankungen mit portalem Hypertonus zeigt die Übersicht auf S. 362 oben. Die weitaus häufigste Ursache ist hier die Leberzirrhose (ca. 85% aller Fälle).

Klinische Bedeutung erhält die portale Hypertension, wenn sich Kollateralgefäße zur Umgehung der Leber ausbilden: steigt der Druck über 10 mm Hg, so ist mit einem vermehrten Abstrom durch submuköse Venen des Magenfundus, der Speiseröhre und des Mastdarms sowie durch Bauchwandgefäße und die

Ursachen der portalen Hypertension

Prähepatische Lokalisation (Pfortader, Milzvene)
Thrombosen
Gefäßwanderkrankungen mit Einengung des Lumens (Entzündungen, Geschwülste etc.)
Kompression der Gefäße von außen (Verletzungen, Geschwülste etc.).

Intrahepatische Lokalisation
Leberzirrhose
Akute und chronische Hepatitis
Schistosomiasis
Lympho- und myeloproliferative Erkrankungen
Kongenitale Leberfibrose
Geschwülste

Posthepatische Lokalisation
Rechtsherzversagen
Pericarditis constrictiva
Budd-Chiari-Syndrom

Vermehrter hepatischer Blutfluß
Arterio-venöse Fistel im Pfortadersystem
Tropische Splenomegalie

linke Nierenvene zu rechnen. Über diese werden die V. azygos, V. hemiazygos bzw. die V. cava direkt unter Umgehung der Leber erreicht. Die Kollateralgefäße nehmen an Größe zu und können, ähnlich Krampfadern, eine bizarre Gestalt annehmen. Die Verbindung zwischen den epigastrischen Venen und der Bauchwand wird über die als Rest des fetalen Kreislaufs bestehende V. umbilicalis hergestellt; bei lebhafter Zeichnung der paraumbilikalen Venen spricht man traditionell von einem „Caput medusae". Platzt ein submuköses, pathologisch erweitertes Gefäß, so resultieren vor allem im oberen Gastrointestinaltrakt lebensbedrohliche Blutungen. Weitere Gefahren gehen von der Minderversorgung der Leber sowie von eingeschränkten Leberfunktionen aus. Hier kann bei Varizenblutungen nach der Aufnahme der Blutbestandteile ein Leberausfallskoma ausgelöst werden. Im Vergleich ist die Prognose der nichtzirrhotischen Erkrankungen mit Pfortaderhochdruck bezüglich Varizenblutungen und Komaentstehung günstiger.

Innerhalb der Leber lassen sich 3 Bezirke angeben, von denen ein erhöhter Widerstand gegen den Blutfluß ausgehen kann: 1. die präsinusoidalen Pfortaderäste; 2. die Sinusoide; 3. die postsinusoidalen Verzweigungen der Lebervenen. Die häufigste Ursache einer *präsinusoidalen* Druckerhöhung ist die Schistosomiasis. Sowohl Schistosoma mansoni als auch Schistosoma japonicum legen ihre Eier bevorzugt in das portale Gefäßsystem ab. Diese sammeln sich in der Leber und führen dort zu granulomatösen Reaktionen und – später – zur Fibrose. Das Ausmaß der Druckerhöhung ist dabei abhängig von der Menge der Parasiten. Da die Durchblutungsminderung über die frei durchgängigen Leberarterien in den Anfangsstadien ausgeglichen werden kann, ist die Leberfunktion initial nur gering gestört; entsprechend ist der Lebervenenverschlußdruck normal. Aszites ist eine seltenere Komplikation. Bei Zirrhose geht offenbar der größte Widerstand von den Sinusoiden aus (*sinusoidaler Block*); hinzu kommen jedoch auch prä- und postsinusoidale Auswirkungen (s. 6.10). Häufige Folgen sind Varizenbildung mit Blutungsneigung sowie Aszites. Eine *postsinusoidale Blockierung* wurde erstmals in Jamaika nach dem Genuß von bestimmten Tees festgestellt; sie kann durch verschiedene chemische Substanzen bzw. Medikamente ausgelöst werden: Pyrolizidinalkaloide, Monocrotalin, Azathioprin, 6-Merkaptopurin, 6-Thioguanin. Es kommt zur perivasalen Ödembildung, Fibrinablagerung und Fibrose. Die häufigste Komplikation ist Aszites; Varizen bzw. Varizenblutungen stehen weniger im Vordergrund.

Bei einer Thrombose der Lebervenen spricht man vom *Budd-Chiari-Syndrom*. Kennzeichen sind Hepatomegalie, therapieresistenter Aszites, Blutungsneigung aus Varizen, niedriger Blutdruck und Schmerzen im rechten Oberbauch. Die häufigsten Ursachen sind orale Kontrazeptiva und verschiedene Formen der Polyzythämie. Die anderen, *posthepatisch* gelegenen Blockierungsursachen sind Venensegel oder Herzerkrankungen, die die Pumpleistung vorwiegend des rechten Herzens einschränken. Das Beschwerdebild ist ähnlich wie beim Budd-Chiari-Syndrom.

Eine *prähepatische Blockierung* entsteht bei einem Verschluß der Pfortader oder der Milzvene. Ein Hypertonus ist in dem abhängigen Gefäßgebiet zu erwarten. Die häufigsten Ursachen sind Thrombosen, die im Zusammenhang mit Infektionen, Traumen oder Geschwülsten entstehen.

Blutung aus Varizen und Erosionen

Auf die Bedeutung der Blutungen in den oberen Gastrointestinaltrakt wurde bereits hingewiesen. Quellen sind sowohl Varizen als auch Magenerosionen bzw. Geschwüre. Die Bedingungen, die zum Platzen einer Varize führen, sind nicht eindeutig festzulegen. Das Risiko scheint mit der Größe und mit der rötlichen Diskolorierung der erweiterten Venen zuzunehmen; möglicherweise spielt auch die fehlende Ausbildung von Anastomosen zu tiefer unter der Schleimhaut gelegenen Venengeflechten eine Rolle. Mechanische Irritation durch Speisen etc. oder das Ausmaß der Druckerhöhung dürften dagegen eine eher untergeordnete Bedeutung besitzen. So wurden Blutungen bei Personen mit einem Druck von nur 10 mm Hg beobachtet.

Im Rahmen des Pfortaderhochdrucks werden gehäuft akute hämorrhagische Gastritiden beobachtet. Der Grund wird in einer vermehrten Rückdiffusion der Säure gesehen, die offenbar durch die geänderte Durchblutung begünstigt wird.

Die Wahrscheinlichkeit einer Blutung nimmt mit der Dauer der Varikosis zu. Im Durchschnitt vergehen nach verschiedenen Erhebungen vom Zeitpunkt der Diagnosestellung bis zur ersten massiven Hämorrhagie etwa 4 Jahre, wobei allerdings die Streubreite sehr groß erscheint: Immer wieder gibt es Fälle, die trotz ausgeprägter Varizenbildung nie bluten oder Fälle, die zu einem wesentlich früheren Zeitpunkt eine Blutung erleben. Man nimmt an, daß kleinere Blutungen häufig auftreten und allenfalls am positiven Nachweis von okkultem Blut im Stuhl oder einer Anämie erkannt werden. Die häufigste Blutungslokalisation ist der kaudalste Abschnitt der Speiseröhre, weil hier die Venen oberflächennah verlaufen.

Bauchwasser

Der alleinige prähepatische Block führt in der Regel nicht zur Bildung von Aszites. Eine vermehrte Bauchwasserbildung ist zu erwarten, wenn zu dem Pfortaderhochdruck weitere Faktoren hinzukommen wie etwa ein Abfall des onkotischen Drucks infolge einer eingeschränkten hepatischen Albuminsynthese. (Weitere Einzelheiten s. 6.13.1).

Enzephalopathie

Verschiedene Schweregrade von Enzephalopathie sind häufigere Befunde bei Patienten mit Pfortaderhochdruck. Die wichtigste Ursache ist im Rahmen der Lebererkrankungen der Ausfall funktionsfähiger Hepatozyten; bei diesen Fällen führen Blutungen aus Varizen zum Koma, wenn die Abbauprodukte im Dünndarm aufgenommen und nicht ausreichend inaktiviert werden. Eine weitere Ursache kann in den Umgehungskreisläufen erblickt werden, da toxische Substanzen direkt in den peripheren Kreislauf und in das Gehirn gelangen. Unklar ist in diesem Zusammenhang die Bedeutung bakterieller Endotoxine. Weitere Einzelheiten s. 6.12.

Klinik. Ein erhöhter Pfortaderdruck bereitet – ähnlich wie der erhöhte arterielle Blutdruck – zunächst keine Beschwerden. Symptome entstehen entweder durch die Grunderkrankung oder durch evtl. Komplikationen. Am häufigsten sind hier Blutungen aus Varizen oder Hämorrhoiden, Aszites, Enzephalopathie sowie Leukopenie und Thrombopenie (bei vergrößerter Milz!).

Bei der Befragung des Patienten wird man auf mögliche Ursachen eingehen: Alkoholkonsum, Leberentzündungen, Auslandsreise bzw. Aufenthalte in Schistosomenendemiegebieten (Ägypten, Ostasien), perinatale Nabelinfektion, Sepsis, Einnahme von Ovulationshemmern etc.

Als ein Zeichen des Umgehungskreislaufs können sich in der *körperlichen Untersuchung* um den Bauchnabel lokalisiert erweiterte Hautvenen (Caput medusae finden, Abb. 6.19). Sie sind nur bei Erkrankungen zu erwarten, die den Abgang der Nabelvene frei lassen, d. h. bei intrahepatischen und posthepatischen Blocks; sie werden auch dann im Vergleich selten beobachtet. Weitere Zeichen sind Meteorismus und Aszites, Vergrößerung der Leber und Milz, sowie ggf. Stigmata der chronischen Lebererkrankungen (Leberhautzeichen, s. Abb. 6.17). Arteriovenöse Fisteln erzeugen ein Strömungsgeräusch, das im rechten Oberbauch auskultiert werden kann; assoziiert sein können die Zeichen der ischämischen Kolitis (Schmerzen, Blutstühle).

Diagnostik. Ein Pfortaderhochdruck läßt sich am besten durch Druckmessungen oder – indirekt – anhand der erweiterten und umgebauten Gefäße feststellen. *Druckmessungen* sind auf verschiedene Weisen durchgeführt worden. Die größte Bedeutung hat die Lebervenenverschlußdruckbestimmung (Wedged hepatic vein pressure) erlangt. Hierbei wird für die Messungen ein Katheter von einer peripheren Vene bis zum Kapillarbett der Leber vorgeschoben. Mit anderen Verfahren wird mittels Punktion der Leber bzw. der Milz ein „Gewebsdruck" oder durch Katheterisierung eines Pfortadergefäßes, z. B. der Umbilikalvene, auf perkutanem Wege der Pfortaderdruck direkt erfaßt. Druckmes-

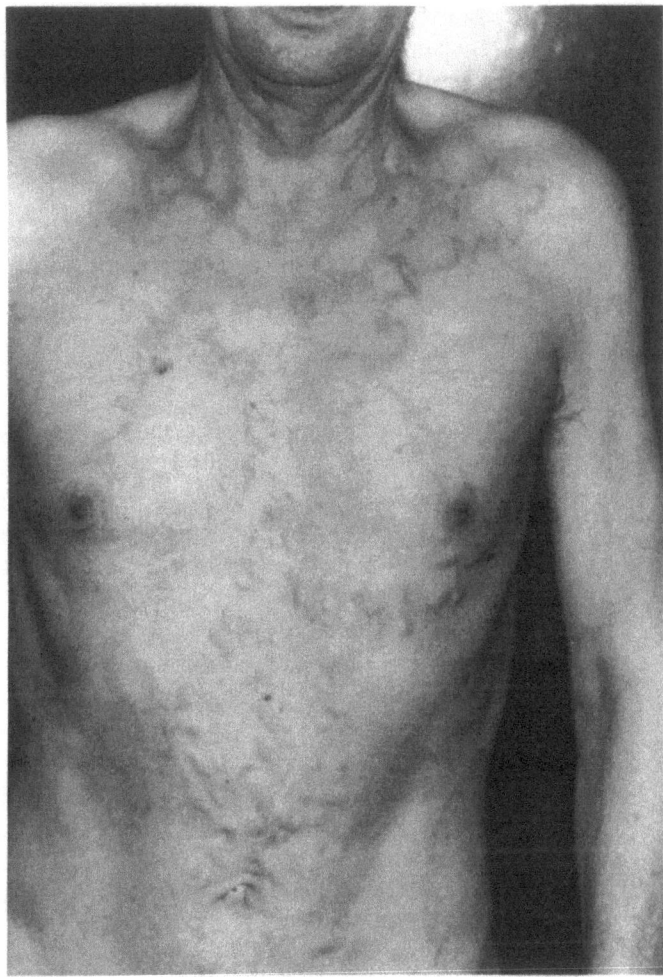

Abb. 6.19. Erweiterung der Bauchhautvenen (Caput medusae) bei Thrombose der intrahepatischen Pfortaderäste (Cruveilhier–von Baumgarten-Syndrom). Als Folge des portalen Hypertonus bildet sich über die Nabelvene dieser Umgehungsweg der Leber

sungen können in erster Linie für die Abgrenzung eines prähepatischen oder präsinusoidalen Hypertonus bedeutsam sein, weil bei diesen Fällen der Lebervenenverschlußdruck trotz Ösophagusvarizen und sonstiger Zeichen der Druckerhöhung normal gefunden wird. Wegen des relativ großen Aufwands und der möglichen Gefahren werden Druckmessungen jedoch nur selten durchgeführt.

Veränderungen der Gefäße können an verschiedenen Stellen des Pfortaderkreislaufs diagnostiziert werden. Am einfachsten gelingt die Darstellung der Gefäße im *Sonogramm*. Bei posthepatischer Blockierung erscheinen die Lebervenen dilatiert; die untere Hohlvene ist ebenfalls erweitert und kollabiert nicht bei den Atemexkursionen. Als Folge der Blutabflußbehinderung ist die Leber gleichmäßig vergrößert. Kommt es nach längerer Stauung zu einem fibrotischen Parenchymumbau, so kann die Lebervenendilatation zurückgehen. Neben den Venen lassen sich regelmäßig die Pfortader und bei Fehlen von störenden meteoristischen Darmschlingen die Milzvene und eventuelle Umgehungskreisläufe im Sonogramm beurteilen. Als pathologisch gilt eine Erweiterung des Pfortaderdurchmessers auf über 1,2 cm. Wertvoll ist auch die Möglichkeit zu Aussagen über die Durchgängigkeit der Pfortader und Milzvene. Die wichtigste der *endoskopischen Methoden* ist die Ösophagogastroduodenoskopie, anhand derer Varizen und peptische Schleimhautveränderungen festgestellt sowie Blutungen diagnostiziert und ggf. therapiert werden können (s. unten). Ösophagusvarizen werden in unterschiedlichem Ausmaß beobachtet, wobei man 4 verschiedene Schweregrade unterscheidet (s. 2.2). Proktoskopisch nachgewiesene Hämorrhoiden gelten als unspezifischer Befund; ihre diagnostische Bedeutung ist gering. Bei der Laparoskopie werden als Folge des Pfortaderhochdrucks Gefäßvermehrungen gesehen (Abb. 6.20). Bereits am Beginn des Leidens erscheinen sie als zarte Gefäßinjektionen an der lateralen Thoraxwand vornehmlich am Lig. phrenicocolicum, am Lig. falciforme sowie in Adhäsionen. In der Folge können sich bis zur Fingerdicke ausgeweitete, geschlängelt verlaufende Venen ausbilden. Von einem Curveilhier-von Baumgarten-Syndrom spricht man, wenn eine Verbindung zu den paraumbilikalen Hautgefäßen über die rudimentäre, u. U. mächtig entwickelte Nabelvene im Lig. teres hergestellt wurde; daneben können bei diesen Fällen ein Caput medusae und eine Splenomegalie bestehen. Weitere Zeichen des Pfortaderhochdrucks sind meteoristisch geblähte Darmschlingen, Aszites oder eine derbe Konsistenz und evtl. Vergrößerung der Milz. Eine Splenomegalie ist manchmal auch ein Hinweis auf eine Milzvenenthrombose, die besonders mit Zirrhosen beobachtet wird. Im Vergleich mit radiologischen Befunden und Veränderungen bei der Ösophagogastroduodenoskopie sind die laparoskopisch sichtbaren Gefäßveränderungen die empfindlichsten Anzeichen. Als *Röntgenuntersuchungen* verwendet man die Splenopor-

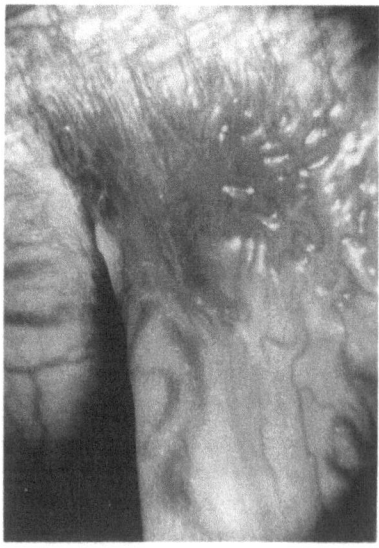

Abb. 6.20. Dichte Gefäßinjektion am Lig. phrenicocolicum bei der Laparoskopie (s. zur Orientierung Abb. 1.23). Es handelt sich hier um ein Frühzeichen des portalen Hypertonus

tographie, bei der nach Milzpunktion Kontrastmittel in die Milzpulpa injiziert und anhand des Abstroms über die Milzvene eine hervorragende Gefäßdarstellung erreicht wird, die selektive viszerale Angiographie mit im Vergleich schwächerer Kontrastierung und die perkutan transhepatische Portographie, bei der über eine Chiba-Nadel die Pfortader erreicht und eine hervorragende Gefäßdarstellung ermöglicht wird; wegen des großen Aufwands und der Gefährlichkeit werden diese Methoden nur selten angewendet. Für den Nachweis eines Budd-Chiari-Syndroms sind sie allerdings unerläßlich. Schließlich sei die radiologische Darstellung von Ösophagus- und Magenvarizen nach Bariumbreischluck erwähnt. Ein Vorteil dieses Verfahrens kann in der Möglichkeit der Befunddokumentation für den Vergleich, z. B. im Rahmen einer Therapie, erblickt werden.

Messungen der Blutflüsse durch die Bauchgefäße und die Leber werden in verschiedener Weise durchgeführt. Auf indirektem Weg läßt sich die Leberdurchblutung u. a. anhand der Extraktion von Farbstoffen (Bromsulphthalein, Indozyangrün) oder der Verdünnung von markierten Erythrozyten nach Injektion in die rekanalisierte Pfortader abschätzen. Auf ähnlichen Grundlagen sind auch Tests für die Berechnung des portosystemischen Shuntvolumens erarbeitet worden. Erwähnt werden sollen schließlich die Kolloidszintigraphie, welche durch die Aktivitätsanstiege über der Leber eine Abschätzung der Zuflüsse über die Pfortader und die A. hepatica ermöglicht (s. 1.7), sowie die dopplersonographischen Strömungsmessungen. Wegen ihrer geringen klinischen Bedeutung und des relativ hohen Aufwandes werden diese Untersuchungen nur selten durchgeführt.

Der Beitrag der *klinisch-chemischen Tests* zur Diagnostik des portalen Hypertonus besteht einerseits im Nachweis einer Lebererkrankung; von besonderem Interesse sind Parameter der Zirrhose (Cholinesterase, Gerinnungsenzyme, Albumin, Autoantikörper) sowie die Marker der Hepatitis B. Blutbildveränderungen (Anämie, Leukopenie, Thrombopenie) sind dagegen oftmals Hinweiszeichen auf Blutungen bzw. Hypersplenismus.

Differentialdiagnose. Die bei weitem häufigste Ursache des Pfortaderhochdrucks ist mit ca. 85% der Fälle die Leberzirrhose. Die diagnostischen Überlegungen sind deshalb in erster Linie auf die Erklärung dieses Krankheitsbildes gerichtet (s. 6.10). In unklaren Fällen müssen darüber hinaus die in der Übersicht S. 362 zusammengestellten Differentialdiagnosen erwogen werden.

Therapie. Das erste Ziel jeder Behandlung ist die Beseitigung der Grundkrankheit und damit auch der Ursache des Pfortaderhochdrucks. Da dies nur in Ausnahmefällen gelingt, gelten die therapeutischen Überlegungen in der Hauptsache der Bekämpfung bzw. Verhütung der Varizenblutungen.

Behandlung der Varizenblutung

Die Blutung aus dem oberen Gastrointestinaltrakt ist ein bedrohliches Ereignis, das sofortiges Handeln erfordert. In jedem Fall sollten die betroffenen Patienten in die Klinik eingewiesen und ggf. intensiv überwacht werden. An der ersten Stelle der Therapie steht die Elementarhilfe, d. h. die Stabilisierung von

Kreislauf und Atmung nach den Regeln der Intensivmedizin. Der nächste Schritt ist dann die Sicherung der Diagnose durch die notfallmäßige Ösophagogastroduodenoskopie: Varizen sind bei ca. 40–50% der Patienten mit Pfortaderhochdruck die Quelle der Blutungen; häufiger sind somit peptische Ulzera, Erosionen oder ein Schleimhauteinriß am Übergang Speiseröhre/Magen die Ursprungsorte.

Für die Therapie der Ösophagus- und Fundusvarizenblutungen gibt es mehrere Verfahren, die zum Erfolg führen können. Im einzelnen sind es folgende Methoden:

Ballontamponade. Hierbei soll der Blutfluß durch die Varizen mittels Kompression von außen reduziert werden. Gebräuchlich sind Ballonsonden, die in die kaudale Speiseröhre und den proximalen Magen gelegt werden. Durch Füllen der Ballons mit Luft oder Wasser wird ein Druck auf die umgebenden Strukturen ausgeübt; er sollte etwa 40–45 mm Hg betragen. Für die Therapie der Ösophagusvarizenblutung dient die Sengstaken-Blakemore-Sonde. Sie besteht aus 2 Ballons, von denen ein rund geformter distal in den Magen und ein länglicher schlauchähnlicher Ballon in die Speiseröhre plaziert wird; die Füllungsvolumina betragen ca. 200 bzw. 80 ml. Zur Fixation wird ein externer Zug von ca. 50 g empfohlen. Es existieren verschiedene Modifikationen, welche das Absaugen aus der Speiseröhre und dem Magen über eigene Kanäle ermöglichen. Die Linton-Nachlas-Sonde besteht aus einem einzelnen Ballon von birnenförmiger Gestalt. Das spitze Ende wird bei Fundusvarizenblutungen in die kaudale Speiseröhre und der kugelige Teil in den Magenfundus gelegt. Für das Aufblasen sind etwa 500 ml Luft nötig; zur Lagefixation ist ein externer Zug von ca. 250 g gebräuchlich. Zur Vermeidung von Komplikationen ist beim Legen der Sonde besondere Sorgfalt nötig. Die richtige Lage muß in jedem Fall durch eine Röntgenuntersuchung kontrolliert werden. Die wichtigsten Komplikationen (ca. 14%; 3% Todesfolge) sind Aspirationspneumonie, Drucknekrosen und Rupturen an der distalen Speiseröhre, Erstickung durch nach kranial gerutschten Ballon, sowie Ulzerationen im Bereich der Nase (bei transnasaler Sondenlage). Die korrekte Einhaltung der Sondenlage wird durch eine Hiatushernie erschwert (Kontraindikation). Eine Kompressionsbehandlung sollte wegen der möglichen Komplikationen nicht länger als 8–24 h ausgedehnt werden. Eine Stillung akuter Blutungen wird bei etwa 50–80% der Fälle erreicht; ein Blutungsrezidiv tritt dann bei fast der Hälfte der Fälle auf.

Varizensklerosierung. Bei dieser Methode wird unter endoskopischer Sicht ein Sklerosierungsmittel in die Umgebung der Varizen oder in die Varizen selbst gespritzt. Man erreicht auf diese Weise eine Kompression bzw. eine Verödung der Adern und damit eine akute Blutstillung. Bei paravasaler Injektion wird gleichzeitig eine Entzündung der oberflächlichen Schleimhautschichten angeregt, die schließlich zu einem Bindegewebswachstum und zu einer schützenden Bedeckung der Varizen führt. Man erzielt somit auch eine Rezidivprophylaxe.

Die Kontroversen über die beste Injektionstechnik, das beste Verödungsmittel oder die Injektionsmengen sollen hier nicht dargestellt werden. In der Regel sind für die Therapie mehrere Sitzungen im Abstand von 3–7 Tagen erforderlich. Erstaunlich ist, wie durch die Behandlung die Adern zum Kollabieren und schwerste Blutungen zum Stehen gebracht werden können. Eine akute Blutung läßt sich nach den Angaben in der Literatur bei ca. 85–100% der Patienten stillen; mit neuerlichen Blutungen innerhalb von 2 Wochen nach erfolgreicher Sklerosierung muß bei 25–30% gerechnet werden. Die langfristige Prognose scheint nicht nur von der Varikosis, sondern auch von dem Schweregrad der zugrunde liegenden Erkrankung abzuhängen. Etwa die Hälfte der Patienten überlebt eine Blutungsepisode; Rezidive entstehen jährlich bei etwa 10%.

Medikamente. Durch eine Reihe von Medikamenten läßt sich der Druck im Pfortaderkreislauf und in den Varizen senken. Bei Blutungen sollen so die spontane Stillung begünstigt und mögliche Blutverluste in den Gastrointestinaltrakt vermindert werden. *Vasopressin* oder *Triglycyl-Vasopressin* (mit einer längeren Halbwertszeit) führen zu einer Verengung der Arterien im Splanchnikusgebiet und damit zu einer wirkungsvollen Drucksenkung. In verschiedenen Untersuchungen wurde bei 50–75% der Fälle eine Blutstillung erreicht. Die Erfolgsrate lag damit in der gleichen Größe wie bei der Ballontamponade. Eine gleichzeitige Ballontamponade oder eine intraarterielle Wirkstoffapplikation führten zu keiner Verbesserung der Resultate. Bei etwa der Hälfte der Betroffenen kam es kurzfristig zu neuerlichen Blutungen. Erwähnt werden sollen auch ungünstige Nebenwirkungen, die sich auf die Vasokonstriktion zurückführen lassen: Myokardinfarkt; ischämische Kolitis. Inwieweit sich diese Effekte durch die gleichzeitige Gabe von Nitroglyzerin vermeiden lassen, ist ungeklärt. *Somatostatin* bewirkt ebenfalls eine Drucksenkung im Pfortaderkreislauf. Nach den bisher vorliegenden Erfahrungen sollen die Erfolgsraten ähnlich wie beim Vasopressin sein, wobei allerdings ungünstige Nebenerscheinungen vermieden werden. *Propanolol* bewirkt eine Drucksenkung im Pfortaderkreislauf durch eine Verringerung der Pumpleistung des Herzens und durch eine Minderung der arteriellen Blutzufuhr (s. oben). Inwieweit bei der akuten Blutung oder bei der Blutungsprophylaxe ein günstiger Effekt ausgeübt wird, läßt sich aufgrund der vorliegenden, z. T. widersprüchlichen Ergebnisse nicht angeben.

Notfallchirurgie. Die Blutstillungsverfahren durch einen operativen Eingriff sind mit einer kurzfristigen Letalität von 30–100% belastet. Neben verschiedenen Notshunts, die zu einer akuten Druckentlastung führen, werden – mit anscheinend günstigerer Prognose – Verfahren der gastroösophagealen Diskonnektion eingesetzt; durch Unterbindung der betreffenden Blutgefäße wird hier die Blutzufuhr zu den Varizen eingeschränkt. Wegen ihrer Gefährlichkeit werden operative Maßnahmen nur in verzweifelten Lagen angewendet.

Weniger gebräuchliche Methoden der Blutstillung sind die *Laserbehandlung* und die *transhepatische Embolisation,* bei der die zu den Varizen führenden Gefäße (V. coronaria ventriculi) über die Pfortader mittels Angiographiekatheter unter Verwendung von Glukose 50% und Thrombin okkludiert werden. Durch Embolisation läßt sich zwar bei der Mehrzahl der Fälle eine Blutung zum Stehen bringen, in der Regel ist infolge der Rekanalisation der Erfolg nur kurzfristig.

Praktisches Vorgehen. Die verschiedenen Verfahren werden derzeit allgemein diskutiert und in verschiedenen, groß angelegten Studien im Hinblick auf ihre Wirksamkeit vergleichend untersucht. Eine verbindliche Stellungnahme läßt sich deshalb zum jetzigen Zeitpunkt nicht geben. Als Empfehlung kann gelten, daß dasjenige Verfahren eingesetzt werden sollte, mit dem der betreffende Arzt vertraut ist und gut umgehen kann. Unter dieser Voraussetzung soll hier folgendes Vorgehen empfohlen werden:

1. Elementarhilfe (Kreislaufstabilisierung, zentraler Venenzugang, Gabe von Blut bzw. Blutersatzmitteln; ggf. Intubation und Beatmung), Komaprophylaxe (Darmreinigung; Laktulose; leberadaptierte Aminosäuren).
2. Notfallendoskopie.
3. Behandlung mit Kompressionssonde (Sengstaken-Blakemore-Sonde; Fundusvarizen evtl. Linton-Nachlas-Sonde), Höchstdauer 8–24 h.
4. Sklerosierung, unabhängig ob Kompressionsbehandlung erfolgreich war.
   Bei Versagen: Laserbehandlung, transhepatische Embolisation oder Vasopressin- bzw. Triglycyl-Vasopressin-Infusion (z. B. 20 E Octapressin/200 ml 5% Glukoselösung in 20 min intravenös infundieren oder 1 mg Glypressin im Abstand von 6 h i. m.). Ultima ratio: Operation.

Prophylaxe der Varizenblutung

Etwa die Hälfte aller Patienten mit asymptomatischen Varizen werden im Laufe der Zeit bedrohliche Blutungen erleben. Die Frage, inwieweit durch eine prophylaktische Sklerosierung bzw. Gaben von Propanolol (Dosierung meist 4mal 40 mg p. o., so daß die Herzfrequenz um 25% vermindert wird) das Risiko gesenkt werden kann, läßt sich bisher nicht verbindlich beantworten. Die Ergebnisse verschiedener Studien legen nahe, daß die ungünstige Prognose langfristig weniger von den Varizen als von der Aktivität der Grunderkrankung festgelegt wird. Besonders ungünstig stellt sich die Lage bei Alkoholikern mit Zirrhose dar, sofern diese ihren Alkoholkonsum beibehalten: Man gewinnt hier den Eindruck, als würde die Prognose am wenigsten von der Behandlung beeinflußt.

6.12 Hepatische Enzephalopathie

Im Zusammenhang mit Leberkrankheiten kann es zu verschiedenartigen neurologischen und psychiatrischen Störungen kommen. Sie reichen von diskreten, lediglich durch psychometrische Tests erfaßbaren Abweichungen bis zum Koma. Versuche, die Erscheinungen zu klassifizieren, wurden häufiger unternommen. Sie haben bisher nicht zu einer allgemein verbindlichen Einteilung geführt. Aus praktischen Gründen ist es jedoch sinnvoll, beim akuten Leberversagen vom endogenen Leberkoma („Zerfallskoma"), und bei der chronischen Leberinsuffizienz vom exogenen Leberkoma („Ausfallskoma") zu sprechen. Daneben wird als seltenere Form die „erworbene hepatozerebrale Degeneration" mit Demenz und verschiedenen extrapyramidalen Erscheinungen abgegrenzt; bei diesen Fällen können die Leberveränderungen gering sein.

Pathophysiologie. Die hepatische Enzephalopathie wird allgemein auf toxische Stoffwechselprodukte zurückgeführt, die sich durch den Wegfall wichtiger synthetischer oder kataboler Funktionen der Leber im Extrazellulärraum ansammeln. Dieser Sachverhalt wird bei Patienten mit chronischer Leberinsuffizienz und Umgehungskreisläufen besonders deutlich. Hinzu kommen – offensichtlich als Reaktion – Störungen der Blut-Hirn-Schranke, des Hirnstoffwechsels sowie der Neurotransmitter.

Ein wichtiger Befund ist die Zunahme der Ammoniakkonzentration im Blut. Unter physiologischen Bedingungen entsteht Ammoniak als Abbauprodukt der Aminosäuren u. a. in der Leber und im Gehirn sowie im Kolon als Metabolit des Bakterienstoffwechsels nach einer eiweißreichen Mahlzeit; der Abbau erfolgt in der Leber zu Harnstoff sowie im geringeren Maß in verschiedenen Geweben, insbesondere der Skelettmuskulatur, unter Bildung von Glutamin. Erhöhte Serumammoniakspiegel bewirken eine Vermehrung der Sekretion von Glukagon und Insulin sowie eine erhöhte Glukoneogenese aus Aminosäuren. Der häufige Befund abnormer Aminosäurenmuster findet hier eine Erklärung: Beobachtet werden Abnahmen der verzweigtkettigen Aminosäuren (Valin, Leuzin, Isoleuzin) sowie Zunahmen der aromatischen Aminosäuren (Tyrosin, Methionin, Phenylalanin, Tryptophan) im Serum.

In den letzten Jahren wurden zahlreiche Studien durchgeführt, um die neurologischen und psychiatrischen Erscheinungen mit einzelnen Stoffwechselabweichungen zu korrelieren. Neben den bereits erwähnten Veränderungen der Aminosäurekonzentrationen, wurden u. a. kurzkettige Fettsäuren, „falsch" synthetisierte Neurotransmitter wie γ-Aminobuttersäure, Octopamin, Serotonin, Histamin, Phenyläthanolamin oder Katecholamine als Ursachen der Enzephalopathie angegeben. Auch wenn diese Substanzen in erhöhten Konzentrationen im Gehirn meßbar sind und im Tierexperiment zu Veränderungen der Gehirnfunktionen führen, so ist die pathogenetische Bedeutung für die Enzephalopathie letztlich unklar. Eine Erklärung wäre daneben die vermehrte Durchlässigkeit der Blut-Hirn-Schranke, als deren Folge giftige Substanzen in das zentrale Nervensystem gelangen. Möglicherweise spielen alle diese Pathomechanismen in wechselndem Maß eine Rolle, was die Vielgestaltigkeit der Erscheinungen erklären könnte.

Morphologische Veränderungen können sich sehr unterschiedlich ausbilden. Während beim akuten Leberzerfall lediglich bei etwa der Hälfte der sezierten Gehirne ein Ödem festzustellen ist, zeigen sich bei chronischer Enzephalopathie neben einem Hirnödem oftmals fokale Nekrosen der Neurome, Schwellungen der Astrozytenkerne oder Bilder wie beim M. Alzheimer.

Klinik. Im Vordergrund stehen neurologische und psychische Veränderungen. In der Initialphase können sie so diskret sein, daß sie übersehen werden. Die Entwicklung zum Koma hängt von der Schwere und vom Ausmaß der Leberschädigung sowie von evtl. Komplikationen (Stoffwechselentgleisung, Infektionen) ab. Die Befunde sind beim Leberzerfalls- und beim Leberausfallskoma ähnlich; aufgrund der Anamnese lassen sich beide Formen in der Regel unschwer abgrenzen.

Zur Festlegung der Ursache gilt die Aufmerksamkeit möglichen akuten oder chronischen entzündlichen Lebererkrankungen (Virushepatitis, s. 6.5; chronische Hepatitis, s. 6.6; Leberzirrhose, s. 6.10), toxischen Medikamenten oder Chemikalien (s. 6.7) – insbesondere Sedativa, Analgetika, Diuretika, organischen Lösungsmitteln, Giftpilzen, Elektrolytentgleisungen, Urämiezeichen oder einem Rechtsherzversagen.

Am Anfang zeigen die Betroffenen Zustände von Erregung, Unruhe, Verwirrtheit oder Benommenheit. Der Übergang zum Koma kann innerhalb von wenigen Stunden oder innerhalb von Tagen erfolgen. Begleiterscheinungen sind ein charakteristischer Geruch der Ausatemluft („Foetor hepaticus") sowie ein Flattertremor („Asterixis"). Dieser läßt sich am einfachsten feststellen, wenn man den Patienten die Arme ausstrecken und die Hände im Handgelenk nach dorsal abwinkeln läßt. Es entstehen zuckende Bewegungen, weil der Betroffene nur kurz eine tonische Kontraktion der Streckmuskulatur des Unterarmes einhalten kann. Ein Flattertremor läßt sich auch beim längeren Händedruck ertasten. Bei komatösen Patienten kann man durch Druck auf die Fingerspitzen bisweilen eine Dorsalflexion der Hand herbeiführen. Die Reflexe zeigen ein unterschiedliches Verhalten: anfangs sind sie lebhaft, später werden sie schwach; im tiefen Koma sind oftmals Pyramidenbahnzeichen (positiver Babinski-Reflex; aufgehobene Bauchhautreflexe; positives Einschlagphänomen der Finger beim Radius-Periost-Reflex) nachzuweisen.

Ein wichtiges Merkmal ist die Verkleinerung der Leber, ein Befund, dessen Entwicklung beim akuten Leberzerfall verfolgt werden kann. (Bei unklaren Fällen leistet die Sonographie wertvolle Dienste.) Hinzu kommen die sonstigen Befunde der eingeschränkten Leberfunktion: Gelbsucht, Blutungen in die Haut oder in den Gastrointestinaltrakt, Tachykardie, Blutdruckabfall, Hypoglykämie, Fieber. Manchmal werden Krämpfe beobachtet.

Von einer *portosystemischen Enzephalopathie* spricht man im Zusammenhang mit einem Leberausfall. In der Regel handelt es sich hier um leichtere, wechselnde Veränderungen, welche die praktische Intelligenz, Reaktionsgeschwindigkeit oder Anpassungsfähigkeit und weniger die sprachlichen Fähigkeiten betreffen. Häufig läßt sich eine Verschlechterung auf einen Diätfehler oder auf die medikamentöse Therapie zurückführen. Eine wichtige Ursache ist auch das vermehrte Proteinangebot infolge einer gastrointestinalen Blutung.

Die seltene *erworbene hepatozerebrale Degeneration* erscheint als irreversibles neuropsychiatrisches Krankheitsbild. Befunde sind geistiger Abbau bis zur Demenz, Entschlußunfähigkeit, Schläfrigkeit, Enthemmung, Depression, monotone bzw. skandierende Sprache, zerebellare Gangstörungen, Parkinsonismus, Paraplegie, Stupor etc.

Stadieneinteilung der hepatischen Enzephalopathie

Verschiedentlich wurden Stadieneinteilungen der Enzephalopathie vorgeschlagen; je nach Autor werden 4 oder 5 Stufen unterschieden, wobei auch diagnostische Tests (s. unten) berücksichtigt sind. Obgleich beim einzelnen Fall die Klassifikation schwierig sein kann, haben sich Stadieneinteilungen für die Verlaufskontrollen besonders bei portosystemischer Enzephalopathie sowie für die Festlegung therapeutischer Maßnahmen bewährt. Hier soll folgendes Schema vorgestellt werden:

Stadium 0: Diskrete Einschränkungen der geistigen Leistungsfähigkeit, die nur mit psychometrischen Tests erfaßbar sind. EEG normal.

Stadium 1: Prodromalstadium mit Affektverlusten, Euphorie, Angst, geändertem Schlafverhalten, Schriftbildabweichungen. Evtl. Asterixis und EEG-Veränderungen.
Stadium 2: Beginnendes Koma mit Lethargie, inadäquatem Verhalten und zeitlicher Desorientierung; Foetor hepaticus, Asterixis und EEG-Veränderungen nachweisbar.
Stadium 3: Leichtes Koma. Patient erweckbar schlafend. Er reagiert auf Schmerzreize. Pathologische Reflexe. Schwere EEG-Veränderungen.
Stadium 4: Tiefes Koma. Patient reagiert nicht mehr. Fehlender Muskeltonus. Schwerste EEG-Veränderungen.

Diagnostik. Obgleich keine spezifischen Merkmale der Enzephalopathie durch technische Untersuchungen festgestellt werden können, gibt es eine Reihe wertvoller Tests, die die Diagnose bestätigen bzw. den Verlauf kontrollieren lassen.

Ammoniak läßt sich relativ einfach im Blut nachweisen. Erhöhte Konzentrationen werden infolge des verminderten Abbaus in der Leber bei der Mehrzahl der Fälle mit Enzephalopathie gemessen. Ammoniak kann als Marker der toxischen stickstoffhaltigen Substanzen im Blut angesehen werden; es eignet sich besonders für die Verlaufsbeurteilung. Zur exakten Messung ist eine Blutentnahme beim nüchternen Patienten aus ungestauten Venen mit weitlumigen Kanülen oder aus Arterien nötig; am besten erfolgt die Untersuchung im gekühlen Zustand und nach Aufbewahrung in verschlossenen Röhrchen.

Sonstige *Leberfunktionstests* (Bilirubin, Transaminasen, Gerinnungsenzyme, Cholestaseenzyme) ermöglichen die Beurteilung der zugrunde liegenden Lebererkrankung. Ungünstige Zeichen sind der Abfall der Transaminasen und der Gerinnungsenzyme (s. auch 6.4 und 6.5). Wichtige Parameter sind in jedem Fall die *Elektrolyte*, die Blutgase (Frage: Azidose) und die *harnpflichtigen Substanzen.*

Im *Elektroenzephalogramm* (EEG) beobachtet man eine Verminderung der elektrischen Gehirnaktivität (Abb. 6.21). In der Initialphase zeigt sich eine Verlangsamung des Grundrhythmus, die evtl. nur beim Vergleich mit einem normalen Vor-EEG des Betroffenen erkennbar ist. Im Verlauf treten dann frontal beginnend langsame Wellen und triphasische Komplexe auf, die wegen der Ähnlichkeit mit Krampfpotentialen auch als „Pseudoparoxysmen" bezeichnet werden. Die EEG-Veränderungen sind unspezifisch und werden auch bei anderen Komaformen gesehen; eine Ausnahme bilden Sedativa, die zu Wellen hoher Frequenz führen.

Psychometrische Tests wurden in größerer Zahl ausgearbeitet. Sie eignen sich vor allem zur Verlaufskontrolle. Erwähnt werden soll der Zahlenverbindungstest, bei dem der Patient die auf einem Bogen verstreut eingetragenen Zahlen von 1–25 in der richtigen Reihefolge durch Linien verbinden muß. Die Meßgröße ist die benötigte Zeit in Sekunden. Um einen Lerneffekt bei den Wiederholungsuntersuchungen auszuschließen, gibt es 4 verschiedene Muster. Die Ergebnisse korrelieren mit dem psychischen Befund, weniger jedoch mit dem Ammoniakspiegel und den Veränderungen im EEG. – Eine einfache, bei der ärztlichen Visite durchführbare Prüfung, ist die serielle Subtraktion: z. B.

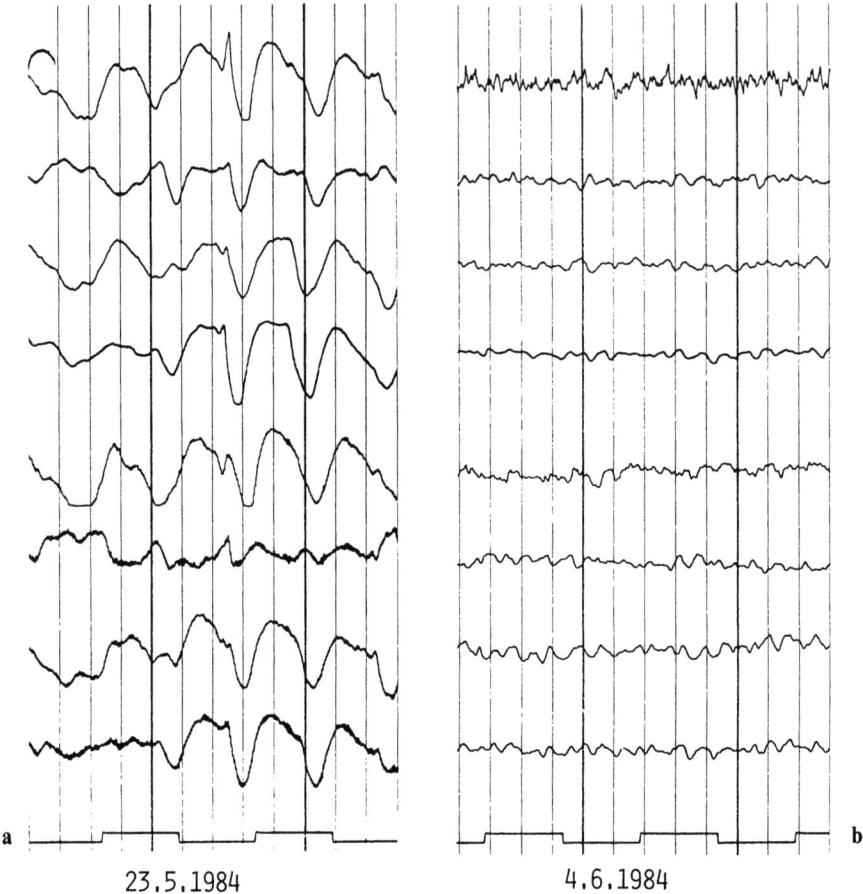

Abb. 6.21 a, b. Elektroenzephalogramm bei akutem Leberzerfall und Komastadium 4 (a) sowie nach der Erholung (b). Es handelte sich um den gleichen Patienten. Als Äquivalente erkennt man infolge des Komas eine Frequenzverlangsamung; später erscheint das Hirnstrombild normal

$100 - 7 = 93$; $93 - 7 = 86$; $86 - 7 = 79$ ... Normalerweise wird diese Aufgabe innerhalb 1 min gelöst.

Der Beitrag der *bildgebenden Verfahren* für die Diagnostik der hepatischen Enzephalopathie ist gering. Im Computertomogramm des Gehirns läßt sich evtl. ein Hirnödem nachweisen. Daneben werden andere Ursachen (Blutung, Geschwulst etc.) ausgeschlossen. Im Sonogramm erscheint die Leber klein und oftmals reflexvermehrt; möglicherweise handelt es sich hier um die Äquivalente von Gerinnseln, denen beim akuten Leberzerfall offenbar eine große Bedeutung zukommt.

Liquoruntersuchungen sollten zum Ausschluß anderer komatöser Erkrankungen (Meningoenzephalitis, intrazerebrale/subdurale Blutung) durchgeführt werden. Beim Leberkoma ist der Liquor klar und zeigt in seltenen Fällen eine Eiweißvermehrung; eine Xanthochromie wird manchmal durch Bilirubin hervorgerufen. Die Bestimmung des Liquorammoniakspiegels bringt gegenüber der Blutammoniakmessung keinen Vorteil. Von manchen Autoren werden die Liquorkonzentrationen von Glutamin und α-Ketoglutarsäure ermittelt, da sie mit dem psychischen Befund korrelieren sollen.

Differentialdiagnose. Die Diagnose läßt sich anhand der regelmäßig pathologisch gefundenen Leberfunktionstests normalerweise leicht bestätigen. Oftmals werden Patienten mit beginnendem Leberausfallskoma zunächst in Nervenkliniken eingewiesen; ehe sich der Irrtum aufklärt, lauten Diagnosen: Zerebralsklerose, Commotio cerebri, Depression, Narkolepsie, Hirntumor, Schlaganfall, Epilepsie.

Diagnostische Schwierigkeiten können bei *Alkoholikern* entstehen, weil hier Bewußtseinsstörungen auch durch direkte Gifteinwirkungen am Gehirn entstanden sein können. Neben alkoholischen Leberschäden sind evtl. Entzugserscheinungen, ein Wernicke-Korsakow-Syndrom oder ein chronisches subdurales Hämatom mögliche ungünstige Folgen. Während ein erhöhter Ammoniakspiegel allein bei der hepatischen Enzephalopathie zu erwarten ist, sind Veränderungen im Hirnstrombild bei allen in Frage kommenden Erkrankungen in ähnlicher Weise möglich. Die wichtigsten Kennzeichen des *Wernicke-Korsakow-Syndroms*, bei dem die Patienten desorientiert sind und paraphasieren, sind Augenmuskellähmungen, Blickparesen oder Nystagmus. *Entzugserscheinungen* gehen mit starker Unruhe, mit fein- bis mittelschlägigem Tremor, Krämpfen oder Desorientiertheit einher; ein spezifisches Merkmal sind Halluzinationen. Das *chronische subdurale Hämatom* führt aufgrund der Verdrängung von Hirnanteilen zu Symptomen, die oftmals wechseln können; während das Bewußtsein weniger betroffen wird, bestehen häufiger Paresen, Pupillenveränderungen sowie ein Kalottenklopfschmerz. In der Anamnese geben die Betroffenen manchmal ein Trauma an.

Erhöhte Ammoniakspiegel werden nicht nur bei Leberausfall und -zerfall beobachtet. Erwähnt werden sollen die Ammoniakenzephalopathien nach Ureterosigmoidostomie sowie infolge angeborener Defekte beim Abbau von Ammoniak im Harnstoffzyklus: Eine Klärung ist bereits anhand der Anamnese möglich, weil die Patienten mit angeborenen Störungen des Ammoniakabbaus über Beschwerden seit dem frühen Kindesalter berichten, während Patienten mit Ammoniakenzephalopathie nach Ureterosigmoidostomie erst nach der Harnleiterverlegung erkranken.

Auf die Bedeutung von Viren, Medikamenten bzw. Giften oder eines Kreislaufversagens für die Auslösung eines akuten Leberversagens wurde bereits hingewiesen. Eine seltenere Ursache ist die akute fettige Degeneration infolge eines Reye-Syndroms, einer jejunoilealen Bypassoperation zur Therapie einer malignen Fettsucht oder einer Therapie mit Tetrazyklin bzw. Valproat. Schließlich seien als mögliche Ursachen der M. Wilson, der Amöbenabszeß oder das Lebermalignom erwähnt.

Therapie. Für die Behandlung der hepatischen Enzephalopathie gibt es eine Reihe wirksamer Prinzipien. Hinzu kommen Maßnahmen, deren Wert weniger gesichert ist. Gebräuchliche Medikamente, die ein Koma auslösen können sind: Diuretika, Sedativa, Analgetika. Begünstigend wirken daneben Streß, Infektionen, Stoffwechselentgleisungen mit Hypokaliämie bzw. Alkalose, sowie übermäßige Proteinzufuhren aufgrund von Diätfehlern oder einer gastrointestinalen Blutung; hier genügen ggf. geringe Mengen. Die ersten Maßnahmen betreffen somit die *Elimination dieser ungünstigen Faktoren.*

Allgemeine Maßnahmen

Patienten mit Leberkoma bedürfen einer intensiven Überwachung und Therapie im Krankenhaus. Die besondere Aufmerksamkeit muß der ausreichenden Sauerstoffzufuhr, der Gabe von Vitaminen (besonders B-Gruppe), dem Ausgleich von Elektrolytentgleisungen (Natrium, Kalium) und einer Hypalbuminämie (mit kochsalzarmen Konzentraten von Albumin) gelten. Die Natriumzufuhr läßt sich am einfachsten anhand der Natriumausscheidung im Urin festlegen. Steroide wirken eiweißkatabol und sind deshalb kontraindiziert.

Oftmals sind die Patienten mit chronischen Verläufen unterernährt. Eine parenterale Ernährung kann deshalb auch bei leichteren Fällen von hepatischer Enzephalopathie indiziert sein.

Maßnahmen mit gesichertem Wert

Die wichtigste Empfehlung gilt der Verminderung der Zufuhr stickstoffhaltiger Substanzen aus dem Gastrointestinaltrakt. Hierzu gehört einerseits die Begrenzung des *Eiweißgehaltes der Nahrung* auf das Existenzminimum von 40 g/Tag. Zum anderen wird eine Verminderung ureasebildender Darmbakterien wegen der günstigen Wirkung auf die Ammoniakbildung im Darm angestrebt. Verwendet werden schwer resorbierbare *Antibiotika* wie Neomycin, Kanamycin oder Paromycin. Neomycin (Bykomycin, Tbl. à 500 mg, Lösung mit 125 mg/5 ml) wird anfangs hoch mit 4–8 g in 4 Einzeldosen dosiert; später sollte wegen der ungünstigen Wirkungen infolge der Resorption von ca. 1–2% an Nieren und Innenohren eine tägliche Zufuhr von 2 g nicht überschritten werden. Neomycin hemmt auch die Absorption von Cholesterin, Digoxin, Kalzium, Penizillin und verstärkt die Wirkung oraler Antikoagulanzien. – Eine weitere Möglichkeit der Beeinflussung der Darmflora ergibt sich durch den Einsatz von schwer *resorbierbaren Zuckern.* Sie werden unter Bildung von Milchsäure im Kolon abgebaut. Hierbei werden das Wachstum einer Gärungsflora angeregt und Fäulnisvorgänge, die mit der Bildung von stickstoffhaltigen Metaboliten einhergehen, unterdrückt. Günstig wird auch die Erhöhung des osmotischen Drucks sowie eine Verschiebung des pH-Wertes in den schwach sauren Bereich bewertet, weil hierdurch eine abführende Wirkung entsteht und Ammoniumionen vermehrt mit dem Stuhl ausgeschieden werden. Gebräuchlich sind Laktulose (Bifiteral, Lactulose Saar) und – neuerdings – Laktitol. Die Dosierung wird so gewählt, daß täglich 3–4 breiige Stühle abgesetzt werden. Hierzu sind in der Regel 3–4 Eßlöffel Laktulosesirup nötig. Eine Minderzahl der Patienten klagt über Blähungen oder uncharakteristische Mißempfindungen im Bauch. Laktulose und Neomycin sind auch kombiniert worden; inwieweit hierdurch eine verbesserte Wirkung erzielbar ist, bleibt unklar. – In jedem Fall muß für eine *regelmäßige Stuhlentleerung* ggf. durch Verwendung von Laxanzien oder Einläufen (Komapatienten!) gesorgt werden. Vereinzelt wurde das Kolon als Quelle stickstoffhaltiger Substanzen operativ ausgeschaltet, wobei die Ileostomie am günstigsten bewertet wurde. Eine größere Verbreitung haben diese Maßnahmen bisher nicht gefunden.

Die therapeutischen Überlegungen beim akuten Leberzerfall wurden bereits früher dargestellt (s. 6.5).

Maßnahmen mit weniger gesichertem Wert

In den letzten Jahren wurden spezielle *Aminosäurelösungen* in die Therapie eingeführt, die aufgrund ihrer Zusammensetzung aus reichlichen Mengen von verzweigtkettigen und nur geringen Mengen von aromatischen Aminosäuren die Veränderungen der betreffenden Plasmaspiegel günstig beeinflussen können. Sie sind zur parenteralen Zufuhr von Eiweißbausteinen sehr gut geeignet. Inwieweit allerdings die Stoffwechselveränderungen, die zum Koma führen, gebessert werden, bleibt unklar. Wenn überhaupt, dann scheint eine Wirkung bei gleichzeitiger Gabe von Glukose als Kalorienträger, nicht jedoch von Fett, zu erfolgen. Die gleichen Überlegungen dürften für ein oral anwendbares Präparat (Falkamin Pulver) gelten. Maßnahmen, deren Wert bezweifelt wird, sind auch die Ernährung mit *Ketoanalogen der essentiellen Aminosäuren*, sowie die Gaben von *Arginin/Äpfelsäure-Lösungen*, L-Dopa oder *Bromocriptin*.

Prognose. Die Letalität beträgt beim endogenen Leberkoma etwa 90%; möglicherweise läßt diese sich durch eine frühzeitige Gerinnungstherapie verbessern (s. 6.5). Das Schicksal der Patienten mit Leberausfallskoma hängt von der zugrunde liegenden Lebererkrankung ab; etwa ⅔ der Patienten überleben die erste Komaepisode.

6.13 Aszites, Elektrolytentgleisungen, Nierenfunktionsstörungen

Störungen im Wasser- und Elektrolythaushalt sowie Nierenerkrankungen besitzen manche Gemeinsamkeiten, wenn sie im Rahmen von Leberleiden auftreten. Sie werden deshalb hier zusammen dargestellt.

6.13.1 Aszites

Pathophysiologie. Bereits unter physiologischen Bedingungen findet man in der Bauchhöhle geringe Mengen seröser Flüssigkeit. Von Aszites spricht man, wenn das Volumen ca. 200 ml übersteigt. Es handelt sich hierbei um die Störung eines Gleichgewichts zwischen Flüssigkeitsabgabe und -elimination, wobei viele Ursachen in Betracht kommen. In ca. 90% der Fälle sind es *Leberkrankheiten:*

In den letzten Jahren konnten mehrere Pathomechanismen aufgedeckt werden, die im Zusammenhang mit Leberkrankheiten die Entstehung von Aszites begünstigen. Als die wichtigste Ursache wird der erhöhte *Pfortaderdruck* bewertet (über dessen Pathogenese s. 6.11). Durch den Druckanstieg kommt es zum vermehrten Austritt von Flüssigkeit aus den Gefäßen, wobei vorwiegend die Lebersinusoide mit ihren durchlässigen Endothelzellen (s. 6.2) eine Rolle spielen; der Beitrag der mesenterialen und intestinalen Kapillaren ist offenbar geringer. Über den Disse-Raum gelangt die abgepreßte Flüssigkeit in die Lymphgefäße. Ein vermehrter Übertritt in die Bauchhöhle ist zu erwarten, wenn ein Abstrom über die Lymphgefäße – trotz relativer Anpassungsvorgänge (s. Abb. 6.5) – nicht ausreichend möglich ist. Freie Flüssigkeit tritt dann auf, wenn die Eliminationskapazität des Peritoneums überschritten wird. Ein weiterer Faktor ist der *verminderte onkotische Druck* infolge einer Hypalbuminämie, durch den die Verschiebung von Flüssigkeit aus den Gefäßen in den Disse-Raum zusätzlich begünstigt wird. Im Vergleich soll die Bedeutung dieses Pathomechanismus geringer sein. Eine weitere Ursache ist die *Natriumretention*. Da Wasser nur in der Gegenwart von Natriumionen in den Urin ausgeschieden werden kann, wird dieses ebenfalls im Körper zurückgehalten, um als Aszites zu erscheinen. Zur Erklärung werden verschiedene Theorien diskutiert: Eine Möglichkeit wäre im verminderten Plasmavolumen zu finden (Unterfüllungstheorie), wodurch die Freisetzung von Renin/Angiotensin/Aldosteron mit natrium- und wasserretinierendem Effekt angeregt würde. Allerdings sind bei vielen Aszitespatienten normale Hormonspiegel zu finden. Eine andere Erklärung gibt die „Überfüllungstheorie", nach welcher die Aszitesbildung auf ein erhöhtes Plasmavolumen zurückgeht. Diese Ansicht wird durch den häufig nachweisbaren Befund eines erhöhten intravasalen Flüssigkeitsvolumens gestützt; der Grund für die Natriumretention ist allerdings nicht bekannt. Weitere Faktoren für die Entstehung von Aszites sind möglicherweise *Endotoxine*, die aus dem Bauchraum infolge der fehlenden Inaktivierung in der Leber eingeschwemmt werden und die Nierendurchblutung ungünstig beeinflussen, oder die mechanische *Kompression der Nierenvenen* durch das Bauchwasser.

Aszites bei *Erkrankungen der Peritonealhöhle* wird in den meisten Fällen auf die erhöhte Durchlässigkeit der subperitonealen Kapillaren zurückgeführt. Ursachen können Entzündungen, Geschwülste, eine allergische Vaskulitis oder ein Myxödem sein. Der Übertritt von Erythrozyten (Hämaskos) charakterisiert Neoplasmen (Hepatom, Ovarialkarzinom), Tbc, Pankreatitiden, Lebervenenthrombosen sowie Traumen bzw. Operationsfolgen. Letztere sind auch die Ursachen beim Übertritt von Urin oder Galle (Cholaskos) in die Bauchhöhle.

Klinik. Der Nachweis von vermehrtem Bauchwasser bereitet in fortgeschrittenen Fällen keine Schwierigkeiten. Die Patienten berichten über eine Zunahme des Leibesumfangs. Es fällt ihnen auf, daß die Kleidung zu eng wird. Die Gründe, einen Arzt zu konsultieren, sind in erster Linie die verschiedenen *Komplikationen:* Nabel-, Leisten- Zwerchfellhernien etc., die rupturieren können; Ödeme der Bauchhaut und des Skrotums; Ateminsuffizienz infolge des Zwerchfellhochstands und – meist rechtsseitigem – Pleuraerguß, Refluxösophagitis; erschwerte körperliche Beweglichkeit, besonders im Liegen; bakterielle Peritonitis.

Aszites entwickelt sich – entsprechend dem Fortschritt der ursächlichen Erkrankung – langsam; Ausnahmen können die Peritonitis, das Budd-Chiari-Syndrom oder die Ruptur sein. Über Schmerzen wird selten geklagt, allenfalls bemerken die Betroffenen ein Spannungsgefühl oder einen Druck auf die Thoraxorgane; Schmerzursachen sind Pankreatitiden, akute Peritonitis oder bösartige Geschwülste.

Bei der *körperlichen Untersuchung* läßt sich oftmals Aszites anhand der Vorwölbung des Bauches vermuten, wobei im Liegen besonders die Flanken hervortreten. Häufige Befunde sind die Vorwölbung des Nabels, Nabel- oder Inguinalhernien und erweiterte Bauchhautvenen, die sich besser im Stehen darstellen.

Für den perkutorischen Nachweis des Aszites muß man wissen, daß Dünndarmschlingen wegen ihres Luftgehalts auf dem Bauchwasser schwimmen; Ausnahmen sind das Kolon und einige Dünndarmanteile, weil sie eng am dorsalen Peritoneum fixiert sind. Bei geringem Aszites kann die Dämpfung der Flüssigkeit durch zu lautes Klopfen dem Nachweis entgehen und als Tympanie meteoristischer Darmschlingen verkannt werden. Entscheidend für die Diagnostik ist der Nachweis einer Flankendämpfung, die sich bei der Umlagerung des Patienten verschiebt. So findet sich allein bei Knie-Ellenbogen-Lage ein runder Dämpfungsbezirk um den Nabel. Das oft beschriebene „Undulationsphänomen" sowie das „Pfützenzeichen" sind vergleichsweise unzuverlässig.

Vorwölbungen des Bauches können auch bei Gravidität, Fettsucht oder Geschwulsterkrankungen entstehen. Sie werden nur selten verkannt. Als Merkmale der Fettsucht seien die fehlende Tastbarkeit der Bauchmuskelprofile sowie die Ausbildung einer Fettschürze erwähnt. Durch Auskultation lassen sich bisweilen Gefäßgeräusche wahrnehmen; bei Lokalisation um den Nabel gelten sie als Zeichen des portalen Hypertonus; Reibegeräusche über der Leber sind möglicherweise bei Entzündungen und bei Metastasen zu hören.

Diagnostik. Das erste Ziel bei Aszitesverdacht muß die Sicherung der Diagnose sein. Dies geschieht am einfachsten durch *Sonographie* (Abb. 6.22 und 6.23) oder − mit mehr Aufwand − durch *Computertomographie*. Die kleinsten nachweisbaren Mengen sollen im Sonogramm 200 ml und im Computertomogramm 25 ml sein. Der Vorteil beider Methoden liegt auch darin, daß sie gleichzeitig eine Darstellung der Leber und anderer interessierender Strukturen (Milz, Pankreas, Peritoneum, Beckenorgane) ermöglichen. Darüber hinaus kann durch wiederholtes Untersuchen die Ausschwemmung des Aszites kontrolliert werden.

Die nächsten diagnostischen Schritte sind die Probepunktion, die am besten unter sonographischer Sicht vorgenommen wird, und die Untersuchung des Punktats (in der Regel 50−100 ml). Folgende Merkmale können bewertet werden [9]:

Proteingehalt/spezifisches Gewicht. Bei einem Proteingehalt unter 30 g/l bzw. einem spezifischen Gewicht unter 1,016 spricht man von einem Transsudat; liegen die Werte höher, so handelt es sich um ein Exsudat. *Transsudate* findet man häufiger bei kongestivem Herzversagen, Budd-Chiari-Syndrom, Verschluß der V. cava inferior, Zirrhose, Meigs-Syndrom, allergischer Vaskulitis, Hypalbuminämie. *Exsudate* kennzeichnen Ergüsse bei Neoplasmen, Tbc, Myxödem, Pankreatitis und bakteriellen Infektionen. Diese Klassifikation ist jedoch keineswegs zuverlässig; so wurden im Aszites von Zirrhotikern Proteinkonzentrationen bis 300 g/l gefunden! Spezifischere Aussagen erlaubt der Nachweis ein-

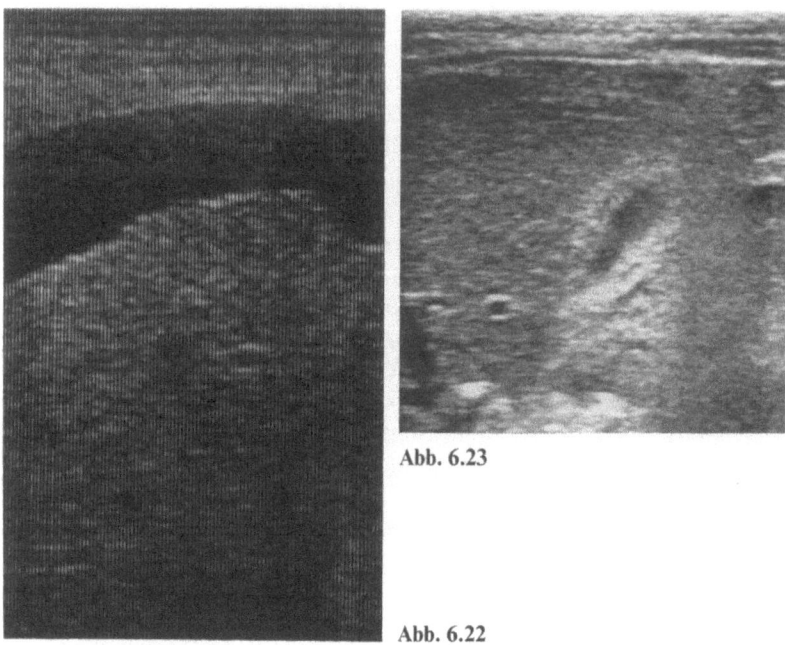

Abb. 6.23

Abb. 6.22

Abb. 6.22. Sonographischer Befund von Aszites. Unter der Bauchdecke erscheint Aszites als echoarme (= schwarze) Struktur. Darunter liegt die Leber, die – als Folge einer Zirrhose – eine grobe Höckerung der Oberfläche erkennen läßt. Aussagen über das Leberparenchym lassen sich bei dieser Situation wegen der übermäßigen Schallverstärkung nur mit Vorbehalten werten

Abb. 6.23. Sonographischer Befund bei geringem Aszites. Als Zeichen von Bauchwasser erscheint hier eine schmale echoarme Begrenzung der Gallenblasenwand gegenüber der Umgebung. Eventuell wird dieser Befund als „Cholezystitis" fehlgedeutet. Die Leber ist hier in der linken Bildhälfte dargestellt; rechts sind meteoristische Darmschlingen; – Je nach Lagerung des Patienten findet sich Aszites u. U. allein in den Flanken, in der Milzloge oder im Unterbauch

zelner Proteine, beispielsweise der *Amylase* bei Pankreaserkrankungen, der *Laktatdehydrogenase* und der *Tumorantigene* (karzinoembryonales Antigen, CA 19-9, α-Fetoprotein) bei Neoplasmen. Über die Serumkonzentration erhöhte *Triglyzeride* kennzeichnen chylösen Aszites. Die Chylomikronen können auch im Mikroskop als Fetttröpfchen (durch Sudanfärbung) oder nach 24stündigem Stehen im Kühlschrank als weiße Rahmschicht, welche auf dem Aszites schwimmt, erkannt werden. Pseudochylöser Aszites weist ebenfalls eine chylöse Trübung auf; es handelt sich hier jedoch um Proteinveränderungen durch geplatzte Ovarialzysten.

Glukosekonzentrationen unter 60 mg/dl sprechen für ein Neoplasma mit frei flottierenden Malignomzellen.

Erythrozyten im Aszites zeigen, besonders wenn sie makroskopisch durch eine Rotfärbung erkennbar sind, ein Neoplasma, eine Tbc, eine Pankreatitis, eine Lebervenenthrombose oder eine Organverletzung an.

Leukozyten über 250/mm^3 finden sich bei einer peritonealen Reizung als Folge von Entzündungen oder Neoplasmen. Granulozyten dominieren bei akuten bakteriellen Infekten; Lymphozyten und Monozyten sollen dagegen bei chronischen Infektionen einschließlich der Tbc überwiegen. Eosinophile Granulozyten kennzeichnen Aszites bei eosinophiler Gastroenteritis.

Bakteriologische Untersuchungen sollten regelmäßig erfolgen. Die häufigsten Erreger sind (neben der Tbc) Escherichia coli sowie Pneumo-, Meningo- und Streptokokken. Eine gefürchtete Komplikation der Leberzirrhose mit Aszites ist die foudroyant verlaufende Koliperitonitis.

Zytologische Untersuchungen gelten dem Nachweis von Malignomen. Die Voraussetzung sind ausreichend große Mengen von Aszites. Am häufigsten werden Adenokarzinome und Lymphome diagnostiziert.

Die *Inspektion* des Punktats sollte regelmäßig durchgeführt werden. Allerdings ist ihr Wert oft überschätzt worden. Transsudate sind meist klar, evtl. mit einer gelblichen Färbung. Exsudate erscheinen dagegen trübe und gerinnen oft nach längerem Stehen. Beimengungen von Blut und Chylomikronen werden an der roten bzw. milchigen Farbe erkannt (s. oben). Der Aszites beim Myxödem erscheint gelatinös und von gelblicher Färbung.

Differentialdiagnose. Aszites ist das Symptom einer Vielzahl von Erkrankungen. Obgleich Leberleiden überwiegen, müssen bei jedem Fall breite diagnostische Überlegungen erfolgen. Eine Zusammenstellung wichtiger Ursachen zeigt die folgende Übersicht. Über die diagnostische Bedeutung der Laboruntersuchungen von Aszites wurde oben berichtet.

Ursachen von Aszites

---

1. Portale Hypertension
  – Lebererkrankungen (Zirrhose, akute Leberschwellung)
  – Herzerkrankungen (kongestives Herzversagen, konstriktive Perikarditis)
  – Verschluß der abführenden Venen (Pfortader, Lebervenen, V. cava inferior)

2. Hypalbuminämie
  Nephrotisches Syndrom, Mangelernährung, intestinaler Eiweißverlust

3. Erkrankungen des Peritoneums
  – Entzündungen (Tbc und andere Bakterien, Parasiten, Candida albicans)
  – Neoplasmen (Mesotheliom, sekundäre Karzinomatosen)
  – Sonstige (Kollagenosen, allergische Vaskulitiden, eosinophile Gastroenteritis, M. Whipple, M. Boeck, M. Crohn)

4. Gynäkologische Erkrankungen
  – Meigs-Syndrom, Neoplasmen, Endometriose, Struma ovarii.

5. Pankreaserkrankungen
  – Entzündung, Pseudozyste, Neoplasma

6. Myxödem

7. Übertritt von Galle, Urin oder Blut
  – Nach Traumen bzw. operativen Eingriffen

8. Übertritt von Chylus

Therapie. Hepatogener Aszites ist ein Symptom mit im Vergleich zum Grundleiden untergeordnetem Krankheitswert. Die Ausschwemmung mag zum Wohlbefinden des Patienten beitragen und evtl. Komplikationen wie Hernien, Refluxösophagitis, Peritonitis verhüten. Notwendig ist diese „kosmetische" Maßnahme nicht, zumal keine Wirkung auf die zugrunde liegende Lebererkrankung zu erwarten ist. Die größte Gefahr geht nicht vom Bauchwasser, sondern von der zu forcierten Therapie aus! In jedem Fall muß vorsichtig und mit sorgfältiger Überwachung vorgegangen werden.

Die Grundlagen der Aszitesbehandlung sind die *Einschränkung der Kochsalz- und Flüssigkeitszufuhr* auf 3 g bzw. 1000 ml täglich sowie die Gabe von Diuretika. Oftmals genügt es, wenn man die Patienten für einige Tage bei Kochsalz- und Flüssigkeitsbeschränkung *Bettruhe* einhalten läßt. Wird hierdurch nicht innerhalb von 3–5 Tagen eine Gewichtsabnahme von mindestens 500 g/d erreicht, so kommt die zusätzliche Gabe eines *Diuretikums* in Betracht. Hier steht eine Reihe von Präparaten mit unterschiedlichem Wirkungsmechanismus zur Verfügung. Die Dosierung sollte so eingestellt sein, daß nicht mehr als 600–900 ml/d ausgeschwemmt werden. Erforderlich sind in jedem Fall Kontrollen der Konzentrationen von Harnstoff, Kreatinin und Elektrolyten im Serum. In der Regel beginnt man mit 100 mg Spironolacton (Aldactone, Osyrol), das als Aldosteronantagonist an den distalen Nierentubuli wirkt, indem es die Natriumausscheidung anregt und die Rückresorption von Kalium begünstigt; ein Effekt ist nach 48–72 h zu erwarten, die Wirkdauer beträgt etwa 96 h. Mögliche Nebenerscheinungen sind Übelkeit und Gynäkomastie. Wird innerhalb von 4 Tagen nicht eine Gewichtsabnahme von mindestens 400 g/d erreicht, so wird man zunächst die Spironolactondosis schrittweise auf 300 (500) mg erhöhen. Nach ca. 1 Woche erfolgloser Therapie wird man zusätzlich proximal, an den Henle-Schleifen angreifende Diuretika verordnen. Gebräuchlich sind Furosemid (20–40 mg; Lasix) oder Etacrynsäure (25–100 mg; Hydromedin). Sie führen zu einem raschen Wirkungseintritt, d. h. nach 20–30 min; die Wirkdauer beträgt 4–6 h bzw. 5–7 h. Ungünstige Nebenwirkungen sind die Hypokaliämie und die metabolische Alkalose. Alle Diuretika können darüber hinaus zur Hyponatriämie und zur Enzephalopathie führen. Bei Absinken des Kaliumspiegels wird man 40–200 mVal Kalium täglich substituieren; geeignet sind oral zuführbare Präparate (Kalinor-Brausetabletten, Kalium-Duriles) oder kaliumhaltige Infusionslösungen (maximale Dosis 10–20 mval/h). Die metabolische Alkalose wird auf die vermehrte Rückresorption von Bikarbonat in den Henle-Schleifen zurückgeführt. Sie soll die Toxizität von Ammoniak und damit die Enzephalopathie verstärken. Eine Hyponatriämie entsteht, wenn im Vergleich mit dem Wasser mehr Natrium ausgeschieden wird. Sie sollte nicht ausgeglichen werden, da der Natriumgehalt bei den Patienten insgesamt erhöht ist; eine Natriumzufuhr würde die Retention von Wasser erhöhen (1 g Na^+ bindet ca. 200 ml H_2O). Ein echter Natriummangel ist bei Konzentrationen unter 10 mVal/l Urin anzunehmen. In diesen Fällen wird man Diuretika absetzen und die Flüssigkeitszufuhr auf ca. 500 ml/d weiter einschränken. Bisweilen gelingt es in diesen Situationen durch Mannitol (Osmofundin 20%; 250–500 ml Lösung innerhalb von 2 h unter Venendruckkontrolle infundieren), die Clearance des freien Wassers anzuregen. Eine weitere Möglichkeit ist die regelmäßige Gabe von kochsalzfreien Humanalbumininfusionen, die zur Erhöhung des onkotischen Drucks führen. Kommt es zum Ansteigen von Harnstoff und Kreatinin oder zur Manifestation einer Enzephalopathie, so wird man die Diuretika reduzieren oder absetzen müssen; im Vergleich ist hier der Aszites das geringere Übel. Unter Umständen kommt nach der Besserung der Symptome ein neuer Behandlungsversuch in Betracht. Gebräuchliche Diuretika sind dann auch Triamteren (Iatropur) mit ähnlichem Angriffspunkt aber rascherer Wirkung als Spironolacton und Thiazide (Esidrix, Saltucin), die an den Henle-Schleifen Wirkungen entfalten.

Bisweilen läßt sich das Bauchwasser trotz der Gabe hoher Diuretikadosen nicht ausschwemmen. Die häufigste Ursache ist bei diesen Fällen die unzureichende Einschränkung der Kochsalzzufuhr. In dem Zusammenhang sei auf den hohen Natriumgehalt mancher Antibiotika und Antazida verwiesen. Als weiterer Grund kommt eine Niereninsuffizienz infolge zu forcierter Diuretikagabe in Betracht. Durch Erhöhung der Medikamentendosis würde hier die relative Niereninsuffizienz weiter zunehmen. Deshalb wird man bei diesen Patienten alle harntreibenden Mittel absetzen, bis die Nierenfunktion sich wieder normalisiert hat. Schließlich seien als Ursachen einer Diuretikaresistenz die Hyponatriämie (s. oben) sowie die gleichzeitige Therapie mit Prostaglandinhemmern (Aspirin, Indometacin) erwähnt. Für eine ausreichende Nierenfunktion ist offenbar die Anwesenheit endogener Prostaglandine nötig.

Als letzte Maßnahme kommt die Drainage des Aszites in Betracht. Am besten gelingt dies mit *peritoneo-venösen Shunts,* wobei das Bauchwasser über ein Schlauchsystem in die Venen geleitet wird; um einen Reflux zu verhüten, sind jeweils Rückschlagventile eingesetzt. Gebräuchlich sind der LeVeen-Shunt, der Denver-Shunt oder der Cordis-Hakim-Shunt. Die Erfolge werden unterschiedlich bewertet. Einerseits läßt sich der Aszites ausschwemmen, wobei nur selten zusätzlich Diuretika erforderlich sind. Zum anderen muß jedoch mit schweren Komplikationen gerechnet werden: An erster Stelle stehen in der Initialphase Gerinnungsstörungen mit hoher Letalität, außerdem werden Infektionen, Obstruktion der V. cava, Luftembolie, Pneumothorax, Ileus, Fieber oder Shuntverschlüsse beobachtet. Die Indikation für peritoneo-venöse Shunts wird aus diesen Gründen selten gestellt. Als absolute Gegenanzeigen gelten schlechte Leberfunktionen mit Episoden von Koma, Sepsis, Gerinnungsstörungen und Herzinsuffizienz. Die Frage, ob ein Nierenversagen als Kontraindikation anzusehen ist, stellt sich nur selten, da dies fortgeschrittene Krankheitsstadien mit weiteren Kontraindikationen sind. Bei den publizierten Fällen, die günstig reagierten, handelte es sich möglicherweise um eine durch Diuretikagabe ausgelöste Retention (s. oben). Bedrohliche Gerinnungsstörungen lassen sich an erniedrigten Plasminogenkonzentrationen erkennen und evtl. durch die intraperitoneale Gabe von Dexamethason bzw. intravenöse Gabe von Aprotinin verhindern [20].

Bei der *Aszitesreinfusion* wird Bauchwasser durch Punktion abgezogen und anschließend – evtl. nach Dialyse oder Filtration – intravenös infundiert. Die möglichen Komplikationen sind die gleichen wie bei den peritoneo-venösen Shunts. Bisweilen wird es möglich, durch diese „Auffüllung" des Kreislaufsystems eine Diurese anzuregen. Ein ähnlicher Effekt soll allein durch das *Ablas-*

sen von Aszites erfolgen. Wegen des Eiweißverlustes und der möglichen ungünstigen Folgen (Abfall des zirkulierenden Plasmavolumens, Hyponatriämie) wird dieses Verfahren nur in Notsituationen, bei denen eine mechanische Entlastung angestrebt wird, durchgeführt. Eine weitere Indikation ist möglicherweise die diagnostische Laparoskopie bei unklarer Aszitesursache.

6.13.2 Abweichungen der Serumelektrolytspiegel

Störungen der Serumelektrolytkonzentrationen sind Begleiterscheinungen des fulminanten Leberzerfalls oder der fortgeschrittenen Zirrhosen. Am häufigsten werden Hyponatriämien und Hypokaliämien beobachtet. Bei der *Hyponatriämie* ist paradoxerweise der Natriumgehalt des Körpers erhöht. Neben einer Natriumverdünnung infolge einer gestörten renalen Wasserausscheidung dürfte ein vermehrter Einstrom von Natrium in die Zellen eine Rolle spielen, wobei im Austausch Kalium in den Extrazellulärraum gelangt. Hinzu kommen oftmals Nebenwirkungen der Therapie mit Diuretika oder wäßrigen Lösungen. Das klinische Bild wird ab Natriumkonzentrationen von weniger als ca. 110 mmol/l von neurologischen Veränderungen geprägt, die der „hepatischen Enzephalopathie" (s. 6.12) weitgehend ähneln. Dies gilt auch für die zu beobachtenden EEG-Veränderungen. Wegen der vielen Faktoren, die beim einzelnen Fall im unterschiedlichen Ausmaß zusammenwirken, lassen sich für die Therapie lediglich einige Leitlinien angeben: 1. Eine Diuretikabehandlung sollte ggf. abgesetzt werden, wobei allerdings eine Hyponatriämie allein keine Kontraindikation für die Gabe harntreibender Mittel bedeutet. 2. Da eine gestörte Wasserausscheidung eine wichtige Rolle spielt, sollte die tägliche Wasserzufuhr auf 1000 ml beschränkt werden. 3. Fälle mit erniedrigtem Serumkaliumspiegel weisen auch einen erniedrigten intrazellulären Kaliumgehalt auf; hier läßt sich manchmal durch Zufuhr von Kalium (200 mmol/d) das intrazellulär angereicherte Natrium ausschleusen. 4. Hypertone Kochsalzlösung ist bei Fällen mit Enzephalopathie indiziert.

Eine Hypokaliämie zeigt eine absolute Verminderung des im Körper enthaltenen Kaliums an. Dies gilt im besonderen für Patienten mit Aszites, jedoch weniger für Patienten mit Niereninsuffizienz. Die wichtigsten Ursachen sind der Hyperaldosteronismus, die Therapie mit Diuretika, die renale tubuläre Azidose, die respiratorische Alkalose oder der Magnesiummangel. Wenngleich beim einzelnen Fall der Beitrag dieser verschiedenen Pathomechanismen nicht geklärt werden kann, so sollte unabhängig von der Ursache Kalium in einer Menge von 200 mmol/d zugeführt werden. Eine weitere Möglichkeit ist die Gabe von Spironolacton (s. 6.13.1). Die ungünstigen Folgen – Enzephalopathie (durch Verstärkung der Ammoniaktoxizität) und Störung der Herzfunktionen – können so bekämpft werden. In therapieresistenten Fällen soll ein zusätzlicher *Magnesiummangel* eine Rolle spielen. Hier werden Infusionen von Magnesiumsulphat (bis 200 mmol/d) empfohlen.

6.13.3 Nierenfunktionsstörungen

Im Zusammenhang mit Leberleiden werden oftmals Einschränkungen der Nierenfunktionen beobachtet. Eine Zusammenstellung möglicher Ursachen findet sich in der folgenden Übersicht.

Ursachen des Nierenversagens im Zusammenhang mit Lebererkrankungen

1. *Leberparenchymerkrankungen:* Zirrhose; fulminante Hepatitis bzw. akute Virushepatitis; chronische Hepatitis; akute Schwangerschaftsfettleber
2. *Gallenwegserkrankungen:* Extrahepatischer Gallenwegsverschluß (Steine, Geschwülste, chronische Pankreatitis)
3. *Erkrankungen, welche gleichzeitig Leber und Nieren betreffen können:* Infektionen (Leptospirosen, Gelbfieber, Malaria, Sepsis); Intoxikationen (Tetrachlorkohlenstoff; Tetrazykline, Methoxyfluoran, Acetaminophen, Rifampizin); Zirkulationsstörungen (Herzversagen, Schock); Kollagenosen (Erythematodes viszeralis, Panarteriitis nodosa); Polyzystische Nierenerkrankung; Amyloidose, Eklampsie; Reye-Syndrom; Hypernephrom; Stauffer-Syndrom; M. Wilson

Von einem „*hepatorenalen Syndrom*" im engeren Sinn spricht man, wenn das Grundleiden eine Leberzirrhose ist. Bei diesen Fällen fehlen häufig morphologische Veränderungen an den Nieren, so daß manche Autoren auch den Begriff „funktionelles Nierenversagen" gewählt haben. Im Verlauf der Erkrankung können sich tubuläre Nekrosen entwickeln, was am Anstieg der Urinlysozymaktivität erkennbar wird.

Ein hepatorenales Syndrom findet man bei der Mehrzahl der Fälle mit fortgeschrittenen Zirrhosen. Es entwickelt sich oft allmählich und wird von Aszites sowie u. U. von Enzephalopathie begleitet. Nicht selten beginnt die Erkrankung mit einer gastrointestinalen Blutung, mit der Drainage des Bauchwassers oder einem Infekt. Hier kann sich das Befinden des Patienten rascher verschlechtern. In der Regel ist die Prognose ungünstig. Für die Ursachen des funktionellen Nierenversagens gibt es eine Reihe von möglichen Erklärungen. Sie wurden bereits im Zusammenhang mit der Aszitesentstehung dargestellt (s. 6.13.1). Der häufigste Befund ist eine reduzierte Nierendurchblutung, die bei fortgeschrittenen Fällen auf 10% vermindert sein kann. Hierbei spielt ein erhöhter Gefäßwiderstand eine Rolle. Eine Deutung wäre in der Verschiebung des zirkulierenden Blutes in die Pfortadergefäße zu sehen. Als weitere Erklärungen sollen hier Störungen bei zirkulierenden Hormonen (Renin-Angiotensin-Aldosteron-System) sowie ungünstige Wirkungen von Endotoxinen erwähnt werden.

Für alle Theorien gibt es gute Argumente, welche dafür oder dagegen sprechen. Möglich ist auch ein Zusammenwirken bzw. eine unterschiedliche Bedeutung im einzelnen Fall. Die Diagnose des funktionellen Nierenversagens läßt sich anhand einer erniedrigten Natriumausscheidung im Urin (unter 12 mVal/l) bestätigen; bei den anderen Formen ist die Natriumkonzentration zumeist höher. Eine Proteinurie gehört nicht zu den charakteristischen Befunden und würde für das Vorliegen einer Glomerulonephritis sprechen. Schließlich sei an ungünstige Effekte von harntreibenden Medikamenten erinnert, die die Beurteilung erschweren können. Eine *Behandlung* ist trotz vielfältiger Versuche (Plasmaexpander, Phentolamin, Noradrenalin, Mannit, Angiotensin, Dialyse etc.), wobei die Medikamente auch direkt in die Nierenarterien infundiert wurden, bisher nicht wirksam möglich. Das Ziel kann deshalb nur die Bekämpfung der auslösenden Ursachen (Blutung, Infektion) und das Absetzen schädigender Medikamente (Neomycin, Diuretika) sein. Hinzu kommen ggf. die üblichen Maßnahmen wie Restriktion der Kochsalz- und Flüssigkeitszufuhr etc.

Das Nierenversagen, das im Rahmen der fulminanten *Hepatitis* (80% der Fälle) und der akuten Hepatitis beobachtet werden kann, wird vor allem durch eine Endotoxinämie erklärt. In diesen Fällen scheint die Prognose durch Dialysen günstig beeinflußt zu werden.

Nierenfunktionsstörungen im Rahmen eines *Verschlusses der extrahepatischen Gallenwege* (biliorenales Syndrom) werden in erster Linie auf zirkulierende Endotoxine zurückgeführt, wobei möglicherweise die Störungen im Gallensäurenstoffwechsel die Wirkungen verstärken. In den Nieren finden sich Fibrinablagerungen und tubuläre Nekrosen. Klinische Zeichen sind Fieber und Erbrechen. Im Urin erscheinen Erythrozyten, Zylinder und Eiweiß; die Harnbildung ist auf ca. 400 ml/d eingeschränkt, die Urinosmolarität ist niedrig. Komplizierend wirken Cholangitis, Begleitpankreatitis oder gramnegative Sepsis, u. U. mit Verbrauchskoagulopathie. Die Behandlung ist gegen die Grunderkrankung und gegen die Symptome zu richten. Eine Verbesserung der Prognose soll durch den Einsatz von Hämodialysen, ggf. auch vor notwendigen chirurgischen Eingriffen, möglich sein.

Im Rahmen der verschiedenen Leberkrankheiten werden gehäuft *Glomerulonephritiden* beobachtet. Erwähnt werden sollen insbesondere Zirrhosen und die chronische Hepatitis B. Zumeist handelt es sich um zufällige Befunde bei Sektionen. Manifeste Krankheitserscheinungen sind selten.

Infektionen mit *Leptospira interrogans* können sowohl Leber als auch Nieren betreffen. Als charakteristisch gilt ein 2phasiger Verlauf, wobei zunächst Fieber, Kopfschmerzen, Lungenentzündung, Muskelschmerzen und Meningismus, später dann Gelbsucht und Nierenversagen in den Vordergrund treten. Die Diagnose erfolgt durch den Erregernachweis im Blut oder Liquor, bzw. ab der 2. Woche im Urin; daneben gibt es serologische Tests. Die Therapie erfolgt mit Antibiotika (Penizillin G, Tetrazykline). Bei Nierenversagen kann eine Dialysetherapie nötig werden. Von einem *Stauffer-Syndrom* spricht man, wenn im Rahmen eines Hypernephroms reversible Leberfunktionsstörungen auftreten.

6.14 Granulomatose der Leber

Bei einer Vielzahl von Erkrankungen können in der Leber Granulome festgestellt werden. Es handelt sich hier um eine unspezifische Reaktionsform, bei der subjektive Beschwerden oder Veränderungen der Leberfunktionsproben oftmals fehlen. Die Diagnose wird von Pathologen in Leberbiopsien in ca. 5% der Fälle gestellt. Die häufigsten Ursachen sind Tuberkulose, M. Boeck, Alkoholismus oder Medikamentenreaktionen. Eine Zusammenstellung von Krankheitsbildern, die mit Lebergranulomen einhergehen können, bringt auch die Übersicht.

Erkrankungen, welche mit Lebergranulomen einhergehen können (Auswahl)

1. Infektionen
Viren (Ornithose; Zytomegalie; infektiöse Mononukleose; Virushepatitis; Influenza B)
Rickettsien (Q-Fieber)
Bakterien (Brucellose; Listeriose; Salmonellosen; Lues II und Lues III; Tbc; Lepra; BCG)
Pilze (Histoplasmose; Coccidiomycose; Candidose; Aspergillose; Actinomycose)
Parasiten (Bilharziose; Amöbiasis; Befall mit Askaris, Oxyuren, Fasciola hepatica; Giardiasis)

2. Überempfindlichkeitsreaktionen gegenüber chemischen Substanzen bzw. Medikamenten
Kupfersulfat (Spritzmittel bei Weinbauern); Beryllium; Silikon; Silastik; Zementstaub
Sulfonamide; Phenylbutazon; Allopurinol; Diphenylhydantoin, Hydralazin, Chinidin, Chlorpromazin, Methyldopa

3. Primäre Leber- und Gallenwegserkrankungen
Gallenwegsverschluß, Verfettung, chronische Hepatitis, Zirrhose, alkoholische Leberschädigung

4. Diverse Erkrankungen
Sarkoidose; M. Crohn; Colitis ulcerosa; M. Wegener; Erythema nodosum; Kollagenosen; Lymphom; Sprue; rheumatoide Arthritis. Unklassifizierbar

Pathologie. Das makroskopische Bild der mit Granulomen durchsetzten Leber kann unauffällig sein; bisweilen erscheint die Leber vergrößert bzw. an der Oberfläche mit kleinen weißen Knötchen (Durchmesser ca. 1–2 mm). Oftmals ist das Organ auch ungleichmäßig erkrankt. In der mikroskopischen Untersuchung grenzen sich die Granulome herdförmig von dem übrigen Gewebe ab. Sie erscheinen als vaskularisierte Ansammlung von Histiozyten und Fibroblasten. Oftmals besitzen diese Zellen ein epitheloides Aussehen. Hinzu können zentral nekrotische oder verkäste Bezirke sowie Riesenzellen vom Langhans- oder Fremdkörpertyp kommen (Abb. 6.24). In der Umgebung existieren zudem oftmals Rundzellinfiltrate (Plasmazellen, Lymphozyten). Eine Begleithepatitis kennzeichnet die Tuberkulose, Histoplasmose, Brucellose oder Überempfindlichkeitsreaktionen. Hyaline Eiweißablagerungen erscheinen bei der Sarkoidose oder Berylliose. Werden auch Gallengänge destruiert, so kommen Lymphome oder eine primär biliäre Zirrhose in Betracht. Pilzinfektionen sind oftmals mit leukozytären Infiltraten verknüpft.

Klinik. Granulome werden in jedem Lebensalter unabhängig von Geschlecht oder Rassezugehörigkeit beobachtet. Beschwerden können fehlen. Oftmals klagen die Betroffenen über Appetitlosigkeit, Abgeschlagenheit, Gewichtsabnahme oder über Fieber. Im übrigen wird die Symptomatik von der Grunderkrankung bestimmt.

Bei der Anamneseerhebung sollte besonders nach Infektionsquellen, Medikamenten, Chemikalien, Reisen in warme Länder oder nach Kontakten zu Haustieren gefragt werden. Die körperliche Untersuchung kann Vergrößerungen von Leber, Milz oder Lymphknoten, eine Gelbsucht oder Zeichen des Pfortaderhochdrucks erbringen.

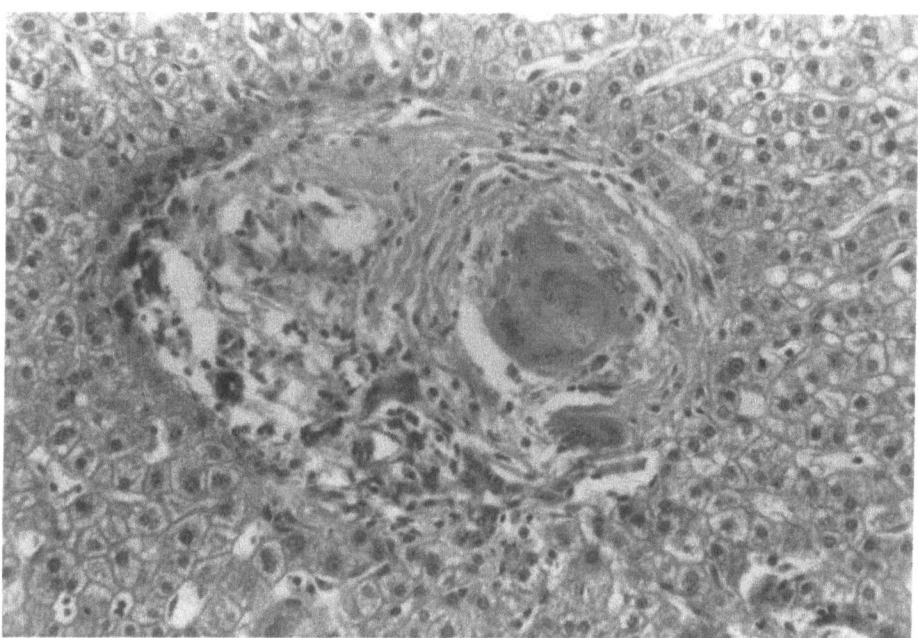

Abb. 6.24. Lebergranulom bei Sarkoidose (histologisches Präparat). Es besteht eine scharfe Abgrenzung gegenüber unverändertem Lebergewebe; im Zentrum sieht man eine Riesenzelle. – Eine Leberbeteiligung wird bei 60–80% der Patienten mit erwiesener Sarkoidose beobachtet

Diagnostik. Das entscheidende Gewicht hat die Leberbiopsie, die am besten unter laparoskopischer Sicht vorgenommen wird. Hierbei läßt sich oft bereits am makroskopischen Erscheinungsbild der Leber (Vergrößerung, kleine weiße Herde an der Oberfläche) eine Verdachtsdiagnose stellen. Der Wert der technischen Untersuchungsverfahren (Sonographie, Computertomographie, Angiographie, Szintigraphie etc.) und der klinisch-chemischen Tests ist im Vergleich geringer. Sie geben Hinweise auf eine Lebererkrankung oder assoziierte Befunde (Lymphome im Retroperitonealraum, Splenomegalie etc.). Infektionen können durch serologische Tests erkennbar werden. Giftnachweise lassen sich am einfachsten im Blut und Urin führen.

Differentialdiagnose. Entsprechend den vielfältigen Ursachen müssen beim einzelnen Fall breite differentialdiagnostische Überlegungen erfolgen (s. S. 387). Der mögliche Beitrag des histologischen Erscheinungsbildes der Granulome wurde oben erwähnt.

Therapie. Grundsätzlich sollte sich die Behandlung nach der Diagnose richten. Entsprechend wird man Tuberkulostatika, Antibiotika, Zytostatika etc. geben. Oftmals wird die Indikation für eine Therapie mit Glukokortikoiden gestellt, z. B. beim M. Boeck. In diesen Fällen müssen Infektionen – Tbc, Lepra, Bilharziose etc. – sorgfältig ausgeschlossen werden, da diese evtl. aktiviert werden. Die gleiche Überlegung gilt für die Behandlung mit Glukokortikoiden „ex juvantibus", wenn eine Ursache der Granulombildung nicht gefunden werden kann.

Die *Prognose* der Granulomatosen wird vom Verlauf der jeweiligen Grundkrankheit bestimmt.

6.15 Primär biliäre Zirrhose

Die Ursache der primär biliären Zirrhose ist unbekannt. Es handelt sich um eine chronische, nichteitrige Entzündung der intrahepatischen Gallenwege, die zu einer Leberzirrhose führt. Hinzu kommen häufig Begleiterkrankungen, wie Keratoconjunctivitis sicca, Sjögren-Syndrom, Hashimoto-Thyreoiditis oder Perniziosa.

Ätiologie, Pathogenese. Aufgrund verschiedener Beobachtungen wurden zahlreiche Entstehungstheorien der primär biliären Zirrhose formuliert. So wurden Infektionen mit Viren oder Pilzen, Vergiftungen durch das Trinkwasser oder ein Immundefekt als Ursache angegeben. Die letztere Hypothese wird vor allem durch das Auftreten von Autoantikörpern gegen Mitochondrien etc. gestützt. Ob diese allerdings eine pathogene Bedeutung besitzen, ist eher zweifelhaft. Vereinzelt wurde ein gehäuftes familiäres oder regionales Vorkommen gefunden; darüber hinaus wurden bei asymptomatischen Verwandten vermehrt pathologische Immunphänomene entdeckt. Möglich wäre somit auch eine genetisch festgelegte Bereitschaft zu erkranken.

Pathologie. Am Anfang (1. Stadium) der Erkrankung steht eine chronische, nichteitrige Cholangitis der intrahepatischen Gallenwege. Im histologischen Schnitt erkennt man Unregelmäßigkeiten und Nekrosen der Gallengänge sowie rundzellige Infiltrate. Hinzu kommen u. U. Granulome ohne Verkäsung in den Portalfeldern, die eine günstigere Prognose anzeigen sollen. Die Hepatozyten erscheinen unauffällig. In der Folge entwickeln sich Veränderungen, die in 3 weitere Stufen eingeteilt werden. Im 2. Stadium zeigen die Gallengänge sich als Narben, das Zytoplasma der periportalen Hepatozyten ist vakuolisiert. Die Veränderungen greifen auch auf Ductuli über. Man erkennt Zeichen der Cholestase. Im 3. Stadium wird das Bild von Vernarbungen, Mottenfraßnekrosen, Rundzellinfiltraten sowie perilobulären Bindegewebssepten bestimmt; die Gallengänge fehlen weitgehend. Im Endstadium besteht eine kleinknotige Zirrhose mit Cholestase. Oftmals bleiben die Zentralvenen unverändert.

Klinik. Primär biliäre Zirrhosen werden weltweit beobachtet. Die Häufigkeit beträgt im Vergleich zu den anderen Zirrhosen etwa 5%. Befallen werden vorwiegend Frauen im mittleren Lebensalter (Verhältnis Frauen:Männer etwa 10:1). Im Ablauf der Erkrankung lassen sich verschiedene Stadien unterscheiden. Der Zusammenhang mit den morphologischen Veränderungen der Leber ist nur gering.

Am Anfang klagen die Patienten über Müdigkeit, Abgeschlagenheit und eventuellen diskreten Juckreiz. Oftmals sind die Beschwerden gering, so daß die Krankheit nur anhand klinisch-chemischer Tests (alkalische Phosphatase und IgM erhöht; Nachweis antimitochondrialer Antikörper) erkennbar wird. Bei der körperlichen Untersuchung können Leber oder Milz vergrößert gefunden werden; die „Leberhautzeichen" fehlen in der Regel. In der Leberbiopsie werden leichte oder fortgeschrittene Veränderungen beobachtet (s. oben).

Bis zur Manifestation durch schwere Krankheitserscheinungen können über 10 Jahre vergehen, in denen die primär biliäre Zirrhose nur selten diagnostiziert wird. Im Vordergrund stehen dann schwere Allgemeinerscheinungen mit Müdigkeit, Anorexie; hinzu kommen Gelbsucht, quälender Juckreiz, Depressionen oder portaler Hypertonus mit Blutungen aus Ösophagusvarizen. Bei der körperlichen Untersuchung sind jetzt häufiger Leber oder Milz vergrößert. Daneben findet man „Leberhautzeichen" sowie – infolge häufigen Kratzens – dunkle Hautpigmentierungen. Bei Patienten mit stark erhöhten Cholesterinspiegeln bilden sich gelbe Knoten u. a. an Ellenbogen, Knien, Fersen, Fingergrundgelenken durch Cholesterineinlagerung (Xanthome); betroffen werden etwa 10% (Abb. 6.25). Am Ende entwickelt sich ein dauernder Ikterus. Gering erhöhte Bilirubinspiegel gehen normalerweise mit einer besseren Prognose einher; bei stärkerer Gelbsucht soll die Lebenserwartung unter 2 Jahren liegen. Die Patienten sterben mit den Zeichen des Leberversagens, der Enzephalopathie, der gastrointestinalen Blutung bzw. des hepatorenalen Syndroms.

Erwähnt werden sollen schließlich mögliche assoziierte Erkrankungen: Keratoconjunctivitis sicca, entzündlicher Rheumatismus, Sjögren-Syndrom, perniziöse Anämie, Hashimoto-Thyreoiditis.

Diagnostik. Die objektivierbaren Zeichen beruhen auf dem Umbau zur Leberzirrhose (s. auch 6.10). Hinzu kommen die Zeichen der Cholestase mit Anstie-

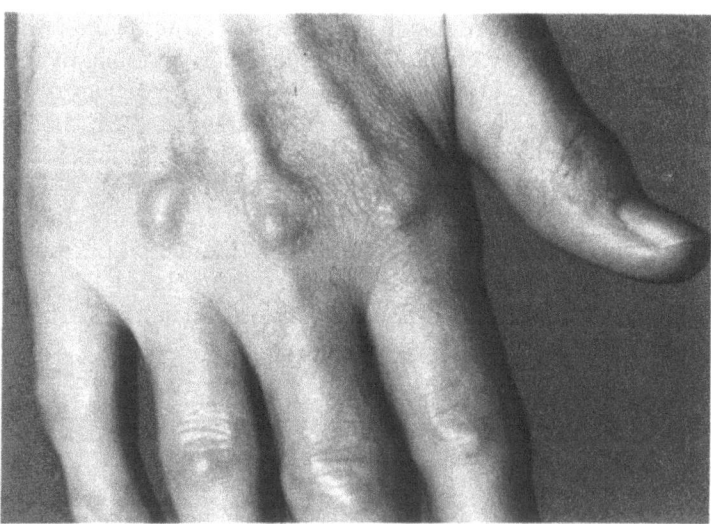

Abb. 6.25. Xanthome bei primär biliärer Zirrhose. Durch die Einlagerung von Lipiden (Cholesterin) entstehen subkutan Knoten an Ellbögen, Knien, Fingergrundgelenken sowie Knoten in Sehnen. Diese Patientin hatte einen Serumcholesterinspiegel von 885 mg/dl

gen der alkalischen Phosphataseaktivität auf das 3- bis 5fache der Norm, der
γ-Glutamyltranspeptidaseaktivität und der Serumgallensäurenkonzentration.
Gleichzeitig werden die Aktivitäten der Transaminasen und der Cholinesterase
weniger verändert. Die prognostische Bedeutung des Bilirubinspiegels wurde
bereits erwähnt.

Für die Diagnose ist der Nachweis von antimitochondrialen Antikörpern im
Serum entscheidend. Sie lassen sich bei 90–100% der Betroffenen feststellen.
Allerdings ist dieser Test nicht spezifisch; antimitochondriale Antikörper werden auch bei chronisch aktiver Hepatitis (ca. 25%), Kollagenosen (ca. 7%), anderen Autoimmunerkrankungen (ca. 3%) und bei Gesunden (ca. 0,5%) gefunden. Eine Verbesserung erbringt hier die Messung spezifischer, gegen die innere
Mitochondrienmembran gerichteter Antikörper [11]. Bisweilen werden antimitochondriale Antikörper erst bei wiederholten Messungen, evtl. auch in anderen
Labors, oder bei größerer Probenverdünnung entdeckt. Als weitere Kenngröße
ist in etwa 90% der Fälle das Immunglobulin M im Serum vermehrt; im Gegensatz zur autoimmunen chronischen Hepatitis ist das Immunglobulin G in der
Regel normal.

Als Folge der verminderten oder fehlenden Galleausscheidung muß in fortgeschrittenen Fällen mit einer Fettmalabsorption gerechnet werden. Diese betrifft die Vitamine D, E, K, A. Hinzu kommen Störungen im Stoffwechsel des
Vitamin D.

Es resultieren – bei zumeist normalen Serumkalziumkonzentrationen –
Osteoporose und Störungen der Blutgerinnung. Hinzu kommen Ablagerungen
von Kupfer in der Leber, weil die Ausscheidung in die Galle vermindert ist
bzw. gänzlich fehlt, sowie Anstiege der Serumlipoproteinkonzentrationen. Vor
allem sind die Cholesterinspiegel erhöht meßbar, wobei Konzentrationen von
1000 mg/dl keine Seltenheit darstellen. Es handelt sich hier vor allem um einen
abnormen Fett-Eiweiß-Komplex, der auch als „Lipoprotein X" bezeichnet
wird. Da Lipoprotein X ebenfalls bei anderen cholestatischen Erkrankungen
gefunden werden kann, ist die diagnostische Bedeutung gering.

Der diagnostische Beitrag der bildgebenden Verfahren (Sonographie, Computertomographie, Endoskopie etc.) liegt insbesondere im Ausschluß anderer
Erkrankungen bzw. im Nachweis von Komplikationen. In jedem Fall sollte eine
Darstellung der extrahepatischen Gallenwege mittels ERCP erfolgen. Darüber
hinaus ist eine histologische Untersuchung von Lebergewebe anzustreben, was
am besten unter laparoskopischer Sicht möglich ist. Aszites, Gallensteine bei
ca. ⅓ der Patienten oder eine Milzvergrößerung sind durch Sonographie erkennbar; Varizen lassen sich durch Ösophagogastroduodenoskopie und durch
Röntgen (Breischluck) feststellen.

Differentialdiagnose. Durch die charakteristischen Serumbefunde (alkalische
Phosphatase, γ-Glutamyltranspeptidase, Immunglobulin M erhöht; antimitochondriale Antikörper nachweisbar), das Gallenwegsbild in der ERCP und die
Leberhistologie läßt sich die Diagnose ausreichend sichern. Für die Abgrenzung gegenüber der *autoimmunen chronischen Hepatitis* kann in unklaren Fällen der Krankheitsverlauf herangezogen werden. Schwierigkeiten entstehen,
wenn die objektiven Tests keine eindeutigen Befunde ergeben. Hier kann die

Unterscheidung gegenüber der *sklerosierenden Cholangitis* ein Problem sein. Diese betrifft vor allem jüngere Männer und geht in über der Hälfte der Fälle mit einer chronisch entzündlichen Darmerkrankung einher (vgl. 5.11.4). Bisweilen erscheint die Gallenwegsentzündung vor der Darmerkrankung. Die Patienten klagen – ähnlich wie bei der primär biliären Zirrhose – über Juckreiz, Müdigkeit oder Gelbsucht; etwa die Hälfte ist symptomfrei. Hinzu kommen die Zeichen der Cholestase, wobei die Aktivität der alkalischen Phosphatase auf über das 3fache der Norm erhöht ist. Antimitochondriale Antikörper fehlen in der Regel; Immunglobuline sind allenfalls gering erhöht. Als charakteristisch gilt ein Befall der großen, extrahepatischen Gallengänge, wo sich umschriebene Strikturen oder Stenosen ausbilden. Sie können in der ERCP gut erkannt werden (s. Abb. 5.28). Bei der feingeweblichen Untersuchung der Leber zeigen sich periduktal Fibrosen und Zeichen der obliterierenden Cholangitis. Hinzu kommen Veränderungen an den Parenchymzellen wie bei chronisch aktiver Hepatitis sowie lymphoide Aggregate. Das zirrhotische Endstadium gleicht dem der primär biliären Zirrhose. Die Diagnose wird am besten anhand der radiologisch nachweisbaren Gangveränderungen gestellt, wobei die Abgrenzung gegenüber dem Gallengangskarzinom schwierig sein kann. Zur Behandlung wurden verschiedene Medikamente vorgeschlagen: T-Drainage über längere Zeit (1 oder mehrere Jahre), Glukokortikoide, Antibiotika, D-Penicillamin. Trotz Erfolgen in einzelnen Fällen hat ihre Anwendung keine entscheidende Besserung des Krankheitsverlaufes verursacht. Die Aktivität der evtl. bestehenden Darmentzündung besitzt allenfalls einen geringen Einfluß auf die sklerosierende Cholangitis. Als letzte therapeutische Möglichkeit bleibt die Lebertransplantation. Die Lebenserwartung wird mit ca. 5 Jahren angegeben; bei gleichzeitiger Darmentzündung soll sie jedoch günstiger sein.

Weitere mögliche Differentialdiagnosen der primär biliären Zirrhose sind die granulomatösen Lebererkrankungen (M. Hodgkin, M. Boeck etc.), weil sie mit ähnlichen histologischen Bildern auftreten, sowie durch Medikamente ausgelöste Cholestasen (s. 6.7).

Therapie. Keines der vielen vorgeschlagenen Behandlungsrezepte hat den Verlauf der Erkrankung entscheidend beeinflussen können. Empfohlen wurden u. a. Glukokortikoide, D-Penicillamin, Azathioprin, Chenodesoxycholsäure, Kolchizin, Phenobarbital. Hinzuweisen ist hier auf eine neuere, groß angelegte Therapiestudie, in welcher eine günstige Wirkung von Azathioprin beschrieben wird [6]. Trotz dieser Voraussetzung gibt es Möglichkeiten, die Symptome zu lindern:

Cholestyramin (Quantalan) und Colestipol (Colestid) wirken gegen den oftmals quälenden Juckreiz, indem sie die Ausscheidung von Gallensäuren mit dem Stuhl begünstigen. Man nimmt jeweils 1 Beutel mit Saft etc. etwa ½ h vor jeder Mahlzeit. Ein Effekt ist nach ca. 1 Woche zu erwarten. Der Cholesterinspiegel wird – offenbar vorübergehend – gesenkt.

Plasmapheresen (etwa 1mal wöchentlich) sind geeignet, Cholesterin und Gallensäuren sowie mögliche toxische Proteine etc. aus dem Blut zu entfernen. Entsprechend wird eine Erleichterung des Juckreizes sowie – nach einigen Monaten Therapie – eine Rückbildung der Xanthome herbeigeführt. Die Patienten fühlen sich wohler und klagen weniger über Müdigkeit oder Erschöpfbarkeit. Wegen des großen finanziellen und apparativen Aufwandes wird diese Behandlung nur selten durchgeführt.

D-Penicillamin scheint — nicht unwidersprochen — das Fortschreiten der Erkrankung zu verlangsamen, wobei vielfältige ungünstige Nebenerscheinungen (Fieber, Hautausschläge, Stomatitis, Myastheniereaktion, Thrombopenie, Hämolyse, Albuminurie etc.) bisweilen durch niedrig dosierte Glukokortikoide bekämpft werden können. Man beginnt mit 250 mg und steigert nach 4 Wochen auf 500 mg; inwieweit höhere Dosen (bis 1,5 g) Vorteile bringen, ist unklar. Zusätzlich müssen Schwermetallionen (z. B. 2mal in Tbl. Biometalle Heyl/Woche) und Vitamin B_6 (z. B. 2mal 40 mg Benadon/Tag) ersetzt werden. Von manchen Autoren wird D-Penicillamin bei Auftreten von Gelbsucht verordnet.

UV-Phototherapie wird gegen Juckreiz eingesetzt. Darüber hinaus soll es die endogene Vitamin-D-Bildung anregen.

Fettlösliche Vitamine (A, D, E, K) sollten parenteral substituiert werden, z. B. als Adek-Falk, 1 Amp./Woche. Vitamin D kann auch in der Form des 1,25-Dihydroxycholecalciferol (0,25 µg Rocaltrol/d) gegeben werden. (Kontrollen des Kalziumspiegels im Blut!) Bei einer Steatorrhö infolge Maldigestion können mittelkettige Triglyzeride (Ceres) anstelle von Butter, Ölen etc. eingesetzt werden.

Knochenschmerzen sollen durch intravenöse Gaben von Kalzium gelindert werden.

Die Lebertransplantation erscheint als letzte therapeutische Möglichkeit. Seit der Einführung von Cyclosporin A hat sich die Prognose verbessert: Etwa $2/3$ der Transplantate sind nach 1 Jahr noch vital. Es muß evtl. mit dem Auftreten einer der primär biliären Zirrhose ähnlichen Erkrankung in der Fremdleber gerechnet werden. Der Eingriff sollte vor allem bei jüngeren Patienten im Stadium der Gelbsucht erwogen werden.

Prognose. Die Lebenserwartung der Patienten mit primär biliärer Zirrhose weist große Unterschiede auf. Als günstig gilt der Befund von Granulomen in der Leber, als ungünstig eine dauernde Gelbsucht (s. oben).

6.16 Funktionelle Hyperbilirubinämien

Unter physiologischen Bedingungen ist im Blut eine Bilirubinkonzentration von 0,2–1 mg/dl meßbar (s. 6.4). Von einer funktionellen Hyperbilirubinämie spricht man, wenn ein Anstieg der Serumbilirubinkonzentration auf eine isolierte Störung des Bilirubinstoffwechsels bei normaler Leberstruktur und -funktion zurückzuführen ist. Als Ursachen kommen angeborene Enzymdefekte oder erworbene Schäden in Betracht.

Pathophysiologie. Ein Ansteigen des Serumbilirubinspiegels ist entweder auf eine vermehrte Zufuhr oder auf eine verminderte Elimination durch die Leber zurückzuführen. Täglich werden in den Zellen des retikuloendothelialen Systems, der Nieren sowie der Leber selbst 250–300 mg Bilirubin gebildet. Hier-

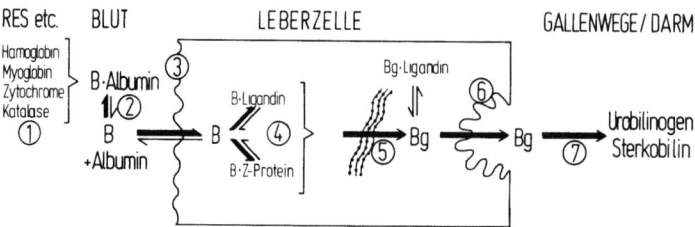

Abb. 6.26. Der Weg des Bilirubins (Schema). Bilirubin (*B*) entsteht aus verschiedenen Häminen (*1*). Zum weiteren Abbau in der Leber erfolgt der Transport im Blut durch Bindung an Albumin (*2*). Die nächsten Schritte sind die Aufnahme in der Leber (*3*), sowie die Lagerung durch Bindung an Ligandin und Z-Protein (*4*). Anschließend wird Bilirubin in den Mikrosomen mit Glukuronsäure konjugiert, wodurch das Molekül wasserlösliche Eigenschaften erhält (*5*). Bilirubinglukuronid (*Bg*) wird entweder an Ligandin gebunden oder in die Gallekanälchen sezerniert (*6*). Von dort gelangt es in den Darm, wo es unter der Einwirkung der Darmflora zu farblosem Urobilinogen oder braunem Sterkobilin umgewandelt wird (*7*). – Eine Hyperbilirubinämie entsteht entweder durch eine Überproduktion oder durch einen verzögerten Abbau

von stammen etwa 75% aus dem Hämoglobin alter Erythrozyten; weitere Quellen sind Myoglobin, Zytochrome und Katalasen (Abb. 6.26). Da dieses Bilirubin wasserunlöslich ist – „unkonjugiertes" bzw. „indirektes" Bilirubin – erfolgt eine Bindung an Serumalbumin. Die Aufnahme in die Leber geschieht durch „erleichterte Diffusion". Im Hepatozyten wird Bilirubin zunächst an Ligandin bzw. Z-Protein gebunden, damit ein Rückstrom in das Blut verhindert wird. Der nächste Stoffwechselschritt ist die Konjugation mit 1 oder 2 Molekülen Glukuronsäure in den Mikrosomen, wobei die Enzyme Glukuronyltransferase und Glukuronosid-Glukuronosyl-Transferase katalytisch wirken. Das entstandene „konjugierte" oder „direkte" Bilirubin ist wasserlöslich und kann damit – unter Verbrauch von chemischer Energie – in die Galle ausgeschieden werden. Vorher ist eine Anlagerung an Ligandin möglich. Konjugiertes Bilirubin wandert mit der Galle in den Darm. Da es nur schwer resorbiert werden kann, unterliegt es keinem enterohepatischen Kreislauf. Unter der Einwirkung der Darmflora wird es zu farblosem Urobilinogen und dunkel pigmentierten Sterkobilinen abgebaut. Täglich werden etwa 70 mg Urobilinogen resorbiert und zum größten Teil von der Leber aufgenommen; lediglich 2 mg erscheinen im Urin. Sterkobiline werden mit dem Stuhl ausgeschieden und bewirken die braune Stuhlfarbe.

Angeborene oder erworbene Störungen des Bilirubinstoffwechsels mit Hyperbilirubinämie können an verschiedenen Stellen des oben skizzierten Weges einsetzen. Neben einer vermehrten Bildung des Farbstoffes kommt in der Leber eine beeinträchtigte Aufnahme, Lagerung, Konjugation und Ausscheidung mit der Galle in Betracht, Tabelle 6.11. Je nach dem Ort der Störung ist ein Anstieg des unkonjugierten bzw. des konjugierten Serumbilirubins zu beobachten: bei einer unkonjugierten Hyperbilirubinämie reagieren über 85% des Bilirubins „indirekt"; bei einer konjugierten Hyperbilirubinämie mißt man dagegen nicht mehr als 30–50% „indirektes" Bilirubin. Limitierender Schritt im Bilirubinabbauweg ist die Ausscheidung in die Galle. Die maximale Transportkapazität

Funktionelle Hyperbilirubinämien

Tabelle 6.11. Störungen des Bilirubinstoffwechsels mit Hyperbilirubinämie

Störung	Serumbilirubin	Erkrankung
Bilirubinbildung erhöht	Unkonjugiert	Hämolysen, primäre Shunthyperbilirubinämie
Hepatische Bilirubinaufnahme vermindert	Unkonjugiert	Gilbert-Syndrom, Medikamente?
Gestörte Bilirubinkonjugation	Unkonjugiert	Neugeborenenikterus, Crigler-Najjar-Syndrom, Gilbert-Syndrom, Medikamente, Hormone
Verminderte Bilirubinsekretion in die Galle	Konjugiert	Dubin-Johnson-Syndrom, Rotor-Syndrom, Walshe-Tygstrup-Syndrom, hepatozelluläre Erkrankungen (Entzündungen, Neoplasmen, Intoxikationen, Medikamente)
Bilirubinrückstau infolge von extrahepatischem Gallenwegsverschluß	Konjugiert	Entzündungen, Neoplasmen, Operationsfolgen, Steine, Parasiten, Atresie der Gallenwege

beträgt beim Gesunden 1000 mg/24 h. Geringe Hämolysen führen deshalb nicht zu einer Hyperbilirubinämie. Konjugiertes wasserlösliches Bilirubin wird auch mit dem Urin ausgeschieden. Das Kennzeichen ist eine dunkle, bierbraune Farbe. Der Schüttelschaum, der üblicherweise weiß erscheint, zeigt ebenfalls eine braune Färbung. Fehlt die Ausscheidung von Bilirubin in den Darm, so erhält der Stuhl keine Farbe und erscheint grau-weiß. Entsprechend fehlt Urobilinogen im Harn. Gelbsucht entsteht durch die Einlagerung von Bilirubin in die Haut und die Skleren. Sie wird ab Serumspiegeln von 2,5 mg/dl Bilirubin sichtbar.

Klinik. Beim Erwachsenen spielen nur einige der in Tabelle 6.11 angegebenen funktionellen Hyperbilirubinämien eine Rolle. Sie sollen hier dargestellt werden. Bei den kongenitalen Formen sind die Übergänge fließend, die Abgrenzung kann deshalb im einzelnen Fall schwierig sein.

M. Gilbert

1–5% der Bevölkerung, wobei Männer überwiegen, besitzen auf maximal 6 (10) mg/dl erhöhte Serumspiegel von unkonjugiertem Bilirubin. Die Manifestation dieser harmlosen Anomalie erfolgt meist während des Adoleszentenalters. Oftmals wird sie nach dem Ausheilen einer Virushepatitis bemerkt. Als Ursachen wurden verschiedene Mechanismen gefunden: einerseits eine Behinderung der Bilirubinaufnahme in die Hepatozyten (s. Abb. 6.26), zum anderen eine beeinträchtigte Konjugation sowie geringe Hämolysen. Bei der Ausprägung der verschiedenen Störungen bestehen Unterschiede. Der M. Gilbert kommt familiär gehäuft vor, ein Vererbungsmodus läßt sich wegen der unterschiedlichen Penetranz der Merkmale nicht angeben.

Das Beschwerdebild ist uncharakteristisch: Die Patienten klagen über Müdigkeit, Abgeschlagenheit, Leibschmerzen, Übelkeit etc. Psychische Faktoren könnten hier eine wichtige Rolle spielen. Patienten, bei denen ein M. Gilbert zufällig entdeckt wird, sind in der Regel symptomfrei. Bei der körperlichen Untersuchung finden sich außer einem leichten Ikterus keine krankhaften Befunde. Die klinisch-chemischen Tests der Leberfunktion sind normal. In Lebergewebsproben sind keine Zeichen der Entzündung, Bindegewebsneubildung oder Nekrose zu erkennen. Von einigen Autoren werden in den zentrolobulär gelegenen Hepatozyten Lipufuszinablagerungen beschrieben.

Die Diagnose läßt sich durch die Anamnese, den Untersuchungsbefund, die indirekten Leberfunktionstests (Transaminasen, γ-Glutamyltranspeptidase, Cholinesterase, alkalische Phosphatase, Elektrophorese) sowie durch das Lebersonogramm, die alle normal ausfallen, stellen. Der Wert der Provokationstests wird unterschiedlich beurteilt: Beim Fastentest wird unter einer 400-Kalorien-Diät ein Anstieg des Serumbilirubins innerhalb von 24 h auf das Doppelte oder um mehr als 0,4 mg/dl gemessen; beim Nikotinsäuretest wird der Bilirubinanstieg 2 und 3 h nach Gabe von 50 mg Nikotinsäure i. v. bewertet [14]. In der Regel sind Provokationstests und Leberbiopsie für die Diagnose entbehrlich. In unklaren Fällen bringen ggf. Verlaufsuntersuchungen Klarheit.

Eine Behandlung des M. Gilbert ist nicht erforderlich. In den meisten Fällen genügt es, wenn man den Betroffenen über die Harmlosigkeit der Störung aufklärt. Sofern es aus kosmetischen Gründen gewünscht wird, kann durch Phenobarbital (3mal 60 mg/d) eine Normalisierung des Serumbilirubinspiegels erreicht werden.

Crigler-Najjar-Syndrom

Diese seltene Form einer nichtkonjugierten Hyperbilirubinämie entsteht durch einen kongenitalen Mangel an Glukuronyltransferase. Während bei vollständigem Fehlen des Enzyms (Typ I) die Betroffenen innerhalb des 1. Lebensjahres am Kernikterus sterben, erreichen Patienten mit unvollständigem Enzymdefekt (Typ II) das Erwachsenenalter. Kennzeichen sind Bilirubinspiegel von (6)−10−20 mg/dl, die sich bei einzelnen Fällen erst im 3. Lebensjahrzehnt manifestierten. Ähnlich wie beim M. Gilbert sind die Betroffenen nur wenig beeinträchtigt; die Übergänge zum M. Gilbert sind fließend. Durch Phenobarbital lassen sich die erhöhten Bilirubinspiegel auf ca. 5 mg/dl senken.

Dubin-Johnson-Syndrom

Es handelt sich um eine seltene, familiär auftretende, intermittierend verlaufende, konjugierte Hyperbilirubinämie. Die Ursache wird in einer Exkretionsstörung organischer Ionen (Gallenkontrastmittel, Bromthalein, konjugiertes Bilirubin etc.) gesehen. Die Komplexität dieser bisher nicht eindeutig erklärbaren Erkrankung wird an der vermehrten Ausscheidung von Koproporphyrin I bei normalem Gesamtkoproporphyrin im Urin deutlich. Die Manifestation erfolgt nicht vor dem Adoleszentenalter. Bei Frauen kann die Erkrankung mit einer Schwangerschaft oder mit einer Behandlung durch orale Kontrazeptiva beginnen. Die Beschwerden sind uncharakteristisch. Gelegentlich ist eine Milzvergrößerung festzustellen.

Die Bilirubinspiegel sind auf 2–5 mg/dl erhöht und unterliegen erheblichen Konzentrationsänderungen: Werte bis 20 mg oder im Normbereich werden gelegentlich beobachtet. Die üblichen Leberfunktionsproben erbringen regelrechte Ergebnisse. Die Diagnose wird am einfachsten durch den auf 120 min verlängerten Bromthaleintest bewiesen, wo nach normaler Farbstoffelimination zwischen 90–120 min (konjugiertes) Bromthalein infolge der Exkretionsstörung im Blut gemessen werden kann. Ein weiterer Befund ist die fehlende Darstellung der Gallenblase bei der oralen Cholezystographie; nach intravenöser Gabe des Kontrastmittels stellt sich die Gallenblase innerhalb von 4–6 h u. U. flau dar. Im laparoskopischen Bild zeigt sich die Leber als dunkles, schwarzgrünes Organ. Bei der histologischen Untersuchung von Lebergewebe findet man vorzugsweise zentrolobulär Ablagerungen von granulärem Pigment, das offenbar dem Melanin ähnelt. Im Rahmen einer Virushepatitis kommt es zu einem vorübergehenden Abbau des Pigments.

Eine Behandlung dieser gutartig verlaufenden Erkrankung ist nicht nötig. Phenobarbital wurde mit wechselndem Erfolg eingesetzt; die Verordnung dieses Medikamentes wird nicht empfohlen.

Rotorsyndrom

Das Rotorsyndrom ist eine sehr seltene, rezessiv vererbbare konjugierte Hyperbilirubinämie, bei der ebenfalls das unkonjugierte Bilirubin im Serum erhöht gemessen wird. Man spricht deshalb auch von einer gemischten Hyperbilirubinämie. Die Erkrankung manifestiert sich in der Kindheit und wird meistens durch Zufall entdeckt. Die Patienten sind in aller Regel symptomfrei. Die Serumbilirubinkonzentration beträgt etwa 2–5 mg/dl, wobei die Hälfte direkt reagiert und auch im Urin gefunden werden kann. Die objektiven Tests der Leber (Enzyme, Sonographie, Biopsie) erbringen unauffällige Ergebnisse. Charakteristisch ist das Verhalten nach i. v. Bromthaleingabe. Die Elimination erfolgt verzögert, ein Wiederanstieg wie beim Dubin-Johnson-Syndrom fehlt. Darüber hinaus läßt sich die Gallenblase mittels oraler Cholezystographie darstellen. Im Urin ist eine mehrfach erhöhte Koproporphyrinausscheidung meßbar. Bei der makroskopischen und mikroskopischen Untersuchung der Leber finden sich regelrechte Bilder.

Erworbene Hyperbilirubinämien

Der Bilirubingehalt im Serum kann u. a. durch Medikamente beeinflußt werden. So wird eine Zunahme nach anabolen Steroiden, Östrogenen und oralen Kontrazeptiva beobachtet. Ein Anstieg ist auch bei stärkeren Hämolysen, z. B. infolge Malaria, Naphthalinvergiftung etc. feststellbar.

6.17 Hämochromatose

Unter dem Begriff „Hämochromatose" wird eine Gruppe von Erkrankungen zusammengefaßt, die mit einer vermehrten Ablagerung von Eisen in den Parenchymzellen der Leber, des Herzens, des Pankreas und anderer Organe einhergehen. Eine Eisenüberlagerung der Zellen des retikuloendothelialen Systems (RES), zu denen u. a. die Kupffer-Sternzellen der Leber zählen, gehören nicht zu den hier darzustellenden Leiden. Neben einer primären, genetisch determinierten Hämochromatose unterscheidet man verschiedene sekundäre Formen, die im Rahmen von hämotopoetischen Erkrankungen, Leberleiden oder exzessiver Eisenzufuhr beobachtet werden. In diesen Fällen werden durchwegs geringere Eisenkonzentrationen gemessen.

Pathophysiologie. Beim gesunden erwachsenen Mann enthält der Körper etwa 4–5 g Eisen; bei der Frau beträgt die Eisenmenge etwa 2–3 g. 70–80% des Eisens findet sich im Hämoglobin, Myoglobin, Laktoferrin oder verschiedenen Enzymen, wie Zytochrom, Katalase, Peroxidase („Funktionseisen"); der Rest wird in der Form von Hämosiderin oder Ferritin vorwiegend in der Leber gespeichert („Speichereisen"). Mit zunehmender Eiseneinlagerung nimmt die Menge des weniger mobilen Hämosiderins gegenüber dem Ferritin relativ zu. Eine wichtige Funktion scheint in diesen Zusammenhängen Vitamin C zu besitzen.

Die Regulation des Eisenstoffwechsels vollzieht sich offenbar bei der Aufnahme im Dünndarm. Je nach dem Bedarf werden im Durchschnitt 5–10% des in der Nahrung enthaltenen Eisens absorbiert, wobei sich die verschiedenen Formen des zugeführten Eisens unterschiedlich verhalten. Als Häm gebundenes Eisen kann direkt von den Enterozyten aufgenommen und freigesetzt werden. In der westlichen Diät liegen jedoch zu etwa 90% andere Eisenverbindungen vor, die zuerst durch die Verdauungsvorgänge vor allem im Magen für die Resorption vorbehandelt werden müssen. Im Vergleich ist hier die Aufnahmerate geringer. Günstig wirkt die Gegenwart von Ascorbinsäure, Zuckern oder Aminosäuren, die das Eisen als Chelatkomplex binden. Im Gegensatz dazu hemmen Phytine, Phosphate, Karbonate, Tee, Oxalate, Ballaststoffe oder Natriumbikarbonat (z. B. im Bauchspeichel) die Aufnahme. Die Regulationsvorgänge in den Enterozyten sind noch weitgehend rätselhaft. Entscheidend ist offensichtlich der totale Eisengehalt des Körpers. Unklar ist, wie diese Information an die Zellen des Dünndarms gelangen kann.

Der Transport des Eisens zu den Geweben erfolgt über den Blutkreislauf mittels Transferrin, einem Polypeptid mit 2 Bindungsstellen für Eisen. Die Serumeisenspiegel liegen beim Gesunden zwischen 60 und 160 µg/dl, wobei am Abend die Konzentrationen etwa um ⅓ höher gemessen werden als am Morgen. Daneben findet man auch geringe Mengen Ferritin (1–25 µg/dl). Es gewinnt besonderes Interesse, weil es am besten den Eisenbestand in den Depots anzeigt.

Die *primäre Hämochromatose* wird durch eine vermehrte Eisenaufnahme erzeugt. Der Grund ist bisher nicht geklärt worden, wahrscheinlich handelt es sich jedoch nicht um eine Erkrankung der Enterozyten. Im Verlauf von 25–50

Jahren kommt es zu einer zunehmenden Eisenüberladung des Organismus, wobei Gesamtmengen von 50 g erreicht werden.

Von besonderem Interesse ist bei der autosomal-rezessiv vererbbaren Erkrankung das gehäufte Vorkommen der Histokompatibilitätsantigene (HLA) A 3, B 7, B 14 beim Chromosom 6. Die Häufigkeit der homozygoten Personen wird auf 1:500 geschätzt; die Häufigkeit der Erkrankung beträgt dagegen etwa 1:5000, so daß die Expressivität der Anlage gering ist. Der Wert der HLA-Typisierung liegt vor allem in der Möglichkeit, die Erkrankung frühzeitig zu diagnostizieren.

Sekundäre Hämochromatosen werden auf verschiedene Weisen verursacht. Nur selten dürfte eine Überernährung mit Eisen eine Rolle spielen, wie z. B. in Afrika bei einzelnen Eingeborenenstämmen, die ein eisenreiches alkoholisches Getränk genießen („Bantu-Siderose"). Alkohol allein führt nicht zu einer vermehrten Eisenablagerung. Möglich wäre evtl. eine durch Alkoholwirkung erklärbare Steigerung der Eisenaufnahme. Eisenüberladungen bei hämatopoetischen Erkrankungen (Thalassaemia maior, sideroblastische Anämie etc.) werden auf eine ineffektive Blutbildung sowie auf Hämolysen zurückgeführt. Oftmals kommt eine vermehrte Eisenzufuhr infolge therapeutischer Maßnahmen (Bluttransfusionen, Gabe von Eisenpräparaten) hinzu. Die häufig zu beobachtende Zunahme des Eisengehalts der Hepatozyten bei chronischen Lebererkrankungen, insbesondere alkoholischen Zirrhosen bzw. portokavalen Anastomosen, ist nicht geklärt; in diesen Fällen ist der Eisengehalt des Organismus nicht erhöht.

Pathologie. Im Anfangsstadium der Hämochromatose ist lediglich ein erhöhter Eisengehalt in der Leber sowie in den anderen Organen (Pankreas, Herz, endokrine Drüsen mit Ausnahme der Gonaden etc.) feststellbar; morphologische Veränderungen fehlen. Später entwickelt sich in der Leber eine portale Fibrose. Am Ende steht eine gemischt knotige Leberzirrhose. Zellnekrosen oder Entzündungszeichen fehlen. Im Pankreas entwickelt sich ebenfalls eine Fibrose. Bei den hämatopoetischen Erkrankungen finden sich Eisenablagerungen auch in Kupffer-Sternzellen. Die Haut erscheint atrophisch und enthält in der Basalschicht vermehrt Melanin.

Klinik. Leitsymptome der primären Hämochromatose sind neben der Lebererkrankung die dunkle Pigmentierung der Haut sowie ein Diabetes mellitus. Hinzu kommen Abgeschlagenheit, Libidoverlust, Amenorrhö, Gelenkbeschwerden, Zeichen des Pfortaderhochdrucks und der Herzinsuffizienz. Die jeweilige Ausprägung ist unterschiedlich und hängt vom Stadium der Erkrankung ab. Die Erkrankung betrifft vorwiegend Männer (Verhältnis Männer:Frauen etwa 10:1); in der Regel wird die Diagnose mit dem Manifestwerden von Symptomen im 4. und 5. Lebensjahrzehnt gestellt. Während zumeist das klinische Bild von der Lebererkrankung bestimmt wird, gibt es atypische Verlaufsformen, bei denen Gelenkbeschwerden, Kardiomyopathie oder endokrine Symptome im Vordergrund stehen.

Zeichen der *Lebererkrankung* bestehen nach verschiedenen Statistiken bei 95% der Patienten. Hierzu zählen Hepatomegalie, Erhöhung der Transaminasen sowie ein pathologisches Resultat beim Bromthaleintest. Seltener sind „Leberhautzeichen" sowie die Komplikationen der Zirrhosen (Pfortaderhochdruck, Aszites, Enzephalopathie). Bei 30% der Betroffenen soll sich ein Leberzellkarzinom entwickeln.

Eine generalisierte braune Hautpigmentierung infolge Einlagerung von Melanin bildet sich bei etwa ¾ der Patienten. Betroffen werden besonders Gesicht, Hals, Strecksiten der Unterarme, Handrücken, Genitalbereich und Narben.

Ein zumeist insulinpflichtiger *Diabetes mellitus* wird bei über der Hälfte der Patienten beobachtet. Von Interesse ist in diesem Zusammenhang das gehäufte Vorkommen eines Diabetes mellitus bei im übrigen asymptomatischen Verwandten 1. und 2. Grades. Der Grund wird in toxischen Schäden an der β-Zelle infolge der Eiseneinlagerung und in den gestörten Leberfunktionen gesehen. Bei ¼ der Patienten werden *Beeinträchtigungen der Sexualfunktionen* mit Hodenatrophie bzw. Amenorrhö gefunden. Als Ursachen werden neben lokalen Faktoren hier Störungen am zentralen Nervensystem, der Leber oder infolge des Diabetes mellitus diskutiert.

Etwa ¼ der Patienten klagt über eine *Arthropathie*, wobei die kleinen Fingergelenke (2. und 3. Metakarpophalangealgelenk) und die Interphalangealgelenke der Hände mit Schmerzen, Bewegungseinschränkungen und Schwellung betroffen werden. Im Röntgenbild bestehen zystische und sklerotische Veränderungen, u. U. mit Verengung des Gelenkspaltes. Später können auch tragende große Gelenke (Hüfte, Knie etc.) erkranken, wobei sich als radiologisches Merkmal eine Chondrokalzinose nachweisen läßt. Die Ursache ist nicht bekannt.

Etwa ⅕ der Patienten entwickeln infolge der Eisenüberladung eine *Herzinsuffizienz* bzw. verschiedenste *Herzrhythmusstörungen*. Die Veränderungen sind bei einer Aderlaßbehandlung besserungsfähig.

Diagnostik. Zur Bestätigung der zumeist aus Anamnese und Befund herzuleitenden Diagnose dienen in erster Linie klinisch-chemische Tests. Im Serum ist der Eisenspiegel über den Normbereich (60–160 µg/dl) erhöht, die freie Eisenbindungskapazität stark erniedrigt und der Ferritinspiegel auf über 300 µg/ml (Norm bis 250 µg/ml) erhöht. Wie erwähnt, zeigt der Ferritinspiegel am besten das Ausmaß der Eisenspeicherung. Erhöhte Werte findet man auch bei Entzündungen, Geschwülsten sowie Hepatozytennekrosen. Darüber hinaus sollte in jedem Fall Lebergewebe histochemisch bzw. chemisch im Hinblick auf Eisenablagerungen untersucht werden. Kennzeichen der primären Hämochromatose ist das weitgehende Fehlen von Eisendepots in den Kupffer-Sternzellen. Im histologischen Bild lassen sich auch am besten Aussagen über den Parenchymumbau treffen. Der normale Lebereisengehalt wird mit maximal 100 mg/100 g Leber (Trockengewicht) angegeben; bei Hämochromatose sollen die Gehalte über 250 mg/100 g Leber betragen. In der Regel genügt für die Eisendiagnostik die histochemische, semiquantitative Auswertung. Eine wertvolle diagnostische Möglichkeit von Frühformen der Hämochromatose, z. B. bei Familienangehörigen des Erkrankten, bietet die HLA-Typisierung: eine erhöhte Erkrankungsrate ist bei gemeinsamen Trägern der Merkmale A3, B7 bzw. B14 zu erwarten. Der früher häufig angewendete Desferaltest hat keine größere Aussage als der – einfacher meßbare – Serumferritinspiegel.

Zur Beurteilung von Folgen der Hämochromatose kommen u. a. folgende Untersuchungen in Betracht:
- Leberfunktionstests (Bilirubin, Transaminasen, γ-Glutamyltranspeptidase, Elektrophorese, Cholinesterase, Gerinnungsenzyme)
- Blutzucker, Hämoglobin A_1, Glukosebelastungstest
- Herz: Thoraxröntgen, EKG, Echokardiogramm
- endokrine Tests nach Bedarf
- Eisenablagerungen in Knochenmark und Duodenalschleimhaut (Biopsiematerial)
- Tests der exokrinen Pankreasfunktion
- Sonographie (Umbauzeichen bei der Leber, Lebergröße, Pankreas, Milzgröße)
- Computertomographie (Schätzung des Eisengehaltes der Leber)

Differentialdiagnose. Die größte Schwierigkeit kann die Abgrenzung einer alkoholischen Leberzirrhose bereiten, weil im histochemischen Bild ebenfalls Eisenablagerungen erscheinen. Bestehen zudem Hepatozytennekrosen, so kann der Ferritinspiegel stärker erhöht sein. Im Vergleich sind bei der alkoholischen Leberschädigung die Eisengehalte niedriger; darüber hinaus finden sich in den Kupffer-Sternzellen Ablagerungen. Dies gilt auch für andere sekundäre Hämochromatosen (Thalassämie, Bantu-Siderose etc.). Bei den hämatopoetischen Erkrankten bestehen Zeichen der Hämolyse sowie abnorme Befunde in der Hämoglobinelektrophorese.

Therapie. Durch die Aderlaßbehandlung hat sich die Prognose der primären Hämochromatose entscheidend verbessern lassen. Durch 500 ml Blut lassen sich etwa 250 mg Eisen entziehen. Im 1. Jahr wird man 1- bis 2mal wöchentlich je 500 ml Blut abnehmen, wobei eine leichte Anämie mit Hämoglobinkonzentrationen um 12 g/dl und Gesamteiweißkonzentrationen nicht unter 6 g/dl eingestellt werden. Später kann die Häufigkeit der Aderlässe vermindert werden, z. B. auf 1mal wöchentlich oder 1mal monatlich. Nach Abschluß der Behandlung wird lebenslang eine langfristige Therapie mit 3–4 Aderlässen/Jahr empfohlen.

Für die Erfolgskontrolle eignet sich der Serumferritinspiegel. In der Initialphase kann er vorübergehend ansteigen. Im übrigen zeigt er den Eisenbestand im Organismus. Nach 2 Jahren sollte zudem die Lebermorphologie (Laparoskopie, Biopsie) überprüft werden.

Chelatbildner (Desferal) können Patienten, bei denen wegen einer kardialen Dekompensation die Aderlaßbehandlung nicht durchgeführt werden kann, verordnet werden. Im Vergleich ist die Wirkung geringer, denn täglich werden lediglich etwa 10 mg Eisen mobilisiert. Eine kombinierte Anwendung beider Verfahren wird nicht empfohlen.

Bei Hypoproteinämie kann nach Abtrennung das Plasma reinfundiert werden.

Prognose. Durch die Aderlaßbehandlung kann eine Besserung der Leberfunktionen, eine Normalisierung der Leber- und Milzgröße, eine teilweise Rückbildung der pathologischen Glukosetoleranz und der Kardiomyopathie sowie eine

Rückkehr der normalen Hautfarbe erreicht werden. Irreversibel sind fibrotische Veränderungen in Leber und Pankreas, Pfortaderhochdruck sowie ein Hypogonadismus. Unbeeinflußt verläuft auch die Arthropathie. Die Lebenserwartung hat sich durch die Aderlaßtherapie wesentlich verbessert. Todesursachen sind u. a. Herzversagen, malignes Hepatom (ca. 30%), Leberausfall bzw. gastrointestinale Blutungen.

6.18 Morbus Wilson

Der M. Wilson (hepatozerebrale Degeneration) geht auf eine rezessiv vererbliche Störung im Kupferstoffwechsel zurück. Als Folge kommt es zur Kupferüberladung in der Leber und in verschiedenen anderen Organen (u. a. Gehirn, Nieren). Die Manifestation erfolgt in der Regel im Adoleszentenalter mit unterschiedlichen Symptomen. Unbehandelt führt der M. Wilson zum Tod. Die vordringliche Aufgabe jedes Arztes ist, bei unklaren Lebererkrankungen an dieses Krankheitsbild zu denken und so früh als möglich die Diagnose zu stellen. Oftmals ist dies anhand des Kayser-Fleischer-Pigmentringes in der Kornea, der durch einen raschen Blick feststellbar ist, möglich.

Pathophysiologie. Kupfer ist ein lebenswichtiges Spurenelement und findet sich im Organismus als Bestandteil von verschiedenen Enzymen (Zytochrome, Superoxiddismutase, Monoaminoxidase, Tyrosinase). Mit der Nahrung werden täglich ca. 2–5 mg Kupfer zugeführt. Nach der Aufnahme im oberen Gastrointestinaltrakt gelangt das Metall über die Pfortader in die Leber. Hier wird es gespeichert bzw. gebunden an Coeruloplasmin in das Blut abgegeben oder über die Galle ausgeschieden. Geringe Mengen von Kupfer erscheinen im Serum an Aminosäuren oder Albumin gebunden; diese dienen wahrscheinlich der Versorgung der Gewebe mit Kupfer unter physiologischen Bedingungen. Die Bedeutung des Coeruloplasmins ist unklar.

Beim M. Wilson wird vor allem eine Speicherung des Kupfers in der Leber beobachtet. Wahrscheinlich ist die Ursache in einer verminderten Ausscheidung in die Galle und in einer gestörten Bindung an ein abnormes (?) Speicherprotein zu suchen. Bei den meisten Fällen wird auch eine Verminderung oder ein Fehlen von Coeruloplasmin im Serum beobachtet. In der Folge kommt es zu Ablagerungen von Kupfer in anderen Organen, insbesondere Gehirn, Kornea, Nieren, Nebennieren. Die Kupferausscheidung im Urin ist erhöht.

Im *histologischen Bild* zeigt die Leber vielfältige Veränderungen. Sie reichen von der Verfettung in frühen Erkrankungsstadien bis hin zur chronisch aktiven Hepatitis und Leberzirrhose. Durch Spezialfärbungen lassen sich die Kupferablagerungen nachweisen.

Klinik. Das Manifestationsalter des M. Wilson liegt in der Regel zwischen dem 10. und 25. Lebensjahr. Ein besonderes Merkmal sind die verschiedenartigen Verlaufsformen; man könnte sagen, jeder Patient habe seine eigene Symptomatik. Im Vordergrund können Erscheinungen von seiten der Leber, des Nervensystems und Hämolysen stehen. Entsprechend lauten Fehldiagnosen: Hepatitis, juvenile Zirrhose, juveniler Parkinsonismus, idiopathische Lernschwierigkeiten, Hebephrenie, Rheuma etc.

Die Lebererkrankung kann unter dem Bild der akuten Hepatitis, des akuten Leberzerfalls, der chronisch aktiven Hepatitis oder der Leberzirrhose auftreten. Häufig beobachtet man episodische Verläufe, die bei fehlender Diagnose eine – vorübergehende – „Ausheilung" nahelegen. In manchen Fällen wird die Diagnose erst nach einer Ösophagusvarizenblutung gestellt. Häufiger manifestiert sich der M. Wilson unter Erscheinungen wie Rigor, Akinesie, Tremor, Hypomimie, Dysarthrie etc. bzw. einem Abbau der intellektuellen Leistungsfähigkeit, ähnliche Symptome finden sich beim M. Parkinson.

Hämolysen sind entweder in leichtem Ausmaß und chronisch oder sie treten in akuten, bedrohlichen Schüben auf. Von einem „fulminanten M. Wilson" spricht man, wenn akute Hämolyse und Leberversagen gleichzeitig erfolgen. Als Folge der Hämolysen werden gehäuft Gallensteine aus Bilirubin beobachtet.

Bei der *körperlichen Untersuchung* findet man als charakteristisches Zeichen den Kayser-Fleischer-Kornealring. Es handelt sich um feinkörnige Ablagerungen von Kupfer – wahrscheinlich in Verbindung mit einem Eiweißkörper – in der Descemet-Membran. In den Anfangsstadien erkennt man bei 12 Uhr eine zarte bräunliche, evtl. auch grüne oder graue, sichelförmig angeordnete Tönung des Kornealrandes. Bei geringer Ausbildung ist zum Nachweis die Spaltlampe nötig. Später können die Einlagerungen als 5 mm breiter Ring die Hornhaut umfassen. Obgleich diese Veränderungen bei den meisten symptomatisch erkrankten Patienten gefunden werden, schließt das Fehlen des Kornealringes einen M. Wilson nicht aus. Auch sollen bei sekundären Störungen des Kupferstoffwechsels (chronische Cholestasen, primär biliäre Zirrhose) diskrete Einlagerungen in die Descemet-Membran zu finden sein.

Neben den Augensymptomen beobachtet man – je nach Erkrankung – Gelbsucht, sog. „Leberhautzeichen", Vergrößerungen der Leber und Milz, Aszites, Erweiterungen der Bauchhautvenen, sowie ein vielgestaltiges Bild von Störungen der extrapyramidalen Motorik. Feine Veränderungen lassen sich im Schriftbild erkennen und für die Verlaufsbeobachtung dokumentieren.

Diagnostik. Die Verdachtsdiagnose eines M. Wilson läßt sich in der Mehrzahl der Fälle durch die Bestimmung des Coeruloplasmins im Serum sowie der Kupferkonzentrationen in Serum und Urin sichern. Im Vergleich mit Gesunden sind im Blut Kupfer und Coeruloplasmin erniedrigt sowie die Kupferausscheidung im Urin stark erhöht; darüber hinaus ist der Kupfergehalt der Leber stark vermehrt. Heterozygote Merkmalträger zeigen normale oder grenzwertige Meßwerte. Schwierigkeiten entstehen bei den Patienten (ca. 10%), die im Serum normale Kupfer- und Coeruloplasminkonzentrationen aufweisen. Messungen des Kupfergehaltes im Urin sind im Vergleich weniger zuverlässig und allein für die Bestätigung der Diagnose unzureichend. Außerdem kann bei schweren Leberschäden der Coeruloplasminspiegel im Blut infolge einer verminderten Synthese abfallen. Schließlich finden sich bei asymptomatischen heterozygoten Merkmalträgern u. U. stark erniedrigte oder fehlende Coeruloplasminkonzentrationen. In all diesen Fällen ist zur endgültigen Diagnose eine

Stoffwechseluntersuchung mit radioaktivem Kupfer in einer spezialisierten nuklearmedizinischen Abteilung nötig. Von manchen Autoren wird das positive Ansprechen der Kupferausscheidung nach Gabe von D-Penicillamin, wobei der Urin über mehrere Tage gesammelt werden muß, als diagnostisches Kriterium angesehen.

Zur Beurteilung der Leber sollte in jedem Fall neben den klinisch-chemischen Tests (Bilirubin, Transaminasen, alkalische Phosphatase etc.) eine Gewebeprobe – am besten unter laparoskopischer Sicht – herangezogen werden; klinisch-chemische Tests und Lebergewebsproben sind auch für die Verlaufsbeurteilung geeignet. Weitere spezielle Untersuchungen sollten der Kornea (s. oben), der neurologischen und psychiatrischen Situation sowie den Nierenfunktionen gelten.

Familienangehörige sollten im Hinblick auf einen M. Wilson untersucht werden. Am besten ist die Messung der Coeruloplasminkonzentration im Blut als Meßgröße geeignet. In Zweifelsfällen kommt eine Stoffwechseluntersuchung mit radioaktivem Kupfer in Frage.

Differentialdiagnose. Ein M. Wilson sollte bei allen unklaren Lebererkrankungen, hämatologischen Störungen oder neurologisch-psychiatrischen Auffälligkeiten im Adoleszentenalter erwogen werden. Die häufigeren Fehldiagnosen wurden bereits oben genannt.

Therapie. Die Behandlung ist durch eine Anregung der Kupferausscheidung wirksam möglich. Hierzu wird D-Penicillamin (Metalcaptase, Trolovol) verwendet; bei einer Unverträglichkeit kommt als Alternative Triäthylentetramin in Betracht (in den USA: Trientine, Fa. Merck, Sharp and Dome). Im einzelnen wird in folgender Weise vorgegangen:

1. Bestimmung von Ausgangswerten der Kupfergehalte in Blut, Leber und Urin sowie des Serumcoeruloplasminspiegels.
2. Gabe einer Testdosis von D-Penicillamin zum Nachweis einer therapeutischen Wirksamkeit (Kupferausscheidung im Urin!).
3. Beginn der Dauerbehandlung mit D-Penicillamin zunächst mit 3mal 300 mg. Die Dosis sollte später an die Kupferausscheidung angepaßt werden, wobei Wirkstoffmengen bis zu 3 g gegeben wurden. Nebenwirkungen sind zahlreich: Urtikaria mit Fieber, Proteinurie bzw. Hämaturie werden zumeist in den ersten Behandlungswochen beobachtet; in diesen Fällen muß die Therapie sofort beendet werden. Durch Glukokortikoide lassen sich evtl. die Erscheinungen bessern. Nach Abklingen der Symptome kann mit vorsichtiger Dosierung D-Penicillamin erneut versuchsweise gegeben werden. Im übrigen kommt als Alternative Trientine in Betracht. Andere Nebeneffekte treten meist nach längerfristiger Behandlung mit täglichen Dosen über 900 mg auf: Störungen der Geruchswahrnehmung, Blutbildveränderungen, Cutis laxa, Nephropathie, Erythematodes, Myasthenie, Goodpasture-Syndrom etc. Auch hier kann nach einer Behandlungspause erneut D-Penicillamin versucht werden. In der Initialphase beobachtet man eine verstärkte Kupferausscheidung; später stellt sich ein Gleichgewicht bei niedrigeren Raten ein.

4. Einschränkung der Kupferzufuhr mit der Nahrung soweit als möglich (ca. 1 mg/d). Der jeweilige Kupfergehalt läßt sich aus speziellen Nahrungstabellen entnehmen. Oftmals enthält das Trinkwasser reichlich Kupfer. In diesen Fällen sollte demineralisiertes Wasser verwendet werden. Die Kupferaufnahme im Gastrointestinaltrakt läßt sich durch Kaliumsulfid weiter vermindern (Kaliumsulfid Heyl Kps., 3mal 20 mg).
5. Zum Ausgleich der Metallverluste durch D-Penicillamin sollte ein kupferfreies Metallgemisch 2- bis 3mal wöchentlich verordnet werden (z. B. Biometalle III-Heyl Tbl.).

Neben diesen spezifischen Maßnahmen wird man im einzelnen Fall eine symptomatische Therapie der Lebererkrankung bzw. der Komplikationen sowie der neurologischen Störungen einleiten. Bei fulminantem Krankheitsverlauf kann D-Penicillamin parenteral gegeben werden.

Eine Behandlung des M. Wilson sollte auch im präklinischen Erkrankungsstadium erfolgen. Im Falle einer Schwangerschaft soll D-Penicillamin nicht teratogen wirken.

Die *Prognose* des M. Wilson ist ohne spezifische Behandlung schlecht. Nach dem Beginn einer Therapie mit D-Penicillamin hängt sie vom jeweiligen Erkrankungsstadium ab.

6.19 Sonstige Stoffwechselerkrankungen

Vererbbare Erkrankungen des Leberstoffwechsels sind in großer Zahl gefunden worden [17]. In der Regel sind es eng auf einen Stoffwechselschritt bzw. ein Enzym eingrenzbare Defekte. Da sie nur selten auftreten, ist die praktische Bedeutung gering. Ihr einmaliger Wert ergibt sich aus dem möglichen Einblick in pathophysiologische Zusammenhänge: Unser heutiges Verständnis der Leberfunktionen beruht zu einem großen Teil auf Erkenntnissen, die aufgrund der genetisch determinierten Leberkrankheiten gewonnen wurden.

In den meisten Fällen manifestieren sich die Erkrankungen im Kindesalter; vielfach verlaufen sie letal. Beim Erwachsenen spielt nur eine Minderzahl eine Rolle. Es handelt sich u. a. um Störungen des Kohlenhydrat-, Eiweiß- und Fettstoffwechsels, der Harnstoff- und Gallensäurenbildung sowie der Porphyrinsynthese. Die vererblichen Erkrankungen des Bilirubin-, Eisen- und Kupferstoffwechsels wurden bereits dargestellt (s. 6.17 und 6.18).

6.19.1 Glykogenspeicherkrankheiten

Die Leber ist in beschränktem Umfang zur Speicherung und zur raschen Abgabe von Glukose befähigt, wobei als Depotstoff Glykogen dient (s. 6.3). Der Aufbau zu großen Glykogenmolekülen und der Abbau können an verschiedenen Stellen beeinträchtigt sein, so daß evtl. eine vermehrte Speicherung erfolgt. Durch den Wegfall dieser regulierenden Funktion beim Serumglukosespiegel resultieren Hypoglykämien, Krämpfe oder Intelligenzdefekte. Weitere Symptome können Durchfälle, Erbrechen, Fettsucht, Xanthome, Minderwuchs und Azidoseneigung sein. Bei der körperlichen Untersuchung findet man eine vergrößerte Leber. Weitere Stoffwechseldefekte können sich als Hyperurikämie oder Hyperlipoproteinämie zeigen.

Bei der *Glykogenose Typ I (von Gierke)* fehlt das für die Freisetzung von Glukose nötige Enzym Glukose-6-Phosphatase in der Leber, den Nieren und dem Darm. Kennzeichnend sind schwerste Hypoglykämien, Laktatazidose, Hyperurikämie, Hyperlipoproteinämie, Leber- und Nierenvergrößerung, Minderwuchs, Puppengesicht. Da die Ernährung des Gehirns durch Ketonkörper erfolgen kann, ist die geistige Entwicklung nicht beeinträchtigt. Die üblichen klinisch-chemischen Tests der Leberfunktion verlaufen normal. Im Lebergewebe sind vermehrt Glykogen und Triglyzeride zu finden; die Aktivität der Glukose-6-Phosphatase ist stark vermindert oder fehlt. Als Spätfolge sind Adenome zu beobachten. Leberpunktionen sind infolge eines Thrombozytendefektes mit einem erhöhten Blutungsrisiko behaftet. Therapeutisch wird zur Vermeidung von Hypoglykämien eine möglichst kontinuierliche Zufuhr von Kohlenhydraten, z. B. durch Infusionen, empfohlen. Im Erwachsenenalter ist mit einer Besserung der Symptome zu rechnen.

Die *Glykogenose Typ III* kann als leichtere Verlaufsform der von Gierke-Erkrankung angesehen werden. Die Ursache ist das Fehlen von Amylo-1,6-glucosidase zum Abbau von Glykogen, so daß es zur Speicherung von Polysacchariden in der Leber und evtl. der Muskulatur kommt. Neben einer Lebervergrößerung beobachtet man eine Wachstumsverminderung, Müdigkeit und eine Neigung zur Hypoglykämie. Häufiger werden erhöhte Transaminasenaktivitäten im Serum gemessen. Im Lebergewebe finden sich vermehrte Ablagerungen von Glykogen und von Fett. Möglich ist die Entwicklung einer Zirrhose. Zur Behandlung wird die möglichst kontinuierliche Ernährung mit Eiweiß empfohlen.

Bei der *Glykogenose Typ IV* ist infolge des Fehlens von Amylo-1,4-1,6-Transglucosidase der Aufbau von Glykogen gestört. Durch den Anfall von Oligosacchariden kommt es regelmäßig zum Parenchymumbau und zur Zirrhose. Im Lebergewebe läßt sich schwach eosinophiles, durch PAS oder Jod anfärbbares Material nachweisen. Die Patienten sterben an den Folgen der Leberzirrhose. Eine Therapie ist nicht möglich.

6.19.2 Hereditäre Fruktoseintoleranz

Fruktose findet sich als Monosaccharid bei Gemüsen und Früchten sowie als Bestandteil des Rohrzuckers. Für den Abbau gibt es in der Leber, dem Dünndarm und in den Nieren Enzyme, die die Einschleusung in den Glukosestoffwechsel ermöglichen. Von den verschiedenen bekannten Defekten soll hier der Mangel an Fruktose-1-Phosphataldolase erwähnt werden. Beschwerden beginnen mit dem Essen von fruktosehaltigen Speisen; in der Regel geben die Betroffenen eine Aversion gegen diese an. Es kommt zu Erbrechen, Durchfall, Hypoglykämie oder Koma. Bei Kindern stehen zunächst Gedeih- und Wachstumsstörungen im Vordergrund. Erfolgt keine Behandlung, so entwickelt sich eine Leberzirrhose, deren Symptome hinzukommen. Andere mögliche Folgen sind

Aminoazidurie, Anämie, Hypophosphatämie, Hypokaliämie, metabolische Azidose. Der positive Ausfall der Reduktionsprobe beim Urin ist ein einfacher Suchtest für die Diagnostik; polarimetrisch ist gleichzeitig eine Linksdrehung des Zuckers nachweisbar. Bei einem intravenösen Fruktosebelastungstest (6 g Fruktose/m²) ist im Blut ein Abfall der Glukose-, Bikarbonat- und Phosphatspiegel meßbar; die Konzentrationen der Harnsäure und des Laktats nehmen gleichzeitig zu. Ungefährlicher ist der Nachweis einer auf unter 12% der Norm erniedrigten Enzymaktivität im Lebergewebe; im histologischen Präparat finden sich Zeichen der Verfettung und – je nach dem Krankheitsstadium – der Fibrose oder Zirrhose. Die Therapie besteht im Vermeiden aller fruktosehaltigen Nahrungsmittel.

6.19.3 Lipidosen

Eine Vielzahl von genetisch determinierten Erkrankungen kann mit der vermehrten Ablagerung von Fetten in der Leber einhergehen. Am häufigsten dürfte die – harmlose – Vermehrung der Triglyzeride im Rahmen einer primären *Hyperlipoproteinämie Typ IV und Typ V* (nach Fredrickson) zu beobachten sein (s. 6.9). Alimentäre Phytansäure wird als Cholesterinester beim *Refsum-Syndrom* infolge eines Mangels an Phytansäurehydroxylase in der Leber gespeichert; in der Regel stehen hier jedoch Symptome von seiten des Nervensystems im Vordergrund. Bei der *Gaucher-Erkrankung* liegt eine vermehrte Speicherung von Glukozerebrosiden in der Leber, Milz, Lymphknoten und Knochenmark vor. Charakteristisch sind Gaucher-Riesenzellen, die sich aus den Zellen des retikuloendothelialen Systems entwickeln. Ihre übermäßige Größe ist auf den Gehalt an Glukozerebrosiden zurückzuführen. Sie ist auch der Grund für die Hepatosplenomegalie und für die Knochenläsionen, die regelmäßig zu finden sind. Die chronische Verlaufsform (Typ I) kann sich zu jedem Zeitpunkt, auch im fortgeschrittenen Lebensalter, manifestieren. Führende Symptome sind Hypersplenismus und im Röntgenbild erkennbare Knochenläsionen. Patienten mit der subakuten Verlaufsform (Typ II) können das 3. Lebensjahrzehnt erreichen; in diesen Fällen werden auch neurologische Veränderungen beobachtet. Die Ursache der Gaucher-Krankheit wird in einem Mangel an Glukozerebrosidase gesehen, wodurch die Abspaltung von Glukose aus Glucosylceramiden nicht mehr katalysiert wird. Die Diagnose läßt sich anhand der charakteristischen Gaucher-Zellen, z. B. im Knochenmark, stellen. Daneben sind in den betroffenen Geweben die Aktivitäten von Glukozerebrosidase erniedrigt und der Gehalt von Glykolipiden erhöht. Fast ausnahmslos ist die saure Phosphatase im Serum erhöht nachweisbar. Eine Therapie ist nicht bekannt.

Die *Niemann-Pick-Erkrankung* ist durch einen vermehrten Gehalt von Sphingomyelin in Leber, Milz, Knochenmark und anderen Geweben gekennzeichnet. Bei einem Teil der Fälle wurde ein Mangel an Sphingomyelinase gefunden. Es werden sehr unterschiedliche Verlaufsformen beschrieben, wobei nur ein Teil der Betroffenen das Erwachsenenalter erreicht. Häufig sind neurologische und psychiatrische Veränderungen. Im Knochenmark finden sich charakteristische Schaumzellen. Viele Patienten haben einen kirschroten Fleck in der Makula des Augenhintergrundes. Für die endgültige Diagnose ist die Bestimmung des Sphingomyelins in Lebergewebe bzw. der Sphingomyelinaseaktivität in Leukozyten und Fibroblasten nötig. Eine Therapie ist nicht bekannt.

6.19.4 Hepatische Porphyrien

Porphyrine sind Metabolite, die bei der Herstellung der Hämine (Hämoglobin, Myoglobin, Zytochrome, Oxidasen, Peroxidasen) aus Glykokoll und Sukzinylkoenzym A als Zwischenstufen auftreten:

```
Sukzinyl-Koenzym A
  + Glykokoll
Pyridoxalphosphat ↓ 1
  δ-Aminolaevulinsäure
              ↓ 2
  Porphobilinogen
              ↓ 3
  Uroporphyrinogen III
              ↓ 4
  Koproporphyrinogen III
              ↓ 5
  Protoporphyrin III
    + Fe⁺⁺    ↓ 6
  Häm
              ↓
  Bilirubin
```

Syntheseweg des Häms (Schema): In geringen Mengen wird auch Uroporphyrinogen I und Koproporphyrinogen I gebildet. Geschwindigkeitsbestimmend ist der erste Reaktionsschritt mit δ-Aminolaevulinsäure-Synthase, welcher durch Häm reguliert werden kann. Enzyme: 1 = δ-Aminolaevulinsäure-Synthase; 2 = Porphobilinogen-Synthase; 3 = Uroporphyrinogen-1-Synthase; 4 = Uroporphyrinogen-Decarboxylase; 5 = Koproporphyrinogen-Oxidase; 6 = Ferrochelatase.

Störungen können an verschiedenen Stellen des komplizierten Syntheseweges erfolgen; von hepatischer und erythropoetischer Porphyrie spricht man, wenn Erkrankungen vorwiegend von der Leber bzw. vom Knochenmark ausgehen. Neben den primären, durch einen genetisch determinierten Enzymdefekt erklärbaren Porphyrien, gibt es im Rahmen verschiedener hepatobiliärer Erkrankungen auftretende sekundäre Porphyrien. Die Übersicht zeigt die primären Porphyrien, von denen die Porphyrie cutanea tarda am häufigsten zu finden ist. Gemeinsames Kennzeichen der Porphyrien ist der variable Verlauf mit entsprechend unterschiedlichen Befunden. Beobachtet werden neuropsychiatrische Symptome, Photodermatosen, Leberveränderungen, Tachykardie und erhöhte Ausscheidungen von Metaboliten des Porphyrinstoffwechsels im Stuhl und Urin. In Gegenwart von Sauerstoff oxidieren Porphyrine leicht, wodurch sie einen dunklen Farbton erhalten. Dies erklärt die Dunkelverfärbung des Urins nach längerem Stehen, sofern größere Mengen von Porphyrinen enthalten sind; Porphobilinogen und δ-Aminolävulinsäure verursachen keine Verfärbungen.

Hepatische Porphyrien

Primäre Porphyrien

1. *Hepatische Porphyrien*
   - akute intermittierende Porphyrie
   - Porphyria variegata
   - hereditäre Koproporphyrie
   - Porphyria cutanea tarda
2. *Erythropoetische Porphyrien*
   - Kongenitale erythropoetische Porphyrie (M. Günther)
   - erythropoetische Protoporphyrie

In den letzten Jahren konnten die Stoffwechselstörungen bei den primären hepatischen Porphyrien teilweise aufgedeckt werden (Tabelle 6.12). Es wurden dominant vererbbare, bei der Porphyria cutanea tarda auch spontan auftretende Enzymdefekte gefunden, die infolge einer verminderten Aktivität Beeinträchtigungen der Hämsynthese sowie einen erhöhten Anfall von Porphyrinen erzeugen. Die verminderte Enzymaktivität bedeutet allein kein Manifestwerden von Symptomen. Offenbar müssen weitere Faktoren hinzukommen, wie z. B. ein vermehrter Hämbedarf. *Neuropsychiatrische Symptome* werden in unterschiedlichem Ausmaß beobachtet. Inwieweit die zugleich feststellbare vermehrte Bildung von δ-Aminolävulinsäure bzw. Porphobilinogen eine Rolle spielt ist unklar. Am häufigsten findet man eine Polyneuropathie. Es resultieren kolikartige Leibschmerzen infolge einer Motilitätsstörung im Gastrointestinaltrakt; im Röntgenübersichtsbild erscheinen ggf. die Darmschlingen erweitert, so daß fälschlicherweise eine Obstruktion diagnostiziert wird. Möglich sind auch Paresen der Muskeln. Beispielsweise ist als Todesursache eine Lähmung der Atemmuskulatur zu beobachten. Auf eine Störung am zentralen Ner-

Tabelle 6.12. Befunde bei hepatischen Porphyrien [2]. Entsprechend dem variablen Verlauf bestehen hier große Unterschiede. Häufige klinisch-chemische Veränderungen sind unterstrichen, seltenere Abweichungen stehen in Klammern

Diagnose	Enzymdefekt	Erhöhte Ausscheidungen		Neuropsychiatrische Symptome	Photodermatosen	Leberbefund
		Stuhl	Urin			
Akute intermittierende Porphyrie	Uroporphyrinogen-1-Synthase	(KOPRO, PROTO)	<u>ALA, PBG,</u> URO, KOPRO	ja	nein	nein
Porphyria variegata	Unbekannt	KOPRO, PROTO	ALA, PBG, <u>URO,</u> <u>KOPRO</u>	ja	ja	nein
Hereditäre Koproporphyrie	Koproporphyrinogenoxidase	<u>KOPRO,</u> (PROTO)	ALA, PBG, URO, KOPRO	ja	ja	nein
Porphyria cutanea tarda	Uroporphyrinogendecarboxylase	nein	<u>URO,</u> (KOPRO)	nein	ja	ja

Abkürzungen: KOPRO, Koproporphyrin; URO, Uroporphyrin; ALA, δ-Aminolaevulinsäure; PBG, Porphobilinogen.

vensystem mit inadäquater Sekretion von Adiuretin werden die während den Attacken häufigen Befunde von Hyponatriämie und Hypovolämie zurückgeführt. Hinzu können weitere Störungen des ZNS kommen: Unruhe, Desorientiertheit, Halluzinationen, Depressionen etc. Einen Teil der Patienten findet man deshalb in Nervenkliniken.

Photodermatosen entstehen, wenn Licht von Porphyrinen absorbiert wird und so die Entwicklung von reaktionsfähigen freien Radikalen bzw. von atomarem Sauerstoff in der Haut begünstigt wird. Durch Sonneneinwirkung kommt es ggf. zu Blasenbildungen, Hyperpigmentierung, Depigmentierung, Vernarbung oder Alopezie (Abb. 6.27). Initialer Juckreiz kennzeichnet vor allem die erythropoetische Protoporphyrie.

Leberveränderungen findet man in erster Linie bei der Porphyria cutanea tarda. Im histologischen Bild werden vielgestaltige Befunde erhoben: Verfettung, Siderose, Fibrose, Hepatom oder Zirrhose (ca. 10%). Häufig besteht bei diesen Fällen ein langjähriger Alkoholismus oder eine Therapie mit einem hormonellen Antikonzeptivum. Die Eisengehalte sind auf das 2- bis 3fache der Norm erhöht; sie liegen somit wesentlich niedriger als bei der Hämochromatose (s. 6.17).

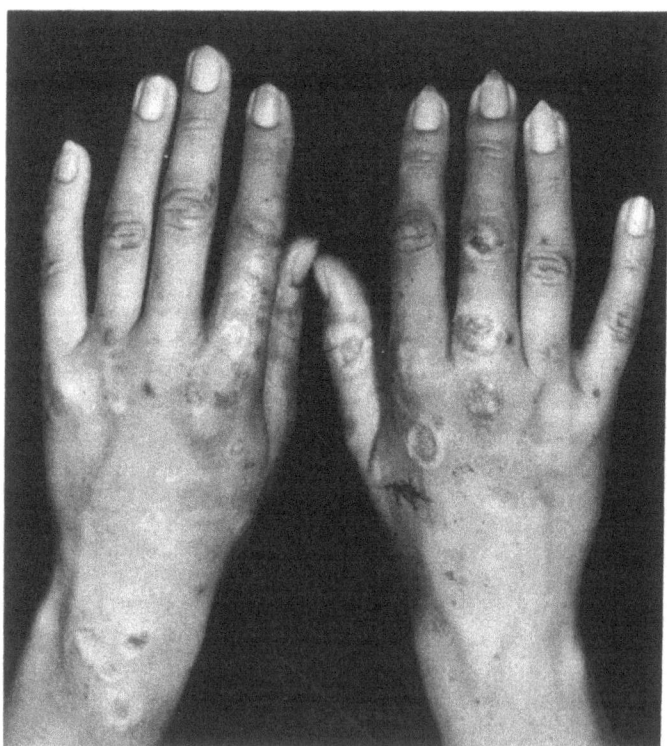

Abb. 6.27. Porphyria cutanea tarda. Blasen mit hämorrhagischem Inhalt, Milien, und Pigmentierungen an belichteten Stellen (Handrücken, Gesicht, Nacken etc.)

Akute intermittierende Porphyrie

Durch eine auf etwa die Hälfte der Norm reduzierte Aktivität der Uroporphyrin-1-Synthase kommt es zu einer Störung der Hämsynthese. Als Folge entfällt die Hemmwirkung des Häms auf die δ-Aminolävulinsäure-Synthase und es werden im Übermaß δ-Aminolävulinsäure und Porphobilinogen gebildet bzw. mit dem Urin ausgeschieden. Klinische Erscheinungen sind bei einem gesteigerten Bedarf an Häm zu erwarten, beispielsweise bei Induktion der Biotransformation durch Medikamente oder Hormone.

Obgleich die Enzym- und Stoffwechselveränderungen frühzeitig nachzuweisen sind, manifestiert sich die Erkrankung häufig erst zwischen dem 20. und 40. Lebensjahr. Frauen sind 4mal häufiger betroffen. Auslösend sind Medikamente (Barbiturate, orale Kontrazeptiva etc.), Schwangerschaften, Fastenkuren usw. Führendes Symptom sind kolikartige Leibschmerzen, zumeist im Unterbauch, oftmals mit Fieber, Subileus und Leukozytose kombiniert, so daß etwa die Hälfte der Betroffenen wegen der Fehldiagnose „akute Appendizitis" laparotomiert erscheint. Weitere Zeichen sind hartnäckige Verstopfungen, weiche Bauchdecken, neuropsychiatrische Symptome (s. oben) sowie eine Tachykardie, die auch als Gradmesser der Stoffwechselentgleisung dienen kann. Bei einem Teil der Patienten sind die Transaminasen mäßig erhöht und die Bromthaleinausscheidung während der Attacken verzögert. Erwähnt werden sollen schließlich Wasser- und Elektrolytverschiebungen mit Hypovolämie und Hyponatriämie; hinzu können bedrohliche Hypokaliämien, Hypokalziämien oder Hypomagnesiämien kommen. Die roten Blutkörperchen erscheinen normal, Photodermatosen fehlen.

Die **Diagnose** wird am besten anhand klinisch-chemischer Tests bestätigt. Kennzeichnend ist die erhöhte Ausscheidung von δ-Aminolävulinsäure und Porphobilinogen mit dem Urin. Bei einem Teil der Patienten ist auch die Porphyrinausscheidung erhöht, was an einer Dunkelverfärbung des Urins nach längerem Stehen erkennbar wird. Als einfache Suchtests können die Urobilinogenprobe (stark positiv) und der Watson-Schwarz-Test (Nachweis von Porphobilinogen) gelten. Porphobilinogen wird auch im symptomfreien Intervall vermehrt ausgeschieden. Eine Beziehung zwischen klinischem Bild und Ausscheidung von Porphyrinmetaboliten existiert nicht.

Morphologische Veränderungen sind bei der Leber nicht nachweisbar.

Die **Differentialdiagnose** umfaßt wegen der vielgestaltigen Beschwerden zahlreiche Krankheiten. Besonders schwierig kann die Erkennung monosymptomatischer Verlaufsformen, etwa mit Leibschmerzen oder zerebralen Symptomen, sein. In diesen Fällen ist das Fehlen bzw. der Nachweis von Metaboliten im Urin entscheidend. Erwähnt werden soll darüber hinaus, daß bei Leibschmerzen die Bauchdeckenspannung im Gegensatz zu entzündlichen Erkrankungen mit Peritonitis nicht verstärkt ist. Narkosen können bei einer nicht erkannten akuten intermittierenden Porphyrie zu bedrohlichen Folgen führen. Schwierig ist evtl. die Abgrenzung von *sekundären Porphyrinopathien* infolge Intoxikation mit Blei oder Thallium. Als Folge einer Bleivergiftung beobachtet man neben kolikartigen Leibschmerzen und psychischen Veränderungen vor allem eine erhöhte Ausscheidung von δ-Aminolävulinsäure. Thalliumintoxikationen gehen in der Regel mit einer erhöhten Ausscheidung von Uro- und Koproporphyrinen mit dem Urin einher.

Die **Therapie** des akuten Anfalls sollte wegen möglicher bedrohlicher Komplikationen (Atemlähmung) unter intensiver Überwachung im Krankenhaus erfolgen. Grundlage ist die reichliche Zufuhr von Flüssigkeit und von Glukose (ca. 500 g/24 h), durch die toxische Metabolite ausgeschwemmt bzw. die Neubildung derselben unterdrückt werden kann. Darüber hinaus läßt sich die Neubildung auch mit Hämatininfusionen (4 mg/kg Körpergewicht/12 h) hemmen, indem die Aktivität der δ-Aminolävulinsäuresynthase unterdrückt wird [14]. Zur Behandlung von Verstopfungen wird Neostigmin (0,25 – 1 mg) empfohlen. Tachykardie und Hypertonie werden mit β-Rezeptorenblockern (z. B. Propanolol) therapiert.

Entscheidend für den Verlauf der Erkrankung sind *prophylaktische Maßnahmen*. Hierzu zählen in erster Linie die Alkoholabstinenz, kohlenhydratreiche Kost sowie das Meiden von Fastenkuren und von Medikamenten, die in der Leber die Hämsynthese steigern. Gefährlich sind u. a. Barbiturate, Pyrazolderivate, Gluthetimid, Sulfonamide, Phenytoin; unbedenklich sollen dagegen Penizilline, Tetrazykline, Nitrofurantoin, Glukokortikoide, Opiate, Azetylsalizylsäure, Procain, Rauwolfia, Diazepam, Digitalis, Atropin oder Propranolol sein. Für Narkosen sind Lachgas mit Äther günstiger als Halothan; als Muskelrelaxanzien können Suxamethoniumchlorid und Tubocurarin gegeben werden. Schwangerschaften verlaufen in der Regel normal.

Familienangehörige sollten im Hinblick auf eine latente Porphyrie untersucht und ggf. beraten werden. Einfachere Testverfahren sind die Ausscheidung von Porphobilinogen (Watson-Schwarz-Test) oder die Aktivitäten der Uroporphyrinogen-1-Synthase in Lebergewebe und Erythrozyten.

Porphyria variegata

Der für diese „gemischte Porphyrie" verantwortliche Enzymdefekt konnte bisher nicht gefunden werden. Zwischen dem 10. und 30. Lebensjahr kommt es bei den Betroffenen zu ähnlichen Erscheinungen wie bei der Porphyria cutanea tarda (Bauchkrämpfe, neuropsychiatrische Störungen etc.). Daneben klagen die Patienten über Photodermatosen, die den Veränderungen bei Porphyria cutanea tarda gleichen. Die Manifestation kann gleichzeitig oder zu verschiedenen Zeiten erfolgen, was die Erkennung möglicherweise erschwert. Am häufigsten wird die Erkrankung in Südafrika gefunden; in Mitteleuropa tritt sie nur sporadisch auf. Entscheidend ist für die Diagnose die regelmäßig nachweisbare vermehrte Ausscheidung von Protoporphyrin und Koproporphyrin mit dem Stuhl und – weniger zuverlässig – mit dem Urin. Während des akuten Anfalls ist auch die Ausscheidung von δ-Aminolävulinsäure und von Porphobilinogen erhöht. Die Richtlinien zur Behandlung und Prophylaxe sind die gleichen wie für die akute intermittierende Porphyrie. Bei Photodermatosen verordnet man Lichtschutzsalben, die Patienten sollten offenes Sonnenlicht meiden.

Hereditäre Koproporphyrie

Aufgrund eines Mangels an Koproporphyrinogenoxidase kommt es bei diesen Patienten zu einer erhöhten Ausscheidung von Koproporphyrinogen III mit dem Stuhl und u. U. mit dem Urin. Daneben können in wechselndem Umfang Protoporphyrin (Stuhl und Urin), δ-Aminolävulinsäure (Urin) und Porphobilinogen (Urin) vermehrt gefunden werden. Klinisches Bild, Therapieempfehlungen und Prophylaxe sind bei dieser sehr seltenen Erkrankung die gleichen wie bei Porphyria variegata. Wichtig ist die Abgrenzung von sekundären Erkrankungen bei Intoxikationen mit Blei oder organischen Lösungsmitteln (Benzol, Tetrachlorkohlenstoff, Benzin) sowie beim M. Hodgkin.

Porphyria cutanea tarda

Diese häufigste Form der Porphyrien weist in verschiedener Hinsicht eine Sonderstellung auf: Sie geht mit Strukturveränderungen der Leber einher; betroffen werden vorwiegend Männer im fortgeschrittenen Lebensalter; kennzeichnend sind chronische Photodermatosen. Die Ursache ist ein partieller Mangel an Uroporphyrinogenkarboxylase in der Leber und möglicherweise in Blutzellen. Als Folge beobachtet man eine erhöhte Ausscheidung von Uroporphyrin und evtl. Koproporphyrin mit dem Urin. Unklar ist die Rolle einer begleitenden Eisenstoffwechselstörung, die an einer Lebersiderose erkennbar wird.

Das **klinische Bild** wird von den charakteristischen Hautveränderungen an belichteten Stellen bestimmt (s. Abb. 6.27): hierzu zählen Blasen, die leicht platzen und unter Bildung depigmentierter Narben abheilen. Weitere Zeichen sind Pigmentierungen, Hypertrichose, Atrophien bzw. sklerodermieartige Verdickungen und Verhärtungen. Ein wichtiges Merkmal ist schließlich die burgunderrote Farbe, die der Urin nach längerem Stehen infolge des Porphyringehaltes erhält. Bei der Tastuntersuchung wird die Leber vergrößert und u. U. verhärtet gefunden. Neuropsychiatrische Veränderungen fehlen.

Die Ursache der Porphyria cutanea tarda wird in einer Erbanlage gesehen. Allerdings ist die Penetranz der in Frage kommenden Gene eher gering. Für die Manifestation spielen offensichtlich exogene Faktoren eine Rolle. So ist bei den Betroffenen oftmals ein Alkoholabusus oder eine Exposition von Lösungsmitteln, Blei bzw. eine Einnahme von Östrogenen anzutreffen. Möglich ist auch ein ungünstiger Effekt des vermehrt in der Leber enthaltenen Eisens auf den Porphyrinstoffwechsel; diese Hypothese wird vor allem durch den günstigen Effekt der Aderlaßbehandlung unterstützt.

Die **Diagnose** läßt sich anhand der Anamnese und der Hautveränderungen bereits vermuten. (Die Mehrzahl der Erkrankungen wird in Hautkliniken entdeckt.) Bei den klinisch-chemischen Tests findet man – neben den erwähnten Porphyrinmetaboliten im Urin – hauptsächlich pathologische Leberfunktionsproben. So sind die Transaminasen, die γ-Glutamyltranspeptidase und die γ-Globuline im Serum häufig erhöht; bei einem Teil der Fälle existieren verminderte Spiegel von Transferrin und erhöhte Konzentrationen von Ferritin und Eisen als Zeichen der Eisenstoffwechselstörung. Im laparoskopischen Bild bestehen je nach dem Erkrankungsstadium die Zeichen des Parenchymumbaus; die Farbe ist evtl. bläulich-braun. Die histologischen Veränderungen können vielfältig sein (s. oben). Ein wichtiges Kennzeichen ist die Rotfluoreszenz eines Leberstanzzylinders im UV-Licht aufgrund des erhöhten Gehaltes an verschiedenen Porphyrinen.

Differentialdiagnostisch sind in erster Linie sekundäre Ursachen auszuschließen. Erwähnt werden soll in diesem Zusammenhang die Häufung von Erkrankungen mit Symptomen der Porphyria cutanea tarda in der südöstlichen Türkei im Jahr 1956. Als Grund konnte Hexachlorbenzol gefunden werden, das dem Weizen als Konservierungsmittel zugesetzt worden war. Nach der Abschaffung dieser Praxis im Jahre 1959 sind so gut wie keine neuen Erkrankungen in dieser Gegend beobachtet worden. Von Interesse ist in diesem Zusammenhang der Bericht über ein Leberadenom bei einer 80jährigen Patientin, das mit den Zeichen einer Porphyria cutanea tarda einherging. Nach Exzision des Tumors verschwanden auch die Symptome [18].

Die **Therapie** ist einerseits auf die Beseitigung möglicher Noxen gerichtet. Hierzu zählt vor allem die Alkoholabstinenz. Daneben gelingt es mit niedrigen Dosen von Chloroquin (2mal 125 mg/Woche) einen wasserlöslichen Uroporphyrinkomplex zu bilden, der mit dem Urin ausscheidungsfähig ist. Die Entfernung von Uroporphyrin aus dem Körper wird durch eine Alkalisierung des Urins (z. B. durch Uralyt U) weiter begünstigt. Die Aderlaßbehandlung (initial 500 ml Blut/Woche, später 500 ml/Monat) bis zum Verschwinden der Symptome wird seltener durchgeführt. In der Regel ist eine Besserung nach Entzug von 5–8 l Blut zu erwarten. Gegen die direkte Sonneneinwirkung helfen Lichtschutzsalben.

Die **Prognose** wird vom Ausmaß der Leberschädigung bestimmt. Sie ist bei ausreichender Therapie günstig.

6.19.5 Alpha-1-Antitrypsinmangel

α_1-Antitrypsin wird zur Hauptsache in der Leber synthetisiert und erscheint in einer Konzentration von etwa 200 mg/dl im Blut. Die Funktion dieses Glykoproteins wird in der Hemmung proteolytischer Enzyme im Plasma und in den Geweben gesehen. Ein Mangel an α_1-Antitrypsin würde das Überwiegen schädlicher proteolytischer Vorgänge begünstigen. Dies wäre jedenfalls die Erklärung für das gehäufte Vorkommen von Lungenemphysem oder Lebererkrankungen (Hepatitis, Zirrhose) beim Auftreten bestimmter Varianten. Während der Zusammenhang zwischen Laborbefund und Erkrankungen bei Kindern gesichert erscheint, ist dieser bei Erwachsenen weniger klar. Nicht auszuschließen ist bei den gut dokumentierten Fällen eine zufällige Koinzidenz. Für eine gültige Diagnose ist neben den biochemischen Varianten (Pi_{ZZ}; Pi_{HZ}; Pi_{FZ}; Pi_{SS}) der Nachweis von charakteristischen Einschlußkörpern im Zytoplasma der Hepatozyten nötig. Therapeutisch käme ggf. die Lebertransplantation in Betracht.

6.20 Zystische Lebererkrankungen

Mit Flüssigkeit gefüllte Hohlräume können einzeln oder in der Mehrzahl im Leberparenchym vorkommen. Man findet sie am häufigsten als harmlose Leberzysten, wobei es sich um Anlageanomalien der Gallenwege handeln soll (s. 6.1). Weitere Ursachen sind Blutungen oder Infektionen mit Bakterien,

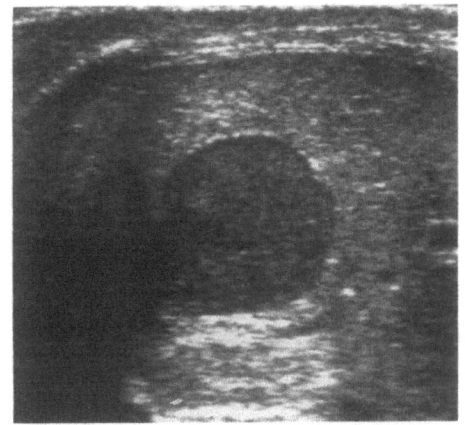

Abb. 6.28. Leberabszeß im sonographischen Bild. Nahe dem rechten Zwerchfell (*links*) stellt sich ein runder echoarmer Bezirk mit dorsaler Schallverstärkung dar. Die Grenze zum umgebenden Leberparenchym ist scharf; eine „Kapsel" ist nicht erkennbar. – Als Ursache wurden in diesem Fall Amöben gefunden

Amöben und Parasiten (Hunde- und Fuchsbandwurm). Hier werden bedrohliche Krankheitsbilder beobachtet. Schließlich können zystenartige Leberparenchymveränderungen die Folge von bösartigem Tumorwachstum sein. Ähnlich ist bei diesen Läsionen das – in der Diagnostik zumeist führende – Bild im Sonogramm oder Computertomogramm (s. Abb. 6.1 u. 6.28).

6.20.1 Leberabszesse

Eitrige Leberabszesse entstehen durch Bakterien, die auf verschiedene Weisen und aus unterschiedlichen Quellen die Leber erreichen. Am häufigsten sind über die Gallenwege aufsteigende Infektionen. An zweiter Stelle steht die Einschwemmung von Erregern über die Pfortader, wobei als Grunderkrankungen die akute Appendizitis, die Divertikulitis oder der M. Crohn vorliegen. Seltenere Infektionswege sind – bei generalisierter Sepsis – die Leberarterien, offene Leberverletzungen oder die direkte Überwanderung von benachbarten Organen. Bei ca. ⅕ der Erkrankten ist eine Ursache von Leberabszessen nicht zu finden.

Das *klinische Bild* kann besonders in der Initialphase uncharakteristisch sein und erhebliche diagnostische Schwierigkeiten bereiten. Die Patienten klagen über Mißempfindungen im rechten Oberbauch, Unwohlsein, Fieber, Schüttelfrost, Appetitlosigkeit, Brechreiz, Erbrechen oder Gewichtsabnahme. Hinzu kommen ggf. Beschwerden von seiten der Grunderkrankung.

Bei der körperlichen Untersuchung ist oftmals die Leber vergrößert und druckschmerzhaft. Gelbsucht zeigt eine Beteiligung der Gallenwege (Cholangitis) und gilt als ungünstiges prognostisches Zeichen.

Bedrohliche *Komplikationen* entwickeln sich vor allem durch die weitere Ausbreitung der Infektion in der Leber und in den übrigen Organismus (Sepsis). Als Folgen entstehen Leber-, Nieren- oder Herzversagen, respiratorische Insuffizienz, Meningitis, Enzephalitis; am Ende erscheint oftmals eine nicht beherrschbare Verbrauchskoagulopathie. Durch die modernen Behandlungsmaßnahmen können jedoch bei rechtzeitigem Einsatz diese Komplikationen vermieden werden.

Die *Diagnose* läßt sich mit den bildgebenden Verfahren (Sonographie, Computertomographie, Szintigraphie) am einfachsten bestätigen. Oftmals kann bereits auf den Übersichtsröntgenaufnahmen eine Leberabszeßbildung vermutet werden: Als indirekte Zeichen gelten ein Zwerchfellhochstand bzw. eine eingeschränkte Zwerchfellbeweglichkeit rechts; ein rechtsseitiger Pleuraerguß; ein Empyem, eine Atelektase bzw. ein Abszeß der Lungen; eine Gasansammlung im Abszeß. Der Beitrag der Laboruntersuchungen ist im Vergleich geringer. Bei der Mehrzahl der Fälle findet man eine Leukozytose mit Linksverschiebung der Granulopoese und toxischer Granulierung. Weitere Befunde sind bisweilen Anämie (normochrom), erhöhte Aktivitäten der cholestaseanzeigenden Enzyme im Serum, erhöhtes Serumbilirubin, Zeichen der mangelhaften Blutgerinnung.

Differentialdiagnostisch ist in erster Linie an eine blande Leberzyste, an einen Amöbenabszeß (s. 5.7.4.2), an einen älteren Blutungsherd, an neoplastisches Fremdgewebe oder an einen Echinococcus cysticus zu denken. Die Abgrenzung ist in der Regel aufgrund des klinischen Bildes und der objektiven Befunde möglich. In unklaren Fällen kann als relativ komplikationsarmes Verfahren die Feinnadelpunktion unter sonographischer oder computertomographischer Sicht eingesetzt werden.

Die *Therapie* besteht traditionell in der chirurgischen Eröffnung und Drainage. Zusätzlich ist eine breit wirksame antibiotische Behandlung – am besten nach Austestung – erforderlich; wegen der möglichen Infektion mit Anaerobiern sollte mit entsprechend wirksamen Substanzen kombiniert werden, z. B. Metronidazol. In den letzten Jahren gibt es zunehmend günstige Erfahrungen mit wenig eingreifenden Maßnahmen: Entlastungspunktionen unter sonographischer Sicht mittels Feinnadel; alleinige antibiotische Therapie mit oder ohne Erregernachweis.

6.20.2 Echinokokkosen

Finnen des Hundebandwurms (Echinococcus granularis) und des Fuchsbandwurmes (Echinococcus multilocularis) können die Leber besiedeln und hier bedrohlich werden. Obgleich beide Parasitosen Ähnlichkeiten aufweisen, ist das klinische Bild eindeutig zu unterscheiden.

Zystische Echinokokkose

Der Erreger der zystischen Echinokokkose ist Echinococcus granularis. Der Bandwurm erreicht eine Länge von ca. 6 mm und befällt Hunde und wilde Kaninchen; Zwischenwirte sind Huftiere wie Schaf, Rind oder Pferd. Die Anstekkung erfolgt von Hunden durch direkten Kontakt oder über die Fäzes der Zwischenwirte. Endemiegebiete sind insbesondere die Mittelmeerländer und der Nahe Osten, wo intensive Schaf-, Ziegen- oder Rinderzucht betrieben werden. Im deutschen Sprachraum wird die zystische Echinokokkose vor allem bei Zuwanderern aus Endemiegebieten beobachtet. Nach Durchdringen des Darmes wird die Larve mit dem Pfortaderblut transportiert und nistet sich in der Leber (etwa ⅔ der Fälle), in den Lungen, im Gehirn, in der Milz etc. ein. Dieses Stadium geht ohne besondere Symptome einher. Die Parasiten wachsen relativ langsam innerhalb von Zysten. Die Größenzunahme der Zysten wird auf jährlich etwa 2−3 cm geschätzt. Sie enthalten ca. 300 000 Skolizes/mm³ Zystenflüssigkeit. Bei der Zystenwandung lassen sich neben der inneren germinativen Membran eine chitinhaltige Zwischenschicht sowie eine Perizyste unterscheiden. Diese entwickelt sich aus dem Lebergewebe und enthält u. a. reichlich Fibroblasten; bei einem Teil der Fälle wird eine Kalkeinlagerung beobachtet.

Das *klinische Bild* wird von der Zahl, dem Sitz, der Größe und dem Wachstumstempo der Zysten bestimmt. In der Regel handelt es sich um Zufallsentdeckungen bei der palpatorischen Untersuchung der Leber, bei der Sonographie, Computertomographie usw. Die Latenzzeit wird auf ca. 5−10 Jahre geschätzt. Als Beschwerden geben die Patienten evtl. Schmerzen, Fieber oder eine Urtikaria an; bisweilen ist das führende Symptom eine Gelbsucht.

Der *Verlauf* des Leidens ist verschiedenartig. Er wird einerseits von den mechanischen Auswirkungen auf die Leber und die benachbarten Organe festgelegt: Durch den hohen intrazystischen Druck von ca. 50 cm H_2O kommt es zur Atrophie des umgebenden Leberparenchyms und u. U. zur Kompression benachbarter Gefäße. Zum anderen können Zysten platzen und sich in Gefäße bzw. Gallengänge oder in die Bauchhöhle entleeren. Bei Übertritt der Parasiten in die Gallenwege werden schwere cholangitische Erscheinungen mit Fieber, Ikterus und Sepsis beobachtet; schwerer Schock und schließlich eine peritoneale Hydatidose sind die Folgen einer freien Perforation.

Die *Diagnostik* ist am besten durch die bildgebenden Verfahren (Sonographie, Computertomographie, evtl. Szintigraphie und Angiographie) möglich. Im sonographischen Bild erscheinen die Zysten als echofreie, glattrandige Herde (Typ I), wobei kein Unterschied zu kongenitalen Zysten besteht; besser wird die Parasitose bei multiplem Auftreten von Zysten bzw. bei Verdickung der Zystenmembran abgrenzbar (Typ II); beim Typ III erscheinen die Zystenwand oftmals verkalkt und der Zysteninhalt mehr oder minder „solide" strukturiert.

Der Beitrag der klinisch-chemischen Tests ist im Vergleich geringer. Erwähnt werden sollen die Eosinophilie (etwa bei ¼ der Fälle vorhanden) sowie der Casoni-Intrakutantest, der bei ca. 80% der Infizierten positiv verläuft und bei ca. 20% falsch-positive Resultate erbringt. Die serologischen Reaktionen gelten als spezifischer. Die Leberfunktionstests sind bei einem Teil der Fälle pathologisch.

Differentialdiagnostisch kommen vor allem die erwähnten zystischen Lebererkrankungen (kongenitale Zysten, Abszesse, Neoplasmen) in Betracht. In unklaren Fällen wird die Feinnadelpunktion unter sonographischer bzw. computertomographischer Sicht befürwortet. Die Gefahr einer Aussaat der Proglottiden in der Bauchhöhle gilt bei richtiger Technik als gering.

Die *Therapie* der Wahl ist die chirurgische Entfernung des Parasiten. Oftmals ist dies jedoch nicht bzw. nicht vollständig möglich. Als Alternative gibt es die Möglichkeit der Feinnadelpunktion, wobei zunächst Zysteninhalt abgesaugt und anschließend z. B. 10% Kochsalzlösung instilliert wird. Die medikamentöse Behandlung mit dem Antihelminthikum Mebendazol (Vermox) in der Dosierung 40 mg/kg Körpergewicht ist wahrscheinlich wenig wirksam. Man wird sie zur Unterstützung anderer Maßnahmen und zur Stabilisierung zumindest für einige Monate durchführen.

Alveoläre Echinokokkose

Der Erreger der alveolären Echinokokkose ist Echinococcus granularis. Als Fuchsbandwurm lebt er im Gastrointestinaltrakt von Füchsen, evtl. auch von Hunden und Katzen. Zwischenwirte sind Feldmäuse und sonstige Nagetiere. Die Übertragung auf den Menschen erfolgt über kontaminierte Beeren, Pilze oder infolge mangelhafter Hygiene beim Zerlegen erkrankter Tiere. Am häufigsten werden Erkrankungen in Bayern und Tirol sowie in Rußland beobachtet. Im Gegensatz zur zystischen Echinokokkose breiten sich die Parasiten infiltrierend gleich einer bösartigen Geschwulst im Leberparenchym aus. Das klinische Bild wird bereits früh von Allgemeinsymptomen (Abgeschlagenheit, Gewichtsabnahme) bestimmt. Später entwickelt sich bei der Mehrzahl der Betroffenen eine Gelbsucht. Die Prognose ist ungünstig; bereits nach 4 Jahren ist unbehandelt bei der Hälfte der Betroffenen mit dem Tod zu rechnen.

Die Stellung der *Diagnose* kann Schwierigkeiten bereiten, weil die Erkrankung einem Malignom ähnelt und nur selten vorkommt. Jede im Sonogramm oder im Computertomogramm unregelmäßig begrenzbare Läsion sollte differentialdiagnostisch an eine alveoläre Echinokokkose denken lassen. Hinweiszeichen können „pulverartige" Verkalkungen bei der Röntgenübersichtsaufnahme sein. Wegweisend sind schließlich die Ergebnisse der Feinnadelpunktion und der serologischen Untersuchungen.

Die *Behandlung* ist ähnlich wie bei der zystischen Echinokokkose nur durch die Resektion wirksam möglich. Allerdings muß selbst bei der Schnittführung im gesunden Gewebe mit Rezidiven gerechnet werden, so daß die Prognose meist ungünstig bleibt. In jedem Fall wird man Mebendazol (40 mg/kg Körpergewicht) verordnen, obgleich der Stellenwert dieser Therapie derzeit nur ungenügend angegeben werden kann.

6.21 Geschwülste der Leber

Die Leber ist ein häufiger Sitz von gutartigen und bösartigen Tumoren. Klinisch bedeutsam sind in den westlich-zivilisierten Ländern vor allem Lebermetastasen, die zum überwiegenden Teil von Geschwülsten der Baucheingeweide ausgehen. Durch den regelmäßigen Einsatz der modernen bildgebenden Verfahren werden Lebertumoren häufiger und in einem früheren Stadium entdeckt. Als Folge werden Fragen nach der Dignität und der Therapie oft gestellt.

6.21.1 Gutartige Geschwülste

Aufgrund des histologischen Bildes gibt es eine Vielzahl benigner Tumoren. Eine Zusammenstellung bringt die folgende Übersicht. Klinisch bedeutsam

Gutartige Geschwülste

sind lediglich folgende Neubildungen:

Klassifikation der gutartigen Lebergeschwülste

Epitheliale Tumoren
- Leberzellen: Noduläre Transformation, fokal noduläre Hyperplasie, Leberzelladenom
- Gallenwegszellen: Cholangioadenom, Zystadenom

Mesenchymale Tumoren
- Fettgewebe: Lipom, Myelolipom, Angiomyolipom
- Muskulatur: Leiomyom
- Blutgefäße: Hämangiom, Hämangioendotheliom
- Mesothel: Mesotheliom

Gemischte Tumoren
- Hamartom, Teratom

Sonstige Tumoren
- Nebennierenreste, Pankreasreste

Kavernöse oder kapilläre *Hämangiome* sind überaus häufige Befunde, die bei bis zu ¼ der Patienten gefunden werden. Bedrohlich können sehr große Hämangiome werden, wenn von dem arteriovenösen Shunt eine übermäßige Herzbelastung ausgeht oder wenn eine Verbrauchskoagulopathie auftritt. Rupturen sind seltene Ereignisse. Oftmals werden Hämangiome bei der Sonographie entdeckt. Je nach dem relativen Blutgehalt erkennt man hier echoarme oder echoreiche runde Herde, die sich scharf vom umgebenden Lebergewebe abgrenzen (Abb. 6.29). Zur Unterscheidung gegenüber anderem Fremdgewebe kann die Computertomographie dienen, bei der eine Konzentrierung von Kontrastmittel im Hämangiom gefunden wird. Weitere Möglichkeiten sind die Szintigraphie, bei der die Anreicherung markierter Erythrozyten bewertet wird, oder die selektive Angiographie. In unklaren Fällen läßt sich u. U. die Entscheidung anhand von Verlaufsbeobachtungen treffen.

Cholangioadenome sollen in ähnlicher Häufigkeit wie Hämangiome auftreten. Es handelt sich um Entwicklungsanomalien, die als solide Knoten mit

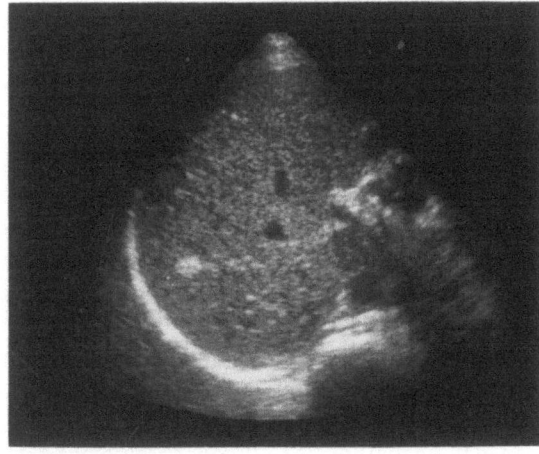

Abb. 6.29. Leberhämangiom. Im sonographischen Schnitt durch den rechten Leberlappen stellt sich die Geschwulst als scharf begrenzter Bezirk dar. Dahinter verläuft als weiße Linie das Zwerchfell. – Blutreiche Hämangiome können auch echoarm im Sonogramm erscheinen. Eine weitere Differenzierung ist durch die Computertomographie mit Kontrastmittelgabe möglich

Durchmessern bis zu 1 cm wachsen. Möglich ist auch ein multiples Vorkommen.

Leberzelladenome haben in den letzten Jahren zunehmend Beachtung gefunden. Sie treten vermehrt bei Frauen, die hormonelle Kontrazeptiva nehmen, oder bei Personen, die anabole Steroide erhalten, auf, wobei die Häufigkeit mit der Dauer der Behandlung zunimmt. Nach dem Absetzen der Hormone bilden sich die Geschwülste evtl. zurück. Mögliche Komplikationen sind die Ruptur oder die Infarzierung. Darüber hinaus soll eine maligne Umwandlung vorkommen.

Die *fokal noduläre Hyperplasie* wird als Reaktion auf unbekannte Reize bewertet. Komplikationen wie Blutungen oder maligne Umwandlungen fehlen. Für die Diagnostik kann das Verhalten des Tumorgewebes beim Technetiumszintigramm bedeutsam sein: Im Gegensatz zu Adenomen oder anderen Neubildungen enthält die fokal noduläre Hyperplasie Kupffer-Sternzellen, die Technetium aufnehmen und im Szintigramm abgebildet werden. Obgleich die Bedeutung der Sexualhormone für die Entstehung gering ist, soll es nach dem Absetzen in einzelnen Fällen zu einer Rückbildung kommen.

Klinik. Beschwerden gehen hauptsächlich von größeren Geschwülsten aus, wobei bisweilen Gebilde von den Ausmaßen eines Kindskopfes beobachtet werden. Durch Druckwirkungen auf die Umgebung entstehen ggf. Magen-, Darm- oder Gallebeschwerden. Bei Kompression der extrahepatischen Gallenwege, z. B. durch ein biliäres Zystadenom oder ein Hämangioendotheliom, kann ein Verschlußikterus verursacht werden. In ähnlicher Weise ist die Entstehung eines Pfortaderhochdrucks möglich, sofern durch Geschwulstknoten die Pfortader gedrückt wird. Bedrohliche Krankheitsbilder sind zu erwarten, wenn eine Geschwulst platzt und sich Blut oder flüssiger Inhalt in die Bauchhöhle ergießt. Blutungen und Infarzierungen innerhalb der Geschwülste sind u. a. bei hepatozellulären Adenomen beobachtet worden. Gerinnungsstörungen können von riesigen Hämangiomen ausgehen.

Bei der *körperlichen Untersuchung* lassen sich große Geschwülste tasten. Die Konsistenz ist unterschiedlich: Derb erscheint die fokale noduläre Hyperplasie; Adenome sind weicher; kavernöse Hämangiome sind in der Regel weich. Gefäßreiche Geschwülste lassen sich bisweilen an Strömungsgeräuschen identifizieren.

Diagnostik. In der Regel handelt es sich um Zufallsbefunde, die bei unklaren Oberbauchbeschwerden, bei der körperlichen Untersuchung oder im Rahmen der Diagnostik mit bildgebenden Verfahren erhoben werden. Da *differentialdiagnostisch* stets auch Malignome erwogen werden müssen, ist in jedem Fall eine exakte Diagnose anzustreben. Klinisch-chemische Tests sind hier nur wenig hilfreich. In erster Linie wird man somit Material für die zytologische bzw. histologische Untersuchung durch Punktion, Exzision etc. zu gewinnen suchen. Der Beitrag indirekter bildgebender Verfahren ist – wie erwähnt – für die Diagnose von Hämangiomen und von epithelialen Geschwülsten wertvoll. In diesen Fällen genügt oftmals eine abwartende Taktik, wobei die Tumorgröße in Abständen von 3, 6 und 12 Monaten kontrolliert bzw. der Verlauf nach Absetzen evtl. Sexualhormone diagnostisch bewertet wird.

Therapie. Grundsätzlich müssen gutartige Tumoren, sofern sie keine Symptome hervorrufen, nicht behandelt werden. Die einzige Maßnahme bestünde ggf. im Absetzen von hormonellen Antikonzeptiva bzw. von Anabolika. Ansonsten würde die Verlaufsbeobachtung, z. B. im sonographischen Bild, genügen. Andererseits wird man bei unklaren Diagnosen, wenn bei Verlaufsbeobachtungen eine Größenzunahme des verdächtigen Herdes festzustellen ist oder wenn nach Absetzen der Sexualsteroide mutmaßliche Adenome bzw. fokal noduläre Hyperplasien sich nicht verkleinern, eine Klärung durch Resektion anstreben. Dies gilt auch für große, Beschwerden verursachende Geschwülste und in der Regel für Hämangiome mit über 10 cm Durchmesser. In manchen Fällen ist auch eine Ligatur oder Embolisation der versorgenden Blutgefäße ausreichend.

6.21.2 Bösartige Geschwülste

Überwiegend handelt es sich um *Lebermetastasen*, wobei die Primärgeschwülste zu etwa ¾ im Bauchraum sitzen: Kolon, Magen, Pankreas, Gallenblase bzw. extrahepatische Gallenwege. Besonderes Interesse haben in den letzten Jahren die im Vergleich in den westlich-zivilisierten Ländern selteneren *primären Leberkarzinome* gefunden, die als Leberzellkarzinom oder als cholangiozelluläres Karzinom auftreten. Andere Geschwülste, wie z. B. Plattenepithelkarzinome, Hämangioendotheliome, Sarkome usw. sind hier von geringer Bedeutung.

Primäre Leberzellkarzinome entwickeln sich vor allem in zirrhotisch umgebauten Lebern. Besonders scheint das Vorkommen großer Regeneratknoten und breiter Bindegewebssepten die Geschwulstbildung zu begünstigen. Gehäuft wurden primäre Leberzellkarzinome bei chronischer Hepatitis B sowie nach Aufnahme von Mykotoxinen (Aflatoxine, Sterigmacystin), bestimmten Pflanzentoxinen (Cycasin, Safrol, Pyrrolizidin), Nitrosaminen, Azofarbstoffen, chlorierten Kohlenwasserstoffen, anabolen Steroiden und möglicherweise (als „Kokarzinogen") von Alkohol beobachtet. Weitere Ursachen können Parasiten (Schistosomen), α_1-Antitrypsinmangel oder Bestrahlungen durch Thorotrast etc. sein. Aus dem Gesagten wird deutlich, daß primäre Leberzellkarzinome in den Entwicklungsländern, wo die Hepatitis B häufiger ist und Mykotoxine oder Pflanzentoxine aufgrund der klimatischen Verhältnisse in kontaminierten Nahrungsmitteln sich leicht bilden, wesentlich öfter entstehen. So ist die Erkrankungsrate in Mozambique etwa 50mal größer als in Mitteleuropa. Tatsächlich ist in jenen Ländern das primäre Leberzellkarzinom der häufigste bösartige Tumor. Betroffen werden mehr Männer als Frauen (2:1). Die weitere Tumorausbreitung erfolgt zunächst in der Leber. Oftmals wächst der Tumor in Lebervenen ein und erreicht so die Hohlvene. Fernmetastasen werden hauptsächlich in der Lunge gefunden.

Cholangiokarzinome sind im Vergleich mit Leberzellkarzinomen seltener. Ursachen, die die Entstehung begünstigen, konnten bisher nicht eindeutig identifiziert werden. Das gleiche gilt auch für die anderen primären bösartigen Lebergeschwülste.

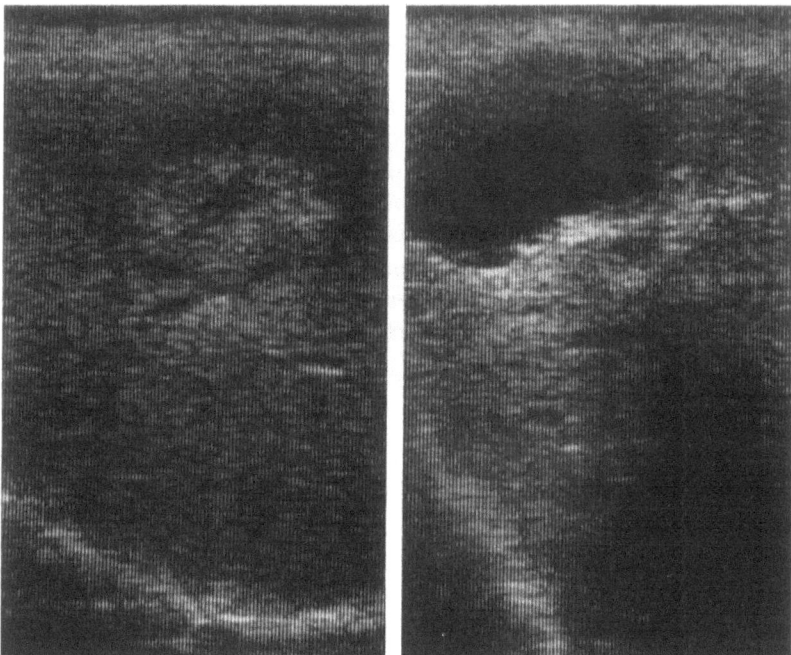

Abb. 6.30 **Abb. 6.31**

Abb. 6.30. Lebermetastase eines Kolonkarzinoms (Sonogramm). Man erkennt einen runden, echoreichen Herd, der von einem schmalen, echoarmen Bezirk gesäumt wird. Es dürfte sich hier um eine Vermehrung der Blutgefäße handeln. Im Zentrum grenzt sich ebenfalls ein echoarmes Areal ab: Wahrscheinlich ist hier eine Nekrose. – Die helle Linie am unteren Bildrand entspricht dem Zwerchfell

Abb. 6.31. Lebermetastase eines Vulvakarzinoms (Sonogramm). Das Fremdgewebe stellt sich hier als rundes echoarmes Gebilde nahe der Leberoberfläche dar. Differentialdiagnostisch wurde in diesem Fall auch an eine Leberzyste gedacht (s. Abb. 6.1). Die Diagnose konnte schießlich anhand von Punktionsmaterial histologisch gesichert werden

Lebermetastasen treten in der Regel multipel auf. Ursprungsorte sind neben den erwähnten Bauchorganen – voran Kolon und Pankreas – vor allem die Lungen und Brustdrüsen. Grundsätzlich kommen jedoch alle Primärgeschwülste in Betracht. Selten werden lediglich Tochterherde von Sarkomen oder von Neoplasmen des Kopf-/Halsbereichs in der Leber beobachtet. Erwähnt werden soll schließlich, daß etwa 10% der Lymphome sowie ein Teil der Leukosen die Leber mitbefallen.

Klinik. Das Beschwerdebild wird bei den bösartigen Lebergeschwülsten einerseits von der Grunderkrankung – beispielsweise einer Leberzirrhose in Fällen mit primärem Leberzellkarzinom oder dem Primärtumor bei Metastasenleber – und zum anderen von der Beeinträchtigung der Leberfunktionen sowie mechanischen Auswirkungen auf die umgebenden Organe bestimmt. Hierbei ist immer wieder überraschend, wie gering die Klagen selbst bei fortgeschrittenem Leiden sein können. Häufige Angaben betreffen Leibschmerzen, Völlegefühl,

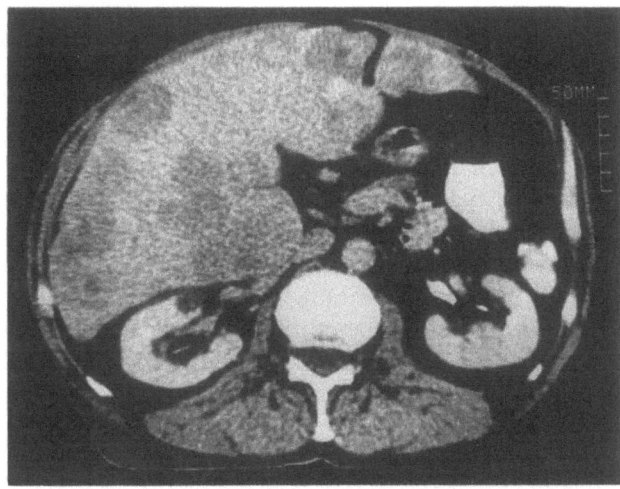

Abb. 6.32. Multiple Lebermetastasen eines Pankreaskarzinoms. Sie stellen sich hier im Computertomogramm als hypodense Areale dar; im Sonogramm waren sie wegen des geringen Impedanzunterschiedes übersehen worden. – Der Vorteil der Computertomographie ist vor allem in der Möglichkeit begründet, gut reproduzierbare Schnittbilder zu erhalten, die auch Aussagen über die Lagebeziehungen zur Umgebung ermöglichen. Sie ist für Verlaufsbeobachtungen oder für die Planung von operativen Eingriffen besonders geeignet

Übelkeit, Gewichtsabnahme, Appetitlosigkeit, Fieber, Gelbsucht. Bei der körperlichen Untersuchung erscheint die Leber u. U. vergrößert; oftmals kann man den Tumor als umschriebenen, derben Bezirk tasten.

Diagnostik. Am einfachsten läßt sich Fremdgewebe in der Leber mit der Hilfe der modernen bildgebenden Verfahren feststellen. Nicht selten sind es zufällige Befunde. Die Erkennbarkeit im Sonogramm bzw. im Computertomogramm hängt vom Impedanz- bzw. Dichteunterschied gegenüber dem umgebenden „gesunden" Lebergewebe ab. Im Durchschnitt werden Herde ab einem Durchmesser von 0,5–1 cm erkennbar (Abb. 6.30–6.32; s. auch Abb. 6.12). Deshalb gibt es immer wieder Fälle, bei denen eine Methode versagt. Weitere diagnostische Möglichkeiten sind Darstellungen der Leber im Szintigramm oder im Angiogramm.

Bei Fremdgewebe in der Leber ergeben sich folgende diagnostische Ziele: 1. Festlegung der exakten histologischen Diagnose; 2. Antwort auf die Frage primärer Tumor/Tumormetastase; 3. Definition des Krankheitsstadiums, insbesondere auch im Hinblick auf eine Resektion der Geschwulst.

Klinisch-chemische Tests sind geeignet, das Ausmaß der Leberfunktionsbeeinträchtigung abzuschätzen. Gebräuchlich sind Bilirubin, Transaminasen, alkalische Phosphatase (γ-Glutamyl-Transpeptidase, Blutsenkung, Blutbild, Bluteiweiß einschließlich Elektrophorese, Gerinnungsenzyme, Laktatdehydrogenase, Cholinesterase). Bei Verdacht auf ein primäres Leberzellkarzinom wird man im Hinblick auf eine *chronische Hepatitis B* die entsprechenden viralen Antigene messen. In den letzten Jahren haben *onkofetale Antigene* besonderes Interesse gefunden. Es handelt sich hier um Eiweißkörper, die während der frühkindlichen Entwicklung in größeren Mengen vorkommen und die erneut von Geschwülsten vermehrt gebildet und ggf. im Blut gefunden werden. α-*Fetoprotein* (AFP) besitzt eine wichtige diagnostische Bedeutung bei primären Leberkarzinomen. Beim Gesunden beträgt die Konzentration bis 20 ng/ml; Patienten können dagegen Konzentrationen im Mikrogramm- bis Milligrammbereich aufweisen. Es besteht ein Zusammenhang zwischen den Ausmaßen des Tumors und den Serumspiegeln: während große Geschwülste regelmäßig mit erhöhten Konzentrationen einhergehen, zeigen kleine Neoplasmen (Durchmesser unter 3–5 cm) in etwa ⅓ der Fälle normale Werte. Erhöhte α-Fetoproteinspiegel finden sich auch bei Leberentzündungen oder bei Leberzellregeneration, was im einzelnen Fall diagnostische Schwierigkeiten bereiten kann; in unklaren Fällen läßt sich durch die Beobachtung des Verlaufs möglicherweise die Diagnose sichern. *Karzinoembryonales Antigen* (CEA) ist hauptsächlich bei fortgeschrittenen Geschwülsten des Gastrointestinaltrakts, insbesondere des Dickdarms, einschließlich Lebermetastasierung vermehrt im Blut nachweisbar. Erhöhte Konzentrationen wurden auch bei chronisch-entzündlichen Darmerkrankungen, alkoholischen Leberschäden oder bei Rauchern gemessen. Der Wert des karzinoembryonalen Antigens besteht im wesentlichen in der Verlaufskontrolle nach Tumorresektionen. Eine erhöhte Konzentration im Serum bei unklarem Fremdgewebe in der Leber schließt ein primäres Leberzellkarzinom weitgehend aus.

Weitere Proteine, die von primären Leberzellkarzinomen gebildet werden können und ggf. vermehrt im Serum erscheinen, sind u. a. *Transkobalamin, γ-Glutamyltranspeptidase* (fetale Variante), *alkalische Phosphatase* (verschiedene Varianten). Sonstige Laborbefunde bei primären Leberzellkarzinomen sind u. a.: *Hyperkalzämie* (ohne Knochenmetastasen oder Nebenschilddrüsenadenom), wobei ein vom Tumor synthetisiertes Protein mit Parathormonwirkung eine Rolle spielen soll; *Hyperlipoproteinämie; Hypoglykämie, Erythrozytose; Dysfibrinogenämie, Kryofibrinogenämie;* vermehrte Bildung von *Uroporphyrin.*

In jedem Fall wird man zur exakten Diagnostik versuchen, *Tumorgewebe* für die histologische oder zytologische Untersuchung zu gewinnen. Am einfachsten ist dies unter sonographischer bzw. computertomographischer Kontrolle mittels Feinnadel bei geringem Risiko möglich. Informationen über den Tumorbefall und über die restliche Leber (Zirrhose?) erhält man besser durch eine Probenentnahme unter laparoskopischer Sicht. Wegen der Gefahr der Nachblutung wird die Leberblindpunktion mittels Menghini-Nadel nicht empfohlen. Bei unbekanntem Primärtumor kann oftmals aus dem histologischen Bild der Lebermetastasen auf den mutmaßlichen Ursprungsort geschlossen werden.

Die *Ausdehnung des Tumors* läßt sich mit den verschiedenen bildgebenden Verfahren, insbesondere der Computertomographie und dem Sonogramm beurteilen. Die Nachweisbarkeit hängt – wie erwähnt – von der Größe und den Eigenschaften des Tumors (Dichte, Durchblutung, Verkalkungen etc.) ab. Gegebenenfalls wird man deshalb mehrere Verfahren kombinieren. Kleine Geschwülste können manchmal allein mittels superselektiver Arteriographie gefunden werden. Diffuser Leberbefall, z. B. bei Lymphomen oder Leukosen, entgeht im Normalfall der bildgebenden Diagnostik.

Differentialdiagnose. Jeder unklare umschriebene Leberbefund muß den Verdacht auf eine Neubildung nahelegen. Die weiteren Fragen sind: Gutartiger oder bösartiger Prozeß? Primäre oder sekundäre Erkrankung? Die Antwort läßt sich in der Regel gültig nur anhand einer Gewebeprobe finden (s. oben). Denken sollte man auch an eine maligne Umwandlung einer chronischen Hepatitis B mit Zirrhose oder einer Hämochromatose. Schließlich sei auf Schwierigkeiten bei der Deutung der häufig am Anfang des diagnostischen Weges stehenden Befunde im Lebersonogramm verwiesen: Hier kann eine ungleichmäßige Verfettung wie eine Durchsetzung mit Tumorgewebe aussehen; echoarme „Zysten" können dagegen mit stark flüssigkeitshaltigen bzw. durchbluteten Neubildungen verwechselt werden (s. Abb. 6.31).

Therapie. Die durchschnittliche Überlebenszeit der Patienten mit bösartigen Lebergeschwülsten beträgt nach Stellung der Diagnose lediglich 3–6 Monate. In Anbetracht dieser verzweifelten Lage sind verschiedene Maßnahmen vorgeschlagen worden, deren Wert allerdings nicht endgültig beurteilt werden kann. Am überzeugendsten sind die Resultate der *Leberchirurgie*. Bis zu 80% des Organs können wegen der großen Reservekapazitäten entfernt werden, wobei die anatomischen Gegebenheiten die jeweilige Schnittführung festlegen. Die Überlebensraten konnten bei den veröffentlichten Fällen um ein mehrfaches verlängert werden. Die Indikation für die Resektion wird dabei nicht von der histologischen Diagnose, sondern von dem Ausmaß des Leberbefalls sowie der Operabilität des Patienten bestimmt. Die günstigsten Ergebnisse sind offenbar zu erwarten, wenn 3 oder weniger Herde vorhanden sind, und ihr Durchmesser höchstens 5 cm beträgt.

Ein weiteres therapeutisches Verfahren ist die hoch dosierte *regionale Infusion von Zytostatika*, z. B. über eine implantierbare Pumpe. Nach den vorliegenden Ergebnissen kann bei einem Teil der Patienten mit einer Tumorverkleinerung gerechnet werden; allerdings ist mit Leberschäden (Hepatitis, Fibrose) zu rechnen. Ein endgültiges Urteil ist zum jetzigen Zeitpunkt nicht möglich. Vereinzelt wurden *Lebertransplantationen* vorgenommen. Auch hier ist eine Stellungnahme nicht möglich. Ein Einwand wäre, daß die erforderlichen immunsuppressiven Medikamente das Wachstum von evtl. vorhandenen Metastasen fördern könnten. Über den Wert einer *Strahlentherapie* gibt es keine verbindlichen Mitteilungen.

6.22 Diagnostik bei Verdacht auf eine Lebererkrankung

Die Frage nach einer Lebererkrankung stellt sich in der Praxis oft. Einerseits, weil Lebererkrankungen häufig vorkommen, und zum anderen, weil es kaum Krankheiten gibt, bei denen die Leber nicht mitbetroffen werden kann (und sei es nur durch die ungünstige Nebenwirkung eines erforderlichen Medikamentes). Die anamnestischen Angaben können bereits wichtige Informationen liefern: Umgebungserkrankungen, Alkoholkonsum, Kontakt mit Giften, Prodromalzeichen etc. sollen hier als wichtige Fragen erwähnt werden. Leitsymptom der Leberkrankheiten ist die Gelbsucht infolge des gestörten Bilirubinabbaus, wobei u. U. eine hellgraue Entfärbung des Stuhls und eine bierbraune Farbe des Urins hinzukommen (s. 6.16). Die Gelbsucht gilt zwar als ein relativ unempfindliches Zeichen – die meisten Leberkrankheiten verlaufen anikterisch – sie ist jedoch ein häufiger Grund für Patienten, einen Arzt zu konsultieren und besitzt somit einen großen praktischen Wert. Die gleiche Überlegung gilt auch für die sonstigen „Leberhautzeichen", die vor allem bei fortgeschrittenen Leberleiden mit bindegewebigem Parenchymumbau beobachtet werden (s. Abb. 6.17). Unspezifische Angaben wie Müdigkeit, Abgeschlagenheit, Appetitlosigkeit, Leibschmerzen sollten ebenfalls den Verdacht einer Lebererkrankung entstehen lassen.

Basisdiagnostik

Zur Orientierung über den Zustand der Leber genügen in der Regel wenige technische Untersuchungen. Zur „Basisdiagnostik" können folgende einfachere Tests dienen:
Blutuntersuchungen: Blutsenkung; großes Blutbild; Thrombozytenzahl; Bilirubin; Transaminasen, γ-Glutamyltranspeptidase, Quick-Test, Cholinesterase,
Urinuntersuchungen: Urobilinogen, Bilirubin.
Sonogramm.

Die *Blutsenkung*, die durch Entzündungen oder Neoplasmen beschleunigt wird, gilt als unspezifische Suchreaktion. Das *Blutbild* gibt Informationen über Entzündungen (Leukozytose, Linksverschiebung), Virusinfektionen (fehlende Veränderungen, allenfalls relative Lymphozytose), Leukosen, Wurmerkrankungen (Eosinophilie), Blutungen (Anämie), Hypersplenismus (Leukopenie, Thrombopenie) etc. *Bilirubin* und *Urobilinogen* erlauben einen Einblick in die Leistungsfähigkeit der Leber bei dem Abbau des Bilirubins. Die *Transaminasen* reflektieren die Integrität der Hepatozyten. Die *γ-Glutamyltranspeptidase* zeigt durch ihre Aktivitätszunahme Cholestasen an. *Cholinesterase* und *Quick-Test* (evtl. ergänzt durch die partielle Thromboplastinzeit) informieren über chronische bzw. akute Einschränkungen von Syntheseleistungen der Hepatozyten (weitere Erklärungen s. 6.4). Die *Sonographie* erlaubt eine bildliche Darstellung der Leber, der Gallenwege und der umgebenden Strukturen. Es werden Aussagen über die Größe, die Homogenität und das Gefäßbild der Leber, über die Milz, über Aszites sowie über die Weite der extrahepatischen Gallenwege bei unklaren Cholestasen ermöglicht.

Liegt ein „chirurgischer Ikterus" vor?

Das erste Anliegen bei jeder unklaren Lebererkrankung muß der Ausschluß einer mittels chirurgischem bzw. endoskopischem Eingriff zu therapierenden Gallenabflußbehinderung sein. In der Initialphase eines mechanischen Verschlusses durch einen Stein (Schmerzen!) oder einen Tumor (Gallenblase meist vergrößert und prall) ist oftmals keine Gelbsucht sichtbar. Wegleitend ist hier neben den klinisch-chemischen Befunden (Bilirubin, γ-Glutamyltranspeptidase, alkalische Phosphatase pathologisch) das Bild der Gallenwege und des Pankreaskopfes im Sonogramm, das mit einer hohen Treffsicherheit eine Abflußbehinderung erkennen läßt. Als nächste Maßnahmen kämen dann die radiologische Darstellung der extrahepatischen Gallenwege auf endoskopischem (ERC) oder transhepatischem Weg (PTC) in Betracht (s. auch 7.7).

Weiterführende Diagnostik

Mit den modernen klinisch-chemischen Tests (s. 6.4) und den bildgebenden Verfahren (Computertomographie, Szintigraphie, Angiographie, Ösophagogastroduodenoskopie, s. 1.5 – 1.7) existieren empfindliche Untersuchungsmethoden, die zumeist für die Diagnostik ausreichen. Wertvoll ist vor allem die Eingrenzung unklarer Leberbefunde mittels der unproblematisch durchführbaren Feinnadelpunktion unter sonographischer oder computertomographischer Sicht, wobei Material für die zytologische Untersuchung gewonnen werden kann. Die direkte Diagnostik durch Blindpunktion oder – besser – durch Laparoskopie und Punktion unter Sicht steht in der Regel am Ende des diagnostischen Weges.

Literatur

1. Baptista A, Bianchi L, de Groote J, Desmet VJ, Gedigk P, Korb G, MacSween RNM, Popper H, Poulsen H, Scheuer PJ, Schmid M, Thaler H, Wepler W (1981) Alcoholic liver disease: morphological manifestations. Lancet 1:707–711
2. Bloomer JR (1982) Porphyrin metabolism. In: Arias I, Popper H, Schachter D, Shafritz DA (eds) The liver: biology and pathobiology. Raven, New York, pp 333–345
3. Bode JC, Kruse G, Mexas P, Martini GA (1984) Alkoholfettleber, Alkoholhepatitis und Alkoholzirrhose. Dtsch Med Wochenschr 109:1516–1521
4. Bode JC (1985) Arzneimittelschäden der Leber. Dtsch Med Wochenschr 110:1543–1548
5. Carey MC (1982) The enterohepatic circulation. In: Arias I, Popper H, Schaffer D, Shafritz DA (eds) The liver: biology and pathobiology. Raven, New York, pp 429–465
6. Christensen E, Neuberger J, Crowe J, Altman DG, Popper H, Portmann B, Doniach D, Ranek L, Tygstrup N, Williams R (1985) Beneficial effect of azathioprine and prediction of prognosis in primary biliary cirrhosis. Final results of an international trial. Gastroenterology 89:1084–1091
7. De Grote I, Desmet V, Gedigk P, Korb G, Popper H, Scheuer PJ, Schmid M, Thaler H, Uehlinger E, Wepler W (1968) Systematik der chronischen Hepatitis. Dtsch Med Wochenschr 93:2101–2102
8. Davidson CS, Leevy CM, Chamberlayne EC (eds) Guidelines for detection of hepatotoxicity due to drugs and chemicals. NIH Publication No 79-313, VS Department of Health, Education and Welfare 1979
9. Hansen WE (1984) Gastrointestinale Symptome. Springer, Berlin Heidelberg New York Tokyo, pp 115–122
10. Hoofnagle JH (1985) Acute viral hepatitis: clinical features, laboratory findings, and treatment. In: Berk IE (ed) Bockus Gastroenterology, 4th edn. Saunders, Philadelphia, pp 2856–2901
11. Hopf U, Möller B, Lobeck H, Klein R, Berg PA (1985) Immunserologische Differenzierung chronisch-cholestatischer Leberentzündungen. Dtsch Med Wochenschr 110:1924–1929
12. Kirk AP, Jain S, Pocock S, Thomas HC, Sherlock S (1980) Late results of the Royal Free Hospital prospective trial of prednisolone therapy in hepatitis B surface antigen negative chronic active hepatitis. Gut 21:78–83
13. Martini GA (1960) Differentialdiagnose des Ikterus. Internist 1:135–141

14. Mc Coll KEL, Thompson GT, Moore MR, Goldberg A (1979) Haematin therapy and leucocyte delta-aminolaevulinic-acid-synthase activity in prolonged attack of acute porphyria. Lancet 1:133–134
15. Preisig D, Bircher S, Preisig R (1982) Positive Diagnose des Gilbert-Syndroms. Schweiz Med Wochenschr 33:1122–1129
16. Schaffner F, Popper H (1985) Structure of the liver. In: Berk IE (ed) Bockus Gastroenterology, 4th edn. Saunders, Philadelphia, pp 2625–2659
17. Stanbury IB, Wyngaarden IB, Fredrickson DS (1978) The metabolic basis of inherited disease, 4th end. McGraw Hill, New York
18. Tio TH, Leijnse B, Jarrett A, Rimington C (1957) Acquired porphyria from a liver tumor. Clin Sci 16:517
19. Vogel GE (1984) Substitution von Antithrombin III. Eine neue Therapiemöglichkeit bei schweren Lebererkrankungen. Hämostaseologie 4:3–10
20. Volk BA, Schölmerich J, Wilms H, Köttgen E, Witz G, Billmann P, Hoppe-Seyler P, Gerok W (1985) Peritoneo-venöser Shunt in der Aszitestherapie. Dtsch Med Wochenschr 110:1685–1691
21. Wallnöfer H, Schmidt E, Schmidt FW (1974) Synopsis der Leberkrankheiten. Thieme, Stuttgart

7 Extrahepatische Gallenwege, Gallenblase

Die extrahepatischen Gallenwege erhalten von der Leber täglich 700–1200 ml Galle, die – je nach dem Bedarf – in den Dünndarm geleitet oder in der Gallenblase gespeichert werden. Erkrankungen sind im Vergleich häufig; zumeist handelt es sich um Steinbildungen, Entzündungen oder Geschwülste. Beschwerden entstehen insbesondere durch Verkrampfungen der Muskulatur, wobei die Angaben von diskreten Mißempfindungen bis zu schwersten kolikartigen Schmerzen im mittleren und rechten Oberbauch mit Ausstrahlung in die rechte Schulter reichen. Gelbsucht findet man als Folge einer Gallenabflußbehinderung.

7.1 Embryologie, Mißbildungen

Leber, Gallenblase und Gallenwege sowie ventrales Pankreas entwickeln sich in unmittelbarer Nachbarschaft aus dem ventralen Abschnitt des primitiven Vorderdarmes (Abb. 7.1). Etwa ab der 8. Embryonalwoche finden die Gallenwege Anschluß an die Hepatozyten; eine Gallesekretion in den Darm wird ab dem 5. Monat beobachtet. Die Gallenblase erscheint als Aussprossung der Gallenwege etwa nach 4 Wochen, wobei eine endgültige Hohlraumbildung ab der 7. Woche nachzuweisen ist.

Die extrahepatischen Gallenwege und die Gallenblase weisen große Unterschiede bezüglich der Form, der Größe oder der Lage auf. In der Regel handelt es sich um harmlose *Anomalien,* die allenfalls bei der Deutung z. B. im Röntgenbild oder bei chirurgischen Eingriffen von Interesse sind. Gelegentlich kön-

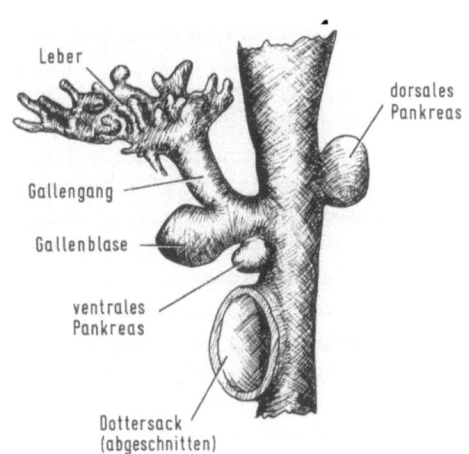

Abb. 7.1. Anlagen der Gallenwege, der Gallenblase sowie der Bauchspeicheldrüse bei einem 3–4 mm großen Embryo. (Nach [7])

nen auch Entzündungen oder Steinbildungen durch Anomalien begünstigt werden. Die intrahepatischen Gallenwege besitzen eine relativ feste Lagebeziehung zueinander und zu den verschiedenen Lebersegmenten (s. 6.2). Der Zusammenfluß des rechten und linken Ductus hepaticus erfolgt stets außerhalb der Leber. Bei etwa ¼ der Menschen ist der Ductus hepaticus rechts in je einen vorderen und einen hinteren Ast getrennt, die auch getrennt einmünden. Eine separate Einmündung der Ductus in das Duodenum, bei der die Gallenblase rechts angeschlossen ist ("Duplikation des Gallengangs"), ist eine seltene Anomalie. Unterschiedliche Befunde gibt es bei der Papilla Vateri, wo Pankreas- und Gallengang in verschiedenem Ausmaß gemeinsam verlaufen oder getrennt (20%) erscheinen. Diese Variationen besitzen in erster Linie bei der endoskopischen Darstellung der Gallenwege sowie bei chirurgischen Eingriffen eine Bedeutung.

Zystische Erweiterungen der Gallenwege werden intrahepatisch (Caroli-Syndrom) und extrahepatisch beobachtet, wobei in unterschiedlicher Ausdehnung sowohl konzentrische als auch einseitige, divertikelähnliche Bildungen vorkommen. Frauen werden 3mal häufiger als Männer betroffen. Symptome entstehen zumeist in den ersten Lebensjahren, wobei hauptsächlich Fieber, Leibschmerzen und intermittierende Gelbsucht im Vordergrund stehen. Große Zysten lassen sich durch die Bauchdecken tasten. Die Diagnose kann im sonographischen Bild vermutet werden; für die endgültige Bestätigung ist die radiologische Darstellung der Gallenwege (Cholezystangiogramm, ERC) nötig. Die Therapie erfolgt chirurgisch, entweder durch Resektion der Zyste oder – sofern dies nicht allein möglich ist – durch eine biliodigestive Anastomose. Choledochozoelen wird man wegen der möglichen Pankreasverletzungen nur resezieren, wenn sie Symptome verursachen. Zysten im Bereich der Papille können durch endoskopische Papillotomie behandelt werden. Eine Behandlung der intrahepatischen Zysten (Caroli-Syndrom) ist nicht befriedigend möglich. Sowohl die *Gallenblase* als auch der *Ductus cysticus* zeigen große Unterschiede. Bei etwa ⅕ der Menschen ist der Gallenblasenfundus in der Art einer phrygischen Mütze umgeschlagen. Seltene Anomalien betreffen die Verdoppelung, die Divertikelbildung oder die Transposition auf die linke Seite. Sehr selten sind auch die Agenesie und die Aplasie; in unklaren Fällen mit fehlender Darstellung der Gallenblase im Sonogramm oder im Röntgenbild sollte man differentialdiagnostisch an eine Schrumpfgallenblase bzw. eine Steingallenblase denken. Häufige Befunde sind die Ausbildung von Septen und Trabekeln, die in das Gallenblasenlumen ragen, oder die Einbettung der Gallenblase in das Leberparenchym ("Parenchymgallenblase"). Heterotopes Magen-, Pankreas-, Darm- oder Lebergewebe wird selten als Zufallsbefund in der Gallenblasenschleimhaut gefunden; die klinische Bedeutung ist gering. Der Ductus cysticus mündet in der Regel im spitzen Winkel in den Ductus choledochus; häufige Varianten sind die Einmündung im Bereich des distalen Abschnittes des Ductus choledochus, wobei dieser evtl. spiralig umzogen wird. Klinische Bedeutung erhält diese Situation, wenn bei einer Cholezystektomie ein längerer Zystikusstumpf belassen werden muß, der ggf. die Bildung neuer Steine begünstigt.

Die *Atresie* der Gallengänge wird heute weniger durch eine Mißbildung, sondern durch eine Infektion im Sinne einer progressiv sklerosierenden Cholangitis erklärt. Als Erreger werden Viren angenommen. Das Ausmaß der Gallengangsobliteration weist beim einzelnen Fall Unterschiede auf. Kennzeichen sind Ikterus, Lebervergrößerung und helle Stühle, die sich in den ersten Lebenswochen entwickeln. Die Behandlung ist nur durch eine chirurgische Resektion der obliterierten Gallengänge und biliodigestive Anastomosierung möglich. Unter Verwendung moderner Operationstechniken ist dies bei etwa der Hälfte der Betroffenen möglich [6]. In verzweifelten Fällen kann eine Lebertransplantation in Betracht kommen.

7.2 Anatomie

Folgt man dem Fluß der Galle von den Hepatozyten (s. 6.2) ausgehend, so werden zunächst interzelluläre Canaliculi, darauf mit eigenem Epithel ausgekleidete Ductuli und schließlich die interlobulären Ductus, die in den Portalfeldern verlaufen, durchströmt. Aus dem Zusammenfluß der Ductus entstehen große Gefäße, die sich im Hilus zu einem rechten und linken Ductus hepaticus sammeln. Aus diesen entsteht der Ductus hepaticus communis bzw. Ductus choledochus. Nach 2–5 cm mündet der Ductus cysticus, der eine Verbindung zur Gallenblase herstellt. Insgesamt beträgt die Länge des Ductus choledochus etwa 8 cm. Bevor er die Papille erreicht und bei 80% der Menschen gemeinsam mit dem Pankreasgang in das mittlere Duodenum mündet, zieht er am rechten Rand des kleinen Netzes dorsal vom kranialen Duodenum zwischen das Pankreas und die V. cava inferior. Im Bereich der Mündung befindet sich der Sphincter Oddi, der die Entleerung von Galle und ggf. von Bauchspeichel in das Duodenum kontrolliert und gleichzeitig den Übertritt von Duodenalsaft verhindert. Die Wandungen der extrahepatischen Gallengefäße enthalten wenig glatte Muskulatur.

Die Gallenblase erscheint als annähernd birnenförmiger, dehnbarer Sack mit einem Fassungsvermögen von etwa 30–50 ml Galle. Sie liegt der Unterseite der Leber an, wo sie etwa die Grenze zwischen rechtem und linkem Lappen markiert. Beim Lumen unterscheidet man das stumpf geformte Ende (Fundus), den mittleren Teil (Korpus) sowie den schmal ausgezogenen Übergang in den Ductus cysticus (Infundibulum), der mit dem „Halsteil" anfängt. Der Ductus cysticus besitzt querverlaufende Schleimhautfalten, die möglicherweise das Lumen offen halten.

Gallenblase und Gallenwege besitzen ein eigenes intramurales Nervengeflecht. Hinzu kommen parasympathische und sympathische Zuflüsse aus dem N. vagus bzw. dem Plexus coeliacus. In der Gallenblase wurden auch peptiderge Nerven identifiziert.

Besonderes Interesse findet der feingewebliche Aufbau der Gallenblase, weil hier die Eindickung der Galle bewirkt wird. Die luminale Oberfläche wird von einer Schleimhaut mit Zylinderepithel überzogen. Zur Vergrößerung der Fläche existiert ähnlich wie beim Gastrointestinaltrakt eine Faltenbildung. Unter der Schleimhaut befindet sich Bindegewebe (Submukosa); es folgt eine kräftige, aus längs- und spiralig verlaufenden glatten Muskelfasern aufgebaute Muskelschicht, die die Entleerung der Gallenblase ermöglicht. In dem der Bauchhöhle zugewandten Teil befindet sich ein Serosabelag.

Die Papilla Vateri hat einen speziellen feingeweblichen Aufbau, der von der Architektur des Ductus choledochus oder des Ductus pancreaticus abweicht. Das Lumen wird von einer faltenreichen Schleimhaut mit Drüsenaggregaten und einem in Flußrichtung orientierten Klappenapparat gebildet. Die Muskelschicht ist kräftig ausgebildet. Entsprechend den Funktionen unterscheidet man einen M. sphincter pori papillae, einen M. dilatator papillae, einen M. sphincter choledochus und einen M. sphincter pancreaticus. Die Lamina propria besteht aus gefäßreichem Bindegewebe. Die Blutversorgung erfolgt über die A. retroduodenalis, aus der eine dorsale und ventrale Arterie entspringt. Die Gefäßarchitektur ist für operative Eingriffe (Papillotomie) von Bedeutung. Die Papille wird von sympathischen und parasympathischen Nerven versorgt.

7.3 Physiologie

Die extrahepatischen Gallenwege dienen dem Transport der Galle von der Leber in den oberen Dünndarm. Die Gallenblase ist als Speicherorgan mit einem Fassungsvermögen von 30–50 ml beigegeben, das gleichzeitig zur Eindickung der Galle befähigt ist; aus der Lebergalle entsteht in der Gallenblase die konzentriertere Blasengalle. Die treibende Kraft für den Gallenfluß wird in dem Sekretionsdruck der Hepatozyten und wohl auch der Gallengangsepithelien erblickt (s. 6.3). Er beträgt etwa 29–39 mm Hg. Der Galleübertritt in den Darm stellt sich als Funktion des Widerstands der Gallenwege bzw. der Gallenblase gegen den Gallenfluß dar. Unter physiologischen Bedingungen erfolgt die vermehrte Entleerung im Zusammenhang mit einer Mahlzeit, wobei die Öffnung der Papille und die Kontraktion der Gallenblase durch das vegetative Nervensystem und Hormone (Cholezystokinin) bewirkt werden. Die Bedeutung der Gallenblase und der Papille für die Verdauungsfunktionen ist offenbar gering. Dies zeigen Befunde an Personen, deren Gallenblase entfernt oder deren Papille durch Spaltung ausgeschaltet wurde. Von Interesse ist in diesem Zusammenhang, daß bei Tieren ohne Gallenblase (Ratte, Taube, Pferd etc.) kaum ein Widerstand von der „Papille" ausgeübt wird, wobei laufend Galle sezerniert wird und in den Darm übertritt.

Zwischen den Mahlzeiten entleert sich nur wenig Galle in den Darm, weil die Papille geschlossen ist. Da die Gallenblasen- und Ductus-cysticus-Muskulatur schlaff erscheinen, wird der Gallenfluß in die Blase begünstigt. Möglich ist hier ein Effekt peptiderger inhibitorischer Nervenerregungen auf die Muskulatur. Die rasche Aufnahme von Flüssigkeit durch die Gallenblasenschleimhaut verhindert einen Druckanstieg in den Gallenwegen. Bevorzugt werden vor allem Wasser und Elektrolyte absorbiert, was zu einer Konzentrationssteigerung insbesondere der Gallensäuren, der Bilirubinate und des Cholesterins um den Faktor 5–20 führt (Tabelle 7.1). Die treibende Kraft ist hier die aktive Aufnahme von Na-Ionen in die Zylinderepithelzellen. Gleichzeitig werden besonders Chlorid- und Bikarbonat, gering auch Lezithin und Gallensäuren sowie –

Physiologie

Tabelle 7.1. Leber- und Blasengalle (nach verschiedenen Statistiken)

		Lebergalle	Blasengalle
Na^+	(meq/l)	140–159	220–340
K^+	(meq/l)	4–5	6–14
Ca^{++}	(meq/l)	2–5	5–32
Cl^-	(meq/l)	62–112	1–10
Gallensalze	(meq/l)	3–55	290–340
pH		7,2–7,7	5,6–7,4
Cholesterin	(meq/dl)	60–170	350–930
Phospholipide	(meq/dl)	337–755	490–3 570
Bilirubin	(meq/dl)	19–47,5	98–370
Trockengewicht	(g/l)	20±9	123±5

unter Erhalt isoosmotischer Bedingungen – Wasser mit absorbiert. Im histologischen Bild zeigen sich unter der Oberfläche breite interzelluläre Kanäle, in die die aufgenommenen Gallebestandteile weitergeleitet werden, um dann schließlich im Blut zu erscheinen. Jodhaltige Kontrastmittel werden nicht absorbiert, sondern in der Gallenblase angereichert. Auf diese Weise erlauben sie eine gute indirekte Darstellung des Organs.

Nach einer Mahlzeit kontrahiert sich die Gallenblase rasch innerhalb von ca. 30 min und entleert den Inhalt in den Zwölffingerdarm. Ein geringer Rest verbleibt jedoch in der Blase (Abb. 7.2). Wie erwähnt, werden hier sowohl nervale als auch hormonelle Einflüsse auf die Muskulatur der Gallenblase und des Sphincter Oddi wirksam. In erster Linie sind es Reize, die durch cholinerge Nerven des N. vagus sowie durch das Hormon Cholezystokinin übertragen werden. Dessen Freisetzung erfolgt in der Duodenalschleimhaut. Als Stimulus wirken Speisen, insbesondere Aminosäuren, Peptone oder Fette, sowie Salzsäure und hypertone Lösungen von Magnesiumsulfat. Steigt die Konzentration der Gallensäuren im Duodenum an, so resultiert eine Hemmung der Hormonfreisetzung. Unklar ist der Beitrag verschiedener gastrointestinaler Hormone, die in zumeist pharmakologischer Dosierung die Gallenblasenentleerung anregen (Gastrin, Sekretin, vasoaktives intestinales Peptid, Motilin) oder hemmen (pankreatisches Polypeptid). Diskutiert wird auch eine verstärkende Wirkung von Cholezystokinin (Sekretin) oder eine Anregung von Entleerungsreizen während der interdigestiven Phase (Motilineffekt auf den interdigestiven myoelektrischen Komplex?), wodurch die Bildung von Steinen möglicherweise verhindert wird. Bemerkenswert sind schließlich zephale Reize, beispielsweise von der Mundschleimhaut, die über den N. vagus geleitet werden und eine Gallenblasenentleerung bewirken (Abb. 7.2) [5].

Der Sphincter Oddi erscheint bei der manometrischen Untersuchung als 4–6 mm langes Segment mit hohem Ruhedruck und aufgesetzten phasischen Kontraktionen. Manche Befunde stützen die Hypothese, daß der Sphinkter hier wie eine Pumpe funktioniert, wobei eine Füllungs- und Entleerungsphase unterschieden werden.

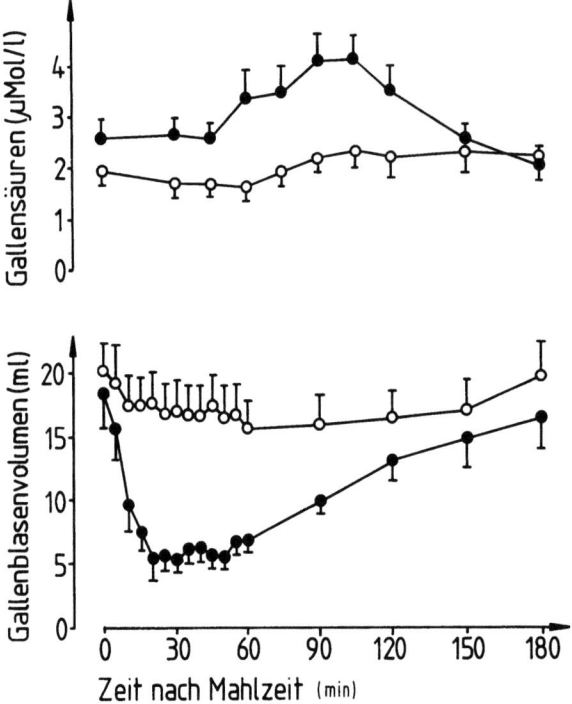

Abb. 7.2. Gallenblasenvolumina (*unten*) und Serumgallensäurenspiegel (*oben*) nach einer Mahlzeit (*ausgefüllte Punkte*) und einer Scheinmahlzeit (*Kreise*). Durch die Mahlzeit wird eine rasche Entleerung der Gallenblase angeregt; mit einer Verzögerung von ca. 60 min steigt auch die Serumgallensäurenkonzentration an. Dieser zeitliche Abstand ist mit der Passage der Gallensäuren durch den Dünndarm und der Aufnahme im terminalen Ileum zu erklären (enterohepatischer Kreislauf). Regulierend wirken sowohl nervöse als auch hormonelle Einflüsse. Der Beitrag kephaler Reize, die über den N. vagus geleitet werden, und die hier mittels Scheinessen angeregt wurden, ist im Vergleich offenbar gering. (Aus [5], mit freundlicher Genehmigung)

7.4 Gallensteine

In den westlich-zivilisierten Ländern gelten Gallensteine als der häufigste pathologische Befund im Oberbauch. So sind in Europa und in den USA etwa jeder 10. Mann und jede 5. Frau Gallensteinträger, wobei die Häufigkeit mit dem Lebensalter zunimmt. Bei 70jährigen Frauen findet man in einem Drittel der Fälle, bei 90jährigen in der Hälfte der Fälle Steine. Begünstigend auf die Steinbildung wirken offenbar eine kalorienreiche, fettreiche, aber ballaststoffarme Ernährung, die Zugehörigkeit zur weißen Rasse, Erbfaktoren, Schwangerschaft, Therapie mit Östrogenen (auch in der Form von hormonellen Antikonzeptiva) oder Clofibrat, der Zustand nach Vagotomie, ein intestinaler Gallensäureverlust bei Erkrankungen im Bereich des terminalen Ileums (M. Crohn, Resektionen etc.) und Übergewicht. Kein Zusammenhang scheint dagegen mit primärer Hypercholesterinämie, Leberzirrhose (Ausnahme: hämolytisches Syndrom bei

Hypersplenismus), Diabetes mellitus oder Schilddrüsenfunktionsstörungen zu bestehen. Von einer „Saint-Trias" spricht man, wenn Gallensteine, Hiatushernie und Kolondivertikel — also die häufigsten pathologischen Befunde — gemeinsam vorliegen. Als Ursache wird in diesen Fällen eine ballaststoffarme Ernährung diskutiert.

7.4.1 Entstehung der Gallensteine

Cholesterin, Kalziumkarbonat und Kalziumbilirubinat sind unlösliche Bestandteile der Galle. Sie werden unter physiologischen Bedingungen durch andere Bestandteile der Galle in Lösung gehalten. Für eine Auskristallisation sind neben ungünstigen Löslichkeitsbedingungen — man spricht von *lithogener Galle* — Kerne erforderlich, auf denen das Wachstum erfolgen kann. Darüber hinaus kommt ein Zeitfaktor hinzu. Lithogene Galle kann besonders in der Nacht auch bei gesunden Menschen beobachtet werden. Die Bedingungen für eine Steinbildung werden hier jedoch nicht erfüllt.

Am Beginn der Steinbildung stehen winzige Kristalle, die manchmal im sonographischen Bild als echoreicher „Schlick" dargestellt werden. Das Auftreten von *Mikrokristallen* bedeutet noch nicht, daß sich große Steine entwickeln. Beispielsweise erscheint häufig in der Initialphase der akuten Hepatitis „Schlick" in der Gallenblase, der bei einer Kontrolluntersuchung nach Abklingen der Gelbsucht nicht mehr nachzuweisen ist. Für das Steinwachstum sind offenbar weitere Bedingungen nötig, die die Aggregation der Mikrokristalle zu größeren Gebilden fördern.

Die *Zusammensetzung der Gallensteine* ist sehr unterschiedlich. Etwa 90% der Steine besitzen als Hauptbestandteil Cholesterin; bei etwa 30% spricht man von reinen Cholesterinsteinen. Im übrigen enthalten die Gallensteine Kalziumkarbonat, Kalziumbilirubinat, Fettsäuren oder Proteine in wechselndem Umfang. Etwa 10% der Steine bestehen vorwiegend aus Kalziumbilirubinat und besitzen weniger als 30% Cholesterin (Pigmentsteine). Ein hoher Kalziumgehalt wird im Röntgenbild als Schatten dargestellt.

Gallensteine entwickeln sich fast ausschließlich in der Gallenblase. Ausnahmen sind Pigmentsteine, die sich manchmal im Rahmen von Infektionen oder Wurmerkrankungen (Ascaris lumbricoides, Clonorchis sinensis) sowie im Zusammenhang mit Nahtmaterial auch im Ductus choledochus bilden. Intrahepatische Steine werden beim Caroli-Syndrom beobachtet. Im übrigen stammen Steine in den extrahepatischen Gallenwegen aus der Gallenblase. Die zentrale *Rolle der Gallenblase* bei der Entstehung der Gallensteine resultiert einerseits aus der Konzentrierung der Galle, wodurch die Löslichkeitsbedingungen ungünstiger werden (s. Tabelle 7.1); zum anderen soll nach neueren Untersuchungen eine abnorme Schleimsekretion bei der Destabilisierung der Galle eine Rolle spielen.

Cholesteringallensteine. Cholesterin ist in dem wäßrigen Medium der Galle praktisch unlöslich. So ist es nicht erstaunlich, wenn am häufigsten Steine mit überwiegendem Cholesteringehalt gefunden werden (s. oben). Unter physiologischen Bedingungen wird Cholesterin innerhalb von Mizellen aus Gallensäuren und Lezithin transportiert. Diese besitzen in ihrem Zentrum ein lipophiles Milieu, das Cholesterin gelöst aufnehmen kann, und an ihrer Oberfläche durch die polaren funktionellen Gruppen der Gallensäuren und des Lezithins hydrophile Eigenschaften, die die Sekretion mit der Galle ermöglicht.

In der Gallenblase werden die verschiedenen Bestandteile der Galle im unterschiedlichen Ausmaß absorbiert (s. Tabelle 7.1). Hierdurch kann das Verhältnis von Cholesterin zu den Gallensäuren und Lezithin sich so verschieben, daß die Transportkapazität für Cholesterinmoleküle nicht mehr ausreicht. Als Resultat wird die Galle lithogen. Dieses Konzept der Cholesteringallensteinbildung hat vor allem eine therapeutische Konsequenz: Es hat sich gezeigt, daß durch die orale Gabe von bestimmten Gallensäuren (Ursodesoxycholsäure, Chenodesoxycholsäure) die Zusammensetzung der Galle günstig beeinflußt wird und Cholesteringallensteine wieder aufgelöst werden. Neben dem vermehrten Gallensäurengehalt in der Galle spielt offenbar auch eine verminderte Cholesterinbildung in der Leber eine Rolle. Unbeantwortet ist jedoch die Frage, warum die Blasengalle bei bestimmten Personen lithogen wird und warum sich letztendlich Steine entwickeln. (Eine Ausnahme bilden lediglich Fälle mit exzessivem Gallensäurenverlust, z. B. bei M. Crohn im Bereich des terminalen Ileums.) Handelt es sich um eine Erkrankung der Leber, die eine abnorme Galle sezerniert? Handelt es sich um ein Leiden der Gallenblase? Inwieweit spielen Ernährungsfaktoren, beispielsweise bei der Gallenblasenkinetik oder dem enterohepatischen Kreislauf bestimmter Gallebestandteile (Gallensäuren, Cholesterin, Phospholipide etc.) eine Rolle? Die Antworten würden insbesondere auch für die Überlegungen zur Steinprophylaxe von Bedeutung sein.

Pigmentsteine. Im Gegensatz zu den Cholesterinsteinen ist die Entstehung der dunkelbraunen oder schwarzen Pigmentsteine bisher weitgehend ungeklärt. Treten sie im Zusammenhang mit einer Hämolyse in der Gallenblase auf, so kommt als Ursache die vermehrte Ausscheidung von Bilirubin mit der Galle in Betracht. Es handelt sich hier um kleinere, harte, heterogen zusammengesetzte Gebilde. Möglicherweise spielt auch ein ungünstiger Effekt einer von der Gallenblasenschleimhaut sezernierten β-Glukuronidase eine Rolle, die die Spaltung von löslichem Bilirubinglukuronid in unlösliches Bilirubin und in Glukuronsäure katalysiert. Werden Pigmentsteine in den Gallenwegen gebildet, so bestehen sie in der Regel aus Kalziumbilirubinat; sie sind im Vergleich weicher, brüchiger und erreichen einen Durchmesser von 3–4 cm. Bei etwa ⅓ der Steine findet sich im Zentrum Nahtmaterial. Man nimmt an, daß sie sich relativ rasch bilden können. Geeignete Kristallisationskerne sind u. a. Wurmeier, Bakterien, Nahtreste (s. oben). Infektionen (Escherichia coli) und Wurmerkrankungen (Ascaris lumbricoides, Clonorchis sinensis) dürften auch das häufige Vorkommen in Ostasien (China, Japan) erklären.

7.4.2 Gallenblasensteine, Gallenblasenentzündungen

Mit dem routinemäßigen Einsatz der modernen bildgebenden Verfahren (Sonographie, Computertomographie) werden Gallensteine in zunehmender Häufigkeit entdeckt. Allein besitzen sie keinen besonderen Krankheitswert. Die

Mehrzahl der Steinträger ist symptomfrei und weiß oft nicht einmal von der Veränderung. Andererseits können Gallensteine lebensgefährliche Komplikationen bedingen: akute und chronische Entzündungen, Perforationen etc. Hinzu kommen bedrohliche Erkrankungen beim Übertritt von Steinen in den Ductus choledochus (s. 7.4.3). Jeder Fund von Gallensteinen, auch bei geringen oder fehlenden Beschwerden, muß deshalb ernst genommen werden.

Klinik. Das klinische Bild wird in unkomplizierten Fällen nach der traditionellen Ansicht von der Unverträglichkeit von gebratenem braunem Fett und Kaffee sowie von verschiedenartigen Mißempfindungen im Oberbauch bestimmt. Dies mag bei einem Teil der Betroffenen stimmen. Kritische Untersuchungen haben jedoch gezeigt, daß Zeichen wie Kaffee- und Fettintoleranz, Oberbauchbeschwerden, Sodbrennen, Dyspepsie, Aufstoßen, Übelkeit, Flatulenz etc. unspezifisch sind und in gleicher Häufigkeit bei Personen, die keine Gallensteine haben, anzutreffen sind. Man sollte sich deshalb vor der Annahme einer falschen Kausalbeziehung zwischen uncharakteristischen Beschwerden und zufälligem Gallensteinbefund hüten.

Besser definierbar sind gallensteinabhängige Beschwerden, wenn *Koliken* auftreten. Es handelt sich hierbei um den vorübergehenden Verschluß des Ductus cysticus durch einen Stein. Die Patienten klagen über viszerale Schmerzen, die im rechten und mittleren Oberbauch, u. U. auch retrosternal empfunden werden. In der Regel steigern diese sich innerhalb 0,5−1 h und halten in gleicher Intensität einige Stunden an, um dann wieder abzuklingen. Vegetative Begleiterscheinungen zeigen sich als Übelkeit, Brechreiz, Erbrechen, Hautblässe, Schweißausbruch oder Tränen der Augen. Durch das Erbrechen wird bei einem Teil der Betroffenen die Kolik erleichtert. Bei verstärkter Irritation der Gallenblase werden die Schmerzen auch in die zugehörigen Zonen im rechten Oberbauch oder im rechten Hals-Schulter-Bereich übertragen. Das Auftreten der Koliken ist unvorhersehbar; es gibt Patienten, die nur einmal im Laufe vieler Jahre Schmerzen bekommen; andere klagen dagegen im Abstand von Tagen, Wochen oder Monaten über die quälenden Attacken. Bei der körperlichen Untersuchung findet man häufig eine isolierte Druckschmerzhaftigkeit der Gallenblase, was am sonographischen Bild am besten überprüft werden kann.

Besonderes Interesse gilt der Frage nach dem Zusammenhang zwischen Steinen und *Gallenblasenentzündungen*. Ohne Zweifel gibt es bei Steinen gehäuft den Befund einer Cholezystitis. Der Pathomechanismus ist allerdings nicht genau geklärt. Die Kolik infolge eines Zystikusverschlusses muß nicht mit einer Entzündung einhergehen. Möglich ist jedoch in diesen Fällen die Entwicklung einer Cholezystitis. Als Ursachen werden hier direkte Schäden durch den Stein, Veränderungen der gestauten Blasengalle, Störungen der Blutzirkulation, abnorme Schleimabsonderungen oder das Auftreten von Enzymen, die die Bildung von schädlichem Lysolezithin aus Lezithin begünstigen, diskutiert. Bakterielle Infektionen gelten in der Regel als sekundär. Bei Persistenz des Zystikusverschlusses kann sich infolge der Schleimsekretion ein zumeist schmerzloser Hydrops der Gallenblase bilden.

Akute Cholezystitis

Die führenden Symptome der akuten Cholezystitis sind kolikartige Schmerzen im rechten Oberbauch mit Ausstrahlung in die rechte Schulter, Übelkeit, Brechreiz, Erbrechen, Fieber sowie eine Abwehrspannung im rechten Oberbauch infolge Durchwanderungsperitonitis. Im Blut findet man entzündliche Zeichen (Leukozytose). In ca. 95% der Fälle handelt es sich um die erwähnten Folgen bei Steineinklemmung im Ductus cysticus, wobei Bakterien allenfalls eine sekundäre Rolle spielen. Die Übergänge zur blanden Steinkolik sind fließend: jede Kolik, die länger als 6 h dauert, ist grundsätzlich verdächtig. (Als weitere Differentialdiagnose muß ggf. eine biliäre Pankreatitis erwogen werden.) Das Risiko der Perforation, der Ausbildung biliodigestiver Fisteln mit Gallensteinileus oder der lokalen Abszeßbildung wird mit etwa 10% angegeben. Aus diesem Grund sollte jede akute Cholezystitis im Krankenhaus bei intensiver Überwachung behandelt werden. Manchmal entwickelt sich aus einem Gallenblasenhydrops (s. oben) infolge einer bakteriellen Superinfektion ein bedrohliches Gallenblasenempyem.

„Steinfreie" Cholezystitiden werden bei etwa 5% der Fälle beobachtet. Als Ursachen kommen u. a. schwere Traumen, chirurgische Eingriffe, Verbrennungen oder generalisierte Infektionen in Betracht.

Bei der körperlichen Untersuchung wird man vor allem den Bauchbefund mit Peritonismus und isolierter Druckschmerzhaftigkeit der Gallenblase beachten. Komprimiert man die Bauchdecke rechts unterhalb vom Leberrand und läßt man dann den Patienten tief einatmen, so wird die Gallenblase zusammen mit der Leber gegen die Hand des Untersuchers verschoben. Bei akuter Cholezystitis wird ggf. Schmerz angegeben (Murphy-Zeichen). Oftmals wird auch bei der Perkussion des Sternums ein Erschütterungsschmerz hervorgerufen.

Chronische Cholezystitis

Es wurde bereits dargelegt, wie Gallensteine möglicherweise die Entstehung von chronischen Schleimhautentzündungen begünstigen. Oftmals handelt es sich um die Folgen rezidivierender akuter Entzündungen, wobei zusätzlich Verwachsungen der Gallenblase mit der Umgebung auftreten. Diese können evtl. selbst Beschwerden hervorrufen, indem sie die Bewegungen des Gastrointestinaltraktes beeinträchtigen oder indem sie eine Perforation in benachbarte Organe (Duodenum, Magen, Querkolon) begünstigen. Gegebenenfalls resultiert eine biliodigestive Anastomose mit den Gefahren des Gallensteinileus bzw. des Gallensäurenverlustsyndroms. Bei 10% der Fälle mit chronischer Cholezystitis läßt sich kein Stein nachweisen.

Pathologisch-anatomisch handelt es sich um eine chronisch-fibrosierende Entzündung, wobei die Veränderungen mit der Anzahl und der Größe der Steine zunehmen. Es kommt zur Schrumpfung der Gallenblase und zur Störung der Kontraktionsfähigkeit. Am Ende steht oftmals die „Steingallenblase", bei der kein Lumen mehr existiert, und der Gallenstein von umgebautem Wandgewebe fest umschlossen ist. Das Beschwerdebild der chronischen Cholezystitis ist schwer festzulegen, zumal in der Regel Gallensteine gleichzeitig vorhanden sind. Die meisten Patienten mit chronischer Cholezystitis sind symptomfrei und wissen oftmals nicht einmal von ihrer Krankheit. Beschwerden wie Übelkeit, Mißempfindungen im Oberbauch, Blähungen, Sodbrennen, etc. sind unspezifisch und sollten nur in Ausnahmefällen durch chronische Gallenblasenentzündungen erklärt werden. Bei der körperlichen Untersuchung geben die Patienten manchmal eine Druckschmerzhaftigkeit der Gallenblase an.

Biliodigestive Fisteln

Fisteln zwischen der Gallenblase und dem Gastrointestinaltrakt (Duodenum, Querkolon, Magen etc.) werden sowohl bei akuten als auch bei chronischen Entzündungen der Gallenblase beobachtet. In der Regel werden sie erst bei der Laparotomie erkannt. Wegleitend kann ein Gallensteinileus sein. An das Krankheitsbild sollte vor allem bei älteren Patienten gedacht werden, wenn auf Röntgenübersichtsaufnahmen Luft in den Gallenwegen erscheint oder wenn ein unklarer Ileus besteht.

Mirizzi-Syndrom

Von einem Mirizzi-Syndrom spricht man, wenn bei Cholelithiasis und Cholezystitis die entzündlichen Vorgänge auch den Ductus hepaticus mitbetreffen und hier zu einer narbigen Verengung mit Abflußbehinderung führen; meistens gehen die Veränderungen vom Infundibulum der Gallenblase aus.

Gallenblasenkarzinom

Gallenblasenkarzinome entwickeln sich fast ausschließlich bei Steinträgern. Inwieweit die regelmäßig assoziierte chronische Schleimhautentzündung eine Rolle spielt ist unklar.

Diagnostik. Mit den modernen bildgebenden Verfahren lassen sich Gallenblasensteine und abhängige Komplikationen sehr gut beurteilen. An der ersten Stelle steht die *Sonographie*, wo das Gallenblasenlumen als echofreie Fläche und die Gallenblasenwand als schmaler echoreicher Saum regelmäßig dargestellt werden. Am besten erfolgt die Untersuchung nach 6- bis 8stündigem Fasten, weil dann die Blase besser gefüllt wird. Steine lassen sich bei über 95% der Fälle als weiße Flecken mit Schallschattenbildung darstellen (Abb. 7.3). Wichtig ist auch die Möglichkeit der Gallenblasenpalpation unter sonographischer Sicht (s. Abb. 1.6). Beurteilbar sind die Gallenblasenform (Hydrops), die Kontraktionsfähigkeit nach einem Reiz (Probemahl, Cholezystokinin bzw. Ceruletid i. m.), Wandveränderungen (entzündliche Verdickung, Neubildungen) sowie pathologische Veränderungen des Inhalts (Steine s. oben, Schlick etc.). Bei einem Teil der Fälle lassen sich der Ductus cysticus und die extrahepatischen Gallenwege (Weite, Steine) beurteilen. Wertvoll ist auch die Möglichkeit der einfach durchführbaren Wiederholung der Untersuchung zur Verlaufskontrolle. *Röntgenuntersuchungen* können bei Gallenblasensteinen in verschiedener Weise erfolgen: Leeraufnahmen lassen evtl. kalziumhaltige Steine, Verkalkungen der Gallenblase oder Luft in den Gallenwegen erkennen. Durch orale/parenterale Kontrastmittel gelingt die Darstellung der Gallenblase, sofern sie funktionsfähig ist; Steine werden als Aussparungen sichtbar (Abb. 7.4). Eine fehlen-

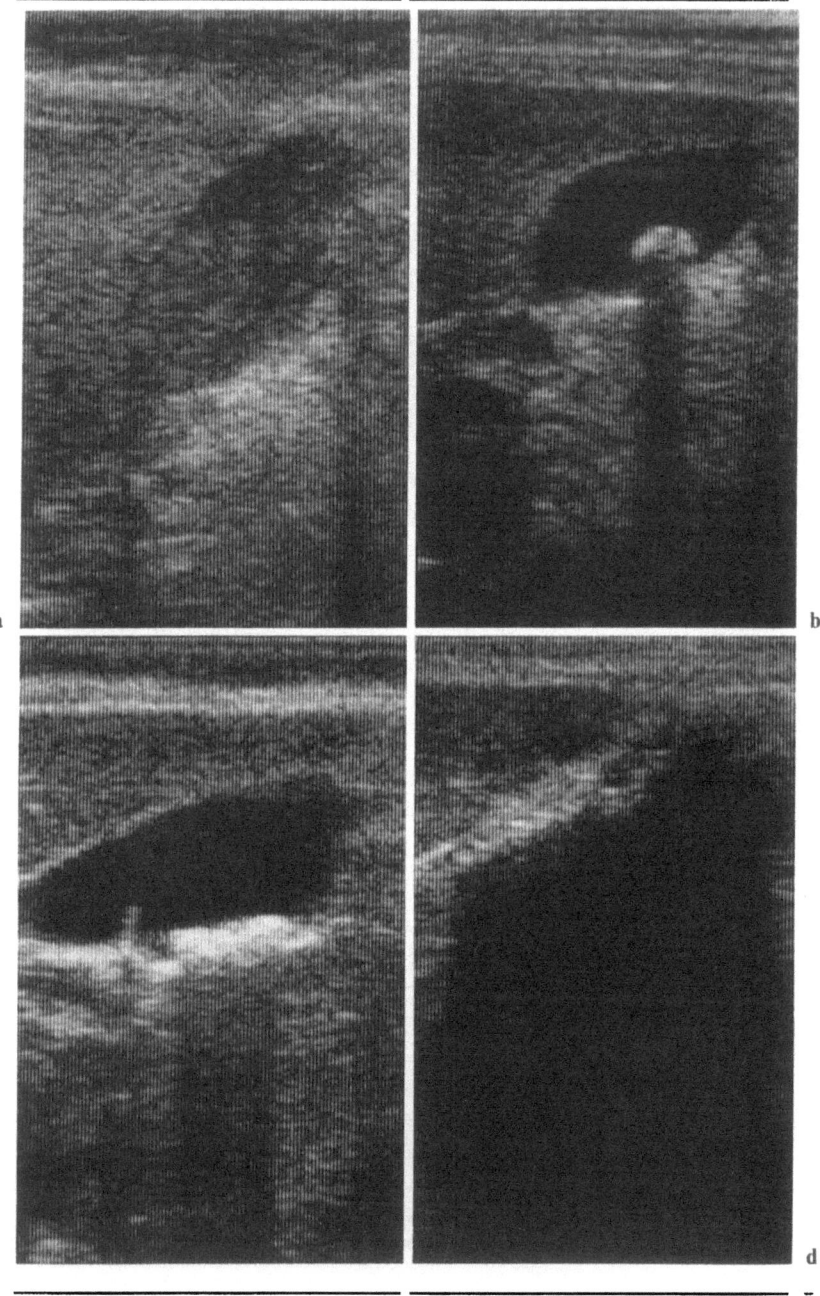

de Gallenblasendarstellung spricht für einen Zystikusverschluß. Weitere Möglichkeiten der radiologischen Diagnostik bietet die Computertomographie und die endoskopisch retrograde Cholangiographie (ERC). Die *Szintigraphie* der Gallenwege erlaubt besonders bei Schwerkranken mit akuter Cholezystitis den Nachweis eines Zystikusverschlusses (s. 1.7).

◀ **Abb. 7.3 a–d.** Sonographische Befunde bei verschiedenen Stadien der Gallensteinerkrankung. **a** Schlick in der Gallenblase. Die solide Struktur des Gallenblaseninhalts wird nach geltender Ansicht durch Cholesterinmikrokristalle, Schleimstoffe etc. erzeugt. Es soll sich um ein Vorstadium der Cholelithiasis handeln, das allein jedoch noch keinen Krankheitswert besitzt. Häufig ist es ein vorübergehender Befund, z. B. bei akuter Hepatitis. **b** Solitärer Gallenstein. Durch den großen Impedanzunterschied zur umgebenden Galle entsteht eine gut sichtbare – weiße – Totalreflexion, die dorsal zu einem Schallauslöschungsphänomen führt. Die Gallenblase selbst erzeugt durch ihren echoarmen Inhalt eine Schallverstärkung, was zu einer deutlichen Markierung des Steinschattens führt. **c** Mehrere kleine Gallensteine am „Boden" der Gallenblase. Sie werden leicht als Wandkontur fehlgedeutet und damit übersehen. Am einfachsten läßt sich hier die Diagnose anhand der deutlichen Steinschatten stellen. – Links erkennt man ein kleines Septum, das in das Lumen vorspringt. **d** Steingallenblase. Die Gallenblase ist mit Steinen angefüllt, die einen breiten Schallschatten erzeugen; mit Blasengalle gefülltes Lumen stellt sich nicht dar. Dieser Befund wird evtl. übersehen. Fehldiagnosen sind „Agenesie der Gallenblase" oder „Cholezystektomie"

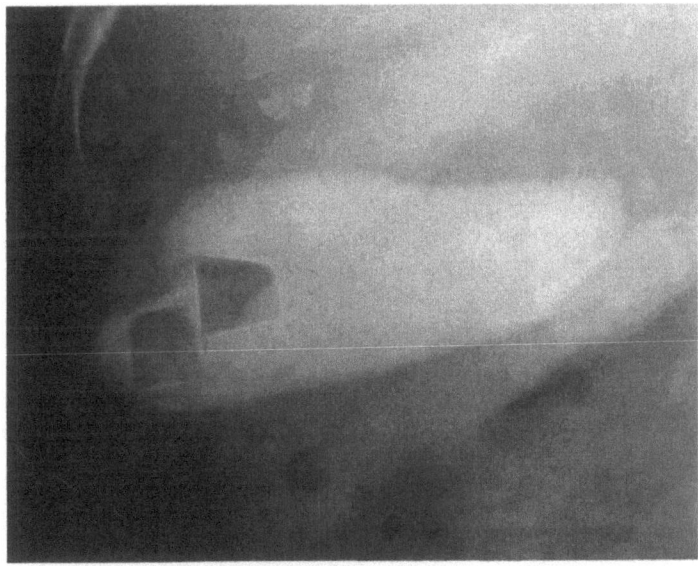

Abb. 7.4. Röntgenkontrastdarstellung von 2 facettierten Gallensteinen. Gegenüber dem in der Gallenblase enthaltenen – hellen – Kontrastmittel werden die Steine als dunkle Aussparungen kontrastiert; der Rand wird hier durch einen höheren Gehalt an Kalziumsalzen weiß abgebildet

Klinisch-chemische Tests besitzen einen Wert für die Diagnose der akuten Entzündung (Blutsenkung, Blutbild einschließlich Leukozytenzahl). Bei Beteiligung der Gallenwege (Entzündung, Steine) beobachtet man u. U. pathologische Leberfunktionsproben/Cholestaseenzyme; Amylase und Lipase werden bei biliärer Pankreatitis pathologisch gefunden.

Differentialdiagnose. Mißempfindungen im Oberbauch (im weitesten Sinn) und Gallenblasensteine sind überaus häufig; vor der Herstellung eines Zusammenhangs sollte man deshalb breite differentialdiagnostische Überlegungen anstellen. Hierzu zählen – je nach dem führenden Symptom – die Neuralgie Th_6-Th_9 rechts, Magen- und Duodenalerkrankungen (Ulkus), Pankreatitis (Wahrnehmung des Pankreaskopfes evtl. im rechten Oberbauch), Erkrankungen der rechten Niere, Reizdarm (oftmals Schmerzen im Bereich der rechten Kolonflexur), Lungenerkrankungen (Embolie, basale Pneumonie rechts), Hinterwandinfarkt, akute Appendizitis.

Eindeutig läßt sich in der Regel eine akute Cholezystitis (Lokalbefund, Fieber, Leukozytose, Steinnachweis und isolierte Druckschmerzhaftigkeit beim Sonogramm) diagnostizieren. In unklaren Fällen sei an die Möglichkeit, einen Zystikusverschluß durch Szintigraphie nachzuweisen, erinnert. Bei Koliken kann das gute Ansprechen eines Spasmolytikums (z. B. 1 Amp. Butylscopolamin i. v.) diagnostisch gewertet werden.

Therapie. Für die Behandlung der Gallenblasensteine und ihrer Komplikationen gibt es verschiedene Möglichkeiten: Abwarten, symptomatische Maßnahmen, medikamentöse Steinauflösung und chirurgische Entfernung der Gallensteine einschließlich der Gallenblase. Die Indikationen lassen sich in folgender Weise darstellen:

1. *Asymptomatische Cholelithiasis.* Am besten argumentiert man hier mit dem natürlichen Verlauf der Gallensteinerkrankung: Nach verschiedenen statistischen Erhebungen bleibt etwa die Hälfte aller symptomlosen Gallensteinträger bis zum Lebensende ohne Symptome. Innerhalb von 20 Jahren sind maximal bei etwa einem Viertel der betroffenen Komplikationen beobachtet worden; bis zu einem Drittel wurde in diesem Zeitraum cholezystektomiert. Die Operationsletalität beträgt unter günstigen Voraussetzungen unter 1%; nach dem 60. Lebensjahr steigt sie an und beträgt im 7. und 8. Lebensjahrzehnt etwa 10%. Jeder Arzt hat sicher – jenseits von Statistiken – erlebt, wie Patienten nach Cholezystektomien gestorben sind. Am sinnvollsten erscheint es, wenn man die Problematik mit dem Patienten durchspricht und vielleicht auch darauf hinweist, daß sich schwerwiegende Komplikationen meist vorher ankündigen. Legt der Patient dann noch Wert auf eine *Cholezystektomie,* so wird man ihm den Wunsch erfüllen. (Gründe sind manchmal eine gute Operationsfähigkeit oder längere Reisen in medizinisch schlecht versorgte Länder.)

Als Alternative hat die *medikamentöse Steinauflösung* eher enttäuscht: Es handelt sich um eine langwierige, teure Therapie, die nur bei etwa ¼ der Betroffenen durchgeführt werden kann und maximal bei ¾ zu einem Erfolg führt; darüber hinaus ist nach dem erfolgreichen Abschluß der Behandlung bei etwa der Hälfte der Patienten (Beobachtungszeitraum: 3–90 Monate) mit einem Rezidiv zu rechnen [3]. Der Vorteil ist die Gefahrlosigkeit.

Die *Indikation* sind Cholesteringallensteine bis zu einer Größe von 1,5 (–2) cm: Auf einer Röntgenleeraufnahme dürfen keine Verkalkungen zu sehen sein; die Gallenblase muß funktionsfähig sein, was mit der Kontrastmittelfüllung und -entleerung nach Reiz bei einem oralen Cholezystogramm geprüft werden kann. Gravierende Leber-, Magen- und Dünndarmerkrankungen sowie

Schwangerschaften (bei gebärfähigen Frauen wirksame Antikonzeption!) sollen ausgeschlossen sein. Die Behandlung erfolgt am besten mit 10 mg/kg Körpergewicht Ursodesoxycholsäure/Tag (Ursofalk, Cholit-Ursan), wobei die einmalige Einnahme vor dem Schlafengehen empfohlen wird. Nebenwirkungen werden nicht beobachtet. Als Alternative kann auch Ursodesoxycholsäure in niedriger Dosierung (5 mg/kg Körpergewicht täglich) mit Chenodesoxycholsäure (8 mg/kg Körpergewicht täglich) kombiniert werden; beide Substanzen besitzen etwas unterschiedliche Angriffspunkte – was von Vorteil ist –, und ungünstige Nebenwirkungen von Chenodesoxycholsäure (Durchfälle, reversibler Anstieg der Transaminasen, Anstieg der LDL-Lipoproteine), können weitgehend vermieden werden. Als Kontrolluntersuchungen sind neben dem sonographischen Bild der Gallensteine die Bestimmungen der Leberenzyme sinnvoll. Im Anfang wird man alle 4 Wochen, später alle 3 Monate kontrollieren. Ist nach 6–9 Monaten keine Steinverkleinerung bzw. -auflösung feststellbar, so wird man die Behandlung beenden. In der Regel dauert die Therapie nicht über 2–3 Jahre. Zur Unterstützung wird eine ballaststoffreiche, an Kalorien, Proteinen, raffinierten Kohlenhydraten, Cholesterin und gesättigten Fetten arme Kost empfohlen. Sie sollte auch nach der erfolgreichen Steinauflösung eingehalten werden; im Hinblick auf ein Steinrezidiv wird man bei diesen Patienten etwa alle ½ Jahr die Gallenblase sonographieren.

Zusammenfassend wird man in der Regel asymptomatische Gallensteinträger nur in Ausnahmefällen wirksam behandeln; in den meisten Fällen empfiehlt sich eine *abwartende Haltung*.

2. Mißempfindungen bei Cholelithiasis. Eine große Gruppe von Gallensteinträgern klagt über uncharakteristische Mißempfindungen, die gern durch eine „chronische Cholezystitis" erklärt werden (s. oben). Wird die Symptomatik durch eindeutig pathologische Befunde (z. B. gestörte Gallenblasenfunktion) ergänzt, so wird man sich leicht zur Cholezystektomie entschließen. Ansonsten sollte man mit dieser Maßnahme zurückhaltend sein, da infolge einer Fehldiagnose nach dem Eingriff die Symptome weiter vorhanden sind. Viele Ärzte verordnen eine *„Galleschonkost"*: häufige, kleine Mahlzeiten, die gut gekaut und langsam gegessen werden; vermeiden sollten die Betroffenen die Speisen, die sie schlecht vertragen, z. B. in Fett Gebratenes und Gebackenes, Sahne, Milch, Kaffee, sauren Wein, Schokolade, saures Obst, Eigerichte etc. Als *Medikamente* gibt es eine Vielzahl von Mischungen choleretisch, cholezystokinetisch, spasmolytisch oder laxierend wirkender Stoffe. Sie werden zu den Mahlzeiten genommen. Manche Patienten schätzen ggf. einen abführenden Effekt. Ein „Hausmittel" ist Olivenöl, das in der Menge eines Tee- oder Eßlöffels zu den Mahlzeiten verordnet wird. Trinkkuren mit magnesiumhaltigen Wässern regen die Cholerese an; sie wurden früher häufiger durchgeführt. Im übrigen gelten für Patienten mit Mißempfindungen bei Cholelithiasis die oben stehenden therapeutischen Überlegungen.

3. Gallenkolik. Gallenkoliken bedeuten für den Patienten meist unerträgliche Schmerzen. *Sofortmaßnahmen* werden deshalb zuerst der Schmerzbekämpfung gelten. Bei leichteren Koliken ist ein Versuch mit Nitroglyzerin (Nitrolingual Kps./Spray 0,2–0,8 mg), das unter der Zunge aufgelöst bzw. auf die Zunge gesprüht wird, angezeigt. Schwere Koliken werden besser durch intravenöse Gabe von spasmolytisch und analgetisch wirkenden Kombinationspräparaten (z. B. Baralgin, Buscopan comp.) bzw. von einem Opiat (z. B. Dolantin 50–100 mg oder Dilandid 2 mg) mit 0,5 mg Atropin therapiert. Oftmals ist eine Dauertropfinfusion mit 60–90 mg Pentazocin (Fortral) angezeigt. Bei der Verwendung von Opiaten sollte man an mögliche ungünstige Nebenwirkungen denken: Erhöhung des Papillensphinktertonus, Übelkeit, Brechreiz, Erbrechen. Eventuell wissen die Patienten von vorausgegangenen Koliken, welche Medikamente helfen. Weitere Maßnahmen sind die Nahrungskarenz, die ausreichende parenterale Ernährung (Flüssigkeitszufuhr!) sowie im Hinblick auf eine bakterielle Superinfektion die Gabe von Antibiotika. Feuchtwarme oder heiße Wickel werden von den Betroffenen als angenehm empfunden; wegen der möglichen reflektorischen Durchblutungssteigerung ist bei entzündlicher Komplikation Vorsicht geboten. Eine Therapieresistenz bzw. ein Andauern der Kolik über 6 h spricht für eine Cholezystitis; bei älteren Patienten können hier Fieber oder Leukozytose fehlen. Darüber hinaus ist auch an eine biliäre Pankreatitis zu denken.

Koliken gelten als Indikation für die Cholezystektomie. *Nach Abklingen* der akuten Beschwerden käme ggf. diese Maßnahme in Betracht. Eine andere Möglichkeit wäre der Versuch einer medikamentösen Steinauflösung (s. oben).

4. Akute Cholezystitis. Die Therapie der Wahl ist hier die Cholezystektomie, sofern der Patient operationsfähig ist. Umstritten ist die Frage des besten Operationszeitpunktes. Der Trend geht hier zur *Frühoperation,* d. h. 24–48 h nach Auftreten der Symptome. Die Vorteile resultieren aus der Entfernung des gefährlichen Entzündungsherdes, aus dem verminderten Pneumonie- und Embolierisiko, aus der einfachen Operationstechnik (wegen fehlender Verwachsungen und Narbenbildungen) und aus dem verkürzten Krankenhausaufenthalt. Bis zur Operation wird man die oben für die Therapie der Kolik dargestellten Maßnahmen durchführen (Analgetika, Spasmolytika, parenterale Ernährung, Antibiotika, u. U. Magensonde). Die Letalität wird in verschiedenen Statistiken mit ca. 3–5% angegeben, wobei offenbar kein wesentlicher Unterschied zwischen den Gruppen, die frühzeitig operiert wurden, und denjenigen, die zunächst konservativ behandelt und nach Abklingen der akuten Erscheinungen operiert wurden, besteht.

5. Gallenblasenhydrops, Steingallenblase. Pathologische Gallenblasenbefunde bedeuten ein erhöhtes Risiko der akuten Entzündung (Hydrops!) bzw. des Auftretens eines Malignoms (Steingallenblase). Aus diesen Gründen wird man sich bei diesen Fällen leicht zu einer Cholezystektomie entscheiden.

7.4.3 Gallengangsteine, Gallenwegverschluß, Cholangitis

Gallengangsteine findet man häufig im Zusammenhang mit Gallenblasensteinen; sie wandern durch den Ductus cysticus in den Ductus choledochus und können auch schließlich in den Zwölffingerdarm übertreten. Die Wahrscheinlichkeit von „sekundären Gallengangsteinen" bei Cholelithiasis beträgt nach verschiedenen Erhebungen 25–30%, wobei ältere Menschen weitaus häufiger betroffen werden (bis 50%). Primäre, im Gallengang gebildete Steine sind vergleichsweise seltener; im Gegensatz zu den sekundären Gallengangsteinen bestehen sie überwiegend aus Bilirubinat (s. 7.4.1). Sie werden vor allem nach Cholezystektomien beobachtet (bis 10% der Fälle), wobei häufig nichtresorbiertes Nahtmaterial im Zentrum gefunden wird. Begünstigend wirken auch Infektionen oder eine vermehrte Bilirubinsekretion infolge Hämolyse.

Bedrohliche Komplikationen entstehen vor allem aus der Abflußbehinderung der Galle durch den Stein bzw. die Steine: es kann ggf. zur Entzündung (Cholangitis) kommen. Weitere mögliche Folgen sind die Papillenstenose, die akute Pankreatitis, das akute Nierenversagen, sowie bei der Leber die Abszeßbildung, die Zirrhose und der Pfortaderhochdruck.

Klinik. Das Beschwerdebild durch Gallengangsteine ist sehr unterschiedlich und wird insbesondere durch das Auftreten der Komplikationen bestimmt. Die Mehrzahl der Patienten bleibt wahrscheinlich für lange Zeit symptomfrei [1].

Koliken entstehen beim Übertritt der Steine aus der Gallenblase in die Gallenwege („erfolgreiche Kolik"). Dies kann sowohl kleine als auch große Steine betreffen. Koliken werden jedoch auch von Choledochussteinen ausgelöst, wenn infolge einer Abflußbehinderung der Galle eine Druckerhöhung in den extrahepatischen Gallenwegen erfolgt. Koliken von Gallenblasensteinen lassen sich aufgrund des Beschwerdebildes von den letztgenannten nicht unterscheiden.

Die Zeichen der *Cholangitis* sind Schmerzen, Fieber und Schüttelfrost sowie Gelbsucht (Charcot-Trias). Die Ursache ist immer in einer Abflußbehinderung der Galle und einer Besiedelung der Gallenwege mit Bakterien zu suchen. Abhängig vom Ausmaß und von der Dauer der Obstruktion lassen sich verschiedene Schweregrade unterscheiden. Am häufigsten sind intermittierende Verschlüsse, wo die Steine eine Art Ventil bilden, zu beobachten. Entsprechend sind die Beschwerden gering und kurzzeitig, z. B. 1–2 Tage. Fehlen Koliken, so kann die Diagnose übersehen werden. Längerdauernde Obstruktionen führen zum Übertritt der Keime in das Blut und zur bedrohlichen gramnegativen Sepsis. Als Folge können Nierenversagen, Blutdruckabfall, Apathie etc. entstehen. Leberabszesse, die zumeist multipel auftreten, gelten als prognostisch ungünstiges Zeichen. Das Ausmaß der Gelbsucht hängt von dem Grad der Galleabflußbehinderung ab. In den meisten Fällen sind die charakteristischen Veränderungen, zu denen neben dem Ikterus die Entfärbung des Stuhls und die Dunkelfärbung des Urins gehören, bereits nach 1–2 Tagen festzustellen. Bei der körperlichen Untersuchung findet man evtl. eine vergrößerte Leber und eine Druckschmerzhaftigkeit des rechten Ober- und Mittelbauches. Eine Vergrößerung der Gallenblase infolge der Gallenabflußbehinderung spricht eher für eine Tumorstenose, da bei Gallensteinleiden die Blase infolge chronischer Entzündungen meist umgebaut ist und sich nicht mehr dehnen kann (Courvoisier-Zeichen).

Langdauernde extrahepatische Obstruktionen können zur *sekundären biliären Zirrhose* führen. Im Durchschnitt soll die Latenzzeit 5 Jahre betragen; einzelne Fälle zeigten diese Komplikationen jedoch bereits nach 4 Monaten. Am Ende stehen ggf. Blutungen aus Ösophagusvarizen oder ein Leberausfall.

Diagnostik. Bereits aus der Anamnese (Kolik, Stuhlentfärbung, Fieber, Gelbsucht) kann die Diagnose vermutet werden. Ergänzende Informationen liefern die *Laboruntersuchungen.* Hierzu zählen erhöhte Serumspiegel des Bilirubins und der cholestaseanzeigenden Enzyme (γ-Glutamyltranspeptidase, alkalische Phosphatase); die Transaminasen sind in der Regel nur gering vermehrt. Als Zeichen der entzündlichen Reaktion findet man eine Leukozytose und eine beschleunigte Blutsenkung. In der Mehrzahl der Fälle sind jedoch weder die Anamnese noch die Labortests auffällig. Eventuell ist eine beschleunigte Senkung der einzige Hinweis. Bei diesen Patienten ist die Untersuchung mit den verschiedenen *bildgebenden Verfahren* entscheidend. Sie ermöglichen die Darstellung der Steine und — als Reaktion auf die Abflußbehinderung — der erweiterten Gallenwege. Hierbei erweisen sich die extrahepatischen Gallenwege als leicht verformbar, sofern kein narbiger Umbau vorliegt; die intrahepatischen Gallenwege sind dagegen erst nach längerer Stauung erweitert. (Bei langsam sich entwickelndem Verschluß kann infolge reaktiver Bindegewebsvermehrung die Erweiterung intrahepatischer Gefäße ausbleiben.) Umgekehrt ist nach Wiederherstellung des Galleabflusses bei den extrahepatischen Gefäßen rasch eine Normalisierung des Lumendurchmessers zu erwarten; in der Leber können Gallengänge weit gestellt bleiben.

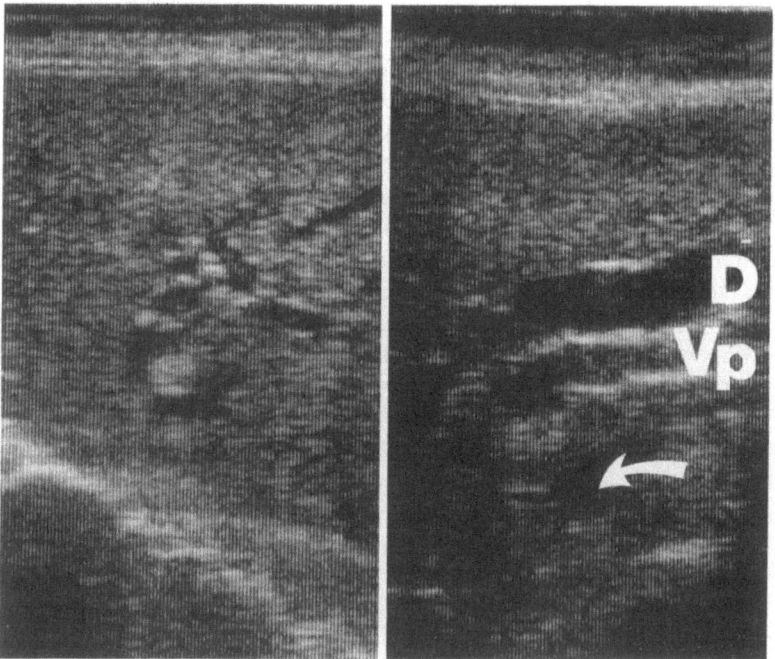

Abb. 7.5a, b. Sonogramm der erweiterten Gallenwege. **a** Intrahepatische Gänge mit „hirschgeweihartiger" Verzweigung. Unter physiologischen Bedingungen sind im Leberparenchym sonographisch Gallengänge nicht darstellbar. **b** Auf etwa 1,5 cm im Durchmesser erweiterter Ductus hepaticus (*D*) im Hilusbereich (Norm bis 5 mm, nach Cholezystektomie bis 8 mm). — Die Ursache war bei diesem Fall ein bei der Papille eingeklemmter Stein, der sich im Sonogramm wegen Meteorismus nicht darstellen ließ. (*Vp* Pfortader; *Pfeil* V. cava inferior)

Die Sonographie erlaubt regelmäßig die Beurteilung der Gallenwege im Hilusbereich und in der Leber (Abb. 7.5); in unklaren Fällen läßt sich eine Darstellung in der Linksseitenlage oder von rechts durch das Parenchym der Leber erreichen. Der distale Ductus choledochus ist dagegen nur etwa bei der Hälfte der Betroffenen zuverlässig abzubilden. Entsprechend lassen sich Aussagen über die Weite des intra- und des extrahepatischen Gangsystems machen. Steine, die im distalen Ductus choledochus verweilen, sind sonographisch dagegen nur bei einem Teil der Fälle aufzufinden. Darüber hinaus läßt sich kaum entscheiden, inwieweit ein nachweisbarer Stein die Ursache eines Verschlusses ist. Wertvolle Informationen gibt schließlich die Sonographie der Gallenblase (Hydrops, Steine) bzw. des Zystikusstumpfes (Steinrezidiv), der Leber (Parenchymveränderungen als Hinweis auf eine intrahepatische Cholestase, Abszeßbildung), des Pankreas (Vergrößerung, Verkalkung usw. besonders im Kopfbereich), der Milz (Vergrößerung infolge Sepsis) oder der Nieren (Zeichen des akuten Nierenversagens).

Röntgenkontrastdarstellungen erlauben sowohl Aussagen über die Weite des Gangsystems als auch über das Vorhandensein von Steinen. Die intravenöse Cholangiographie läßt sich lediglich bei einem Teil der Fälle mit Erfolg durchführen, weil die Voraussetzung für eine gute Kontrastierung ein weitgehend ungestörter Abfluß ist; die Verwendung besser schattengebender Kontrastmittel oder zonographischer Abbildungstechniken hat eine Verbesserung gebracht. In der Mehrzahl der Fälle wird jedoch eine endoskopisch retrograde Cholangiographie (ERC) erforderlich, bei der in 70–90% (Billroth-II-Magenresektionen 50%) eine Kontrastierung erreicht werden kann. Steine können ggf. zu 95% aufgefunden werden (Abb. 7.6). Als weitere Möglichkeit gibt es schließlich die komplikationsträchtigere perkutane transhepatische Cholangiographie (PTC). Wertvoll sind diese Verfahren auch für die Therapie (s. unten).

Mit der Computertomographie lassen sich die Weite insbesondere auch der intrahepatischen Gallengänge und bei einem Teil der Fälle Steine zeigen. Überlegen ist dieses aufwendige Verfahren bei der Beurteilung des Pankreas. Es wird vor allem in unklaren Fällen eingesetzt bzw. wenn die anderen Röntgenkontrastdarstellungen nicht erfolgreich waren.

Durch Szintigraphie läßt sich auch bei erheblichen Abflußbehinderungen eine Darstellung der Gallenwege erreichen (s. 1.7). Wegen der geringen Auflösung ist ein Nachweis von Steinen nicht möglich.

Differentialdiagnose. Am wichtigsten ist die Abgrenzung anderer Ursachen einer Galleabflußbehinderung. Hierzu zählen in erster Linie Neoplasmen der Gallenwege und des Pankreas, Papillenstenosen, narbige Strikturen (z. B. Mirizzi-Syndrom) und Parasiten. Entzündliche Reaktionen zeigen sich durch Fieber, Leukozytose und Bakteriämie; fehlen Koliken oder deutliche Zeichen der Leberbeteiligung, so kann die Lokalisation des Herdes schwierig sein. In therapieresistenten Fällen von Cholangitis sollte immer auch die Möglichkeit von Leberabszessen erwogen werden. Schließlich sei als mögliche Komplikation an die biliäre Pankreatitis erinnert, die sich hauptsächlich durch Schmerzen und erhöhte Aktivitäten der Amylase im Serum und Urin bzw. der Lipase im Serum anzeigt.

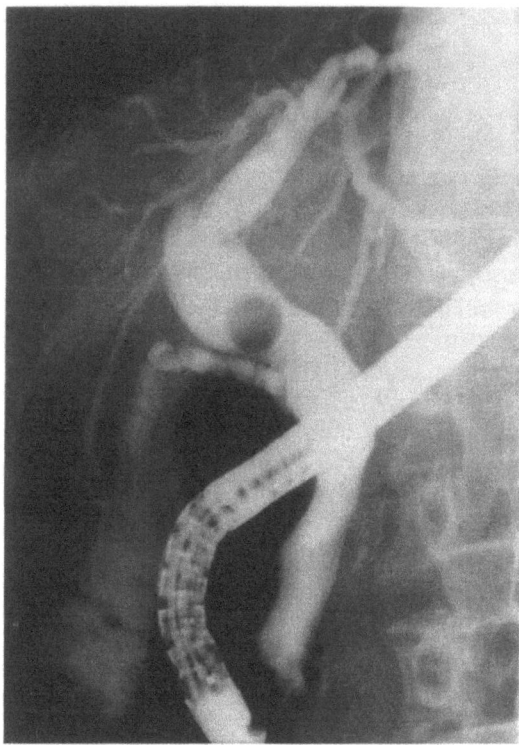

Abb. 7.6. Darstellung eines Gallengangsteins mittels endoskopisch retrograder Cholangiographie (ERC). Die extrahepatischen Gallenwege sind gleichzeitig erweitert. – Während der gleichen Untersuchung wurde die Papille eröffnet (endoskopische Papillotomie) und der Stein entfernt. – Mit Gallengangsteinen muß bei etwa 25–30% der Patienten mit Gallenblasensteinen gerechnet werden. In den meisten Fällen werden sie nicht bemerkt; Komplikationen erscheinen bedrohlicher und häufiger als bei Cholelithiasis

Therapie. Wegen der gefährlichen Komplikationen sollten Gallengangssteine tunlichst entfernt werden. Hierzu gibt es neben dem chirurgischen Eingriff verschiedene konservative Verfahren, die sich in den letzten Jahren durchsetzen konnten.

Die *chirurgische Therapie* wird bei den Fällen bevorzugt eingesetzt, die noch eine Gallenblase besitzen bzw. die operationsfähig sind. Sie besteht in der Cholezystektomie und in der Gallengangsrevision; Papillensteine bzw. Papillenstenosen erfordern ggf. eine Papillenspaltung.

Konservative Maßnahmen werden insbesondere wegen der niedrigeren Komplikationsrate verwendet. Meistens handelt es sich um Fälle, die lange Zeit vorher cholezystektomiert wurden und die über 50 Jahre alt sind. Übersehene Steine nach Gallenblasenoperationen lassen sich u. U. im Anschluß durch Infusion einer speziellen Spüllösung (s. unten) auflösen.

Als wichtigstes konservatives Verfahren gilt die endoskopische Eröffnung der Gallenwege durch Spaltung der Papille (endoskopische Papillotomie; EPT) (Abb. 7.7). Bei etwa ⅔ der Fälle werden die Steine darauf spontan geboren; ein weiteres Viertel erfordert die Extraktion der Steine auf endoskopischem Weg mit einem speziellen Drahtkäfig (Dormia-Korb). Bei etwa jedem 10. Patienten lassen sich die Steine nicht auf diese Weise entfernen. In diesen Fällen kann zunächst eine nasobiliäre Verweilsonde endoskopisch eingesetzt werden. Sie erlaubt die Ableitung der Galle; darüber hinaus kann Röntgenkontrastmittel zur

Abb. 7.7. Endoskopische Papillotomie (Schema). Gezeigt ist das Ende des Papillotoms in richtiger Position im Bereich Papille/Ductus choledochus. Der Schnitt erfolgt mit Diathermiestrom über den — hier ausgespannten — Draht, so daß der proximale Anteil der Papille („Papillendach") gespalten wird. Steine gehen bei etwa ⅔ der Fälle spontan ab. Bei den übrigen Patienten werden verschiedene instrumentelle Maßnahmen zur Zerstörung bzw. Bergung oder eine Spülbehandlung zur chemischen Auflösung eingesetzt

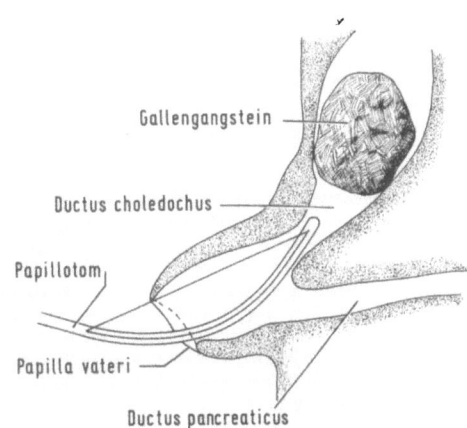

Darstellung der Steine oder Spüllösung für die Steinauflösung gegeben werden. Die wichtigsten Komplikationen der endoskopischen Papillotomie sind Blutungen, Pankreatitis, Cholangitis oder Perforation in die Bauchhöhle. Sie werden bei etwa 8% beobachtet; die Letalität beträgt ca. 1%. Im Vergleich sind die Komplikationen bei chirurgischer Behandlung häufiger; die Letalität beträgt — da es sich zumeist um ältere, geschwächte Personen handelt — ca. 8%.

Spülbehandlungen mit gallensteinauflösenden Medikamenten können über T-Drainagen sowie über transpapilläre und perkutan-transhepatische Verweilsonden erfolgen. Als Agenzien werden Gallensalz-, Glyzeryl-1-Monooktanoatund Gallensalz/EDTA-Lösungen verwendet (erhältlich bei der Herdern-Apotheke, Freiburg/Breisgau). Sie besitzen unterschiedliche Angriffspunkte und können auch alternierend eingesetzt werden. Bekannte Nebenerscheinungen beim Menschen sind Übelkeit, Erbrechen oder Durchfall. In Tierexperimenten wurden nach Cholat Todesfälle und nach Glyzeryl-1-Monooktanoat Blutungen und Nekrosen beobachtet. Aus diesen Gründen wird die Spülbehandlung, die in der Regel 1—2 Wochen dauert, nicht als erste Therapiemaßnahme empfohlen, sondern die endoskopische Papillotomie mit Steinextraktion (s. oben). Die Erfolgsrate der Spülbehandlungen wird mit 50—70% angegeben. Möglicherweise sind bei diesen Zahlen Fälle erfaßt, in denen Steine nach der Verkleinerung spontan abgingen.

Als weitere konservative Behandlungsart gibt es die Lithotrypsie und Lithoklasie. Hierbei werden die Steine mit einem modifizierten Dormia-Korb gefangen und im Gallengang in kleine Einzelteile zerschnitten bzw. durch Stoßwellen zerkleinert. Die Indikation sind Steine, die auf die übliche Weise (endoskopische Papillotomie, Steinextraktion etc.) nicht entfernt werden konnten.

Bakterielle Infektionen sind wie erwähnt eine häufige, bedrohliche Begleiterscheinung der Gallengangsteine. Bereits durch die Herstellung des Galleabflusses mittels endoskopischer Papillotomie läßt sich bei septischer Cholangitis eine Besserung erzielen. Daneben wird man in den Fällen mit Entzündungszeichen eine antibiotische Behandlung verordnen. Die Wahl des Medikamentes wird am besten anhand einer Kultur (Blut, Galle) mit Resistenztestung getroffen. Die häufigsten Erreger sind Escherichia coli, Proteus, Streptococcus; geeignet sind oftmals Mezlozillin, Cephazolin, evtl. in Kombination mit Aminoglykosiden (bei Sepsis). Cotrimoxazol (Bactrim, Eusaprim) ist manchmal bei Fällen wirksam, die oral therapiert werden müssen. Jede antibiotische Therapie wird nur erfolgreich sein, wenn der Abfluß der Galle gewährleistet ist. Weitere Behandlungsziele sind die Bekämpfung der *Schmerzen*, des *Schocks* und des *Nierenversagens* (biliorenales Syndrom). In jedem Fall von Cholangitis wird man für eine reichliche Flüssigkeitszufuhr, Gabe von Albumin oder Plasmaexpandern sorgen; die Nierenfunktion läßt sich durch Mannitinfusionen (5%) anregen. Bezüglich der Schmerzbehandlung und allgemeiner Maßnahmen gilt, was im Kap. 7.4.2 über die Therapie der Kolik gesagt wurde.

7.5 Geschwülste der Gallenblase, der extrahepatischen Gallenwege sowie der Papilla Vateri

Geschwulstbildungen an der Gallenblase und an den extrahepatischen Gallenwegen sind im Vergleich mit anderen Organen selten. Karzinome in diesem Bereich werden beispielsweise bei etwa 0,5% der Sektionen festgestellt.

7.5.1 Geschwülste der Gallenblase

Benigne Geschwülste gelten als Rarität. In der Literatur werden Adenome, Hämangiome, Granularzelltumoren, Fibroxanthogranulome, heterotope Magenschleimhaut sowie eine Adenomyomatosis beschrieben. Häufiger (ca. 3%) sind *Cholesterinpolypen,* die im Rahmen der Cholesterose der Gallenblase beobachtet werden. Es handelt sich hierbei um eine vermehrte Lipidspeicherung durch Histiozyten in der Lamina propria. Bei einem Teil der Fälle wuchern jene polypartig in das Gallenblasenlumen vor und werden unschwer mit der Sonographie bzw. mit den verschiedenen Röntgenverfahren der Gallenblase entdeckt [4]. Die kleinen, multipel auftretenden Gebilde besitzen einen Durchmesser von wenigen Millimetern. Da sie sich von der Schleimhaut ablösen können, wird auch ein Zusammenhang mit der Steinbildung diskutiert. Die Ursache der Cholesterose ist unklar. Im engeren Sinn handelt es sich nicht um Neubildungen. Die klinische Bedeutung ist gering. Inwieweit die von manchen Patienten geklagten Beschwerden tatsächlich von gleichzeitig bestehenden Cholesterinpolypen ausgehen, läßt sich meist nicht entscheiden. Nach Stellung der Diagnose wird man in der Regel abwarten und den Befund im Sonogramm kontrollieren (s. Abb. 1.10). In unklaren Fällen oder bei raschem Größenwachstum ist eine Cholezystektomie angezeigt, weil auf diese Weise mit der Gallenblase auch der Tumor entfernt wird.

Bösartige Geschwülste der Gallenblase gehen in etwa ¾ der Fälle mit Gallensteinen einher. Besonders häufig sollen verkalkte Gallenblasen (Porzellangallenblasen) betroffen werden. Die Ursache für diese Assoziation ist unklar. 70–90% der Geschwülste erscheinen im histologischen Bild als Adenokarzinome; daneben werden Plattenepithelkarzinome, maligne Melanome, Karzinoide oder Sarkome beobachtet. In der Initialphase breiten sich die Geschwülste vorzugsweise in der Wand aus und greifen dann auf die benachbarte Leber bzw. auf den Ductus choledochus über. Bisweilen wachsen sie blumenkohlähnlich in das Gallenblasenlumen vor und füllen dies evtl. aus. Hier soll eine Metastasierung später erfolgen. Fernmetastasen findet man am häufigsten in Leber, Lunge, Knochen, Nebennieren oder Haut.

Das klinische Bild ist in der Initialphase uncharakteristisch, so daß die Erkrankung leicht übersehen wird. Die führenden Symptome im zumeist fortgeschrittenen Stadium sind Schmerzen im rechten Oberbauch und im Epigastrium, Gewichtsabnahme, Gelbsucht sowie − bei der körperlichen Untersuchung − eine tastbare derbe Resistenz in der Gallenblasenloge. Die Schmerzen ähneln dem Beschwerdebild bei Gallensteinkoliken (s. 7.4.1); da die Mehrzahl der Patienten Steine besitzt, wird − sofern weitere Merkmale fehlen − leicht die Fehldiagnose „Cholelithiasis" gestellt. In diesen Fällen kann das fehlende Ansprechen auf Medikamente, das nächtliche Auftreten von Schmerzen oder die Änderung langjähriger Gallensteinbeschwerden einen Hinweis geben. Zur Diagnostik tragen die klinisch-chemischen Tests indirekt mit einer beschleunigten Blutsenkung oder vermehrt nachweisbaren Parametern der Cholestase (Bilirubin, alkalische Phosphatase, γ-Glutamyltranspeptidase) bei Übergreifen des Tumors auf die extrahepatischen Gallenwege bei. Entscheidend ist oftmals das Bild im Sonogramm, Computertomogramm oder Cholangiogramm. Vielfach wird die Diagnose erst bei der Operation gestellt. Therapeutisch ist in den frühen Stadien (10−20%) die Tumorentfernung mittels Cholezystektomie möglich. Meistens kommen jedoch nur palliative Maßnahmen in Betracht. Möglichkeiten der Drainage bei Gallenwegverschlüssen werden im folgenden Abschnitt beschrieben. Eine erfolgversprechende zytostatische Behandlung gibt es nicht. Die Prognose der bösartigen Gallenblasengeschwülste ist ungünstig. Die Mehrzahl der Betroffenen überlebt, nachdem die Diagnose gestellt wurde, nicht länger als 6−18 Monate.

7.5.2 Geschwülste der extrahepatischen Gallenwege

Benigne Geschwülste werden im Bereich der extrahepatischen Gallenwege nur selten beobachtet. Im histologischen Bild sind Papillome, Adenome, Zystadenome, Fibrome oder Schwannome erkennbar. Sie lassen sich präoperativ schwer von *malignen Neubildungen* unterscheiden, bei denen es sich überwiegend um Adenokarzinome, selten um Karzinoide oder Sarkome handelt. Deren Häufigkeit im Vergleich zu gutartigen Geschwülsten beträgt etwa 9:1.

Neoplasmen im Bereich der Gallengänge können obstruierend, stenosierend oder polypoid im Lumen wachsen. Das klinische Bild wird relativ frühzeitig von der Galleabflußbehinderung (Gelbsucht, Juckreiz) oder von der Cholangitis (Fieber) bestimmt. Weitere Zeichen sind die Gewichtsabnahme oder Schmerzen im rechten Oberbauch bzw. im Epigastrium. In der körperlichen Untersuchung zeigt sich die Geschwulst bisweilen an einer isolierten Druckschmerzhaftigkeit oder an einer vergrößerten Gallenblase.

Bei den klinisch-chemischen Tests findet man ggf. im Blut die Zeichen der Cholestase mit vermehrtem Bilirubin und erhöhter Aktivität der alkalischen Phosphatase bzw. γ-Glutamyltranspeptidase sowie Anämie und entzündliche Zeichen (beschleunigte Blutsenkung, Leukozytose). Entscheidend ist der Beitrag der bildgebenden Verfahren. Im Sonogramm sieht man als Folge der Abflußbehinderung eine Weitstellung der Gallenwege und – bei Tumoren distal der Einmündung des Ductus cysticus – eine Vergrößerung der Gallenblase (Voraussetzung ist u. U. die ausreichende Dehnbarkeit). Gangveränderungen werden im Cholangiogramm erkennbar. An der ersten Stelle stehen hier die endoskopische retrograde Cholangiographie (Abb. 7.8) und der perkutane transhepatische Weg, weil sie eine optimale Kontrastierung ermöglichen und gleichzeitig für die Therapie geeignet sind (s. unten). Bei der Endoskopie können darüber hinaus mittels Zange Proben für die histologische Untersuchung entnommen werden. Aufgrund der zumeist vorliegenden Cholestase ist durch intravenöse Cholangiographie nur in Ausnahmefällen eine optimale Darstellung möglich. Der Beitrag der Computertomographie besteht vor allem im Ausschluß anderer Neoplasmen (Pankreaskopf, Gallenblase), oder im Nachweis erweiterter Gallenwege und von Metastasen (Leber, Lymphknoten). Wegen der begrenzten Auflösung sind nur größere Tumoren mit einem Durchmesser über ca. 1 cm darstellbar.

Differentialdiagnose. Die Diagnose läßt sich in fortgeschrittenen Fällen in der Regel anhand des klinischen Bildes und weniger zusätzlicher Untersuchungen (Labor, Sonogramm, ERCP) sichern. Unklar bleibt allenfalls, ob es sich um eine primäre Geschwulstbildung oder um ein Übergreifen von Neoplasmen bei benachbarten Organen (Pankreas, Gallenblase, Leber etc.) handelt. Schwieriger gestaltet sich dagegen die Abgrenzung in frühen, oligosymptomatischen Fällen. Die wichtigsten Differentialdiagnosen sind hier die Choledocholithiasis, Papillenstenosen, sklerosierende Cholangitis, primär biliäre Zirrhose, Pankreaskopfpankreatitis sowie narbige Gallengangsstrikturen, die hauptsächlich nach operativen Eingriffen (Cholezystektomie mit forcierter Gallengangsmanipulation bzw. verlängertem Belassen der T-Drainage!) oder nach Traumen beobachtet werden. In der Regel sind die Betroffenen jünger als 60 Jahre.

Therapie. In jedem Fall sollte die chirurgische Entfernung der Geschwulst angestrebt werden. Mögliche Verfahren sind die Tumorexzision und End-zu-End-Anastomose oder – bei größeren Geschwülsten – nach Resektion eines Teils des Gallengangs die biliodigestive Anastomose zwischen dem Rest des Gallengangs und einer Jejunumschlinge einschließlich Braun-Anastomose; bei supra- oder retroduodenal gelegenen Geschwülsten wird auch eine Duodenopankreatektomie durchgeführt.

Maligne Tumoren lassen sich nur bei weniger als 10% der Patienten total entfernen. Chirurgische Maßnahmen haben deshalb zumeist einen palliativen Wert, wobei die Mortalität je nach dem gewählten Verfahren zwischen 15 und 50% schwanken kann. Übersteht der Patient den Eingriff, so beträgt die Lebenserwartung selten mehr als 1 Jahr. Aus diesem Grunde werden zunehmend weniger gefährliche und einfacher durchführbare Drainageverfahren verwendet, wozu auf endoskopischem oder perkutan-transhepatischem Weg eingesetzte

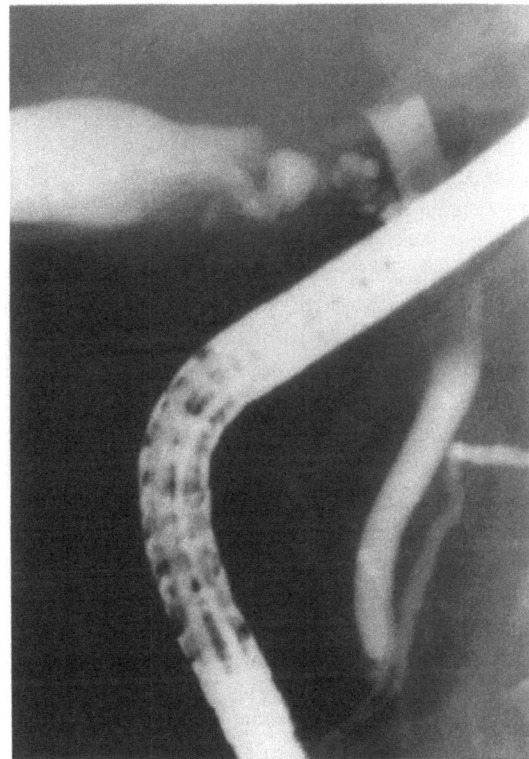

Abb. 7.8. Endoskopisch retrograde Darstellung eines malignen Verschlusses des Ductus hepaticus. Der Schatten der Kontrastmittelsäule findet am Tumor eine unregelmäßige, quere Grenze. Links oben im Bild die Gallenblase mit dem Ductus cysticus; rechts neben dem Ductus choledochus erkennt man einen Teil des Pankreasgangs. – Andere Gallenganggeschwülste zeigen sich durch unregelmäßige Stenosen

Verweilsonden dienen. Bei den endoskopisch plazierten Systemen unterscheidet man externe bilionasale Drainagen, die die Galle über einen langen Schlauch durch Papille, Zwölffingerdarm, Magen, Speiseröhre und Nase nach außen leiten, sowie kurze bilioduodenale Endoprothesen, die den Abfluß bis zum Duodenum ermöglichen. Sie lassen sich in den meisten Fällen problemlos einsetzen; z. B. muß vorher für den Zugang zu den Gallenwegen eine Inzision der Papille (Papillotomie) durchgeführt werden. Komplikationen sind neben Drainverschlüssen, Blutungen, Perforationen, Dislokationen, Pankreatitiden insbesondere Cholangitiden. Sie können eine Revision des Drainagesystems, die Gabe von Antibiotika etc. erfordern. Besonders bei älteren Patienten läßt sich auf diese Weise eine Verbesserung der Lebensqualität erreichen. Die mittlere Überlebenszeit von 42 Patienten mit bilioduodenalen Endoprothesen betrug 147 Tage [2]! Eine weitere Möglichkeit ist die lokale Strahlentherapie mit Iridium-192; eine endgültige Bewertung dieses Verfahrens ist derzeit nicht möglich.

7.5.3 Geschwülste der Papilla Vateri

Erkrankungen der Papilla Vateri nehmen in diagnostischer und in therapeutischer Hinsicht eine eigene Stellung ein. Sie sollen deshalb hier gesondert dargestellt werden.

Die Papille bildet die engste Stelle sowohl des Ductus choledochus als auch des Ductus pancreaticus. Geschwulstbildungen, aber auch Entzündungen oder Steineinklemmungen können deshalb zu Rückwirkungen an beiden Organen führen. Andererseits können Erkrankungen der Gallenwege, des Duodenums und des Pankreaskopfes auf die Papille übergreifen und dort zu Symptomen führen.

Im histologischen Bild erscheinen *benigne Papillentumoren* als tubuläre oder villöse Adenome; *bösartige Geschwülste* sind wie bei den übrigen Gallenwegen vorwiegend Karzinome. Daneben werden *tumorähnliche Veränderungen* infolge Schleimhauthyperplasie oder Adenomyosis beobachtet. Bei der Entstehung sollen Entzündungen durch Steine oder Bakterien eine Rolle spielen. Schließlich kann ein „*Pseudotumor*" im endoskopischen Erscheinungsbild der Papille durch intrapapilläre Steine entstehen.

Das **klinische Bild** wird im unterschiedlichen Ausmaß von der Galleabflußbehinderung (Gelbsucht, Entfärbung des Stuhls, Dunkelfärbung des Urins, Juckreiz), einer Verdauungsinsuffizienz durch Atrophie des Pankreas bzw. Fehlen von Galle oder Bauchspeichel, einer tumorösen Duodenalstenose und u. U. durch Metastasen gezeichnet. Schmerzen gehen vor allem von Pankreaskopferkrankungen (Entzündung, Karzinom) aus. Abgeschlagenheit und Gewichtsabnahmen weisen in erster Linie auf einen bösartigen Tumor.

Bei der körperlichen Untersuchung ist bei der Mehrzahl der Patienten mit „schmerzlosem Ikterus" eine durch Stauung vergrößerte Gallenblase zu tasten (Curvoisier-Zeichen). Die Voraussetzung ist allerdings, daß diese funktionsfähig ist. Die Leber kann vergrößert und scharfrandig sein. Nur in Ausnahmefällen lassen sich Geschwülste tasten; evtl. existiert eine umschriebene Druckschmerzhaftigkeit.

Die **Diagnostik** beruht in ähnlicher Weise wie bei den Geschwülsten der übrigen extrahepatischen Gallenwege auf den klinisch-chemischen Tests, der Sonographie und der Cholangiographie (s. 7.4.2). Bereits bei der Besichtigung der Papille mit dem Seitblickendoskop lassen sich Geschwülste feststellen. Kennzeichen sind die ballonähnliche Auftreibung bzw. die Größenzunahme. Bei intrapapillärem Wachstum spricht man auch von „Ampullomen". Häufig erscheint das Orifizium rüsselartig vorgewölbt („ektropisch"). Ein ähnliches Bild sieht man bei Steinen. Durch Untersuchung von mittels Zange oder elektrischer Schlinge (s. unten) entnommenem Material läßt sich die Diagnose weiter sichern. In der Cholangiographie, die z. B. auf endoskopisch-retrogradem Weg erfolgen kann, sieht man eine Stenose der Gallengang- und evtl. der Pankreasgangmündung sowie eine prästenotische Dilatation.

Differentialdiagnose. Von den Geschwülsten sind in erster Linie benigne Papillenstenosen (s. oben) abzugrenzen. Die Diagnose dieser relativ seltenen Störungen kann im einzelnen Fall schwierig sein. Am besten wird die intraoperative Cholangiographie, bei der sowohl der Druck als auch der Fluß sowie der Effekt von Cholezystokinin gemessen werden, bewertet.

Therapie. Die Therapie der Wahl ist die endoskopische Papillotomie mittels speziellem Papillotom. Sie kann unabhängig von der Grunderkrankung, d. h. auch bei bösartigen Geschwülsten, erfolgen. In diesen Fällen dient der Eingriff entweder der Operationsvorbereitung oder – bei inoperablen Patienten – der palliativen Behandlung. Da die Neoplasmen dieser Region relativ langsam wachsen, wird die Lebensqualität der Betroffenen für längere Zeit verbessert. Bei benignen Stenosen ist die endoskopische Papillotomie kurativ. Die Risiken sind im Abschnitt 7.4.3 (Therapie) dargestellt.

Etwa die Hälfte der Papillenkarzinome können auf chirurgischem Weg entfernt werden. Nach Möglichkeit sollte dies angestrebt werden. Je nach den Ausmaßen der Geschwulst werden eine Papillektomie mit Reimplantation des Gallen- und Pankreasgangs in das Duodenum oder große Resektionen (Pankreatikoduodenoektomie; Whipple-Operation) vorgenommen.

7.6 Postcholezystektomiesyndrom

Bis zu 50% der Betroffenen klagen nach der operativen Entfernung der Gallenblase über Beschwerden. Bei einem Teil der Fälle treten diese erstmalig auf und lassen daher an ungünstige Folgen der Operation denken, bei anderen entsprechen sie den Beschwerden, die der Anlaß für den Eingriff waren, so daß hier das Vorliegen einer Fehldiagnose naheliegt. In jedem Fall ist das „Postcholezystektomiesyndrom" eine Herausforderung an den behandelnden Arzt.

Die Beschwerden sind zumeist diskret. Sie betreffen eine Unverträglichkeit von fetten Speisen und von Kaffee, Völlegefühl, Übelkeit, Verstopfung, Neigung zu dünnen Stühlen, Koliken oder vorübergehende Gelbsucht. Nach verschiedenen Statistiken hat sich die Häufigkeit trotz der in den letzten Jahren verbesserten diagnostischen Möglichkeiten nicht wesentlich geändert. Es besteht jedoch ein Unterschied bei den von Internisten und von Chirurgen vorgenommenen Erhebungen, denn letztere geben im allgemeinen niedrigere Häufigkeitszahlen an.

Entsprechend den vielgestaltigen, wenig spezifischen Beschwerden sind die Ursachen des Postcholezystektomiesyndroms vielfältig. Eine Zusammenstellung bringt die folgende Übersicht.

Mögliche Ursachen beim Postcholezystektomie-Syndrom

1. Präoperative Beschwerden wenig verändert
– Fehldiagnosen (peptisches Ulkus, Pankreatitis, Nephrolithiasis, basale Pleuritis, Appendizitis, M. Crohn, Neuralgie, funktionelles Syndrom usw.)
– Operationsfehler (übersehene Gallengangsteine oder Papillenstenose, Verletzung der Gallenwege, übersehene Geschwulst)

2. Neue postoperative Beschwerden
– Obstruktion des Gallenflusses durch Cholangitis, Steinbildung, Verwachsungen, Pankreatitis, narbige Strikturen; Auswirkungen einer zunächst unabhängigen zweiten Erkrankung.

Sie will keineswegs sämtliche möglichen Diagnosen wiedergeben, sondern in der Hauptsache zeigen, daß bei der Mehrzahl der Betroffenen (ca. 70%) eine organische Ursache vorliegt. *Gallengangsteine* werden nach Cholezystektomien in bis zu 10% der Fälle gefunden. Neben aus der Gallenblase übergetretenen und übersehenen Konkrementen kann es sich auch um neugebildete Pigmentsteine handeln (s. 7.4.3). Eine *Paillenstenose* kann ebenfalls bei Cholezystektomien übersehen werden. Die Bedeutung eines langen *Zystikusstumpfes* als Krankheitsursache ist unklar. Neben Entzündungen, die durch Stase von Galle in einem übergroßen Gangrest begünstigt werden sollen, sind auch neugebildete Stumpfneurome als Ursache genannt worden. *Strikturen* entstehen in erster Linie durch Verletzungen bei operativen Eingriffen; hier kann bereits eine forcierte instrumentelle Revision der Gallenwege zu Schäden führen. In diesem Zusammenhang sei auch das Mirizzi-Syndrom erwähnt, das durch das Übergreifen von Gallenblasenentzündungen auf die Gallenwege erklärt wird (s. 7.4.2). Funktionelle, durch organische Veränderungen nicht begründbare Beschwerden lassen an ein *Reizkolon* oder an eine *Gallenwegdyskinesie* denken. Beide Erkrankungen werden mit Motilitätsstörungen erklärt. Sie lassen sich, nachdem für die Routine verwendbare Testverfahren fehlen, nur durch den Ausschluß anderer möglicher Krankheiten diagnostizieren. Als Merkmale der Gallenwegdyskinesie – sofern dieses Leiden überhaupt existiert – gelten kurzzeitige Koliken mit dyspeptischen Beschwerden. Die Schmerzen sollen gut auf Nitroglyzerin ansprechen und durch Morphin provozierbar sein. Fieber oder Schüttelfrost fehlen.

Diagnostik. Wegen den vielen möglichen organischen Ursachen wird man die oftmals nur geringen Beschwerden der Betroffenen ernst nehmen und in jedem Fall eine gründliche Durchuntersuchung veranlassen. Neben den klinisch-chemischen Tests (Blutsenkung, Blutbild, Serumamylase/-lipase, Leberfunktionsparameter, Cholestaseprüfungen) ergeben hauptsächlich die Sonographie und die verschiedenen Verfahren der Cholangiographie sowie die Computertomographie und die Ösophagogastroduodenoskopie wertvolle Informationen.

Differentialdiagnose. Einen Überblick über die möglichen Ursachen des Postcholezystektomiesyndroms gibt die Übersicht S. 455. Am häufigsten sind Gallengangsteine (30–50%), chronische Pankreatitis, Geschwülste und Narbenstenosen.

Therapie. Die Behandlung richtet sich nach der Grundkrankheit. Chirurgische Zweiteingriffe an den Gallenwegen sind mit einem erhöhten Risiko verbunden. Aus diesem Grund wird man nach Möglichkeit konservative Maßnahmen einsetzen. Dies gilt insbesondere für Gallengangsteine, die sich in ca. 90% der Fälle mittels Endoskop aufsuchen und entfernen lassen (s. 7.4.3.). Operationsindikationen sind postoperative Blutungen aus den Gallenwegen (Hämobilie), Gallefisteln, Stenosen mit Ikterus oder – bei jüngeren Personen (unter 50 Jahre) bzw. bei Versagen konservativer Maßnahmen – Gallengangsteine. Je nach der Situation werden Papillo-/Sphinkterotomien, Choledochoduodenostomien, Choledochojejunostomien etc. vorgenommen.

Bei Mißempfindungen durch eine „Gallenwegdyskinesie" etc. werden in der Praxis oft „Galletherapeutika", die Mischungen aus choleretisch, spasmolytisch und laxierend wirkenden Arzneimitteln darstellen, verordnet. Ein Überblick findet sich auch unter 7.4.2 (Gallenblasensteine/Therapie).

Gut begründbar ist bei Bedarf die Gabe von spasmolytisch bzw. analgetisch wirkenden Substanzen (Buscopan comp., Spasmo-Cibalgin, Baralgin). Darüber hinaus sind Diätempfehlungen sinnvoll, wobei die Patienten aufgefordert werden, gut zu kauen, häufig kleine Mahlzeiten einzunehmen und schlecht verträgliche Mahlzeiten wegzulassen.

7.7 Diagnostik bei Verdacht auf eine Erkrankung der extrahepatischen Gallenwege und der Gallenblase

Erkrankungen der extrahepatischen Gallenwege und der Gallenblase sind häufig. Die Frage nach einem pathologischen Prozeß in diesem Bereich wird deshalb oft gestellt. Nur von einem Teil der Patienten wird man hinweisende anamnestische Angaben wie Koliken, Gelbsucht, Stuhlentfärbung, Dunkelfärbung des Urins, Unverträglichkeit von Kaffee und von gebratenem Fett, Übelkeit, Brechreiz, Hautjucken, Gewichtsabnahme, Blähungen, Fieber etc. erhalten. Das gleiche gilt für Krankheitszeichen bei der körperlichen Untersuchung: Vergrößerung der Gallenblase, Druckschmerzhaftigkeit der Gallenblase, positives Murphy-Zeichen, Ikterus etc. Diese Feststellung gilt insbesondere auch für die überwiegende Zahl der Patienten mit Gallenblasen- und Gallengangsteinen.

Der Verdacht entsteht z. B. bei unerklärlichem Fieber, bei einer beschleunigten Blutsenkungsreaktion oder erhöhten Aktivitäten der Cholestaseenzyme (alkalische Phosphatase, γ-Glutamyltranspeptidase) im Serum. Zur weiteren Klärung in unklaren Fällen genügen zunächst wenige technische „*Basisuntersuchungen*". Sie sind in der folgenden Übersicht zusammengestellt und geeignet, Entzündungen, Abflußbehinderungen sowie Gallensteine bei der Mehrzahl der Patienten nachzuweisen. Zur weiteren Diagnostik stehen zusätzlich vor allem die bildgebenden Verfahren zur Verfügung:

Basisdiagnostik bei Erkrankungen der extrahepatischen Gallenwege und der Gallenblase

Blutsenkungsreaktion
Großes Blutbild
Bilirubin im Serum
Transaminasen im Serum
Alkalische Phosphatase/γ-Glutamyltranspeptidase im Serum
Urinstatus einschl. Urobilinogen und Bilirubinat
Sonogramm

An der ersten Stelle seien die verschiedenen Methoden der *Cholangiographie* genannt, die mit Hilfe von Kontrastmittel ein indirektes Bild der extrahepatischen Gallenwege und der Gallenblase im Röntgenbild geben; wertvoll ist hier auch die Möglichkeit, die Funktionsfähigkeit der Gallenblase nach einer Reizmahlzeit oder parenteraler Gabe von Cholezystokinin anhand der Verkleinerung des Blasenschattens zu prüfen. Am einfachsten durchführbar ist die orale bzw. intravenöse Gabe des Kontrastmittels (s. 1.6.2.5). Durch Abflußbehinderungen mit Bilirubinspiegeln im Serum über ca. 3 mg/dl wird eine ausreichende Kontrastierung verhindert. In diesen Fällen ist die endoskopisch retrograde Cholangiographie (ERC) indiziert. Gegebenenfalls sind mit dieser Methode gleichzeitig therapeutisch wirksame Operationen — beispielsweise Papillotomien, Steinextraktionen, Drainagen, Spülbehandlungen, Bestrahlungen etc. — durchführbar.

Die risikoreichere perkutan transhepatische Cholangiographie — nach verschiedenen Statistiken ist die Letalitätsquote ca. 1% und die Häufigkeit gefährlicher Komplikationen (Blutung, Sepsis, gallige Peritonitis) ca. 10% — erlaubt eine Darstellung der Gallenwege in den Fällen, in denen die anderen Verfahren versagen. Darüber hinaus ist auf diesem Wege eine Ableitung der Galle nach außen möglich.

Der Wert der *Computertomographie* liegt vor allem in der Möglichkeit, Prozesse im Bereich des Pankreaskopfes zu erfassen. Außerdem lassen sich ähnlich wie bei der Sonographie Veränderungen an Leber, Gallenblase, evtl. Gallenwegen (Erweiterung) etc. darstellen.

Durch *Szintigraphie* wird auch bei Bilirubinspiegeln bis ca. 30 mg/dl eine Abbildung der Gallenwege erreicht. Eine besondere Indikation ist die akute Cholezystitis, bei der die Gallenblase nicht darstellbar ist (s. 1.7).

Die *Gefäßdarstellung* wird zur weiteren Klärung von Raumforderungen eingesetzt. Die Indikation wird nur noch selten gestellt. Dies gilt auch für die *Laparoskopie*, bei der der frei in der Bauchhöhle gelegene Teil der Gallenblase (chronische, akute Entzündung; Neoplasma; Verwachsungen) sowie die Leber (Cholestasezeichen, Metastasen) von besonderem Interesse sind.

Literatur

1. Classen M, Leuschner U, Schreiber HW (1983) Stenosis of the papilla Vateri und common duct calculi. Clin Gastroenterol 12:203–229
2. Classen M, Hagenmüller F (1984) Endoskopische Drainage des gestörten Gallenflusses. Dtsch Ärztebl 38:2703–2711
3. Dowling RH (1983) Cholelithiasis: medical treatment. Clin Gastroenterol 12:125–178
4. Hansen WE, Vogel GE, Bader M, Becker K (1981) Sonographischer Befund bei Cholesterinpolypen der Gallenblase (Fallbericht). Ultraschall in der Medizin 2:102–104
5. Hansen WE, Maurer H, Haberland H (1982) The effect of sham-feeding on gallbladder volume and circulation of bile acids. Hepato-gastroenterol 29:108–110
6. Kasai M (1974) Treatment of biliary atresia with special reference to hepatic porto-enterostomy and its modifications. Progr Pediatr Surg 6:5–52
7. Netter FH (1964) Digestive system. Part III, Liver, biliary tract, pancreas. CIBA, Summit, p 25

8 Bauchspeicheldrüse

Das Pankreas besitzt trotz seiner vergleichsweise geringen Abmessungen (Länge 12–15 cm; Gewicht 70–110 g) verschiedene lebenswichtige Aufgaben: Der exokrine Anteil bildet täglich ca. 200–800 ml Bauchspeichel, der der Auflösung der Nahrungsbestandteile zu resorptionsfähigen Molekülen und der Neutralisation von Magensalzsäure dient; der endokrin aktive Teil in den Inselorganen spielt durch Ausschüttung von Insulin, Glukagon und anderen Hormonen eine zentrale Rolle in der Stoffwechselregulation. Das Pankreas wird zum bedrohlichen Krankheitsherd, wenn durch Bauchspeichel eine Selbstverdauung des Organs (Pankreatitis) bewirkt wird. Die wichtigsten Zeichen der Erkrankungen sind Schmerzen und – als Folge der Verdauungsinsuffizienz – Fettstühle.

8.1 Embryologie, Mißbildungen

Die Bauchspeicheldrüse ist etwa ab der 4. Embryonalwoche im Bereich des primitiven Duodenums vorhanden. Zu diesem Zeitpunkt ist sie paarig angelegt, wobei man ein ventrales und ein dorsales Pankreas unterscheiden kann (s. Abb. 7.1). Etwa um die 7. Embryonalwoche vereinigen sich beide Anlagen, indem das größere und längere dorsale Pankreas und das kleinere ventrale Pankreas sich kranial bzw. kaudal aneinander lagern (Abb. 8.1). Gleichzeitig entsteht eine Verbindung der beiden ursprünglich getrennten Ausführungsgänge, d. h. zwischen dem Ductus pancreaticus secundarius (Santorini) des Pancreas dorsale und dem Ductus pancreaticus (Wirsungi) des Pancreas ventrale, der gleichzeitig mit dem Ductus choledochus verbunden ist. Auf diese Weise entstehen der Schwanz, der Körper und der kraniale Teil des Kopfes aus dem dor-

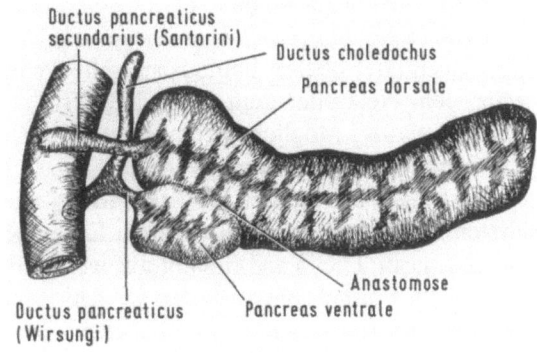

Abb. 8.1. Entstehung des Pankreas durch Verschmelzung der ventralen und dorsalen Anlagen (s. Abb. 7.1). Die Gangsysteme finden in unterschiedlichem Ausmaß Ausschluß; beim Pancreas divisum erscheinen sie getrennt

salen, der kaudale Teil des Kopfes einschließlich dem Processus uncinatus aus dem ventralen Pankreas. Im einzelnen Fall lassen sich erhebliche Abweichungen der Form, der Lage und der Gangarchitektur feststellen, die Krankheitswert besitzen können. Klinisch bedeutsam ist darüber hinaus die Tatsache, daß Schmerzen vom ursprünglichen ventralen Pankreas mehr im rechten Bauch und vom ursprünglichen dorsalen Pankreas mehr im linken Bauch empfunden werden. Aus den primitiven Ductus entwickeln sich − in beiden Anlagen gleich − Gänge als seitliche Aussprossungen etwa im 3. Monat; die Langerhans-Inseln differenzieren sich um dieselbe Zeit von den Gängen des dorsalen Pankreas. Trypsinogen ist ab der 16. Woche in Azinuszellen identifiziert worden; Insulin soll noch frühzeitiger gebildet werden.

Eine seltene Anomalie ist das *Pancreas anulare*. Es handelt sich hier um eine abnorme Verschmelzung der beiden Bauchspeicheldrüsenanlagen, wobei das ventrale Pankreas die Pars descendens duodeni ringförmig umgibt. Klinische Erscheinungen entstehen durch die Verengung des Zwölffingerdarms sowie durch peptische Geschwüre, Pankreatitis, bzw. Blutungen. Die Manifestation kann bereits beim Neugeborenen erfolgen; häufiger beginnen Beschwerden im 5. Lebensjahrzehnt. Die Anomalie zeigt sich in der Röntgenkontrastdarstellung das Duodenums als ca. 1−3 cm lange Stenose, evtl. mit proximaler Erweiterung des Lumens (Abb. 8.2). Eine mögliche Fehldiagnose ist die peptische Stenose, zumal häufig Duodenalulzera zusätzlich existieren; allerdings erscheint die Engstelle weit distal. In der endoskopisch retrograden Darstellung umgibt der Ductus pancreaticus Wirsungi ringförmig von dorsal das Duodenum. Bei symptomatischen Fällen besteht die Behandlung in der Gastrojejunostomie, u. U. mit Vagotomie. Operative Maßnahmen zur Korrektur der Mißbildung werden dagegen wegen der Komplikationen nicht empfohlen.

Von einem *Pancreas divisum* spricht man, wenn die beiden Pankreasanlagen nicht vollständig verbunden sind und die Ausführungsgänge keinen Anschluß gewinnen. Als Folge werden der Speichel aus Schwanz, Körper sowie kranialem Kopfbereich über den Ductus pancreaticus secundarius Santorini und der Speichel aus Processus uncinatus sowie kaudalem Kopfbereich über den Ductus pancreaticus Wirsungi getrennt in das Duodenum geleitet (Abb. 8.3). Die relativ kleine Einmündung des Ductus Santorini bei der Papilla minor soll infolge eines vermehrten Widerstands das Auftreten von Bauchspeicheldrüsenentzündungen begünstigen.

Ektopisches Bauchspeicheldrüsengewebe wird bei etwa 3% der Bevölkerung im Magen oder oberen Dünndarm, seltener in der Leber, der Gallenblase, der Milz, dem Netz oder dem Meckel-Divertikel gefunden. Die klinische Bedeutung ist gering. Mögliche Komplikationen sind Entzündungen (Pankreatitis), Zystenbildungen oder Geschwülste.

Pankreaszysten werden als Fehlbildung allein oder in der Kombination mit Zysten in anderen Organen (Nieren, Leber, Kleinhirn) beobachtet. Der Inhalt ist enzymarm. Die Wand besteht aus wenig Bindegewebe sowie einschichtigem kubischem Epithel. Beschwerden werden insbesondere durch die Verdrängung der benachbarten Organe hervorgerufen.

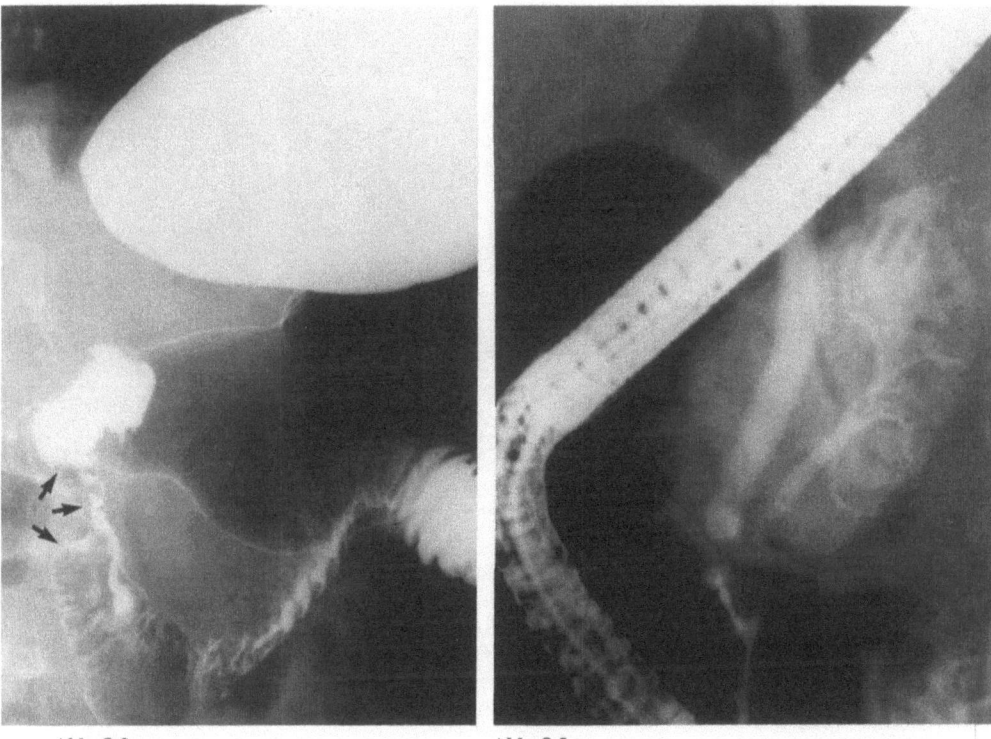

Abb. 8.2.   Abb. 8.3

Abb. 8.2. Pancreas anulare. Die Pfeile markieren die Impression des Duodenum descendens durch das ventrale Pankreas. – Es handelt sich hier um die zufällige Entdeckung bei der Röntgenkontrastdarstellung des Zwölffingerdarms. Der Patient war trotz der hochgradigen Stenose symptomfrei

Abb. 8.3. Pancreas divisum. Dargestellt ist hier die ehemals ventrale Pankreasanlage, die vom Ductus pancreaticus Wirsungi drainiert wird und zusammen mit dem Ductus choledochus bei der Papilla Vateri einmündet (s. auch Abb. 8.1)

8.2 Anatomie

Die Bauchspeicheldrüse erscheint länglich zwischen dem Duodenalbogen und der Milz ausgestreckt. Das rechte Ende wird als *Kopf* bezeichnet; hier ist das Organ rundlich und weist nach kaudal den hakenförmigen Processus uncinatus auf, der von der Arteria und Vena mesenterica superior durchzogen wird. Ventral verlaufen Pylorus und Colon transversum; der Ductus choledochus zieht entweder in einer Rinne zwischen Drüse und Duodenum oder durch die Drüse selbst (Abb. 8.4). Dorsal berührt der Kopf die große Hohlvene, die linke Nierenvene und die Aorta. Der *Körper* bildet die nach links anschließende schlanke Fortsetzung. Am kranialen Rand verläuft die A. lienalis, die V. lienalis findet sich entlang der dorsalen Oberfläche. In der Sonographie läßt sie sich gut darstellen und dient als Markierung der Pankreasloge. Das Ende ist der schmal

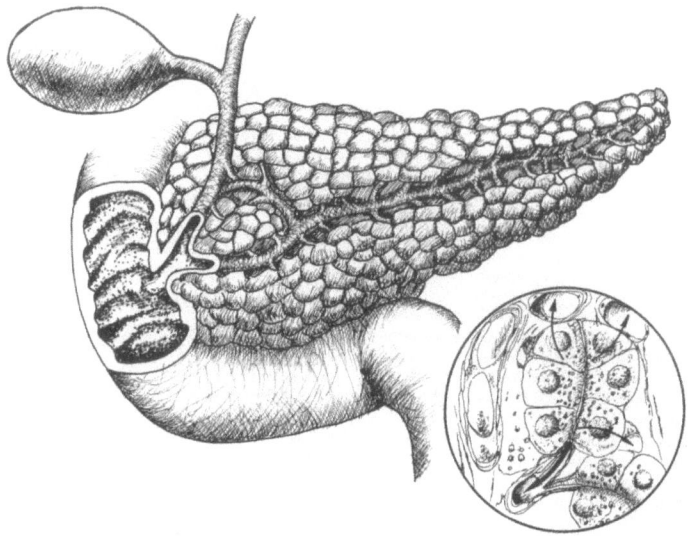

Abb. 8.4. Anatomie des Pankreas. In dieser Schemazeichnung wird die Lagebeziehung der großen Gänge zum Ductus choledochus sowie die Situation am Zwölffingerdarm verdeutlicht. Rechts unten erscheint ein mikroskopisches Bild der Azini. Sie können ein enzymreiches Sekret in den betreffenden Gang und – gering – in die umgebenden Gewebe ausschütten, das dann schließlich im Blut erscheint. Gangepithelien bilden ein wasser- und elektrolytreiches Sekret. Zum Teil sind sie auch innerhalb von Azini zu finden („zentroazinär"). (Nach [5])

ausgezogene *Schwanz*, der in der Nähe der Milz und der linken Niere gelegen ist. Die Lage des Pankreas ist retroperitoneal. Die ventrale Fläche ist mit Peritoneum parietale sowie – längs nahe der Unterkante von Korpus und Schwanz und über die Mitte des Kopfes ziehend – mit Mesocolon transversum bedeckt. Zwischen der Drüse und dem Magen liegt die Bursa omentalis. Diese Gegebenheiten sind für die Ausbreitung der akuten Entzündungen von Bedeutung (s. 8.5).

Die *Ausführungsgänge* weisen große Unterschiede auf, die sich durch die Entstehung aus 2 Anlagen erklären lassen (s. 8.1). Bei der überwiegenden Zahl der Bevölkerung wird der Bauchspeichel aus dem Ductus pancreaticus secundarius Santorini über den Ductus pancreaticus Wirsungi zur Papilla major geleitet. Dort münden Pankreasgang und Gallengang gemeinsam in das Duodenum. Bei etwa 20% mündet ein akzessorischer Pankreasgang bei der Papilla minor in den Zwölffingerdarm; in den meisten Fällen wird dieser dagegen vom Ductus Wirsungi drainiert. Der Durchmesser des Pankreasgangs beträgt im Kopf ca. 3,5 mm, im Korpus ca. 3 mm und im Schwanz ca. 2,5 mm. Mit dem Alter wird eine Zunahme des Lumens beobachtet. Der Pankreashauptgang erhält Zuflüsse von 15–30 Nebengängen (1. Ordnung), die sich in Ductuli (2. Ordnung) und Canaliculi (3. Ordnung) aufzeigen. Besondere Bedeutung erhält das Gangbild, seitdem auf endoskopisch retrogradem Weg eine Röntgenkontrastdarstellung (ERP) möglich ist (s. 1.5.3).

Etwa 86 Vol.-% der Bauchspeicheldrüse sind exokrine Drüsenzellen; die Inseln machen lediglich 2 Vol.-% aus. Der Rest baut sich aus Bindegewebe, Gefäßen oder Nerven auf, die die Drüse reich durchsetzen und die Struktur mit Lappen und Läppchen mitgestalten. Die kleinste Einheit sind Azini, die aus den pyramidenförmigen *Azinuszellen* bestehen. Sie stellen in bemerkenswerter Weise die exkretorischen Pankreasenzyme her und geben diese an ihrer apikalen Seite in das Gangsystem. Die breite Basis der Azinuszellen grenzt an die Basalmembran, die einen engen Kontakt zu feinen Gefäßen und Nerven herstellt (s. Abb. 8.4). Auf dem Wege ist auch der Übertritt von Enzymen in das Blut denkbar; dieser Sachverhalt besitzt eine große Bedeutung für die Diagnostik. An die Azini finden Ausführungsgänge mit kubischem oder zylindrischem Epithel in charakteristischer „zentroazinärer" Lage Anschluß. Diese Zellen sind zur Sekretion von Wasser und Elektrolyten befähigt. Die *Gangepithelzellen* nehmen etwa 4 Vol.-% der Bauspeicheldrüse ein. In den *Inseln* lassen sich verschiedene Zellen unterscheiden. Etwa 75% sind B-Zellen, die Insulin sezernieren; A-Zellen sind vorwiegend an der Peripherie lokalisiert; sie nehmen etwa 20% ein und sind zur Herstellung von Glukagon spezialisiert. D-Zellen sollen Somatostatin an die umgebenden Gewebe, d. h. parakrin, abgeben. Weitere Zellelemente sollen zur Bildung von vasoaktivem intestinalem Polypeptid (VIP) und pankreatischem Polypeptid (PP) ausgestattet sein.

Die *Blutversorgung* erfolgt aus dem Truncus coeliacus und der A. mesenterica superior. Hierbei gewinnen die Gefäße reichen und dichten Anschluß an die Drüsenzellen. Bemerkenswert sind Gefäßverbindungen zwischen Pankreasinseln und benachbarten Azini, die ein „insuloazinäres Pfortadersystem" herstellen und möglicherweise eine regulierende Funktion ermöglichen. Der Blutabfluß geschieht über die V. lienalis, die V. mesenterica superior oder über Pfortaderäste. Lymphbahnen folgen den Gefäßen und sammeln sich schließlich in den zöliakalen Lymphknoten.

Das Pankreas wird reichlich mit vegetativen *Nerven* versorgt, wobei sowohl Äste des N. vagus als auch des N. sympathicus beteiligt sind. Nach der Umschaltung in unterlobulären Ganglien werden vom N. vagus sekretorische Reize auf die Drüsenzellen übertragen. Sensorische Fasern verlaufen mit dem Sympathikus und erreichen das Rückenmark in der Höhe von $Th_5 - Th_9$.

8.3 Physiologie

Das Pankreas sezerniert täglich etwa 200 – 800 ml Bauchspeichel. Es gewinnt damit eine zentrale Stellung bei der luminalen Verdauung. Der Beitrag des Mundspeichels und das Magensaftes, in denen u. a. Amylase bzw. Pepsin enthalten sind, ist im Vergleich geringer. Dies wird beim Ausfall der jeweiligen Organfunktion deutlich: Allein die exkretorische Pankreasinsuffizienz erfordert eine Substitutionsbehandlung.

Der Bauchspeichel enthält Sekret von den Azinuszellen und von den Gangepithelzellen, die teilweise im Zentrum der Azini gelegen sind („zentroazinäre Zellen" s. 8.2). Die *Azinuszellen* bilden einen protein- bzw. enzymreichen, elektrolythaltigen Saft. Er besteht u. a. aus Lipase, α-Amylase, 4 (Pro-)Carboxypeptidasen, 3 Trypsinogenen, Chymotrypsinogenen, 2 Proelastasen, 2 Colipasen sowie Prophospholipase A_2. Diese Proteine werden im endoplasmatischen Retikulum und anschließend im Golgi-Apparat der Azinuszellen hergestellt und in Zymogengranula gespeichert. Nach einem Reiz – z. B. Pankreozymin – werden sie mittels Exozytose in das Lumen abgegeben. Gleichzeitig erfolgt eine Freisetzung von Flüssigkeit. Die Aktivierung der Enzyme geschieht nach Übertritt in den Dünndarm durch Trypsin, das zuvor von dem Bürstensaumferment Enterokinase in die aktive Form überführt werden muß. *Gangepithelzellen* schütten ein wäßriges Sekret aus, dessen wichtigster Bestandteil Bikarbonat ist. Weiterhin sind – als wichtigstes Kation – Natrium, sowie Kalium, Kalzium und Magnesium enthalten; die Konzentration der Kationen entspricht derjenigen der beiden Anionen Bikarbonat und Chlorid. Mit zunehmender Sekretionsrate steigt die Abgabe von Bikarbonat und fällt die Ausschüttung von Chlorid; die Konzentration der Kationen wird gleichzeitig nicht wesentlich beeinflußt. Die Leber bildet mit der gallensäureunabhängigen Fraktion ein Sekret, das gleich zusammengesetzt ist und ähnlichen Regulationsmechanismen folgt. Bei Überlegungen zur Bikarbonat- und Wassersekretion ist deshalb gegebenenfalls der Beitrag der Galle zu berücksichtigen.

Die *Regulation der exokrinen Pankreassekretion* hat in den letzten Jahren das Interesse einer Vielzahl von Forschern gefunden. Auch wenn ein endgültiges Verständnis der verschiedenen Mechanismen fehlt, so lassen sich doch einige Grundprinzipien angeben. Die wichtigsten Sekretionsreize gehen offenbar vom N. vagus (Azetylcholin) sowie von den Hormonen Sekretin und Pankreozymin/Cholezystokinin aus. Sowohl die Reizung des N. vagus als auch Pankreozymin führen zur Bildung eines eiweißreichen Sekretes durch die Azinuszellen (ekbole Wirkung); Sekretin führt dagegen zur Ausschüttung eines wäßrigen, bikarbonathaltigen Saftes durch die zentroazinären Zellen bzw. die Pankreasgangepithelien (hydrokinetische Wirkung). Daneben existieren weitere Mediatoren, deren Effekte nur zum Teil gesichert sind. So besitzen Gastrin, Bombesin, Chymodenin, Histamin, Insulin, Somatomedin, Motilin und Neurotensin stimulierende Wirkungen bei Azinuszellen; hemmend sind bei allen exokrinen Drüsenzellen Somatostatin, pankreatisches Polypeptid, Enkephalin und z. T. Glukagon. Im Zusammenhang mit Gangepithelzellen konnten peptiderge Nerven mit vasoaktivem intestinalem Polypeptid (VIP) identifiziert werden, die wahrscheinlich in ähnlicher Weise wie Sekretin angreifen. Der N. sympathicus soll durch Verminderung der Blutzufuhr die Sekretion hemmen.

Bereits im *Nüchternzustand* findet man eine geringe, mit dem interdigestiven myoelektrischen Komplex rhythmisch alle 40–120 min auftretende Sekretion von Enzymen und Bikarbonat; vergleicht man mit dem maximalen Ausstoß, so beträgt die für etwa 10–15 min nachweisbare Sekretion ca. 20%. Im Zusammenhang mit einer *Mahlzeit* führen verschiedene Reize zu einer Vermehrung bzw. Verminderung der Speichelbildung. Während der *zephalen Phase* sind es der Anblick, der Geruch oder der Geschmack, die über den N. vagus sekretorisch wirken. Beim Eintritt der Speisen in den Magen wird durch die Dehnung der Wand wahrscheinlich auf dem Weg über den N. vagus sowie durch den Kontakt mit der Wand des Antrums über eine Freisetzung von Gastrin und evtl. Bombesin die Saftbildung angeregt (*gastrische Phase*). Mit dem Übertritt in das Duodenum beginnt die *intestinale Phase* der Pankreassekretion. Das

Ausmaß des Bauchspeichelflusses wird zunächst von der Geschwindigkeit der Magenentleerung bestimmt. Fette treten vergleichsweise langsamer als Kohlenhydrate oder Eiweiße in den Zwölffingerdarm über. Vermittelnd wirken hierbei sowohl von der Duodenalschleimhaut ausgehende Nerven (N. vagus) als auch Hormone. Die Effekte der verschiedenen Nahrungsbestandteile sind hierbei unterschiedlich. So stimulieren große Proteinmoleküle oder intakte Fettmoleküle nicht; langkettige Fettsäuren, Peptide, Phenylalanin oder Tryptophan bewirken dagegen einen starken Sekretionsreiz. Neben der Zusammensetzung der Speisen spielt die Größe der Kontaktfläche eine wichtige Rolle. Schließlich sei der enthaltene (Salz-)Säuregehalt als weitere Determinante der Sekretion erwähnt: Steigt der duodenale pH-Wert über 4,5, so kommt es zu einer Freisetzung von Sekretin und damit zu einer Ausschüttung von bikarbonathaltigem Saft.

Der Bauchspeichel enthält neben Elektrolyten eine Reihe von Proteinen bzw. Enzymen. Tabelle 8.1 gibt einen Überblick über die in den Azinuszellen gebildeten *Verdauungsenzyme* und deren Funktionen. Die verschiedenen Proteasen katalysieren nach ihrer Aktivierung durch Enterokinase bzw. Trypsin (s. oben) die Aufspaltung bestimmter, innerhalb des Moleküls gelegener (Endopeptidasen) und am Ende des Moleküls gelegener Peptidbindungen (Exopeptidasen). Es entstehen auf diese Weise resorptionsfähige Oligopeptide und Aminosäuren. Kohlenhydrate werden an α-1,4-glykosidischen Bindungen in der Gegenwart von α-Amylase gespalten; auch hierbei entstehen resorptionsfähige

Tabelle 8.1. Verdauungsenzyme im menschlichen Bauchspeichel

Enzym (aktive Form)	Molekulargewicht	Funktion
Trypsin	23400, 25000 (Trypsinogene)	Endopeptidase: Spaltung von Arginin- und Lysinbindungen
Chymotrypsin	24000, 27000 (Chymotrypsinogene)	Endopeptidase: Spaltung von Tyrosin-, Tryptophan- und Phenylalaninbindungen
Elastase	25000, 29300	Endopeptidase: Spaltung von Bindungen bei aliphatischen Aminosäuren
Carboxypeptidase A	34000, 46000 (Proenzyme)	Exopeptidase: Spaltung von endständigen Peptidbindungen
Carboxypeptidase B	30000, 47000	Exopeptidase: Spaltung von endständigen Peptidbindungen
Phospholipase A_2	14000	Hydrolyse von Lezithin zu Lysolezithin etc.
Lipase	48000	Hydrolyse der Triglyzeride (C_1- und C_3-Esterbindungen)
Colipase	9900	Kofaktor der Lipase
Carboxylesterhydrolase	100000	Hydrolyse von Esterbindungen z.B. Fluoresceindilaurat
α-Amylase	53000	Hydrolyse von Stärke
Ribonuklease	15000	Spaltung von Ribonukleinsäure (Phosphatesterbindung)
Desoxyribonuklease	38000	Spaltung von Desoxyribonukleinsäure (Phosphatesterbindung)

Oligosaccharide und Monosaccharide. Für die volle Enzymaktivität ist die Gegenwart von Chloridionen nötig. Die Aufspaltung der Fette bedeutet insofern ein Problem, als das Substrat für die Enzymwirkung wasserunlöslich ist, Enzyme jedoch nur im wäßrigen Milieu aktiv sind. Durch die Mitwirkung von Galle werden deshalb Lipide in kleine Tröpfchen aufgelöst und mit einer hydrophilen Oberfläche aus Gallensäuren, Fettsäuren oder Lezithin überzogen. An dieser Grenzfläche können Phospholipase A_2 und Carboxylesterhydrolase angreifen. Für die Wirkung der Lipase ist die Gegenwart von Colipase nötig.

Innerhalb von 24 h ist das Pankreas befähigt, etwa 15–20 g Enzymprotein zu bilden und mit dem Bauchspeichel abzugeben. Es übertrifft damit die Leistungsfähigkeit anderer sekretorischer Drüsen. Für die normale Verdauungsfunktion ist nur eine Teilmenge dieser Enzyme nötig. Dies zeigt sich am besten beim Wegfall eines Teiles der Drüse infolge chronischer Entzündung oder Resektion: Eine Funktionseinschränkung ist erst meßbar, wenn mehr als 90% der exokrinen Drüsenanteile ausgefallen sind.

Besonderes Interesse hat in den letzten Jahren die Frage nach der Anpassung der Speichelzusammensetzung an die Kostform gefunden. Aus verschiedenen Beobachtungen bei Tieren kann geschlossen werden, daß Adaptationsvorgänge existieren. Darüber hinaus werden Enzyme unabhängig voneinander ausgeschüttet, z. B. Amylase und Chymotrypsin. Ein gültiges Verständnis dieser Phänomene steht noch aus.

Neben Enzymen finden sich in einem geringen Prozentsatz (1–3%) andere Eiweißkörper im Bauchspeichel. Erwähnt werden sollen Immunglobuline, Albumin, Laktoferrin und karzinoembryonales Antigen. Zum Teil sind Konzentrationsänderungen im Zusammenhang mit Erkrankungen beobachtet worden.

8.4 Klinisch-chemische Diagnostik einschließlich Funktionstests

Für die Beurteilung der Bauchspeicheldrüse gibt es neben den bildgebenden Verfahren – Sonographie, Computertomographie, endoskopische retrograde Pankreatikographie (ERP), Angiographie etc. – verschiedene klinisch-chemische Tests und Funktionsprüfungen. Sie sollen hier kurz dargestellt werden.

8.4.1 Aktivitätsbestimmung von Pankreasenzymen in Blut, Urin und Ergüssen

Die Bauchspeicheldrüse enthält reichlich Enzyme, die sich bereits beim Gesunden in den verschiedenen Körperflüssigkeiten nachweisen lassen. Diagnostischen Wert besitzen vor allem α-Amylase und Lipase.

α-Amylase

α-Amylase wird von der Bauchspeicheldrüse sowie den Mundspeicheldrüsen gebildet und sezerniert. Hierbei gelangen geringe Mengen in das Interstitium und schließlich in das Blut. Der Abbau erfolgt dann durch die Leber und durch die Nieren, wo der größere Teil mit dem Urin ausgeschieden wird. Die biologische Halbwertszeit beträgt etwa 2–3 h.

Für die Bestimmung der α-Amylase in den Körperflüssigkeiten gibt es verschiedene Verfahren. Sie erfassen entweder den Verbrauch von Substrat oder die Bildung von Abbauprodukten. Hier sind in den letzten Jahren synthetische Substrate aus Maltosiden eingeführt worden, die im zusammengesetzten optischen Test rasche und gut reproduzierbare Messungen erlauben. Man erhält sie als fertige Reagenziensätze im Handel. (α-Amylase PNP Boehringer; Tostomar α-Amylase, Behringwerke; Monoamyl neu Biomed.) Bei den chromogenen Methoden dienen Stärkepolymerisate, in die Farbstoffe chemisch eingeschlossen wurden, als Substrat. Die Enzymwirkung wird anhand der Farbstofffreisetzung erfaßbar (Amylochrome Roche). Auf einem ähnlichen Prinzip beruht der Amylasenachweis im Urin mittels Teststreifen (Rapignost Amylase, Behringwerke). Durch einen Inhibitor aus Weizen, der gegenüber Pankreasamylase wirksam ist, läßt sich eine getrennte Bestimmung der beiden Enzyme erreichen (Phadebas Isoamylasen, Pharmacia).

Erhöhte Aktivitäten der α-Amylase werden hauptsächlich bei Entzündungen gefunden. Durch Zellschädigung treten vermehrt Enzyme in die Umgebung aus und werden mit der Lymphe bzw. dem Blut transportiert oder sammeln sich in Ergüssen (Bauchhöhle, linksseitige Pleurahöhle) an. Hohe Enzymaktivitäten werden auch im Inhalt von Pankreaspseudozysten gemessen.

Die größte praktische Bedeutung besitzen Amylasebestimmungen im Serum. Bei der Bewertung der Resultate ist zu bedenken, daß wegen der raschen Abbaurate (s. oben) Aktivitätsanstiege u. U. nur kurzzeitig erfaßbar sind; darüber hinaus gibt es extrapankreatische Erkrankungen, bei denen die Amylaseaktivität erhöht gefunden wird. Eine Übersicht möglicher Ursachen der Hyperamylasämie folgt:

Ursachen der Hyperamylasämie

- Pankreaserkrankungen: Entzündungen, Verletzungen, Geschwülste
- Speicheldrüsenerkrankungen: Entzündungen, Verletzungen, Geschwülste
- Niereninsuffizienz
- Makroamylasämie
- Gallenwegserkrankungen
- Diverse Baucherkrankungen: perforiertes Ulcus duodeni, Mesenterialinfarkt, Syndrom der zuführenden Schlinge, Peritonitis, akute Appendizitis, Ileus, rupturierte ektopische Schwangerschaft
- Verbrennungen, Schock
- Postoperative Hyperamylasämie
- Diabetische Ketoazidose
- Geschwülste (bes. Lungen, Dickdarm, Eierstöcke)

Die jeweiligen Mechanismen sind nur z. T. bekannt. Ungeklärt sind beispielsweise die Aktivitätsanstiege bei den diversen Baucherkrankungen, die im einzelnen Fall zu diagnostischen Schwierigkeiten führen; möglich ist hier eine evtl. begleitende Pankreatitis. Hyperamylasämien im Rahmen von Geschwulstleiden werden auf eine eigene Enzymsynthese der Tumoren zurückgeführt. In der Mehrzahl der Patienten soll es sich biochemisch um Speichelamylase handeln.

In den letzten Jahren hat der Beitrag der Nieren zur Elimination der Amylase vermehrt Beachtung gefunden. Bei der Makroamylasämie erscheinen im Blut Amylasemoleküle, die von den Nieren nicht abgebaut bzw. ausgeschieden werden können. Entsprechend sind die Enzymaktivitäten im Serum erhöht und gleichzeitig im Harn innerhalb des Normbereichs. Für eine gültige Diagnose dieser harmlosen Anomalie (Häufigkeit ca. 1%) ist eine chromatographische Analyse nötig. – Schwere akute Bauchspeicheldrüsenentzündungen führen zu einer Nierenfunktionsstörung. Hierbei wird die tubuläre Rückresorption der Pankreasamylase gehemmt und die Clearance bis auf 40% gesteigert. Erfaßbar ist dieses Phänomen durch den Vergleich mit der Kreatininclearance, die weniger betroffen wird. In der Praxis wird das Verhältnis Amylaseclearance/Kreatininclearance nur selten bewertet.

Erniedrigte Amylaseaktivitäten im Serum werden im Rahmen von chronischen Bauchspeicheldrüsenerkrankungen als Folge der verminderten Azinuszellzahl beobachtet. Allerdings zeigt sich selbst bei Zugrundelegung der pankreasspezifischen Amylase eine breite Überschneidung der Meßwerte mit denen der Pankreasgesunden. Die diagnostische Bedeutung ist deshalb gering.

Lipase

Lipase wird in ähnlicher Weise wie Amylase aus den Azinuszellen des Pankreas in das Blut abgegeben. Der Abbau erfolgt vorwiegend in den Nieren; eine Ausscheidung mit dem Urin wird jedoch nicht beobachtet. Vermehrte Enzymaktivitäten sind in Analogie zur Amylase bei Bauchspeicheldrüsenerkrankungen, Nierenerkrankungen sowie bei schweren Baucherkrankungen zu finden. Störungen durch Speicheldrüsenenzyme sind nicht zu erwarten. Im Vergleich ist die Lipaseaktivität bei akuten Bauchspeicheldrüsenentzündungen häufiger pathologisch [4]. Störungen der Messungen können von unspezifischen Esterasen oder von Lipoproteinlipasen, die durch Heparingabe in das Blut freigesetzt werden, ausgehen.

Messungen der Lipase sind erschwert, weil das Substrat – langkettige Triglyzeride (Olivenöl, Triolein) – wasserunlöslich ist und erst durch Lösungsvermittler in einen geeigneten, im wäßrigen Medium reaktionsfähigen Zustand gebracht werden muß. Unter der Einwirkung von Lipase werden Fettsäuren und Diglyzeride abgespalten. Bei den titrimetrischen Verfahren werden die in der Zeiteinheit freigesetzten sauren Valenzen der Fettsäuren bewertet. Methodisch einfacher durchführbar sind turbidimetrische Verfahren, bei denen mittels Photometrie die Trübungsabnahme des Substrates ausgewertet wird. Durch den Gehalt an Colipase wird die Spezifität für Pankreaslipase verbessert. (Im Handel: Monotest Lipase, Boehringer.) Schließlich gibt es einen immunologischen Lipasetest, der die Konzentration von Lipaseprotein erfaßt (Enzygnost Lipase, Behringwerke).

8.4.2 Funktionstests des exokrinen Pankreas

Die Funktion des exokrinen Pankreas besteht in der Sekretion des enzymprotein- und elektrolythaltigen Bauchspeichels. *Direkte Testverfahren* bewerten den Ausstoß der verschiedenen Bestandteile nach einem definierten Reiz. Hierbei werden entweder Hormone (Sekretin-Pankreozymin-Test) oder eine Testmahlzeit (z. B. Lundh-Test) verwendet. Wegen des relativ großen Aufwandes (Duodenalsonde bzw. Pankreasintubation) sind diese Methoden nicht als Suchreaktionen geeignet. *Indirekte Testverfahren* werden ohne Sonden durchgeführt. Durch sie werden die verminderte Verdauung definierter Substanzen (NBT-PABA; Fluoreszeindilaurat) oder die geringere Ausscheidung der exkretorischen Pankreasenzyme mit dem Stuhl (Chymotrypsin) ausgewertet. Wegen der großen Funktionsreserve der Bauchspeicheldrüse sind pathologische Resultate erst bei fortgeschrittenen Erkrankungen, bei denen die Enzymabgabe auf weniger als 10% eingeschränkt ist, zu erwarten. Die direkten Funktionstests sind spezifischer und den indirekten Verfahren überlegen. Letztere werden vor allem als Suchverfahren eingesetzt. Im Vergleich ermöglicht der Sekretin-Pankreozymin-Test die empfindlichste Prüfung des exokrinen Pankreas.

Sekretin-Pankreozymin-Test

Beim Sekretin-Pankreozymin-Test wird der Bauchspeichel mittels Duodenalsonde nach Injektion von Sekretin und Sekretin/Pankreozymin gewonnen und untersucht. Bewertet werden in der Sekretinphase der Ausstoß an Bikarbonat und Wasser sowie in der Sekretin-/Pankreozymin-Phase die Freisetzung von Enzymen (Amylase, Lipase, Trypsin, Chymotrypsin). Leider existieren für die Durchführung keine verbindlichen Richtlinien. So gibt es Unterschiede bei den Hormonen bzw. deren Dosierungen und der Dauer der Sammelperioden. Darüber hinaus ist der Test durch verschiedene Fehlermöglichkeiten belastet: Sammelfehler oder Zufluß von Magensekret, die eine verminderte Pankreassekretion vortäuschen; Verlust der Enzymaktivitäten infolge unsachgemäßer Handhabung der Saftproben nach dem Test (Auffangen in gekühlten Behältern, ggf. Einfrieren mit Glyzerin 87% zu gleichen Teilen). Eine ausführliche Diskussion über Indikationen, praktische Durchführung und Auswertungen wurde kürzlich veröffentlicht [7]. In der Regel erfolgt nach einer Vorperiode der Test über 2 h. Eine Korrektur von etwaigen Sammelfehlern durch Instillation eines Markers (Polyäthylenglykol) wird bei wissenschaftlichen Fragestellungen empfohlen. Der Test sollte bei Patienten mit Pankreatitis nur nach Abklingen der akuten Erscheinungen, d. h. frühestens nach 2–3 Wochen, erfolgen.

Bei einer leichten Pankreasinsuffizienz findet man eine Verminderung einzelner Enzyme; der Ausstoß von Bikarbonat und Wasser ist dagegen im Normbereich. Mittelschwere Erkrankungen zeigen eine erniedrigte Sekretion der Enzyme; die Bikarbonat- und Volumenraten sind im unteren Normbereich. Eine schwere Pankreasinsuffizienz geht mit einer Verminderung aller Parameter einher.

Chymotrypsinausscheidung mit dem Stuhl

Ein Teil des pankreatischen Chymotrypsins wird mit dem Stuhl unverändert ausgeschieden. Bei einer Insuffizienz des exokrinen Pankreas nimmt die Enzymaktivität im Stuhl ab. Da Chymotrypsin gebunden erscheint, ist für die Messung die vorherige Freisetzung erforderlich. Bewertet wird der Enzymgehalt in 1 g Stuhl; eine Homogenisierung bzw. Ermittlung des Stuhlgewichts ist nicht erforderlich. In der Regel genügt ca. 1 g Stuhl. Durch einen neueren käuflichen Reagenziensatz lassen sich Bestimmungen mit dem Photometer leicht routinemäßig ausführen (Monotest Chymotrypsin/Solvens; Fa. Boehringer).

Erfaßbar sind mit diesem Verfahren fortgeschrittene Erkrankungen; der prozentuale Anteil der richtig erkannten Fälle wird in verschiedenen Studien mit etwa 90% angegeben. Leichtere Pankreasinsuffizienzen werden dagegen etwa zur Hälfte nicht entdeckt. Falsch-erniedrigte Ausscheidungsraten findet man bei Magenresektionen (Billroth-II-Operationen), Sprue, komplettem Verschlußikterus oder Mangelernährung mit eingeschränkter Proteinsynthese. Durch eine Substitutionsbehandlung mit Pankreasenzymen kann eine normale Sekretion vorgetäuscht werden; daher müssen diese 4 Tage vor der Stuhluntersuchung abgesetzt werden. Bei 10–15% der Pankreasgesunden muß mit einem falsch-pathologischen Ergebnis gerechnet werden.

Fluoreszeindilaurattest

Fluoreszeindilaurat wird in Gegenwart von pankreatischer Carboxylesterhydrolase in resorptionsfähiges Fluoreszein gespalten. Als Folge einer exkretorischen Pankreasinsuffizienz entsteht nach oraler Gabe von Fluoreszeindilaurat weniger freies Fluoreszein; entsprechend nimmt die Ausscheidung mit dem Urin ab. Beim Fluoreszeindilaurattest wird sowohl die Fluoreszeinausscheidung nach Gabe des Dilaurylesters als auch nach Gabe von freiem Fluoreszein gemessen und verglichen. Die Untersuchung muß an 2 Tagen durchgeführt werden. Bei Verwendung der handelsüblichen Testpackung (Pankreolauryl-Test Temmler) sammeln die Patienten für 10 h nach der Einnahme der Testsubstanzen den Urin. Für die Messungen sind im Routinelabor vorhandene Geräte (Photometer etc.) nötig. Setzt man die Fluoreszeinausscheidung nach Gabe von Fluoreszein (Kontrollversuch) mit 100% an, so werden nach Fluoreszeindilaurat beim Gesunden mehr als 30% des Metaboliten im Urin gefunden. Als sicher pathologisch gilt ein Wert von unter 20%. Fehler entstehen durch die unzureichende Harnsammlung bzw. die zu geringe Harnproduktion (mindestens 600 ml). Die photometrischen Messungen werden durch Riboflavin und Metabolite des Salizylazosulfapyridin gestört. 3 Tage vor den Untersuchungen muß die Substitution mit Pankreasenzympräparaten beendet werden. Die diagnostische Wertigkeit wird in ähnlicher Weise wie bei der Chymotrypsinausscheidung mit dem Stuhl eingeschätzt (s. oben); allerdings scheint die Sensitivität bei Fällen mit leichter und mittelschwerer Pankreasinsuffizienz größer zu sein.

NBT-PABA-Test

Der NBT-PABA-Test wird ähnlich wie der Fluoreszeindilaurattest durchgeführt. Aus dem Medikament (NBT-PABA) erfolgt in der Gegenwart von Chymotrypsin die Abspaltung von resorptionsfähiger Paraaminobenzoesäure, die anschließend im Urin gemessen werden kann. Über die Versuchsbedingungen (Menge des Pharmakons, Probemahl, Urinsammelzeiten, Kontrollversuch) liegen unterschiedliche Empfehlungen vor. Im Handel ist eine Testpackung (PFT-Roche) und ein Reagenziensatz (PABA-Test Roche) erhältlich. Das Ergebnis wird durch die gleichzeitige Gabe von Pankreassubstitutionspräparaten, Antazida, Sulfonamide und Sulfonylharnstoffen gestört; weitere Störquellen sind die Leber- und Niereninsuffizienz. Für die diagnostische Wertigkeit gelten die gleichen Angaben wie für den Fluoreszeindilaurattest (s. oben). Beide Teste können auch im gleichen Untersuchungsgang durchgeführt werden, was möglicherweise die diagnostische Sicherheit verbessert.

Weitere Testverfahren

Von der Vielzahl der in der Literatur beschriebenen Tests des exokrinen Pankreas sollen hier folgende Verfahren erwähnt werden:

Stuhlfettausscheidung: Als Folge der Malassimilation erscheint vermehrt Fett im Stuhl; gleichzeitig ist auch das *Stuhlgewicht* erhöht (s. 4.4). Beide Tests werden besonders zur Kontrolle der Substitutionstherapie verwendet. Als Suchverfahren erscheinen sie zu unspezifisch.

Laktoferrin ist ein Glykoprotein, das bei chronischer Pankreatitis vermehrt sezerniert wird. Die Bestimmung läßt sich in einfacher Weise mittels radialer Immundiffusion unter Verwendung von LC-Partigenplatten (Behringwerke) durchführen. Das Material wird beim Sekretin-Pankreozymin-Test entnommen.

Glukosetoleranztests. Schwere Pankreasleiden gehen mit einer Beeinträchtigung des endokrinen Pankreas einher. Als Folge kommt es zur gestörten Glukosetoleranz oder zum manifesten Diabetes mellitus. Zur Diagnostik können die Bestimmung des postprandialen Blutzuckerspiegels (d. h. 1–2 h nach einer Mahlzeit), das Blutzuckertagesprofil oder – als empfindlichste Prüfung – der orale Glukosetoleranztest dienen.

8.5 Akute Pankreatitis

Nach der revidierten Klassifikation von Marseille ist die akute Pankreatitis klinisch durch Bauchschmerzen und durch erhöhte Pankreasenzyme im Blut und/oder Urin definiert. In den meisten Fällen nimmt sie einen gutartigen Verlauf; schwere Attacken können jedoch zu Schock, Nieren- und Leberinsuffizienz sowie letalem Ausgang führen. Die Erkrankung kann als einmalige Episode oder als Rezidiv auftreten [3]. – In dieser Beschreibung wird die Vielgestaltigkeit und Bedrohlichkeit des Krankheitsbildes deutlich, die für den Arzt erhebliche Probleme bei Diagnostik und Therapie bedeuten können.

Ätiologie, Pathogenese. Trotz vieler Bemühungen sind die Ursachen und Mechanismen, die zu einer akuten Pankreatitis führen, nur zum Teil geklärt worden. Eine Rolle mag hier spielen, daß die Bauchspeicheldrüse wegen der verborgenen Lage nur schwer untersucht werden kann und durch den Gehalt an digestiven Enzymen meistens zerstört erscheint. Als die wichtigsten Ursachen akuter Pankreatitis gelten die Choledocholithiasis und der Alkoholismus. Eine Zusammenstellung bekannter Gründe bringt die Übersicht.

Ursachen der akuten Pankreatitis

Mechanische Faktoren
- Choledocholithiasis
- Verletzungen, Bauchoperationen (Gallenwege, Magen)
- Obstruktion des Pankreasgangs (Geschwülste; Askaris; Anomalien, z. B. Pancreas divisum)
- Diagnostische Untersuchungen (Feinnadelpunktionen; endoskopisch-retrograde Pankreatographie)

Stoffwechselveränderungen
- Alkoholismus
- Hyperlipoproteinämie (Typ I, Typ V)
- Hyperkalzämie, Hyperparathyreoidismus
- Medikamente (Diuretika; Östrogene; Azathioprin; Methyldopa; Sulfonamide; Tetrazykline; Glukokortikoide)
- Genetische Faktoren (familiäre Pankreatitis)

Infektionen
- Mumps
- Coxsackie-Virus
- Virushepatitis

Gefäßfaktoren
- Periarteriitis nodosa
- Embolie

Erkrankungen des Zwölffingerdarms
- Peptisches Ulkus
- Divertikel
- Stenosen

Unter den mechanischen Faktoren stehen *Gallensteine* an der ersten Stelle. Da Pankreasgang und Gallengang gemeinsam an der Papilla Vateri in den Darm einmünden, ergibt sich eine Beziehung zwischen beiden Gangsystemen. Bei der „biliären Pankreatitis" soll durch Gallengangsteine an der Papille ein Rückstau des Bauchspeichels oder ein Übertritt der Galle in den Pankreasgang bewirkt und damit die Entstehung einer Entzündung begünstigt werden. Unterstützt wird diese Hypothese durch die häufige Nachweisbarkeit kleiner Gallensteine im Stuhl dieser Patienten (ca. 90% der Fälle), wobei jene offensichtlich durch die Papille in den Darm übergetreten sind. Dies erklärt auch, warum bei einem Teil der Betroffenen in der Gallenblase bzw. im Gallengang keine Steine mehr anzutreffen sind. Ein Rückstau des Bauchspeichels mit erhöhtem Druck im Gangsystem soll ebenfalls bei den Entzündungen infolge *Pankreasgangobstruktion* eine Rolle spielen. Diskutiert werden hier 2 Mechanismen: 1. Durch den erhöhten Druck werden kleinere Gänge zerrissen; Bauchspeichel kann in das Parenchym übertreten, wo autodigestive Vorgänge einsetzen. 2. Der erhöhte Druck verhindert die Sekretion der Enzyme; autodigestive Vorgänge beginnen in den Drüsenzellen.

Alkoholismus gilt als die häufigste Ursache der akuten Pankreatitis. Unklar ist jedoch, inwieweit es sich bei diesen Fällen um vorgeschädigte Drüsen handelt. Es sprechen jedenfalls viele Beobachtungen dafür, daß in der Regel die akute Exazerbation einer chronischen, evtl. symptomarm verlaufenden Entzündung vorliegt. Eine Diskussion der möglichen Pathomechanismen findet sich im folgenden Kapitel über die chronische Pankreatitis.

Von verschiedenen *Medikamenten* sind als ungünstige Nebenwirkung Bauchspeicheldrüsenentzündungen bekannt geworden (s. S. 472). Es handelt sich hierbei in der Regel um seltene, einzeln beobachtete Fälle, bei denen auch andere Faktoren möglicherweise eine Rolle spielten. Dies gilt für Glukokortikoide. Eine endgültige Wertung der Kausalzusammenhänge ist deshalb nicht möglich.

Verschiedene *Virusinfekte* können das Pankreas mitbetreffen. In den meisten Fällen handelt es sich um milde Begleitreaktionen, die klinisch nicht im Vordergrund stehen. Etwa 7% der Patienten mit *Hyperparathyreoidismus* sollen an einer akuten Pankreatitis leiden. Eine wichtige Rolle könnte hier die Hyperkalzämie spielen, durch die die Sekretion stimuliert würde. Neuere Untersuchungen haben jedoch Kausalitätsbeziehungen nicht bestätigen können.

Patienten mit stark erhöhten Serumtriglyzeridspiegeln (*Hyperlipoproteinämie Typ I und Typ V* nach Fredrickson) klagen – u. U. abhängig von den jeweiligen Fettkonzentrationen – über Bauchschmerzen, als deren Ursache Bauchspeicheldrüsenentzündungen gefunden werden. Eine Rolle sollen schädliche Wirkungen von freien Fettsäuren spielen, die aus den Serumtriglyzeriden im Pankreas durch Lipase freigesetzt werden.

Zirkulationsstörungen, Verletzungen durch Unfälle, Operationen, Unterkühlung etc. können zur akuten Pankreatitis führen. Die beteiligten Mechanismen sind weitgehend rätselhaft. Bei etwa 10% der Patienten läßt sich keine Krankheitsursache finden (*idiopathische Pankreatitis*).

Im Zentrum der Überlegungen zur *Pathophysiologie* der akuten Pankreatitis steht die *Selbstverdauung* durch die exkretorischen Enzyme. Unter physiologischen Bedingungen gibt es verschiedene Schutzmechanismen: 1. Die Abgabe der Enzyme als inaktive Moleküle, 2. Proteaseninhibitoren, die von den Azinuszellen gebildet und in den Speichel sezerniert werden; sie hemmen etwa die Wirkung von Trypsin. 3. Die Abtrennung der Enzyme in den Azinuszellen vom Zytoplasma; die an der Herstellung beteiligten Strukturen – Ribosomen, Golgi-Apparat, Zymogengranula – binden die Enzyme fest ein, so daß schädliche Wirkungen an den Zellstrukturen verhindert werden. – Bei der Entstehung der akuten Pankreatitis sind möglicherweise Störungen an diesen Schutzmechanismen beteiligt. Unklar ist allerdings, inwieweit die Selbstverdauung der Anfang ist oder ob autodigestive Vorgänge sich als Reaktion auf einen anderen, unbekannten Prozeß entwickeln. Die Rolle der aktivierten Enzyme wird durch verschiedene Beobachtungen sowohl bei Patienten als auch bei Tierexperimenten belegt.

Am Anfang der Pankreatitis steht wahrscheinlich die Zellschädigung. Die weiteren Kennzeichen sind die entzündliche Infiltration, Ödembildung und Zellnekrosen. Hinzu kommen Fettnekrosen und u. U. Pseudozysten, Aszites oder – bakteriell infizierte – Abszesse. Nach der revidierten Marseiller Klassifikation sind bei der *milden Form* peripankreatische Fettnekrosen und ein interstitielles Ödem vorhanden; Pankreasnekrosen sind in der Regel nicht nachweisbar. Bei der *schweren Verlaufsform* entwickeln sich ausgedehnte peri- und intrapankreatische Fettnekrosen, Parenchymnekrosen und Blutungen. Die Läsionen können sowohl lokalisiert als auch diffus erscheinen. Die Fettnekrosen werden auf die Freisetzung von Lipasen zurückgeführt. Bisweilen werden nicht nur das Pankreas und seine Umgebung, sondern auch das Unterhautfettgewebe befallen, was zu sichtbaren Veränderungen führen kann. Weitere Kennzeichen schwerer Verlaufsformen sind Hypovolämie, Hypotension, Hypalbuminämie, Hypokalzämie, Nierenversagen und Lungenversagen (ARDS). Sie werden durch verschiedene, z. T. hypothetische Mechanismen erklärt. So sollen die Kreislaufreaktionen durch Flüssigkeitsverluste in das Interstitium und durch vasoaktive Substanzen aus dem Pankreas verursacht werden; Lungen- und Nierenschäden sind möglicherweise die Folge von Membranschäden durch zirkulierende Phospholipase; die Serumkalziumverluste gehen evtl. auf die Ausfällung mit Fettnekrosen, auf eine Resistenz der Knochengewebe gegenüber Parathormon oder auf eine vermehrte Ausschüttung von Thyreokalzitonin zurück. Von besonderem Interesse wäre auch die Beantwortung der Frage nach den Faktoren, die für den Übergang der milden in die gefährliche schwere Verlaufsform verantwortlich sind. Diskutiert werden hier Veränderungen der Mikrozirkulation des Pankreas, die zu ungünstigen ischämischen Reaktionen führen sollen. Aufgrund klinischer Parameter läßt sich bereits frühzeitig eine schwere Verlaufsform prognostizieren (s. unten); dieser Befund spricht dafür, daß in einem relativ frühen Krankheitsstadium der Ablauf der Bauchspeicheldrüsenentzündung festgelegt ist.

Mit dem Abklingen der entzündlichen Erscheinungen normalisieren sich die klinischen, morphologischen und u. U. funktionellen Auffälligkeiten. Bei einigen Fällen verbleiben als Rest Narben oder Pseudozysten. Nur selten wird der Übergang in eine chronische Pankreatitis beobachtet [3].

Klinik. Das führende Zeichen bei etwa 95% der Patienten mit akuter Pankreatitis ist der *Leibschmerz*. Er beginnt in der Regel plötzlich und steigert sich innerhalb von Stunden zu maximaler Intensität. Häufiger soll ein üppiges Mahl vorausgehen. Der Schmerz wird meistens in der Gegend des Pankreas empfunden; Erkrankungen im Pankreaskopf können allein zu Schmerzen im rechten Oberbauch führen, was zu Fehldiagnosen Anlaß gibt. Eine Erklärung für dieses Phänomen ist die entwicklungsgeschichtliche Herkunft von Anteilen der rechten Bauchspeicheldrüse aus dem ventralen Pankreas. Schmerzen in der Nabelgegend und im Unterbauch sind vergleichsweise selten. Schmerzausstrahlungen erfolgen evtl. in die linke Schulter. Der Schmerzcharakter ist zumeist hell und schneidend „wie ein Messer, das in den Leib gestochen wird". Ein weiteres Zeichen ist das *Erbrechen*, das bei einzelnen Patienten im Vordergrund stehen kann. Ein Teil der Betroffenen klagt auch über Meteorismus, Fieber oder Subileus (Tabelle 8.2).

Bei der körperlichen Untersuchung ist die Spannung der Bauchdecken bei etwa 50% der Fälle im Sinne eines „Gummibauches" erhöht. Weitere Befunde sind Aszites, Pleuraerguß (meist linksseitig), Schockzeichen sowie Oligurie und

Tabelle 8.2. Beschwerden und Befunde bei akuter Pankreatitis (nach verschiedenen Statistiken)

	Häufigkeit [%]
Schmerzen	95
Schmerzausstrahlung in den Rücken	50
Übelkeit, Erbrechen	75–90
Meteorismus	70–80
Subileus	50–80
Fieber	12–80
Gummibauch	50
Tastbarer Pankreastumor	6–20
Aszites	40
Pleuraerguß	20–30
Blutdruckabfall, Tachykardie	30–50
Oligurie, Anurie	10
Hautzeichen	10
Chvostek positiv	10–20

Anurie. Das Pankreas ist in 6–20% der Betroffenen als Tumor zu tasten. Schwere Erkrankungen gehen mit einer Hyperglykämie oder einer Hypokalzämie einher, was gegebenenfalls an vermehrtem Durst bzw. an tetanischen Zeichen (Chvostek etc.) erkannt werden kann. Hautveränderungen können für die Einschätzung der Pankreatitis bedeutungsvoll sein: Beobachtet werden Rötungen des Gesichtes, subkutane Fettnekrosen, die als schmerzhafte rote Knoten meist an den unteren Extremitäten, Gesäß oder Stamm erscheinen sowie Ekchymosen aufgrund von retroperitonealen Blutungen an den Flanken (Grey-Turner-Zeichen) oder um den Nabel (Cullen-Zeichen).

Der *Verlauf* ist bei etwa 90% der Patienten komplikationslos. Die Schmerzen klingen nach 2–5 Tagen ab; das gleiche gilt für die anderen Symptome. Bei den Laborparametern zeigen sich die Veränderungen in der Regel für längere Zeit (s. unten). Diese milde Verlaufsform wird auch als „*ödematöse Pankreatitis*" bezeichnet (Abb. 8.5). Bedrohlicher sind dagegen die schweren Erkrankungen, die auch entsprechend den morphologischen Veränderungen als „*hämorrhagisch-nekrotisierende Pankreatitis*" klassifiziert werden. Aufgrund der Komplikationen – Schock, Nierenversagen, Lungenversagen, Ileus, Enzephalopathie, Verbrauchskoagulopathie, intestinale Blutung, Sepsis etc. – liegt die Letalität selbst bei optimalen therapeutischen Voraussetzungen in der Größenordnung 50–80%. Die Ausbildung von Pseudozysten und von Abszessen gilt als Spätkomplikation, die bei allen Formen beobachtet werden kann.

Diagnostik. Bei den diagnostischen Bemühungen ergibt sich eine doppelte Zielsetzung: 1. Bestätigung der Diagnose. 2. Klassifikation im Hinblick auf die Ausbildung einer hämorrhagisch-nekrotisierenden Pankreatitis und der Komplikationen.

Für die *Bestätigung der Verdachtsdiagnose* dienen zuerst die *klinisch-chemischen Tests*. Hierzu zählen die Spiegel von Amylase und Lipase im Serum bzw.

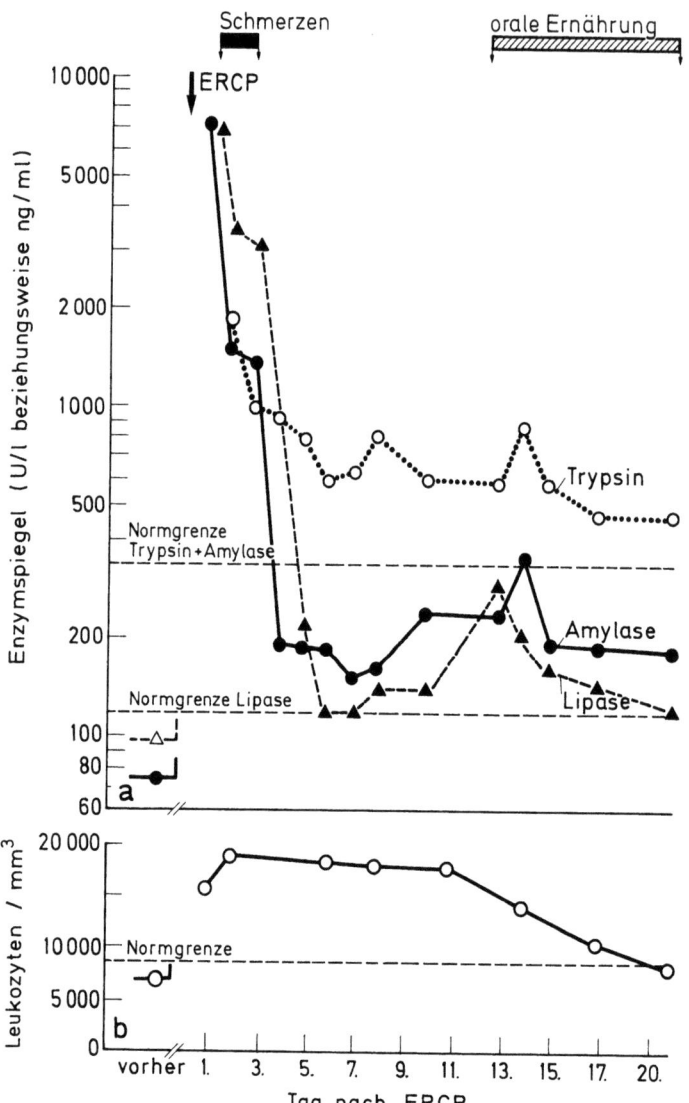

Abb. 8.5a, b. Ödematöse Pankreatitis. Serumspiegel von Amylase, Lipase und Trypsin (**a**) sowie Serumleukozytenzahl (**b**) während einer Beobachtungszeit von 21 Tagen. Die Ursache war hier eine endoskopisch retrograde Pankreatographie. — Schmerzen und stärkere Enzymentgleisungen waren nur etwa 3 Tage vorhanden. Trotz weitgehender Beschwerdefreiheit waren leicht erhöhte Lipase- und Trypsinaktivitäten sowie eine Leukozytose für mehrere Wochen vorhanden

von Amylase im Urin. Wertvoll ist auch der Nachweis einer Leukozytose im Blutbild. In den meisten Fällen ist in der Initialphase bei diesen Parametern ein von der Norm abweichender erhöhter Meßwert zu erheben; allerdings können selbst bei schweren Verläufen Normalbefunde existieren. Im Vergleich ist Lipase häufiger pathologisch erhöht als Amylase, wobei durch die gleichzeitige Bestimmung beider Enzyme die diagnostische Sicherheit erhöht werden kann [4].

Der diagnostische Wert von Amylase und Lipase ist auch unter 8.4.1 dargestellt. Die Leukozytenzahl ist in der Größe zwischen 10 und 25000/mm³; in seltenen Fällen gibt es auch leukämoide Reaktionen mit Werten bis 60000/mm³. Weitere pathologische Laborbefunde sind vor allem bei schweren Erkrankungen im Blut erhöhte Werte bei Blutzucker, Hämoglobin, Hämatokrit, harnpflichtigen Substanzen, Triglyzeriden, Transaminasen, Laktatdehydrogenase; desgleichen erniedrigte Werte bei Kalzium, Magnesium, arterieller Sauerstoffspannung, Gerinnungsenzymen, Thrombozyten; metabolische Alkalose. Der Serumspiegel von C-reaktivem Protein scheint ein Maß für die Pankreasnekrose zu sein. Methämalbumin erscheint im Serum als Abbauprodukt des Hämoglobins im Verlauf der hämorrhagisch-nekrotisierenden Pankreatitis; eine größere diagnostische Bedeutung konnte dieser Parameter wegen der ungenügenden diagnostischen Empfindlichkeit und Spezifität nicht erlangen.

Mit den verschiedenen *bildgebenden Verfahren* lassen sich morphologische Veränderungen erfassen. Bewertet werden die Größe, die Lumenstruktur einschließlich Zystenbildung sowie Verkalkungen beim Pankreas. Daneben lassen sich Aszites, Pleuraerguß, Abszedierungen, Gallensteine, Abflußbehinderungen der Galle etc. darstellen. Andererseits schließen normale Befunde eine akute Pankreatitis nicht aus. In den röntgenologischen Leeraufnahmen des Abdomens zeigen sich vor allem Komplikationen: Ileus, Perforation, Aszites, Verdrängungen lufthaltiger Darmschlingen; Pankreasverkalkungen gelten als Zeichen der chronischen Entzündung. Beim Thoraxröntgenbild findet man ggf. Ergüsse (meist linksseitig) und pulmonale Infiltrate. Die Sonographie ermöglicht sowohl Aussagen über das Pankreas (Abb. 8.6) als auch über die Gallenwege einschließlich Steinen, Aszites, Pleuraergußbildung usw. Leider wird die diagnostische Bedeutung durch den häufigen Meteorismus eingeschränkt; bei mehr als der Hälfte der Patienten ist das Pankreas deshalb nicht darstellbar. Wegen der Möglichkeit, Gallensteine, Galleabflußbehinderungen und Flüssigkeitsansammlungen ohne großen Aufwand zu diagnostizieren, wird man – sofern dies möglich ist – trotzdem ein Sonogramm anfertigen. Wertvoll sind auch Wiederholungsuntersuchungen, weil hier die Entwicklung der Erkrankung verfolgt werden kann; oftmals gelingt es dann, eine Darstellung der Bauchspeicheldrüse zu erhalten. Als die überlegene Methode gilt die Computertomographie, weil sie in fast allen Fällen eine ausreichende Beurteilung des Pankreas ermöglicht (Abb. 8.7). Hervorragend gelingt auch die Darstellung von peripankreatischen Flüssigkeitsansammlungen, die sich am häufigsten in der Bursa omentalis, zwischen Pankreas und Nieren, sowie im Mesocolon transversum finden lassen. Vor allem in unklaren Fällen wird man diese aufwendige Methode einsetzen.

In den letzten Jahren ist die Duodenoskopie als weiteres diagnostisches Verfahren in den Vordergrund getreten. Bei Patienten mit biliärer Pankreatitis ist es möglich, einen im Bereich der Papille eingeklemmten Stein zu sehen und gegebenenfalls zu entfernen. Das Gangbild der Bauchspeicheldrüse ist in der endoskopisch retrograden Darstellung unauffällig.

Klassifikation der akuten Pankreatitis

Es wurde bereits dargelegt, daß die überwiegende Zahl der akuten Bauchspeicheldrüsenentzündungen leicht und ohne Komplikationen verläuft („ödemato-

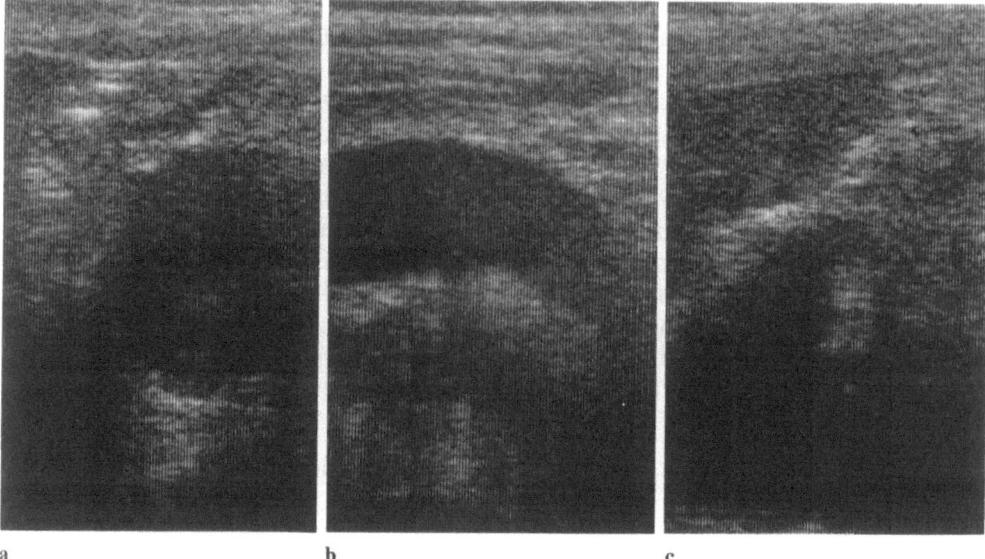

Abb. 8.6a – c. Sonographische Befunde bei akuter Pankreatitis. Im Vordergrund steht ein entzündliches Ödem, welches zu einer Vergrößerung der Drüse führen kann; durch den vermehrten Gehalt an Flüssigkeit erscheint ggf. das Organ echoarm (= schwarz). Ein normales sonographisches Erscheinungsbild der Bauchspeicheldrüse schließt eine akute Entzündung nicht aus.
a Mächtige Auftreibung des Pankreaskopfes mit inhomogenem Binnenmuster. Links oben im Bild ist der Leberrand angeschnitten. – Die Schnittführung ist ähnlich wie in Abb. 1.8.
b Längsschnitt durch Pankreaskörper (links) und -schwanz (rechts). Im Durchmesser ist das Pankreas auf über 3 cm verdickt. Die Binnenstruktur ist weitgehend homogen und echoarm; die Grenze zur Umgebung ist scharf. – Wegen der Schnittführung vgl. Abb. 1.12. Die Untersuchung erfolgte hier nicht durch die Leber sondern durch den Magen; er ist andeutungsweise an der Wandreflexion erkennbar.
c Pankreasnekrose mit peripankreatischem Exsudat, welches bis zur Milz (links oben im Bild, vgl. Abb. 1.14) reicht.

se Pankreatitis"). In den letzten Jahren sind vielfältige Bemühungen angestellt worden, solche Kenngrößen zu definieren, die frühzeitig den Übergang in die gefährliche, komplizierte Form anzeigen („hämorrhagisch-nekrotisierende Pankreatitis"). Die verschiedenen klinischen Zeichen – Schock, Nierenversagen, Ileus, Pleuraerguß etc. – erwiesen sich als wenig brauchbar, da sie erst im fortgeschrittenen Stadium auftreten. Auch sind Versuche mißlungen, ein objektives Merkmal zu finden, das allein für eine prognostische Aussage ausreichen würde. Von Ranson et al. wurde deshalb vorgeschlagen, die Kombination von 11 Kriterien zu bewerten. Nach deren Erfahrungen bedeutet das Vorliegen von 7–8 Merkmalen eine Letalität von 100%; wurden 0–2 Merkmale gefunden, so war die Prognose günstig; bei 3–6 nachweisbaren Merkmalen war der Krankheitsverlauf schwer, ein Teil der Betroffenen mußte länger als 1 Woche intensiv behandelt werden oder starb [10]. Von verschiedenen Autoren sind in den letzten Jahren Modifikationen dieses Merkmalskataloges mitgeteilt worden. So

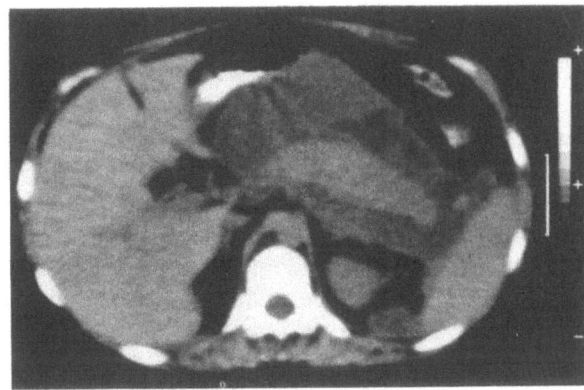

Abb. 8.7. Computertomogramm bei akuter Pankreatitis mit peripankreatischer Exsudation, welche bis zur Fascia Gerota und zur Mesenterialwurzel reicht. Das Pankreas selbst erscheint nur gering betroffen. Im Vordergrund steht die Peripankreatitis (häufiger Befund). – Pankreasnekrosen, -abszedierungen oder -pseudozysten würden sich durch eine Inhomogenität der Binnenstruktur und eine Vergrößerung des Drüsenkörpers zeigen. Eine weitere Differenzierung des Befundes ist anhand der durchbluteten Areale möglich, welche sich nach Gabe von Kontrastmittel darstellen lassen.

wurde als weiteres Kriterium die Peritoneallavage angegeben, wo mehr als 10 ml eines dunkel gefärbten amylasereichen Aszites eine ungünstige Prognose zeigen sollen. Ein anderer Einwand bezog sich auf die zumeist älteren Patienten mit der durchwegs günstiger verlaufenden biliären Pankreatitis; hier wurde befürwortet, das Kriterium „Alter über 55 Jahre" wegzulassen und die Grenze der Transaminaseaktivität auf 200 U/l zu senken. – Prognostische Informationen lassen sich auch vom Erscheinungsbild des Pankreas bei der Probelaparotomie erhalten, wo Hämorrhagien oder Phlegmonen einen ungünstigen Verlauf signalisieren. Allerdings wird nur bei einer Minderzahl der Patienten dieser Eingriff vorgenommen; zum anderen ist die Beurteilung des Pankreas wegen der retroperitonealen Lage und der häufig überwiegenden Peripankreatitis (s. Abb. 8.7) erschwert.

Prognostische Frühzeichen für eine schwergradige Pankreatitis (Nach [10])

Bei der Aufnahmeuntersuchung
– Alter > 55 Jahre
– Leukozytenzahl > 16 000/mm³ Blut
– Serumglukosespiegel > 200 mg/dl
– Serumlaktatdehydrogenase > 350 IE/l
– Serumglutamatoxalazetattransaminase > 250 Fraenkel-E/dl

Während der initialen 48 Stunden
Abfall des Hämatokrits > 10%
Serumharnstoff-N Anstieg > 5 mg/dl
Serumkalziumspiegel unter 8 mg/dl
Arterielle Sauerstoffspannung unter 60 mm Hg
Basendefizit > 4 mVal/l
Geschätzte Flüssigkeitsretention > 6 l

Differentialdiagnose. Bei leichten Erkrankungen sind vor allem auch folgende Diagnosen zu erwägen: akute Cholezystitis; peptisches Ulkus (evtl. Penetration in das Pankreas von der dorsalen Wand des Bulbus duodeni); Porphyrie; Neuralgie; basale Pleuritis; Reizkolon. Erhöhte Pankreasenzymspiegel im Serum werden bei verschiedenen extrapankreatischen Leiden gefunden, was zu falschen Diagnosen führen kann (s. 8.4.1). In schweren Fällen kommen differentialdiagnostisch Verschlüsse der intestinalen Gefäße, Strangulationsileus, rupturierte Aortenaneurysmen, Myokardinfarkt sowie komplizierte Verläufe bei peptischem Ulkus und Cholezystitis in Betracht. Die größte diagnostische Schwierigkeit entsteht bei den Fällen, wo Leibschmerzen als führendes Symptom fehlen. Hier ist ein unklarer Schock oder ein unklares Nierenversagen evtl. das einzige Zeichen.

Therapie. Eine kausal wirksame Behandlung der akuten Pankreatitis ist nicht bekannt. Man gewinnt den Eindruck, als würde die Erkrankung unabhängig von äußeren Bedingungen ihren Lauf nehmen. Hierfür spricht, daß man bereits am Beginn aufgrund von gewissen Merkmalen Angaben über den Krankheitsverlauf machen kann (s. oben).

Versuche, durch Medikamente mit Hemmwirkungen auf die Bildung (Atropin, Glukagon, Kalzitonin, Somatostatin) oder den katalytischen Effekt (Aprotinin, Phospholipase-A_2-Inhibitoren) der exkretorischen Pankreasenzyme einen Einfluß auf die Selbstverdauungsvorgänge zu gewinnen, sind bisher gescheitert. Inwieweit bei biliärer Pankreatitis durch die Entfernung der Choledochussteine der Krankheitsverlauf geändert werden kann, ist noch unklar, zumal bei diesen Patienten die Entzündungen oft leichtgradig erscheinen. Die Therapie beruht somit auf symptomatischen Maßnahmen, deren Wert nur teilweise begründet ist [2]. Sie lassen sich in folgender Weise zusammenfassen:

1. Grundsätzlich Behandlung im Krankenhaus, am besten unter intensiver Überwachung. Von Interesse sind insbesondere folgende Parameter: Blutdruck, Puls, Urinausscheidung/Flüssigkeitsbilanz, Amylase, Lipase, Hämoglobin, Hämatokrit, Leukozyten, Kalzium, Harnstoff, Thrombozytenzahl, Gesamteiweiß, Albumin, C-reaktives Protein. Sie sollten gegebenenfalls mehrmals täglich gemessen werden.
2. Beseitigung der möglichen Noxen: Alkohol, Medikamente etc.
3. „Ruhigstellung des Pankreas" durch parenterale Ernährung, Dauerabsaugung des Mageninhalts mittels Sonde. Histamin-H_2-Antagonisten hemmen die Bildung der Magensäure und damit die reaktive Ausschüttung von Bikarbonat beim Übertritt ins Duodenum; der therapeutische Wert wird jedoch hauptsächlich in der Blutungsprophylaxe gesehen.
4. Schockbekämpfung, Ausgleich der Serumelektrolyte. In den ersten 24 h sollten 3–8 l Flüssigkeit mit Elektrolyten und Zuckern (Glukose, Fruktose) zugeführt werden. Bei Schock werden Humanalbumin bzw. Plasmaexpander und gegebenenfalls Dopamin empfohlen. Wichtig ist auch die Bekämpfung der häufig zu beobachtenden Hypokaliämie durch die Kaliumgabe; wegen der möglichen ungünstigen Wirkungen bei der Pankreatitis wird man Kalzium nur vorsichtig substituieren.

5. Antibiotika sind in ihrem therapeutischen Wert umstritten; trotzdem ist die Gabe von breit wirksamen Präparaten (Ampizillin, Mezlozillin) in schweren Fällen üblich.
6. Als Schmerzmittel werden Procain, spasmolytisch-analgetisch wirksame Mischpräparate (Buscopan comp., Baralgin) oder Opiate mit geringer Wirkung am Sphincter Oddi (Dolantin) bzw. Pentazocin empfohlen.
7. Bei respiratorischer Insuffizienz mit Abfall des pO_2 unter 65 mm Hg ist die Gabe von Sauerstoff bzw. die maschinelle Beatmung mit positivem endexspiratorischem Druck notwendig.
8. Das Nierenversagen signalisiert eine schlechte Prognose. Inwieweit durch Mannitol (250 ml einer 20%igen Lösung rasch i.v.) die Entwicklung verhindert werden kann, ist unklar. Hämodialysen sind unwirksam. Der Wert von Peritonealdialysen ist strittig [8].
9. Eine Verbrauchskoagulopathie wird nach den Regeln der Intensivmedizin behandelt: Substitution der Gerinnungsfaktoren durch Gabe von Fresh Frozen Plasma, Antithrombin III, Heparin etc.
10. Bei biliärer Pankreatitis mit Steineinklemmung – ausgewiesen durch Anamnese, Steinbefund im Sonogramm und Zeichen der Cholestase – wird die endoskopisch retrograde Cholangiographie (ERC) empfohlen. Gegebenenfalls kann bei der gleichen Gelegenheit der Stein durch Papillotomie etc. entfernt werden. In diesen Fällen soll sich die Pankreatitis rasch bessern.
11. Chirurgische Eingriffe sind in ihrem Wert umstritten. In der Initialphase wird manchmal die Entscheidung zur diagnostischen Laparotomie gefällt, wenn innerhalb von 2–3 Tagen eine unerklärliche Verschlechterung des Zustandes eintritt bzw. wenn durch die bildgebenden Verfahren (Sonographie, Computertomographie mit intravenöser Kontrastmittelgabe zur Identifizierung der durchbluteten Areale) keine ausreichenden Informationen erhalten werden können. Die Frage, inwieweit durch eine Entfernung der Nekrosen bzw. Nekrosestraßen bei hämorrhagisch-nekrotisierender Pankreatitis die schlechte Prognose günstig beeinflußt werden kann, wird unterschiedlich beantwortet.

In der 2.–10. Krankheitswoche können sich Abszesse oder große Zerfallshöhlen mit Pankreassequestern bilden: die Betroffenen entwickeln nach einem symptomarmen Intervall Leibschmerzen, Fieber, Leukozytose etc. Mit den bildgebenden Methoden kann der Lokalbefund dargestellt werden. Hier sind operative Maßnahmen (Drainagen, Ausräumung) besser begründbar. Bedrohlichste Komplikationen (Perforation in die Bauchhöhle, retroperitoneale Sepsis, Blutungen etc.) können evtl. vermieden werden.

Eingriffe an den Gallenwegen bei Gallen- und Gallengangsteinen erfolgen am besten im Intervall nach dem Abklingen der akuten Erscheinungen. Nur selten ist bei akuter Steineinklemmung an der Papille eine Laparotomie nötig; in diesem Zusammenhang sei auf die Möglichkeit verwiesen, auf endoskopischem Weg durch Papillotomie und Steinextraktion zu therapieren (s. oben).
12. Pankreaspseudozysten können sich innerhalb von 2–4 Wochen bei allen Verlaufsformen der akuten Pankreatitis entwickeln. Sie besitzen zumeist Verbindungen zum Pankreasgangsystem und bilden sich in der Hälfte der

Fälle spontan zurück. Für therapeutische Eingriffe wird eine Beobachtungszeit von 6 Wochen empfohlen, während der sich die Rückbildungstendenz abschätzen läßt bzw. die Festigung der Wandung erfolgen kann. Zur Vermeidung der möglichen Komplikationen (Blutung, Ruptur, Sepsis) wird dann eine Drainageoperation vorgenommen, beispielsweise durch Y-Anastomose mit einer Jejunalschlinge. Der Stellenwert der sonographisch bzw. computertomographisch gezielten Aspiration mittels Feinnadel läßt sich nicht endgültig angeben. Einerseits muß bei den häufiger wiederholten Eingriffen mit septischen Komplikationen gerechnet werden; darüber hinaus ist unklar, inwieweit nekrotisches Material, Zelldebris etc. ausreichend mitentfernt werden kann.

Inwieweit die verschiedenen oben angegebenen Maßnahmen eingesetzt werden, muß jeder Arzt aufgrund seiner Erfahrungen entscheiden. Wichtig erscheinen in den unkomplizierten Fällen vor allem die Nahrungskarenz, die ausreichende parenterale Flüssigkeits- und Elektrolytzufuhr und die Schmerzbekämpfung. Die Wiederaufnahme der oralen Ernährung wird man nach dem Verschwinden der Beschwerden und nach der weitgehenden Normalisierung der klinisch-chemischen Parameter erlauben.

8.6 Chronische Pankreatitis

Nach der revidierten Klassifikation von Marseille wird die chronische Pankreatitis als eigenständiges Krankheitsbild von der akuten Bauchspeicheldrüsenentzündung abgegrenzt [3]. Im Gegensatz zur akuten Entzündung wird hier mit dem Abklingen von Krankheitserscheinungen in der Regel keine Rückbildung der Organveränderungen beobachtet. Übergänge zwischen beiden Erkrankungen gelten als selten. Die wichtigsten Symptome sind rezidivierende oder persistierende Leibschmerzen sowie die Pankreasinsuffizienz mit Fettstühlen bzw. Diabetes mellitus.

Ätiologie, Pathogenese. Nach den vornehmlich im Arbeitskreis von Sarles entwickelten Vorstellungen entsteht die chronische Pankreatitis durch eine Behinderung des Speichelflusses [11]. Bei der *chronisch obstruierenden Pankreatitis* ist die Ursache in einer Verengung des Pankreasganges durch eine Geschwulst, eine Zyste, eine Anomalie (Pancreas divisum) oder eine Entzündung des Sphincter Oddi zu suchen. Die Veränderungen werden im prästenotischen Bereich mit einer Erweiterung der Gänge und Umbau des Parenchyms gefunden; Steinbildungen gehören nicht zum Krankheitsbild. Bei der *chronisch kalzifizierenden Pankreatitis* manifestiert sich dagegen die Störung in den kleineren Drüsengängen, weil ein ungünstig zusammengesetztes Pankreassekret hier ausfällt und den Fluß behindert. Am Anfang sollen kleinste Präzipitate aus Eiweißen, Kalziumkarbonat etc. stehen. Sie werden entweder weitertransportiert oder bewirken lokale Reaktionen mit Entzündung und Narbenbildung. Später formen sich größere Konkremente, die dann infolge ihres Kalziumgehaltes im Röntgenbild sichtbar werden. Für das Fortschreiten der Erkrankung scheinen narbige Strukturen der Pankreasgänge eine wichtige Rolle zu spielen.

Die häufigste Ursache der chronisch kalzifizierenden Pankreatitis ist in Mitteleuropa der *Alkoholismus*. Ähnlich wie bei der alkoholischen Leberschädigung steigt das Erkrankungsrisiko mit der täglich zugeführten Äthanoldosis und der Dauer der Sucht. Frauen reagieren empfindlicher als Männer. Die Mechanismen, welche zur Bildung eines abnormen Pankreassekrets führen, sind weitgehend unbekannt. In diesem Zusammenhang ist die Entdeckung eines „Steinproteins" durch die Arbeitsgruppe von Sarles von Interesse, das die Ausfällung von Kalziumkarbonat verhindern kann, und das bei − seltenen − hereditären Formen von kalzifizierender Pankreatitis nachweislich fehlen kann. Durch Äthanol soll bei entsprechender Prädisposition die Konzentration des Steinproteins im Speichel vermindert und die Ausfällung von Kalziumkarbonat begünstigt werden. Unabhängig von diesen Vorgängen wird in Analogie zur Leber durch Alkohol eine Verfettung der Azinuszellen mit Mitochondrienveränderungen sowie eine Fibrose erzeugt.

Andere Ursachen von chronisch kalzifizierender Pankreatitis sind die Hyperkalzämie bzw. der *primäre Hyperparathyreoidismus* und − gehäuft in den Entwicklungsländern − die *Eiweißmangelernährung (Kwashiorkor)*. Man nimmt an, daß hier ebenfalls ein relativer Mangel an Steinprotein eine Rolle spielt.

Hereditäre Formen der chronisch kalzifizierenden Pankreatitis wurden sowohl bei Kindern als auch bei Erwachsenen aufgrund des familiär gehäuften Vorkommens diagnostiziert. Möglicherweise wird die unterschiedliche Manifestation durch verschiedene Grade von Mangel an Steinprotein festgelegt.

Morphologie. Während die Mechanismen, die zur chronischen Pankreatitis führen, bisher nur zum Teil geklärt wurden, sind die morphologischen Veränderungen gut bekannt [3]. Im histologischen Bild sieht man eine unregelmäßige Sklerose mit Zerstörung und Untergang von exokrinem Drüsengewebe. Begleitend sind evtl. verschiedene Grade der Gangerweiterung, die auch unabhängig von Parenchymveränderungen vorkommen. Weitere Merkmale sind entzündliche Infiltrate mit Ödembildung und lokalen Nekrosen. Im Vergleich werden Langerhans-Inseln geringer betroffen. Weitere mögliche Befunde sind Zysten, Pseudozysten, mit und ohne Verbindung zum Gangsystem bzw. mit und ohne Infektion. Aufgrund dieser Sachverhalte wird in der revidierten Klassifikation von Marseille folgende − morphologisch begründete − Einteilung der chronischen Pankreatitis vorgeschlagen:

− Chronische Pankreatitis mit lokaler Nekrose,
− chronische Pankreatitis mit segmentaler oder diffuser Fibrose,
− chronische Pankreatitis mit und ohne Steinbildung,
− chronisch obstruktive Pankreatitis.

Im Gegensatz zu den übrigen Formen der chronischen Pankreatitis, wo mit einem zunehmenden oder dauernden Verlust der Funktionen gerechnet werden muß, ist bei der chronisch obstruktiven Pankreatitis eine Besserung der Leistungsfähigkeit nach Beseitigung der Stenose möglich.

Klinik. *Leibschmerzen* sind die wichtigsten Beschwerden bei der chronischen Pankreatitis. Sie werden wie bei der akuten Bauchspeicheldrüsenentzündung vorwiegend im linken Oberbauch empfunden: Schmerzen im rechten Oberbauch weisen auf eine Beteiligung des Pankreaskopfes hin. Ausstrahlungen erfolgen häufig gürtelförmig bis zur Wirbelsäule, evtl. auch in die linke Schulter oder zwischen die Schulterblätter. In der Regel erscheinen die Leibschmerzen episodenhaft, wobei die Krisen Stunden, Tage oder Wochen dauern können. Symptomarme Intervalle umfassen Zeiträume von einigen Tagen bis zu mehreren Jahren. Die Schmerzintensität kann unterschiedlich sein; im Vergleich mit der akuten Pankreatitis ist sie eher geringer. Verschieden wird das Verhältnis zur Nahrungsaufnahme angegeben: In den meisten Fällen wird durch eine Mahlzeit eine Schmerzzunahme hervorgerufen; andere Patienten berichten von einem geringen Einfluß oder von einer Schmerzlinderung. Das gleiche bezieht sich auch auf den Genuß von alkoholischen Getränken in Fällen mit alkoholischer Pankreatitis. Typisch soll die Exazerbation der Schmerzen 12–48 h nach einem Alkoholexzeß sein. Oftmals berichten die Betroffenen über eine Linderung der Beschwerden bei Einnahme einer vorgebeugten Körperhaltung, wobei die Arme an den Bauch gedrückt werden (Abb. 8.8), sowie bei Applikation von Wärme.

Die Entstehungsweise der Schmerzen konnte bisher nicht eindeutig geklärt werden. Einige Befunde sprechen dafür, daß Schmerzen mit der Speichelsekretion verknüpft sind. Dies könnte verständlich machen, warum nach 5- bis 10jährigem Krankheitsverlauf mit dem Verlust des exokrinen Drüsengewebes die Beschwerden geringer werden oder verschwinden. Die „schmerzstillende" Wirkung einer Pankreasenzymsubstitution würde auf eine sekretionshemmende Wirkung dieser Präparate zurückzuführen sein.

Eine weitere Beschwerde ist die *Gewichtsabnahme*. Sie wird vor allem bei fortgeschrittenen Erkrankungen durch die Maldigestion infolge des Mangels an Verdauungsenzymen erklärbar. Wichtiger ist jedoch die verminderte Nahrungsaufnahme, da die Patienten wegen der Schmerzen nichts mehr essen mö-

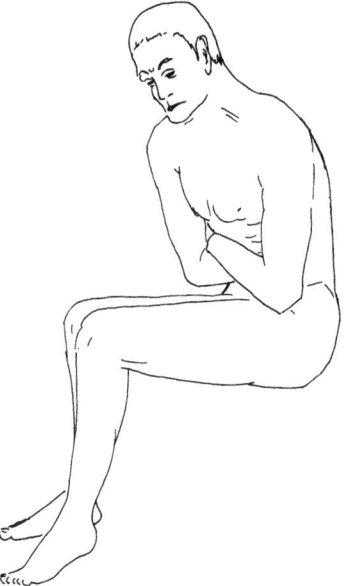

Abb. 8.8. Körperhaltung zur Linderung der Leibschmerzen bei chronischer Pankreatitis. Durch das Vorbeugen des Oberkörpers und das Eindrücken des Bauches mit den verschränkten Armen erreichen viele Patienten eine Besserung ihrer Beschwerden. In diesen Fällen ist die Diagnose bereits mit einem Blick zu stellen

gen oder den Appetit verlieren. Bei Alkoholikern kann darüber hinaus eine Fehlernährung eine Rolle spielen.

Erkrankungen im Pankreaskopfbereich sind bei einem Teil der Betroffenen mit zumeist intermittierend auftretender *Gelbsucht* verknüpft. Sie erklärt sich durch die Kompression des Ductus choledochus bei seinem intrapankreatischen Teil.

Die Insuffizienz der exokrinen und endokrinen Drüsenfunktionen wird als Spätfolge der chronischen Pankreatitis beobachtet. Wegen der großen Reservekapazität des exokrinen Pankreas ist mit einer *Maldigestion* erst nach dem Verlust von etwa 90% der funktionsfähigen Drüsenzellen zu rechnen. Am empfindlichsten wird die Fettverdauung betroffen; es resultieren eine Malabsorption der Fette und fettlöslichen Vitamine sowie eine Steatorrhö (bis zu 100 g Fett täglich). Begleitend ist in der Regel eine Kreatorrhö. Die Patienten setzen entsprechend voluminöse Fettstühle ab, deren Gewicht im Durchschnitt 250 g/Tag übersteigt. Seltene Folgen sind Hypalbuminämie, Hautpigmentierungen oder Osteomalazie. Ein *Diabetes mellitus* als Folge der endokrinen Insuffizienz wird bei etwa ⅓ der Fälle mit kalzifizierender Pankreatitis gesehen; ein weiteres Drittel der Patienten zeigt einen latenten Diabetes mellitus. Die Therapie jener Fälle kann insofern schwierig sein, als – wohl infolge des gleichzeitigen Mangels an gegenregulatorisch wirksamem Glukagon – eine erhöhte Insulinempfindlichkeit mit Neigung zu bedrohlichen Hypoglykämien besteht; weiter halten die Patienten wegen der Schmerzen oft nur unzuverlässig eine Diät ein. Die Häufigkeit diabetischer Spätkomplikationen soll geringer sein.

In Fällen mit *schmerzloser Entzündung* (ca. 10%) wird die Pankreaserkrankung leicht übersehen. Führend sind hier evtl. Komplikationen wie z. B. ein Diabetes mellitus.

Bei der *körperlichen Untersuchung* zeigen Patienten mit fortgeschrittener chronischer Pankreatitis oftmals eine Unterernährung. Hautpigmentierungen als Folgen der Maldigestion sind seltene Befunde. Manchmal besteht eine braune Hautverfärbung über dem Pankreas infolge chronischer Wärmeanwendungen („Melanoderm"). Die Tastuntersuchung des Bauches bzw. des Pankreas erbringt in der Regel keine pathologischen Befunde; allenfalls lassen sich große Zysten palpieren. Als weiteres Hautzeichen sei die Gelbsucht erwähnt.

Komplikationen

Das Schicksal der Patienten wird auch durch das Auftreten von Komplikationen bestimmt. Ein häufiger Befund sind *Pseudozysten,* die im Gegensatz zu den Pseudozysten bei akuter Pankreatitis keine Rückbildungstendenz zeigen. Man beobachtet sie in unterschiedlicher Größe und Zahl. Eine häufige Lokalisation ist die Bursa omentalis; selten kann auch intrathorakal eine Zyste gefunden werden. Beschwerden entstehen durch die mechanische Verdrängung der benachbarten Organe (Magen, Duodenum, Kolon, Pfortadergefäße, Gallenwege etc.); bedrohlich werden Zystenblutungen und Infektionen. Kommt es zur Perforation der Zysten in die Bauchhöhle, so wird dies als Aszites bzw. Peritonitis erkennbar. Perforationen in den Gastrointestinaltrakt bringen dagegen eine Heilung. An die Existenz von Pseudozysten sollte man bei protrahiert verlaufenden Krankheitsepisoden mit Schmerzen, Fieber oder erhöhten Aktivitäten von Amylase und Lipase im Serum denken; Folgen der mechanischen Verdrängung zeigen sich gegebenenfalls durch Subileuserscheinungen mit Übelkeit, Erbrechen oder durch Gelbsucht. *Aszites, Pleura- oder Perikardergüsse* entstehen durch pathologische Verbindungen der Körperhöhlen mit dem Pankreasgangsystem, wobei – wie erwähnt – Pseudozysten den Weg bilden können; eine andere Ursache sind Behinderungen des Lymphabflusses bei gleichzeitiger Hypalbuminämie und Pfortaderhochdruck. Im Gegensatz zu hepatischem Aszites sind die Eiweiß- und Pankreasenzymgehalte hoch. Gastrointestinale *Blutungen* erfolgen aus Varizen bei regionalem Pfortaderhochdruck infolge Kompression oder Thrombose der V. lienalis (Therapie: Splenektomie), aus dem Pankreasgang durch Wirsungorrhagie oder aus peptischen Geschwüren; nach verschiedenen Angaben wird diese Komplikation bei ca. 10% der Patienten angetroffen. Weitere mögliche Erkrankungen sind die *Leberzirrhose* durch chronischen Alkoholismus oder sekundär bei chronischer Cholestase/Cholangitis sowie *Gallensteine*. Nach den neueren pathogenetischen Vorstellungen sollen diese – im Gegensatz zur akuten Pankreatitis – keine Bedeutung für die Entstehung der chronischen Bauchspeicheldrüsenentzündung besitzen. Möglicherweise wird die Bildung von Choledochussteinen (Häufigkeit bis 17%) durch eine Galleabflußbehinderung begünstigt. Chronische Bauchspeicheldrüsenentzündungen sollen zur malignen Entartung neigen.

Diagnostik. Aus verschiedenen Gründen kann die Erkennung einer chronischen Pankreatitis schwierig sein: 1. Wenn die führenden Symptome, insbesondere Leibschmerzen, nicht richtig gedeutet werden. 2. Wenn in den frühen Stadien objektivierbare Veränderungen fehlen. Für die Bestätigung der Diagnose muß man in der Regel sowohl morphologische Veränderungen als auch Funktionseinschränkungen bewerten. Keine der Methoden kann in jedem Fall die Krankheit anzeigen. Man wird deshalb in unklaren Fällen verschiedene Untersuchungsverfahren einsetzen müssen. In der Übersicht sind die gebräuchlichen Tests dargestellt:

Klinisch-chemische Tests, Funktionstests
- Amylase-, Lipaseaktivität in den verschiedenen Körperflüssigkeiten; Blutsenkung; Blutbild; Kalzium; Blutzucker
- Funktionsprüfungen des exokrinen Pankreas: Stuhlfettausscheidung; Stuhlgewicht; Chymotrypsingehalt im Stuhl; Pancreolauryltest; NBT-PABA-Test; Sekretin-Pankreozymin-Test
- Funktionsprüfungen des endokrinen Pankreas: Glukosetoleranztest

Morphologisch orientierte Untersuchungsmethoden
- Röntgenaufnahme des Pankreas
- Sonographie
- Computertomographie
- Endoskopisch retrograde Cholangio-Pankreatographie
- Intravenöse Cholangiographie
- Sonstige: Thoraxröntgenaufnahme; Magen-Darmpassage/hypotone Duodenographie; Angiographie; Szintigraphie; supragastrische Pankreaskopie; endoskopische Sonographie

---

Als bestes Verfahren gilt traditionell der Sekretin-Pankreozymin-Test (s. 8.4.2). Er ist jedoch methodisch aufwendig und liefert zuverlässige Resultate, wenn er

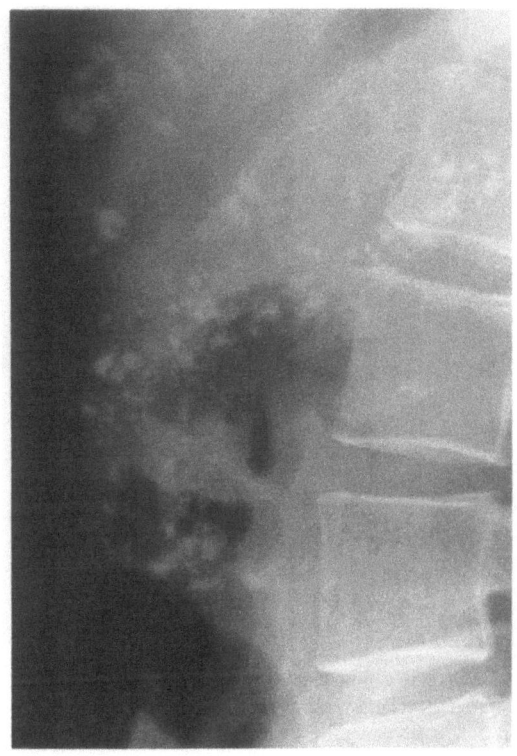

Abb. 8.9. Chronisch kalzifizierende Pankreatitis. Auf der Röntgenübersichtsaufnahme der Bauchspeicheldrüse erscheinen die Verkalkungen als helle Flecken

regelmäßig von geübtem Personal durchgeführt wird. Ein pathologisches Ergebnis ist zu erwarten, wenn etwa 90% des funktionsfähigen Drüsengewebes ausgefallen sind. Normale Ergebnisse wurden – allerdings selten – z. B. bei Patienten, die Pankreasverkalkungen oder Gangveränderungen als sichere Zeichen der chronischen Pankreatitis aufwiesen, gefunden. Es hat sich bewährt, zunächst einfacher durchführbare Tests einzusetzen. Als *"Basisdiagnostik"* bei Verdacht auf chronische Pankreatitis können folgende Untersuchungen dienen: Stuhlgewicht, Chymotrypsin im Stuhl, Pancreolauryl-Test (oder: NBT-PABA-Test), Glukosebelastung (s. 8.4).

Zur morphologischen Diagnostik empfehlen sich zuerst die Röntgenaufnahmen des Pankreas (Frage: Verkalkungen) und die Sonographie (Beurteilung der Pankreasgröße, -form, -binnenstruktur; Zysten; Gallenwege; Aszites). Pankreasverkalkungen lassen sich bei optimaler Röntgentechnik in etwa der Hälfte der Fälle nachweisen (Abb. 8.9); im Sonogramm gelingt der Nachweis größerer Konkremente (Abb. 8.10). In unklaren Fällen ist als nächste, aufwendigere Untersuchung die *Computertomographie* (CT) geeignet. Bei 75–90% der Patienten erbringt sie den Befund einer chronischen Pankreatitis, wobei in annähernd 100% die Diagnose richtig gestellt werden kann. Sie übertrifft damit die Leistungsfähigkeit der Sonographie um etwa 10–30%. Neben den Größenveränderungen der Drüse können das Gangbild und die Binnenstruktur unabhängig von meteoristischen Darmschlingen beurteilt werden (Abb. 8.11). Beispielsweise werden Steine erkennbar, die im Nativröntgenbild nicht dargestellt werden.

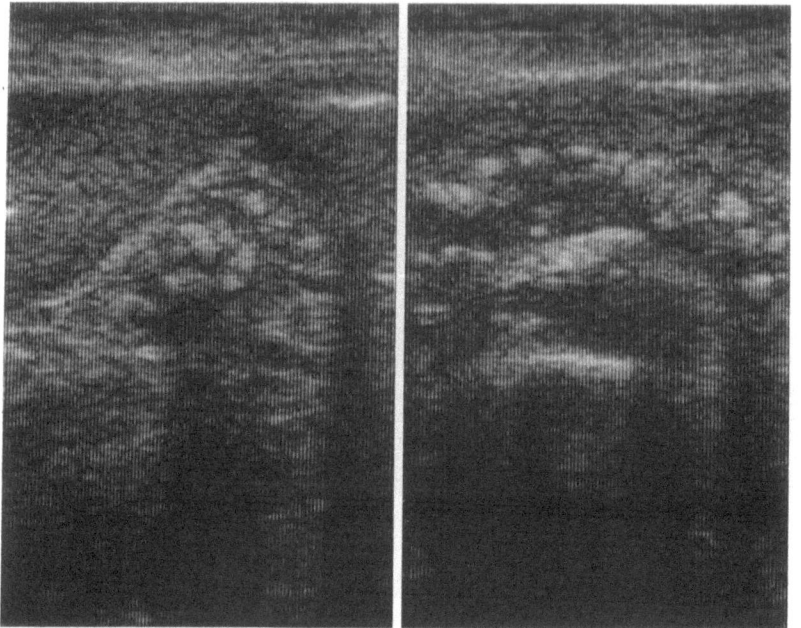

Abb. 8.10a, b. Chronisch kalzifizierende Pankreatitis. Sonogramm des Pankreaskopfes (**a**) und des Pankreaskörpers/-schwanzes (**b**). Das Pankreas ist verdickt. Die Verkalkungen erscheinen als weiße Flecken im Parenchym, die im Kopfbereich zu einem Schallauslöschungsphänomen führen

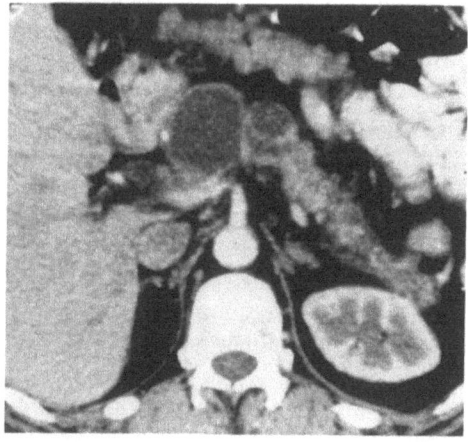

Abb. 8.11. Chronische Pankreatitis mit Ausbildung von Pseudozysten im Bereich des Pankreaskopfes (Computertomogramm)

Die *endoskopische retrograde Pankreatographie* (ERP) dient der Darstellung des Gangsystems. Im Laufe der chronischen Bauchspeicheldrüsenentzündung können in etwa 70–90% der Fälle charakteristische Veränderungen beobachtet werden (Abb. 8.12). Sie betreffen sowohl den Hauptgang als auch die Seitenäste. Von geringen Veränderungen spricht man, wenn mehr als 3 Seitenäste verändert sind. Mäßiggradige Veränderungen werden durch pathologische Befun-

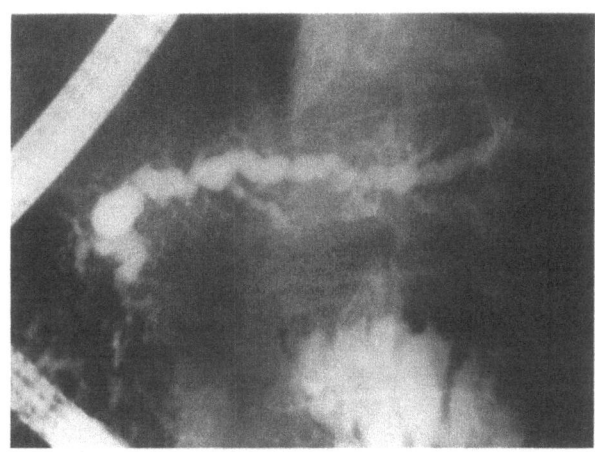

Abb. 8.12. Schwergradige Gangveränderungen bei chronischer Pankreatitis

de am Hauptgang und mehr als 3 Seitenästen ausgewiesen. Schwere Erkrankungen zeigen sich durch zusätzliche Befunde wie Füllungsdefekte, Stenosen, Höhlungen (Zysten, Pseudozysten, Abszesse) sowie massive Erweiterungen (1 cm) und Unregelmäßigkeiten des Gangsystems. In etwa 10% der Fälle ist das Pankreas nur zum kleineren Teil sichtbar verändert („segmentale Pankreatitis", besonders im Schwanzbereich); eine Sonderform ist die „Rinnenpankreatitis", welche zwischen Pankreaskopf, Duodenum und Ductus choledochus auftritt und zur Duodenalstenose führen kann. Sollten am Ende noch diagnostische Unsicherheiten bestehen, so kann dies als Indikation für den erwähnten Sekretin-Pankreozymin-Test angesehen werden. Die übrigen in der Übersicht S. 486 dargestellten Methoden werden nur selten eingesetzt.

In der Literatur werden bei vergleichenden Untersuchungen die diagnostischen Qualitäten der einzelnen Verfahren unterschiedlich bewertet. Die Ursachen dürften in der zumeist kleinen Patientenzahl, in der unterschiedlichen Technik sowie in dem Fehlen einer eindeutigen Referenzmethode zu suchen sein.

Differentialdiagnose. Geht man vom Beschwerdebild – Leibschmerzen, Durchfall, Gewichtsabnahme etc. – aus, so muß eine Vielzahl von Krankheiten erwogen werden. Häufige Fehldiagnosen sind „Gastritis", „Cholezystopathie", „Reizmagen/Reizdarm". Wenn gleichzeitig die exkretorischen Bauchspeicheldrüsenenzyme erhöht sind, dann kommt auch eine akute Pankreatitis in Betracht. Die Entscheidung für diese Diagnose oder für den akuten Schub einer chronischen Pankreatitis kann erhebliche Schwierigkeiten bereiten, insbesondere bei Alkoholikern oder bei Fehlen sonstiger durch bildgebende Verfahren oder Funktionstests objektivierbarer Veränderungen. Ein erhebliches Problem kann die Abgrenzung eines bösartigen Pankreastumors bedeuten (s. 8.7). Wertvolle diagnostische Informationen lassen sich durch die histologische bzw. zytologische Untersuchung von sonographisch oder computertomographisch gezielt entnommenem Material gewinnen. Weitere, weniger zuverlässige Möglichkeiten sind die Bestimmung der Tumorantigene (CA 19-9; CEA) im Blut oder im Duodenalsaft (s. 8.7).

Eine exkretorische Pankreasinsuffizienz wird auch bei der Hämochromatose (s. 6.17) sowie bei der *Mukoviszidose* (Synonym: zystische Fibrose) beobachtet. Diese häufige angeborene Stoffwechselerkrankung ist durch eine gestörte Funktion der exokrinen Drüsen gekennzeichnet. Sie bilden einen zähflüssigen, eiweißreichen, die Ausführungsgänge verstopfenden Schleim. Als Folgen resultieren zystische und fibrotische Umwandlungen jener Drüsen. Durch das Fehlen des Schleims neigen die Patienten zu Bronchialerkrankungen sowie zur Speicheldrüsen- bzw. Pankreasinsuffizienz mit Maldigestion. Etwa die Hälfte der Patienten erreicht das Erwachsenenalter. Die Diagnose wird am besten anhand des erhöhten Gehalts von Kochsalz im Schweiß gestellt (Pilocarpin-Iontophorese). Die Therapie ist gegen die Symptome gerichtet, wobei Mukolytika, Antibiotika, Enzymsubstitutionspräparate, Vitamine und besser resorbierbare Diäten eingesetzt werden.

Therapie. Die konservative Behandlung der chronischen Pankreatitis ist auf die Linderung der Schmerzen und auf den Ausgleich der Drüseninsuffizienz gerichtet. Daneben treten *diätetische Maßnahmen*, vor allem die Alkoholabstinenz (!) und die Verordnung kleiner häufiger Mahlzeiten mit einem auf ca. 25% begrenzten Fettgehalt; bei Fällen mit ausgeprägter Steatorrhö ist die Verwendung mittelkettiger Triglyzeride (Ceres-Magarine, -Speiseöl; Hersteller: Margarine Union, Hamburg) sinnvoll, weil sie direkt absorbiert werden können. Die Proteinzufuhr sollte etwa 100 g/Tag betragen; die Menge der Kohlenhydrate muß am Kalorienbedarf und an der Stoffwechselsituation (Diabetes mellitus?) bemessen werden (s. unten).

In der Praxis ist die *Schmerzbekämpfung* das größte Problem. Leichtere Krisen lassen sich durch Analgetika mit peripherer Wirkung (Azetylsalizylsäure, Paracetamol etc.), die vor den Mahlzeiten gegeben werden, behandeln. Von einigen Autoren wird auch ein schmerzlindernder Effekt der Enzymsubstitutionspräparate mitgeteilt; eine endgültige Stellungnahme ist hierzu derzeit nicht möglich. In schweren Fällen kommen stark wirksame, zentral angreifende Schmerzmittel in Betracht, insbesondere auch Opiate. Wegen der Suchtgefahr wird man sie jedoch zurückhaltend einsetzen. Weitere Maßnahmen sind die Nervenblockade über einen Periduralkatheter und die Injektion von Alkohol in das Ganglion coeliacum. Bei einem Teil der Patienten sind als letzte Möglichkeit *chirurgische Eingriffe* indiziert. Je nach dem pathologisch-anatomischen Befund werden Resektionen oder Drainageverfahren eingesetzt. Weitere Indikationen für chirurgische Maßnahmen sind Gallenblasen- und Gallengangsteine sowie Komplikationen wie Aszites, Pseudozysten oder Kompressionserscheinungen an benachbarten Organen. Entschließt man sich wegen der Schmerzen zu einer Operation, so sollte man sich darüber im klaren sein, daß nach 5–10 Jahren die Schmerzen ohnehin von selbst geringer werden oder verschwinden. In einer kritischen Untersuchung wurde kürzlich der Wert chirurgischer Maßnahmen für die Linderung der Schmerzen angezweifelt [1]. Nach geltender Meinung sind sie bei Alkoholikern, die ihren Alkoholmißbrauch fortsetzen, in jedem Fall sinnlos.

Eine *Enzymsubstitution* ist bei den Patienten, die täglich mehr als ca. 10–15 g Fett mit dem Stuhl ausscheiden, nötig. Weitere Indikationen sind

Schmerzen (s. oben) und sonstige Mißempfindungen im Oberbauch, Durchfälle oder eine Gewichtsabnahme. Zur Behandlung sind Pankreatinpräparate in hoher Dosierung (d. h. 5−10 g täglich), zu den Mahlzeiten genommen, geeignet. Zubereitungen als Granulat besitzen den Vorteil der guten Verfügbarkeit bei den Verdauungsvorgängen. Es muß jedoch mit einer Inaktivierung durch das saure Milieu im Magen gerechnet werden. Günstig wird deshalb die gleichzeitige Gabe von Histamin-H_2-Blockern (Cimetidin, Ranitidin) oder aluminiumhydroxidhaltiger Antazida bewertet. Gleichwertig dürften neuere mikroverkapselte Präparate sein, die bei schwach saurem Milieu freigegeben werden und keine säurehemmende Begleittherapie benötigen. Der Erfolg läßt sich an einer Besserung der Beschwerden sowie an einer Normalisierung der objektivierbaren Parameter (Stuhlfett, Stuhlgewicht) und schließlich an einer Gewichtszunahme ermessen. Therapieversager sind am häufigsten durch eine zu niedrige Dosierung oder die ungenügende Mitarbeit des Patienten bedingt. − Gallensäurehaltige Enzymsubstitutionspräparate können zur chologenen Diarrhö führen; sie werden deshalb weniger empfohlen.

Die endokrine Pankreasinsuffizienz mit manifestem *Diabetes mellitus* wird nach den üblichen Regeln durch Diät und Insulin behandelt. Orale Antidiabetika sind zumeist nicht ausreichend wirksam.

Patienten mit gestörter Fettverdauung weisen evtl. einen Mangel an fettlöslichen Vitaminen auf. In diesen Fällen ist die parenterale Gabe der Vitamine D, E, K, A sinnvoll.

8.7 Geschwülste der Bauchspeicheldrüse

Neubildungen werden sowohl bei exkretorischen als auch bei endokrinen Bauchspeicheldrüsengeweben beobachtet. *Gutartige Geschwülste* können vom Azinusepithel (Adenom, Karzinoid), vom Gangepithel (Papillom, Zystadenom, Teratom) oder von den Zwischengeweben (Lipom, Fibrom, Hämangion etc.) ausgehen. Sie sind sehr selten und werden meistens zufällig bzw. bei Sektionen entdeckt. Von den *bösartigen Geschwülsten* des exokrinen Pankreas sind die Karzinome klinisch am bedeutsamsten; Sarkome sind dagegen im Vergleich seltener. Beide Tumorklassen manifestieren sich zumeist in einem späten, inkurablen Stadium. *Neubildungen der endokrinen Bauchspeicheldrüsengewebe* bilden u. U. im Übermaß einzelne oder mehrere Substanzen mit Hormoneigenschaften. Diese können zu spezifischen Wirkungen führen, an denen die Geschwülste gegebenenfalls frühzeitig zu erkennen sind.

8.7.1 Bauchspeicheldrüsenkarzinom

Bauchspeicheldrüsenkarzinome stehen nach dem Dickdarm- und Magenkarzinom an der 3. Stelle bei den bösartigen Geschwülsten der gastrointestinalen Organe. Im Sektionsgut sind etwa 5% der Erwachsenen − bei ansteigender Tendenz − betroffen. Männer erkranken 2mal häufiger als Frauen. Das Pankreaskarzinom wird in jedem Lebensalter beobachtet; bevorzugt wird jedoch das 6.

und 7. Lebensjahrzehnt. Das histologische Erscheinungsbild der Geschwülste ist überaus vielgestaltig. Zumeist werden sie als Adenokarzinome klassifiziert. Die häufigste Lokalisation ist der Bauchspeicheldrüsenkopf (etwa ⅔ der Fälle); es folgen der Körper (etwa ¼ der Fälle) und der Schwanz. Absiedelungen erscheinen bevorzugt in der Umgebung des Pankreas bzw. in den regionalen Lymphknoten sowie in der Leber. Als Risikofaktoren werden die chronische kalzifizierende Pankreatitis, ein Verzehr von tierischen Fetten, Zigarettenrauchen sowie Kaffeegenuß diskutiert. Ein vermehrtes Vorkommen der Erkrankung wurde bei Metallarbeitern sowie bei Personen, die Kontakt zu Benzidin, β-Naphthylamin oder alkylierenden Zytostatika hatten, festgestellt.

Klinik. Die häufigsten Beschwerden sind Gewichtsabnahme, Leibschmerzen, die zumeist unabhängig vom Essen sind und sich oftmals beim Vorbeugen etc. bessern, und Gelbsucht. Seltener wird über Übelkeit, Erbrechen, Flatulenz, Stuhlunregelmäßigkeiten oder Juckreiz geklagt. Es handelt sich hierbei um die Symptome bei fortgeschrittener Erkrankung. Patienten mit Pankreaskarzinomen in frühen, heilbaren Stadien sind fast ausnahmslos beschwerdefrei. Die gleichen Überlegungen gelten auch für Befunde bei der körperlichen Untersuchung. In fortgeschrittenen Fällen findet man einen tastbaren Pankreastumor, eine Lebervergrößerung, eine – oftmals vom Patienten übersehene – Gelbsucht, eine tastbare Gallenblase (Courvoisier-Zeichen) oder Aszites. Hinweise können auch eine Thrombophlebitis saltans sowie eine Splenomegalie oder ein systolisches Gefäßgeräusch im linken Oberbauch infolge der Verlegung der V. bzw. A. lienalis geben.

Der weitere Krankheitsverlauf ist durch die rasch zunehmende Tumorkachexie gekennzeichnet. Nur wenige Patienten leben nach Stellung der Diagnose länger als 1 Jahr.

Diagnostik. Die frühzeitige Erkennung des Pankreaskarzinoms ist – ähnlich wie beim Kolon- und Magenkarzinom – eine der größten und schwierigsten Aufgaben in der Gastroenterologie. Anamnese und Befund können hier nur einen geringen Beitrag leisten: Jede unklare Bauchbeschwerde, jede Thrombophlebitis oder jeder neu aufgetretene insulinpflichtige Diabetes mellitus bei älteren Personen sollte an diese Krankheit denken lassen. Objektivierbare Veränderungen sind erst in den fortgeschrittenen Stadien der Tumorerkrankung feststellbar. Eine Ausnahme bildet allenfalls eine kleine Geschwulst nahe dem intrapankreatischen Anteil des Ductus choledochus, die sich durch die Symptome der Galleabflußbehinderung anzeigt.

Bei den *klinisch-chemischen Tests* finden *Tumorantigene* besonderes Interesse. Von den verschiedenen untersuchten Markern sind die Konzentrationen von karzinoembryonalem Antigen und CA 19-9 häufiger (bis 30% bzw. 90% der Fälle) im Blut und im Bauchspeichel von Pankreaskarzinompatienten erhöht gemessen worden; es handelte sich jeweils um fortgeschrittene Fälle. Unklar ist, inwieweit diese Tests frühe Krankheitsstadien anzeigen können. Weitere klinisch-chemische Parameter sind die Blutsenkungsreaktion und – bei Verschluß der extrahepatischen Gallenwege – die Parameter der Cholestase (Bilirubin, alkalische Phosphatase, γ-Glutamyltranspeptidase, Transaminasen im Serum).

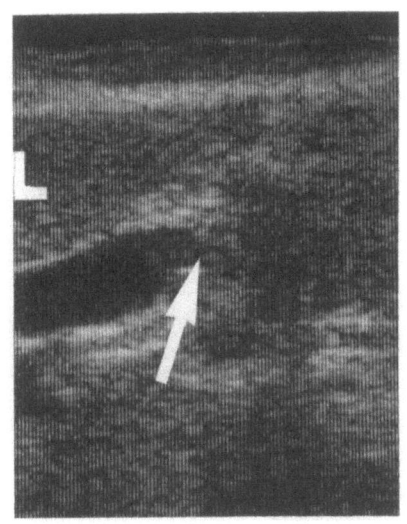

Abb. 8.13. Pankreaskopfkarzinom. Sonographisches Schnittbild am Leberhilus. Rechts erkennt man die Geschwulst als rundliches, echoarmes, angedeutet inhomogen strukturiertes Gebilde. Sie hat zu einer totalen Abflußbehinderung der Galle geführt; als Folge erscheint der Ductus choledochus auf über 1,5 cm erweitert (*links*). Der Pfeil weist auf den Ort der Gallengangsverlegung. *L* Leber. – Gleichzeitig waren die intrahepatischen Gallenwege erweitert und die Gallenblase stark vergrößert (Courvoisier-Zeichen). Die Diagnose ließ sich anhand von Material sichern, das durch sonographisch geführte Feinnadelpunktion gewonnen worden war

Unter den *bildgebenden Verfahren* steht die *Sonographie* an erster Stelle. Sie erlaubt in etwa 90% der Fälle eine Darstellung des Pankreas, wobei am besten Kopf und Körper beurteilbar sind. Geschwülste zeigen sich durch eine Veränderung der Parenchymstruktur, durch eine Verdickung des Organs, durch eine Weitstellung des distal gelegenen Gangs, durch eine Erweiterung der extrahepatischen Gallenwege und -blase oder durch Metastasen in der Leber (Abb. 8.13). Zur weiteren Klärung kann mittels Feinnadel unter sonographischer Führung Material für die histologische und zytologische Untersuchung entnommen werden. In den Fällen, in denen die Sonographie kein befriedigendes Ergebnis bringt (Fettsucht, Meteorismus etc.), ist als aufwendiges Verfahren die *Computertomographie* indiziert. Sie erlaubt in jedem Fall eine Darstellung der Bauchspeicheldrüse, insbesondere auch der Schwanzregion. Im Vergleich mit der Sonographie wird der diagnostische Wert dieser Methode größer eingeschätzt. Beide Verfahren sind jedoch nicht in der Lage, Frühkarzinome mit Durchmessern unter 0,5–1 cm darzustellen.

Als nächster diagnostischer Schritt kommt gegebenenfalls die endoskopische retrograde Cholangiopankreatographie (*ERCP*) in Betracht. Bösartige Geschwülste werden hier anhand der Veränderungen des Pankreas- und Gallengangsystems dargestellt (Abb. 8.14). Beobachtet werden Gangverschlüsse oder -stenosen, bei welchen der distale Ganganteil erweitert erscheint; in anderen Fällen findet man langstreckige Gangverjüngungen ohne prästenotische Ektasie oder – als Folge von Gewebezerfall höhlenartige Erweiterungen. Papillennahe Karzinome zeigen sich durch eine gleichzeitige prästenotische Dilatation des Pankreas- und Gallengangs (Abb. 8.15). Oftmals offenbart sich die Geschwulst bereits durch das Aussehen der Papille (Vergrößerung, Diskolorierung, Umbauzeichen). Bei den – fortgeschrittenen – Fällen, in denen die Diagnose zu sichern war, fanden sich bei verschiedenen systematischen Studien in ca. 90% der Fälle Abweichungen. Wertvoll ist auch die Möglichkeit, hierbei Bauchspeichel

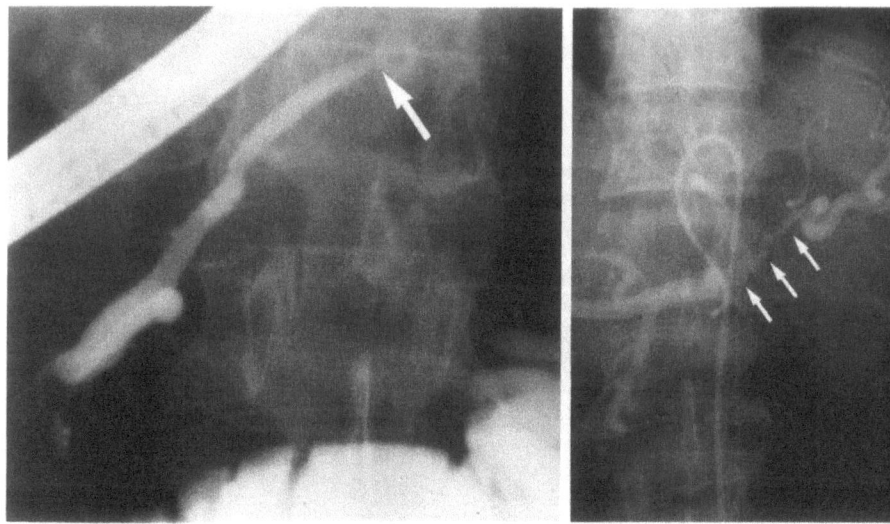

a **Abb. 8.14 a, b.** Bösartige Geschwulst im Bereich des Bauchspeicheldrüsenkörpers. **a** Bei der **b** endoskopisch retrograden Pankreatographie war ein Kontrastmittelstop aufgefallen (*Pfeil*). **b** In der Zöliakographie zeigte sich in diesem Bereich eine Stenose der A. lienalis (*kleine Pfeile*). Im Sonogramm und Computertomogramm fanden sich nur diskrete Veränderungen. – Die Diagnose eines Karzinoms wurde bei der Operation bestätigt

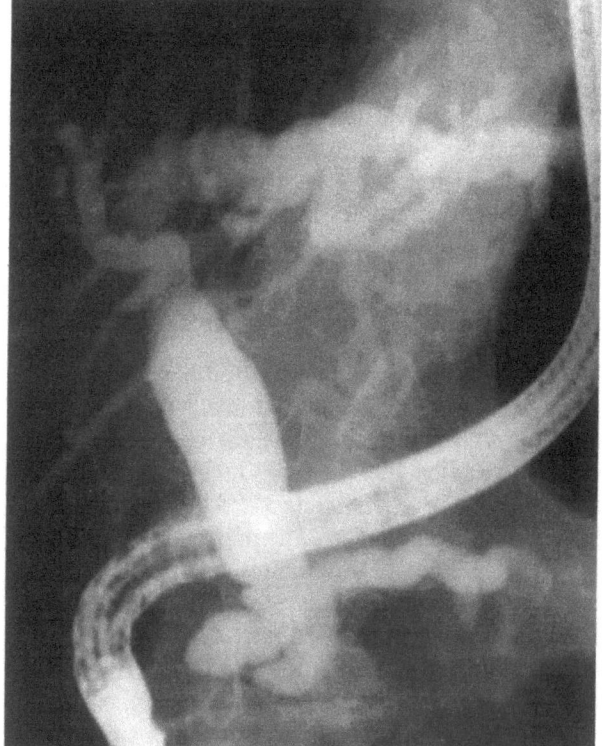

Abb. 8.15. Papillennahes Karzinom, das gleichzeitig zu einer Abflußbehinderung der Galle und des Bauchspeichels geführt hat. Bei der ERCP erkennt man als Folge eine Erweiterung beider Gangsysteme

für klinisch-chemische Untersuchungen (Tumorantigene, Laktoferrin) oder die zytologische Beurteilung entnehmen zu können; hier wird man in etwa der Hälfte der Fälle ein hinweisendes Ergebnis erhalten. Weitere diagnostische Verfahren sind die *Angiographie* (Darstellung von abnormen Gefäßverläufen oder Gefäßen, s. Abb. 8.14), die *Magen-Darm-Passage* (Impressionen, Duodenalstenose), die *perkutane transhepatische Cholangiographie* (Darstellung der extrahepatischen Gallenwege bei Patienten mit Cholestase).

Differentialdiagnose. Geht man vom Beschwerdebild der Patienten − Gewichtsabnahme, Leibschmerzen, Gelbsucht, Stuhlunregelmäßigkeiten etc. aus, so kommt eine Vielzahl von Erkrankungen in Betracht. Entsprechend sind häufige Fehldiagnosen: Gastritis, Reizmagen, Reizdarm, Gallensteine, Hyperthyreose. Eine große Schwierigkeit kann auch die Abgrenzung der chronischen Pankreatitis sein. Neben dem klinischen Eindruck sind hier am besten die zytologischen und histologischen Untersuchungen von Punktionsmaterial sowie die Konzentration der Tumorantigene und die Veränderungen im Gangbild bei der retrograden Darstellung (ERP) geeignet. In seltenen Fällen ist die Klärung durch eine Probelaparotomie erforderlich.

Therapie. In den frühen Stadien ist die Resektion des Pankreaskarzinoms die Therapie der Wahl. Als Kriterien gelten die Verschieblichkeit der Geschwulst und eine fehlende Infiltration in den Retroperitonealraum bzw. in die regionalen Lymphknoten. Bei Erkrankungen des Pankreaskopfes (rechts der V. mesenterica superior) und -schwanzes ist eine Teilresektion des Pankreas möglich; in den übrigen Fällen wird die totale Pankreatektomie empfohlen (z. B. Whipple-Operation).

Bei den meisten Patienten ist das Tumorleiden so weit fortgeschritten, daß lediglich palliative Maßnahmen in Frage kommen. Hierzu zählen bei Behinderung des Gallenflusses biliäre Drainagen, die auf endoskopisch-retrogradem oder perkutan-transhepatischem Weg eingesetzt werden. Nur ausnahmsweise sind palliative Operationen indiziert: Zur Beseitigung einer Duodenalstenose, zur Ableitung der Galle durch eine bilidigestive Anastomose oder zur Schmerzausschaltung. Für die Schmerzlinderung genügen meist Analgetika mit peripherem oder zentralem Angriffspunkt (Salizylate, Paracetamol bzw. Opiate). Knochenschmerzen sprechen manchmal gut auf antiphlogistisch wirkende Substanzen (Indometacin, Piroxicam etc.) an. Weitere Möglichkeiten sind die analgesierende Röntgenbestrahlung des Rückens oder die perkutane Blockade des Ganglion coeliacum durch Instillation von Alkohol; mit diesem Eingriff gelingt vielfach eine Linderung der Schmerzen für 1−2 Monate. Weder die Strahlentherapie noch die Chemotherapie (u. a. mit 5-Fluoruracil/Adriamycin/Mitomycin C) hat bisher einen Stellenwert in der Therapie des Pankreaskarzinoms gewinnen können: Die Wirkungen der Zytostatika (Ansprechraten ca. 25−30%) erschienen im Vergleich mit den Nebenwirkungen gering; eine Verlängerung der Lebenserwartung war nicht festzustellen.

8.7.2 Hormonbildende Geschwülste

Im Gastrointestinaltrakt findet man eine Vielzahl von hormonbildenen Zellen. Aufgrund ihrer histochemischen Anfärbbarkeit werden sie auch als APUD-Zellen (*a*mine and/or amine *p*recursor *u*ptake and *d*ecarboxylation) bezeichnet. Viele Beobachtungen sprechen dafür, daß die Zellen trotz ihrer unterschiedlichen endokrinen, neurokrinen bzw. parakrinen Leistungen einen gemeinsamen Ursprung im embryonalen Ektoblast haben. Geschwülste dieser Zellen sind seltene Ereignisse: man schätzt die Zahl der jährlich in der Bundesrepublik Deutschland gefundenen Tumoren auf etwa 50. In den meisten Fällen sind sie in der Bauchspeicheldrüse lokalisiert. Im Gegensatz zu den übrigen Pankreastumoren können sie durch die übermäßige Hormonausschüttung auch in einem früheren Stdium zu Symptomen führen und diagnostiziert werden. Darüber hinaus werden evtl. mehrere Hormone ausgeschüttet, was auf den gemeinsamen Ursprung der APUD-Zellen hinweist. Die Diagnose läßt sich am besten anhand der Hormonkonzentration im Blut sichern. Der Wert der bildgebenden Verfahren ist eingeschränkt, wenn die Geschwülste wegen zu geringer Größe nicht darstellbar sind. Einen Überblick über wichtige hormonbildende Geschwülste zeigt Tabelle 8.3. Sie manifestieren sich durch weitgehend unspezifische Symptome und sollten vor allem bei differentialdiagnostischen Überlegungen einbezogen werden.

Das *Zollinger-Ellison-Syndrom* (Snyonym: Gastrinom) ist eine gastrinbildende Geschwulst. In der Mehrzahl der Fälle muß mit einem bösartigen Wachstum gerechnet werden. Die Lokalisation ist bei ca. 80% der Patienten im Pankreas; im übrigen finden sich die Tumoren im Duodenum, im Magen oder in benachbarten Geweben (Lymphknoten, Netz etc.). Bei ca. ¼ der Fälle wird eine Kombination mit anderen endokrin aktiven Geschwülsten, insbesondere der Nebenschilddrüse, Nebennieren, Eierstöcke, Hirnanhangdrüse oder Schilddrüse im Sinne der dominant vererblichen multiplen endokrinen Adenomatose (MEA), Typ I, beobachtet (s. unten). Absiedelungen erfolgen vor allem in die regionalen Lymphknoten und in die Leber. Das histologische Bild der Ge-

Tabelle 8.3. Hormonbildende Geschwülste [6]

Diagnose	Hormone	Größe (cm)	Symptome	Maligne Entartung (%)
Zollinger-Ellison-Syndrom	Gastrin	0,5–4	Peptische Geschwüre des Magens und Duodenums, Durchfälle	50–90
Verner-Morrison-Syndrom	VIP; PHI; Prostaglandin E	2–7	Sekretorische Diarrhö, Hypokaliämie, Hypochlorhydrie des Magens	ca. 40
Glukagonom	Glukagon	4–10	Nekrolytisches Erythem, Diabetes mellitus	ca. 60
Insulinom	Insulin	1–2	Nüchternhypoglykämie, Fettsucht	10

schwülste ist überaus vielgestaltig; am häufigsten handelt es sich um Adenome oder Adenokarzinome von Inselzellen.

Das klinische Bild läßt sich durch die übermäßige Ausschüttung von Gastrin erklären: Es entsteht eine Überproduktion von Salzsäure, die die Bildung von peptischen Geschwüren begünstigt. Erbrechen ist die Folge einer übermäßigen Bildung von Magensaft (2–8 l/24 h). Durchfälle werden durch direkte Wirkungen des Gastrins auf die Enterozyten sowie durch die ungenügende Neutralisierung des Magensaftes im Dünndarm erklärt; möglich ist darüber hinaus die zusätzliche Wirkung anderer Hormone, z. B. VIP, im Rahmen einer multiplen endokrinen Adenomatose. Im Vordergrund steht vor allem die Geschwürbildung, wobei diese oft mehrfach und an ungewöhnlichen Stellen (Speiseröhre, mittlerer Zwölffingerdarm) zu beobachten sind. Häufig kommt es zu Komplikationen: Perforation, Magenausgangsstenose, Blutung, Fistelbildung zum Dünn- oder Dickdarm. Eine Lebervergrößerung weist auf Metastasen hin. Die Diagnose wird evtl. übersehen, weil H_2-Blocker gut wirksam sind. Viele Patienten erscheinen mit operiertem Magen.

Die Diagnose läßt sich in Anbetracht der vielen Patienten mit peptischen Geschwüren ohne Zollinger-Ellison-Syndrom allenfalls vermuten, wenn atypische oder therapieresistente Ulzera auftreten. Spezifische Symptome gibt es nicht. Entscheidend sind für die Sicherung der Diagnose der Serumgastrinspiegel, der bereits im Nüchternzustand stark erhöht ist, sowie die Ergebnisse der Magensekretionsanalyse, wo eine auf 15 mVal/h (operierter Magen: 5 mVal/h) gesteigerte Nüchternsekretion von Salzsäure gemessen werden kann (s. 3.4). Nach Gabe von Pentagastrin wird eine geringere Zunahme der Säureausschüttung festgestellt. Zur weiteren Sicherung der Diagnose ist der Sekretintest geeignet: Bei Patienten mit Gastrinom steigt der Gastrinspiegel wenige Minuten nach Gabe von 2 E Sekretin/kg Körpergewicht stark an; Gesunde, Personen mit peptischen Ulzera oder Magenoperierte mit Antrumrest zeigen dagegen nur eine geringe oder keine Reaktion (vgl. 3.4). Für die Lokalisation des Tumors können die Sonographie, Computertomographie oder Angiographie verwendet werden, wobei kleinere Geschwülste evtl. übersehen werden. Eine weitere Möglichkeit bietet die Messung der Gastrinspiegel in gezielt auf transhepatischem Wege aus den Pankreasvenen entnommenen Blutproben. Besonders sorgfältig sollte auch nach Metastasen gesucht werden. Die endoskopisch retrograde Pankreatographie (ERP) ist für die Diagnostik weniger geeignet, da die Geschwülste keinen Anschluß an das Gangsystem besitzen. – Die differentialdiagnostischen Überlegungen wurden im Zusammenhang mit dem peptischen Ulkus dargestellt (s. 3.6). Es handelt sich vor allem um folgende Erkrankungen mit erhöhten Gastrinspiegeln: chronisch atrophische Gastritis; belassener Antrumrest nach Billroth-II-Operation; G-Zellhyperplasie; Nierenversagen; Zustand nach Vagotomie; Kurzdarmsyndrom. Die Abgrenzung ist am einfachsten mit dem Sekretintest möglich. Die Ziele jeder Therapie sind die Kontrolle des Tumors und der ungünstigen Gastrinwirkungen. Am einfachsten würde man diese durch die radikale Entfernung der Geschwulst erreichen. In den meisten Fällen ist die Resektion jedoch nicht möglich. Die Gastrinwirkungen lassen sich wirkungsvoll durch Histamin-H_2-Blocker (1–3 g Cimetidin/Tag; 600–900 g Ranitidin/Tag) hemmen; noch zuverlässiger soll Omeprazol (bis 90 mg) angreifen.

Die früher vielfach geübte totale Gastrektomie läßt sich damit bei den Personen, bei denen der Tumor wegen seiner Ausdehnung oder wegen Metastasierung nicht entfernen läßt, vermeiden. In einzelnen Fällen soll Streptozotocin (500 mg/m², an 5 aufeinanderfolgenden Tagen) evtl. in Kombination mit 5-Fluoruracil zu einer Tumorverkleinerung geführt haben. Die Prognose der Gastrinome ist als günstig anzusehen, sofern die gastrinbedingten Komplikationen verhindert werden; Metastasen erscheinen weniger bedrohlich. Zur histologischen Sicherung der Diagnose und zur Beurteilung der Tumorgröße sollte auch bei „inoperablen" Fällen nach entsprechender Vorbereitung (Abheilung der Ulzera etc.) eine Probelaparotomie erfolgen.

Das *Verner-Morrison-Syndrom* (Synonym VIPom) ist durch die übermäßige Sekretion von vasoaktivem intestinalem Polypeptid (VIP) und Peptid Histidin Isoleuzin (PHI), 2 ähnlich wirksamen Eiweißkörpern, gekennzeichnet. Im Vordergrund des klinischen Bildes steht eine massive sekretorische Diarrhö, die auch nachts und bei Nahrungsentzug (mehr als 500 g Stuhl/24 h) persistiert. Weitere Befunde sind ein niedriger Blutdruck, eine Gewichtsabnahme, eine verminderte Bildung von Magensäure, eine geringe Hyperkalzämie sowie ein leichter Diabetes mellitus. Etwa 80% der Geschwülste finden sich im Pankreas. Häufiger wurden auch Ganglioneuroblastome als Ursprungort gefunden. Die Diagnose wird anhand des erhöhten VIP-Spiegels im Serum gestellt. Differentialdiagnostisch kommen auch folgende Tumoren, die mit wäßrigen Durchfällen einhergehen können, in Betracht: medulläres Schilddrüsenkarzinom; Bronchialkarzinom; Karzinoid; Gastrinom. In diesen Fällen ist die VIP-Konzentration im Normbereich. Die Behandlung ist am besten durch die radikale Exzision der Geschwulst möglich. In den Fällen, in denen dies nicht möglich ist, kommt – bei Bedarf wiederholt – die medikamentöse Behandlung mit Streptozotocin (500 mg/m², an 5 aufeinanderfolgenden Tagen) in Betracht, wobei der Erfolg am Absinken des VIP-Spiegels gemessen werden kann. Weitere Möglichkeiten sind Stoßbehandlungen mit Prednisolon (50–60 mg/Tag), Indometacin (bis 200 mg/Tag) oder die Kombination von Lomustin (2,5 mg/kg, 1. Tag) und 5-Fluoruracil (30 mg/kg Körpergewicht, 2.–6. Tag) in 8 Zyklen bei 6wöchigem Abstand in Betracht.

Glukagonome leiten sich von den A-Zellen der Pankreasinseln ab. Durch die übermäßige Ausschüttung von Glukagon entsteht ein charakteristisches nekrolytisches migratorisches Erythem, das als makulopapulöse Rötung beginnt und schließlich infolge Absterbens der oberflächlichen Epidermis zur Blasenbildung führt. Die Abheilung erfolgt unter Hyperpigmentierung. Weitere Befunde sind ein leichter Diabetes mellitus, eine normochrome Anämie, die Neigung zu tiefen Venenthrombosen und Depressionen. Die Diagnose läßt sich durch den auf das 10- bis 20fache erhöhten Glukagonspiegel im Plasma sichern; in der Hälfte der Fälle ist auch pankreatisches Polypeptid (PP) erhöht. Die meisten Patienten haben langjährige Anamnesen mit entsprechend fortgeschrittenem Geschwulstwachstum, ehe die Diagnose gestellt wird. Mit den bildgebenden Verfahren läßt sich in der Regel der Tumor unschwer im Pankreas lokalisieren. Die Behandlung erfolgt – sofern dies möglich ist – durch chirurgische Resektion oder durch Streptozotocin, evtl. in Kombination mit Fluoruracil bzw.

Doxorubicin. Die Erfolge sind hier unterschiedlich. Der Hautausschlag kann mit 200 mg Zinksulfat/Tag behandelt werden.

Am häufigsten werden Geschwülste der B-Zellen mit vermehrter Sekretion von Insulin beobachtet (etwa ⅔ der hormonbildenden Tumoren). Kennzeichnend für diese *Insulinome* sind Hypoglykämien mit Blutzuckerwerten unter 30 mg/dl, die beispielsweise morgens vor dem Frühstück oder nachmittags beobachtet werden. Verstärkend wirken Alkoholgenuß oder körperliche Aktivität. Die Patienten klagen entsprechend über Heißhunger, Schwitzen, Herzklopfen, Tachykardie, Unruhe, Reizbarkeit oder Verwirrung. Am Ende kommt es zu zentralnervösen Erscheinungen mit Lähmungen, extrapyramidalen Störungen, epileptischen Reaktionen und hirnorganischem Psychosyndrom. Manche Patienten werden auch in Nervenkliniken behandelt, ehe die Diagnose gestellt wird. Da durch Kohlenhydratzufuhr die Beschwerden rasch zu bessern sind, haben viele Patienten ein erhebliches Übergewicht („Insulinmast"). Die Diagnose wird am einfachsten durch den Hungerversuch gestellt: Während einer maximalen Beobachtungszeit von 72 h wird als Folge der pathologischen Insulinausschüttung der Blutzucker erniedrigt, so daß ein pathologisches Insulin-Glukose-Verhältnis entsteht. Bei den meisten Patienten muß wegen der Hypoglykämie der Test nach wenigen Stunden beendet werden. Weitere Möglichkeiten der Funktionsdiagnostik sind der Insulinsuppressionstest, bei dem die fehlende Unterdrückung der Insulin- bzw. C-Peptid-Bildung nach exogener Insulingabe bewertet wird, oder der Provokationstest der Insulinausschüttung durch Applikation von Glukagon (1 mg), Glukose (0,5 mg/kg Körpergewicht i. v.) bzw. Tolbutamid (1 g i. v.). Differentialdiagnostisch muß bei Hypoglykämien auch an fortgeschrittene Leberleiden, Spätdumpingbeschwerden, Alkoholismus, sonstige Tumoren (Sarkome etc.) oder an medikamentös ausgelöste Erscheinungen („Hypoglycaemia factitia") gedacht werden. Die Therapie erfolgt am besten durch die chirurgische Exzision des Tumors. Da es sich meist um kleine Bildungen handelt, ist eine präoperative Lokalisation durch selektive Angiographie, Computertomographie des Pankreas etc. oft nicht möglich. Hilfreich ist hier evtl. die transhepatische Katheterisierung der Pankreasvenen und gezielte Entnahme von Blutproben zur Insulinspiegelbestimmung. Andernfalls muß man versuchen, den Tumor während der Operation zu finden. Eine medikamentöse Therapie ist durch Diazoxid (100–300 mg/Tag) und durch Diphenylhydantoin zur Operationsvorbereitung bzw. bei inoperablen Fällen möglich; für die zytostatische Behandlung sind Streptozotocin und 5-Fluoruracil eingesetzt worden.

Einzelne Berichte liegen auch über *Somatostatinome* mit pathologischer Glukosetoleranz, Hypochlorhydrie und Maldigestion, *Neurotensinome, pankreatisches Polypeptid sezernierende Geschwülste* oder *Enteroglukagonome* vor. Es ist auszunehmen, daß in Zukunft weitere Tumoren identifiziert werden, die die ca. 30 derzeit diskutierten gastrointestinalen Hormone allein oder – häufiger – in der Kombination ausschütten.

Von *multipler endokriner Adenomatose* (MEA) spricht man, wenn verschiedene endokrin aktive Tumoren gleichzeitig wachsen. Beim Typ I werden die Kombinationen Hypophysentumor, Nebenschilddrüsentumor (bzw. Hyperplasie) und Inselzelltumor (Gastrinom, Insulinom, VIPom, Glukagonom, Karzinoid) zusammengefaßt. Typ II ist die Kombination eines medullären Schilddrüsenkarzinoms und Phäochromozytoms; existieren daneben Anomalien (Marfan-Syndrom, Neurome) so wird diese Form als Typ IIIb bezeichnet. Bekannt wurden auch Mischtypen mit z. B. medullärem Schilddrüsenkarzinom und Inselzelltumoren. Jeder hormonbildende Tumor sollte mithin eine Suche nach weiteren ähnlichen Geschwülsten veranlassen. Da multiple endokrine Adenomatosen familiär gehäuft auftreten, müssen gegebenenfalls auch die Blutsverwandten untersucht werden.

8.8 Diagnostik bei Verdacht auf eine Bauchspeicheldrüsenerkrankung

Jede unklare Beschwerde im Oberbauch sollte auch an eine Bauchspeicheldrüsenerkrankung denken lassen. *Schmerzen* werden zumeist gürtelförmig im linken, evtl. auch im rechten Oberbauch angegeben. Von der Nahrungsaufnahme werden sie gering beeinflußt. Ausstrahlungen werden in der linken Schulter bemerkt. Der Schmerzcharakter ist hell, schneidend. Oftmals werden durch eine vorgebeugte Körperhaltung, durch Eindrücken des Bauches mit den Armen bzw. durch die Anwendung von heißen Wickeln etc., die zu sichtbaren Pigmentierungen der Haut führen können, die Beschwerden gelindert. Weitere Zeichen können *Übelkeit, Appetitlosigkeit, Erbrechen, Gelbsucht,* massige *Fettstühle, Gewichtsabnahme, Aszites* sein.

Die *körperliche Untersuchung* trägt im Vergleich wenig bei; selten ist das Pankreas infolge einer Neubildung von Gewebe oder eine Zyste tastbar vergrößert. Hinweise können von einem nekrolytischen migratorischen Erythem auf ein Glukagonom, von Unterhautblutungen auf eine hämorrhagisch-nekrotisierende Pankreatitis und von einer Thrombophlebitis migrans auf ein Pankreaskarzinom ausgehen. Eine mäßige Vermehrung der Bauchdeckenspannung („Gummibauch") weist auf eine Irritation des Peritoneums, beispielsweise bei akuter Pankreatitis hin. Probleme entstehen vor allem bei den Fällen, in denen Schmerzen als führendes Symptom fehlen. In erster Linie handelt es sich um die Pankreasgeschwülste sowie um die zumeist schwergradig verlaufenden Entzündungen. Letztere zeigen sich dann z. B. durch Schock, Ileus oder akutes Nierenversagen bzw. nach langjährigem Verlauf durch eine exokrine Insuffizienz.

Während früher die Beurteilung der Bauchspeicheldrüse eine der schwierigsten Aufgaben war, kann diese heute durch die Hilfe der verbesserten klinisch-chemischen Tests und der verschiedenen bildgebenden Techniken leicht und routinemäßig erfolgen. Am Anfang empfiehlt sich folgendes *orientierendes diagnostisches Programm,* das rasch und einfach durchführbar ist und in vielen Fällen ausreichende Informationen erbringen kann:

1. Amylase, Lipase im Serum (s. 8.4); Blutsenkungsreaktion; rotes und weißes Blutbild; Serumparameter der Cholestase (Bilirubin, γ-Glutamyltranspeptidase, Transaminasen).
2. Amylase im Urin; Stuhlgewicht (an 3 aufeinanderfolgenden Tagen); Chymotrypsin im Stuhl.

3. Sonogramm mit Darstellung der Bauchspeicheldrüse, Gallenblase, extra- und ggf. intrahepatischen Gallenwege, Leber, Milz, Pfortaderzuflüssen. Ausschluß von Aszites.

Das Computertomogramm wird eingesetzt, wenn die Sonographie aus technischen Gründen oder aus anderen Überlegungen nicht ausreicht. Unklare Befunde können bei geringem Risiko sowohl unter sonographischer als auch unter computertomographischer Sicht mittels Feinnadeln punktiert werden, wobei Material für die histologische und zytologische Untersuchung gewonnen wird.

Ergeben sich aufgrund dieser „Basisuntersuchungen" Hinweise für ein Pankreasleiden, so können zur Klärung *weitere Tests gezielt eingesetzt* werden:

1. Klinisch-chemische Parameter werden für die Klassifizierung der akuten Pankreatitis verwendet (s. Übersicht S. 479). Anhaltspunkte für ein Pankreasgeschwulst können die Serumkonzentrationen der Tumorantigene (CA 19-9, karzinoembryonales Antigen) oder Hormonspiegel (Gastrin, VIP, Glukagon, Insulin etc.) geben. Die Funktionsprüfungen des exokrinen Pankreas dienen der Diagnostik der chronischen Pankreatitis (s. 8.4).
2. Verkalkungen infolge chronischer Pankreatitis erkennt man auf einer Übersichtsröntgenaufnahme des Pankreas.
3. Die endoskopisch retrograde Cholangiopankreatographie (ERCP) wird für die Diagnostik und evtl. Therapie bei akuter biliärer Pankreatitis, bei chronischer Pankreatitis und beim Pankreaskarzinom eingesetzt.
4. Für die Tumordiagnostik können arterielle Pankreasgefäßdarstellungen oder transhepatische Katheterisierungen der Pankreasvenen zur gezielten Entnahme von Blutproben für Hormonbestimmungen dienen.
5. Selten werden die Laparoskopie und die diagnostische Peritonealspülung (bei akuter Pankreatitis) verwendet.

Literatur

1. Ammann RW, Akovbiantz A, Largiader F, Schueler G (1984) Course and outcome of chronic pancreatitis. Longitudinal study of a mixed medical-surgical series of 245 patients. Gastroenterology 86:820–828
2. Goebell H (1978) Was ist gesichert in der Therapie der akuten Pankreatitis? Internist 19:700
3. Gyr KE, Singer MV, Sarles H (1984) Pancreatitis. Concepts and classification. Excerpta Medica. Amsterdam, xxiii–xxv
4. Hansen W, Haberland H (1980) Vergleichende Untersuchungen zur Wertigkeit eines neuen Serumtrypsintests für die Diagnose der akuten Pankreatitis. Verhandl Dtsch Gesell Innere Med 86:1012–1013
5. Hollender LF, Lehnert P, Wanke M (1983) Akute Pankreatitis. Eine interdisziplinäre Synopsis. Urban & Schwarzenberg, München, S 33
6. Klöppel G (1981) Endokrines Pankreas und Diabetes. In: Doerr W, Seifert G (Hrsg) (Spezielle pathologische Anatomie, Bd 14, S 648) Pathologie der endokrinen Organe. Springer, Berlin Heidelberg New York
7. Kuntzen O (1985) Exokrines Pankreas. In: Kaess H, Kuntzen O, Liersch M (Hrsg) Gastroenterologische Labordiagnostik. Springer, Berlin Heidelberg New York Tokyo, S 146–236

8. Mayer AD, McMahon MJ, Corfield AP, Cooper MJ, Williamson RCIV, Dickson AP, Shearer MG, Imrie CW (1985) Controlled clinical trial of peritoneal lavage for the treatment of severe acute pancreatitis. N Engl J Med 312:399–404
9. Netter FH (1979) Digestive system. Part III Liver, biliary tract, pancreas, 2nd edn. CIBA Summit p 25
10. Ranson JHC, Rifkind KM, Turner JW (1976) Prognostic signs and nonoperative peritoneal lavage in acute pancreatitis. Surg Gynecol Obstet 143:209–219
11. Sarles H (1984) Epidemiology and pathophysiology of chronic pancreatitis and the role of the pancreatic stone protein. Clin Gastroenterol 13:895–912

9 Patienten mit Beschwerden ohne erfaßbare Organveränderungen. Über den Umgang mit gastroenterologischen Patienten

Etwa die Hälfte der Personen, die einen Arzt wegen gastroenterologischer Symptome konsultiert, hat keine erfaßbaren Organveränderungen. Wir sprechen bei jenen Fällen von „funktionellen Beschwerden", deren Ursachen in Streß, Nervosität, seelischen Nöten etc. gesehen werden. Jener Personenkreis will in gleicher Weise als krank betrachtet und behandelt werden. Im folgenden soll deshalb ein Überblick auf die funktionellen Störungen gegeben werden. Danach folgen einige Anmerkungen über den Umgang mit gastroenterologischen Patienten. Sie besitzen insbesondere auch für Personen mit funktionellen Beschwerden Gültigkeit.

Funktionelle Beschwerden

Kennzeichnend für funktionelle Beschwerden sind Mißempfindungen und gestörte Funktionen. Am häufigsten werden sie am Magen oder am Darm lokalisiert; man spricht in diesen Fällen auch vom „Reizmagen" oder „Reizdarm". Daneben gibt es Störungen in der Mundhöhle, der Speiseröhre („Globus hystericus"), im Bereich des Beckenbodens/Enddarms („Proctalgia fugax") sowie bei den extrahepatischen Gallenwegen („Gallenwegdyskinesie"). Sie können auch gleichzeitig bemerkt werden bzw. ineinander übergehen.

Die Ursachen der funktionellen Beschwerden sind letztlich ungeklärt. Ein Faktor sind – wie erwähnt – Störungen im seelischen Erlebnisfeld. Es kommt hierbei zu geänderten Bewegungsabläufen der Hohlorgane und abnormen Reizungen der Drüsen, die die Funktionen beeinträchtigen. Daneben dürfte eine gesteigerte Empfindlichkeit bei der Wahrnehmung der Bauchorgane eine Rolle spielen: So klagen Personen mit Reizdarm beim Aufblasen eines intraluminalen Ballons zu einem früheren Zeitpunkt über Beschwerden als vergleichbare Gesunde.

Das Beschwerdebild ist vielgestaltig und wechselnd. Die Angaben über die Intensität reichen von „geringfügig" bis „quälend stark". Am häufigsten wird über *Schmerzempfindungen* berichtet: Zungenbrennen, Druckgefühl im Bereich des Kehlkopfes oder der kranialen Speiseröhre („Globus hystericus"), Dysphagie, Beschwerden im Bereich des Gastrointestinaltraktes („Reizmagen", „Reizdarm", „Proctalgia fugax") oder am After. Der Schmerzcharakter wird als Druck, als Brennen oder als Kolik angegeben. Oftmals besteht eine Kombination mit anderen, auch allein auftretenden Symptomen: *Blähungen; Völlegefühl; Verstopfung; Durchfall; Entleerung von Schleim* (vermehrte Sekretion der Kolondrüsen), evtl. in der Form von Membranen; *Übelkeit; Brechreiz; Erbrechen;* vermehrter *Speichelfluß; Mundtrockenheit;* schlechter *Mundgeschmack.* Von

Dyspepsie spricht man, wenn nach dem Essen ein Völlegefühl mit leichter Übelkeit und Aufstoßen bemerkt werden. Häufig manifestieren sich Beschwerden auch an den anderen Organen. Geklagt wird u. U. über *Palpitationen, Atemnot, präkardiale Schmerzen* (besonders linksseitig), *Ermüdbarkeit, Schwitzen, Kopfschmerzen, Seufzeratmung, Hyperventilationserscheinungen,* leichtes *Erröten, Schlafstörungen,* generalisierter *Juckreiz.*

Bei der *Anamnese* sind die Bedingungen, unter denen Beschwerden hervorgerufen werden oder abklingen, von besonderem Interesse, etwa während der Arbeit, im Urlaub oder am Wochenende. Der Volksmund kennt Situationen, die „auf den Magen gehen" oder „auf den Darm schlagen". Hinweisend sind auch ein jugendliches Alter, eine langjährige Dauer sowie eine Beschwerdefreiheit während des Schlafes, d. h. der Betroffene wird durch seine Erkrankung nicht geweckt. Oftmals sind die Schilderungen des Patienten weitschweifig und übermäßig detailliert, wobei gegebenenfalls aus schriftlichen Aufzeichnungen referiert wird. In der *körperlichen Untersuchung* können folgende Befunde vorhanden sein: Dermographismus; feuchte Hände; feinschlägiger Tremor der geschlossenen Lider, der Zunge oder der vorgestreckten Hände; abgeschwächte Rachen- oder Hornhautreflexe; lebhafte Muskeldehnungsreflexe; Tachykardie, Extrasystolie, evtl. Bradykardie; vorgewölbtes Abdomen.

Bei den funktionellen Störungen handelt es sich um Ausschlußdiagnosen. Grundsätzlich wird man jeden dieser Patienten gründlich im Hinblick auf eine Organerkrankung untersuchen. Weitere Einzelheiten stehen in den Kapiteln 2.4 (Speiseröhre), 3.4 (Magen) und 5.4 (Dickdarm). Die Bedeutung der Gallenwegdyskinesie als eigenständiges Beschwerdebild ist umstritten.

Über den Umgang mit gastroenterologischen Patienten

Die Feststellung, man sollte die Kranken freundlich empfangen, ihre Beschwerden anhören, sie gründlich untersuchen und schließlich sorgfältig behandeln, ist sicherlich nicht originell. Ein Blick in die Zeitschriften oder in die zeitgenössische Literatur belegt jedoch anhand von unzähligen Erfahrungsberichten der Patienten, Kunstfehlerprozessen etc., daß diese traditionellen ärztlichen Tugenden nicht immer beachtet werden. Gastroenterologische Patienten sind insofern ausgezeichnet, als ihre Beschwerden – Leibschmerzen, Blutungen, Erbrechen, Übelkeit, Durchfall, Schluckbeschwerden etc. – im Gegensatz zu einer Verletzung, einer Erkältung oder einem Wirbelsäulensyndrom für einen Laien wenig verständlich sind. Sie werden deshalb in erheblichem Maße beunruhigt. Die Möglichkeit, unangenehmen Untersuchungen zugeführt zu werden, oder gar die Aussicht auf eine Bauchoperation wirken gegebenenfalls verstärkend. Hinzu kommt, daß bei der Hälfte der Betroffenen – wie oben erwähnt – Störungen im seelischen Bereich und nicht an den Organen zu finden sind. Diese Gegebenheiten bedeuten für den Arzt eine große, manchmal mühsame, aber auch dankbare Aufgabe. Im folgenden möchte ich im Hinblick darauf einige Sätze zum Umgang mit gastroenterologischen Patienten formulieren.

1. Den Kranken ernst nehmen. Die Zuwendung beginnt bereits beim Empfang in der Praxis mit der Begrüßung durch das Personal und der Ausstattung der Räume. Beim Gespräch sollte eine sachliche, entspannte Atmosphäre herrschen. Das Vertrauen gewinnt man, indem man eine sorgfältige Anamnese erhebt und auf die Beschwerden eingeht. (Dies kann mit einiger Übung in 5–10 min erfolgen). Heikle Themen sollte man u. U. einer zweiten Konsultation vorbehalten. Dies gilt auch für die Sexualanamnese, deren Bedeutung bei funktionellen Beschwerden nicht unterschätzt werden sollte. Schmerzen sind fast immer glaubhaft.

2. Erforderliche technische Untersuchungen mit dem Patienten besprechen. Ausgehend von den möglichen Krankheitsursachen kann man in Frage kommende Untersuchungen, ihre Vorteile und Gefahren sowie ggf. die Finanzierbarkeit erörtern. Man lernt auf diese Weise den Patienten weiter kennen und gewinnt an Vertrauen. Gleichzeitig ergibt sich die Gelegenheit, das schriftliche Einverständnis für risikoreiche Eingriffe einzuholen. Die Gestaltung möglicher endoskopischer Eingriffe wird im Kap. 1.5 besprochen.

3. Befunde mit dem Patienten diskutieren. Moderne Patienten wollen umfassend informiert werden. Nur noch wenigen genügt als abschließende ärztliche Leistung ein Rezept oder ein kameradschaftliches Schulterklopfen. Gut wird akzeptiert, wenn auch Normalbefunde (Labor etc.) mitgeteilt werden. Termine für evtl. Kontrolluntersuchungen werden am besten eingehalten, wenn man sie bereits bei der Abschlußbesprechung im voraus festlegt. Karzinompatienten ahnen ihre Diagnose und wollen sie oftmals trotz insistierenden Fragens nicht kennen. Die Entscheidung, inwieweit man den Betroffenen informiert, wird man individuell treffen. Viele Patienten sind zufriedener, wenn man von einer „langdauernden Entzündung, die sich ausbreitet" etc. spricht.

4. Bei der Planung der Therapie auch an einfache, weniger wirksame Prinzipien denken. Diese Aussage gilt vor allem für Patienten mit funktionellen Beschwerden. Oftmals ist es weise, dem Betroffenen einen unbedeutenden Nebenbefund – z. B. Divertikel, Verwachsungen usw. – als Erklärung seiner quälenden Beschwerden anzubieten. Im einzelnen kommen folgende Maßnahmen in Betracht:

– Sportliche Betätigungen, Gymnastik, Heimtraining.
– Entspannungsübungen, z. B. autogenes Training, Mittagsschlaf (½ h genügt!)
– Physikalische Therapie: Wechselduschen; Hautbürstungen; Vollbäder mit Zusatz von Rosmarin (anregend, deshalb vormittags oder mittags, anschließend 0,5 h ruhen) oder Fichtennadelextrakt (beruhigend); Kataplasmen, gegeben als heiße Leibwickel zur Linderung von Schmerzen oder zur Steigerung der Durchblutung (z. B. ein Leinentuch zusammengefaltet in heißes Wasser legen, zwischen 2 Topfdeckeln ausdrücken und eingeschlagen in trockenen Flanelltüchern auflegen und falls nötig alle 15 min wechseln) oder als kalte feuchte Kompresse zur Hemmung von Entzündungen; Massagen.
– Pflanzliche Heilmittel, die gerade wegen ihrer Herkunft aus der „Natur" gern von Patienten genommen werden:
Kamillenblüten entfalten einen milden entzündungshemmenden Effekt. Sie werden als Tee und als Extrakt (Kamillosan) verwendet, etwa als Sitzbad bei entzündlichen Analerkrankungen und als Getränk bei funktionellen Oberbauchbeschwerden („Gastritis"); beliebt sind Rollkuren (in der Frühe wird

auf leeren Magen 1 Tasse mit starkem heißen Kamillentee langsam in kleinen Schlucken (!) getrunken. Anschließend bleibt der Patient 10 min auf dem Rücken liegen, legt sich für weitere 10 min auf die linke Seite und dann für die gleiche Zeit auf die rechte Seite, um eine optimale „Einwirkung" zu erreichen).

Baldrian ist ein leichtes Beruhigungsmittel. Er wird als Tee, Tinktur, Tablette oder Kapsel (Valdispert) angeboten. Hovaletten Dragees und Seda Kneipp Dragees sind Kombinationen aus Baldrian und dem ebenfalls sedierenden *Hopfen.*

Melissentee besitzt eine leicht entspannende und beruhigende Wirkung; er schmeckt besonders mit Honig sehr gut und wird gern als Schlafmittel verwendet.

Minzöl aus einer japanischen Minzenart (im Handel als „Japanisches Heilpflanzenöl JHP Rödler" Kps.) soll günstig bei Reizdarm wirken.

Pfefferminztee wird vor allem gegen Übelkeit und Brechreiz verwendet. Er kann auch kombiniert mit Melisse (gleiche Teile Fol. Menthae piperitae + Fol. Melissae) bei begleitenden nervösen Erscheinungen verordnet werden.

Fencheltee wird bei Blähungen zur Verminderung der Darmgase empfohlen.

Kümmeltee soll ähnlich wirken, wird aber wegen des Geschmacks weniger gut akzeptiert. Man trinkt mehrmals täglich 1 Tasse Tee, evtl. auch im Wechsel mit Kümmel- oder Pfefferminztee.

Lindenblütentee wird zur unspezifischen Steigerung der Abwehrfunktionen in der Initialphase von Infektionen empfohlen.

Besondere Probleme entstehen für den Arzt bei der Betreuung von Patienten mit *chronischen bzw. unheilbaren Erkrankungen.* In diesen Fällen kann die Mitwirkung eines Geistlichen oder eines Psychotherapeuten wertvoll sein. In verzweifelten Situationen wird man sich den Wünschen des Betroffenen bzw. der Angehörigen nicht verschließen und Medikamente mit wenig gesichertem Wert verabreichen, z. B. Mistelpräparate oder Saft der roten Beete bei Tumorleiden.

Bildnachweis

Prof. Dr. S. Derlath/Bildarchiv Fa. Thomae   3.3; 3.12; 4.3; 6.5; 6.9; 6.10; 6.15; 6.20; 6.26
Dermatologische Klinik und Poliklinik der TU München/Prof. Dr. S. Borelli   1.3; 1.5; 2.8; 4.7; 5.9a; 5.30; 5.39; 5.40; 6.27
Prof. Dr. R. Disko   5.14; 5.15; 5.16
Prof. Dr. K. Ewe (Mainz), Prof. Dr. P. Otto (Großburgwedel)   Tafel 1;   5.5; 5.33; 5.36
Dr. F. Frühwald (Wien)   5.21; 5.23; 5.24
Priv. Doz. Dr. F. Hagenmüller   5.28; 8.14a
Dr. C. Hannig   2.11
Chirurgische Universitätsklinik Mainz/Prof. Dr. F. Kümmerle, Institut für klinische Strahlenkunde der Universität Mainz, Priv. Doz. Dr. K. Klose   8.7
Institut für Allgemeine Pathologie und Pathologische Anatomie der TU München/Prof. Dr. W. Gössner   5.20
Institut für Röntgendiagnostik der TU München/Prof. Dr. H. Anacker, Prof. Dr. A. Breit   1.19; 1.21; 1.22; 1.24; 1.29; 2.6; 2.13; 2.15; 2.16; 3.13; 3.15; 4.1; 4.2; 4.9; 4.10; 5.6; 5.18; 5.22; 5.26; 5.27; 5.31; 5.41; 7.4; 7.6; 8.2; 8.11; 8.14b
Prof. Dr. G. Korb (Weiden)   6.2; 6.3; 6.7; 6.8; 6.11; 6.13; 6.16
Dr. G. Miller (Solothurn)   2.10; 2.12; 2.17
Nuklearmedizinische Klinik und Poliklinik der TU München/Prof. Dr. W. Pabst   1.31
Prof. Dr. R. Pfister (Freiburg)   1.4; 3.10; 5.29b
Priv. Doz. Dr. M. Reiser (Münster)   3.8; 5.1; 5.7; 5.9; 5.19; 5.25; 5.37; 7.8; 8.3; 8.9; 8.12; 8.15
Prof. Dr. U. Ritter (Lübeck)   3.11
Prof. Dr. M. Wienbeck (Düsseldorf)   2.5; 2.7
Dr. F. Zilz   1.30; 6.32

Sachverzeichnis

Die *kursiven* Seitenzahlen beziehen sich auf die Seiten, auf denen das entsprechende Thema im Detail abgehandelt wird.

Abetalipoproteinämie 184
Abführmittel s. Laxanzien
Abszesse 260, 267
Achalasie 46, 68
Adenoviren 225, 231
Adenom-Karzinom-Sequenz 272
Adhärenz 215
Adhäsionen 290
Afterloading 92
AIDS 230
Akanthosis nigricans 9, 127, 142
Alginsäure 78
Alkoholabstinenz 349
Alkoholismus 72, 247, 331, 352, 354, 386, 483
Alpha-1-Antitrypsinmangel 331, 354, 414
Ammoniak 307, 315, 358, 373
Ammoniakenzephalopathie nach Ureterosigmoidostomie 375
Amöbenabszeß 375, 416
Amöbiasis 171, *228*, 247, *265*, 387
Amöbom 229
Ampullom 454
α-Amylase 465, *466*, 500
    Ursachen der Hyperamylasämie 467
Amyloidose 72, 165, *169*, 184, 385
Analfissur 14, *286*
Analpapillen 193, 288
Anamnese
    allgemein *1*
    Stuhl 297
Angina abdominalis 184, 244
Angina pectoris 69
Angiodysplasie 54, 99, 179, 277
Antazida 123
Anthrachinone 205
antibiotikaassoziierte Kolitis *224*, 237, 265
Anticholinergika 123
Antidiarrhoika 239
Aortenenge 62
aphtöse Ulzera im Mund 252
Appendicitis sinistra 207
Appendizitis *211*, 216, 222, 415, 455, 467
APUD-Zellen 101, 178
Arteriosklerose 243
Arthritis 223
Assimilation *151*

Asterixis 372
Aszites 14, 278, 346, 359, 364, *377*
    Exsudat 379
    Reinfusion 383
    Transsudat 379
H_2-Atemtest 157, *159*
Autoantikörper 317

Backwash ileitis 249, 255
bakterielle Fehlbesiedlung 157, 159, 164
Baldrian 506
Ballaststoffe 153, 205
Ballontamponade 368
Bandwürmer *231*
Bantu-Siderose 399
Barrett-Syndrom *75*
Bauchatmung 205
Bauchdeckenspannung 4
Bauchgeräusche 15
Bauchmuskelschwäche 204
Bauchspeichel *463*
Bauchspeicheldrüse
    Ductus pancreaticus (Wirsungi) 459, 462
    Ductus pancreaticus secundarius (Santorini) 459, 462
    Embryologie 459
    Karzinom *491*
    Mißbildungen 459
Belegzellen 104
Best-Index 264
Bezoar 290
Bilharziose 169, 387
biliodigestive Fistel 439
bilioduodenale Endoprothese 92, 453
biliorenales Syndrom 386, 450
Bilirubin 394
Billroth-I-Operation *138*
Billroth-II-Operation 122, *138*, 447, 497
Blähungen 503
Bleivergiftung 213, 290
Blumberg-Zeichen 213
Blutgeruch 142
Blutung 33, 58, 99, 118
    Colitis ulcerosa 254, 258
    Darm 295
    Divertikel 207
    Hämorrhoiden 284

Blutung
  Ösophagusvarizen 363, 445
  regionaler Pfortaderhochdruck 486
  Zirrhose 356
Boerhaave-Syndrom 85
Botulismus 11, 97
Bougierung 79, 92
Brechreiz 6
Briden 290
Bronchiektasen 169
Budd-Chiari-Syndrom 326, 354, 362, 363

CA 19-9 280, 380, 489, 492
Campylobacter *221*, 231, 237, 257, 265
Candida albicans 226
Caput medusae 9, 362, 364
Carboanhydrase 196
Carboxylesterhydrolase 465
Carboxypeptidasen 154, 456
Caroli-Syndrom 303, 430, 435
Casoni-Intrakutantest 417
CEA s. karzinoembryonales Antigen
Cestoden *231*
Chagàs-Krankheit 72, 204, 292
Charcot-Trias 445
Chilaiditi-Syndrom 302
Chloasma hepaticum 9
Cholangioadenom 419
Cholangitis 415, 445, 447, 455
  sklerosierende 267, *392*
Choledochozoele 430
Cholelithiasis s. Gallensteine
Cholera *218*
Cholerasyndrom 214, 237
Cholestase 233, 310, 340, 354
Cholesteringallensteine *435*
Cholesterinpolypen 23, 450
Cholesterose 23, 450
Cholezystokinin 432, 433, 454
Cholezystopathie 489
chologene Diarrhö 180, 198, 246, 260
Chondrokalzinose 400
chronisch entzündliche Darmerkrankungen *248*
Chylomikronen 151, 155
Chymotrypsin 154, 465, 470
Chymus 196
Clostridium difficile 224
Coecum mobile 146
Colica mucosa 199
Colipase 465
Colitis ulcerosa 172, 222, 224, *251*, 333, 387
Colombi-Index 323
Columnae Morgagni 193
Cordis-Hakim-Shunt 383
Courvoisier-Zeichen 454, 492
Crigler-Najjar-Syndrom 396

Cronkhite-Canada-Syndrom 133, 134, 172, 271, 274
Cruveilhier-von Baumgarten-Syndrom 365
Cullen-Phänomen 9
Cytochrom P 450 152

Darmflora 193
Darmtuberkulose 171
Defäkation 195
Delirium tremens 347
Deltahepatitis 321
Dermatitis herpetiformis Duhring 172, 184
Dermatomyositis 169, 292
Dermographismus 9, 116
Desoxyribonuklease 465
Diabetes mellitus 72
Diät
  ballaststoffreiche 205
  chronische Pankreatitis 490
  Gallenschonkost 443
  glutenfreie 162
  Leberkoma 376
  Lymphabflußstörung 174
  Morbus Crohn 260, 265
  Postcholezystektomiesyndrom 457
  Reizdarm 201
  Schonkost 122
  Ulkus 122
  Zirrhose 360
Dickdarm
  Anatomie *189*
  Embryologie *189*
  Geschwülste 252
  Karzinom *277*
  Mißbildungen *189*
  Motilität 194
Diphtherie 109
Disaccharidmalabsorption *174*
Divertikelkrankheit 196, 202, *206*, 257, 415
Dolichokolon 204
Downhill-Varizen 88
Dubin-Johnson-Syndrom 396
Ductus thoracicus 192
Dünndarm
  Bewegungen 150
  Biopsie 186
  Divertikel 147, 165
  Duplikation *145*
  Embryologie *145*
  interdigestiver myoelektrischer Komplex 151
  Mißbildung *145*
Dumping-Syndrom 137, 139, 141
Durchblutungsstörungen des Intestinaltrakts *240*
Durchfall 151, 503
  Anamnese 236

Sachverzeichnis

Dyschezie 203, 251
 Ursachen 296
Dysenterie 214, *220*
Dyspepsie 111, 437
Dysphagia lusoria 61
Dysurie 199

Echinokokkosen *416*
Echoviren 225
Eiweiß 153
Eklampsie 385
Ekzem, perianales 283
Elastase 154, 465
Elektroenzephalogramm 373
Elektrolyte 155
Embolisation, transhepatische 369
Endobrachyösophagus *75*, 97
Endokarditis 223
Endometriose 274
Endoskopie 505
 allgemein *28*
 Amöbenruhr 230
 Biopsie 29
 Darmreinigung 33
 Divertikelkrankheit 209
 Einwilligungserklärung 28
 endoskopisch-retrograde Cholangiopankreatographie (ERCP) *37, 53*
 Enteroskopie 156
 Fremdkörperextraktion 41
 Koloileoskopie 32, 34
 Laparoskopie *38*
 Magen 118
 Ösophagogastroduodenoskopie *30*
 Polypektomie 42
 Prämedikation 29
 Proktoskopie 32, 34
 Rektoskopie 32, 34
 Sigmoidoskopie 32
 Zytologie 29
Endotoxine 198, 317
Entamöba histolytica 228, 231, 237, 257, 333
Enteroglukagonom 499
enterohepatischer Kreislauf 310
Enterokinase 154, 184
enterotoxigene Kolibakterien (ETEC) 214, 218
Enterotoxizität 215
Enterozyt 149
Enzephalopathie 347, 358, 364, 370
 Liquoruntersuchungen 374
 Stadieneinteilung 372
eosinophile Gastroenteritis *171*, 172, 184, 381
eosinophiles Infiltrat der Lunge 233
Eosinophilie 231, 238, 254, 340

epiphrenische Divertikel 83
Erbrechen 6, 99
Erröten 504
Erythema nodosum 222, 252, 268, 387
Erythematodes 169, 292, 385
Estersturz 309
exsudative Gastroenteropathie *171*

Fadenwürmer *231*
familiäre Adenomatosis coli 271, 273
Feminisierung 361
Fencheltee 506
Ferritin 155
α-Fetoprotein 313, 315, 347, 358, 380, 424
Fettstuhl 500
Fettsucht 352
Fibrose, portale 350
fibrosierende Alveolitis 268
Fichtennadelextrakt 505
Q-Fieber 387
Filariasis 172
Fistel 165, 261
Flatulenz 197, 437
Flüssigkeitsverlust, Abschätzung 237
Fluoreszeindilaurattest 470
Flush 178
Foetor hepaticus 372
Folsäure 161
Fremdkörper in der Speiseröhre 84
Fruktose 153
Fruktoseintoleranz, hereditäre *406*
Fundoplikatio 79, 88
Fundusvarizen 88

Galaktosämie 354
Galaktose 153
Galle 306, 309, *432*, 435
Gallenblase
 Anatomie 431
 Entleerung 433
 Geschwülste 439, *450*
 Steine 435, 441
Gallengangsatresie 430
Gallengangssteine 444, *448*
Gallensteine 86, 121, 201, 290, 434
 Cholezystitis 217, 437, 444
 Entstehung 435
 Gallenblasenhydrops 444
 Kolik 443
 Ileus 438
 Papillensteine 448
 Steingallenblase 438, 444
 Therapie 442
 Zusammensetzung 435
Gallenwegsdyskinesie 456, 503
Gardner-Syndrom 177
Gase 150, 197

Gastrin 105, 433
Gastrinom 496
Gastritis *109*, 489, 505
  alkalische 140
  atrophische 113, 497
  chronische 113
  eosinophile 113
  granulomatöse 113
  hypertrophische 114
  Oberflächengastritis 113
  Typ A 113
gastrokolischer Reflex 195
gastroösophagealer Übergang 64
Gastropexie 88
Gastrostomie, perkutane 92
Gaucher-Erkrankung 407
Gelbsucht 8, 278, 311, 331, 340, 346, 356, *390*, 434, 451, 485
Geldscheinhaut 356
Geschwür, peptisches *114*, 247, 472
Giardia lamblia 162
Gitterzyanose 9
Gliadin 160
Globusgefühl 75, 503
Glossitis 11
Glukagonom 184, 498
Glukosetoleranztest 471
Glykocholatatemtest 157, *159*
Glykogenspeicherkrankheiten *405*
Gordon-Test 157
Gravidität 78
Gummibandligatur, Hämorrhoiden 285
Gummibauch 474
Gynäkomastie 356

Hämatemesis 142
Hämatochezie 142
Hämoccultest 275, 279
Hämochromatose 155, 354, 398
Hämolyse 395, 445
Hämorrhoiden 202, 278, *283*, 285
Halitosis 8
Hartnup-Krankheit 154, 184
Hashimoto-Thyreoiditis 389
Hautbürstungen 505
Helminthenwahn 236
Hepatitis, Fettleber 350
Hepatitis, akute *318*
  Autoantikörper 324
  cholestatische Verlaufsform 326
  Councilman bodies 318
  Panarteriitis nodosa 322
  Leberversagen 323
  Therapie 327
Hepatitis, alkoholische 345
Hepatitis, chronische *329*
  Autoantikörper 336

autoimmune chronische Hepatitis 336, 391
chronisch aktive Heptatitis B 334
chronisch aktive Hepatitis NANB 336
chronisch persistierende *333*
Posthepatitissyndrom 334
Ursachen 331
Hepatitis-A-Virus 321
Hepatitis-B-Virus 321
Hepatotoxität 338
Hepatom 410
Hepatoptosis 302
hepatorenales Syndrom 348, *385*
hepatozerebrale Degeneration 372
Hernien, inkarzerierte 290
Herpes simplex, Gastritis 109
  Ösophagitis 80
Hiatushernie 73, *85*, 121
Hiatus oesophageus 62, 85
Hinterwandinfarkt 121, 213
Histamin 106
Histamin-H$_2$-Blocker 123
Hodenatrophie 356
Hopfen 506
Husten 89, 95
Hustenstoßphänomen 14
Hyperaldosteronismus 358
Hyperbilirubinämie, funktionelle *393*
Hyperlipoproteinämie 352
Hypernephrom 169, 385
Hyperthermie 92
Hyperthyreose 200
Hyperventilationserscheinungen 504
Hypogammaglobulinämie 184
Hypokaliämie 134, 203
Hypoparathyreoidismus 184, 292

Idiosynkrasie 339
Ileus 15, 183, 233, 267, 278, *289*
Immunglobulin A 149, 197
immunologische Erkrankungen *166*
Infektionen des Gastrointestinaltrakts *214*
  praktisches Vorgehen 236
Infrarotkoagulation 285
Insulinom *498*
intestinale Lymphangiektasie 172, 184
intestinaler Eiweißverlust 381
Intrinsic Factor 101, 113, 156, 184
Intussuszeption 145
Invagination 290
irritables Kolon s. Reizdarm
ischämische Kolitis 192, *242*, 257, 265

jejunoilealer Bypass 352
Juckreiz 356, 360, 389, 451, 504
  perianal 233, 282, 284, 295
juvenile Polyposis 271

Sachverzeichnis

Kaffeesatzerbrechen 110, 116, 142
Kalzium 155
Kamillenblüten 505
Kandidose 12
Kardiomyopathie 347
Karpaltunnelsyndrom 169
Karzinoid 151, 172, *177*, 184, 265, 451
karzinoembryonales Antigen 280, 380, 424, 466, 489, 492
Kaskadenmagen 99
Kataplasmen 505
Kayser-Fleischer-Kornealring 337, 356, 402
Keratoconjunctivitis sicca 389
Kernikterus 311
Kernspintomographie 59
Knochenschmerzen 160
Kohlenhydrate 152
Kohlenhydratinduktion 309
Kokzygodynie 294
kollagene Kolitis 238, 265
Kollagenose 72, 78, 97
Kolondivertikel 86
Kondylom 288
Kontinenz 14, 195, 282
Korsakow-Syndrom 347
Kotsteine 204, 210, 290
Kratzauskultation 15
Kryotherapie 92
Kryptosporidien *230*, 237
Kümmeltee 506
Kunstfehlerprozesse 504
Kupffer-Sternzellen 306, 317, 359, 398, 399
Kurzdarmsyndrom *179*, 497
Kwashiorkor 352, 484

Lacklippen 356
Laktase 159, 170, 174, 197
Laktoferrin 466, 471
Laktosetoleranztest 157, *158*
Laktulose 206, 376
Lambliasis 176, 200, *226*, 237
Langhans-Riesenzellen 250
Laplace-Gesetz 201
Laserkoagulation 82
Laxanzien *204*
Laxanzienabusus 172, 189, 200, 202, 298
Laxanskolon 292
Leber
  Abszeß 212, 229, *415*, 445, 447
  Alkoholschäden 344
  Aminosäuren- und Eiweißstoffwechsel 307
  Belastungstests 316
  Bilirubinstoffwechsel 310
  Biotransformation 311
  Cholangiokarzinom 421
  Embryologie *301*

  Enzymdiagnostik *313*
  Fettleber *349*
  Fettstoffwechsel 308
  fokal noduläre Hyperplasie 420
  Gallensäurenstoffwechsel 308
  Hämangiome 419
  Hautzeichen 331, 350, *356*, 390, 403, 426
  Klassifikation der Leberzirrhosen nach CHILD 360
  Kohlenhydratstoffwechsel 308
  Koma 370
  Listen mit schädigenden Substanzen *340*
  Metastasen 278, 421
  Mißbildungen 301
  primäre Karzinome 421
  Steatose 345
  Szintigraphie *56*
  toxische Schäden *338*
  Tumoren 348, *418*
  Zyste 303, 416
Leberzirrhose s. Zirrhose
Leibmassagen 205
Leitsymptome *2*
Leptospirosen 385
LeVeen-Shunt 383
Lezithin 432
Ligandin 311, 394
Lig. oesophagophrenicum 62
Lig. phrenicocolicum 366
Lindenblüten 506
Linea dentata 193
Lingua scrotalis 12
Z-Linie 62, 87
Lipase 465, *468*, 500
Lipoidgranulom 345
Lipoproteine 309
Lipoprotein X 391
Lues 134, 169, 387
Lungenempyem 169
lupoide Hepatitis s. autoimmune chronische Hepatitis
Lymphogranuloma inguinale 288
Lymphom 164, *168*, 177, 184, 217, 265, 282, 297, 387, 424

Madenwürmer 233
Magen
  Agenesie 99
  Ausgangsstenose 78, 126
  Blutung *110*, 116, 125, 142
  Drüsen 103
  Embryologie *99*
  Erosionen 111
  Geschwülste *126*
  Hypersekretion 180
  Kaskaden- 99
  Membran 99

Magen
  Mißbildung 99
  Operationsfolgen *135*
  Perforation *117*, 125
  Polyp 127
  rezeptive Relaxierung 102
  Säuresekretion *104*
  Saft 103
  Schleimhautbarriere 103, 110
  Schmerzen 103, 142
  Sekretionsteste *107*, 121
  Stenosierung *117*
  Verstimmung 110
  Volumen 102
Makroamylasämie 467
Malabsorption 169, 180, *183*, 200, 227, 245, 263
Malaria 397
Malassimilation 183
Maldigestion 183, 485
maligne atrophische Papulose (Degos) 9
Mallory-Körper 345
Mallory-Weiss-Syndrom *85*, 86, 121
Malrotation 290
Maltose 152
Manometrie *66*, 69, 83, 97
Marfan-Syndrom 500
Marisken 287
Markertest 203
Mastozytose 172, 184
McBurney-Punkt 212
Meckel-Divertikel 146, 213
Mediastinitis 84
Medikamentenreaktion 386
medulläres Schilddrüsenkarzinom 500
Megakolon 189
Meigs-Syndrom 381
Melanin 399
Melanoderm 485
Melanom 451
Melanosis coli 203
Melissentee 506
pH-Metrie 74, 98
Meningitis 223
Mesotheliom 381
Meteorismus 23
MIF-Anreicherung 237
Mikrogastrie 99
Milch 170
Milztumor 346, 357
Minzöl 506
Mirizzi-Syndrom 439, 447
Mistelpräparate 506
Mononukleose 387
Monosaccharidmalabsorption 165
M. Addison 9, 113, 164, 184, 213
M. Behçet 169, 265

M. Boeck 381, 386, 392
M. Bowen 288
M. Crohn 51, 134, 156, 169, 171, 172, 177, 180, 200, 213, 222, 243, *248*, *259*, 290, 333, 381, 387, 415, 436, 455
M. Gilbert 334, 395
M. Hirschsprung 189, 204, 290
M. Hodgkin 169, 172, 392
M. Ménétrier 113, 127, 134, 172
M. Osler 9, 99, 142, 179
M. Paget 288
M. Waldenström 169
M. Wegener 387
M. Whipple *163*, 172, 184, 381
M. Wilson 326, 331, 337, 354, 356, 375, 385, *402*
Motilin 151, 433
Mottenfraß-Nekrosen 335
Mukosablock 155
Mukoviszidose 354, 490
multiple endokrine Adenomatose (MEA) 121, 499
Mundgeschmack 503
Mundtrockenheit 503
Mundwinkelrhagaden 161
Murphy-Zeichen 13, 438
Muskeldystrophie 292
Myalgie 220
Myasthenia gravis 72
myotonische Dystrophie 72, 292
Myotomie nach Gottstein-Heller 70
Myxödem 292, 381

Nabelhernie 356
Nachtblindheit 160
Nagelveränderungen *9*
Nahrungsmittelallergie *170*, 200
Nahrungsmitteltoxikation 236
Naphthalinvergiftung 397
Natriumpumpe 155, 196
Nebenleber 302
nekrotisches migratorisches Erythem 498
Nematoden *231*
nephrotisches Syndrom 169, 381
Neurome 500
Neurotensinome 499
Niemann-Pick-Erkrankung 407
Nierensteine 268
Nonrotation 145
Norwalk-Viren 225
Nystagmus 375

Obstipation 86, 196, 199
Obstruktion 145
okkultes Blut im Stuhl 275, 279
onkofetale Antigene 423
orale Kontrazeptiva 243, 363

Ora serrata 62
Ornithose 387
oropharyngeale Schluckstörung 73
Orosomukoid 263
osmotische Diarrhö 298
Ösophagotrachealfistel 92
Ösophagusdivertikel *82*
Ösophaguskarzinom *89*
Ösophagusspasmus *71*
Ösophagusvarizen 46, *88*, 97, 346
　Blutung 403
Ösophagussphinkter *65*, 69, 71, 83
Osteomalazie 361
Osteomyelitis 169, 223
Osteoporose 141
Otalgie 90
Oxalatnierensteine 180

Palpitationen 504
Panarteriitis nodosa 385, 472
Pancreas anulare 460
Pancreas divisum 460, 472
Pankreas s. Bauchspeicheldrüse
pankreatisches Polypeptid 433, 499
Pankreaszysten 460, 467, 474, 475, 485
Pankreassekretion, exokrine *464*
Pankreatitis 213, 233, 290, 347, 455
　Abszeß 475
　Alkoholismus 473
　akute *471*
　biliäre 438, 441
　chronische 122, *482*
　familiäre 472
　Gallensteine 472
Papilla Vateri
　Geschwülste *453*
　Variationen 430, 432
Papillenstein 448
Papillenstenose 445, 447, 456
Papillotomie 432, 449
paradoxe Diarrhö 202
Paraffinum liquidum 206
Parästhesien 160
Paratyphus 216
Parenchymgallenblase 430
Parkinson-Syndrom 292
Pellagra 9
Pepsin 100, 101, 107
Perianalthrombose *286*
Pericarditis constrictiva 354, 362
Peritonealkarzinose 278
Peritonismus 4
Peritonitis 290
Perniziosa *113*, 127, 184, 389
Peutz-Jeghers-Syndrom 9, 133, 134, 177, 271, 273
Peyer-Plaques 147, 167, 191

Pfefferminztee 506
pflanzliche Heilmittel 505
Pfortaderhochdruck 64, 88, 348, 359, *361*, 445
　Blutung *363*
　Ursachen 362
Phäochromozytom 292, 500
Phenylmethane 205
Phospholipase A_2 465
Photodermatose 410
Pigmentierung 9
Pigmentstein 435, 436
Pilocarpin-Iontophorese 490
Plummer-Vinson-Syndrom 84
pneumatische Dilatation 70
Pneumatosis cystoides intestinalis *247*, 257
Pneumoperikard 85
Pneumothorax 85
Poliomyelitis 72, 97
Polyarthritis 164
Polypen
　hyperplasiogene 133
　hyperplastische 133
　kolorektale *271*
　Polypektomie 276
Polypose 257, 265
Porphyrie 204, 290, 354, *408*
　akute intermittierende *412*
　hereditäre Koproporphyrie 412
　Porphyria cutanea tarda 413
　Porphyria variegata 412
portaler Hypertonus s. Pfortaderhochdruck
Porzellangallenblase 450
Postcholezystektomiesyndrom *455*
Proctalgia fugax 294, 503
Z-Protein 311, 394
Protozoen 226
Pseudoappendizitis 223
pseudomembranöse Kolitis 172
Pseudoobstruktion 72, 165, 169, 204, 289, 292
Pseudoxanthoma elasticum 179
psychometrische Tests 373
Purpura 169
Pylorus 103
Pyoderma gangraenosum 252, 267

Querschnittslähmung 196

Raffinose 197
Rechtsherzversagen 362
Reflux
　gastroösophagealer 67, 139
　intestinal-gastrischer 140
Refluxkrankheit 73, 75, 76, 85
Refsum-Syndrom 407
Regurgitation 7, 69, 89, *94*

Reisediarrhö 214, 239
Reiter-Syndrom 222
Reizdarm 176, 196, *199*, 204, 237, 456, 489, 503
Reizmagen 128, 489, 503
Reye-Syndrom 326, 352, 353, 375, 385
rheumatoide Arthritis 169, 172, 387
Rhizinusöl 198
Ribonuklease 465
Riedel-Anomalie 302
Rollkur 124, 505
Röntgenuntersuchung
  Abdomenleeraufnahme *43*
  Angiographie *54*
  Computertomographie 54
  Dickdarm 50
  Dünndarm *48*
  Gallenblase, Gallenwege *51*
  Magen und Duodenum *46*
  Speiseröhre *46*
Roseolen (Typhus) 216
Rosmarin 505
Rotaviren 225
Rotorsyndrom 397
Roux-Y-Anastomose 138
Ruhr 214, *219*

Saccharase-Isomaltase 175
Saint-Trias 86
Sakroileitis 268
Salizylatsuppositorien 257
Salmonellosen *215,* 237, 257, 265
Sarkoidose 172, 265, 387
Saugwürmer *231*
Schafkotstühle 199
Schilling-Test 157, *158*
Schlafstörungen 504
Schließmuskelübungen 285
Schluckbeschwerden 69, 72, 89, 90, 93
Schmerzen
  Analfissur *286*
  Dickdarm 294
  Druckschmerz 13
  Entzündung 6
  Head-Zone 4
  Ileus 289
  Kolik 5, 437
  Leib *2,* 220, 242
  Losslaß- 14
  Magen 99
  Pankreatitis 474, 483, 490
  parietale 4
  projizierte 5, 13
  Reizdarm 199, 503
  retrosternale 71, 83, 95
  Speiseröhre 68
  übertragene 4

viszerale *3*
Wahrnehmung 5
Schock 471
Schönlein-Henoch-Purpura 172
Schonkost 122
Schwangerschaftsfettleber 326, 327, 352, 353, 385
Schwefelwasserstoff 197
Sekretin 433
Sekretintest 497
Sekretin-Pankreozymin-Test 469
sekretorische Diarrhö 198
Sepsis 220, 415
Serotonin 179
Seufzeratmung 504
Sexualanamnese 505
Shigellose *220,* 237, 257, 265
Short-bowel-Syndrom *179,* 497
Shunt, peritoneo-venöser 383
Shunt-Hyperbilirubinämie 395
Singultus 7, 86
Sjögren-Syndrom 11, 172, 389, 390
Sklerodermie 46, 73, 169, 172, 184, 247, 292
Sodbrennen 68, 73, 437
Somatostatinome 499
Sonographie
  allgemein *17*
  Blutgefäße *27*
  endoskopische 59
  erweiterte Gallenwege 446
  Feinnadelpunktion *27*
  Gallenblase 53, 440
  Gallenblasenschlick 23, 435, 440
  Gallenwege *22,* 446
  gezielte Palpation 14, 439
  Leber *19*
  Lymphom *27*
  Magen-Darm-Trakt *25*
  Milz *26*
  Pankreas 23
  Schnittführung 20
Soorösophagitis 80
Speichel 64
Speichereisen 398
Speiseröhre *61*
Speiseröhrenmembran 84
Speiseröhrenobstruktion 95
Speiseröhrenring 84
Speiseröhrenverletzung 84
Sphincter Oddi 433
Splenomegalie 321
  tropische 362
Splitterblutungen im Nagelbett 128
Sprue 159, *160,* 164, 172, 184, 265, 387
Spulwurm 233, 290
Stachyose 197
Staphylokokken *223,* 237

Sachverzeichnis

Stauffer-Syndrom 385, 386
Sterkobilin 394
Strahlenschäden am Intestinaltrakt 165, 184, 245, 265, 290
Streß 109
Strongylolidiasis 162
Stuhlfarbe 297, 320
Stuhlfett *157*, 162, 166, 471
Stuhlfrequenz 201
Stuhlgewicht 201, 298, 500
Stuhlosmolarität 214
subdurales Hämatom 375
Subileus 183, 233, 265
Syndrom der zuführenden Schlinge 140, 467
Syndrom des retinierten Antrumrests 122

Tabes dorsalis 213, 290
Tablettenulkus der Speiseröhre 81
Teerstuhl 110, 116, 120, 142
Tenesmen 220
NBT-PABA-Test 470
RAST-Test 170
Tetanie 160
Thalassaemia maior 399
Thrombophlebitis 212
Thyreoiditis (Hashimoto) 113
toxisches Megakolon 221, 224, 251, 267, 290
Traktionsdivertikel der Speiseröhre 83
Transcobalamin 156
Trehalase 176
Treitz-Punkt 142
Trematoden *231*
Tremor 375
Triglyzeride 154
Truncus coeliacus 100
Trypsin 154, 456
Tryptophanmalabsorption 184
Tubarabort 213
Tuberkulose 134, 225, 386
Tumorantigene 129, 280, 380, 492, 501
Turner-Syndrom 179
Typhus 216

Übelkeit *6*, 99
Ulkus s. Geschwür
Ulkusgesicht 115
Undulationsphänomen 14
unstirred layer 151
upside-down stomach 87
Urämie 165
Urease 197

Ureterobstruktion 278
Ureterstein 213
Urobilinogen 394, 395

Vagotomie *136*, 151, 165
Varizensklerosierung 84, 89, 368
vasoaktives intestinales Polyptid (VIP) 214, 433
Verätzung der Speiseröhre *80*
Verbrauchskoagulopathie 415
Verner-Morrison-Syndrom 184, 498
Verstopfung 196, *201*, 296, 503
Vibrio parahemolyticus 223, 237
VIPom 498
Virchow-Drüse 9, 127
Vitamine 156
Völlegefühl 503
Volvulus 146, 290
Vormagen 99

Wasserbilanz 152
Wechselduschen 505
Wernicke-Korsakow-Syndrom 375
Whipple-Operation 455, 495
Widal-Reaktion 217
Wurmerkrankungen 231
Wurmfortsatz 192

Xanthom 390
Xanthopsie 320
D-Xylose-Test *157*, 162

Yersiniose 213, *222*, 237, 265

G-Zellen 100
LE-Zellen 337
G-Zellhyperplasie 121, 497
Zenker-Divertikel *82*
Zieve-Syndrom 352
Zirrhose 88, 346, *354*, 367, 399, 410, 454, 486
    biliäre Fettzirrhose 317, 350, 355, *389*, 445
    CHILD-Klassifikation 360
Zöliakie 160
Zollinger-Ellison-Syndrom 78, 121, 137, 151, 184, 496
Zungenbrennen 160
Zystinurie 154, 184
Zystikusstumpf 456
Zystizerkose 235
Zytomegalie 109, 331, 387

F. S. Weill

Ultraschalldiagnostik in der Gastroenterologie

Übersetzt aus dem Französischen von C. Kujat
2., überarbeitete Auflage. 1986. Etwa 900 Abbildungen. Etwa 530 Seiten. Gebunden DM 188,-. ISBN 3-540-13434-4

F. S. Weill, A. Le Mouël

Übungen zur abdominalen Ultraschalldiagnostik

Übersetzt aus dem Französischen von C. Kujat
1984. 361 Abbildungen. V, 131 Seiten. DM 46,-.
ISBN 3-540-13129-9

Interdisziplinäre Gastroenterologie

Herausgeber: J. R. Siewert, A. L. Blum

Aktuelle gastroenterologische Diagnostik
Herausgeber: A. L. Blum, J. R. Siewert, R. Ottenjann, L. Lehr
1985. 197 Abbildungen, 157 Tabellen. XIV, 604 Seiten.
Gebunden DM 98,-. ISBN 3-540-15479-5

Der chronisch Kranke in der Gastroenterologie
Herausgeber: H. Goebell, J. Hotz, E. H. Farthmann. Redaktion:
J. Hotz. 1984. 91 Abbildungen. XX, 627 Seiten. Gebunden
DM 88,-. ISBN 3-540-12551-5

Entzündliche Erkrankungen des Dickdarms
Herausgeber: R. Ottenjann, H. Fahrländer. 1983. 165 Abbildungen, davon 49 farbig. XIX, 330 Seiten. Gebunden DM 98,-.
ISBN 3-540-12375-X

Postoperative Syndrome
Herausgeber: J. R. Siewert, A. L. Blum. 1980. 45 Abbildungen, 50 Tabellen. XXII, 385 Seiten. Broschiert DM 64,-.
ISBN 3-540-09137-8

Ulcus-Therapie
Ulcus ventriculi und duodeni: Konservative und operative
Therapie. 2., völlig neubearbeitete Auflage. 1982. 156 Abbildungen. XVII, 740 Seiten. Gebunden DM 94,-.
ISBN 3-540-11336-3

Springer-Verlag
Berlin Heidelberg New York
London Paris Tokyo

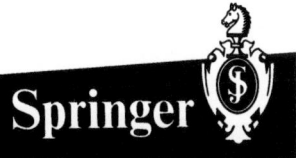

Kliniktaschenbücher

M. Eisner: Abdominalerkrankungen
Diagnose und Therapie für die Praxis. 1975. 35 Abbildungen, 45 Tabellen. XIV, 229 Seiten. Broschiert DM 28,-.
ISBN 3-540-07378-7

Endoskopie und Biopsie in der Gastroenterologie: Technik und Indikation. **Herausgeber: P. Frühmorgen, M. Classen.** Geleitwort von L. Demling. 2., überarbeitete und erweiterte Auflage. 1979. 108 Abbildungen, 23 Tabellen. XIV, 251 Seiten. Broschiert DM 38,-. ISBN 09078-9

U. R. Fölsch, U. Junge: Medikamentöse Therapie in der Gastroenterologie: Unter Mitarbeit von E. Fölsch, B. Kohlschütter 1982. XX, 287 Seiten. Broschiert DM 38,-.
ISBN 3-540-11389-4

G. Friese, A. Völcker: Leitfaden für den klinischen Assistenten.
4., neubearbeitete Auflage. 1986. 28 Abbildungen. IX, 182 Seiten. Broschiert DM 35,-. ISBN 3-540-16152-X

H. Hansen, F. Stelzner: Proktologie. 2., überarbeitete Auflage. 1987. ISBN 3-540-17507-5. In Vorbereitung

W. E. Hansen: Gastrointestinale Symptome. Pathophysiologie - Klinik - Diagnostik. 1984. 33 Abbildungen, 12 Tabellen. XII, 189 Seiten. Broschiert DM 37,-. ISBN 3-540-13102-7

H. Kaess, O. Kuntzen, M. Liersch: Gastroenterologische Labordiagnostik. Mit einem Beitrag von H. Lieske. 1985. 48 Abbildungen, 18 Tabellen. XXI, 378 Seiten. DM 28,-.
ISBN 3-540-10527-1

A. Lange: Anamnese und klinische Untersuchung.
2. Auflage. 1985. 82 Abbildungen, 7 Tabellen. 240 Seiten. Broschiert DM 28,-. ISBN 3-540-13967-2. (Originalausgabe erschienen im VEB Verlag Volk und Gesundheit, Berlin 1982)

H. Marx: Differentialdiagnostische Leitprogramme in der Inneren Medizin. Procedere. Unter Mitarbeit von F. Anschütz, H. Bethge, W. Firnhaber, H. Frederking, D. Höffler, T. Pfleiderer, K. Walter. 3., völlig überarbeitete Auflage. 1984. X, 261 Seiten. Broschiert DM 35,-. ISBN 3-540-13088-8

Springer-Verlag
Berlin Heidelberg New York
London Paris Tokyo

Preisänderungen vorbehalten

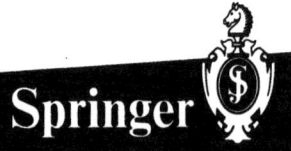

MIX
Papier aus verantwortungsvollen Quellen
Paper from responsible sources
FSC® C105338

If you have any concerns about our products,
you can contact us on
ProductSafety@springernature.com

In case Publisher is established outside the EU,
the EU authorized representative is:
**Springer Nature Customer Service Center GmbH
Europaplatz 3, 69115 Heidelberg, Germany**

Printed by Libri Plureos GmbH
in Hamburg, Germany